Chirurgenlexikon

Christoph Weißer

Chirurgenlexikon

2000 Persönlichkeiten aus der Geschichte der Chirurgie

Springer

Christoph Weißer
Würzburg, Deutschland

ISBN 978-3-662-59237-3 ISBN 978-3-662-59238-0 (eBook)
https://doi.org/10.1007/978-3-662-59238-0

Die Deutsche Nationalbibliothek verzeichnet diese Publikation in der Deutschen Nationalbibliografie; detaillierte bibliografische Daten sind im Internet über http://dnb.d-nb.de abrufbar.

Fotonachweis Umschlag: © Dr. Christoph Weißer, Würzburg
Umschlaggestaltung: deblik Berlin

Springer ist ein Imprint der eingetragenen Gesellschaft Springer-Verlag GmbH, DE und ist ein Teil von Springer Nature
Die Anschrift der Gesellschaft ist: Heidelberger Platz 3, 14197 Berlin, Germany

Meinem verehrten medizinhistorischen Lehrer
Gundolf Keil
sowie dem Andenken meines chirurgischen Lehrers
Ernst Kern
in Dankbarkeit gewidmet

Vorwort

In unserer zunehmend ahistorischen Zeit scheint der Blick auf die Leistungen vor uns liegender Generationen zu schwinden. Es ist ganz offensichtlich nur mehr dasjenige wichtig, was gerade aktuell auf den Servern des Internets gespeichert ist, und bei der nächsten Aktualisierung („update") ist das Vorausgehende gelöscht, verschwunden, nicht einmal mehr Makulatur. Dies trifft besonders auf personelle Situationen zu. Gedruckte Verzeichnisse von Personalstrukturen, die einen Ist-Status dauerhaft archivierbar festhalten, werden kaum noch erstellt (Vorlesungsverzeichnisse, Chirurgenverzeichnisse, Krankenhausverzeichnisse). Andererseits tauchen immer wieder – vor allem bei der jüngeren Chirurgengeneration – Fragen auf nach den Persönlichkeiten, die hinter unverändert verwendeten Eponymen stehen (Langenbeck-Haken, Kocher-Klemme). Doch auch solche Fragen werden zunehmend seltener gestellt, und die Namensgeber bekommen immer größeren historischen Abstand von uns. Deshalb ist ein bündiges Nachschlagewerk, das das Wissen um wichtige chirurgische Vorgänger präsent hält, ein Desiderat.

Ausgehend von dem Plan, Hans Killians 'Meister der Chirurgie und die Chirurgenschulen im gesamten deutschen Sprachraum', das ausführliche Ergobiographien der chirurgischen Ordinarien bis 1980 umfaßt, hinsichtlich der Genealogie der Lehrstuhlbesetzungen fortzuschreiben, zeigten sich mir diverse Schwierigkeiten:

- „Schulen" existieren heute nicht mehr im alten chirurgisch-handwerklichen Sinne.
- Die im Rahmen der zunehmenden Spezialisierung der chirurgischen Fächer zu beobachtende Vervielfachung der Lehrstühle macht die Situation zunehmend unübersichtlich.
- Für die Entwicklung der Chirurgie sind auch Personen anderer Fachrichtungen wesentlich, die wichtige Grundlagen schufen.

Um diesen Gegebenheiten gerecht zu werden, änderte ich das Vorhaben in das Format eines biographischen Lexikons zu historischen (d. h. verstorbenen) Persönlichkeiten der unterschiedlichsten Bedeutung für die Chirurgie, das daneben aber auch Platz bietet für chronologische Listen der Lehrstuhlbesetzungen der operativen Disziplinen der deutschsprachigen Universitäten, also auch derjenigen chirurgischen Fächer, die sich im Lauf des 20. Jahrhunderts aus dem Schoß der „Mutter Chirurgie" gelöst haben, sich aber zu Beginn des 21. Jahrhunderts wieder unter dem gemeinsame Dach der Deutschen Gesellschaft für Chirurgie zusammengefunden haben.

Zunächst sind – dem ursprünglichen Plan verbunden – alle deutschsprachigen Inhaber der „klassischen" allgemeinchirurgischen Lehrstühle mit Kurzbiogaphien vertreten. Dazu kommen wichtige Fachvertreter der benachbarten operativen Fächer, soweit sie für die Entwicklung des Faches Chirurgie sowie chirurgischer Techniken und Spezialitäten wichtig erschienen. Dies trifft auch zu für die Aufnahme von Namensgebern von chirurgisch gebräuchlichen Eponymen, die nicht Chirurgen waren; sie wurden ausgewählt, wenn es sich um geläufige Begriffe handelt (wie z. B. Bülau). Ebenfalls aufgenommen sind die Präsidenten der großen chirurgischen Fachgesellschaften (DGCH, DGU, DGOOC, ISS). Weitere Kriterien für die Berücksichtigung im Lexikonteil waren Nobelpreisträger, Leopoldina-Mitglieder, Verfasser wichtiger und weitverbreiteter Lehrbücher sowie die Präsenz in biographischen Nachschlagewerken (BLÄ, BEdM, EM), aber schließlich auch Chirurgen, die außerhalb des Faches Bedeutung erlangten, wie literarische Schriftsteller oder Politiker.

Die Genealogie der Ordinarien auf den einzelnen chirurgischen Lehrstühlen und denen der benachbarten operativen Disziplinen sind für die jeweiligen Universitäten getrennt von den Biographien aufgelistet; entsprechend wurde für die Präsidenten der großen chirurgischen Fachgesellschaften verfahren. Erschlossen werden die Kurzbiographien sowie die Listen der Ordinarien und Präsidenten durch ausführliche Register, die einen strukturierten Zugang zu den Biographien erleichtern.

Die Eingrenzung auf das Fach Chirurgie ist für die Zeiträume der Antike (vgl. Leven: Chirurg, Chirurgie) und des Mittelalters (vgl. EM: Chirurg, Chirurgie) problematisch: Da es wohl unter den damaligen „Spezialärzten" auch Chirurgen im heutigen Sinn gab (vgl. den Hippokratischen Eid), diese aber nicht namentlich bekannt sind, sind aus diesen Epochen Personen vertreten, die chirurgische Texte verfaßt haben.

Werke der im Lexikon erfaßten Personen und Literatur über sie stellen jeweils nur eine exemplarische Auswahl dar und beschränken sich auf wesentliche Publikationen, bieten jedoch die Möglichkeit eines vertieften Zugangs. Das Internet als Quelle biographischer Daten wurde wegen der oben erwähnten

Flüchtigkeit des Mediums sowie dessen oft nicht nachprüfbarer Quellen bis auf wenige Ausnahmen vermieden.

Zu großem Dank verpflichtet bin ich den Vorarbeiten von Michael Sachs (Frankfurt) und Volker Klimpel (Dresden), auf die ich vielfach zurückgreifen konnte. Dankbar bin ich auch der großen Zahl hilfsbereiter Geister in Lehrstuhlsekretariaten, Dekanaten, Instituten, Pressestellen und Universitätsarchiven, die ich leider nicht einzeln nennen kann, die mich mit wichtigen Angaben versorgten – ohne diese Auskünfte wäre vieles lückenhaft geblieben. Ganz besonders dankbar bin ich meiner Lebensgefährtin Brigitte, die den über viele Jahre sich hinziehenden Entstehungsprozeß des Werkes stets verständnisvoll begleitete, mich ermutigte, mit kritischen Anmerkungen förderte und mir den Rücken freihielt.

Würzburg, im Februar 2019

Christoph Weißer

Inhalt

A

Abbe, Robert (* 13. 4. 1851 New York; † 7. 3. 1928 New York)

Studium und Prom. (1874) in New York. 1877–1884 Prof. für Chir. am New York Hosp. und St. Luke's Hosp. Schwerpunkte: Plast. Chir. (Lippenplastik), Abdominalchir. (Catgut-Ringe zur Verstärkung von Darmnähten), Strahlentherapie. 1904 besuchte er Marie Curie in Paris und begründete danach die Strahlentherapie in den USA. 1905 gelang ihm die erste strahlentherapeutische Heilung einer Patientin mit einem histologisch gesicherten Zervixkarzinom durch Kontaktbestrahlung mit 70 mg Radium. Von einer weiteren Heilung berichtete er 1913. Er war ein leidenschaftlicher Sammler indianischer Artefakte und archäologischer Funde, die im Abbe-Museum im Acadia National Park (Maine) ausgestellt sind.

E.: *A.-Lappen:* Lippen-Umkehr-Lappen bei Defekten im Mundwinkel.

W.: A contribution to the surgery of the spine, Med. Rec. 35 (1889) 149–152. – Intestinal anastomosis and suturing, Med. Rec. (N. Y.) 41 (1892) 365–370. – A new plastic operation for the relief of deformity due to double harelip, Med. Rec. N. Y. 53 (1898) 477–478.

Lit.: Who's Who in America 5 (1908) 1f.

Abbott, Edville Gerhardt (* 6. 11. 1871 Hancock, ME; † 1938)

Nach Tätigkeit im väterlichen Steinbruch in Brunswick, ME, Studium mit Abschluß 1898. Danach orthop. WB in Portland, Boston und New York. 1900/01 Studienaufenthalt in Berlin, Wien, Paris und Göttingen. 1901 Niederlassung als Orthop. in Portland, ME. 1908 war er Mitbegründer des Hospitals für behinderte Kinder in Portland. 1913 stellte er seine Methode der unblutigen Skoliosebehandlung in Deutschland, England und dem übrigen Europa vor, die er 1917 durch die Anwendung von Kunststoffkorsetts modifizierte. Er war Chefchirurg am Kinderspital in Portland und Orthop. am Maine General Hospital sowie Prof. für Orthop. in Brunswick.

E.: *A.-Methode:* Graduelle Streckung der skoliotischen Wirbelsäule durch Druck und Gegendruck sowie eine Serie von Thoraxgipskorsetts zur Fixierung des Repositionsergebnisses.

W.: Abbottsches Verfahren, Verh. dtsch. orthop. Ges. 1913, II 1–76. – Scoliosis, J. Bone Jt. Surg. 1-A (1917).

Lit.: Bade 154. – Hackenbroch 1.37.

Abernethy, John (* 3. 4. 1764 London; † 20. 4. 1831 Enfield)

Chir. Ausbildung ab 1779 am London (St. Batholomew's Hosp.) bei Charles Blicke, ab 1787 dort Ass. Surgeon und Lehrer für Anat., Physiol., Chir. und Pathol. und Begründer der dortigen med. Schule. 1813–1828 Chir. am Christ's Hospital, 1815–1827 Chefchir. am St. Batholomew's Hospital in London, 1814–1829 Prof. für Anat. und Chir. am RCS in London. Er unterband 1796 erstmalig die A. iliaca ext. wegen Aneurysma der A. femoralis. Er betonte aufgrund seiner Forschungen die anat., physiol. und pathol. Grundlagen der Chir. Er war ein geschickter Operateur, der die Indikationen jedoch zurückhaltend stellte. Er wird der Schule von → J. Hunter zugerechnet.

W.: Surgical observations, London 1809. – Surgical and physiological works, I–IV, London 1831.

Lit.: DNB 1 (1885) 49–52. – BLÄ 1935 I 9–11. – J. L. Thornton: J. A. A biography, London 1953. – Killian 32f. – GM 5584. – Sachs III 186.

Abulkasim [Albucasis; Abū'l Qāsim Ḫalāf ibn 'Abbās az-Zaḥrāwī] (* ~930 Zahra bei Córdoba; † ~1010–1013 Córdoba)

Der Leibarzt der Kalifen in Córdoba verfaßte auf der Grundlage spätantiker und indischer Autoren (→ Paulos v. Ägina; → Oreibasios; → Suśrutu) und eigener Beobachtungen sein Hauptwerk *At-Taṣrīf* (Die Verordnung), das aus 30 Abschnitten besteht. Der letzte Teil behandelt systematisch die Chir., wobei vor allem die (frühesten) Abbildungen von chir. Instrumenten bedeutend sind. Von Gerhard von Cremona in Toledo schon im 12. Jh. ins Lat. übersetzt, bildete die *Chirurgia* die Grundlage der chir. Ausbildung im 13. und 14. Jh. und wirkte bis ins 16. Jh. hinein auf die Entwicklung der (süd-)europäischen Chir. Blutstillung, Arterienligatur, Analfisteln, Schmerzbekämpfung durch Kälte oder Schlafschwämme werden ebenso behandelt wie Naht- und Verbandstechniken.

W.: J. Channing (Hg.): De chirurgia. Arabice et latine, I–II, Oxford 1778.

Lit.: Gurlt I 620–649. – BLÄ 1935 I 172f. – M. S. Spink, G. L. Lewis: Abulcasis, On surgery and instruments, 1973. – H. Schipperges: Arabische Ärzte, in: Engelhardt/Hartmann I 37–40. – EM 1207.

Ackermann, Jakob Fidelis (* 23. 4. 1765 Rüdesheim; † 28. 10. 1815 Rüdesheim)

Studium in Würzburg und Mainz, dort Prom. 1787. Anschließend Studienreise nach Göttingen, Wien und Pavia. 1789 Dozent in Mainz für Gerichtliche Med. und Med. Polizei. 1792 Prof. für Botanik, 1796 auch für Anat. in Mainz. 1798 nach Aufhebung der Univ. Präsident der Spezialschule. 1804–1805 o. Prof. für Chir., Anat. und Physiol. in Jena, 1805–1815 für die selbe Fächerverbindung in Heidelberg (neben → Moser), wo er sich für den Neubau des anat. Theaters sowie die Errichtung einer med. und chir. Poliklinik einsetzte, deren Dir. er wurde.

W.: Klinische Annalen der Herzogl. med. chir. Krankenanstalt zu Jena, Jena 1805. – Nachricht von d. Organisation u. den Gesetzen d. kurfürstl. polyklinischen Anstalt in Heidelberg, Mannheim 1805.

Lit.: BLÄ 1935 I 19f. – NDB 1 (1953) 37f. – Killian 87. – BEdM I 3. – Sachs IV 110, 112.

Acquapendente, Girolamo Fabrici da s. Fabrici, Girolamo, d'Acquapendente

C. Weißer, *Chirurgenlexikon*, https://doi.org/10.1007/978-3-662-59238-0_1

Adams, Robert (* 1791 Dublin; † 13. 1. 1875 Dublin)
Studium und Prom. (1842) in Dublin. Chir. WB bei William Hartigan und George Stewart, dem Generalchir. der englischen Armee in Irland. Anschließend Studienreise auf das Festland. 1818 FRCS of Ireland und Chir. am Jarvis Street Hospital und am Richmond-Hosp. Er gründete zwei med. Schulen, an denen er Chir. lehrte und wo auch seine wiss. Arbeiten zu Arthritis deformans, Gelenkerkrankungen, Herzkrankheiten und Frakturen des proximalen Femurs entstanden. Besonders die Forschungen über die rheumatoide Arthritis machten ihn berühmt – er selbst war jahrelang von ihr befallen. 1861 wurde er Leibchirurg von Königin Victoria in Irland und Prof. für Chir. an der Universität Dublin. Gehörte zusammen mit → Colles und → R. W. Smith zur Dubliner Chirurgenschule der 1. Hälfte des 19. Jhs.
E.: *A.-Bogen* (eigentlich *Adams*-Bogen): kaudale Begrenzung des Schenkelhalses zwischen Trochanter minor und Hüftkopf [wahrscheinlich hat → N. Senn als erster 1883 den Begriff *Adams's arch* verwendet, ihn aber im selben Jahr bereits zu *Adam's arch* verschliffen]. – *A.-Stokes-Syndrom:* Zerebrale Hypoxie durch akute Herzrhythmusstörung
W.: Cases of diseases of the heart, accompanied with pathological observations, Dublin Hosp. Rev. 4 (1827) 353–453. – Hip-joint, abnormal conditions, in: Todd R. B. (Hg.): The cyclopaedia of anatomy and physiology of man, II, London 1836, 780–825.
Lit.: BLÄ 1935 I 27f. – A. R. Jones: W. A., J. Bone Jt. Surg. 33-B (1951) 124–129. – J. Bartoniček: The history of fractures of the proximal femur. The contribution of the Dublin Surgical School in the first half of the 19th century, J. Bone Jt. Surg. 84-B (2002) 795–797. – EM 7

Adams, William (* 1. 2. 1820 London; † 1900 London)
Studium am King's College in London. Ab 1842 Prosektor am St. Thomas' Hospital. 1851 Assist.-Surgeon, 1857 Chir. am Royal Orthop. Hospital, 1855 am Great Northern und 1874 am National Hospital for Paralysis and Epilepsy. Er wurde als orthop. Chir. berühmt und bekleidete wichtige Ämter in mehreren Londoner med. Gesellschaften. Schwerpunkte: subkutane Tenotomie, Skoliose- und Klumpfußbehandlung, Dupuytren-Kontraktur.
W.: On the reparative process in human tendons after division, London 1960. – On the pathology and treatment of club-foot, London 1866
Lit.: BLÄ 1901, 7. – BLÄ 1935 I 26f. – Valentin 106 u. ö.

Adelmann, Georg Franz Blasius (* 28. 6. 1811 Fulda; † 16. 6. 1888 Berlin)
Studium der Naturwiss. in Löwen sowie der Med. in Marburg und Würzburg, Prom. 1832 in Marburg. 1832–1835 internist. WB in Marburg. Danach Niederlassung in Fulda, 1837–1841 chir. WB in Marburg (→ Ch. Ullmann). 1841–1871 o. Prof. für Chir. und Augenheilkunde in Dorpat. Als Nachfolger → Pirogows bestätigte er den Ruf Dorpats als chir. Schule, ohne jedoch dessen Bedeutung zu erreichen. 1886 Mitbegründer der Berliner Chir. Gesellschaft. 1855 Mitglied der Leopoldina.
W.: Beiträge zur med. u. chir. Heilkunde, I–III, Marburg – Erlangen – Riga 1840–1852. – Untersuchungen üb. krankhafte Zustände d. Oberkieferhöhle, Dorpat 1844.
Lit.: BLÄ 1935 I 32f. – NDB 1 (1953) 60. – Killian 265. – BEdM I 4

Adelmann, Heinrich (* 17. 8. 1807 Würzburg; † 8. 11. 1884 Würzburg)
Studium und Prom. (1830) in Würzburg, dort 1840 ao. Prof. Er erfand ein Instrument zur Absaugung des Hypopyons, eine Schiene zur Nachbehandlung des Klumpfußes nach Tenotomie sowie transparente ophthalmoskopische Bilder zum Gebrauch bei Vorlesungen.
W.: Verbesserte Extensionsschwebe für Unterschenkelbrüche, Würzburg 1872.
Lit.: BLÄ 1935 I 32.

Adson, Alfred Washington (* 13. 3. 1887 Terril, IA; † 12. 11. 1951)
Studium in London, NE, und Philadelphia, dort Prom. 1914. Anschließend chir. WB an der Mayo-Klinik in Rochester, wo er eine Neurochir. Abt. einrichtete, die er 1921–1946 leitete. Schwerpunkte: Thoracic-outlet-Syndrom, Wirbelsäulen- und Rückenmarkstumoren.
E.: *A.-Test:* Bei Skalenus-Syndrom (*Adson-Coffey-S.*) verschwindet der Radialis-Puls bei abduziertem, hinter den Kopf gelegtem Arm und Drehung des Kopfes zur erkrankten Seite oder bei herabhängendem Arm bei tiefer Inspiration (→ D. P. Allen; → Halstead). – *A.-Pinzette:* kurze Pinzette mit breitem Griffstück und sich stark verjüngenden feinen Spitzen, die verschieden ausgestaltet sind.
W.: A. W. A., J. R. Coffey: Cervical rib: a new method of anterior approach for relief of symptoms by division of the scalenus anticus, Ann. Surg. 85 (1927) 839–857. – Surgical treatment for symptoms produced by cercival ribs and the scalenus anticus muscle, Surg. Gyn. Obstetr. 85 (1947) 687.
Lit.: Leiber/Olbert 6. – L. F. Peltier: A. W. A., Clin. Orthop. 207 (1986) 3. – Ch. J. Griessenauer, R. S. Tubbs, M. M. Shoja u.a.: A. W. A. (1887–1951): his contributions to surgery for tumors of the spine and spinal cord in the context of spinal tumor surgery in the late 19th and early 20th centuries, J. Neurosurg. Spine 19 (2013) 750–758.

Aëtios von Amida (* ~500 Amida [Diyarbakır]; † ~570)
Ausbildung an der Med.-Schule von Alexandria. Leibarzt Kaiser Justinians von Byzanz. Faßt um 540 das überkommene med. Wissen der Antike in 16 Büchern (4 *Tetrabibloi*, darin auch Chir.) berichtigend und erläuternd zusammen, manche antike Autoren sind nur aus diesem Werk bekannt. Die Art und Weise, wie chir. Eingriffe beschrieben werden, zeigt, daß er selbst operiert hat. Beschrieben sind z. B. die Unterbindung der Hämorrhoiden, Inzision von Analfisteln, die Exzision von Varizen, die Ligatur von Aneurysmen sowie Maßnahmen zur Blutstillung. Er gibt erstmals in Byzanz eine christl. Beschwörungsformel („Blasiussegen") gegen Halskrankheiten an

W.: A. Olivieri: Aetii Amideni libri medicinales I–VIII, Berlin 1935–1950 (= Corpus Medicorum Graecorum, 8, 1–2.)
Lit.: Gurlt I 544–555. – BLÄ 1935 I, 39f. – EM 16. – Leven 19f.

Agnew, David Hayes (* 24. 11. 1818 Christiania, PA; † 22. 3. 1892 Philadelphia)
Studium in Philadelphia, 1838 als Landarzt, später in Philadelphia niedergelassen, wo er ab 1854 als Chir. am Pennsylv. Hosp. tätig war, 1852–1862 Anat. lehrte. 1863 Dozent für klin. Chir., 1865 Chir. am Orthopedic Hosp. 1870 o. Prof. für theoret. und prakt. Chir. in Philadelphia und Dir. der Chir. Klinik. der Univ. Während des Bürgerkriegs leitete er mit → T. G. Morton das größte Kriegshosp. der USA. Er war ein Förderer der Antisepsis in den USA. 1881 behandelte er Präsident Garfield nach einem Attentat an einer Schußverletzung.
W.: The Principles and Practice of Surgery, I–III, Philadelphia 1878–1883.
Lit.: J. H. Adams: History of the life of D. H. A., Philadelphia 1892. – BLÄ 1901 14f.

Agote, Luis (* 22. 9. 1868 Buenos Aires; † 12. 11. 1954 Buenos Aires)
Studium und Prom. (1893) in Buenos Aires. Als Hämatologe 1905 Prof. für Inn. Med. 1911 Gründung des Instituto Modelo de Clínica Médica. Er entdeckte 1914 (unabhängig von → Hustin und → Lewisohn), daß Blut durch Zusatz von Natriumzitrat ungerinnbar gemacht werden kann und transfundierte am 9.11.1914 erstmals Zitratblut.
W.: ¿Ilusión o realidad? Buenos Aires 1915.
Lit.: Ärztelex. 5.

Agricola, Johannes (* 21. 3. 1590 Neunburg vorm Wald; † 1. 4. 1668 Breslau)
Studium 1606–1611 in Königsberg und 1614/15 in Basel, dort 1615 Prom. Dazwischen im Feldlager gegen die Ungarn in der Slowakei sowie in Österreich tätig, außerdem ausgedehnte Auslandsaufenthalte in Österreich, Italien, Griechenland, Kreta und Syrien. 1615 Studienreise in Frankreich. Weitere Stationen: 1615/16 Stadtarzt in Frankenhausen am Kyffhäuser sowie 1616–1622 in Altenburg; 1622–1631 Oberaufseher am Salzwerk in Sulza; 1632–1638 Niederlassung in Naumburg sowie 1638–1643 in Leipzig; 1643 in Breslau, dort 1644–1668 Stadtarzt. Seine chir. Lehrbücher waren weit verbreitet und wurden viele Jahre lang nachgedruckt.
W.: Institutiones Chirurgicae, oder Newe Feldscherer Kunst ..., Frankfurt a. M. 1634 (mehrere Aufl. bis 1716). – Chirurgia parva, das ist: Wundartzney ..., Nürnberg 1643
Lit.: Sachs III 1–4.

Ahlbäck, Sven
Schwedischer Radiologe. Biograph. Daten konnten nicht ermittelt werden.
E.: *Morbus A.:* aseptische Nekrose im medialen Femurkondylus beim Erwachsenen.
W.: Osteoarthrosis of the knee: A radiographic investigation, Acta radiol. 277 (1968) Suppl. 7–72. – S. A., G. C. Bauer, W. H. Bohne: Spontaneous osteonecrosis of the knee, Arthritis Rheum. 11 (1968) 705–733.

Aitken, Alexander P.
Chir. am Boston City Hospital. Biograph. Daten konnten nicht ermittelt werden.
E.: *A.-Klassifikation:* Einteilung der Epiphysen-Frakturen des wachsenden Skeletts.
W.: The end results of the fractures of the distal radius epiphysis, J. Bone Jt. Surg. 17 (1935) 302. – The end results of fractured distal tibial epiphysis, J. Bone Jt. Surg. 18 (1936) 685. – A. P. A., Kevin Magill: Fractures involving the distal femoral epiphyseal cartilage, J. Bone Jt. Surg. 34-A (1952) 96–108.

Aitken, John († 1790)
Chir., Geburtshelfer und Chemiker, Prof. der Med. in Edinburgh, 1770 FRCS (Edinb.) und 1779 Chir. am dortigen Royal Infirmary. Galt als geschickter Operateur; seine wiss. Schriften, meist Handbücher für seine Vorlesungen, decken fast alle Gebiete der Med. ab. Auch auf dem Gebiet der Medizintechnik tätig, stammen von ihm mehrere Erfindungen zur Verbesserung der Geburtszange und die Entwicklung einer besonderen Zange für die Blasenstein-Op. Er verübte Suizid.
W.: Systematic elements of the theory and practice of surgery, Edinburgh 1779. – Essay on fractures, and on luxations, Edinburgh 1789.
Lit.: BLÄ 1935, I, 54. – M. H. Kaufman: J. A. (d. 1790) – grinder or scholar? J. Med. Biogr. 11 (2003) 199–205. – EM 22.

Åkerman, Jules Heribert (* 12. 9. 1861 Tyringe, Schweden; † 7. 5. 1951 Stockholm)
Studium und Prom. (1889) in Lund, dort 1890 Habil. für Chir. 1893 Prosektor am Karolinska Institut in Stockholm, 1895 ao. Prof., 1909–1926 o. Prof. für Chir. Daneben 1902–1934 auch ltd. Arzt der Reichsversicherungsanstalt. Schwerpunkte: Steinschnitt, Hernien- und Deformitätenchir., Gelenkerkrankungen, Versicherungsmed.
W.: Om operationer på gallblåsan, Stockholm 1890.
Lit.: BLÄ 1933 I 13. – BLÄ 2002, 17f.

Alanson, Edward (* 1747 Newton, Lancashire; † 1823 Liverpool)
Ab 1763 chir. Ausbildung am Royal Infirmary in Liverpool. 1768–1770 WB in London (→ J. Hunter). 1770–1794 Chir. am Royal Infirmary in Liverpool. Danach Niederlassung als Chir. in Aughton b. Ormskirk und ab 1808 in Watertree b. Liverpool. Er entwickelte eine spezielle Lappenbildung zur Erzielung eines glatten Stumpfes bei Amputationen.
W.: Practical observation on amputation and the after-treatment ..., London 1779.
Lit.: BLÄ 1935 I 56f. – Sachs III 186

Albanese, Enrico (* 7. 3. 1834 Palermo; † 3. 5. 1889)
Studium in Palermo und Florenz, dort 1855 Prom. Danach in Palermo chir. WB und ab 1858 anat. Prosektor. Als Chir. Garibaldis Teilnahme an den Feldzügen 1860, 1866 und 1867, 1870 in preußischen Lazaretten. Danach Prof. für Chir. in Palermo.
W.: Notizie di chirurgia pratica, Palermo 1869.
Lit.: BLÄ 1935 I 57f.

Albee, Fred Houdlett (* 13. 4. 1876 Alna, ME; † 15. 2. 1945 New York)
Studium und Prom. (1903) in Boston (Harvard). Danach Studienreise nach Europa. Orthop. WB in Boston und New York. Niederlassung in Waterbury, CT, später in New York. Hier am Hosp. for Ruptured and Crippled sowie an vielen weiteren Kliniken konsiliarisch tätig. Prof. für orthop. Chir. an der Columbia Univ., New York. Er führte die autogene Transplantation von lebendem Knochen ein, der u. a. mittels einer elektrischen Knochenmühle zerkleinert wurde. Außerdem inaugurierte er eine Reihe von Arthroplastiken und Arthrodesen. 1929 Mitbegründer der SICOT.
E.: *A.-Op.:* autogene Transplantation kortikospongiöser Knochenblöcke z. B. aus dem Schienbein zur Stabilisierung durch Tuberkulose zerstörter Wirbelkörper (Morbus → Pott).
W.: Bone graft surgery, Philadelphia - London 1915. – Injuries and diseases of the hip, Philadelphia - London 1935. – A surgeon's fight to rebuild men, New York 1943.
Lit.: BLÄ 1933 I 14f. – A. R. Shands, Pioneer in orthopedic surgery, Clin. Orthop. 23 (1962) 1–10. – BLÄ 2002, 18f.

Albert, Eduard (* 20. 1. 1841 Senftenberg; † 25. 9. 1900 Senftenberg)
Studium und Prom. (1867) in Wien. Danach chir. WB in Wien (→ Dumreicher), 1872 Habil.), 1873 o. Prof. für Chir. in Innsbruck, 1881–1900 in Wien (I. Chir. Klinik). Führte an den von ihm geleiteten Kliniken die Karbolantiseptik ein. Schwerpunkte: orthop. Erkrankungen an Hüfte, Wirbelsäule und Fuß, Knochen- und Gelenkinfektionen. Er entwickelte eine zweireihige Nahttechnik für die End-zu-End-Anastomose des Darms, führte die wahrscheinlich erste Nerventransplantation, die erste Arthrodese und die erste Schilddrüsenentfernung durch. Konkurrent von → Billroth in Wien um Studenten und Patienten. Rhetorisch und literarisch begabt, war er ein ungemein innovativer Universalchir. Er prägte die sog. Zweite Wiener Schule wesentlich mit.
W.: Diagnostik d. chir. Krankheiten in zwanzig Vorlesungen, Wien 1876 (8. Aufl. 1899). – Lehrbuch d. Chir. u. Operationslehre, I–IV, Wien 1878–1879 (4. Aufl. 1890; Übers. ins Russ. u. Frz.). – Achillodynie, Wien. med. Presse 34 (1893) 41–43.
Lit.: BLÄ 1901 17–20. – Killian 70f. – V. Klimpel: Ein großer Lehrer u. „redlicher Nachbar". E. A. zum 100. Todesjahr, Zbl. Chir. 125 (2000) 768–771. – BEdM I 9f. – A. M. Kaiser: State of the art in gastrointestinal surgery 100 years ago... E. A., World J. Surg. 26 (2002) 1525–1530.

Albert, Fritz (* 14. 1. 1889 Tongeren, Belgien; † 20. 6. 1980 Lüttich)
Albert Studium und Prom. (1913) in Lüttich. Im I. Weltkrieg Lazarettchirurg (→ Willems). Danach chir. WB in Lüttich, 1924 Habil. und OA an der Chir. Univ.-Klinik Lüttich. 1931 ao. Prof., 1936–1959 o. Prof. für Chir. in Lüttich, dort Einrichtung eines Labors für exp. Chir. Schwerpunkte: Neurochir., Thoraxchir., Gefäßchir., Transplantationschir. Mitglied der Acad. de Chir. in Paris sowie 1856 des ACS. 1963–1965 Präsident der ISS.
W.: (Hg.): Biological problems of grafting, Oxford 1959.
Lit.: ISS 253f. – BLÄ 2002, 19.

Albrecht van Borgunnien (frühes 15. Jh.)
Albrecht Der *meyster* der Wundarznei stammt aus Flandern und wirkte im Raum Nordniedersachsen. Sein *Arzneibuch* ist nur in einem Textzeugen (London, Brit. Mus.) überliefert, wurde nach 1400 in Schleswig, Jütland oder Schonen verfaßt und basiert auf landessprachigen Vorlagen des sächsischen Raumes.
W.: W. L. Wardale: A. v. B.'s treatise on medicine, London 1936.
Lit.: G. Eis, G. Keil: A. v. B., Studia Neophil. 43 (1971) 383f. – EM 30

Albrecht, Johann Wilhelm (* 17. 8. 1703 Erfurt; † 7. 1. 1736 Göttingen)
Studium in Jena, Wittenberg, Straßburg, Paris und Erfurt, dort 1727 Prom. 1730 ao. Prof. in Erfurt, 1734–1736 o. Prof. für Anat., Chir. und Botanik in Göttingen. Er starb noch vor der offiziellen Eröffnung der Univ. Göttingen. Er beschrieb eine erfolgreiche Trepanation.
Lit.: BLÄ 1935 I 75. – Killian 297. – Sachs IV 83.

Albright, Fuller (* 12. 1. 1900 Buffalo; † 8. 12. 1969 Boston)
Studium und Prom. (1924) in Boston. Internist. WB in Baltimore (Johns Hopkins Hosp.) und am Massachusetts General Hosp. in Boston. 1927/28 Studienaufenthalt in Berlin, 2928/29 in Wien (Pathol.). Ab 1930 am Massachusetts General Hosp. in Boston, dort 1942–1961 ao. Prof. und Leiter der Abt. für Endokrinologie der Med. Klinik. Er starb an den Folgen eines M. Parkinson.
E.: *A.-Syndrom:* polyostotische fibröse Dysplasie, Pigmentanomalien der Haut, Pubertas praecox.
W.: F. A., A. M. Butler, A. O. Hampton, P. Smith: Syndrome characterized by osteitis fibrosa disseminata, areas of pigmentation and endocrine dysfunction, with precocious puberty in females. Report of five cases, New Engl. J. Med. 216 (1937) 727–746.
Lit.: M. M. Manring, J. H. Calhoun: Biographical Sketch: F. A. 1900–1969, Clin. Orthop. 469 (2011) 2092–2095.

Alexander von Tralles (* ~525 Tralles [Lydien]; † ~605 Rom)
Alexander Bruder des Anthemios, des Architekten der Hagia Sophia in Konstantinopel. Nach Ausbildung in Alexandria und Reisen durch den Mittelmeerraum wirkte er lange Zeit in Rom. Sein Hauptwerk *Therapeutika* (12 Bücher) steht in der hippokratisch-galenischen Tradition, wobei er aber auch eigene Erfahrungen einarbeitet. Sein Werk war noch im Mittelalter als Lehrbuch geachtet. Die Chir. wird nur marginal berücksichtigt; die Teile über die Behandlung von Frakturen und Schädelverletzungen fehlen.
W.: Th. Puschmann: A. v. T. Originaltext und Übersetzung ..., I–II, Wien 1878–1879.
Lit.: Gurlt I 555–557. – Pauly I 253f. – EM 31f. – Leven 27f.

Allen, Arthur Wilburn (* 1887; † 1958)
Studium und Prom. (1913) in Baltimore (Johns Hopkins). Chir. WB in Boston (Massachusetts General Hosp.), dort 1916–1947 Chir. 1936–1948 Dozent für Chir. an der Harvard Medical School und Leiter einer chir. Abt. am Mass. Gen. Hosp. Schwerpunkte: Abdominalverletzungen, periphere Gefäßchir., prä- und postop. Versorgung, Kolorektalchir. (einzeitige Op. von Kolontumoren), Komplikationen. Er war einer der führenden Abdominalchir. des 20 Jhs. 1947 Präsident des ACS.
E.: *A.-Op.*: Gallengangsplastik. – *Buerger-A.-Übungen:* Gymnastik zur Anregung der Blutzirkulation bei arterieller Insuffizienz der unteren Extremität.
W.: A method of re-establishing continuity between the bile ducts and the gastro-intestinal tract, Ann. Surg. 121 (1945) 412–424.
Lit.: A. Ochsner: A. W. A., Surgery 45 (1959) 1116f.

Allen, Dudley Peter (* 25. 3. 1852 Kinsman, OH; † 6. 1. 1915 New York)
Studium und Prom. (1879) in Boston (Harvard). Danach Studienreise nach Berlin, Wien, London und Paris. 1883 Niederlassung in Cleveland, OH, wurde dort Prof. für Chir. und war v. a. am Lakeside Hosp. schließlich als CA der Chir. tätig. 1907 Präsident der ASA.
E.: *A.-Test:* Bei Skalenus-Syndrom verschwindet der Radialispuls bei angehobenem Arm und Drehung des Kopfes zur Gegenseite (→ Adson; → Halstead).
Lit: AMB 14f. – Leiber/Olbert 10.

Allen, Edgar Van Nuys (* 22. 6. 1900 Cozad, NE; † 14. 6. 1961 Rochester, MN)
Studium und Prom. (1925) in London, NE. 1926–1929 med. WB. in Rochester (Mayo). 1929/30 Studienaufenthalt in London und München. 1930 Internist an der Mayo-Klinik in Rochester, 1936–1961 deren Leiter, unterbrochen durch Kriegseinsatz 1942–1946. Er spezialisierte sich für Herz-Kreislauf-Erkrankungen mit Schwerpunkt auf dem peripheren Gefäßsystem, erforschte die antikoagulatorische Wirkung des Dicumarols und entwickelte den nach ihm benannten, ursprünglich bei der Diagnostik der Thrombangitis obliterans eingesetzten Test.
E.: *A.-Test:* Hyperämietest zur Prüfung des Kollateralkreislaufs; Kontrolle der Hautdurchblutung nach temporärer Drosselung einzelner art. Gefäße.
W.: Thromboangitis obliterans: methods of diagnosis of chronic occlusive arterial lesions distal to the wrist with illustrative cases, Amer. J. Med. Sci. 2 (1929) 1–8. – Peripheral vascular diseases, Philadelphia 1946 (3. Aufl. 1962).
Lit.: D. G. Cable, Ch. J. Mullany, H. V. Schaff: The Allen test, Ann. Thorac. Surg. 67 (1999) 876f.

Allgöwer, Martin (* 5. 5. 1917 St. Gallen, Schweiz; † 27. 10. 2007 Chur, Schweiz)
Studium in Genf, Zürich und Basel, dort Prom. 1942. Ab 1943 Mitarbeit im Forschungslabor der Ciba und Ass. an der Chir. Univ.-Klinik Basel. 1951/52 Forschungsaufenthalt in Galveston, TX. Danach OA in Basel (→ Nissen). 1956 Habil., 1963 ao. Prof. 1956–1966 CA der Chir. Abt. am Kantonsspital Chur. 1967–1983 o. Prof. für Chir. in Basel. Schwerpunkte: Verbrennungsbehandlung, Magen-Duodenal-Ulkus, Vagotomie, Frakturbehandlung und Osteosynthesetechnik, gastroenterol. Naht- und Rekonstruktionstechniken. Der vielseitig interessierte Generalist war ein weitblickender Organisator: Er war 1957/58 mit → M. E. Müller und → H. Willenegger Begründer der Arbeitsgemeinschaft für Osteosynthesefragen (AO). Für diese gründete er 1958 das „Labor für experimentelle Chirurgie" (AO-Forschungsinstitut) in Davos und führte die AO-Kurse ein, die die neue Osteosynthesetechnik in alle Welt verbreiteten. Ab 1979 reorganisierte er die ISS und führte sie zu internationaler Bedeutung. Außerdem richtete er die gastroenterol. Nahtkurse in Davos ein, durch die die extramuköse Allschichtnaht für Anastomosen am Magen-Darm-Trakt international etabliert wurde. 1979–1981 Präsident der ISS, 1981–1993 deren Generalsekretär. 1979 Ehrenmitglied der DGCH, 1981 der DGU, 1995 der ISS.

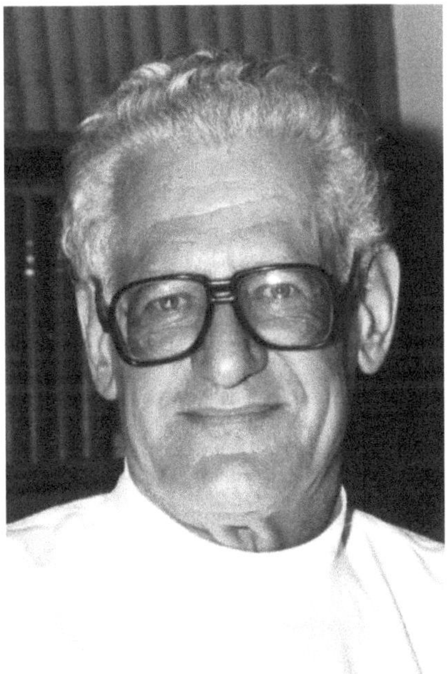

E.: *A.-Naht:* halbintrakutane Rückstichnaht. – *A.-Gehapparat:* Entlastungsorthese für Unterschenkel und Fuß mit Abstützung am Schienbeinkopf.
W: The cellular basis of wound repair, Springfield, IL 1956. – Gesichtsverbrennungen, Entzündungen im Gesichts-Kieferbereich, Stuttgart 1964. – Allgemeine u. spezielle Chir., Berlin - Heidelberg - New York 1971 (5. Aufl. 1992; ab 6. Aufl. hrsg. von J.-R. Siewert u. d. T. 'Chir.', 9. Aufl. 2012; frz. Übers.). – M. E. Müller, M. A., H. Willenegger: Technik d. operativen Frakturbehandlung, Berlin - Göttingen - Heidelberg 1963. – Diess.: Manual d. Osteosynthese, Berlin - Heidelberg - New York 1969 (3. Aufl. 1992; Übers. in mehrere Spr.). – (Hg.): Chir. Gastroenterologie, I–II, Berlin – Heidelberg - New York 1981. – History and Future of the International Society of Surgery, World J. Surg. 27 (2003) 373.
Lit.: Killian 192–194. – ISS 255f. – Schlich 32–45. – EM 41. – J. R. Siewert: Lebenslauf von M. A., Chirurg

79 (2008) 368–374. – D. Liebermann-Meffert: In Memoriam: M. A. (1917–2007), World J. Surg. 33 (2009) 164–169.
Abb.: s. Abb.-Verzeichnis.

Allis, Oscar Huntington (* 9. 9. 1836 Holley, New York; † 16. 5. 1921 Philadelphia)
Studium und Prom. (1866) in Philadelphia (Jefferson Med. Coll.). Nach chir. WB am Philadelphia General Hosp. war er Chir. am Presbyterian Hosp. in Philadelphia und Prof. für Chir. am Jefferson Medical College. Er beschäftigte sich mit Allgemein- und Unfallchir. Für seine erste intestinale Anastomose (Gastroenterostomie) verwendete er 1894 den Murphy-Knopf.
E.: A.-Zeichen: Spannungsverlust der Fascia lata als Hinweis auf Schenkelhalsfraktur. – *A.-Klemme:* atraumatische weiche Darmhalteklemme mit an der Spitze verbreiterten fein gezähnten Branchen.
W.: The fascia lata: its use in standing at rest, its value in the diagnosis of fracture of the neck of the femur, Philadelphia Med. Times 6 (1876) 379–581. – Intestinal anastomosis with suturing of the entire thickness of the intestinal wall. Method and instruments, Amer. J. Obstet. Dis. Women Children (1902) 60–66.
Lit.: BLÄ 1935 I 23. – Leiber/Olbert 11. – M. L. Corman: O. H. A., Dis. Colon Rectum 29 (1986) 776.

Almeida, Luis de (* ~1524 Lissabon; † Okt. 1597 Kawachiura, Japan)
Nach wundärztlicher Ausbildung in Lissabon reiste er nach Ostasien und betrieb Handel. Während seiner zweiten Japanreise 1555 trat er dem Jesuitenorden bei, gründete noch im selben Jahr in Japan in Oita ein Waisenhaus sowie 1556 ein Krankenhaus für Arme, Alte und Aussätzige. Dort war er selbst als Chir. tätig und lehrte die Anwendung äußerlicher Heilmittel, die Kauterisation sowie die Behandlung von Fisteln und Schußverletzungen. 1561 verließ er auf Anweisung Roms, das die Einstellung von ärztlichen Tätigkeiten durch Missionare anordnete, sein Hospital, welches noch bis 1567 bestand. Er war der erste westliche Arzt, der in Japan praktizierte und das erste westliche Krankenhaus in Japan einrichtete.
Lit.: BLÄ 1935 I 97.

Amabile, Luigi (* 1828 Avellino; † 25. 11. 1892 Neapel)
Nach Studium in Neapel war er Militärchir. und Chir. am Ospedale degli Incurabili, wo er ab 1856 Pathol. und Chir. lehrte. 1856–1858 Prof. für Pathol. auf dem neugegründeten Lehrstuhl. Daneben war er ein geschickter Operateur. In seinen späteren Lebensjahren beschäftigte er sich mit historischen Themen.
W.: Considérations sur le traitement des fistules vésicovaginales, Gent 1876.
Lit.: BLÄ 1901, 31. – DBI 2 (1960).

Ammon, Friedrich August (* 10. 9. 1799 Göttingen, † 18. 5. 1861 Dresden)
Studium in Leipzig und Göttingen, dort Prom. 1821. Anschließend Studienreise nach Paris und Süddeutschland. 1822 Niederlassung in Dresden, wo er sich der Chir., Plast. Chir. und Ophthalmol. widmete. 1828–1837 Prof. für Allg. Pathol., Materia medica und Poliklinik sowie Dir. der Chir.-Med. Akademie. Ab 1837 Leibarzt Friedrich Augusts II. von Sachsen, 1844 Mitglied der Gesundheitsabt. des Innenministeriums. Er war einer der bedeutendsten chir. Ophthalmologen und Plast. Chir. der 1. Hälfte des 19. Jhs., gründete 1831 die *Zeitschrift für Ophthalmologie*. 1858 Mitglied der Leopoldina.
W.: Parallele d. deutschen u. französischen Chir., Leipzig 1823. – De physiologia tenotomiae experimentis illustrata, Dresden 1837. – Die plast. Chir. nach ihren Leistungen kritisch dargestellt, Berlin 1842. – Die angeb. chir. Krankheiten des Menschen , I–II, Berlin 1842.
Lit.: BLÄ 1935 I 117–121. – BEdM I 14. – NDB 1 (1953) 254.

Amussat, Jean-Zuléma A. (* 21. 11. 1796 Saint-Maixent; † 13. 5. 1856 Paris)
Nach handwerkschir. Ausbildung durch den Vater war er ab 1814 zur WB in Paris. Dort hielt er ab 1821 anat. Kurse ab, konnte jedoch die akad. Karriere krankheitsbedingt nicht fortsetzen. 1824 wurde er, noch vor der Prom. (1826), Mitglied der Académie de médecine. Er erforschte die ableitenden Harnwege, was ihn zum Protagonisten der Lithotripsie des Blasensteins (1822) werden und auf die lange vergessene *sectio alta* zurückkommen ließ, er erfand die Torsion der Arterien zum Zwecke der Blutstillung (1829) und die lumbale Kolostomie bei angeborener Analatresie oder Kolonobstruktion (1839), außerdem gab er Operationsmethoden für die Darmnaht (1835) und Hämorrhoiden an. Der äußerst geschickte Operateur entwickelte und verbesserte zahlreiche chir. Instrumente und publizierte eine Unzahl kleinerer (mehrfach ausgezeichneter) Abhandlungen.
W.: Nouvel instrument pour briser la pierre, Paris 1825. – Mémoire sur la possibilité d'établir un anus artificiel dans la région lombaire sans pénetrer dans le péritoine, Paris 1839.
Lit.: BLÄ 1935 I 123–127. – M. J. Graney, Ch. M. Graney: Colorectal surgery from antiquity to the modern era, Dis. Colon Rectum 23 (1980) 432–442. – GM 3442. – EM 53.

Anderson, Lewis D. (* 13. 10. 1930 Greensboro, AL; † 18. 10. 1997 Mobile, AL)
Studium und Prom. (1953) in Philadelphia. Chir. WB in Philadelphia ab 1954, unterbrochen durch Militärdienst. 1957–1960 orthop. WB in Memphis, TN, wo er Dozent, ao. Prof. und 1971–1977 o. Prof. für Orthop. an der Univ. von Tennessee war. 1977–1993 erster o. Prof. für Orthop. und Dir. der Abt. für orthop. Chir. an der Univ. of South Alabama in Mobile, AL. Er war ein Vertreter der rigiden Osteosynthese im Sinne der AO.
E.: A.-d'Alonzo-Klassifikation der Dens axis-Fraktur.
W.: L. D. A., R. T. d'Alonzo: Fractures of the odontoid process of the axis, J. Bone Jt. Surg. 56-A (1974) 1663–1674. – L. D. A., D. Sisk, R. E. Tooms u. a.: Compression-plate fixation in acute diaphyseal fractures of the radius and ulna, J. Bone Jt. Surg. 57 (1975) 287–297.
Lit.: A. M., H. M. D.: L. D. A. 1930–1997, J. Bone Jt. Surg. 80-A (1998) 1087.

Andreas von Karystos (2. H. 3. Jh. v. Chr.)
Der Schüler des → Herophilos entwickelte eine Repositionsvorrichtung für Frakturen. Er war Hofarzt von Ptolemaios IV. von Ägypten.
Lit.: Leven 49.

Andrews, Edmund (* 22. 4. 1824 Putney, VT; † 22. 1. 1904 New York)
Studium und Prom. (1851) in Detroit. Danach dort Dozent der Anat. und 1854/55 Prof. für Anat. 1855/56 Prof. für Anat. am Rush Med. Coll. in Chicago, danach dort chir. WB. Er war Mitbegründer des Chicago Med. Coll. und dort erster Prof. für Chir. Im Bürgerkrieg leitete er ein Lazarett und organisierte die Krankenunterlagen verwundeter Soldaten. Er war ein Pionier der Antisepsis in den USA, erfand eine Reihe von Instrumenten, u. a. ein frühes Endoskop, exstirpierte das Ganglion Gasseri und empfahl die Injektionsbehandlung der Hämorrhoiden.
W.: The treatment of hemorrhoids by injection, Med. Rec. 15 (1879) 451.
Lit.: M. L. Corman: E. A. 1824–1904, Dis. Colon Rectum 31 (1988) 331.

Andrews, Edward Wyllys (* 25. 3. 1856 Chicago; † 21. 1. 1927 Chicago)
Studium und Prom. (1881) in Chicago. Danach Studienaufenthalt in Wien. 1883–1927 Prof. für Chir. in Chicago (Northwestern Univ.) und CA am Cook County Hosp. Er schlug die schichtweise Vernähung der Gewebeschichten bei der Leistenherniotomie und die Drainage des Hydrocephalus vor. 1905 Mitbegründer und Herausgeber der Zschr. *Surgery, Gynecology and Obstetrics*.
E.: *A.-Op.*: **1.** Raffung der Aponeurose des M. obliquus abdominis ext. um den Samenstrang bei der Leistenbruch-Op. **2.** Umschlagen der Tunica vaginalis ohne Nahtfixierung bei der Hydrozelen-Op.
W.: Rectal and anal surgery, Chicago 1888. – Chicago Med. Rec. 9 (1895) 67–77.
Lit.: BLÄ 1933 I 30. – RLM A 191. – BLÄ 2002, 35.

Andry, Nicolas, de Boisregard (* 1658 Lyon; † 14. 5. 1742 Paris)
Nach Theologiestudium und theol. Lehrtätigkeit ab 1690 Studium der Med., 1693 Prom. in Reims. 1697 Mitglied der med. Fakultät Paris. 1701 Prof. der Med. am Collège de France, 1724 Dekan. Die von ihm 1701 verbreitete „Wurmpathologie" machte ihn berühmt. Kurz vor seinem Tod veröffentlichte er seine *Orthopédie* (im eigentlichen Wortsinn Korrektur und Vermeidung kindlicher Mißbildungen und Fehlhaltungen), ein Leitfaden für Eltern, Lehrer und Erzieher, der große internationale Verbreitung fand und der Anwendung von Stützapparaten und Korsetts breite Anwendung verschaffte. Er war ein streitbarer und intriganter Charakter, der u. a. der Chir. ihre Privilegien streitig machte und sie wieder vollständig der Kontrolle der Ärzte unterwerfen wollte, was innerhalb der Fakultät für großen Unfrieden sorgte. Sein Verdienst bleibt die Schöpfung des Begriffes „Orthopädie" und die ursprüngliche Definition ihres Aufgabenbereiches.
W.: De la génération des vers dans le corps de l'homme, Paris 1701. – L'orthopédie ou l'art de prévenir et de corriger dans les enfants les difformités du corps, I–III, Paris 1741 (dt.: Orthopädie, oder die Kunst, bey den Kindern die Ungestaltheit des Leibes zu verhüten u. zu verbessern ..., Berlin 1744).
Lit.: BLÄ 1935 I 141–143. – B. Raney: A. and the *Orthopaedia*, J. Bone Jt. Surg. 31-A (1949) 675–682. – H. W. Orr: N. A. Founder of the orthopedic speciality, Clin. Orthop. 4 (1954) 3–9. – Ärztelex. 9. – EM 63.

Angerer, Ottmar Ritter von (* 17. 9. 1850 Geisfeld b. Bamberg; † 12. 1. 1918 München)
Studium in Würzburg; dort 1873 Prom. Chir. WB in Würzburg (→ Linhart, → Bergmann), dort 1879 Habil. für Chir. 1885 ao. Prof. und Dir. der Chir. Poliklinik in München. 1890–1918 o. Prof. für Chir. in München. 1891 Eröffnung der „Neuen chir. Klinik" in der Nußbaumstr. Schwerpunkte: Abdominal- und Hirnchir., Gelenkresektionen, Kehlkopferkrankungen, Röntgentechnik, Wundinfektion. Als Leibarzt des Prinzregenten Luitpold von Bayern war er eine bekannte Persönlichkeit. 1911 Mitbegründer der Vereinigung Bayerischer Chirurgen. 1911 geadelt. 1913 Präsident der DGCH.

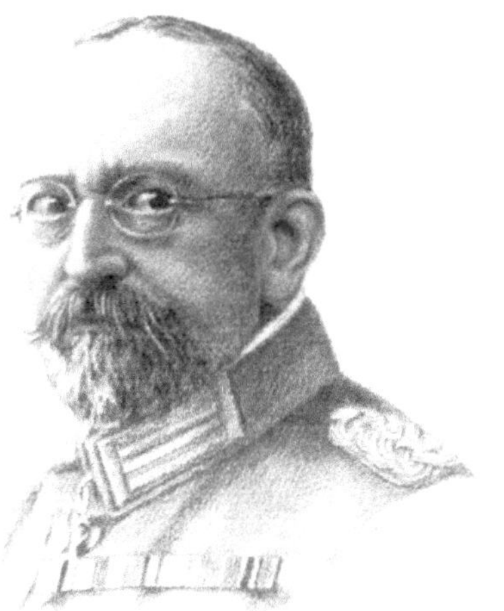

W.: Chirurgie des Halses, d. Brust u. des Beckens, in: Handbuch d. prakt. Chirurgie, hrsg. von E. v. Bergmann, P. v. Bruns u. J. v. Mikulicz, II, Stuttgart 1900.
Lit.: BLÄ 1901 38. – NDB 1 (1953) 252. – Killian 378. – Sachs III 30. – Sachs IV 154. – BEdM 17.
Abb.: s. Abb.-Verzeichnis.

Anschütz, Wilhelm **(Willy)** Alfred (* 24. 9. 1870 Halle/Saale; † 15. 8. 1954 Kiel)
Studium in Halle, Tübingen und Marburg, Prom. 1896 in Tübingen. 1896/97 Ass. an der Med. Klinik in Halle, chir. WB in Breslau (→ Mikulicz, → Garrè), dort 1902 Habil. 1906 ao. Prof., 1907 Vertretung des Lehrstuhls in Marburg. Kriegsteilnahme im I. Weltkrieg. 1907–1938 und 1945/46 o. Prof. für Chir. in Kiel. Schwerpunkte: Leber-, Pankreas-, Magen- und Gallenchir., Chir. der Knochen und Gelenke, Narkose mit Avertin und Evipan. 1924 gründete er die „Kieler Studentenhilfe". Mitherausgeber des *Zentralblatts für Chir.* und der *Deutschen Zschr. für Chir.* 1930 Präsident der DGCH,

1940 deren Ehrenmitglied. 1930 Mitglied der Leopoldina.

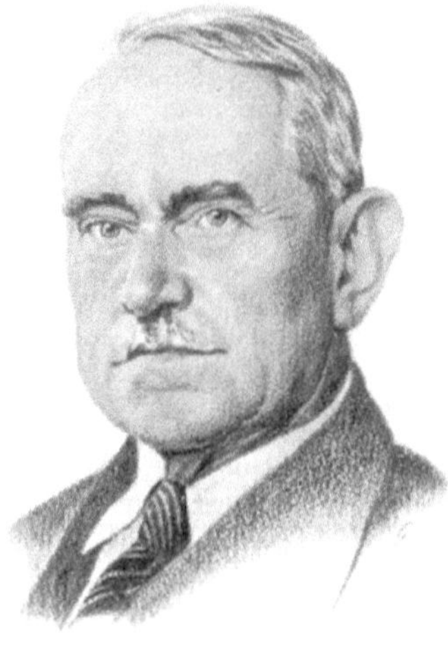

W.: Beiträge zur Klinik des Dickdarmkrebses, Jena 1907. – W. A., G. E. Konjetzny: Die Geschwülste des Magens, Stuttgart 1921.
Lit.: BLÄ 1933 I 31f. – CV 1938, 6f. – Killian 273. – BLÄ 2002, 35. – Sachs III 4–7. – BEdM I 17.
Abb.: s. Abb.-Verzeichnis.

Antyllos (2. Jh. n. Chr.)
Der Pneumatiker, über dessen Leben nichts bekannt ist, war einer der bedeutendsten griechischen Chir. der Antike. Die von ihm beschriebene Aneurysma-Operation (Ligatur ober- und unterhalb sowie Eröffnung) wurde bis zur Mitte des 18. Jhs. durchgeführt. Er beschreibt auch die Ligatur der Blutgefäße bei Amputationen, die Resektion von Knochen und Gelenken, die Behandlung von perianalen Fisteln mit der Faden-Durchzug-Methode, die Extraktion des grauen Stars, die Eröffnung der Hydrozele sowie die Tracheotomie. Seine Schriften behandelten die gesamte Med., haben einen Schwerpunkt in der Chir., sind aber bis auf Fragmente verloren; sie sind auf einem Papyrus, bei → Aëtios von Amida, bei → Oreibasios u. a. überliefert.
W.: P. Nicolaides: Antylli, veteris chirurgi, ta leipsana, Halle 1799
Lit.: Gurlt I 474–486. – Pauly I 415f. – G. Varelis und M. Sachs: „Ἀντύλλου χειρουργούμενα". Die chir. Schriften des Antyllos (2. Jh. n. Chr.), Würzburger med.hist. Mitt. 20 (2001) 61–86. – Sachs III 7–10. – Leven 62f. – EM 74.

Apley, Alan Graham (* 10. 11. 1914 London; † 20. 12. 1996)
Studium in London. 1941 FRCS. Im II. Weltkrieg in Burma eingesetzt. Danach Weiterführung der chir. WB. 1947 Consultant am Rowley Bristow Orthopaedic Hospital in London. 1972 Dir. der Orthop. am St. Thomas' Hosp. in London. Er hielt weithin berühmte orthop. Fortbildungskurse ab. 1984–1989 Herausgeber der engl. Ausgabe des *Journal of Bone and Joint Surgery*.
E.: *A.-grinding-Test:* Anspannungsschmerz des verletzten Meniskus bei Drehung des Unterschenkels im rechtwinklig gebeugten Knie in Bauchlage und axialer Kompression.
W.: The diagnosis of meniscus injuries; some new clinical methods, J. Bone Jt. Surg. 29-A (1947) 78–84. – System of orthopaedics and fractures, London 1959 (9. Aufl. 2010).
Lit.: P. Fulford, R. B. Slater, D. L. Evans: A. G. A. 1914–1996, J. Bone Jt. Surg. 79-B (1997) 337f.

Apollonios von Kition (1. Jh. v. Chr.)
Einer der bekanntesten Chir. aus der Medizinschule von Alexandria, auf dessen Geschick → Celsus hinweist. Autor mehrerer med. Schriften, u. a. eines Kommentars zu der Abhandlung *Peri arthron* aus dem *Corpus Hippocraticum*, das einzige vollständig erhaltene Werk der hellenist. Med., das die ersten griechischen Buchillustrationen, darunter die „Bank des Hippokrates" enthält, und vielfach kopiert wurde. Mit 30 Abb. von Repositionsmanövern nach spätantikem Vorbild im sog. Niketas-Kodex aus dem 10. Jh. erhalten.
W.: J. Kollesch, F. Kudlien, D. Nickel: Apollonii Citiensis in Hippocratis De Articulis Commentarius, Berlin 1965. – Florenz, Bibl. Medicea Laurenziana, Cod. LXXIV, 7 (10. Jh.), Bl. 180^{v}–225^{r}.
Lit.: H. Schöne (Hg.): Apollonius von Kitium. Illustrierter Kommentar zu der hippokratischen Schrift ΠΕΡΙ ΑΡΘΡΩΝ, Leipzig 1895. – Gurlt I 310f. – Pauly I 454. – EM 77. – Leven 69f.

Appia, Louis Paul Amédée (* 13. 10. 1818 Hanau; † 1. 5. 1898 Genf)
Studium in Bonn und Heidelberg, dort 1843 Prom. Danach chir. WB in Frankfurt a. M. 1847 in Paris und 1848 in Frankfurt a. M. Versorgung von Opfern der bürgerlichen Revolutionen. 1849 Niederlassung als Chir. in Genf. 1859 Teilnahme am Feldzug in Italien als Chir. in verschiedenen Lazaretten. Die dort gemachten Erfahrungen veranlaßten ihn zusammen mit Henri Dunant und anderen 1863 zur Gründung des Internat. Komitee vom Roten Kreuz, dem sich 1864 die Genfer Konvention anschloß. Als Delegierter oder Arzt in den Kriegen 1864, 1866, 1870/71. Sekretär des Internat. Komitees 1867–1870. Seit 1869 Mitredakteur des *Bulletin international de la Croix rouge*.
W.: Le chirurgien d'ambulance, ou quelques études sur les plaies par armes à feu, Genf 1859. – Les blessés dans le Schleswig pendant la guerre de 1864, Genf 1864. – Compte rendu de ma délégation au camp austro-prussien, Genf 1866.
Lit.: BLÄ 1935 I 162.

Aranzio, Giulio Cesare [Julius Caesar Arantius] (* 1530 Bologna; † 7. 4. 1589 Bologna)
Studium in Bologna (→ Maggi) und Padua, Prom. in Bologna 1556. Im gleichen Jahr bis 1589 Prof. für Med., Chir. und Anat. in Bologna. Nach ihm sind der Ductus venosus und die Semilunarklappen-Knötchen benannt, außerdem beschrieb er (wie → Botallo) den Ductus arteriosus, den Musculus levator palpebrae superior sowie die Ammonshörner des Hippocampus. Auf ihn geht die Bezeichnung Aquaeductus cerebri

zurück. Er führte schon vor → Tagliacozzi die Rhinoplastik durch.
E.: Ductus venosus Arantii: Während der Fötalentwicklung Kurzschluß zwischen Nabelvene und unterer Hohlvene, der nach der Geburt obliteriert. – *A.-Knötchen:* Noduli valvularum semilunarium, Knötchen zentral am freien Segelrand von Aorten- und Pulmonalklappe zur Abdichtung bei Klappenschluß.
W.: De humanu foetu, Bologna 1564.
Lit.: Gurlt II 424–427, 496f. – BLÄ 1935 I 183f – DBI 3 (1961). – GM 464. – Ärztelex. 10.

Arceo [Arcaeus], **Francisco** (* um 1493 Frenegal; † nach 1574)
Nach wahrscheinlich handwerkschir. Ausbildung hielt er sich 1516 in der praktischen Schule des Klosters Guadalupe auf. Als Chir. in Llerena erreichte er später einen derartigen Ruhm, daß ihn Patienten aus ganz Spanien aufsuchten. In seinem Werk gibt er eine relativ aufwendige Wundbehandlung an und beschreibt erstmals in der Neuzeit die Behandlung des Klumpfußes durch geschlossene Reposition, dazu bildet er die zur Fixierung nötige Eisenschiene ab.
W.: De recta curandorum vulnerum ratione et aliis eius artis praeceptis libri duo, Antwerpen 1574.
Lit.: Gurlt III 383–391. – BLÄ 1935 I 185. – Valentin 67f. – EM 93.

Archagathos (2. H. 3. Jh. v. Chr.)
Nach Plinius d. Ä. der erste griech. Arzt, der ab 219 v. Chr. in Rom das Bürgerrecht erhielt, dort lehrte, praktizierte und als Stadtarzt angestellt war, wo er auf Staatskosten einen Behandlungsraum gestellt bekam. Als Wundarzt (*vulnerarius*) mit besonderer Vorliebe für chir. Behandlungsmaßnahmen wurde er auch als „Folterknecht" (*carnifex*) bezeichnet und brachte damit die Chir. und die griech. Med. in Mißkredit.
Lit.: Gurlt I 329. – BLÄ 1935 I 186. – Leven 79.

Archigenes von Apameia (Ende 1. Jh. n. Chr.)
Bedeutender Chir. der eklektischen Schule, der in Rom praktizierte. Von seinen Schriften haben sich nur wenige fragmentarisch in Abschriften u. a. bei → Oreibasios und → Galen erhalten. Er entwickelte die griechische Pulslehre weiter, indem er zehn Pulsarten unterschied. Er beschrieb die Indikationen (Nekrose, Gangrän, Sepsis, Geschwüre, Karzinome) und die technische Durchführung von Gliedmaßenamputationen.
W.: C. Brescia: Frammenti medicinali di Archigene, Neapel 1955.
Lit.: Gurlt I 411–414. – BLÄ 1935 I 187. – Pauly I 507. – EM 96. – Leven 80.

Arderne (Ardern), **John** (* 1307; † nach 1377)
Ausbildung möglicherweise in Montpellier. Zu Beginn des Hundertjährigen Krieges nahm er als Feldarzt 1346 an der Schlacht bei Crécy teil. Durch seine kriegschir. Tätigkeit erwarb er sich große praktische Erfahrung. 1348–1370 in Newark tätig, danach in London. Er behandelt eine Reihe bedeutender Persönlichkeiten und hinterließ eine Reihe von Schriften, die ihn als erfahrenen Chir. ausweisen. Wir verdanken ihm eine präzise Beschreibung der Diagnostik und Prognose des (transanal tastbaren) Rektumkarzinoms sowie der Diagnostik und Faden-Durchzug-Therapie der perianalen Fisteln analog zu → Celsus und → Abulkasim. Er war der erste bedeutende Chir. Englands.
W.: Treatises of fistula in ano, haemorrhoids, and clysters, hrsg. von Sir D'Arcy Power, London 1910.
Lit.: Gurlt II 167f. – BLÄ 1935 I 187f. – C. P. Swain: A Fourteenth-Century Description of Rectal Cancer. John Arderne (1376). Translated from the Middle English, World J. Surg. 7 (1983) 304–307. – EM 96f.

Aretaios von Kappadokien (1. Jh. n. Chr.)
Wahrscheinlich in Alexandria ausgebildet und in der Tradition des → Hippokrates stehend und der pneumatischen Schule verbunden. Es ist ein unvollständiges Werk zur gesamten Heilkunde erhalten, das die akuten und chronischen Krankheiten und deren Th. beschreibt. Er ist relativ frei von überkommenen Vorstellungen und läßt sich von eigenen Erfahrungen leiten. Seine Krankheitslehre zeugt von profunden pathologisch-anatomischen Kenntnissen. Chir. Maßnahmen sind nur vereinzelt beschrieben (ein Werk über Chir. ist verloren): Aderlaß, Abszeßeröffnungen, Luftröhrenschnitt. Erstaunlicherweise wurde A. in der Antike kaum wahrgenommen; lediglich → Archigenes, → Aëtios und → Paulos haben ihn zitiert.
W.: C. Hude: Aretaeus, 2. Aufl. Berlin 1958 (= Corpus Medicorum Graecorum , 2).
Lit.: Gurlt I 407–411. – BLÄ 1935 I 190f. – Pauly I 529. – EM 97. – Leven 80f.

Argellata, Pietro d' (*2. H. 14. Jh. Bologna; † 20. 1.[?] 1423 Bologna)
1391 in Bologna promoviert, lehrte er dort zu Beginn des 15. Jhs. Philosophie und Medizin. 1410 wurde er beauftragt, die Leiche von Papst Alexander V. einzubalsamieren. In seinem chir. Hauptwerk stützt er sich vor allem auf den *Canon medicinae* des → Avicenna und auf → Guy de Chauliac sowie auf die meisten mal. Autoren, arbeitet aber auch eigene Erfahrungen ein. Er war einer der gebildetsten Ärzte seiner Zeit und hatte großen Einfluß auf die Entwicklung der Chir.
W.: De chirurgia libri VI, Venedig 1480.
Lit.: Gurlt I 831–856. – BLÄ 1935 I 191f. – EM 97.

Arlt, Benno Robert, Ritter von (* 18. 9. 1874 Wien)
Studium und Prom. (1900) in Wien. 1901–1910 chir. WB in Graz. 1914–1922 CA der Chir. Abt. am Militärhospital in Klagenfurt, 1919–1922 dessen Dir. Ab 1922 CA des Sanatoriums Maria Hilf in Klagenfurt.
E.: Schulterreposition n. A.: Längszug am über eine gepolsterte Stuhllehne hängenden gebeugten Arm.
W.: Erfahrungen bei Einrichtung der Schulterverrenkung, Chirurg 13 (1941) 416–418.
Lit.: CV 1938, 8. – RLM A 283. – Sachs I 137f.

Arnald von Villanova [Arnaud de Villeneuve] (* ~ 1235/40; † 6. 11. 1311 Genua)
Der gebürtige Katalane studierte in Barcelona, Montpellier und Paris, praktizierte 1276 in Valencia, war Leibarzt Pedros III. von Aragonien, wurde 1291 Prof. in Montpellier sowie Leibarzt der Päpste Bonifaz VIII., Benedikt XI. und Klemens V. Als kritischer Theologe geriet er mehrmals mit der Inquisition in Konflikt. Sein

umfangreiches med. Werk gründet auf antike und arab. Autoritäten, für deren Rezeption in Montpellier er sorgte, übte jedoch im Einzelfall auch Kritik, und führte die Alchemie in Form einer frühen Iatrochemie in die Medizin ein. Außerdem versuchte er eine Klassifikation der Krankheiten und betonte psychische Faktoren in der Krankheitsentstehung. Er gehört zu den bedeutendsten Ärzten des hohen Mittelalters. Er starb bei einem Schiffbruch.
W.: Arnaldi de Villanova opera medica omnia, I–XV, Barcelona 1975ff.
Lit.: Gurlt II 125–132. – BLÄ 1935 I 203–205. – Ärztelex. 11. – EM 100.

Arnemann, Justus (* 23. 6. 1763 Lüneburg; † 25. 7. 1806 Hamburg)
Studium und Prom. (1786) in Göttingen. 1787 ao. Prof. 1787–1789 Studienreise nach Berlin, Wien, Pavia, Paris und London. 1792 o. Prof. in Göttingen, 1796 Gründung eines *Chir. Clinicums*. Wegen erheblicher Schulden setzte er sich 1803 nach Hamburg ab, wo er sich als Chir. niederließ und den Wundarztnachwuchs ausbildete. Wegen erneuter Verschuldung Freitod. Er war ein äußerst produktiver Schriftsteller, ließ viele Publikationen jedoch unvollendet.
W.: Über die Reproduction d. Nerven, Göttingen 1786. – Chir. Arzneymittellehre, Göttingen 1792. – System d. Chir., I–II, Göttingen 1798–1801. – Übersicht d. berühmtesten u. gebräuchlichsten chir. Instrumente älterer u, neuerer Zeit, Göttingen 1796.
Lit.: BLÄ 1935 I 206f. – BEdM 19.

Arzinger-Jonasch, Helmtraut (* 25.5.1935 Freudenberg, Bez. Tetschen, Nordböhmen [Veselé pod Rabštejnem]; † 11.9.2007 Leipzig)
1945 aus dem Sudetenland vertrieben. Studium und Prom. (1959) in Leipzig. 1960/61 Pflichtassistentenzeit, 1961–1966 chir. WB in Leipzig (→ Uebermuth). Nach Spezialisierung für Hand-, plast. Chir. und Traumatol. 1977 Habil., 1981 ao. Prof. Seit 1971 Ltg. der unfallchir. Abt. an der Chir. Univ. Klinik Leipzig, 1984 o. Prof. Schwerpunkte: Osteosynthesetechnik, Notfallmedizin, Verbrennungen, temporärer Hautersatz (Syspur-Derm). 1993 entlassen, war sie in Leipzig in chir. Praxis tätig.
W.: Klinik u. Therapie d. Verbrennungsverletzungen, Berlin 1979 (2. Aufl. 1983). – E. Jonasch, H. A.-J.: Instrumentarium und Lagerungstechnik bei unfallchir. Op., Berlin 1985.
Lit: DGU Mitt. Nachr. Nr. 57 (2008) 109. – Kiene/Reding/Senst 363.

Aschoff, Karl Albert **Ludwig** (* 10. 1. 1866 Berlin; † 24. 6. 1942 Freiburg)
Studium in Bonn und Straßburg, Prom. 1889 in Bonn. Anschließend pathol. WB in Straßburg (Recklinghausen) und Göttingen (Orth), dort 1894 Habil. 1903 o. Prof. für Pathol. in Marburg, 1906–1936 in Freiburg. 1938–1940 o. Prof. für Gesch. der Med. in Freiburg. Der bedeutendste Pathol. der 1. Hälfte des 20. Jhs. ergänzte die pathol. Anat. um die Morphologie der pathol. veränderten Funktion (pathol. Physiol.) der Gewebe. Schwerpunkte: Reizleitungssystem des Herzens, Entzündungslehre, retikuloendotheliales System.
E.: *A.-Knötchen:* Rheumaknötchen; Granulome, vorwiegend im Herzmuskel. – *A.-Tawara-Knoten:* Atrioventikularknoten; Teil des Reizleitungssystems des Herzens.
W.: Zur Myokarditisfrage, Verh. dtsch. Pathol. Ges. 8 (1904) 46–53. – K. A. L. A., S. Tawara: Die heutige Lehre von den pathol.-anat. Grundlagen d. Herzschwäche, Jena 1906. – S. Tawara: Das Reizleitungssystem des Säugetierherzens, Jena 1906. – Das retikuloendotheliale System, Ergeb. Inn. Med. Kinderheilk. 26 (1924) 1–117. – D. appendicitische Anfall. Seine Ätiologie u. Pathogenese, Berlin - Wien 1930.
Lit.: BLÄ 1933 I 44. – Leiber/Olbert 19f. – BLÄ 2002, 49f. – EM 110.

Aselli, Gaspare (* 1581 Cremona; † 14. 4. 1626 Mailand)
Studium in Pavia. Danach in Mailand als Arzt tätig und 1612–1620 leitender Feldchirurg der spanischen Armee in Italien. Bei der Vivisektion eines Hundes entdeckte er 1623 die Lymphgefäße im Dünndarmmesenterium und wies nach, daß der Chylus über mit Klappen ausgestatteten „Milchvenen" (*venae lacteae*) zu den Mesenteriallymphknoten geleitet wird. Das erst posthum veröffentlichte Buch enthält die ersten farbigen Holzschnitte der anat. Literatur.
W.: De lactibus sive lacteis venis quarto vasorum mesaraicorum genere, Mailand 1627.
L.it: BLÄ 1935 I 222f. – Ärztelex. 13.

Ask, Carl Jacob (* 16. 9. 1825 Skarhults socken; † 6. 8. 1897 Ringsjön)
Studium und Prom. (1855) in Lund. 1858–1897 Prof. für Chir. und Geburtshilfe in Lund und ab 1868 außerdem CA der Chir. Abt. am KH in Lund.
W.: Halsens kirurgiska anatomii, Lund 1858. – Om ovariotomi, Stockholm 1881.
Lit.: BLÄ 1901, 54. – E. Lindstedt, C. Carlén-Nilsson: C.-J. A. och Maison Charrière, Sydsven. Medicinhist. Sallsk. Arsskr. 26 (1989) 31–48.

Asklepiades v. Bithynien (v. Prusias) (* 2. H. 2. Jh. v. Chr.; † 1. H. 1. Jh. v. Chr.)
Bedeutender Vertreter der griech. Med., dem es gelang, diese in Rom zu etablieren. Gemäß dem Motto seiner ärztlichen Tätigkeit *tuto, cito et iucunde* (sicher, schnell, angenehm) ist es naheliegend, daß ihm die Erfindung der Tracheo- bzw. Laryngotomie bei lebensbedrohlicher Atemnot zugeschrieben wird. Außerdem beschrieb er (wie bereits → Hippokrates) die Spontanluxation des Hüftgelenkes.
W.: R. M. Green: Asclepiades. His life and writings, New Haven 1955.
Lit.: Gurlt I 329f. – BLÄ 1935 I 324–326. – Pauly I 117, 643. – EM 111f. – Leven 107f.

Asson, Michelangelo (* 21. 6. 1802 Verona; † 3. 12. 1877 Venedig)
Studium in Pavia und Padua, anschließend Niederlassung in Verona. Ab 1831 in Venedig, 1838 KH-Arzt, hörte anat. und chir. Vorlesungen und wurde 1848 CA der Chir. Abt. am Militärhosp. Santa Chiara. 1849 Prof. der Anat. an der Kunstakademie, 1863 nach Gründung der Schule für prakt. Med. und Chir. dort Prof. der Chir.

und gesuchter Operateur. 1872 nach Schlaganfall invalidisiert.
W.: Sulla frattura del collo del femore, Giornale Veneto di Scienze mediche 1855. – Considerazioni anatomiche, fisiologiche, patologiche e chirurgiche intorno la milza, Giornale Veneto di Scienze mediche 1878.
Lit.: BLÄ 1901, 55f. – DBI 4 (1962).

Auerbach, Leopold (* 28. 4. 1828 Breslau; † 30. 9. 1897 Breslau)
Studium in Berlin und Leipzig, dort 1849 Prom. Danach Niederlassung in Breslau und bis an sein Lebensende als Neurologe tätig, daneben histolog. und neuropathol. Studien. 1863 Habil. in Breslau, 1872 ao. Prof. 1881 Mitglied der Leopoldina.
E.: *A.-Plexus:* Plexus myentericus. Ganglienzellhaltiges Nervengeflecht in der Magen-Darm-Wand zur Steuerung der Peristaltik.
W.: Plexus myentericus, Breslau 1862.
Lit.: BLÄ 1935 I 243f. – NDB 1 (1953) 434. – BEdM I 24.

Autenrieth, Johann Heinrich Ferdinand von (* 20. 10. 1772 Stuttgart; † 3. 5. 1835 Tübingen)
Studium und Prom. (1792) an der Hohen Karlsschule in Stuttgart. Danach bis 1794 Studienreise nach Pavia, Triest, Wien und Ungarn. 1797 o. Prof. für Anat., Physiol., Chir. und Geburtshilfe in Tübingen, zugleich Leiter des Klinikums. Nach Errichtung einer neuen Klinik (1805) gab er Chir. und Geburtshilfe an → Hiller ab. 1805–1811 Ltg. der Med. Klinik, ab 1811 lehrte er Pathol. und Rechtsmed. Er war ein bedeutender Kliniker, der die Krankheitslehre auf physiol. Grundlagen stellte. 1819 Vizekanzler, 1822 Kanzler der Univ. Tübingen. 1818 geadelt.
W.: Anleitung für gerichtliche Ärzte u. Wundärzte ..., Tübingen 1806.
Lit.: BLÄ 1935 I 249–252. – NDB 1 (1953) 460f. – Killian 205.

Avicenna [Abū ʻAli al-Ḥusain ibn ʻAbd Allāh ibn Sīnā al-Qānūnī] (* 980 Afschana, Prov. Buchara; † 1037 Hamadan)
Nach umfassenden Studien in Buchara (Koran, Philosophie, Physik, Astronomie, Grammatik, Jura, Medizin) sowie unstetem Wanderleben mit verschiedenen Anstellungen sowie Festungshaft gelangte er als Leibarzt des Emirs von Isfahan zu hohen Ehren und verfaßte um 1030 den auf → Galen basierenden *Canon medicinae*, eine formvollendete systematische Zusammenfassung der gesamten Medizin, die z. T. bis ins 17. Jh. Grundlage des med. Unterrichts bildete. Beachtlich sind auch seine chir. Beiträge, etwa Tracheotomie bei Verlegung des Atemwegs, Behandlung von Mastdarmfisteln mittels Unterbindung, Reposition der Schulterluxation.
W.: Kitāb al-Qānūn fiṭ-ṭibb, Rom 1593. – Liber Canonis, Venedig 1597.
Lit.: Gurlt I 650–659. – BLÄ I 174–176. – H. Schipperges: Arabische Ärzte, in: Engelhardt/Hartmann I 40–43. – EM 1334–1336. – B. Dalfardi, G. S. M. Nezhad: Insights into Avicenna's contributions to the science of surgery, World J. Surg. 38 (2014) 2175–2179.

Axhausen, Georg (* 24. 3. 1877 Landsberg/Warthe [Gorzów Wielkopolski]; † 19. 1. 1960 Berlin)
Studium und Prom. (1902) in Berlin. 1902/03 Studienaufenthalt in Baltimore (→ Cushing). 1904–1906 chir. WB in Kiel (→ Helferich), 1907 pathol. WB in Berlin. 1908–1924 Ass. und OA an der Charité Berlin (→ Hildebrand), dort 1909 Habil., 1912 Tit.-Prof., 1920–1924 ao. Prof. für Chir. Danach Niederlassung als Chir. in Berlin und Zweitstudium der Zahnmed. (Appr. 1928). 1928 ao. Prof. für zahnärztl. Chir. in Berlin (→ Sauerbruch), wo er das zahnärztl. Inst. der Charité aufbaute. 1939 ließ er sich aus politischen Gründen (als *persona non grata*) entpflichten und übernahm die Leitung der Akad. für ärztl. Fortbildung. Im II. Weltkrieg Lazarettleiter für Kiefer- und Gesichtsverletzungen in Berlin. Schwerpunkte: Spaltchir., odontogene Infektionen.
W.: Allg. Chir. in d. Zahn-, Mund u. Kieferheilkunde, München 1940 (3./4. Aufl. 1947/49). – Die Kriegswundbehandlung im Kiefer-Gesichtsbereich, München 1940. – Technik u. Ergebnisse d. Spaltplastiken, München 1952.
Lit.: BLÄ 1933 I 52. – CV 1958, 15–17. – E. Taubert: Das Wirken G. A.s an d. Chir. Klinik d. Charité, Zbl. Chir. 108 (1983) 913–917. – BLÄ 2002, 60.

B

Babcock, William Wayne (* 10. 6. 1872 East Worcester, NY; † 27. 2. 1963 Bala-Cynwyd, PN)
Studium und Prom. (1893) in Baltimore, danach Ergänzungsstudium und Zweitprom. (1895) in Philadelphia. Danach an verschiedenen Hosp. in Philadelphia als Chir. und Pathol. tätig. 1903–1943 Prof. für Chir. und Dir. der Chir. Abt. des Temple Medical College in Philadelphia. Er führte als erster in den USA eine Spinalanästhesie durch und inaugurierte neue Op.-Methoden für das thorakale und abdominale Aortenaneurysma, das Rektumkarzinom, die Schilddrüse, Leistenhernien und die nach ihm benannte Varizen-Op. Ehrenmitglied der Royal Society of Medicine und der Acad. de Chirurgie.
E.: *B.-Op.:* **1.** abdominoperineale Proktosigmoidektomie mit perinealem Durchzug unter Erhaltung des Sphincter ani externus und perinealer Sigmoidostomie. **2.** Extraktion der V. saphena magna mittels *B.-Sonde*: lange, biegsame Drahtsonde mit eichelförmigem Kopf.
W.: A new operation for the exstirpation of varicose veins of the leg, New York med. J. 86 (1907) 153–156. – The operative treatment of carcinoma of the rectosigmoid with methods for the elimination of colostomy, Surg. Gyn. Obstetr. 55 (1932) 627–632. – Principles and practise of surgery, Philadelphia 1944 (2. Aufl. 1954).
Lit.: M. L. Corman: W. W. B. 1872–1963, Dis. Colon Rectum 32 (1989) 442. – BLÄ 2002, 62. – EM 127. – R. Michallek: W.W. B. u. seine Varizenoperation, Gefäßchir. 12 (2007) 358–366.

Backhaus, Franz (* 5. 9. 1870 Uder, Thüringen)
Prom. 1896. 1896/97 pathol. WB in Kiel; 1897–1899 chir. WB in Mainz sowie 1900–1904 in Berlin (Hedwig-KH). Ab 1904 CA der Chir. Abt. am Augusta-KH in Düsseldorf. Weitere Daten konnten nicht ermittelt werden. Die Klemme ist bereits 1910 geläufig.
E.: *B.-Klemme:* Tuchklemme mit spitzen gebogenen Branchen.
Lit.: Med. Waarenhaus 292. – CK 1926, 7. – RLM I B 23.

Bade, Peter (* 3. 6. 1872 Gremsmühlen; † 23. 5. 1956 Malente)
Studium in Tübingen, München und Berlin, Prom. 1896. 1897–1900 WB in Bonn (→ Schede) und Würzburg (→ Hoffa). 1901–1923 CA des Hannoverschen Krüppelheimes. Im I. Weltkrieg orthop. Versorgung von 19 Lazaretten. 1921 preußischer „Landeskrüppelarzt". 1901 Gründungsmitglied der DGOOC, 1925 deren Präsident, 1947 deren Ehrenmitglied.
W.: Die angeborene Hüftgelenksverrenkung, Stuttgart 1907. – Kurze Darstellung d. Behandlungstechnik b. orthop. Krankheitsfällen, Hannover 1926. – Geschichte d. Deutschen Orthop. Gesellschaft, Berlin 1939.
Lit.: CV 1938 13f. – BEdM I 28.

Bado, José Luis (* 8. 7. 1903 Montevideo; † 19. 12. 1977 Montevideo)
Studium und Prom. (1928) in Montevideo. Danach chir. WB. 1930 Leiter des Inst. für experimentelle Chir. in Montevideo. 1933/34 Studienreise nach Europa. Nach seiner Rückkehr betrieb er die Verselbständigung der orthop. Chir. von der Chir. und initiierte 1935 die Gründung des Instituto de Ortopedia y Traumatologia, das 1941 eröffnet wurde. 1952 Prof. auf dem neugeschaffenen Lehrstuhl für Orthop. und Traumatol. in Montevideo. Er gilt als der Begründer der modernen orthop. Chir. in Uruguay.
E.: *B.-Klassifikation:* Einteilung der → Monteggia-Verletzung in 4 Typen.
W.: The Monteggia lesion, Clin. Orthop. 50 (1967) 71–86. – The Monteggia lesion, Springfield, Ill. 1969.
Lit.: Hunter/Peltier/Lund 822. – J. A. N. M.: J. L. B. 1903–1977, J. Bone Jt. Surg. 61-A (1979) 153f.

Bätzner, Karl (* 17. 10. 1909 Wildbad, Schwarzwald; † 1986 Freiburg)
Studium und Prom. (1938) in Freiburg. 1936–1950 chir. und orthop. WB in Freiburg (→ E. Rehn; → Krauss), unterbrochen durch Kriegsdienst. 1955 Habil. 1950–1970 Leiter der orthop. Abt., 1970–1977 o. Prof. und Vorstand der Orthop. Abt. der Chir. Univ.-Klinik Freiburg sowie Landesarzt für Körperbehinderte. Schwerpunkte: Gelenkplastiken, Arthrodese, Angiographie, Gefäßtransplantation.
W.: Op. d. habituellen Schulterluxation, Zschr. Orthop. 77 (1947) 175. – Druckarthrodese des Kniegelenkes, Zschr. Orthop. 83 (1952) 47.
Lit.: CV 1958, 21f. – UFr: K. B. 65 Jahre, Dtsch. Ärztebl. 71 (1974) A-3514.

Baetzner, Wilhelm (* 9. 9. 1878 Pleidelsheim b. Marbach, Württ.; † 4. 2. 1962 Bad Godesberg)
Studium in Tübingen, Kiel und Berlin, Prom. 1903. Danach prakt. Arzt und Schiffsarzt, 1905–1914 chir. WB in Berlin (→ Bergmann; → Bier), dort Habil. 1914. 1914–1917 Truppenarzt im I. Weltkrieg. 1917–1930 ao. Prof. und Leiter der Poliklinik an der I. Chir. Univ.-Klinik Berlin (Bier). 1926/27 Lehrstuhlvertretung in Bonn (→ Garrè). 1931–1933 CA der Chir. Abt. am Martin-Luther-KH Berlin. 1933–1937 o. Prof. für Chir. an der III. Chir. Univ. Klinik Berlin (KH Moabit). Durch die Intrigen von → Strauss aus dieser Position verdrängt. 1937–1939 CA der Chir. Abt. am KH Berlin-Wilmersdorf. 1939–1945 Militärdienst. 1946/47 CA am Albertinen-KH in Hamburg, danach an einer Sportklinik. Beratender Arzt des Hauptverbandes der Berufsgenossenschaften. Schwerpunkte: Sportmedizin, Narkosetechnik, Extremitäten- und Gelenkerkrankungen.
W.: Diagnostik d. chir. Nierenerkrankungen, Berlin 1921. – Sportunfall u. erste Hilfe, Berlin 1928 (6. Aufl. 1964). – Sport- u. Arbeitsschaden, Leipzig 1936
Lit.: CV 1958, 22f. – Killian 354. – BLÄ 2002, 68. – Sachs IV 31.

 C. Weißer, *Chirurgenlexikon*, https://doi.org/10.1007/978-3-662-59238-0_2

Baeyer, Hans Emil **Ritter von** (* 28. 2. 1875 Straßburg; † 21. 1. 1941 Düsseldorf)
Studium in Jena und München, dort Prom. 1901. Danach dort chir. und orthop. WB (→ Angerer; → F. Lange), 1908 Habil. 1917/18 ao. Prof. und Dir. des König-Ludwig-Hauses in Würzburg. 1918 ao. Prof., 1919–1933 o. Prof. für Orthop. und Dir. der Orthop. Univ.-Klinik Heidelberg, wo er die Errichtung der Orthop. Klinik Schlierbach vorantrieb, die 1922 bezogen wurde. 1929 Eröffnung des Badischen Landeskrüppelheims. 1933 wegen jüdischer Vorfahren entlassen. 1934–1941 als Orthop. in Düsseldorf niedergelassen. Schwerpunkt: Mechano-Pathologie. 1930 Präsident der DGOOC.
E.: *B.-Schiene:* am Konfektionsschuh angebrachte Feder zur Hebung des Fußes bei Peroneuslähmung. – *B.-Korsett:* zur Skoliosebehandlung mit Beckenkorb und Abstützung an den Schultern. – *B.-Bifurkationsop.:* schräge subtrochantere Durchmeißelung des Femurs und Einstellung des Femurschaftes in die Hüftpfanne bei unbehandelter kongenitaler Hüftluxation. – *B.-Zeichen:* unsichere Erkennung der Richtung der Hautverschiebung bei Störung der Tiefensensibilität bei Tabes dorsalis.
W.: H. v. B., F. Winter: Kinderturnen, Leipzig - Berlin 1914. – Bewegungslehre u. Orthop., Stuttgart 1925. – D. lebendige Arm, Jena 1930. – Grundlagen d. orthop. Mechanik, Berlin 1935.
Lit.: A. Oestrich: Die Prüfungsmethoden bei Störungen d. Tiefensensibilität mit Einschluss des v. B.schen Zeichens, med. Diss. Basel 1936. – G. Hohmann, [Nekrolog], Zschr. Orthop. 72 (1941) 10–13. – RLM I B 42. – N. Giovannini, C. Rink, F. Moraw: Erinnern, Bewahren, Gedenken: die jüdischen Einwohner Heidelbergs u. ihre Angehörigen 1933–1945, Heidelberg 2011, 37.

Bailey, Charles Philamore (* 8. 9. 1910 Wanamassa, NJ; † 18. 8. 1993 Marietta, GA)
Bailey
Studium und Prom. (1932) in Philadelphia. Dort auch WB in Chir., Thorax- und Herzchir. In den 1940er und 1950er Jahren Leiter der Thoraxchir. am Hahnemann Univ. Hosp. in Philadelphia, 1956–1961 Dir. der Kardiovaskularchir. in Browns Mills, NJ, 1959–1962 auch Prof. für Chir. und Leiter der Allgemeinchir. am New York Medical College. Nach juristischem Abendstudium zog er sich Mitte der 1970er Jahre aus der aktiven Chir. zurück und war als Gutachter tätig. Der Pionier der Thorax- und der offenen Herzchir., für die er eine Reihe neuer Op.-Methoden und Instrumente entwickelte, sprengte 1948 zum ersten Mal transaortal eine Aortenklappenstenose.
E.: *B.-Klemme:* zur Dilatation von Herzklappenverengungen intrakardial. – *B.-Op.:* **1.** transventrikuläre oder transaortale Dilatation der Aortenklappe. **2.** Op. des Vorhofseptumdefektes mit Fehlmündung der Vv. pulmonales.
W.: The surgical treatment of mitral stenosis (mitral commissurotomy), Dis. Chest 15 (1949) 377–397. – Surgery of the heart, Philadelphia 1955.
Lit.: E. Pace: Dr. Ch. P. B., 82, pioneer in new methods of heart surgery, New York Times 19. 8. 1993.

Bailey, Percival (* 9. 5. 1892 Mt. Vernon, IL; † 10. 8. 1973 Evanston, IL)
Studium und Prom. (1918) in Chicago. Chir. WB am Cook County Hosp. in Chicago, 1919/20 neurochir. WB am Peter Bent Brigham Hosp. in Boston (→ Cushing) sowie 1920/22 an der Salpêtrière und am Hospice St.-Anne in Paris (Pierre Marie). Danach wieder in Boston bei Cushing. 1926–1928 Instruktor für Chir. in Boston (Harvard). 1928–1951 Ltg. der Neurochir. Abt. der Univ. Chicago (1932 Studienaufenthalt bei → Foerster in Breslau), 1929–1951 dort Prof. für Chir. 1951 entwickelte er die Temporallappenresektion bei therapieresistenter Temporallappenepilepsie. Danach wandte er sich der Psychiatrie zu und griff die Lehren Sigmund Freuds heftig an.
W.: P. B., H. Cushing: A classification of the tumors of the glioma group on a histogenic basis, Philadelphia - London 1926. – H. Cushing, P. B.: Tumors arising from the blood vessels of the brain, Springfield - Baltimore 1928. – Intracranial tumors of infancy and childhood, Chicago 1948. – P. B., F. A. Gibbs: The surgical treatment of psychomotor epilepsy, J. Amer. med. Assoc. 145 (1951) 365–370.
Lit.: BLÄ 1933 I 59. – J. A. Barth: P. B., Zbl. Neurochir. 36 (1975) 51–54. – BLÄ 2002, 68. – EM 132f.

Baker, William Morant (* 20. 10. 1839 Andover; † 3. 10. 1896 Pulborough, Sussex)
Studium und Prom. (1861) in London. Danach chir. WB am St. Bartholomew Hosp. in London, dem er sein Leben lang verbunden blieb. 1869 Dozent der Anat. und Physiol., 1871 Ass.-Chir. und 1882–1892 Chir. Danach dort Verwaltungsdir.
E.: *B.-Zyste:* hernienartige Synovialzyste bes. des Kniegelenkes. – *B.-Kanüle:* biegsame Trachealkanüle.
W.: On the formation of synovial cysts in the leg in connection with disease of the knee joint, St. Bart's Hosp. Rep. (London) 13 (1877) 245. – The formation of abnormal synovial cysts in connection with the joints. II, St. Bart's Hosp. Rep. (London) 21 (1885) 177–190.
Lit.: BLÄ 1901, 79. – L. F. Peltier, W. M. B., Clin. Orthop. 299 (1994) 2.

Baldenstetten, Heinrich v. s. Heinrich v. Baldenstetten

Ballance, Sir Charles Alfred (* 30. 8. 1856 Clapton, Middlesex; † 9. 2. 1936 London)
Studium und Prom. (1881) in London, dort auch chir. WB. Im I. Weltkrieg war er in Lazaretten in Malta tätig, wo er einem verwundeten Soldaten ein Geschoß aus dem Herzmuskel entfernte. Den überwiegenden Teil seiner Laufbahn am St. Thomas' Hosp. in London tätig, wo er sich als Ohren- und Neurochir. spezialisierte. Er entfernte als erster einen Kleinhirnbrückenwinkeltumor vollständig und war ein Pionier der Mastoidektomie.
E.: *B.-Zeichen:* gedämpfter Klopfschall in der linken Flanke durch koaguliertes Blut nach Milzruptur. – *B.-Op.:* Facialis-Akzessorius-Koaptation zur Behandlung der Fazialisparese (1895).
W.: Ch. A. Ballance: On splenectomy for rupture without external wound: with remarks on the symptoms

produced by the removal of the organ, The Practitioner (London) 60 (1908) 347–358
Lit.: RLM I B 53. – J. L. Stone: Sir Ch. B.: pioneer British neurological surgeon, Neurosurgery 44 (1999) 610–631.

Bamm, Peter [Pseudonym] s. Emmrich, Curt

Bandi, Walter (* 22. 7. 1912 Zollikofen, Kt. Bern; † 25. 11. 1997 Interlaken)
Studium und Prom. (1937) in Bern. 1940–1945 chir. WB in Bern (→ Matti; → Lenggenhager). 1945–1951 OA in Wattenwil. 1951–1978 CA der Chir. Abt. am Bezirksspital Interlaken. Hon.-Prof. der Univ. Bern. Mitbegründer der AO.
E.: *Maquet-B.-Op.:* Verlagerung der Tuberositas tibiae nach medial-ventral bei Erkrankungen des Femoropatellargelenkes.
W.: Chondromalacia patellae und femoro-patellare Arthrose. Ätiologie, klinische Aspekte und Therapie, Helv. chir. acta 39 (1972) Suppl 11, 1–70. – H. Willenegger, W. B.: AO: Ein Schweizer Konzept mit internationaler Auswirkung, Unfallchirurgie 10 (1984) 56–58, 107–109.
Lit.: CV 1958, 25. – E. H. Kuner: Nachruf auf W. B., DGU Mitt. Nachr. Nr. 37 (1998) 15f. – U. Heim, Phänomen AO, Bern 2000.

Bankart, Arthur Sidney Blundell (* 26. 9. 1879 Exeter; † 8. 4. 1951 London)
Studium in London (Guy's Hospital; → Lane), dort 1909 FRCS, 1910 Master of Surgery. 1909 leitender Chir. am Royal National Orthopaedic Hospital, war er in den darauffolgenden Jahren Chir. an vier Londoner Hosp. und 1920–1944 Leiter einer orthop.-chir. Abt. am Middlesex-Hosp. in London. Im I. (zusammen mit → R. Jones) und II. Weltkrieg war er an Militärhospitälern eingesetzt. Schwerpunkte: orthop. Chir. (Fußmißbildungen, Fusion des Sakroiliakalgelenkes, Exstirpation des Hüftgelenkes), Neurochir. (Pionier der lateralen Chordotomie zur Schmerztherapie), Kinderchir. Gründungsmitglied der British Orthopaedic Association, deren Sekretär und Präsident er war. 1929 Mitbegründer der SICOT. Obwohl die nach ihm benannte Operation bereits 1906 von → Perthes beschrieben worden war, gebührt B. das Verdienst, die Op. bekannt gemacht zu haben.
E.: *B.-Fraktur:* Abrißfraktur des vorderen Randes der Schultergelenkspfanne (Glenoid, Labrum) bei Schulterluxationen. – *B.-Op.:* Raffung und ossäre Reinsertion der Schultergelenkkapsel am vorderen Pfannenrand bei rezidivierender Schulterluxation.
W.: Recurrent or habitual dislocation of the shoulder-joint, Brit. Med. J. 1923/II 1132–1133. – The pathology and treatment of recurrent dislocation of the shoulder-joint, Brit. J. Surg. 26 (1938/39) 23–29.
Lit.: P. W.: In memoriam A. B., J. Bone Jt. Surg. 33-B (1951) 278–280. – J. H. Wolf: Die „B.-Operation" – ein Blick auf Werdegang u. Wirken ihres Erfinders, Operat. Orthop. Traumatol. 1 (1989) 206–209. – BLÄ 2002, 73. – Hunter/Peltier/Lund 822.

Bardeleben, Heinrich Adolf von (* 1. 3. 1819 Frankfurt / Oder; † 24. 9. 1895 Berlin)
Studium in Berlin, Heidelberg und Paris, 1841 Prom. Seit 1840 gynäkol. WB in Heidelberg, anschließend wiss. Studien in Gießen. 1844 Habil. für Anat. in Gießen, 1848 ao. Prof., 1849–1868 o. Prof. für Chir. und Augenheilkunde in Greifswald, 1868–1895 für Chir. in Berlin (Charité). In Greifswald und bei Kriegseinsätzen 1866 und 1870/71 als Konsultierender Generalarzt der Armee erwarb er sich große chir. Erfahrung. 1868 führte er die antiseptische Wundbehandlung an der Charité ein und vereinfachte sie. Als Präsident des Chir.-Kongresses 1892 war er mitbeteiligt am historischen Fehlurteil über die → Schleichsche Lokalanästhesie. Schwerpunkte: Innersekretorische Drüsen, Frakturbehandlung, Gipsverbände, Narkose. 1872 Gründungsmitglied der DGCH, 1892 deren Präsident. 1886 Mitbegründer der Berliner Chir. Gesellschaft. 1888 geadelt.

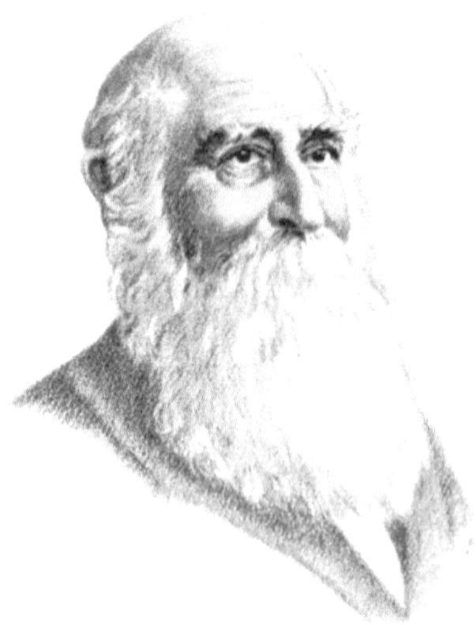

W.: Lehrbuch d. Chir. u. Operationslehre, I–IV, Berlin 1852–1857 (8. Aufl. 1879–1882). – Üb. die Bedeutung wiss. Studien für die Ausbildung d. Ärzte, Berlin 1877.
Lit.: BLÄ 1901 86–88. – A. Köhler: H. A. v. B., Chirurg 2 (1930) 759–762. – Winau/Vaubel 8. – Killian 334. – BEdM I 32. – EM 138f.
Abb.: s. Abb.-Verzeichnis.

Bardenheuer, Franz Bernhard (* 12. 4. 1839 Lamersdorf b. Düren; † 13. 8. 1913 Lamersdorf)
Studium und Prom. (1864) in Berlin, danach chir. WB in Bonn (→ Busch) und Heidelberg (→ Simon). Im Krieg 1870/71 dirig. Arzt am Garnisonslazarett Köln. 1874–1913 Ltg. der Chir. Abt. des Bürgerspitals in Köln. 1884 Prof. Ab 1904 Ltg. der neugegründeten Med. Akad. Köln, ohne indessen einen chir. Lehrstuhl zu bekleiden. Er galt als radikaler Chir., der viele Gelenkresektionen ausführte. Schwerpunkte: Knochenbruchbehandlung, Wismut-Behandlung von Verbrennungen. Er führte 1887 die erste vollständige Zystektomie durch. 1907 Präsident der DGOOC, 1910 deren Ehrenmitglied.

E.: *B.-Extension:* U-förmig über die Frakturzone hinweg angelegter Heftpflasterverband mit Spreizbrett zum Anbringen der Dauerzugextension. – *B.-Schnitt:* bogenförmiger Schnitt in der Unterbrustfalte zur Freilegung der Abszesse bei Mastitis.
W.: Die Drainierung d. Peritonealhöhle, Stuttgart 1881. – Die Behandlung d. Vorderarmfrakturen durch Federextension, 1890. – B. B., R. Graessner: Die Technik d. Extensionsverbände b. d. Behandlung d. Frakturen u. Luxationen d. Extremitäten, Stuttgart 1905. – Die allg. Lehre von den Frakturen u. Luxationen m. besonderer Berücksichtigung d. Extensionsverfahren, Stuttgart 1907.
Lit.: BLÄ 1901 90f. – Killian 109f. – BEdM I 33.

Barnard, Christiaan Neethling (* 8. 11. 1922 Beaufort West, Südafrika; † 2. 9. 2001 Paphos, Zypern)
Studium in Kapstadt, Abschluß 1945. Danach allgemeinmed. Tätigkeit in einer Kleinstadt. 1951–1953 internistische Tätigkeit am Groote-Schuur-KH in Kapstadt, 1953 Prom. Danach chir. WB. 1956–1958 Studienaufenthalt in Minneapolis (→ Wangensteen; → C. W. Lillehei). Dabei erlernte er den Umgang mit der Herz-Lungen-Maschine und konnte nachweisen, daß die Darmatresie des Neugeborenen durch fetale Mangeldurchblutung hervorgerufen wird. 1958–1983 Chir. (seit 1963 Prof. für Thoraxchir.) am Groote-Schuur-KH beschäftigte er sich ab 1963 experimentell mit der Herztransplantation, die er weltweit erstmalig am 3. Dezember 1967 am Menschen (Louis Washkansky) durchführte und damit eine neue Ära in der Transplantationschir. begründete. Er führte noch weitere 10 Herztransplantationen durch. Der Erfolg führte zu einem glamourösen Leben. Eine rheumatoide Arthritis der Hände beendete seine chir. Karriere 1983. Er starb an einem Asthmaanfall.
W.: A human cardiac transplant: an interim report of a successful operation performed at Groote Schuur Hospital, Cape Town, S. Afr. med. J. 41 (1967) 1271–1274. – Das Zweite Leben, München 1994.
Lit.: Helfer/Winau 199. – L. K. Altman: Ch. B., 78, surgeon for first heart transplant, dies, The New York Times vom 3. 9. 2001. – EM 139.

Barney, James Dellinger (* 1878)
Ab 1920 Chef der Urologie am Massachusetts General Hosp. in Boston. Er beschrieb 1938 den „Barney-Punkt“ zur Diagnose der Appendizitis.
W.: J. D. Barney: A tender point one inch downward from McBurney's point on right or left side of abdomen. A point in the clinical diagnosis of ureteral calculus. A preliminary report, Ann. Surg. 107 (1938) 636–639.
Lit.: Leiber/Olbert 31.

Baroni, Paolo Maria Raffaelo (* 22. 3. 1799 Bologna; † 2. 4. 1854 Rom)
Studium und Prom. (1822) in Bologna. Danach Prosektor der Anat., ab 1823 chir. WB am Ospedale Maggiore, 1826 ao. Prof. für Anat., Chir. und Geburtshilfe. 1829 Studienreise nach Paris. 1830 o. Prof. für Chir. und Geburtshilfe in Bologna sowie ltd. Chir. am Provinzial-KH, wo er sich als geschickter Operateur große Verdienste erwarb. 1836 Generaldir. des Militärsanitätsdienstes in Rom, 1846–1849 Leibchir. von Papst Pius IX. Er war ein Pionier der plast. Chir. und der Lithotripsie sowie der Hüftexartikulation.
Lit.: BLÄ 1935 I 342. – F. Aulizio: La chirurgia plastica di P. M. R. B. a Bologna, Atti del XXI Congresso internazionale di Storia della Medicina, II, Siena 1968, 976–990 (m. Abb.)

Barrett, Norman Rupert (* 16. 5. 1903 Adelaide, Australien; † 8. 1. 1979 London)
Lebte ab 1913 in England. Studium in Cambridge und London, dort Prom. 1928. Chir. WB am St.-Thomas-Hosp. (1930 FRCS), 1935–1970 dort Chir., wo er eine der ersten thoraxchir. Abt. gründete, sowie Prof. für Chir. an der Univ. London. 1935/36 Studienreise in die USA (Rochester, Boston u. a.). Dort fiel seine Berufswahl auf die Thoraxchir. 1947 operierte er als erster erfolgreich eine Ösophagus-Ruptur (→ Boerhaave-Syndrom). 1950 definierte er den Ösophagus durch seine Plattenepithel-Auskleidung. Die ulzerierte zylinderepithel-bedeckte Struktur hielt er für einen schlauchförmigen Magenabschnitt, der durch kongenitale Ösophagusverkürzung im Thorax fixiert sei. Gleichzeitig inaugurierte er den Begriff „Refluxösophagitis“. 1946–1971 war er Herausgeber der Zeitschrift *Thorax*.
E.: *B.-Ösophagus:* Intestinale Metaplasie der Speiseröhrenschleimhaut (Endobrachyösophagus). – *B.-Hernie:* Der abdominale Abschnitt des Ösophagus und Teile des Magens sind in den Thorax disloziert.
W.: Report of a case of spontaneous perforation of the oesophagus successfully treated by operation, Brit. J. Surg. 35 (1947) 218. – Chronic peptic ulcer of the oesophagus and 'oesophagitis', Brit. J. Surg. 38 (1950) 175–182.
Lit.: R. V. Lord: N. B., doyen of esophageal surgery, Ann. Surg. 229 (1999) 428–439. – EM 146f. – J. P. Kanne, C. A. Rohrmann, J. E. Lichtenstein: Eponyms in radiology of the digestive tract: Historical perspectives and imaging appearances. Part 1: Pharynx, esophagus, stomach, and intestine, Radiographics 26 (2006) 129–142.

Bartholin, Caspar d. J. (* 10. 9. 1655 Kopenhagen; † 11. 6. 1738 Kopenhagen)
Sohn des folgenden. Studium in Kopenhagen. Bereits 1674 vom König zum Prof. der Philos. ernannt, studierte er in Holland, Frankreich, Italien und Deutschland weiter. Ab 1677 in Kopenhagen Vorlesungstätigkeit in Physik und Anat., 1678 Dr. med. Seine Forschungen galten neben der Anat. auch der Physiol. und der Physik. Er entdeckte den Ausführungsgang der Glandula sublingualis und die nach ihm benannte Drüse. Ab 1701 übernahm er zunehmend politische Ämter und beendete um 1708 seine med. Tätigkeit ganz. 1731 geadelt.
E.: *B.-Drüse:* Glandula vestibularis major, große Scheidenvorhof-Drüse. – *B.itis:* abszedierende Entzündung der B.-Drüsen.
W.: De ovariis mulierum et generatione historia, Amsterdam 1678. – De ductu salivali hactenus non descripto, Kopenhagen 1684.
Lit.: BLÄ 1935 I 358f. – Klimpel 2001, 19f. – EM 148.

Bartholin, Thomas (* 20. 10. 1616 Kopenhagen; † 4. 12. 1680 Kopenhagen)
Studium der Theologie, Philosophie, Philologie, Jurisprudenz, Archäologie und Medizin in Kopenhagen, Leiden, Paris, Montpellier, Padua und Basel, dort. Prom. 1645. 1646 Prof. für Philosophie in Kopenhagen, ab 1648 dort Prof. für Anat. Er entdeckte den Ductus thoracicus beim Menschen und gab Hinweise zur Differenzierung von Lymph- und Chylusgefäßen. 1656 ließ er seine Lehrverpflichtungen reduzieren, ab 1661 beendete er seine Lehrtätigkeit, lebte für die Wiss. und leitete die Fakultät und die dänische Med. von seinem Landgut aus. Er war als Anatom zu seiner Zeit international hochgeachtet.
W.: De lacteis thoracicis in homine brutisque, Kopenhagen 1652. – Historiarum anatomicarum rariorum centuria, I–II, Kopenhagen 1664.
Lit.: BLÄ 1935 I 356–358. – P. Stömmer: Ehrenrettung eines Universalgelehrten. D. Anatom u. Pathologe Th. B., Dtsch. Ärztebl. 79 (1982) B-101–B-105. – EM 148.

Bartisch, Georg (* 1535 Gräfenhain b. Königsbrück, Sachsen; † 1607 Dresden)
Nach gediegener handwerklicher Ausbildung zum Bader und Wundarzt erwarb er sich als fahrender Okulist und Steinschneider große Erfahrung und chir. Geschick, was ihm weitreichende Bedeutung verschaffte, so daß er von Herzog August zum kursächsischen Hofokulisten ernannt wurde. Als Dresdner Bürger ansässig geworden, war er jedoch weiter als fahrender Chir. tätig. Von ihm stammt das erste auf eigene Erfahrung gegründete (nur handschriftlich überlieferte) deutsche Lehrbuch über den Steinschnitt sowie das erste deutsche Lehrbuch zur Augenheilkunde. Er entwickelte eigene Instrumente und perfektionierte die chir. Op.-Technik, weshalb er als Begründer der wissenschaftlichen Augenheilkunde gilt.
W.: Kunstbuch ... des ... Blasenn Steines, Dresden 1575 [hrsg. v. Otto Mankiewicz, Berlin 1905]. – Ophthalmoduleia. Das ist Augendienst, Dresden 1583.
Lit.: BLÄ 1935 I 359–362. – NDB 1 (1953) 611. – R. Toellner: G. B., Hannover 1983. – BEdM I 34. – EM 151.

Barton, John Rhea (* April 1794 Lancaster, PN; † 1. 1. 1871 Philadelphia)
Studium und Prom. (1818) in Philadelphia. 1829–1840 als Chir. am Pennsylvania Hosp. in Philadelphia tätig. Er war ein wagemutiger und geschickter Operateur. 1826 nahm er bei Hüftgelenksversteifung in 7 Minuten eine intertrochantere Osteotomie vor, um durch die Entwicklung einer Pseudarthrose das Bein wieder beweglich zu machen. Bei unverheilten Brüchen versuchte er durch Ätzmittel eine Heilung herbeizuführen. Er soll auch eine Laminektomie bei Paraplegie nach Wirbelfraktur vorgenommen haben. Bei einer Beugekontraktur des Kniegelenkes osteotomierte er 1826 den körperfernen Oberschenkelknochen zur Achskorrektur und Bildung eines Falschgelenkes. Die von ihm erstmals 1838 beschriebene Fraktur des distalen Radius diagnostizierte er lediglich durch klinische Untersuchung. Seine Witwe stiftete den ersten chir. Lehrstuhl in den USA (John Rhea Barton Professor of Surgery of the University of Pennsylvania).
E.: *B.-Fraktur:* Abrißfraktur der dorsalen Kante des distalen Radius mit Beteiligung der Gelenkfläche.
W.: On the treatment of anchylosis, by the formation of artificial joints, North Amer. med. surg. J. 3 (1827) 279–292, 400. – Views and treatment of an important injury of the wrist, Med. Examiner 1 (1838) 365–368.
Lit.: BLÄ 1935 I 364. – L. F. Peltier: Eponymic fractures: J. R. B. and B.'s fracture, Surgery 34 (1953) 960–970. – F. R. Thompson: J. R. B., Clin. Orthop. 6 (1955) 3–8. – EM 151f. – Davis 2.

Basedow, Carl Adolph v. (*28. 3. 1799 Dessau; † 11. 4. 1854 Merseburg)
Studium und Prom. (1821) in Halle, danach Studienreise nach Paris. 1822 Appr. und Niederlassung in Merseburg. 1834 Kreisphysikus, 1841 Ernennung zum Sanitätsrat. Die während des Studiums geschulte Untersuchung der Augen brachte ihn 1840 zur Beschreibung der an vier Patientinnen beobachteten „Merseburger Trias“ [Georg Hirsch, 1858]. Im Prioritätenstreit mußte er 1848 nochmals das Wort ergreifen. Exophthalmus bei Kropf war bereits 1825 von Caleb Hillier Parry beschrieben; unabh. wiederentdeckt wurde er 1830 von Robert Graves in Dublin und B. in Merseburg. B. starb an Flecktyphus, den er sich bei der Sektion eines daran erkrankten Pat. zugezogen hatte.
E.: *Morbus B.*: Trias aus Exophthalmus, Struma, Tachykardie.
W.: Exophthalmus durch Hypertrophie des Zellgewebes in d. Augenhöhle, (Caspers) Wschr. ges. Heilk. 6 (1840) 197–204, 220–228. – Die Glotzaugen, (Caspers) Wschr. ges. Heilk. 14 (1848) 769–777.
Lit.: BLÄ 1935 I 367f. – Ärztelex. 29f. – BEdM I 34f. – H.-D. Göring: C. A. v. B. (1799–1854). Eine Krankheit trägt seinen Namen, Dtsch. Ärztebl. 111 (2014) A-637–A-638.

Baseilhac, Jean (Frère Côme) (* 4./5. 4. 1703 Pouyastruc b. Tarbes; † 8. 7. 1781 Paris)
Chir. Ausbildung in Lyon, ab 1726 am Hôtel-Dieu in Paris. Nach Tätigkeit als Leibarzt des Bischofs von Bayeux trat er 1729 in den Orden der Bernhardiner (Zisterzienser) ein unter der Bedingung, die Chir. weiter ausüben zu dürfen. Er war ein weithin bekannter Spezialist für den Steinschnitt, für den er nach Vorversuchen an der Leiche 1748 ein gedecktes Messer (*Lithotome caché*) einführte, eine Zange zur Steinzertrümmerung in der Blase erfand und dem suprapubischen Steinschnitt (*sectio alta*; → Franco) durch die Erfindung einer Pfeilsonde zum Durchbruch verhalf. Außerdem entwickelte er einen gekrümmten Trokar für den Blasenstich. Daneben befaßte er sich mit dem Starstich, für den er ebenfalls eigene Instrumente entwickelte. 1753 gründete er aus seinen Honorareinnahmen ein Hospital für bedürftige Patienten.
W.: Recueil de pièces importantes sur l'opération de la taille faite par le lithotome caché, Paris 1751. – Nouvelle méthode d'extraire la pierre de la vessie urinaire par-dessus le pubis ..., Paris 1779.
Lit.: BLÄ 1935 I 368f. – Sachs I 93–95. – EM 152.

Bass (Bassius), **Heinrich** (* 6. 10. 1690 Bremen; † 5. 3. 1754 Halle)
Studium in Halle und Straßburg, Prom. 1718 in Halle, im gleichen Jahr ao. Prof. für Anat. und Chir. Er veröffentlichte 1720 eines der ersten deutschen Lehrbücher über Wundbehandlung und Verbandlehre.
W.: Gründlicher Bericht von Bandagen, Leipzig 1720 (4. Aufl. 1755). – Observationes anatomico-chirurgico-medicae ..., Halle 1731.
Lit.: ADB 2 (1875) 126f. – BLÄ 1935 I 371. – BEdM I 35.

Basset, Antoine (* 3. 6. 1882 Paris; † 7. 5. 1951 Paris)
Chir. in Paris, zuletzt CA am Hôp. Broussais in Paris. 1939/40 Beratender Chir. 1943 Hon.-Prof. 1949 Mitglied der Acad. de Médecine. Schwerpunkte: gynäkol. Chir. (Fibrome, Uterusruptur), Kniechir., Spinalanästhesie. Er begründete 1912 die operative Behandlung des Vulvakarzinoms. 1946 Präsident der Acad. d. Chirurgie.
E.: *B.-Op.:* Radikal-Op. des Vulvakarzinoms mit bds. inguinaler Lymphadenektomie.
W.: Traitment opératoire chirurgical de l'epitheliom du clitoris, Rev. chir. (Paris) 46 (1912) 546. – Le genou. Anat. chirurgicale et radiographique, chir. opératoire, Paris 1932.
Lit.: A. Ameline: A. B. (1882–1951), Gynecol. Obstet. (Paris) 51 (1952) 91f. – RLM B80. – BLÄ 2002, 82.

Bassini, Edoardo (* 14. 4. 1844 Pavia; † 19. 7. 1924 Padua)
Nach dem Studium in Mailand schloß er sich 1866 Garibaldi an und erlitt 1867 in der Schlacht von Rom eine Bajonettwunde im rechten Unterbauch, woraus sich eine enterokutane Fistel entwickelte, die erst im Folgejahr ausgeheilt war. Anschließend chir. WB in Pavia (→ Porta) bis 1874, danach OA. 1873 Studienreise nach Wien, Berlin und London. 1878–1880 Prof. für Chir. in Parma, 1880–1882 Leiter der Chir. Abt. im KH La Spezia. 1882 Prof. für pathol. Chir., 1888–1919 Prof. für klin. Chir. in Padua. Er führte seit 1875 Studien zur Radikaloperation der Leistenhernien durch und entdeckte die Notwendigkeit der Wiederherstellung der Rückwand des Leistenkanals. Er führte seine Methode 1884 erstmals durch und publizierte sie 1887.
E.: *B.-Op.:* Leistenbruch-Op. mit Verstärkung der Hinterwand des Leistenkanals durch Naht des Unterrandes des M. obliquus abdominis internus an das Leistenband.
W.: Un nuovo metodo per la cura radicale dell'ernia inguinale, Arch. Soc. Chir. Ital. 4 (1887) 380–392. – Nuovo metodo per la cura radicale dell'ernia, Atti Congr. Ass. Med. Ital. 1887, Pavia 1889, II, 179–182. – Nuovo metodo operativo per la cura radicale dell'ernia inguinale, Padua 1889. – Ueber die Behandlung des Leistenbruchs, Arch. klin. Chir. 40 (1890) 429–476. – La cura radicale dell'ernia crurale, Padua 1893.
Lit.: BLÄ 1833 I 77f. – Sachs III 10–12. – A. D. Thomas, A. Rogers: E. B. and the wound that inspires, World J. Surg. 28 (2004) 1060–1062.

Bastianelli, Raffaele (* 26. 12. 1863 Rom; † 1. 9. 1961 Rom)
Studium und Prom. (1887) in Rom, dort chir. WB und 1896 Habil. sowie *chirurgo primario* der römischen Hospitäler. 1902–1932 o. Prof. für Chir. in Rom. Im I. Weltkrieg Leiter eines Lazaretts. 1931–1950 Ltg. des Krebsforschungsinst. „Regina Elena". Schwerpunkte: Chir. des Gehirns, der Zunge, des Magens und der Harnwege. 1889 operierte er erstmals erfolgreich eine Dermoidzyste des Mediastinums. 1929 Senator des Königreichs Italien. Leibarzt des Königshauses. 1951 Ehrenmitglied der ISS. Als berühmter römischer Chir. war er sogar bei den einfachen Bauern des italienischen Südens bekannt (Carlo Levi, *Christus kam nur bis Eboli*) und war international geschätzt mit Verbindungen in die USA und nach England.
E.: *B.-Op.:* Versorgung des Bruchsackstumpfes bei der Leistenherniotomie durch Einnähen in den Leistenkanal. – *B.-Zugang:* zentraler Längsschnitt zwischen den Knöcheln als Zugang zum oberen Sprunggelenk.
W.: Über die Behandlung des Leistenbruches, Z. ärztl. Fortbild. (Jena) 10 (1913) 577–581.
Lit.: BLÄ 1933 I 78. – NN: R. B., Brit. Med. J. 1961/II 714. – DBI 7 (1970). – BLÄ 2002, 83.

Battle, William Henry (* 23. 2. 1855 Lincoln, Lincolshire; † 2. 2. 1936 Woking)
Studium und Prom. (1877) in London, dort auch chir. WB (St. Thomas' Hosp.), 1880 FRCS und Chir. am St. Thomas' Hosp. 1889/90 Prof. für Chir. und Pathol. am RCS.
E.: *B.-Zeichen:* Hämatomverfärbung retroaurikulär als klinisches Zeichen einer Schädelbasisfraktur. – *B.-Op.:* **1.** Appendektomie über Pararektalschnitt (1895). **2.** Op.-Methode bei Schenkelhernien.
W.: Three lectures on some points to injuries to the head, Brit. med. J. 1890/II 75–81. – W. H. B., E. M. Corner, The surgery of the diseases of the appendix vermiformis and their complications. London 1904.
Lit.: Leiber/Olbert 34. – R. S. Tubbs u. a.: W. H. B. and B.'s sign: mastoid ecchymosis as an indicator of basilar skull fracture, J. Neurosurg. 112 (2010) 186–188.

Baudens, Jean-Baptiste **Lucien** (* 3. 4. 1804 Aire; † 27. 12. 1857 Paris)
Militärmed. Ausbildung in Straßburg und Paris (Hôp. Val-de-grâce), dort Prom. 1829. 1830–1838 war er als Militärchir. in Algerien eingesetzt. Danach als Chir. am Militärhospital in Lille tätig, 1843 am Val-de-Grâce, wurde er 1851 Inspekteur der Sanitätstruppen. 1854/55 Teilnahme am Krimkrieg. Im Rahmen seiner vielbeachteten militärchir. Tätigkeit entwickelte er Operationsmethoden zur Fußamputation sowie zur Schulterresektion. Obgleich eher ein Vertreter der konservativen Chirurgie, behandelte er Thoraxverletzungen durch Pleuranaht und Absaugen des Hämatothorax, Bauchwunden durch Spülung des Bauchfells und erfolgreiche Darmnaht (1830, 1836), Blasenverletzungen durch suprapubische Zystostomie, Gelenkverletzungen durch Gelenkresektionen. Nach Kriegsende machte er sich an die Aufzeichnung seiner Erfahrungen, erlag aber bald den Folgen seiner aufreibenden Tätigkeit.
W.: Clinique des plaies d'arms à feu, Paris 1836

Lit.: BLÄ 1935 I 380.

Bauer, Karl Heinrich (* 26. 9. 1890 Schwärzdorf [zu Mitwitz b. Kronach], Oberfranken; † 7. 7. 1978 Heidelberg)

Studium in Erlangen, Heidelberg, München und Würzburg, dort 1914 Appr. Anschließend Teilnahme am I. Weltkrieg als Truppenarzt. 1918 Prom. in Würzburg. 1918–1923 WB in Pathol. in Freiburg sowie Chir. in Göttingen (→ Stich). 1923 Habil. in Göttingen, dort 1926 ao. Prof. 1933–1943 o. Prof. für Chir. in Breslau und 1943–1962 in Heidelberg. Im II. Weltkrieg Beratender Chir. Ab 1962 Planung, Gründung und Bau sowie bis 1978 Ltg. des Deutschen Krebsforschungszentrums. Etablierung des Notarztwesens in Heidelberg (1957 Einsatz des „Klinomobils" als fahrbarer Op.-Saal an der Unfallstelle). Schwerpunkte: Konstitutions- und Vererbungslehre, Krebsforschung, Strahlentherapie, Schenkelhalsfraktur, Rechtsfragen der Chir. Er erkannte bereits 1928 die Tumorentstehung als Folge einer genetischen Mutation von Körperzellen (Mutationstheorie). 1952 und 1958 Präsident der DGCH, 1960 deren Ehrenmitglied. 1956 Präsident der DGU, 1958 deren Ehrenmitglied. 1957 Ehrenmitglied der ISS. 1958 Vorsitzender der 100. Versammlung der Leopoldina. 1960 Ehrenmitglied der DGOOC. 1962 Ernst von Bergmann-Gedenkmünze in Gold.

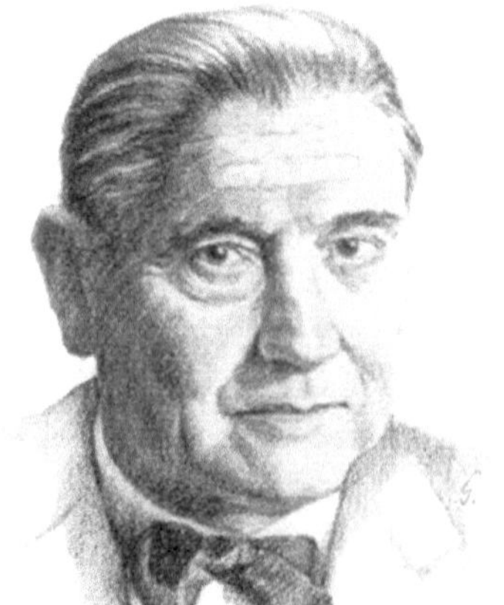

E.: *B.-Op.:* **1.** Ersatzplastik bei Ausfall des N. radialis (Transposition der radialen Handgelenksbeugesehnen auf die Strecksehnen von Fingern und Daumen). **2.** sakroabdominale Rektumexstirpation. **3.** Modifikation der Kirschnerschen Pseudarthrosenbehandlung. **4.** Nagelung des Schenkelhalsbruches mit zwei Nägeln, von denen der untere bis in die Hüftpfanne getrieben wird (temporäre Arthrodese).
W.: Frakturen u. Luxationen, Berlin 1927. – Mutationstheorie d. Geschwulstentstehung, Berlin 1928. – K. H. B., R. Stich: Fehler u. Gefahren b. chir. Operationen, Jena 1936 (3. Aufl. 1954). – Das Krebsproblem. Einführung in die allgemeine Geschwulstlehre, Berlin 1949 (2. Aufl. 1963). – (Hg.): Garrè/Borchard, Lehrbuch d. Chir., 12. Aufl. Berlin 1942 (bis 19. Aufl. 1968). – Die dt. Chirurgenkongresse seit d. 50. Tagung, Berlin 1958 (2. Aufl. 1983).
Lit.: Krebs/Schipperges 95–103. – CV 1969 25–31. – Killian 99–101. – BLÄ 2002, 85f. – Sachs III 12–17. – BEdM I 36. – Sachs IV 110. – EM 154.
Abb.: s. Abb.-Verzeichnis.

Bauhin, Caspar (eigentl. Gaspard) (* 17. 1. 1560 Basel; † 5. 12. 1624 Basel)

Studium der Med. und Botanik in Basel, Padua und Paris, Prom. 1581 in Basel. Danach private Lehrtätigkeit, 1589 Prof. für Anat. und Botanik. 1596 zusammen mit seinem Bruder Leibarzt des Herzogs von Württemberg, ab 1614 Prof. der Praktischen Medizin und Stadtphysikus von Basel. Unter seiner Ägide entstand in Basel ein Anatomisches Theater und ein Botanischer Garten. Er machte sich um die Systematik der anat. und botan. Nomenklatur verdient und entdeckte 1597 die nach ihm benannte Klappe.
E.: *B.-Klappe:* Valva ileocaecalis, aus zwei Lippen bestehendes Ventil zwischen Dünn- und Dickdarm.
W.: Theatrum anatomicum infinitis locis auctum, ad morbos accomodatum, Basel 1592. – Institutiones anatomicae Hippocratis, Aristotelis, Galeni auctoritate illustratae, Basel 1604 (mehrere Aufl.).
Lit.: BLÄ 1935 I 382f. – NDB 1 (1953) 650. – BEdM I 36. – EM 154f.

Baulot [Beaulieu], Jacques (gen. Frère Jacques) (* 1651 L'Étendonne bei Lons-le-Saunier, Franche-Comté; † 7. 12. 1719 Besançon)

Nach Militärdienst und 5 Jahren Ausbildung bei einem italien. Bruch- und Steinschneider in Südfrankreich, wo er sich anschließend selbständig machte und aufgrund seiner Erfolge v. a. beim Steinschnitt zu großer Berühmtheit gelangte, ist er 1688 wieder in seiner Heimat nachweisbar. Er kleidete sich in eine Mönchskutte und nahm den Namen F. J. an. Als Modifikation der Lithotomie führte er die laterale perineale Schnittführung ein. Die theoretischen Vorteile seiner Methode (keine Verletzung von Harnröhre, Schließmuskel und Prostata) machte er durch grobe Op.-Technik zunichte und erzeugte eine Vielzahl von Komplikationen und Todesfällen. Dennoch bekam er um 1707 das Privileg, in ganz Frankreich uneingeschränkt zu praktizieren, und erlangte große Berühmtheit. Ab 1697 immer wieder in Paris, war er auch in Amsterdam, Köln, Lyon, Genf, Lüttich, Straßburg, Wien, Venedig, Padua und Rom tätig. Im Zeitraum von 30 Jahren soll er an die 4500 Steinoperationen durchgeführt haben. Ähnlich wie bei → Eisenbarth erinnert ein in vielen Sprachen überliefertes Spottlied an ihn: „Frère Jacques, frère Jacques, dormez vous ..."
Lit.: BLÄ 1935 I 384. – Killian 22. – Sachs V 39–44. – E. Pies, J. de B. (1651–1714) genannt „F. J.". Leben u. Wirken des französischen Chirurgen, Sprockhövel 2009.

Baum, Wilhelm (* 10. 11. 1799 Elbing, Westpreußen; † 3./6. 9. 1883 Göttingen)

Studium in Königsberg und Berlin, dort Prom. 1822. 1823–1826 Studienreise nach Wien, Italien, Frankreich

und England, danach Niederlassung in Berlin. 1830–1842 Ltg. des Städt. KH in Danzig. 1842–1849 o. Prof. für Chir. und Augenheilkunde in Greifswald, 1849–1875 in Göttingen. 1848 nahm er als einer der ersten in Deutschland die Tracheotomie bei Diphtherie vor. Obwohl er kaum publizierte, gehörte er doch aufgrund seiner umfassenden Literaturkenntnis zu den gefragtesten Chirurgen seiner Zeit und war ein begeisternder Lehrer.
Lit.: ADB 46 (1902) 250–254. – BLÄ 1935 I 384f. – Killian 158. – Sachs III 17–19.

Baum, Wilhelm Georg (* 11. 5. 1836 Danzig; † 18. 4. 1896 Danzig)
Sohn von → W. Baum. Studium in Göttingen und Berlin, dort 1859 Prom., danach ausgiebige Studienreise. 1861–1864 chir. WB in Göttingen (→ W. Baum). 1864–1876 Militärchir. Kriegsteilnahme 1864, 1866 und 1870/71. 1876–1896 CA der Chir. Abt. am Städt. KH Danzig.
W.: Zur Lehre von Dupuytrens permanenter Fingerverkrümmung, Zbl. Chir. 5 (1878). – Anus praeternaturalis. Darmresektion. Heilung, Berlin. klin. Wschr. 1881
Lit.: BLÄ 1901, 102f.

Baumann, Ernst (* 22. 8. 1890 Attelwil, Aargau; † 1. 2. 1978 Langenthal)
Studium und Prom. (1916) in Bern. Chir. WB 1914–1917 in Offenbach und 1924–1926 in Aarau. 1928–1960 CA der Chir. Abt. am Bezirksspital Langenthal, Kt. Bern. 1941/42 Kriegseinsatz im Lazarett Smolensk. 1942 Habil. (Bern), 1957 Tit.-Prof. Nestor der Schweizer Traumatologen, 1955–1960 Präsident der SGUB (Schweizerische Gesellschaft für Unfallmedizin und Berufskrankheiten). AO-Mitglied.
W.: Die Drahtzugbehandlung d. Knochenbrüche im Oberschenkel, Schweiz. med. Wschr. 77 (1947) 574–576. – Zur Behandlung der Knochenbrüche am Ellenbogengelenk, Arch. klin Chir. 295 (1960) 300–304.
Lit.: CV 1958. – U. Heim, Phänomen AO, Bern 2000.

Baumgartl, Franz (* 22. 11. 1920 Untersekerschan, Böhmen; † 29. 7. 2007 Neusäß)
Studium und Prom. (1945) in Prag. 1946–1966 chir. WB in Düsseldorf (→ Derra), dort 1956 Habil., 1962 ao. Prof. Studienaufenthalte 1955 in Bochum (→ Bürkle de la Camp) und 1956 in Wien (→ L. Böhler). 1966–1985 CA. der II. Chir. Klinik am Zentralklinikum Augsburg. Schwerpunkte: Prakt. Chir., Unfallchir. (Knie), Thoraxchir., Blutersatzmittel.
W.: Das Kniegelenk. Erkrankungen, Verletzungen u. ihre Behandlung mit Hinweisen für die Begutachtung, Berlin - Heidelberg - New York 1964. – F. B., F. Kremer, H. W. Schreiber (Hgg.): Spezielle Chir. für die Praxis, I–III in 8 Einzelbänden, Stuttgart 1972–1982.
Lit.: CV 1980, 24f. – Mitt. DGCH 36 (2007) 392.

Bay, Volker (* 9. 3. 1929 Stuttgart; † 7. 4. 2014 Hamburg)
Studium und Prom. (1955) in Hamburg. 1957–1970 chir. WB in Hamburg (→ Zukschwerdt; Stelzner), dort 1963 Habil., 1964 OA, 1969 ao. Prof. 1970–1994 CA der I. Chir. Abt. am KH Hamburg-Harburg. Schwerpunkte: endokrine Chir. (v. a. Schilddrüse und Nebenschilddrüse), Kinderchir., gastrointestinale Chir.
W.: Chir. Aspekte d. Thymusdrüse, Chirurg 41 (1970) 16–21. – V. B., U. Engel: Komplikationen b. Schilddrüsenop., Chirurg 51 (1980) 91–98. – Dringliche Op.-Indikationen b. Thoraxtrauma, Zbl. Chir. 113 (1988) 73–84.
Lit.: CV 1990, 14. – U. Engel, H. Brinkmann: Nachruf V. B., Chirurg 85 (2014) 599f.

Bayer, Carl (* 7. 6. 1854 Polna, Böhmen; † 23. 7. 1930 Chotěboř b. Prag)
Studium und Prom. (1879) in Prag. Anschließend chir. WB in Prag (→ Gussenbauer). Habil. 1886, 1892 ao. Prof. 1887–1918 Vorstand der Chir. Abt. des Deutschen Kinderspitals, 1892–1929 des Spitals der Barmherzigen Brüder, ab 1918 auch das von ihm mitbegründete Sanatorium des Roten Kreuzes. Schwerpunkte: Leistenbrüche, Mißbildungen der Wirbelsäule, Rektumkarzinom. Er wurde weltweit bekannt durch seine Technik der Z-Plastik zur Verlängerung verkürzter Sehnen.
W.: Chir. in d. Landpraxis, Berlin 1892. – Chir. Operationstechnik, Berlin 1894.
Lit.: BLÄ 1933 I 83. – BEdM I 38f.

Beatson, Sir George Thomas (* 1848 Trincomalee, Sri Lanka; † 16. 2. 1933 Glasgow)
Studium und Prom. (1878) in Edinburgh. Danach Niederlassung in Glasgow, daneben machte er Karriere als Freiwilliger in der Territorialverteidigung. 1894 Dir. des Glasgow Cancer Hosp. Er beschrieb 1896 die bds. Ovarektomie bei fortgeschrittenem Mamma-Ca. zur Verbesserung der Prognose und gilt damit als Pionier der antiöstrogenen Therapie. Er war an der Etablierung des Roten Kreuzes in Schottland beteiligt. 1907 geadelt.
W.: On treatment of inoperable cases of carcinoma of the mamma: Suggestions for a new method of treatment, with illustrative cases, Lancet 1896/II 104–107.
Lit.: NN, G. Th. B., Brit. Med. J. 1933/I 344f.

Beaulieu, Jacques s. Baulot, Jacques

Beaumont, William (* 21. 11. 1785 Lebanon, CT; † 25. 4. 1853 St. Louis)
1812–1838/40 als Arzt bei der US-Armee an verschiedenen Orten (Fort Niagara, Michillimackinac, MI, Plattsburgh, NY) tätig. Er untersuchte als einer der ersten die Bewegung und Verdauung des Magens an einem Patienten mit einer als Magenfistel ausgeheilten Schrotschußverletzung des Magens und entdeckte dabei die Magensäure (Salzsäure) im Magensaft.
W.: The case of Alexis San Martin, who was wounded in the stomach by a load of duck-shot, with experiences, Amer. Medic. Rec. 8 (1825). – Experiments and observations on the gastric juice and the physiology of digestion, Pittsburgh 1833.
Lit.: BLÄ 1935 I 404.

Bechterew, Wladimir Michailowitsch (* 1. 2. 1857 Sorali, Gouv. Wjatka; † 24. 12. 1927 Moskau)
Studium in St. Petersburg, ab 1878 Ass. an der Psychiatr. Klinik, dort 1881 Habil. für Neurol. und Psychiatrie. 1884 Studienreise nach Leipzig (Wilhelm Wundt, Paul Flechsig) und Paris (→ Charcot). 1885

Prof. für Psychiatrie in Kasan und ab 1893 in St. Petersburg, wo er 1908 ein Psychoneurol. Institut gründete. Neben Gehirnanatomie und -physiologie, Nerven- und Geisteskrankheiten, Hypnose, Psychologie, Reflex- und Persönlichkeitslehre erforschte er bes. die nach ihm benannt Krankheit (1892).
E.: *Morbus B.:* Spondylitis ankylopoetica.
W.: Die Leitungsbahnen im Gehirn und Rückenmark, I–II, St. Petersburg 1896–1898.
Lit.: BLÄ 1933 I 85f. – GM 4360. – Ärztelex. 34f.

Beck, Alfred B. (* 30. 10. 1889 Heilbronn)
Studium und Prom. (1914) in Tübingen. 1919–1933 chir. WB in Kiel, dort 1924 Habil. und Leiter der Röntgenabt., 1931 OA. 1933–1936 CA der Chir. Abt. des Clementinen-KH in Hannover, 1937–1957 CA der Chir. Abt. des Evang. KH Düsseldorf.
E.: *B.-Bohrung:* Knochenbohrung zur Anregung der Kallusbildung bei Pseudarthrosen oder Knochennekrosen. – *B.-Bügel:* Durch Flügelschrauben spreizbarer Bügel für die Drahtextension von Frakturen. – *B.-Kanüle:* Flügelkanüle zur Bluttransfusion.
W.: Extension mit nichtrostendem Draht, Zbl. Chir. 51 (1924). – Technik d. Bluttransfusion, Klin. Wschr. 3 (1924). – Zur Behandlung d. verzögerten Konsolidation von Unterschenkelbrüchen, Zbl. Chir. 56 (1929) 43.
Lit.: CK 1926, 13. – CV 1969, 37.

Beck, Bernhard von (* 27. 10. 1821 Freiburg i. Br.; † 10. 9. 1894 Freiburg)
Sohn von → Karl Joseph B. Studium in Freiburg und Heidelberg, Prom. 1844 in Freiburg. Anschließend Studienreise durch Deutschland und Österreich sowie chir. WB bei → G. F. L. Stromeyer. 1845 Habil. in Freiburg. Dort Prosektor der Anat. und Ass. der Chir. und Geburtshilfe. 1848 Eintritt in die badische Armee und kriegschir. Einsatz in verschiedenen Feldzügen sowie Garnisonsarzt in Rastatt und ab 1858 in Freiburg. Nach erneuten Kriegseinsätzen (1866 und 1870/71) bis 1887 badischer Generalarzt. 1884 geadelt. Er publizierte neben der Kriegschir. zu einem breiten Themenspektrum.
W.: Die Schusswunden ..., Heidelberg 1850. – Die Schädelverletzungen, Freiburg 1865. – Chir. d. Schussverletzungen ..., Freiburg 1872.
Lit.: BLÄ 1935 I 410f.

Beck, Carl (* 26. 3. 1864 Milin, Böhmen; † 21. 7. 1952 Sayre, PA)
Studium und Prom. (1889) in Prag (dt. Univ.), danach dort chir. und gynäkol. WB. 1891–1917 o. Prof. für klin. Chir. und Pathol. in Chicago (Univ. von Illinois), daneben Chir. am Cook County Hosp. Schwerpunkte: Leberchir., plast. Chir., Hypospadie. Durch seine umfassenden Sprachkenntnisse konnte er die Tradition der dt.-österr. Chir. in den USA vermitteln. Nach eigenen Transplantationsversuchen seit 1904 in Kontakt mit → Carrel. Nach dem I. Weltkrieg organisierte er eine große Hilfsaktion für das hungernde Wien. Um das bis dahin wenig strukturierte Qualifikation des *surgeon* zu festigen, rief er das American College of Surgeons ins Leben. Mitglied der DGCH.
E.: *B.-Paste:* Paste aus Wismutverbindungen zur Wundbehandlung, auch als Röntgenkontrastmittel verwendet.
W.: Surgical pathology, Philadelphia 1905. – Bismuth paste in chronic suppurations etc., St. Louis 1910. – Crippled hand, Troy 1925.
Lit.: BLÄ 1933 I 87. – W. Baader, L. M. Nyhus: The life of C. B. and an important interval with Alexis Carrel, Surg. Gyn. Obstetr. 163 (1986) 85–88. – BLÄ 2002, 91.

Beck, Claude Schaeffer (* 8. 11. 1894 Shamokin, PA; † 14. 10. 1971 Cleveland, OH)
Studium und Prom. (1921) in Baltimore (Johns Hopkins). Chir. WB in Boston und Cleveland, 1923/24 in Boston (→ Cushing).sowie in Cleveland. Dort Zuwendung zur Herzchir., 1928 Assoc. Surgeon, 1940 Prof. für Neurochir. und 1952–1965 erster Prof. für Herzchir. in den USA. Im II. Weltkrieg Beratender Chir. der Armee. Er war 1923 an der Mitralklappen-Op. von → Cutler beteiligt, entwickelte 1924 den Prototyp der Rollerpumpe für die extrakorporale Zirkulation, gab mehrere Techniken zur Revaskularisation des Myokards an, entfernte einen Herztumor und wandte 1947 erstmals die intraoperative Defibrillation des Myokards an.
E.: *B.-Klemme:* Nichtquetschende Arterienklemme zum Ausklemmen der Aortenwand. – *B.-Op.:* **1.** Kardiomyopexie. Anregung der Kollateralisation durch Muskellappenplastik von der Brustwand auf das Myokard. **2.** Kardioperikardiopexie. **3.** Kardioomentopexie. – *B.-Trias:* Erhöhter Venendruck, Tachykardie und verkleinerter Herzschatten mit reduzierter Pulsation im Röntgenbild bei Herzkompression und Herzbeuteltamponade.
W.: C. S. B., E. C. Cutler: A cardiovalvulotomy, J. Exp. Med. 40 (1924) 375–379. – Two cardiac compression triads, J. Amer. med. Ass. 104 (1935) 714–716. – The development of a new blood supply to the heart by operation, Ann. Surg. 102 (1935) 801–813. – Ventricular fibrillation of long duration abolished by electric shock, J. Amer. med. Ass. 1947.
Lit.: Leiber/Olbert 42. – GM 3034f. – http://ech.case.edu/cgi/article.pl?id=BCS

Beck, Emil (* 15. 11. 1931 Wolfurt, Vorarlberg; † 15. 9. 2001 Feldkirch)
Studium und Prom. (1958) in Wien. Chir. und unfallchir. WB 1958–1968 in Wien (→ L. Böhler), 1968–1973 in Linz und Wien (→ J. Böhler). 1974–1985 CA des Landesunfall-KH Feldkirch. 1986–1998 o. Prof. für Unfallchir. in Innsbruck. Schwerpunkte: Schulterchir., Wirbel-, Beckenverletzungen, Arthroskopie. 1993 Präsident der ÖGC.
E.: *B.-Procedure:* Transposition des Os pisiforme mit Gefäßstiel in das ausgehölte Os lunatum bei Lunatummalazie.
W.: Die habituelle Schulterverrenkung, Stuttgart 1969. – (Hg.): Arthroskopie bei Instabilität des Kniegelenkes, Stuttgart 1988. – (Hg.): Traumatologie 4. Untere Extremität, München - Wien - Baltimore 1990 (Breitner Chirurgische Operationslehre, 2. Aufl., XI)
Lit.: CV 1990, 14f. – Mitt. DGCH 31 (2002) 75.

Beck, Karl Joseph (* 27. 6. 1794 Gengenbach, Baden; † 15. 6. 1838 Freiburg)
Studium in Freiburg und Tübingen, unterbrochen 1813 durch Kriegseinsatz als Lazarettarzt. Nach Studienabschluß 1814 Eintritt als Truppenarzt in die badische Armee, 1815 erneut Lazarettarzt in Hagenau. 1817 Studienreise mit → Chelius nach Wien, Berlin (→ Graefe), Göttingen, Würzburg (→ Kajetan v. Textor) und Paris (→ Dupuytren; → Lisfranc). 1818 ao. Prof. und Ass. der chir.-geburtshilfl. Klinik in Freiburg, 1819 o. Prof. für Geburtshilfe, 1829–1838 auch für Chir. Er enukleierte erstmals einen Schilddüsenknoten und gründete eine Chir. Poliklinik.
W.: Handbuch d. Augenheilkunde. Abbildungen von Krankheitsformen aus dem Gebiete d. Augenheilkunde, Heidelberg 1835.
Lit.: ADB 2 (1875) 217. – BLÄ 1935 I 408f. – Killian 170.

Becker, Franz Theophil (* 15. 4. 1902 Gießen; † 27. 2. 1996 Schwaig b. Nürnberg)
Studium und Prom. (1926) in Frankfurt. Chir. und orthop. WB 1927 in Offenbach, 1928–1930 in München (→ F. Lange), 1930–1932 in Erlangen (→ Goetze). 1932/33 OA an der Orthop. Univ. Klinik Gießen (→ Pitzen). 1933–1969 CA der Orthop. Klinik Wichernhaus in Altdorf b. Nürnberg. 1966 Hon.-Prof. der Univ. Erlangen. Schwerpunkte; Poliomyelitis, Hüftdysplasie, Knochentumoren. 1956 Präsident der DGOOC, 1976 deren Ehrenmitglied.
W.: Probleme u. Klinik gutartiger Knochengeschwülste, Chirurg (1968). – Die kons. Behandlung d. Hüftdysplasie u. Hüftverrenkung, Zschr. Orthop. 106 (1969) 173–177. – 75 Jahre Dtsch. Ges. für Orthop. Chir. (1901), Dtsch. Orthop. Ges. (1913), Dtsch. Ges. für Orthop. u. Traumatol. (1967), Zschr. Orthop. Grenzgeb. 114 (1976) 275.
Lit.: CV 1990, 27f.

Becker, Hans-Martin (* 29. 6. 1931 Fürth; † 13. 9. 2000 München)

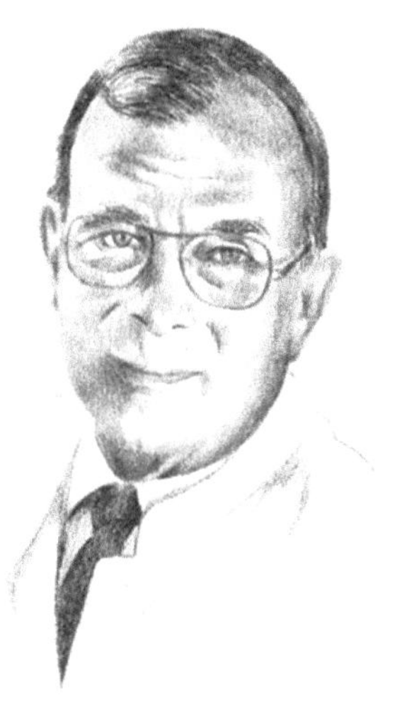

Studium in Würzburg und Göttingen, dort 1958 Prom. 1957/58 Med. Univ.-Klinik Göttingen u. II. Med. Univ.-Klinik München. 1958/59 Rotating Internship am Bethesda-Hospital Cincinnati, OH. 1959–1965 chir. WB in München (→ R. Zenker). 1965–1977 Leiter der Gefäßchir. Abt. der Chir. Klinik Innenstadt München (Zenker, → Heberer), 1977–1986 in gleicher Eigenschaft am Klinikum Großhadern, 1971 Habil. und 1977 ao. Prof. 1986–1999 CA der Gefäßchir. Abt. am Städt. KH München-Neuperlach. 1984 Mitbegründer der DGG. 1995 Gründungsherausgeber der *Zeitschrift für Gefäßchir*. 1993 Präsident der DGCH.
W.: Das chron. art. Verschlußleiden d. unteren Körperhälfte, in: Chir. d. Gegenwart, V, München 1978. – H.-M. B, H.-J. Florek (Hgg.): Komplikationen u. Risiken in d. Gefäßchir., Darmstadt 1999.
Lit.: CV 1990, 15f. – K. Schönlebe, P. C. Maurer: Nachrufe, Mitt. DGCH 29 (2000) 302f. – Hartel/Siewert 48f.
Abb.: s. Abb.-Verzeichnis.

Becker, Heinz (* 4. 3. 1948 Magdeburg; † 6. 9. 2014 Göttingen)
Sohn von → Th. Becker. Studium der Physik in Rostock, nach dem Wechsel in die BRD (1968) 1969–1974 der Medizin in Erlangen, Düsseldorf, Kiel und Bonn, dort 1976 Prom. Chir. WB in Heidelberg (→ Linder). 1978/79 Forschungsaufenthalt Los Angeles. 1984 Habil. (→ Herfarth). 1986 mit H.-D. Röher Wechsel nach Düsseldorf. 1994 o. Prof. für Chir. in Göttingen. 2012 krankheitsbedingt ausgeschieden. Schwerpunkte: Pankreaskarzinom, Rektumkarzinom, Schilddrüsenerkrankungen. Gründungsmitgl. der Dtsch. Ges. für Viszeralchir., bis 2008 Herausgeber der Zeitschrift *Viszeralchirurgie*. 2011 Rudolf-Nissen-Medaille der Dtsch. Ges. für Allgemein- und Viszeralchir.
W.: H. B. u. a. (Hgg.): Viszeralchir., 2. Aufl. München 2006 (1. Aufl. 1998; 3. Aufl. 2015 u. d. T. Allgemein- u. Viszeralchir., I–II). – Onkologische Porträts: Operationen und Aquarelle, Bern 2015.
Lit.: NN: Nachruf, Universitätsmedizin Göttingen, Presseinformation Nr. 123, 12. September 2014.

Becker, Theodor (Theo) (* 24. 1. 1916 Dortmund; † 10. 7. 1991 Jena)
Studium in Berlin, Hamburg und Leipzig, Prom. 1943 in Berlin. Chir. WB 1945–1949 am Städt. KH Magdeburg-Sudenburg und 1949/50 am Städt. KH Bernburg. 1950/51 am Institut für gerichtliche Medizin der Univ. Halle. 1951–1960 chir. Ass. und OA in Leipzig (→ Uebermuth), dort 1956 Habil. 1960/61 o. Prof. für Chir. an der Med. Akademie Erfurt, 1961–1981 in Jena. Er organisierte den ersten Notarztdienst der DDR und förderte die Verselbständigung von chir. Spezialgebieten. Schwerpunkte: Allg. Chir., Traumatologie, Onkologie, geriatr. Chir. 1979 Präsident der Gesellschaft für Chir. der DDR.
W.: Kurzgefaßter Operationskurs, Leipzig 1956 (6. Aufl. 1989). – Grundriß d. spez. Unfallchir., I–II, Leipzig 1968–1973 (3. Aufl. 1989).
Lit: Killian 243f. – E. Markgraf: Th. B. – ein Wegbereiter der Chirurgie in der ehemaligen DDR, Zbl. Chir. 131 (2006) 93–95.

Bégin, Louis Jacques (* 2. 11. 1793 Lüttich; † 13. 4. 1859 Locronan, Finstère)
Nach chir. Ausbildung 1812 Eintritt in die franz. Armee und Teilnahme an den Napoleonischen Kriegen als Feld- und Lazarettchir. 1816 am Instruktionshospital in Straßburg, anschließend am Militärhospital Val-de-Grâce in Paris, 1822 in Metz (Prom. 1823 in Straßburg), 1826 wieder in Paris, 1833 CA. 1835–1841 o. Prof. für Chir. in Straßburg (erster Inhaber des verselbständigten Lehrstuhls). 1841–1857 Ltg. des Militärhospitals und der militärmed. Akademie Val-de-Grâce in Paris (Nachfolger → F.-H. Larreys). Er leitete 1842–1857 das franz. Militärsanitätswesen.
W.: Lehrbuch der pract. Chirurgie. Nach der 2. Ausg. Deutsch bearb., I–II, Berlin 1839.
Lit.: BMC 45. – BLÄ 1935 I 427–429. – Killian 216. – Sachs IV 186.

Beinl von Bienenberg, Anton Johann (* 1749 Wien; † 12. 6. 1820 Wien)
Studium und Prom. (1788) in Wien. Ab 1789 Prof. der Chir. an der Med.-Chir. Akademie in Wien und substituierter oberster Feldarzt der kaiserlichen Armee, 1806 wirklicher oberster Feldarzt der Armee und Direktor der Josephsakademie. 1801 geadelt.
W.: Von einer eigenen Art Lymphgeschwulst, Wien 1801. – Versuch einer militärischen Staatsarzneikunde, in Rücksicht auf die österreichische k. K. Armee, Paris 1804.
Lit.: BLÄ 1935 I 434. – BEdM I 42.

Bell, Benjamin (* 6. 9. 1749 Dumfries, Schottland; † 5. 4. 1806 Edinburgh)
Nach wundärztlicher Ausbildung am Heimatort Studium und chir. WB am Royal Infirmary in Edinburgh (→ Monro II.). 1769 Studienreise nach London und Paris, 1770 Mitglied des RCS Edinburgh. 1772 Studienaufenthalt in London (→ J. Hunter, → Pott). 1773 Chir. am Royal Infirmary in Edinburgh. 1775 zwang ihn ein Reitunfall zu einer zweijährigen Pause, er konnte seine Karriere als der gefragteste Chir. Schottland jedoch fortsetzen. Dank seiner klaren Darstellung in seinem sechsbändigen Hauptwerk, das, international weit verbreitet, die aktuellen Entwicklungen der europäischen Chir. verarbeitet, gilt er als erster wiss. Chir. Schottlands, der viele Schüler formte. 1793 war er Mitbegründer der Royal Society of Edinburgh
W.: A treatise on the theory and management of ulcers, Edinburgh 1778. – A system of surgery, I–VI, 1783–1787 (7. engl. Aufl. 1802; dt. Übers. von E. B. G. Hebenstreit: Lehrbegriff d Wundarzneikunst, Leipzig 1783, 3. Aufl. 1804–1807).
Lit.: BLÄ 1935 I 437f. – GM 5578f.

Bell, Sir Charles (* 12. 11. 1774 Edinburgh; † 27. 4. 1842 Hallow Park, Worcestershire)
Studium in Edinburgh, u. a. bei seinem Bruder → John B. (Anat., Chir.), bis 1798. 1799 Mitglied des RCS Edinburgh und am Royal Infirmary tätig. Sein Zeichentalent ermöglichte es ihm, zusammen mit seinem ebenso begabten Bruder bedeutende chir. und anat. Werke herauszugeben. Der Erfolg der Brüder erregte die Mißgunst der Ärzteschaft (u. a. → Benjamin B.), so daß er 1804 nach London auswich. Dort betätigte er sich als Chir., veröffentlichte ein Lehrbuch der Anat. für Künstler, beschäftigte sich mit urol. Problemen und (1809) der Versorgung von Verwundeten einer Seeschlacht. Neuroanat. Studien ließen ihn die Funktionen der Rückenmarks- und peripheren Nerven entdecken. Als Militärchir. war er 1815 in Waterloo, wo er die Folgen von Schußverletzungen studieren konnte. 1812–1825 anat. Lehrer an der privaten Great Windmill Street School of Anatomy, ab 1814 auch Chir. am Middlesex Hospital, wurde er 1824 erster Prof. für Anat. und Chir. des College of Surgeons in London. 1829 bei der Gründung der Univ. London Prof. für Physiol., dieses Lehramt legte er jedoch bald nieder. 1836–1842 o. Prof. für Chir. in Edinburgh. 1833 geadelt.
E.: *B.-Lähmung:* einseitige periphere Fazialislähmung. – *B.-Phänomen:* Bei peripherer Fazialislähmung ausbleibender Lidschluß bei gleichzeitiger Drehung des Bulbus oculi nach oben.
W.: A system of operative surgery, I–II, London 1807–1809. – An idea of a new anatomy of the brain, London 1811. – On the motions of the eye, an illustration of the uses of the muscles and nerves of the orbit, Phil. Trans. 113 (1823) 166–168. – The nervous system of the human body, London 1830.
Lit.: BLÄ 1935 I 438–441. – Ärztelex. 38f. – EM 162. – BE 2016.

Bell, John (* 12. 5. 1763 Edinburgh; † 15. 4. 1820 Rom)
Studium und Prom. (1779) in Edinburgh. Anschließend Studienreise nach Rußland und Nordeuropa. Danach lehrte er Anat., Chir. und Geburtshilfe in Edinburgh, war ein vielbeschäftigter Praktiker und veröffentlichte, z. T. mit seinem Bruder → Charles B., anat. und chir. Werke, für die er die Illustrationen dank seines zeichnerischen Talents selbst anfertigte. Die weite Verbreitung seiner Werke (dt., frz. Übers., amerik. Aufl.) verschaffte ihm einen bedeutenden Einfluß auf die Chir. seiner Zeit. Er zählt zu den Mitbegründern der neuzeitlichen Gefäßchir. Er ligierte als erster die A. glutea superior, außerdem die A. carotis communis sowie die A. iliaca interna bei Aneurysmen. Er starb an den Folgen eines Reitunfalles.
W.: J. B., Ch. Bell: The anatomy of the human body, I–III, London 1793–1816 (5. Aufl. 1823). – The principles of surgery, I–III, London 1801–1808.
Lit.: BLÄ 1935 I 438. – GM 5581.

Belloc(q), Jean Jacques (oder Jean Louis) (* 1730 St. Maurin; † 10. 9. 1807 Paris)
Studium in Montpellier und Paris, wo er 1754 als Maître en chirurgie eingetragen war. 1769 Niederlassung in der Nähe von Paris. Wenig später zur Gründung eines Lehrstuhls für Anat. und Pathol. nach Paris zurückberufen, wo er die gerichtliche Med. etablierte. Ihm wird die Erfindung der hinteren Nasentamponade zugeschrieben, was nicht gesichert ist.
E.: *B.-Tamponade:* hintere Nasentamponade, die bei Blutung aus der hinteren oder oberen Nase peroral eingeführt und an einem mit einem *B.-Röhrchen* durch die Nase herausgezogenen Haltefaden in die hinteren Nasenpartien gezogen wird.

W.: Mémoire sur quelques hémorragies particulières, et sur le moyen d'y remédier, Mém. Acad. chir., Paris, 1771 [Nasenbluten nicht erwähnt].
Lit.: BLÄ 1935 I 448.

Benedetti, Alessandro [Alexander Benedictus] (* um 1450 Legnano b. Verona; † 31. 10. 1512 Venedig)
Nach Studium und Prom. (1475) in Padua praktizierte er in und im Dienste Venedigs in Dalmatien und auf Kreta, wurde 1490 zum Prof. für prakt. Med. und Anat. in Padua berufen, wo er erstmals ein anat. Theater in Form eines Amphitheaters aus Holz bauen ließ. 1495 als Militärchir. Teilnahme am Krieg gegen König Karl VIII. von Frankreich. Er ersetzte die damals geläufigen arab. anat. Bezeichnungen durch eine auf antiken Begriffen fußende moderne Terminologie. Er legte Wert auf prakt. Anschauung, erkannte die grundlegende Bedeutung klinischer und pathol.-anat. Beobachtungen und operierte Hernien, Blasensteine und Rhinoplastiken und verbesserte die Behandlung von Schußwunden.
W.: Anatomiae sive historiae corporis humani libri quinque, Venedig 1493.
Lit.: Gurlt I 953–961. – BLÄ 1935 I 454. – EM 163f.

Benedict, Traugott Wilhelm Gustav (* 9. 7. 1785 Torgau; † 11. 5. 1862 Breslau)
Studium in Leipzig und Wien, Prom. 1809 in Leipzig. Danach Praktischer Arzt und Augenarzt in Chemnitz. 1812 o. Prof. für Chir. und Augenheilkunde an der neugeschaffenen Univ. Breslau. Bis 1815 Lazarettarzt, überlebte er eine Cholerainfektion. 1814–1856 Dir. der chir.-augenärztlichen Klinik, die nach verschiedenen Provisorien erst 1855 im Allerheiligen-Hospital untergebracht wurde. Er betätigte sich vorwiegend als Augenarzt und Steinschneider, war sehr traditionell eingestellt und von großem Operationseifer; lehnte aber die neu eingeführte Narkosetechnik (Äther, Chloroform) ab.
W.: Handbuch d. prakt. Augenheilkunde, I–V, Leipzig 1822–1825. – Lehrbuch d. allg. Chir. u. Operationslehre, Breslau 1842.
Lit.: ADB 2 (1875) 325. – BLÄ 1935 I 454. – Killian 365. – Sachs III 20–23. – Sachs IV 46. – Sachs, Historisches Ärztelexikon für Schlesien, I (1997) 86–88.

Bennecke, Erich (* 17. 9. 1864 Karlsberg bei Mansfeld; † 2. 8. 1904 Berlin)
Studium in Halle, Marburg und Berlin, Prom. 1891 in Halle. Chir. WB in Marburg und Göttingen (→ Franz König), 1895 Wechsel nach Berlin. 1899 Habil. und Direktor der Chir. Poliklinik der Charité, 1902 ao. Prof. Schwerpunkte: Gelenkentzündungen, Kiefergeschwülste, Unterleibshernien.
W.: Die gonorrhoische Gelenkentzündung, Berlin 1899. – Operationsübungen an d. Leiche, Berlin 1903.
Lit.: BLÄ 1933 I 96f. – BEdM 44f.

Bennett, Edward Hallaran (* 9. 4. 1837 Charlotte Quay, Cork; † 21. 6. 1907 Dublin)
Studium in Dublin. 1859 Master of Surgery, 1864 MD. 1873–1906 Prof. für Anat. und Chir. am Trinity College der Univ. Dublin, führte er → Listers antiseptische chir. Technik in Irland ein. Er untersuchte v. a. Frakturen, Luxationen und Knochenkrankheiten. Die nach ihm benannte Fraktur stellte er erstmals 1880 beim Treffen der Brit. Med. Association in Cork vor. Er war Präsident des Royal College of Surgeons in Ireland.
E.: *B.-Fraktur:* Stauchungsbruch der Metacarpale-I-Basis mit Luxation des Metacarpaleschaftes nach radial und dorsal.
W.: Fractures of the metacarpal bones, Dublin J. Med. Sci. 73 (1882) 72–75. – On fracture of the metacarpal bone of the thumb, Brit. Med. J. 1886, 2, 12–13.
Lit.: BLÄ 1901 138. – GM 4426. – L. F. Peltier: E. H. B., Clin. Orthop. 220 (1987) 3.

Berchtold, Rudolf (* 27. 3. 1919 Solothurn, Schweiz; † 21. 3. 2011 Bern)
Studium in Bern und Genf, Prom. 1945. WB Pathol. 1945/46 Bern; Chir. 1947–1953 in Zürich (→ A. Brunner), 1953–1956 in Münsterlingen, 1957/58 in Marburg und 1958–1961 in München (→ R. Zenker), dort 1959 Habil. 1961–1971 CA der Chir. Abt. am Kantonsspital Solothurn. 1971–1985 o. Prof. für Chir. in Bern. Schwerpunkte: Pfortaderhochdruck, Pankreas-, Milz-, Schilddrüsenchir. Er führte 1983 die erste Lebertransplantation in der Schweiz durch. 1987 Ehrenmitglied der DGCH.
W.: Das Syndrom des Pfortaderhochdrucks. Pathogenese, Diagnose, Indikationen, chir. Behandlung, Komplikationen, Bern - Stuttgart - Wien 1970. – Chirurgie, München 1987 (5. Aufl. 2006).
Lit.: Killian 405. – CV 1980, 36. – W. Hohenberger: In memoriam R. B., Mitt. DGCH 40 (2011) 278f.

Berend, Heimann Wolff (* 1809 Landsberg/Warthe; † 25. 6. 1873 Berlin)
Studium und Prom. (1832) in Berlin. 1834 Niederlassung als Chir. in Berlin, 1837–1840 Ass. bei → Dieffenbach. 1840 Gründung und Ltg. eines gymnastisch-orthop. Heilinstitutes, daneben ab 1861 Ltg. der Chir. Abt. des Jüdischen KH in der Auguststraße.
W: M. M. Eulenburg, H. W. B.: Situs sämmtlicher Eingeweide d. Schädel-, Brust- u. Bauchhöhle, Berlin 1833. – Berichte über das gymnast.-orthop. Institut zu Berlin, Berlin 1842–1870. – Med. Reiseskizzen aus England im Sommer 1862, Berlin 1863.
Lit.: BLÄ 1935 I 470. – BEdM I 45f. – EM 165.

Berengario da Carpi, Jacobus [Giacomo] (* um 1470 Carpi b. Modena; † 24. 11. 1530 Ferrara)
Studium und Prom. (1498) in Bologna, dort 1502–1522 Prof. für Chir. Ab 1526 in Ferrara. Er bewertete die eigene Anschauung und Erfahrung höher als die überlieferte Literatur, so daß er aufgrund (nach eigenen Angaben mehrere Hundert) anat. Sektionen zahlreiche Strukturen des menschlichen Organismus neu beschreiben konnte, u. a. den Wurmfortsatz, die Kehlkopfknorpel, das Herzklappensystem, die Gehörknöchelchen, die Thymusdrüse sowie verschiedene Hirnstrukturen. Die Illustrationen seiner kommentierten Ausgabe der Anat. des Mondino waren erstmals naturgetreue Abbildungen, nicht mehr schematische Darstellungen. Als Chir. behandelte er erfolgreich Schußwunden und Schädelfrakturen. Er soll 1507 (möglicherweise als erster) eine vaginale Hysterektomie durchgeführt haben.

W.: Tractatus de fractura calve sive cranei, Bologna 1518. – Commentaria cum amplissimis additionibus supra anatomiam Mundini, Bologna 1521.
Lit.: Gurlt I 961–973. – BLÄ 1935 I 471; VI 89. – Ärztelex. 39. – EM 165f.

Bérenger-Féraud, Laurent Jean Baptiste (* 9. 5. 1832 Saint-Paul-de-Vence; † 21. 12. 1900 Toulon)

1852–1858 als Marinearzt der franz. Mittelmeerflotte bei verschiedenen Kriegseinsätzen tätig. 1860 Prom. in Montpellier, 1864 Dr. chir. in Paris und CA in der Marine, war er 1870/71 an der Verteidigung von Paris beteiligt. Danach Chef des Sanitätswesens in franz. Kolonien. 1880 und 1884 erneut Kriegseinsätze, anschließend Leiter des Marinesanitätswesens in verschiedenen Hafenstädten, 1889–1892 in Paris. Er empfahl 1864 die Knochennaht bei Frakturen, verfaßte 1870 die weltweit erste Monographie über operative Knochenbruchbehandlung und gab eine neue Methode der Darmnaht bei Längswunden durch mit Metallspitzen versehene Korkplättchen an.
W.: Un nouveau procédé de suture de l'intestin, Gaz. hôp. civ. mil. (La Lancette Franç.) Paris 1869,599f. – Traité de l'immobilisation directe des fragments osseux dans les fractures, Paris 1870
Lit.: BLÄ 1935 I 465f., VI 88f. – Povacz 134f. – EM 1083.

Berg, John Wilhelm (* 2. 3. 1851 Stockholm; † 21. 8. 1931 Stockholm)

Studium in Uppsala, Lund und Stockholm. Danach chir. WB in Lund und Stockholm. Nach einer Studienreise 1881 Prom. in Uppsala und Habil. in Stockholm. 1885 ao. Prof. 1893–1916 o. Prof. für Chir. am Karolinska Inst. in Stockholm. Beschäftigte sich zunächst überwiegend mit topogr. Anat. und Operationslehre, später mit klin. Chir., u. a. der Chir. der Gallenwege, und etablierte die Radiologie als Lehrfach und in der prakt. Anwendung in Stockholm (1906 Röntgeninstitut am Serafiner-Hosp.). 1900 Ehrenmitglied des RCS. 1922 Ehrenmitglied der DGCH.
W.: On the treatment of ectopia vesicae, Surg. Gyn. Obstetr. 5 (1907) 461–465. – Studien über die Funktion d. Gallenwege unter normalen u. gewissen abnormalen Verhältnissen, Stockholm 1922.
Lit.: E. Key: Nekrolog, Acta chir. Scand. 69 (1931) 1–7. – BLÄ 1933 I 99. – BLÄ 2002, 106

Bergentz, Sven Erik (* 16. 2. 1927 Södertälje, Schweden)

Studium und Prom. in Lund. Chir. WB in Schweden. 1959–1971 Chirurg am KH Göteborg, 1962/63 Studienaufenthalt in Boston. 1971–1992 Prof. für Chir. am Department Nephrologie und Transplantation der Univ.-Klinik Malmö. Schwerpunkte: Gefäßchir., Transplantation. 1987–1989 Präsident der ISS.
W.: On bleeding and clotting problems in post-traumatic states, Crit. Care Med. 4 (1976) 41–45. – S. E. B., D. Bergqvist: Iatrogenic vascular injuries, Berlin - Heidelberg - New York 1989.
Lit.: ISS 257f.

Berger, Paul (* 6. 1. 1845 Beaucourt; † 17. 10. 1908 Paris)

Studium und Prom. (1873) in Paris, dazwischen 1870/71 Militärarzt. Danach Ass. der Anat. 1875 Agregé der Med. Fak. und pathol. sowie chir. Lehrtätigkeit in Paris. Ab 1877 Chir. an verschiedenen Pariser Hospitälern. 1894 o. Prof. für Chir. in Paris. Er beschrieb die Oberarmamputation einschließlich Schulterblatt, die er 1882 weltweit als dritter ausführte, erfand die transossäre Silberdrahtnaht der Patella bei Fraktur, besaß reiche Erfahrung mit der Behandlung von Hernien und war ein Pionier der Plast. Chir. (Nasenplastik) sowie der Asepsis. Von ihm stammt 1897 die (zunächst belächelte) Empfehlung, bei Operationen einen Mundschutz zu tragen. 1898 Präsident der Société de Chirurgie.
E.: *B.-Op.:* **1.** interthorakoscapuläre Amputation des Armes. **2.** Resektion der geschrumpften Weichteile der Hohlhand bei M. Dupuytren und Deckung des Defektes durch gestieltes Hauttransplantat.
W.: De l'arthrite du genou comminutive aux fractures du fémur, Paris 1873. – L'amputation du membre supérieur dans la contiguïté du tronc (Amputation interscapulo-thoracique), Paris 1887. – Suture de la rotule par un procédé nouveau (cerclage de la rotule), Bull. Soc. chir. Paris 18 (1892) 523. – Exposé des titres et des travaux scientifiques, Paris 1894. – De l'emploi du masque dans les opérations, Bull. Soc. Chir. Paris n. s. 25 (1899) 187–196. – P. B., S. Banzet: Chirurgie orthopédique, Paris 1904.
Lit.: BLÄ 1901, 138f.

Bergmann, Ernst Gustav Benjamin **von** (* 16. 12. 1836 Riga; † 25. 3. 1907 Wiesbaden)

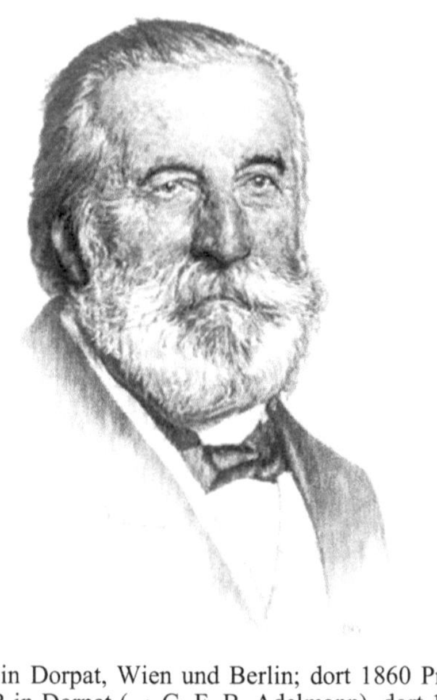

Studium in Dorpat, Wien und Berlin; dort 1860 Prom. Chir. WB in Dorpat (→ G. F. B. Adelmann), dort 1863 Habil. und 1864 Priv.-Doz. 1865 Studienreise zu den chir. Zentren im deutschsprachigen Raum. In den Kriegen 1866 und 1870/71 als Truppenarzt sowie 1877 als

konsultierender Chir. tätig. 1871–1878 o. Prof. für Chir. in Dorpat. 1878–1882 in Würzburg, 1882–1907 an der I. Chir. Univ.-Klinik in Berlin. Schwerpunkte: Kriegschirurgie, Hirnchirurgie, Krebstheorie, aseptische Wundbehandlung (Wundausschneidung). Er war ein virtuoser Operateur, der zeitlebens die Wundinfektion studierte, die Antisepsis verbesserte (Sublimatantisepsis 1877) und die Asepsis einführte (Dampfsterilisation 1886; → Schimmelbusch), was ihm den Ehrentitel „Vater der Asepsis" einbrachte. Er war 1887/88 an der Behandlung des Kehlkopfkrebses bei dem späteren Kaiser Friedrich III. beteiligt. Darüber hinaus war er auch standespolitisch aktiv und machte sich um die ärztliche Fortbildung verdient (1904 Gründung der *Zeitschrift für ärztliche Fortbildung*; Gründung der Reihe *Deutsche Chirurgie*). Er gehört zu den wichtigsten Chirurgen des ausgehenden 19. Jhs. 1886 Mitbegründer der Berliner Chir. Gesellschaft. 1888–1890 sowie 1896 und 1900 Präsident der DGCH, 1902 deren Ehrenmitglied. 1902 bei der Gründung der DGO(O)C aus diplomatischen Gründen neben → Franz König zu deren Ehrenmitglied ernannt.
E.: *B.-Operation:* spezielle Methode der Operation der Hydrozele. – *B.-Schieberpinzette:* Pinzette mit scharfen Spitzen und Feststellvorrichtung zur Blutstillung.
W.: Zur Lehre von d. Fettembolie, Dorpat 1863. – Die Behandlung d. Schusswunden des Kniegelenkes im Kriege, Stuttgart 1878. – Die Lehre von den Kopfverletzungen, Erlangen – Stuttgart 1880. – Zur Sublimatfrage, Therap. Mh. 1 (1887) 41–44. – Die chir. Behandlung von Hirnkrankheiten, Arch. klin. Chir. 36 (1888) 759–872. – E. v. B., P. v. Bruns (Hgg.): Handbuch d. prakt. Chir., I–IV, Stuttgart 1902/03.
Lit.: BLÄ 1901, 141–144. – NDB 2 (1955) 88f. – Killian 349–351. – Winau/Vaubel 9. – W. Genschorek: Wegbereiter der Chirurgie: Joseph Lister. E. v. B., Leipzig 1984, 114–213. – M. Zimmermann, H. Linde: E. v. B. (1836–1907). Wegbereiter d. modernen Kriegschirurgie, Wehrmed. Mschr. 43 (1999). 17–25. – Sachs III 23–34. – BEdM 47f.
Abb.: s. Abb.-Verzeichnis.

Beris, Johannes [Hans von Paris] (1. H. 15. Jh.)
In der Nähe von Metz (Lothringen) wirkender Wundarzt, Lehrmeister → Heinrichs von Pfalzpaint, der ihn in seiner *Wundarznei* mehrfach erwähnt und ihn anderen Chir. vorzieht. Seiner *Practica chirurgiae* fußt auf → Roger Frugardi, vermeidet blutige Eingriffe, tritt für seltenen Verbandswechsel ein, läßt eingedrungene Pfeilspitzen herauseitern und hält Schußwunden durch Feuerwaffen für vergiftet. Die Annahme, er sei in Paris ausgebildet worden, läßt sich nicht bestätigen.
W.: Practica chirurgiae, Mitte 15. Jh. – Ausg.: Sudhoff II 515–530.
Lit.: VL I 724f. – EM 168.

Bernett, Paul (* 24. 8. 1927 München; † 15. 7. 1994 München)
Studium und Prom. (1953) in München. Pathol. WB 1952/53 München, med. WB 1955/56 in München, chir. WB 1953/54 in Seefeld und 1956–1968 in München (→ Georg Maurer), dort Habil. 1969, 1968–1975 OA; zwischenzeitlich 1960 in Düsseldorf (→ Derra). 1975–1993 o. Prof. und Dir. der Klinik für Sportverletzungen der TU München. Schwerpunkte: Wetterbedingungen, Gelenkverletzungen. Er war Mitherausgeber des *International Journal of Sports Medicine*.
W.: Wetter u. Jahreszeit in d. Chir., Stuttgart 1965. – (Hg.): Fortschritte u. Probleme d. Unfallchir., München 1969. – Wetter u. Skiunfälle, Davos 1973.
Lit.: CV 1980, 39. – Mitt. DGCH 23 (1994) 384.

Bernhard, Friedrich (* 24. 9. 1897 Reihen b. Sinsheim; † 9. 12. 1949 Gießen)
Nach Kriegsdienst im I. Weltkrieg und Verwundung Studium und Prom. (1923) in Heidelberg. Anschließend Pathol., Innere Med. und Physiol. in Mannheim. Ab 1924 chir. WB in Mannheim (→ Rost), Bremen (Sattler) und Gießen (→ Poppert; → A. W. Fischer), dort 1929 Habil. und 1932 Leiter der Chir. Poliklinik, 1935 ao. Prof. 1938–1949 o. Prof. für Chir. in Gießen. Schwerpunkte: Abdominalchir. (Gallenwege, Bauchspeicheldrüse), Herz-, Thorax- und Gefäßchir. Er operierte 1948 erstmals in Deutschland eine Aortenisthmusstenose und transplantierte 1949 erstmals in Europa ein konserviertes Aortensegment.
W.: Gefahren bei Operationen an den Gallenwegen, ihre Ursachen u. Bekämpfung, Bruns' Beitr. Chir. 150 (1930). – Neuer Gesichtspunkte aus d. Chir. d. Gallenwege, Arch. klin. Chir. 189 (1937).
Lit.: CV 1938, 31f. – Killian 258. – Sachs IV 80.

Bernovin, Charles [Atavan] (* 1615: † 5. 1. 1673 Regensburg)
Der berühmte französische Okulist und Steinschneider kam bei einer seiltänzerischen Einlage zu Werbezwecken auf dem Regensburger Haidplatz ums Leben.
Lit.: K. Bauer, Regensburg. Kunst-, Kultur- u. Alltagsgesch., 5. Aufl. Regensburg 1997, 269, 271.

Bernstein, Johann Gottlob (* 28. 6. 1747 Saalborn b. Bad Berka; † 12. 5. 1835 Neuwied)
Nach handwerkschir. Ausbildung, Wanderschaft und Schiffsarzttätigkeit Niederlassung in Ilmenau als Barbier und Chir., dort auch Bergarzt und gerichtlicher Wundarzt, 1786 herzogl. Leibarzt. 1796 „Hof-Chirurgus" in Jena, wo er die Nachbehandlung der von → Loder operierten Patienten übernahm. 1806 Prom. und Vorlesungstätigkeit in Halle. 1810–1820 an der Chir. Univ.-Klinik in Berlin (→ Graefe), dort 1816 ao. Prof. 1820–1822 wieder in Ilmenau, danach in Neuwied. Er war ein rastloser Autor.
W.: Neues chir. Lexicon, I–II, Gotha 1783/84. – Systematische Vorstellung des chir. Verbandes, Jena 1797. – Über Verrenkungen u. Beinbrüche, Jena 1802 (2. Aufl. 1819). – Gesch. d. Chir., vom Anfange bis auf die jetzige Zeit, Leipzig 1822/23.
Lit.: BLÄ 1935 I 494f. – BEdM 50f.

Berry, Sir James (* 4. 2. 1860 Kingston, Ontario; † 17. 3. 1946 London)
Studium in London. Danach chir. WB in London (St. Bartholomew's Hosp.) und Demonstrator der Anat. 1885 Chir. am Alexandra Hosp. für Hüfterkrankungen, 1891–1927 am Royal Free Hosp., wo er sich auf die Behandlung von Lippen-Gaumenspalten (er litt selbst darunter) und Strumen spezialisierte. Im I. Weltkrieg als Lazarettarzt in Serbien. 1923–1929 im Council des

RCS, 1926–1928 Präsident der Royal Society of Medicine. 1925 geadelt.
E.: *B.-Symptom:* Verdrängung der A. carotis nach dorsal bei gutartigen Strumen, während sie bei Malignomen eingemauert und nicht verlagert wird.
W.: Diseases of the thyroid gland and their surgical treatment, London 1901.
Lit.: BLÄ 1933 I 105. – Leiber/Olbert 48. – BLÄ 2002, 112.

Bertrand, Jan (Ende 14. / Anfang 15. Jh.)
Der flämischer Wundarzt stellte ein chir. Rezeptbuch zusammen, in dem er die *Erste Salerner Glosse* zur *Chirurgie* → Roger Frugardis ins Niederfränkische übertrug und bearbeitete sowie aus → Jan Yperman und der landessprachigen → Lanfrank-Rezeption schöpfte.
W.: Den Haag, Ms. 78 C 27.
Lit.: EM 170f.

Bessel-Hagen, Friedrich [Fritz] **Karl** (* 2. 1. 1856 Berlin; † 20. 12. 1945 Berlin)
Studium in Königsberg (Med. und Anthropologie) und Berlin, dort 1881 Prom. Nach Militärdienst zunächst gynäkol., dann chir WB am KH am Friedrichshain (→ Hahn), an der Chir. Univ.-Klinik in Berlin (→ Bergmann) sowie ab 1885 in Heidelberg (→ Czerny), dort 1886 Habil. und 1889 ao. Prof. 1891–1897 CA der Chir. Abt. des KH Worms, 1897–1922 CA der Chir. Abt. des KH Charlottenburg in Berlin. Schwerpunkte: Klumpfuß, Pankreas-, Gallen-, Milz-, plast. Chir. Auf anthropol. Gebiet war er an der Vermessung von Kants Schädel beteiligt. 1888 Mitglied der Leopoldina.
W.: Zur Pathol. u. Therapie des Klumpfußes, Heidelberg 1881. – Zur op. Behandlung der Pankreascysten, Verh. Dtsch. Ges. Chir. 1900.
Lit.: BLÄ 1933 I 108. – H. Broghammer, W. Bernhart: F. C. B.-H.: Chir. u. Anthropologe, Zbl. Chir. 122 (1997) 1152–1157. – BLÄ 2002, 115f.

Bichat, Marie François **Xavier** (* 14.(11.?) 11. 1771 Thoirette-en-Bas, Lyon; † 22. 7. 1802 Paris)
Studium in Lyon (→ Petit, 1791) und Paris (→ Desault, 1793). Danach Lehrtätigkeit in Anat., Physiol. und Chir. in Paris, 1797 Prof. 1801 ltd. Arzt am Hôtel-Dieu. Der früh verstorbene rastlose Forscher ist der Begründer der modernen funktionellen Gewebelehre, die die „vitalen“ und „physikalischen“ Eigenschaften der einzelnen Gewebeklassen unterscheidet und sie als Sitz der Krankheiten erklärt. 1800 beschrieb er grundlegend die Synovialmembranen der Gelenke und verwendete als erster den Begriff „Hirntod“.
E.: *B.-Fettpfropf:* Corpus adiposum buccae, Fettkörper zwischen den Kaumuskeln der Wange. – *B.-Membran:* Tunica intima der Gefäßwand.
W.: Recherches physiologiques sur la vie et la mort, Paris 1800. – Traité des membranes en général et de diverses membranes en particulier, Paris 1800. – Traité d'anatomie descriptive, I–V, Paris 1801–1803.
Lit.: BLÄ 1935 I 521–423. – E. M. Bick: M. F. X. B, Clin. Orthop. 107 (1975) 3. – Engelhardt/Hartmann I 328–338. – Ärztelex. 44. – Helfer/Winau 50. – EM 175.

Bidloo, Govert [Govard] (* 12. 3. 1649 Amsterdam; † 30. 3. 1713 Leiden)
Handwerkschir. Ausbildung in Amsterdam. Nach einer Studienreise nach Frankreich und Deutschland Studium und Prom. (1684) in Franeker. 1688 Demonstrator der Anat. und Chir. in Leiden, 1694–1713 dort Prof. für Med. und Chir. 1690 Inspekteur der Hospitäler in Holland, 1693 der Militärspitäler in England. 1695–1702 Leibarzt von König Wilhelm III. von Oranien. Einige seiner anat. Darstellungen wurden als fehlerhaft kritisiert, worauf er polemisch reagierte.
W.: Anatomia corporis humani, centum et quinque tabulis ad vivum delinaeatis, Amsterdam 1685.
Lit.: BLÄ 1935 I 526f. – Ärztelex. 45. – EM 175f.

Bier, Karl Gustav **August** (* 24. 11. 1861 Helsen, Waldeck; † 12. 3. 1949 Gut Sauen bei Beeskow, Brandenburg)
Studium in Berlin. Leipzig und Kiel; dort 1888 Prom. Chir. WB in Kiel (→ Esmarch), 1889 Habil. 1895 ao. Prof. 1899–1903 o. Prof. für Chir. in Greifswald; 1903–1907 in Bonn, 1907–1932 in Berlin (I. Chir. Klinik, die danach vorübergehend geschlossen wurde). Danach Privatstudien auf seinem Gut Sauen am Scharmützelsee. 1920 Gründungsrektor der Deutschen Hochschule für Leibesübungen. Schwerpunkte: Lumbalanästhesie, Hyperämie („aktive Stauung“, 1903), Amputationstechnik, Aneurysma-Chir., Wundheilung, Homöopathie. Die Erprobung der Lumbalanästhesie im Selbstversuch 1898 (theoretische Vorversuche durch James Leonard Corning 1885 in New York) machte ihn schlagartig berühmt. Er war einer der führenden Chirurgen seiner Zeit. 1910 und 1920 Präsident der DGCH, 1925 deren Ehrenmitglied. Er gehörte zu den Unterzeichnern des Aufrufs zugunsten Hitlers bei der Reichspräsidentenwahl 1932 und sah im Nationalsozialismus eine „Freiheitsbewegung“. Seine Verdienste um die Chir. blieben davon unbeeinträchtigt.

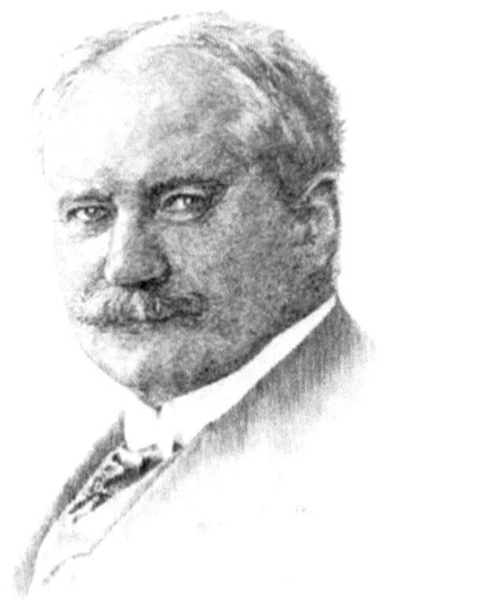

E.: *B.-Stauung:* Hyperämiebehandlung der Extremitäten durch venöse Stauung, am Rumpf durch Saugglocken. – *B.-Anästhesie:* Regionalanästhesie durch i.v. Injektion

eines Lokalanästhetikums in eine blutleer gemachte Extremität.
W.: Versuche über die Cocainisirung des Rückenmarkes, Dtsch, Zschr. Chir. 51 (1899) 361–369. – Hyperämie als Heilmittel, Leipzig 1903 (6. Aufl. 1907). – Über Venenanästhesie, Berlin. klin. Wschr. 46 (1903) 477–489. – A. B., H. Braun, H. Kümmell: Chir. Operationslehre, I–III, Leipzig 1912–1914 (5. Aufl. in 5 Bd. 1922–1923).
Lit.: BLÄ 1901, 169f. – K. Vogeler: A. B. Leben u. Werk, 2. Aufl. Berlin 1942. – Killian 351–353. – Winau/Vaubel 11. – BLÄ 2002, 123f. – Sachs III 34–46. – BEdM 55. – EM 176. – H.-J. Peiper: Das Leben von A. B. u. sein Wirken als Chirurg, Mitt. DGCH 41 (2012) 164–169.
Abb.: s. Abb.-Verzeichnis.

Biesalski, Konrad Alexander Theodor (* 14. 11. 1868 Osterode, Ostpreußen; † 28. 1. 1930 Berlin)
Studium und Prom. (1894) in Halle. Chir. und orthop. WB in Berlin (→ Körte, → Hoffa). Anschließend Ltg. der orthop. Station des KH am Urban, Berlin. Ab 1914 Leiter des zusammen mit Oskar und Helene Pintsch gegründeten Oskar-Helene-Heimes. Schwerpunkte: orthopädischen Technik (Apparate- und Prothesenbau), Behindertenfürsorge. Er veranlaßte 1906 eine „Reichskrüppelzählung“ und gründete die „Deutsche Vereinigung für Krüppelfürsorge“. Als Pionier der „Krüppelfürsorge“ verfolgte er nach dem I. Weltkrieg das Ziel der Wiedereingliederung der Versehrten. Er gab die *Zeitschrift für Krüppelfürsorge* und die *Zeitschrift für orthopädische Chirurgie* heraus. 1921 Präsident der DGOOC, 1926 deren Ehrenmitglied. 1929 Gründungsmitglied der SICOT.
W.: Umfang u. Art des jugendlichen Krüppeltums u. d. Krüppelfürsorge in Deutschland, Hamburg - Leipzig 1909. – Leitfaden d. Krüppelfürsorge, Leipzig 1911. – K. B., L. Mayer: Die physiologische Sehnenverpflanzung, Berlin 1916
Lit.: BLÄ 1935 I 117. – NDB 2 (1955) 233. – G. Hohmann: Zum 100. Geburtstag von K. B., Zschr. Orthop. 105 (1969) 615–617. – BEdM I 55.

Bigelow, Henry Jacob (* 11. 3. 1818 Boston; † 30. 10. 1890 Boston)
Studium und Prom. (1841) in Boston. Danach Gründung einer Privatklinik. Ab 1846 Chir. am Massachusetts General Hosp. in Boston, wo er bei der ersten Äthernarkose assistierte. Er führte am 7. 11. 1846 die für den Durchbruch der Äthernarkose entscheidende Operation, eine Oberschenkelamputation bei einer 20jährigen Patientin durch. Er verfaßte den ersten wiss. Bericht über die Äthernarkose und setzte sich am 13. 11. 1846 vor der Akademie der Künste und Wissenschaften in Boston öffentlich zugunsten der Äthernarkose ein, wodurch er deren weitere Verbreitung wesentlich begünstigte. Später untersuchte er diese zusammen mit → W. T. G. Morton weiter. 1849–1882 Prof. für Chir. in Boston (Harvard) und dort hauptsächlich als Traumatologe tätig, erfand er eine Reihe chir. Instrumente, u. a. für die Lithotripsie. Er resezierte als erster in Amerika ein Hüftgelenk und beschrieb die Bedeutung des Lig. iliofemorale bei der Reposition des luxierten Hüftgelenkes.
E.: *B.-Ligament:* Lig. iliofemorale.
W.: Insensibility during surgical operations produced by inhalation, Boston med. surg. J. 35 (1846) 309–317, 379–382. – Ether and chloroform: a compendium of their history and discovery. Boston 1848. – Resection of the head of the femur, Amer. J. med. Sci. 24 (1852) 90. – Ununited fracture successfully treated ..., Boston 1867. – The mechanism of dislocation and fracture of the hip, Philadelphia 1869. – Lithotrity by a single operation, Amer. J. med. Sci. 75 (1878) 117–134. – E. H. Clarke, H. J. B., S. D. Gross u. a.: A century of American medicine, 1776–1876, Philadelphia 1876.
Lit.: BLÄ 1935 I 535. – L. F. Peltier: H. J. B., Clin. Orthop. 344 (1997) 4. – EM 176f.

Bilg(u)er, Johann Ulrich von (* 1. 5. 1720 Chur; † 6. 4. 1796 Berlin)
Studium in Basel, Straßburg und Paris. Als Militärchir. 1741 in württembergischen, 1742 in preußischen Diensten, wo er an vielen Feldzügen teilnahm sowie Lazarette einrichtete und leitete. 1757 zweiter Generalchir. der preußischen Armee in Berlin unter Friedrich d. Gr. Im Gegensatz zu seinen Zeitgenossen behandelte der bedeutende Kriegschir. Schußbrüche der Extremitäten erfolgreich ohne Amputation. 1762 Leibarzt der Königin. 1794 geadelt. 1762 Mitglied der Leopoldina.
W.: Dissertatio de membrorum amputatione rarissime administranda aut quasi abroganda, Halle 1761. – Anweisung zur ausübenden Wundarzneikunst in Feldlazarethen, Glogau – Leipzig 1763 (3. Aufl. 1793).
Lit.: BLÄ 1935 I 535–538. – G. Carstensen: J. U. B., d. Chir. Friedrichs d. Gr., aus Chur, Mitt. DGCH 23 (1994) 263–265. – EM 178f.

Billings, John Shaw (* 12. 4. 1838 Allensville, Ind.; † 11. 3. 1913 New York)
Studium und Prom. (1860) in Cincinnati. 1861 Eintritt in die Armee und chir. WB in Georgetown und Philadelphia sowie Truppenarzt im Bürgerkrieg. 1865–1895 Dir. der Surgeon-General's Library (später National Library of Medicine) in Washington, die unter seiner Ltg. zur größten med. Bibliothek der Welt wurde, und entwickelte ein Lochkartensystem zur Katalogisierung. 1873 bzw. 1880 war er Begründer und Autor der gewaltigen Sammelwerke *Index medicus* sowie *Index Catalogue of the library of Surgeon General's office.* 1896–1913 vereinigte er die verschiedenen New Yorker Bibliotheken zur New York Public Library. Außerdem plante er die Gebäude des 1889 eröffneten Johns Hopkins University Hosp. in Baltimore und beschäftigte sich mit Krankenhaushygiene.
W.: A report on the hygiene of the U. S. Army, Washington 1875. – Hospital construction and organisation, New York 1875.
Lit.: BLÄ 1901 173f. – BLÄ 1935 I 540f.

Billroth, Christian Albert **Theodor** (* 26. 4. 1829 Bergen auf Rügen; † 6. 2. 1894 Abbazzia [Opatija], Istrien)
Studium in Greifswald, Göttingen, Berlin und Wien. Prom. 1852 in Berlin. Chir. WB 1853–1860 in Berlin (→ B. Langenbeck), 1856 Habil. 1860–1867 o. Prof. für

Chir. in Zürich, 1867–1894 in Wien. Schwerpunkte: Ösophaguschir. (1872 Ösophagusresektion), Kehlkopfchir. (1874 erste Entfernung des Kehlkopfes), Magenchir. (1881 distale Magenresektion und „B-I"-Rekonstruktion, beschrieben von → Wölfler; 1884 Magenresektion mit „B-II"-Resektion, beschrieben von → Hacker), Kropfoperation, Chir. der Leber, Milz, Harnblase, Eierstöcke (Ovarektomie) und des Uterus. Auf dem Boden von klinischer Beobachtung, pathologischer Anatomie und sauberer statistischer Aufarbeitung der Ergebnisse gelang es dem genialen Operateur, eine moderne wissenschaftlich fundierte Chir. zu begründen. Zudem war er ein Vorreiter der Asepsis und ein wichtiger Förderer des Krankenhaus- und Krankenpflegewesens. Gründungsmitglied der DGCH, 1887 deren Ehrenmitglied. Er war zusammen mit Langenbeck und → Gurlt Redakteur des *Archivs für klinische Chir.* Der hochmusikalische B. war eng mit Brahms befreundet.

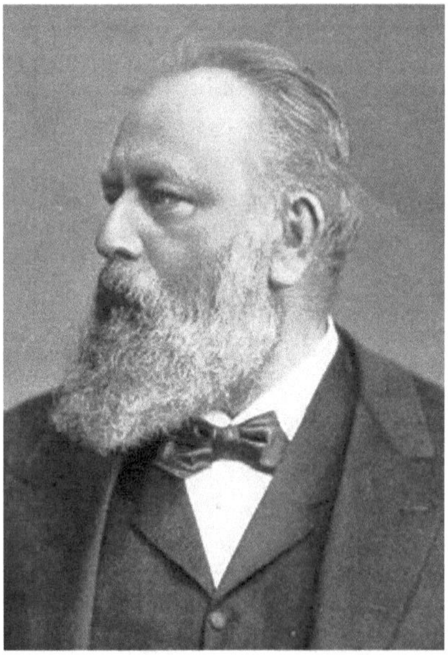

E.: *B. I-Operation* [1881]: Resektion von Magenantrum und Pylorus, Wiederherstellung der Passage durch End-zu-End-Anastomose des teilverschlossenen Magenstumpfes mit dem Duodenum. – *B. II-Operation* [1885]: Resektion von Magenantrum und Pylorus, Blindverschluß des Magenstumpfes und des Duodenums, Passagewiederherstellung durch End-zu-Seit-Anastomose der Magenvorderwand mit einer hochgezogenen Dünndarmschlinge.
W.: Über die Resection des Oesophagus, Arch. klin. Chir. 13 (1872) 65–69. – Die allg. chir. Pathol. u. Therapie in 50 Vorlesungen, Berlin 1863 (16. Aufl. 1906). – Untersuchungen üb. die Vegetationsformen von Coccobacteria septica u. den Anteil, welche sie an d. Entstehung u. Verbreitung d. accidentellen Wundkrankheiten haben, Berlin 1874. – Über das Lehren u. Lernen der med. Wissenschaften an den Universitäten d. Deutschen Nation, Wien 1876. – Die Krankheiten d. Brustdrüse, Stuttgart 1880.
Lit.: NDB 2 (1955) 239f. – Killian 77–79. – W. Genschorek: Wegbereiter d. Chir.: Johann Friedrich Dieffenbach, Th. B., Leipzig 1983. – E. Kern: Th. B. 1829–1894. Biographie anhand von Selbstzeugnisssen, München - Wien - Baltimore 1994. – M. Nagel, K.-L. Schober, G. Weiß: Th. B. Chirurg u. Musiker, Regensburg 1994. – N. McLaren, R. V. Thorbeck: Little-known aspect of Th. B.'s work: his contribution to musical theory, World J. Surg. 21 (1997) 569–571. – Sachs III 46–62. – BEdM I 56. – EM 179f.
Abb.: s. Abb.-Verzeichnis.

Bircher, Eugen (* 17. 2. 1882 Aarau; † 20. 10. 1956 Aarau)
Sohn von → Heinrich B. Studium in Basel und Heidelberg, 1907 Prom. in Basel. Nach chir. WB in Basel und Aarau, unterbrochen durch Militärdienst (Generalstabsoffizier), wurde er 1917 CA der Chir. Abt. und 1932–1934 Dir. des Kantonsspitals Aarau. Danach Divisionskommandeur der Schweizerischen Armee sowie 1942–1955 Mitglied des Nationalrats. Er nahm ab 1920 erste Versuche vor, die Vagotomie (unter Schonung der Kardiaäste) in die Ulkustherapie einzuführen. 1927–1956 Mitredakteur der *Schweizerischen medizinischen Wochenschrift*. 1942 Mitglied der Leopoldina. 1953 Ehrenmitglied der DGCH.
W.: Die Resection von Ästen des N. vagus zur Behandlung gastrischer Affectionen, Schweiz. med. Wschr. 50 (1920) 519–528. – Historisches und Klinisches zur Vagotomie, Helv. chir. acta 15 (1948) 356–364. – Die Technik der Magenchir., Stuttgart 1925. – Arzt u. Soldat, Stuttgart 1940.
Lit.: BLÄ 1933 I 121. – BLÄ 2002, 129f. – BEdM I 58.

Bircher, Heinrich (* 6. 4. 1850 Küttigen, Kt. Aargau; † 2. 6. 1923 Aarau)
Studium in Heidelberg und Bern, dort Prom. 1879. 1870/71 auf deutscher Seite als Truppenarzt tätig. 1872 Niederlassung in Aarau, wo er sich für die Errichtung eines zentralen KH einsetzte, welches nach Genehmigung 1882 von ihm als CA der Chir. Abt. und Dir. geleitet und ausgebaut wurde. Daneben war er Militärarzt. 1886 beschrieb er seine Methode, durch Einlage kurzer Elfenbeinzapfen in die Markhöhle der Röhrenknochen eine sichere Retention von instabilen Frakturen zu gewährleisten. Weiterer Schwerpunkt: Kriegschir.
W.: Eine neue Methode unmittelbarer Retention bei Fracturen d. Röhrenknochen, Arch. klin. Chir. 34 (1886) 410–419. – Handbuch d. Kriegsheilkunde für die schweizerischen Sanitätsoffiziere, Basel 1887. – Die Wirkung d. Artilleriegeschosse, Aarau 1898.
Lit.: BLÄ 1901 183f. – BLÄ 1933 I 122. – BEdM I 58.

Bishop, Harry Craden (* 1. 4. 1921 New York; † 4. 3. 2009 Haverford)
Studium und Prom. (1945) in Boston (Harvard). Danach Wehrdienst als Truppenarzt, anschließend chir. WB, zuletzt am Children's Hosp. in Boston. Ab 1954 Instruktor für Kinderchir. am Children's Hosp. in Philadelphia, wo er mit C. Everett Koop zusammenarbeitete und viele neue Op.-Methoden entwickelte. 1979–1987 Prof. für Kinderchir. in Philadelphia. Er war einer der Pioniere der Spezialität Kinderchir.
E.: *B.-Koop-Op.*: Ileostoma bei Mekoniumileus, bei dem die zuführende Schlinge End-zu-Seit an den aus-

geleiteten abführenden Schenkel anastomosiert wird (vgl. → Santulli)
W.: H. C. B., C. E. Koop: Management of meconium ileus: resection, Roux-en-y-anastomosis, and ileostomy irrigation with pancreatic enzymes, Ann. Surg. 145 (1957) 410–414.
Lit.: https://prabook.com/web/harry_craden.bishop/792138 [18. 12. 2017]

Blair, Vilray Papin (* 15. 6. 1871 St. Louis, MO; † 24. 11. 1955 Clayton, MO)
Studium und Prom. (1893) in St. Louis. 1893–1948 durchweg in St. Louis tätig. Dazwischen 1917–1919 Kriegsteilnahme als Plast. Chir. 1925–1955 Prof. für klin. Chir. und Oralchir. in St. Louis (Washington Univ.). 1915–1948 Plast. und Oralchir. am Maternity-, am Barnes- und am Children's Hosp. in St. Louis, 1930–1947 auch am De Paul-Hosp. Er beschrieb 1929 zusammen mit J. B. Brown die moderne Spalthauttransplantation aus Epidermis und oberster Schicht des Koriums, für deren Entnahme er ein spezielles Instrumentarium entwickelte. Er war ein Pionier der Plast. Chir. in Amerika.
W.: V. P. B., R. H. Ivy, J. B. Brown: Essentials of oral surgery, St. Louis 1923 (4. Aufl. 1951). – The full thickness skin graft, Ann. Surg. 80 (1924) 298–324. – V. P. B., J. B. Brown: The use and uses of large split-skin grafts of intermediate thickness, Surg. Gyn. Obstetr. 49 (1929) 82–97.
Lit.: BLÄ 1933 I 127. – J. P. Webster: In memoriam V. P. B., Plast. Reconstr. Surg. 18 (1956) 82–112. – BLÄ 2002, 135f.

Blair, William (* 28. 1. 1766 Lavenham; † 6. 12. 1822 Bloomsbury)
Chir. am Lock Hosp. in London. Er war Mitglied des RCS und Herausgeber des *London Medical Review and Magazine*. Er setzte sich für die Pockenimpfung nach → Jenner ein.
W.: Anthropology or the natural history of man, London 1805. – The vaccine contest ..., London 1806.
Lit.: BLÄ 1935 I 560f. – EM 185.

Blalock, Alfred (* 5. 4. 1899 Culloden, GA; † 15. 9. 1964 Baltimore)
Studium und Prom. (1922) in Baltimore (Johns Hopkins). Chir. WB in Baltimore (1922–1925) und Nashville (Vanderbilt Univ.). Dort 1938 Prof. für Chir. 1941–1964 Prof. für Chir. in Baltimore und Dir. der Chir. Klinik am Johns Hopkins Hosp. 1939 nahm er die erste Thymektomie bei Myasthenia gravis vor und führte 1944 auf Anregung der Kinderärztin → H. B. Taussig erstmals die nach beiden benannte Op. durch. Der Pionier der Herzchir. war 1956 Präsident der ASA.
E.: *B.-Taussig-Op.:* Transposition der A. subclavia auf die A. pulmonalis zur Verbesserung der Oxygenierung des arteriellen Blutes bei Fallot-Tetralogie.
W.: Mechanism and treatment of experimental shock. I. Shock following hemorrhage, Arch. Surg. 15 (1927) 762–798. – A. B., M. F. Mason, H. J. Morgan u. a.: Myasthenia gravis and tumors of the thymic region. Report of a case in which the tumor was removed, Ann. Surg. 110 (1939) 544–561. – A. B., H. B. Taussig: The surgical treatment of malformations of the heart in which there is pulmonary stenosis or pulmonary atresia, J. Amer. med. Ass. 128 (1945) 189–202. – M. Ravitch (Hg.), The papers of A. B., I–II, Baltimore 1966.
Lit.: D. G. McNamara: The B.-Taussig operation, J. Amer. Acad. 251 (1984) 2139–2141. – Ärztelex. 49. – EM 185.

Blankaart [Blancardus, Blankaert]**, Stephaan** [Stephan, Stephanus, Steven] (* 24. 10. 1650 Middelburg, Zeeland, Niederlande; † 23. 2. 1702 Amsterdam)
Nach Apothekerlehre Studium und Prom. (1694) in Franeker. Danach Niederlassung in Amsterdam, wo er sich eine ausgedehnte Praxis erwarb. Sein terminologisches Wörterbuch blieb für etwa 150 Jahre in vielen Auflagen und Übersetzungen ein Standardwerk.
W.: Lexicon medicum Graeco-Latinum, Amsterdam 1679. – Opera medica, theoretica, practica et chirurgica, I–IV, Leiden 1701.
Lit.: BLÄ 1935 I 565. – Ärztelex. 49f. – EM 185f.

Blasius, Ernst Carl Friedrich (* 20. 11. 1802 Berlin; † 11. 7. 1875 Halle)
Studium und Prom. (1823) in Berlin, anschließend vier Jahre Militärarzt. 1829 Habil. in Halle, 1830 ao. Prof., 1831 vorläufige Ltg. der Chir. Klinik in Halle, 1834–1867 o. Prof. für Chir. und Augenheilkunde. Schwerpunkte: plast.-wiederherstellende Chir. (Nase, Lippen, Augenlider), Luxationen, Nekrosen. Er führte als einer der ersten in Deutschland die Äther- und Chloroformnarkose ein.
W.: Handbuch d. Akirurgie, I–III, Halle 1830–1832. – Akirurgische Abbildungen oder Darstellung d. blutigen chir. Operationen u. d. für dieselbigen erfundenen Werkzeuge, Berlin 1833. – Handwörterbuch d. gesammten Chir. u. Augenheilkunde, I–IV, Berlin 1836–1838.
Lit.: BMC 70. – BLÄ 1901 191f. – BLÄ 1935 I 566f. – Killian 287f. – Sachs IV 104. – BEdM 60f.

Blauth, Walter (*20. 3. 1924 Eschenau an der Glan; † 7. 9. 2018 München)
Nach Kriegsdienst und Gefangenschaft Studium und Prom. (1953) in Mainz. 1953–1956 chir. WB in Kaiserslautern. 1956–1962 orthop. WB in Heidelberg (→ Lindemann). 1963 OA in Tübingen (→ H. Mau), dort 1967 Habil. Ab 1960 Studienaufenthalte in Nanterre (→ Iselin), München (→ Schink) und Wien (→ K. Chiari; → Millesi). 1972–1990 o. Prof. für Orthop. in Kiel. Schwerpunkte: Dysmelie als Conterganfolge, Handchir., Schulterchir., Osteosynthesetechnik, Endoprothetik. 1989 Mitbegründer und bis 2001 Schriftleiter der Zschr. *Operative Orthop. und Traumatol.* 1992 Johann-Friedrich-Dieffenbach-Büste der DGU. 1999 Ehrenmitglied der DGOOC.
E.: *B.-Prothese:* Kniegelenks-Scharnier-Endoprothese.
W.: Bauprinzipien einer neuen Kniegelenkstotalprothese, Zschr. Orthop. 113 (1975) 527–528. – Handfehlbildungen, Berlin - Heidelberg - New York 1976. – (Hg.): Hallux valgus, Berlin - Heidelberg - New York 1986. – Die Behandlung d. angeb. Unterschenkelpseudarthrose mit d. „kombinierten Plattenosteosynthese", Operat. Orthop. Traumatol. 1 (1989) 237–253. – W. B., E. Schuchardt: Orthop.-chir. Op. am Knie, Stuttgart

1986. – W. B., B. Stünitz, J. Hassenpflug: Die interligamentäre valgisierende Tibiakopfosteotomie bei Varusgonarthrose, Operat. Orthop. Traumatol. 5 (1993) 1–15.
Lit.: Buck-Gramcko 5–8. – J. Hassenpflug: In memoriam W. B., Orthop. Unfallchir. Mitt. Nachr. 9 (2019) H. 1, 53.

Blažina, Josef (* 1813 Königssaal b. Smichow; † 7.4. 1885 Prag)
Studium und Prom. (1841) in Prag. Danach vorübergehend Lehrstuhlvertreter für Anat. in Lemberg. 1846–1850 chir. WB in Prag (→ Pitha). 1850–1858 Prof. für Chir. an der Med.-Chir. Lehranstalt Salzburg. 1858–1879 o. Prof. für Chir. in Prag. Schwerpunkte: Laryngotomie, Gelenkmäuse, Hernien.
Lit.: BLÄ 1935 I 568. – Sachs IV 166.

Blencke, August (* 7. 11. 1868 Calbe a. d. Saale; † 19. 1. 1937 Magdeburg)
Studium und Prom. (1893) in Würzburg. 1893–1899 orthop. und chir. WB in Würzburg (→ Hoffa) und Hamburg (→ Kümmell). 1899 Niederlassung als Orthop. in Magdeburg und Gründung einer orthop. Privatklinik, die er bis 1937 leitete. Im I. Weltkrieg Regimentsarzt. 1921 „Landeskrüppelarzt“ in Sachsen. 1918 Tit.-Prof. Mitherausgeber des *Archivs für orthopädische und Unfallchirurgie*. 1923 Präsident der DGOOC.
W.: Orthopädie des prakt. Arztes, Berlin 1921. – A. B., H. Gocht, E. Witte: Die orthop. Weltliteratur 1903–1930, I–II, Stuttgart 1936.
Lit.: CK 1926, 23f. – BLÄ 1933 I 129. – H. Gocht: A. B. zum Gedächtnis, Arch. orthop. Unfallchir. 37 (1937) 461–463. – BLÄ 2002, 138.

Blencke, Bernhard (* 11. 5. 1903 Magdeburg; † 22. 10. 1979 Magdeburg)
Sohn des vorigen. Studium in Marburg, Freiburg, Rostock, München und Würzburg, dort 1926 Prom. Chir. und orthop. WB in Hannover (→ Kappis), Graz (→ Wittek), Berlin (→ Gocht) und Magdeburg (→ A. Blencke). Als Nachfolger seines Vaters ab 1937 Ltg. der orthop. Privatklinik. Im II. Weltkrieg Sanitätsoffizier. Ab 1947 Wiederaufbau der zerstörten Klinik. 1959 Habil. für Orthop. und Lehrauftrag an der Med. Akademie Magdeburg. Ab 1961 Aufbau der Orthop. Klinik in Magdeburg, dort 1964–1968 o. Prof. und Dir. der Orthop. Klinik
W.: Die orthopädische Klinik, in: Fschr. 10 Jahre Med. Akademie Magdeburg 1964, 92f. – F. Loeffler, B. B.: Allg. Orthop., Leipzig 1964.
Lit.: H. Eckhardt: B. B. zum 65. Geburtstag, Beitr. Orthop. Traumatol. 15 (1968) 281–283.

Blizard, Sir William (* 1. 3. 1743 Barnes Elms, Surrey; † 27. 8. 1835 Brixton Hill, London)
Nach handwerkschir. Ausbildung Studium und WB in London bei → Pott und → J. Hunter am London Hosp. Nach Tätigkeit am Magdalenen-Hosp. 1780 Chir. am London Hosp. 1785 gründete er die erste mit einem Hosp. in Verbindung stehende med. Schule in London, die er weitgehend aus eigenen Mitteln errichten ließ. 1787 Prof. für Anat. am RCS, dem er zur Ergänzung der Hunterschen seine eigene anat. Sammlung schenkte. 1827 operierte er letztmals öffentlich. Er ligierte als erster die A thyreoidea sup. bei Struma sowie als einer der ersten die A. subclavia. Hielt 1815, 1823 und 1828 die Hunterian Oration. 1803 geadelt.
W.: A lecture, containig plain descriptions of the situation of the large blood-vessels of the extremities ..., London 1785. – Suggestions for the improvement of hospitals and other charitable institutions, London 1796.
Lit.: DNB 5 (1886) 223. – BLÄ 1935 I 571. – Sachs III 186

Bloch, Oscar Thorvald (* 15. 11. 1847 Kopenhagen; †19. 6. 1926 Kopenhagen)
Studium bis 1872 in Kopenhagen, anschließend Prosektor der Chir. 1879 Prom. und Prosektor der Pathol. 1881 Habil. 1886 ao. Prof. für Chir. und Dir. der chir. Klinik am kgl. Fredericks-Hospital Kopenhagen, 1899 o. Prof. Seit 1892 Leibarzt des Kronprinzen von Dänemark.
W.: Om nogle former af acut suppurativ betändelse i de lange röcknorgter hos unge individer, Kopenhagen 1872. – Chirurgien i kliniske forelæsninger, I–II, Kopenhagen 1905/06.
Lit.: BLÄ 1933 I 132.

Block, Werner (* 5. 3. 1893 Bochum; † 19. 9. 1976 Hannover)
Studium in Freiburg und Straßburg, 1919 Prom. in Berlin. 1919–1924 chir. WB in Berlin (→ Bier). 1924–1930 CA der Chir. Abt. des Marienhospitals in Witten/Ruhr. 1930–1963 CA der Chir. Abt. des Gertrauden-KH Berlin-Wilmersdorf (1936 Habil., 1951 apl. Prof. an der FU Berlin). Schwerpunkte: Knochenbruchbehandlung, Sympathikus-Chir., Durchblutungsstörungen. Totentanz-Sammlung (Ausstellung: Hannover 1972). 1950–1958 Kassenführer der DGCH, 1959 deren Präsident, 1960–1965 Generalsekretär, 1964 Ehrenmitglied. 1971 Werner Körte-Medaille in Gold. Schriftleiter der Zeitschrift *Chirurg*.

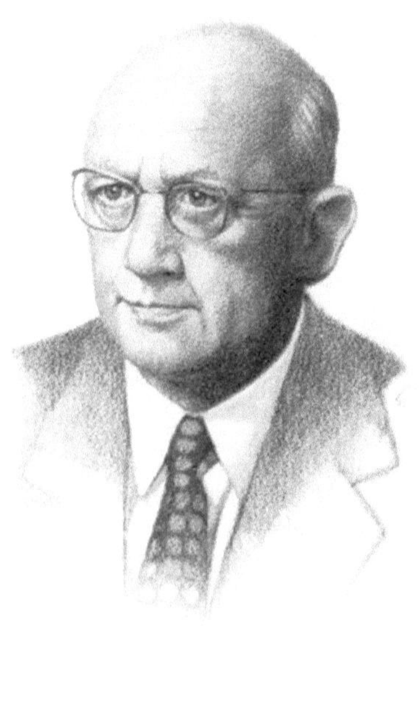

W.: Ein neuer Distraktionsapparat u. Spannbügel für die Drahtextension, Zbl. 50 (1923) 1688–1692. – [mit R. → Klapp]: Die Knochenbruchbehandlung mit Drahtzügen, Berlin - Wien 1930. – Der Arzt und der Tod in Bildern aus 6 Jahrhunderten, Stuttgart 1966.
Lit.: Bürkle de la Camp/Linder. – Winau/Vaubel 13. – W. Müller-Osten: Erinnerungen an W. B., Mitt. Dtsch. Ges. Chir. 22 (1993) 207f. – Schmiedebach/Winau/Häring 182f.
Abb.: s. Abb.-Verzeichnis.

Blount, Walter Putnam (* 3. 7. 1900 Oak Park, IL; † 16. 5. 1992)
Studium und Prom. (1925) in Chicago. Anschließend orthop. WB in Madison, WI. 1928 Studienreise nach Europa. Ab 1929 an der Kinderklinik Milwaukee tätig, dort 1937 Leiter der orthop. Abt. 1957 Prof. für Orthop. in Milwaukee, WI. Schwerpunkte: Knochentuberkulose, akute und chronische Osteomyelitis, Poliomyelitis, kindliche Frakturen. 1952 Ehrenmitglied der DGOOC.
E.: *B.-Krankheit* (auch → *Erlacher-B.-Syndrom*): Crus varum durch aseptische Nekrose der der medialen proximalen Tibiaepiphyse. – *B.-Korsett:* Distensions-Orthese bei jugendlichen Skoliosen zur Vorbehandlung vor Spondylodese. – *B.-Klammern:* krampenartige spitze Metallklammern zur Epiphyseodese bei Fehlwachstum.
W.: Tibia vara: osteochondrosis deformans tibiae, J. Bone J. Surg. 19-A (1937) 1–29. – Don't throw away the cane, J. Bone Jt. Surg. 38-A (1956) 695–708. – Knochenbrüche bei Kindern, Stuttgart 1957.
Lit.: Davis 10. – L. F. Peltier: W. P. B., Clin. Orthop. 376 (2000) 3.

Blumberg, Moritz (* 27. 6. 1873 Posen; † 14. 6. 1955 London)
Studium und Prom. (1896) in Breslau. 1896–1900 chir. WB in Breslau (→ Mikulicz), wo er die Wirkung der Händedesinfektion sowie der Gummihandschuhe untersuchte. Niederlassung als Chir. und Gynäkologe in Berlin, wo er ein Institut zur Strahlentherapie betrieb. Im I. Weltkrieg als Truppenarzt tätig, konnte er eine Typhusepidemie unter russischen Kriegsgefangenen durch Massendesinfektion verhindern. Als Jude von den Nazis 1938 vertrieben, war er in London als Radiologe und noch im II. Weltkrieg kriegschir. tätig
E.: *B.-Zeichen:* Loßlaß- oder Erschütterungsschmerz als klinisches Zeichen der Appendizitis.
W.: M. B., B. Krönig: Beiträge z. Händedesinfektion, Leipzig 1900. – Ein neues diagnostisches Symptom bei Appendictis, Münch. med. Wschr. 54 (1907) 1177f.
Lit.: CK 1926, 23. – BLÄ 1933 I 133. – NN: M. B., Brit. Med. J. 1955/II 440f. – Leiber/Olbert 57. – BLÄ 2002, 142f.

Blumensaat, Carl (* 13. 10. 1900 Linnich, Kr. Jülich; † 11. 1. 1993 München)
Studium in Würzburg, Greifswald und Berlin, dort Prom. 1924. 1925 Med. Univ.-Klinik Münster, 1926–1929 Pathol. Inst. Berlin. Studienaufenthalt 1928 in Paris. 1929–1936 chir. WB in Münster (→ Coenen), dort 1935 Habil. 1936–1939 CA der Chir. Abt. am Elisabeth-KH Halle. 1939–1945 Kriegsdienst als Lazarettarzt. 1946–1965 CA der Chir. Abt. am Knappschafts-KH Bottrop. 1952 ao. Prof. (Münster). Schwerpunkte: Berufskrankheiten, Reflexdystrophie, degenerative Erkrankungen des Bewegungsapp., chir. Radiologie.
E.: *B.-Linie:* Die der Fossa intercondylaris entsprechende Linie auf der seitlichen Röntgenaufnahme des Kniegelenks, deren Verlängerung in 150° Beugestellung des Gelenks den unteren Patellapol schneidet (nicht aber bei Patellahochstand).
W.: Lageabweichungen u. Verrenkungen d. Kniescheibe, Erg. Chir. Orthop. 31 (1938) 149–223. – Myelographie im Dienste d. Schußverletzungen des Rückenmarks, Röntgenpraxis 1944. – Phasendeutung des Sudeckschen Syndroms, Chirurg 23 (1952).
Lit.: CV 1969, 64f. – Mitt. DGCH 22 (1993) 131.

Bobbs, John Stough (* 28. 12. 1908 Greene Village, PA; † 1. 5. 1870 Indianapolis)
Studium in Harrisburg und Philadelphia, dort 1835 Prom. Er war Prof. für Anat. und Chir. in Indianapolis (Indiana Medical College), Mitbegründer des Indiana Hosp. sowie 1848 der 'Indianapolis Medical Society'. Im amerikan. Bürgerkrieg Brigadechir. Er führte 1867 die erste Cholezystotomie zur Entfernung von Gallensteinen aus.
W.: Case of lithotomy of the gall-bladder, Trans. med. Soc. Indiana 1868, 68–73.
Lit.: D. Waterson: J. S. B, AMB 1920, 115f. – GM 3621.

Bochdalek, Vincent Alexander (* 11. 2. 1801 Leitmeritz; † 3. 5. 1883 Leitmeritz)
Studium in Wien und Prag, hier Prom. 1833. Danach Ausbildung im anat. Seziersaal. 1836 bewarb er sich als Konkurrent von Hyrtl vergeblich um den Lehrstuhl für Pathol. 1837–1872 war er Prosektor und Prof. der Anat. in Prag. Seine präparatorische Sorgfalt und sein rastloses Arbeiten ließen ihn viele anat. Strukturen neu entdecken. Er beschrieb sogar eine Op.-Methode für die B.-Hernie.
E.: *B.-Hernie:* Zwerchfellhernie durch das Trigonum lumbocostale bei Neugeborenen. – *B.-Blumenkörbchen:* Durch die Apertura lateralis in den Subarachnoidalraum austretender Teil des Plexus choroideus des vierten Hirnventrikels.
W.: Anleitung zur praktischen Zergliederung des menschlichen Gehirnes, nebst einer anatomischen Beschreibung desselben; mit besonderer Rücksicht auf das kleine Gehirn, Prag 1833. – Einige Betrachtungen über die Entstehung des angeborenen Zwerchfellbruches. Als Beitrag zur pathologischen Anatomie der Hernien, Vjschr. Prakt. Heilk. 19 (1848) 89–97.
Lit.: BLÄ 1935 I 581f. – M. Loukas, A. El-Sedfy, u. a.: V. A. B. (1801–1883), World J. Surg. 22 (2008) 2324–2326. – O. Berger, O. Muensterer, C. M. Harmon: Tales from previous times: important eponyms in pediatric surgery, Pediatr. Surg. Int. 30 (2014) 1–10

Böckel, Eugen (* 21. 9. 1831 Straßburg; † 25. 2. 1900 Marseille)
Studium in Straßburg, 1856 Prosektor der Anat., 1857 Prof. agrégé für Chir., danach Studienreise durch Deutschland. Bis 1870 Vorlesungstätigkeit in der Chir. und zeitweise Vertretung → Sédillots, 1870–1872

Lehrer für Chir. an der École libre de médecine in Straßburg. Nach Gründung der Univ. 1872 Dir. der Chir. Abt. am Straßburger Bürgerspital.
W.: Conférences cliniques sur la coxalgie, Straßburg 1864. – De la galvanocaustie thermique, Paris 1873.
Lit.: BLÄ 1935 I 590. – BEdM 67.

Boeckl, Oskar (* 12. 8. 1932 Perchtoldsdorf, NÖ; † 23. 9. 2010 Salzburg)
Studium und Prom. (1958) in Wien. 1958–1965 chir. WB in Wien (→ Schönbauer; → Fuchsig), 1965/66 in Salzburg (→ Steiner), 1966–1973 dort OA. 1968 Gründung des Inst. für Exp. Chir. in Salzburg. 1969 Habil. in Innsbruck. Danach verschiedene Studienaufenthalte in den USA und Südafrika. 1973–1977 CA der Chir. Abt. am KH Oberndorf b. Salzburg, 1975 ao. Prof. 1977–1984 Primarius der Chir. Abt. am KH Hallein, 1984–1998 der I. Chir. Abt. an den LKA Salzburg. Schwerpunkte: gastrointestinale Chir., Leber-, Gallen-, Pankreaschir., Endoskopie, laparoskop. Chir. 1994 Präsident der ÖGC.
W.: Objektivierung d. Indikation z. Sphincterotomie durch Elektromanometrie, Arch. klin. Chir. 325 (1969) 1144–1147. – Rationale for primary operations on the papilla of Vater, Eur. Surg. Res. 8 (1976) 400–410. – W. Pimpl, O. B. u.a.: Emergency endoscopy: a basis for therapeutic decisions in the treatment of severe gastroduodenal bleeding, World J. Surg. 13 (1989) 592–597.
Lit.: H. W. Waclawiczek u. a.: Nachruf auf O. B., https://oegch.at/wp-content/uploads/2018/04/nachruf_prof_boeckl.pdf [15. 6. 2018].

Böhler, Jörg (* 15. 12. 1917 Gries bei Bozen; † 11. 12. 2005 Wien)
Sohn von → Lorenz B. Studium in Innsbruck und Wien, dort 1941 Prom. Zu Beginn seines Militärdienstes Flugzeugabsturz, nach Ausheilung von 14 Knochenbrüchen chir. WB 1941–1944 am Unfall-KH Wien (L. Böhler), 1844/45 I. Chir. Univ.-Klinik Wien (→ Schönbauer), 1945–1950 Unfall-KH Wien. Dazwischen Studienaufenthalte in Orthop., Neurochir., Rehabilitation, Handchir. 1951 Primarius am neu erbauten Unfall-KH Linz. 1957 Habil. in Wien, 1964 ao. Prof. 1971–1983 Dir. des Unfall-KH Wien. Der innovative Unfallchir. richtete in Linz die erste unfallchir. Intensivstation Österreichs sowie ein Brandverletztenzentrum ein und führte schon Mitte der 1960er Jahre das Operationsmikroskop ein. Schwerpunkte: Schädel-Hirn- und Wirbelverletzungen, operative Versorgung von Becken- und Acetabulumfrakturen, Marknagelung von Schaftfrakturen, Handchirurgie, Raumlufttechnik im Op.-Saal. Er hielt seit 1958 Handkurse ab und war Mitbegründer der AO in Österreich. 1966 Präsident der ÖGC. 1972 Ehrenmitglied der DGU. Ehrenpräsident der Österreichischen Gesellschaft für Unfallchirurgie.
W.: Results in medullary nailing in ninety-five fresh fractures of the femur, J. Bone Jt. Surg. 33-A (1951) 670–678. – (Übers.): [Bunnells] Chirurgie der Hand, I–II, Wien 1958/59. – Sofort- und Frühbehandlung traumatischer Querschnittslähmungen, Zschr. Orthop. 103 (1967). – Verletzungen der HWS und ihre Behandlung, Chirurg 48 (1977) 493–498.
Lit.: CV 1980, 50–53. – Buck-Gramcko 8–11. – H. Kuderna: Nachruf für J. B., DGU Mitt. Nachr. Nr. 53 (2006) 84f. – W. Hintringer: J. B. 1917–2005, Handchir. Mikrochir. Plast. Chir. 38 (2006) 73f.

Böhler, Lorenz (* 15. 1. 1885 Wolfurt, Vorarlberg; † 20. 1. 1973 Wien)
Studium und Prom. (1911) in Wien. 1911/12 Tätigkeit als Schiffsarzt. WB in Bozen, Tetschen (Děčín)/Elbe und Rochester, MN (Mayo-Klinik). 1914–1919 Kriegsdienst (Ltg. einer Spezialabt. für Knochenschußbrüche in Bozen) und Gefangenschaft. Danach chir. und orthop. WB in Wien (→ Hochenegg, → Adolf Lorenz). 1920–1924 FA für Chir. und Orthop. in Gries b. Bozen, 1924/25 Dir. des KH Brixen, 1925–1971 Dir. des neugeschaffenen Unfall-KH Wien. 1930 Habil., 1936 ao. Prof., 1954 o. Prof. in Wien. 1938–1945 erneut Kriegsdienst. Er entwickelte in einer Vielzahl wiss. Arbeiten eine neuzeitliche Unfallchir., die sich vom Unfallzeitpunkt an um die Behandlung der Verletzten kümmert und nicht erst Sekundärschäden behandelt, mit den Grundlagen exakte Reposition von Knochenbrüchen, sichere Ruhigstellung (im Gipsverband) bis zur Heilung und aktive Bewegung der nicht ruhiggestellten Gelenke. 1940 Mitglied der Leopoldina. 1954 Ehrenmitglied der DGOOC. 1956 Ehrenmitglied des ACS.
E.: *B.-Zeichen:* durch Kompression des verletzten Meniskus auslösbarer Schmerz. – *B.-Winkel:* **1.** Tuber-Gelenk-Winkel auf der seitl. Rö.-Aufnahme des Calcaneus. **2.** Neigungswinkel der distalen Radiusgelenkfläche zur Senkrechten auf die Schaftachse.
W.: Spezialabteilungen für Knochenschußbrüche u. Gelenkschüsse nahe an d. Front u. die in denselben erzielten Erfolge, Zschr. Orthop. 38 (1917) 629–664. – Die Technik d. Knochenbruchbehandlung [im Frieden u. im Kriege], Wien 1929 [12.–13. Aufl. 1951–1963]. – Meniscusverletzungen, Wien. klin. Wschr. 51 (1938) 972, 1166. – Die Marknagelung nach Küntscher, Wien 1944.
Lit.: CV 1969 72–77. – Leiber/Olbert 59–61. – I. Lehne: L. B. Die Geschichte eines Erfolges, Wien - München - Bern 1991. – BLÄ 2002, 147f. – Th. Feurstein (Hg.): L. B. Pionier d. modernen Unfallmedizin, 2. Aufl. Graz - Feldkirch 2010. – BEdM 67f. – EM 197.

Böhm von Böhmersheim, Karl (* 26. 10. 1827 Hořowice; † 28. 5. 1902 Wien)
Studium und Prom. (1851) in Wien. Danach Ass. an der Chir. Klinik der Josefsakademie. 1861 Habil., 1864 Tit.-Prof. 1865 Primararzt für Chir., 1879 Dir. des Rudolfspitals, 1887–1896 des Allg. KH in Wien. Daneben Lehrtätigkeit an der Josefsakademie, ab 1877 an der Univ. Wien. Später Zuwendung zur praktischen Hygiene bei Großbauten.
W.: Allgemeine Therapie d. Knochenbrüche, Wien 1868.
Lit.: BLÄ 1933 I 138. – BEdM I 68.

Boerhaave, Hermann (* 31. 12. 1668 Voorhout b. Leiden; † 23. 9. 1738 Leiden)
Studium der Philosophie, Theologie und Mathematik in Leiden, dort Prom. 1690. Danach autodidaktisches Med.-Studium und Prom. 1693 in Harderwijk. Danach als Arzt in Leiden niedergelassen. 1701 Lektor für prakt. Med. an der Univ. Leiden. 1709–1729 Prof. für Botanik, gleichzeitig verantwortlich für den Botani-

schen Garten der Univ. 1714 auch Prof. der theoret. Med. und 1718–1729 Prof. der Chemie sowie 1720–1738 Prof. der prakt. Med. Das Spektrum seiner Lehre umfaßte die gesamte med. Wiss. Er führte die Lehre am Krankenbett sowie den Gebrauch des 1714 von Daniel Gabriel Fahrenheit (1686–1736) konstruierten Thermometers in die ärztliche Praxis ein. Er war der bedeutendste Arzt Europas, zog Schüler und Patienten von weither an und gilt als der med. Lehrmeister Europas im Barock. Er entdeckte 1724 das nach ihm benannte Krankheitsbild bei der Obduktion eines daran Verstorbenen.
E.: *B.-Syndrom:* Spontanruptur der Speiseröhre bes. bei älteren Männern durch heftiges Erbrechen (schwerste Form des → Mallory-Weiss-Syndroms).
W.: Institutiones medicae ..., Leiden 1708. – Aphorismi de cognoscendis et curandis morbis, Leiden 1709. – Atrocis, nec descripti prius, morbi historia: secundum medicae artis leges conscripta, Leiden 1724
Lit.: BLÄ 1935 I 597–602. – Engelhardt/Hartmann I, 215–239. – EM 197f. – J. P. Kanne, C. A. Rohrmann, J. E. Lichtenstein: Eponyms in radiology of the digestive tract: Historical perspectives and imaging appearances. Part 1: Pharynx, esophagus, stomach, and intestine, Radiographics 26 (2006) 129–142.

Bolognini, Angelo (Ende 15./Anf. 16. Jh.)
Geboren in Bologna oder nahe Padua, war er zunächst als venezianischer Schiffsarzt an der Levante tätig und 1508–1517 Prof. der Chir. in Bologna. Er hatte einen guten Ruf als Anatom und praktizierender Chir.
W.: De cura ulcerum exteriorum, Venedig 1506.
Lit.: Gurlt I 973–976. – BLÄ 1935 I 615.

Bonnet, Amédée (* 19. 3. 1809 Ambérieu-en-Bugey; † 1. 12. 1858 Lyon)
Studium und Prom. (1832) in Paris. 1833–1843 Chir. am Hôtel-Dieu in Lyon und 1838–1858 Prof. für Chir. in Lyon. Er entwickelte eine neue Form der Enukleation des Bulbus, beschäftigte sich intensiv mit der Tenotomie an verschiedenen Körperregionen, der Behandlung von Varizen, der Lithotripsie und ganz besonders mit den Gelenkerkrankungen, für die er Ruhigstellung in Mittelstellung und frühzeitige aktive (und passive) Mobilisierung empfahl, und dadurch zum Pionier der Orthop. wurde.
E.: *B.-Schiene:* gepolsterte rinnenförmige Drahtschiene zur Ruhigstellung bei Bein- und Beckenbrüchen.
W.: Traité des sections tendineuses et musculaires, Paris 1841. – Traité des maladies des articulations, I–II, Paris – Lyon 1845.
Lit.: BLÄ 1935 I 622f. – Valentin 207f. – EM 199

Borchard, August Friedrich Leopold (* 4. 7. 1864 Lemgo; † 19. 2. 1940 Berlin)
Studium in Freiburg, Berlin, München und Jena, dort 1888 Prom. 1889/90 Pathol. Inst. Marburg, 1890–1895 Ass. und OA in Königsberg (→ H. Ch. Braun). 1896–1916 leitender Arzt der Chir. Abt. am Diakonissenhaus in Posen, dessen Neubau er plante, danach Niederlassung in eigener Praxis in Berlin. 1908 Prof. Schwerpunkte: Kriegschir., Unfallchir., Chir. der peripheren Nerven, Krebsbekämpfung. Er beschrieb 1907 erstmals eine zweizeitige Milzruptur. 1913 Mitbegründer der Südostdeutschen Chirurgenvereinigung. 1920–1929 Zweiter Schriftführer der DGCH, 1929–1940 deren Generalsekretär. 1930 Mitglied der Leopoldina. 1935 Präsident und anschl. Ehrenmitglied der DGU. Ab 1916 Hauptschriftleiter des *Zentralblattes für Chir.* und Mit-Hg. des *Archivs für klinische Chir.* Er machte kein Hehl aus seiner nationalsozialistischen Gesinnung.

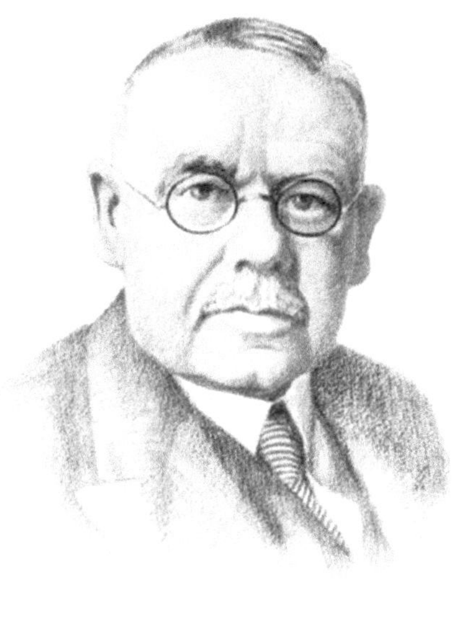

W.: Lehrbuch d. Kriegs-Chir., Leipzig 1917 (2. Aufl. mit V. Schmieden u. d. T. Die deutsche Chir. im Weltkriege 1914 bis 1918, Leipzig 1920). – C. Garrè, A. B.: Lehrbuch d. Chir., Leipzig 1920 (10./11. Aufl. Berlin 1941). – A. B., W. v. Brunn (Hgg.): CK 1920, CK 1926; CV 1938.
Lit.: V. Schmieden: A. B. dem Siebzigjährigen, zum Gruß, Zbl. Chir. 61 (1934) 1491–1503. – CV 1938, 55f. – Winau/Vaubel 14. – BLÄ 2002, 160. – BEdM 72. – Steinau/Bauer 207–213.
Abb.: s. Abb.-Verzeichnis.

Borchardt, Moritz (* 6. 1. 1868 Berlin; † 6. 1. 1948 Buenos Aires)
Studium in Berlin, Zürich, Leipzig und Heidelberg, 1893 Prom. Danach chir. WB am KH am Urban in Berlin (→ Körte). 1901 Habil., 1905 ao. Prof. 1906 Dir. der II. Chir. Abt. am Rudolf-Virchow-KH, 1919 Dir. der Chir. Abt. des Städt. KH Moabit, die 1920 zur III. Chir. Univ.-Klinik Berlin erhoben wurde; bis 1933 o. Prof. Nach Entlassung aus rassischen Gründen praktizierte er bis 1938 in privater Praxis und emigrierte 1939 nach Argentinien (Buenos Aires). Schwerpunkte: Neuro-, Abdominal-, Thorax- und Extremitätenchir. Er operierte erstmals erfolgreich einen Kleinhirnbrückenwinkeltumor, wurde 1923 zur Op. Lenins zugezogen und operierte 1927 den Reichstagspräsidenten Paul Löbe. Er entwickelte Instrument und Op.-Techniken, außerdem begründete er zusammen mit H. Oppenheim und M. Rothmann die ersten neurochirurgischen Lazarette.

E.: B.-Trias: Erbrechen, epigastrischer Meteorismus und Magen-Sondierungshindernis als Zeichen des akuten Magenvolvulus.
W.: Zur Op. d. Tumoren des Kleinhirn-Brückenwinkels, Berlin. klin. Wschr. 42 (1905) 1033–1035. – Zur Technik d. Trepanation, Zbl. Chir. 33 (1906) 1031–1033. – Der heutige Stand d. Knochenbruchbehandlung, Berlin 1932.
Lit.: CK 1926, 29. – Killian 354. – Winau/Vaubel 15. – BLÄ 2002, 160f. – BEdM 72. – Sachs III 29. – Sachs IV 31.

Borchers, Eduard Kurt (* 26.6.1885 Vegesack b. Bremen; † 24.2.1977 Feldafing)
Studium in Freiburg, Kiel, Heidelberg und München; dort 1909 Prom. Chir. WB an der Univ.-Klinik München, an den Heilstätten Friedrichshain, am Bremer Vereinskrankenhaus, am Städtischen Krankenhaus Altona, an den Pathol. Instituten der Düsseldorfer Akademie und der Univ. Kiel sowie schließlich ab 1913 an der Chir. Univ.-Klinik Tübingen (→ Perthes). 1920 Habil. 1924 ao. Prof. 1927–1929 komm. Leitung der Tübinger Klinik. 1929–1955 CA der Chir. Abt. des Luisenhospitals Aachen. Schwerpunkte: Magenchir., Epithelkörperverpflanzung, experimentelle Kopf- und Kieferchirurgie. Wirkte während des Nationalsozialismus an Zwangssterilisationen mit. 1944 wegen regimekritischer Aussagen in Gestapo-Haft, wurde er 1945 „entlastet" und warb ab 1947 für „Entsterilisierung". 1953 Präsident der DGCH.

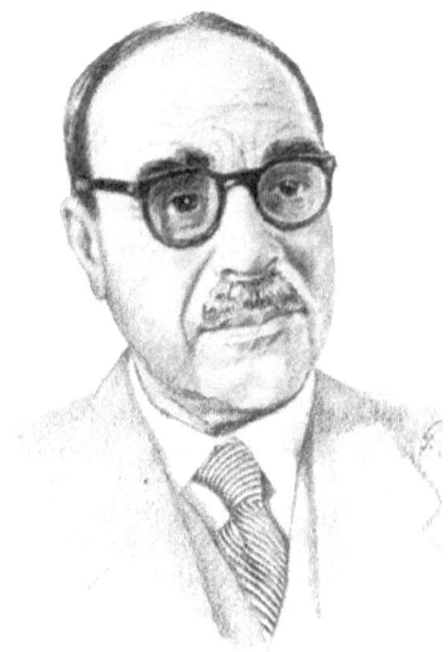

W.: Allgemeine und spezielle Chirurgie des Kopfes, Berlin 1926. – [Vollständ. Neubearb.:] G. Perthes: Verletzungen und Krankheiten der Kiefer, Stuttgart 1932.
Lit.: Bürkle de la Camp/Linder. – BLÄ 2002, 161. – R. Kühl, D. Groß: D. Chirurg E. B. (1885–1977) – Ein ungewöhnlicher Fall später Reue? Über die Verstrickung deutscher Chirurgen in den Nationalsozialismus u. die ausgebliebene Aufarbeitung, Zbl. Chir. 137 (2012) 592–595.
Abb.: s. Abb.-Verzeichnis.

Borggreve, Joseph (* 1.6.1887 Kreuznach; † 27.5.1963 Salzburg)
Studium in Heidelberg, München und Berlin, dort 1911 Prom. 1911–1913 pathol. WB in München, 1913–1919 orthop. WB in München. (→ F. Lange), unterbrochen durch Kriegseinsatz. 1920–1922 Sanatoriumsleiter bei Partenkirchen. 1922–1924 OA, 1924–1937 sowie 1939–1946 Landeskrüppelarzt und Leiter der Orthop. Klinik der Nassauischen Krüppelfürsorge (Alfred-Erich-Heim) in Wiesbaden. Später Niederlassung in Partenkirchen. 1952 Präsident der DGOOC, 1957 deren Ehrenmitglied.
E.: B.-Plastik: Ersatz des Kniegelenkes durch das um 180° gedrehte Sprunggelenk bei Mißbildungen oder Tumoren.
W.: Kniegelenkersatz durch das in der Beinlängsachse um 180° gedrehte Fußgelenk, Arch. Orthop. 28 (1930) 175–178.
Lit.: CV 1938, 57. – Zschr. Orthop. 89 (1958) 291f. – J. Eichler: B.s Rotationsplastik im Wandel d. Indikationen, in: Zichner/Rauschmann/Thomann 111–118.

Borgognoni, Hugo s. Ugo dei Borgognoni

Borgognoni, Theoderico s. Tederico dei Borgognoni

Bose, Heinrich (* 1840 Darmstadt; † 23.4.1900 Gießen)
Studium und Prom. (1865) in Berlin. Anschließend Ass. in Gießen und Greifswald. 1871–1878 chir. WB in Berlin (→ B. Langenbeck), dort 1872 Habil. 1879–1899 o. Prof. für Chir. in Gießen. Schwerpunkte: Tracheotomie, antisept. Wundbehandlung.
E.: B.-Haken: Feiner einzinkiger Wundhaken zur Fixierung der Trachea b. Tracheotomie. – *B.-Sperrelevatorium:* Durch Federkraft selbsthaltender Wundspreizer für die Tracheotomie.
W.: Geschichte d. Schienenverbände vom Altertum bis zu unserem Jh., Gießen 1882.
Lit.: BLÄ 1901, 216. – Killian 257. – Sachs III 228. – Sachs IV 80.

Bosworth, David Marsh (* 23.1.1897 New York; † 11.7.1979 Vermont)
Studium in Burlington, VT, Abschluß 1921. 1922–1925 Instruktor für Anat. in Burlington und New York, 1926–1928 orthop. WB in New York. Danach dort Tätigkeit als Dir. der Orthop. an verschiedenen Kliniken sowie als Prof. für Orthop. in New York und Burlington 1942–1979. Der bedeutende und innovative Orthop. führte das Streptomycin in die Behandlung der Knochen- und Gelenktuberkulose ein und entwickelte eine Reihe von Op.-Techniken. Daneben bekleidete er eine Reihe von Ehrenämtern in Standesorganisationen.
E.: B.-Fraktur: Fraktur der distalen Fibula mit Dislokation der proximalen Fibula hinter die Tibia. – *B.-Schraube:* Schraubenfixation der lateralen Clavicula am Proc. coracoideus bei Sprengung des Akromioklavikulargelenks. – *B.-Op.:* **1.** Lumbosakrale Span-Arthrodese zwischen LWK 4 und Os sacrum. **2.** Ersatz des medialen Knieseitenbandes durch Verlagerung der Semimembranosussehne.

W.: Fracture-dislocation of the ankle with fixed displacement of the fibula behind the tibia, J. Bone Jt. Surg. 29-A (1947) 130–135. – D. M. B., A. Della Pietra, B. F. Farrell: Streptomycin in tuberculous bone and joint lesions with mixed infection and sinuses, J. Bone Jt. Surg. 32-A (1950) 103–108.
Lit.: J. W. F.: D. M. B. 1897–1979, J. Bone Jt. Surg. 62-A (1980) 488.

Botallo, Leonardo (* 1530 Asti; † 1587 Chenonceaux oder Blois)
Studium in Pavia (dort Prom.) und Padua (→ Falloppio). Chir. WB bei seinem älteren Bruder in Pavia, danach als Wundarzt in Asti tätig. Ab 1560 Leibarzt der Katharina de' Medici, 1568 Leibarzt der frz. Könige in Paris und anderer gekrönter Häupter. Er reiste auch nach England und Belgien. Nach ihm sind das Foramen ovale des Herzens und der Ductus arteriosus benannt. Er beschrieb außerdem erstmals eine Hufeisenniere sowie die allergische Rhinitis. Als Chir. nahm er reichlich Aderlässe vor und propagierte wie → Paré eine milde Behandlung der Schußwunden, die er im Gegensatz zu seinen Zeitgenossen → Ferri und → Vigo nicht für verbrannt und vergiftet ansah.
E.: *Ductus Botalli:* Ductus arteriosus, bis zur Geburt offene Kurzschlußverbindung zwischen Truncus pulmonalis und Aortenbogen.
W.: De curandis vulneribus sclopetorum, Lyon 1560 [dt. Nürnberg 1676]. – De foramine ovali dissertatio, Lyon 1561 – De via sanguinis a dextero in sinistrum cordis ventriculum, Paris 1564. – De catarrho commentarius, Paris 1564.
Lit.: Gurlt II 403–415. – BLÄ 1935 I 643. – DBI 13 (1971). – Ärztelex. 58. – EM 201.

Bottini, Enrico (* 7. 9. 1835 Stradella; † 11. 3. 1903 San Remo)
Studium und Prom. (1860) in Turin. Danach Studienreise nach Paris und London. 1864/65 Demonstrator der chir. Anat. in Pavia. 1865–1877 Prof. für Chir. und Geburtshilfe in Novara, 1877–1903 o. Prof. für Chir. in Pavia. Er war ein Vorreiter der Antisepsis mittels Karbolsäure (1865) und Spezialist der Galvanokaustik, für die er verschiedene Einsatzgebiete entwickelte.
E.: *E.-Op.:* Erweiterung der durch Prostatahypertrophie verengten Urethra mittels Elektrokauterisierung.
W.: La galvano-caustica nella pratica chirurgia, Novara 1873. – Di un nuovo cauterizzatore ed incisore termogalvanico contro le iscurie da ipertrofia prostatica, Galvani [Bologna] II (1874) 437–452. – Über radicale Behandlung d. auf Hypertrophie d. Prostata beruhenden Ischurie, Verh. X. int. med. Congr. 1890 (Berlin) 3 (1891) 7. Abt. 90–97.
Lit.: BLÄ 1901, 217. – DBI 13 (1971.

Bouchard, Charles Jacques (* 6. 9. 1837 Montiéren-Der; † 28. 10. 1915 Sainte-Foy-lés-Lyon)
Studium in Lyon und Paris, dort 1866 Prom. 1874 Arzt am Hôp. Bicêtre 1879 o. Prof. für Pathol. in Paris. Er untersuchte die Ernährungskrankheiten, Infektionen, Autointoxikationen und entdeckte den Erreger des Rotzes (Actinobacillus mallei). 1886 Mitglied der Academie de Médecine.
E.: *B.-Knoten:* dorsale periartikuläre arthrotische Weichteilverdickung der Fingermittelgelenke (vgl. → Heberden). – *Charcot-B.-Aneurysma:* Aneurysma an kleinen Hirnarterien als Quelle von Hirnblutungen.
W.: Étude sur quelques points de la pathogénie des hémorrhagies cérébrales, Paris 1866. – Traité de pathologie générale, Paris 1903.
Lit.: BLÄ 1935 I 646.

Bouvier, Sauveur-Henri-Victor (* 22. 1. 1799 Paris; † 25. 11. 1877 Paris)
Studium und Prom. (1823) in Paris. 1824 Dozent für Anat. und Physiol. Er wandte sich der Orthop. zu und gründete 1825 ein eigenes Institut für Wirbelsäulenfehlbildungen, das für Jahrzehnte leitete. Ab 1831 auch Chir. am Kinderspital. Er war ein früher Vertreter der Tenotomie bei Klumpfuß, riet aber bei Fehlbildungen der Wirbelsäule davon ab und bevorzugte die physikalische Behandlungsformen. Außerdem förderte er die Äthernarkose. 1839 Mitglied der Académie de médecine.
W.: Considération sur l'emploi de la gymnastique comme moyen thérapeutique, Paris 1832. – Appréciation de la myotomie appliquée en traitement des déviations rachidienns, Ann. Chir. franç. étrang. 7 (1841).
Lit.: BLÄ 1935 I 660f. – J. Monet, G. Quin: S.-H.-V. B. (1799–1877): orthopédiste, chirurgien et promoteur de l'éducation physique, Gesnerus 70 (2013) 53–67.

Bowen, John Templeton (* 8. 7. 1857 Boston; † 30. 12. 1940 Boston)
Studium und Prom. (1884) in Boston. Danach dermatol. WB. 1886/87 Studienreise nach Wien, Berlin und München. 1895–1914 Arzt für Hautkrankheiten am Massachusetts General Hosp. in Boston, ab 1914 dort Konsiliarius. 1896–1902 Instruktor für Dermatol., 1902–1907 Ass.-Prof., 1907–1912 o. Prof.
E.: *Morbus B.:* intraepidermales Epitheliom (Carcinoma in situ).
W.: Precancerous dermatoses. A study of two cases of chronic atypical epithelial proliferation, J. cutan. gen.-urin. Dis. 30 (1912) 241–255.
Lit.: BLÄ 1933 I 159. – BLÄ 2002, 169f.

Bowman, Sir William (* 20. 7. 1816 Nantwich, Cheshire; † 29. 3. 1892 Joldwynds)
Nach chir. Ausbildung 1832–1837 in Birmingham (→ Hodgson), danach bis 1844 WB in London am King's College. 1844 Ehrenmitglied des RCS, 1846 Assistant Surgeon, 1854 Surgeon und 1877 Consulting Surgeon und Vizepräsident am London Ophthalmic Hospital Moorfields, wo er schon bald nach dessen Erfindung den Helmholtzschen Augenspiegel anwandte. Daneben 1848–1856 Prof. für Physiol. und Anat. am King's College. Dank seiner lebenslang durchgeführten mikroskopisch-anat. Studien entdeckte er eine Vielzahl von Strukturen. Er modifizierte augenärztliche Instrumente und gab eine Methode der Iridektomie an. 1884 geadelt.
E.: *B.-Kapsel:* Capsula glomeruli, becherförmiger Anfang der Harnkanälchen. – *B.-Drüsen:* Glandulae olfactoriae. – *B.-Membran:* Lamina limitans anterior corneae. – *B.-Probe:* Gleichzeitige Palpation beider Augäpfel zur groben Abschätzung des Augeninnen-

drucks. – *B.-Sonde:* feine Knopfsonde, Tränensacksonde.
W.: Physiological anatomy and physiology of man, London 1843–1856
Lit.: BLÄ 1935 663f. – EM 202f.

Boyd, Harold Buhalts (* 1904 Chattanooga, TN; † 29. 5. 1981 Oceanside, CA)
Studium in Los Angeles, Abschluß 1932. 1932–1934 chir. WB in Bakersfield, CA, 1934–1936 orthop. WB in Memphis, TN. 1936/37 Orthop. in Los Angeles und 1938–1974 in Memphis, TN (Campbell Clinic), 1962–1974 Leiter der Orthop. Abt. 1958–1971 Prof. und Dir. des Orthop. Departments der Univ. Memphis. Er entwickelte eine Reihe von Op.-Methoden. 1965 Präsident des American College of Surgeons.
E.: *B.-Zugang:* Zugang zur proximalen Ulna von radiodorsal. – *B.-Op.:* Op. der angeb. Tibiapseudarthrose durch Anlagerung von Knochenspänen und Auffüllung des Defektes durch Spongiosa.
W.: H. B. B., J. C. Boals: The Monteggia lesion: A review of 159 cases, Clin. Orthop. 66 (1969) 94–100. – Pathology and natural history of congenital pseudarthrosis of the tibia, Clin. Orthop. 166 (1982) 5–13.
Lit.: R. A. C.: H. B. B. 1904–1979, J. Bone Jt. Surg. 63-A (1981) 1351f.

Boyer, Alexis Baron (* 1. 3. 1757, Corrèze; † 25. 11. 1833, Paris)
Nach handwerkschir. Ausbildung machte er ab 1774 anat. Studien in Paris und begann Anat. zu unterrichten. Ab 1782 Schüler von → Deschamps an der Charité, wurde er 1789 dort Chir. und 1795 Prof. für Chir., erhielt 1803 den Dr.-Titel und wurde 1804 Leibchirurg Napoleons, den er auf den Feldzügen 1806/07 begleitete. Sein Hauptwerk, das seit → Paré erste bedeutende vollständige Werk zum Fach, faßt den damaligen Stand der Chir. zusammen und bleibt, wie er selbst als Chir., eher konservativ.
W.: Traité des maladies chirurgicales et des opérations qui leur convennient, I–XI. Paris 1814–1826 [dtsch. Übers. von Kajetan v. Textor, I–XI. Würzburg 1818–1827].
Lit.: BLÄ 1935 I 665f. – EM 203.

Bozzini, Philipp (* 25. 5. 1773 Mainz; † 4./5. 4. 1809)
Studium in Jena, Prom. in Mainz 1796. Nach Studienreisen in die Niederlande und nach Frankreich zunächst als Feldarzt in Mainz tätig, ab 1803 *Physicus extraordinarius* in Frankfurt a. M. 1808 Landarzt des Frankfurter Gebietes. B. gilt dank seiner Erfindung, mit Hilfe eines Konkavspiegels Kerzenlicht ins Körperinnere zu leiten, als Urvater der Endoskopie. Die geniale Idee wurde von der med. Fakultät Wien verkannt und erst Ende des 19. Jhs. durch → Nitze neu entdeckt.
W.: Lichtleiter, eine Erfindung zur Anschauung innerer Theile u. Krankheiten nebst d. Abbildung, J. prakt. Heilk. 24 (1806) 107–124. – D. Lichtleiter oder Beschreibung einer einfachen Vorrichtung u. ihrer Anwendung zur Erleuchtung innerer Höhlen u. Zwischenräume des lebenden animalischen Körpers, Weimar 1807.
Lit.: ADB 3 (1876) 227. – BLÄ 1935 I 670. – BEdM I 74. – P. P. Figdor: P. B. D. Beginn d. modernen Endoskopie. Die Wiener und Frankfurter „Bozzini-Akte“, I–II, Tuttlingen 2002.

Bragard, Karl (* 11. 5. 1890 Aachen; † 5. 3. 1973 München)
Studium in Freiburg, Berlin und München, 1914 Appr., danach Kriegsdienst. 1918 Prom. München. WB Chir. Berlin (→ Klapp), Kempten (→ M. Madlener d. Ä.) und ab 1920 Orthop. München (→ G. Hohmann; → F. Schede; → F. Lange), dort 1931 Habil. 1934 komm. Klinikvorstand, 1937–1946 o. Prof., Dir. d. Orthop. Kl. Harlachinger Str. u. d. Orthop. Univ.-Poliklinik München Pettenkoferstr. Danach in orthop. Praxis in München tätig. Schwerpunkte: Meniskusschäden, X-Bein, Kniefunktion, Iliosakralgelenke, Coxa vara, angeb. Hüftluxation.
E.: *B.-Zeichen:* **1.** bei rechtwinkliger Beugung des Sprunggelenkes verstärkbaren Ischias-Dehnungsschmerz bei der Prüfung des Lasègueschen Zeichens. **2.** durch Rotation des rechtwinklig gebeugten Kniegelenkes auslösbarer Schmerz bei Meniskusverletzung.
W.: Über das Lasèguesche Phänomen, Münch. med. Wschr. 75 (1928) 387–389. – Ein neues Meniskuszeichen, Münch. Med. Wschr. 77 (1930) 682–685.
Lit.: CV 1938, 62. – Leiber/Olbert 70f. – W. Marquardt: K. B., Zschr. Orthop. 111 (1973) 338f.

Braid, James (* 1795 Fifeshire, Schottland; † 25. 3. 1860 Manchester)
Studium in Edinburgh, danach Bergwerksarzt bei Lanarkshire in Schottland. Später Niederlassung als Chir. in Manchester, wo er sich der orthop. Chir. widmete und Klumpfuß- und Schielbehandlungen durchführte. Nachdem er Zeuge einer „magnetischen Sitzung“ geworden war, untersuchte er das Phänomen der Hypnose wissenschaftlich-experimentell.
W.: Neurypnology, London 1843.
Lit.: BLÄ 1935 I 673. – Ärztelex. 58f. – A. Gould: A history of hypnotism, Cambridge 1992.

Bramann, Constantin von (* 15. 6. 1899 Halle; † 1989)
Studium und Prom. (1925) in Berlin. Chir. WB 1924–1934 in Berlin (→ Bier). 1934–1939 Niederlassung in Berlin. 1939–1945 Teilnahme am II. Weltkrieg als Truppenarzt. 1945–1965 CA am Städt. KH Neukölln, Berlin. 1959–1972 Schatzmeister der DGCH.
W.: (Neubearbeitung): P. Rostock, Lehrbuch d. speziellen Chir., 3. Aufl. Berlin 1957.
Lit.: CV 1980, 60.

Bramann, Friedrich **(Fritz)** Gustav **von** (* 25. 9. 1854 Wilhelmsburg, Ostpreußen; † 26. 4. 1913 Halle)
Studium 1875–1880 in Königsberg. Militärdienst 1880/81, anschließend Ass. an der Chir. Univ.-Klinik Königsberg (→ Schönborn), dort Prom. 1883. 1884–1889 Ass. und OA an der Chir. Klinik der Charité in Berlin (→ Bergmann), dort Habil. 1888. Am 9. 2. 1888 führte er den Luftröhrenschnitt am Thronfolger und späteren deutschen Kaiser Friedrich III. durch, der an einem Kehlkopfkarzinom litt, und bewahrte ihn vor dem

Erstickungstod. 1889 ao. Prof. 1890–1913 o. Prof. für Chir. in Halle, wo er umgehend die Asepsis einführte. Schwerpunkte: Gehirnchirurgie, Transplantation von Knochenstücken bei traumatischen Schädeldefekten, Chyluszysten, Aneurysmen und Urachusfisteln (Blasen-Nabel-Fisteln). Er publizierte wenig, da ihm zu viel Unwichtiges geschrieben wurde. 1890 geadelt.
E.: *B.-Balkenstich:* Durchstechen des Balkens (Corpus callosum) zur Schaffung einer Liquorpassage, z. B. bei Hydrocephalus internus occlusivus.
W.: F. v. B., G. Anton: Behandlung d. angeborenen u. erworbenen Gehirnkrankheiten mit Hilfe des Balkenstiches, Berlin 1913.
Lit.: F. König: Nachruf [auf F. v. B.], Berlin. klin. Wschr. 50 (1913) 1045. – BLÄ 1933 I 162. – Winau/ Vaubel 16. – Killian 290. – Sachs III 29. – BEdM I 74. – EM 204.

Brambilla, Johann Alexander (Giovanni Alessandro) **Ritter von** (* 15. 4. 1728 San Zenone al Po b. Pavia; † 29. 7. 1800 Padua)
Studium in Pavia. Ab 1752 Militärchir. in österreichischen Diensten, 1757 chir. Examen in Wien. Teilnahme am siebenjährigen Krieg. 1764 Leibchir. des späteren Kaisers Joseph II., den er auf vielen Reisen begleitete. Auf seine Initiative entstand die med.-chir. Akademie „Josephinum" in Wien, deren erster Prof. für Chir. und erster Dir. er war. Bis 1795 oberster Feldarzt der österr. Armee (vor → Mederer). In Pavia setzte er sich für die Einrichtung neuer Lehrstühle und Museen ein; er bereicherte das anat., das chir. und das naturhist. Museum und die später berühmt gewordene Univ.-Bibliothek. Ihm sind die Forderung nach akadem. Ausbildung auch für Chir. sowie zahlreiche Neuerungen des chir. Instrumentariums zu verdanken. 1784 geadelt. 1789 Mitglied der Leopoldina.
W.: Instrumentarium Chirurgicum Viennense. Oder Wiennerische Chirurgische Instrumenten Sammlung, Wien 1780. – Chir.-prakt. Abhandlung von d. Phlegmone u. ihren Ausgängen. Aus dem Italienischen übers., Wien 1775.
Lit.: BLÄ 1935 I 674. – NDB 2 (1955) 514. – BEdM I 74. – EM 204.

Branca
Chirurgenfamilie im 15. Jh. in Sizilien (Catania), die die Nasenplastik ausübte. Branca d. Ä. verwendete Stirnhaut, sein Sohn Antonio (Branca d. J.) ersetzte die Nase durch einen gestielten Fernlappen aus dem Oberarm, außerdem führte er Lippenplastiken durch. Die Heimatregion der Brancas legt nahe, daß die Technik aus griech.-byzantin. Quellen übernommen wurde. Sie gelangte über Schüler an die Familie → Vianeo.
Lit.: Gurlt II 488–491. – BLÄ 1935 I 674f. – Schnell 6.

Brandau, Konrad Heinrich (* 1752 Kassel; † 6. 9. 1791 Hanau)
1777 Prom. in Rinteln. 1780 Prof. für Chir. und Augenheilkunde am med.-chir. Kolleg in Kassel. 1785/86 Prof. für Chir. und Augenheilkunde in Marburg. 1786–1789 Prof. für Chir. in St. Petersburg, 1789–1791 Prof. und Hospitalchir. in Moskau. 1791 Niederlassung in Hanau.
Lit.: BLÄ I 675f. – Killian 224. – Sachs IV 150.

Brandes, Max August Ludwig (* 27. 9. 1881 Soest; † 25. 5. 1976 Körbecke)
Studium und Prom. (1906) in München. Danach pathol. WB in Braunschweig und chir. WB in Kiel (→ Anschütz), dort Habil. 1911 (1917 ao. Prof.) und Aufbau einer Orthop. Abt. Im II. Balkankrieg sowie im I. Weltkrieg betreute er Lazarette. Ab 1921 Aufbau einer Orthop. Klinik in Dortmund, dort 1928–1952 CA (1947–1952 Ärztl. Dir.). Schwerpunkte: Hallux valgus, Hüftchir. 1932 Präsident der DGOOC, 1952 deren Ehrenmitglied.
E.: *B.-Op.:* Hallux-valgus-Korrektur durch 2/3-Resektion des Großzehengrundgliedes und Interposition eines Kapsellappens. – *B.-Voss-Op.:* Osteotomie und Kranialverlagerung des Trochanter major mit den Muskelansätzen, Tenotomie der Adduktoren und des Iliopsoas zur Druckentlastung des Hüftgelenkes bei Koxarthrose.
W.: Über die op. Behandlung des Klauenhohlfußes, Arch. Orthop. 19 (1921) 436. – Zur Behandlung d. Coxa vara, Verh. dtsch. orthop. Ges. 17 (1922) 266. – Zur op. Therapie des Hallux valgus, Zbl. Chir. 56 (1929) 2434–2440.
Lit.: CV 1958, 88–90. – C. Mau, W. Anschütz: M. B. zum 70. Geburtstag, Zschr. Orthop. 81 (1952) 3–6. – G. Imhäuser: Erinnerung an M. B., Zschr. Orthop. Grenzgeb. 114 (1979) 871–873. – J. H. Wolf: Die Hallux-valgus-Op. nach M. B. u. ihre Vorläufervarianten nach Bernhard Riedel u. William Keller, Operat. Orthop. Traumatol. 10 (1998) 242–247.

Brandt, Georg (* 2. 10. 1895 Neustrelitz; † 7. 5. 1968 Mainz)
Nach Kriegsdienst im I. Weltkrieg Studium in Rostock und Halle, Prom. 1921 in Rostock. Chir. WB 1921–1928 in Halle (→ Voelcker), dort 1928 Habil. 1928–1935 OA in Halle, 1935 ao. Prof. 1936–1945 CA der Chir. Abt. am Städt. KH Mainz. Im II. Weltkrieg beratender Chir. 1948 o. Prof. und Dir. der Chir.-Orthop. Klinik am Städt. KH Mainz, 1953–1963 o. Prof. und Dir. der Chir. Klinik in Mainz. Schwerpunkte: Abdominalchir., Extremitätenchir., Urol.
W.: Die Torsion d. unteren Extremität u. ihre Bedeutung für die Deformitätenentstehung, Stuttgart 1928. – Verzögerte Knochenbruchheilung u. Pseudarthrosenbildung, ihre Ursachen u. Behandlung, Leipzig 1937.
Lit.: CV 1958, 91f. – Killian 199f.

Brandt, Karl Franz Friedrich (* 8. 1. 1904 Mühlhausen, Elsaß; † 2. 6. 1948 Landsberg/Lech)
Studium in Jena, Freiburg und Berlin, Prom. 1929 in Freiburg. Chir. WB 1928–1933 in Bochum (→ Magnus), ab 1933 II. Chir. Klinik Berlin (Magnus, → Rostock). 1932 Eintritt in die NSDAP, 1934 in die SS. 1934 Begleitarzt Hitlers. 1939 mit anderen mit dem NS-"Euthanasie"-Programm (Aktion T 4) beauftragt. 1942 „Generalkommissar des Führers für das Sanitäts- und Gesundheitswesen" und damit zentraler Koordinator des gesamten Gesundheitswesens. 1944 zum „Reichsbeauftragten für das Sanitäts- und Gesundheitswesen" aufgestiegen, fiel er in Ungnade, wurde 1945 zum Tod verurteilt, von den Alliierten befreit, jedoch im Nürnberger Ärzteprozeß 1947 erneut zum Tod verurteilt.

Lit.: Ärztelex. 59. – BEdM I 75. – Klimpel 2001, 26f. – EM 204f. – Steinau/Bauer 63–69.

Brassavola [Brasavola]**, Antonius** [gen. Musa] (* 16. 1. 1500 Ferrara; † 6. 7. 1555 Ferrara)

Studium in Ferrara. Ab 1521 als Leibarzt im Dienst von Hercules II. von Este, konsultierender Arzt der Könige Franz I. von Frankreich und Heinrich VIII. von England sowie Leibarzt der Päpste Leo X., Klemens VII., Paul III. und Julius III. Als Prof. der Naturphilosophie in Ferrara lehrte er Botanik, setzte sich kritisch mit → Hippokrates und → Galen auseinander und war auch als Chir. bedeutsam: Er nahm erstmals in Europa 1546 bei Diphtherie („Angina membranacea") eine Tracheotomie vor und konnte anhand mehrerer Fälle nachweisen, daß der Eingriff lebensrettend ist. Außerdem propagierte er die Parazentese des Thorax bei Pleuraempyem.
W.: In libros de ratione victus in morbis acutis Hippocratis et Galeni commentaria et annotationes, Venedig 1546.
Lit.: Gurlt II 288f. – BLÄ 1935 I 680. – DBI XIV (1972).

Brauer, August **Ludolf** (Ludolph) (* 1. 7. 1865 Hohenhausen, Kr. Thorn; † 25. 11. 1951 München)

Studium in Bonn, Marburg, München und Freiburg, dort 1892 Prom. Habil. 1897 in Heidelberg für Innere Med. 1904 Dir. der Poliklinik in Marburg, wurde er 1905 dort o. Prof. für Innere Med. Ab 1911 Dir. des KH Eppendorf in Hamburg, war er dort 1919–1934 o. Prof. für Innere Med. Da er keinen Chirurgen fand, der gemäß seinen Vorstellungen vorging, lernte er selbst Operieren, ließ sich in seiner Klinik einen eigenen Op.-Saal einrichten und bekam so entscheidenden Einfluß auf die Entwicklung der Lungenchir. im Kampf gegen die Tuberkulose. Er eröffnete bereits 1904 den Thorax unter Überdruckbeatmung und kollidierte dadurch mit → Sauerbruch. 1905 entwickelte er die Lungenkollapstherapie (künstl. Pneumothorax) zur Behandlung der Tuberkulosekavernen. Bereits 1902 hatte er die Kardiolyse, die Durchtrennung von Verwachsungen des Herzbeutels zur vorderen Thoraxwand beschrieben. Er führte seine Thoraxeingriffe unter Lokalanästhesie aus. 1932 Mitglied der Leopoldina.
E.: *B.-Op.:* **1.** Thorakoplastik mit subperiostaler Resektion von 4–5 Rippen. **2.** Kardiolyse unter präkordialer Thoraxfensterung.
W.: Die Kardiolysis und ihre Indicationen, Arch. klin. Chir. 71 (1903) 258–267. – Die Behandlung d. einseitigen Lungenphthisis m. künstlichem Pneumothorax (nach Murphy), Münch. med. Wschr. 53 (1906) 338–339. – Die wissenschaftlichen Grundlagen der Lungenkollapstherapie, Hamburg 1930.
Lit.: Killian 413. – D. Drüll: A. L. Brauer, in: dies.: Heidelberger Gelehrtenlexikon 1803–1932, Berlin - Heidelberg - New York 1986, 28. – BLÄ 2002, 174. – BEdM I 75f. .– EM 207.

Braun, Heinrich Christian (* 18. 2. 1847 Beerfelden, Hessen; † 10. 5. 1911 Göttingen)

Studium in Gießen und Berlin; dort 1872 Prom. WB am Pathol.-Anat. Institut in Berlin; später Prosektor am Anat. Inst. und Ass. der Physiol. in Gießen, dort Habil. für Anat. 1873. 1874–1884 chir. WB in Heidelberg (→ Simon, → Czerny), Habil. für Chir. 1875, 1878 ao. Prof. 1884 Dir. der Chir. Abt des Städt. KH in Mannheim. 1884–1888 o. Prof. für Chir. in Jena, 1888–1890 in Marburg, 1890–1895 in Königsberg und 1895–1911 in Göttingen. Schwerpunkte: Asepsis, Speiseröhren-Magen-Darm-Chir. (1893 Empfehlung der „Fußpunktanastomose"), Neurochir., Gefäßchir., Schilddrüsenchir. 1904 Präsident der DGCH. 1888 Mitglied der Leopoldina.
E.: *B.-Anastomose:* Fußpunktanastomose in der Omega-Schlinge nach Magenresektion und End-zu-Seit-Gastrojejunostomie (→ Billroth II).
W.: Die Bedeutung d. fehlenden Hirnbewegung b. blossliegender Dura, Arch. klin. Chir. 21 (1877). – Zur Technik d. Naht b. verschiedenen Operationen am Magen u. Darm, Dtsch. med. Wschr. 17 (1891). – Über Gastro-Enterostomie u. gleichzeitig ausgeführte Entero-Anastomose, Arch. klin. Chir. 45 (1893) 361–364.

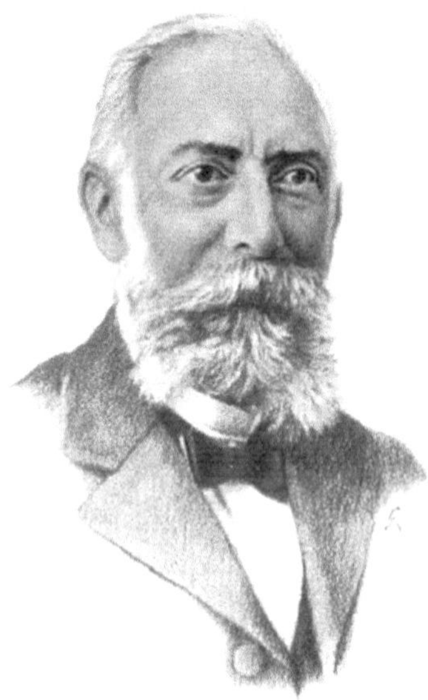

Lit.: BLÄ 1901, 232f. – F. Pels-Leusden: H. B., Chirurg 3 (1931) 171–174. – BLÄ 1933 I 165. – Killian 234f. – Sachs I 210. – Sachs IV 86, 150. – BEdM I 76.
Abb.: s. Abb.-Verzeichnis.

Braun, Heinrich Friedrich Wilhelm (* 1. 1. 1862 Rawitsch b. Posen; † 26. 4. 1934 Überlingen/Bodensee)

Studium in Straßburg, Leipzig und Greifswald, dort 1887 Prom. 1888–1891 chir. WB in Halle (→ R. Volkmann, → F. Bramann). 1891 Niederlassung in Leipzig, dort 1894 Habil., 1899 CA der Chir. Abt. des Diakonischen Krankenhauses. 1905 ao. Prof., 1906–1928 Ltg. des königlich sächsischen Krankenstifts in Zwickau. Er plante und verwirklichte einen KH-Neubau am Stadtrand im „Zwickauer Pavillonstil", der für weitere Kliniken maßgeblich wurde (seit 1934 „Heinrich-Braun-Klinikum"). Schwerpunkte: Lokalanästhesie, Narkosetechnik, Allgemeinchir., intraop. Lagerungsschäden. Auf ihn geht der Adrenalinzusatz zur Lokalanästhesie zur Verlängerung der Wirkungsdauer zurück (1905).

1924 Präsident der DGCH, 1929 deren Ehrenmitglied. Er verbrachte seinen Lebensabend in Überlingen.

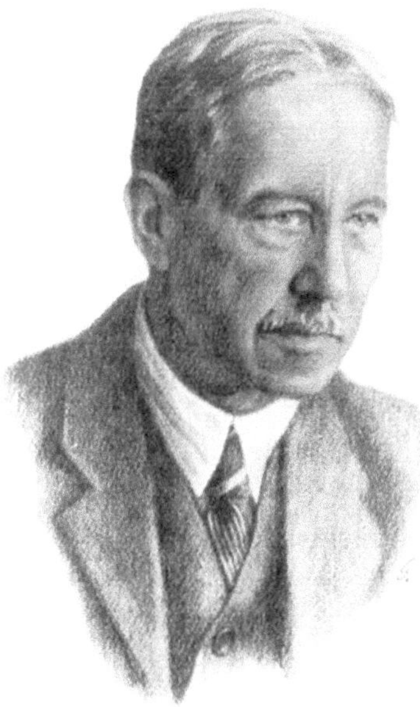

E.: B.sche Schiene: verstellbare Lagerungsschiene aus Metallstangen für Extremitätenverletzungen. – *B.scher Apparat:* Apparat zur Äther-Chloroform-Mischnarkose.
W.: Die örtliche Betäubung, ihre wissenschaftlichen Grundlagen u. praktische Anwendung, Leipzig 1905 (7. Aufl. 1925; 9. Aufl. hrsg. von A. Läwen 1951). – A. Bier, H. B., H. Kümmell (Hgg.): Chir. Operationslehre, I–III, Leipzig 1912–1914 (5. Aufl. in 5 Bd. 1922–1923). – H. B. – Zwickau [Autobiogr.], in: Die Medizin d. Gegenwart in Selbstdarstellungen V, Leipzig 1925, 1–34.
Lit.: BLÄ 1933 I 165. – CK 1938, 34. – M. Otto: H. B., Zbl. Chir. 101 (1976) 1149ff. – Ch. Weißer: D. Braunsche Apparat zur Äther-Chloroform-Mischnarkose. Ein Beitrag zur Frühgeschichte d. Kombinationsnarkose, Anaesthesist 32 (1983) 369–373. – Helfer/Winau 153. – BLÄ 2002, 175. – Sachs III 376f. – BEdM I 76.
Abb.: s. Abb.-Verzeichnis.

Braun, Samuel (* 19. 3. 1590 Basel; † 31. 8. 1668 Basel)
Nach Abschluß seiner handwerkschir. Lehrzeit unternahm B. fünf Reisen, die ihn nach Niederguinea (1611–1613), Oberguinea (1614–1616), ins westliche Mittelmeer (1616/17), an die Goldküste (1617–1620) sowie ins östliche Mittelmeer (1620/21) führten. Danach ließ er sich als Wundarzt und Geburtshelfer in Basel nieder, wo er es bis zum Meister der Scherer-Zunft brachte. – Sein Bericht über seine Reisen ist das erste wissenschaftliche Werk über Westafrika in deutscher Sprache, in dem er in sachlicher, einfühlsamer Darstellung eine Fülle von v. a. ethnographisch wertvollen Beobachtungen erfaßt, die weit über das Niveau der zeitgenössischen Reiseliteratur hinausgehen.
W.: S. B. des Wundartzet u. Burgers zu Basel Schiffarten ..., Basel 1624.
Lit.: NDB 2 (1955) 557. – BEdM I 77.

Braun, Wilhelm (* 7. 10. 1871 Wesel)
Studium in Königsberg und Göttingen, dort Prom. 1896. 1896–1898 anat. WB in Marburg, 1898–1903 chir. WB in Hamburg (KH Altona, → F. Krause) und Berlin (Augusta-Hosp., Krause). CA der Chir. Abt. am KH im Friedrichshain, Berlin. Schwerpunkte: Neurochir., Magen-Darm-Chir. 1930–1941 Zweiter Schriftführer der DGCH.
W.: W. B., W. Wortmann: D. Darmverschluß u. die sonstigen Wegstörungen des Darmes, Berlin 1924.
Lit.: CK 1938, 67.

Braune, Christian Wilhelm (* 17. 7. 1831 Leipzig; † 29. 4. 1892 Leipzig)
Studium in Leipzig, Göttingen und Würzburg, Prom. 1856 in Leipzig. Anschließend med. und chir. WB in Leipzig, Habil. 1860 für Chir. Bis 1863 Studienreisen, danach Ass. für Anat. in Leipzig und Dozent für Chir. und Anat. 1864 Truppenarzt. Ab 1866 ao. Prof. für Kriegsheilkunde und Anat. in Leipzig.
W.: Topographisch-anatomischer Atlas, nach Durchschnitten an gefrorenen Cadavern, Leipzig 1867–1872 (3. Aufl. 1886–1888).
Lit.: BLÄ 1901, 234. – ADB 47 (1903) 206–209. – BEdM I 77.

Breitenfelder, Heinrich (* 30. 12. 1905 Mährisch-Ostrau; † 18. 7. 1986 Hann. Münden)
Studium und Prom. (1932) in Prag. 1932–1939 orthop. WB an der Heilanstalt Reichenberg, Böhmen. 1939–1945 CA der Orthop.-chir. Abt. am Stadt-KH Brüx (Most, Tschechien). 1946–1950 OA an der Orthop. Klinik Gießen, 1950–1952 deren kommissarischer Leiter, 1951 Habil., 1958 ao. Prof. 1952–1970 Dir. der Orthop. Landesklinik des Landeswohlfahrtsverbandes Hessen in Kassel, dort danach noch als Orthop. niedergelassen. 1968 Präsident der DGOOC, 1980 deren Ehrenmitglied.
W.: Die operative Behandlung des Knickplattfußes Jugendlicher, Chirurg 24 (1953) 311–314. – Die operative Behandlung d. Haglundferse, Zbl. Chir. 80 (1955) 1347–1352. – Die Begutachtung des Unfallzusammenhanges d. Meniscusbeschädigung, Berlin 1958.
Lit.: N. V. Khalisi, Peter Pitzen (1886–1977). Sein Leben u. Wirken in Gießen u. Münster, med. Diss. Gießen 2006, 123f.

Breitner, Burghard (* 10. 6. 1884 Mattsee b. Salzburg; † 28. 3. 1956 Innsbruck)
Studium in Graz, Kiel und Wien, dort Prom. 1908. Danach Dramaturg in Graz und Schiffsarzt. Chir. WB ab 1909 in Wien (→ Eiselsberg). 1912/13 kriegschir. Erfahrungen im Balkankrieg. 1914 als Truppenarzt im I. Weltkrieg in russische Kriegsgefangenschaft geraten, blieb er freiwillig bis 1920 in den Gefangenenlagern Wladiwostok und Chabarowsk chir. tätig („Engel von Sibirien"). 1922 Habil. in Wien, 1927 ao. Prof. 1929 Primararzt für Chir. am Rudolfspital in Wien. 1932–1956 o. Prof. für Chir. in Innsbruck. Schwerpunkte: Schilddrüsenchir., Bluttransfusion, Hernienchir. Er

machte sich um den Aufbau des Rettungs- und Blutspendewesens in Österreich verdient. 1951 war er als Kandidat zur Bundespräsidentenwahl aufgestellt. 1953/53 Rektor der Univ. Neben seinem wiss. Werk verfaßte er Romane sowie med.hist. und -ethische Arbeiten.
W.: Geschichte der Med. in Österreich, Wien 1951. – Chir. Operationslehre (Loseblattsammlung), Wien 1955–1987. – Hand an zwei Pflügen [Autobiographie], Innsbruck 1958.
Lit.: CV 1938, 68–70. – Killian 279f. – Sachs IV 120f. – Klimpel 2001, 27f. – BLÄ 2002, 177. – BEdM I 79. – F. Daxecker: Der Chir. B. B. Dichter oder Heiler? Zbl. Chir. 130 (2005) 580–584.

Brendel, Walter (* 6. 11. 1922 Karlsruhe; † 29. 8. 1989 München)
Studium und Prom. (1949) in Heidelberg. 1948/49 klin. WB. 1950–1961 Ass. und Oberass. am Kerkhoff-Inst. der Max-Planck-Gesellschaft in Bad Nauheim und Physiol. Inst. der Univ. Gießen, dort Habil. 1959. 1962 Leiter der Abt. für Experimentelle Chir. in München, in dieser Funktion 1965 ao. Prof., 1967 erster o. Prof. für Experimentalchir. in Deutschland mit eigenem Inst. Er war beteiligt an der Entwicklung eines Serums zur Verhinderung der Abstoßung transplantierter Organe, das → Barnard bei seiner zweiten Herztransplantation erfolgreich einsetzte, und der Stoßwellenbehandlung von Gallen- und Nierensteinen (Lithotripsie).
W.: W. B., U. Hopf (Hgg.): Autoimmunerkrankungen: Klinik u. Therapie, Stuttgart - New York 1969.
Lit.: CV 1980 64. – A. Baethmann, K. Messmer (Hgg.): Surgical Research: Recent Concepts and Results. Festschrift Dedicated to W. B. on Occasion of his 65th Birthday, Berlin - Heidelberg 1987. – BEdM I 80.

Bretschneider, Hans-Jürgen (* 30. 7. 1922 Neubrandenburg; † 9. 12. 1993 Bovenden)
Studium und Prom. (1952) in Göttingen. WB für Innere Med. und Physiol. in Göttingen, dort 1958 Habil. für Pathophysiol. 1960 exp. Herzchir. Köln (1964 Prof.). 1968 o. Prof. für Physiol. in Göttingen. Schwerpunkte: Kardiologie, Organprotektion, Transplantation. Er entwickelte die kardioplegische Lösung zur Stillegung des Herzens bei kardiochir. Eingriffen. 1990 Mitglied der Leopoldina.
W.: Arzt u. Naturwissenschaftler, Göttingen 1989.
Lit.: CV 1990, 29. – BEdM I 81.

Bricker, Eugene Muron (* 1. 8. 1908; † 1. 1. 2000 St. Louis)
Er erfand 1953 in St. Louis (Washington Univ.) die Ersatzblasenbildung durch ein Dünndarmsegment (Ileum-Conduit, Dünndarmblase) nach Blasenentfernung.
W.: F. W. Klinge, E. M. B.: The evacuation of urine by ileal segments in man, Ann. Surg. 137 (1953) 36–40.
Lit.: C. L. Kiehn: Special Citation for Dr. E. M. B., Plast. Reconstr. Surg. 38 (1966) 287–289.

Brickner, Walter M. (28. 8. 1876 New York; † 22. 7. 1930 Atlantic Beach)
Studium und Prom. (1896) in New York. Nach chir. WB in New York (Mt. Sinai Hosp., wo er die Röntgentechnik einführte) 1899 Niederlassung in New York mit Op.-Tätigkeit am Hosp. for Joint Diseases und anderen Kliniken. Im I. Weltkrieg Truppenarzt und Lazarettleiter in Frankreich. Schwerpunkt: Schultererkrankungen. 1905–1928 Herausgeber des *American Journal of Surgery*.
E.: *B.-Zeichen:* klinisches Hinweiszeichen für das Vorliegen einer Bursitis coracobrachialis oder subacromialis.
W.: Shoulder disability (stiff and painful shoulder), Amer. J. Surg. 26 (1912) 196–204.
Lit.: F. H. Garrison: In memoriam W. M. B., Bull. N. Y. Acad. Med. 6 (1930) 755–757. – Leiber/Olbert 72.

Broca, Pierre Paul (* 28. 6. 1824 Sainte-Foy-la-Grande, † 8. 7. 1890 Paris)
Studium und Prom. (1849) in Paris. 1853 ao. Prof. und Chir. an der Med. Fak. Paris, 1868 o. Prof. für Chir. und als Chir. an verschiedenen Pariser Hospitälern, zuletzt am Hôp. Necker tätig. Neben wichtigen Beiträgen zur Chir. (Hernien, Tumoren) und pathol. Anat. wurde er bes. als Hirnforscher bekannt. Er lokalisierte 1861 das motorische Sprachzentrum und beschrieb 1863 die nach ihm benannte Aphasie. Außerdem gilt er als Wegbereiter der modernen physischen Anthropologie. Er gründete 1859 die *Société d'Anthropologie de Paris* und wurde 1866 Mitglied der *Académie de Médecine*.
E.: *B.-Aphasie* (1861/63): besondere zentrale Sprachstörung, bei der das Sprachverständnis erhalten ist. – *B.-Index* (1871): Formel zur Berechnung des Normalgewichts beim Erwachsenen (Normalgewicht in kg = Körpergröße in cm – 100). – *B.sches Bändchen:* Bandaletta diagonalis; Verbindung zwischen Septum praecommissurale und dem Uncus.
W.: Perte de la parole; ramolissement chronique et destruction partielle du lobe antérieur gauche de cerveau, Bull. Soc. d'Anthrop. Paris 2 (1861) 235–238. – Mémoires d'Anthropologie, Paris 1871/77.
Lit.: BLÄ 1935 I 705–708. – Leiber/Olbert 73f. – Ärztelex. 60f. – EM 210f.

Brock, Russel Claude, Lord Brock of Wimbledon (* 24. 10. 1903 London; † 3. 9. 1980 London)
Studium in London, Abschluß 1927. Danach Demonstrator der Anat. 1929 FRCS. 1929/30 Studienaufenthalt in St. Louis (→ E. Graham). Danach wieder am Guy's Hosp. in London. 1938 Prof. für Chir. und 1936–1968 als Herz- und Thoraxchir. am Guy's und am Brompton Hosp. in London. Seit den 1940er Jahren Pionier der Herzchir., der 1948 erstmals erfolgreich eine neue Technik zur Erweiterung einer verengten Pulmonalklappenstenose mit speziellem Instrumentarium anwandte sowie eine Mitralklappenstenose operierte. 1955 gab er eine Modifikation der Thorakoplastik an. 1954 geadelt, 1965 Peer. 1963–1966 Präsident des RCS.
W.: Pulmonary valvulotomy for the relief of congenital pulmonary stenosis. Report of three cases, Brit. med. J. 1948/I 1121–1126. – The anatomy of congenital pulmonary stenosis, London 1957.
Lit.: NN: Lord B., Brit. med. J. 281 (1980) 814.

Brodie, Sir Benjamin Collins (* 8. 6. 1783 Winterslow, Wiltshire; † 21. 10. 1862 Broome Park, Surrey)
Chir. Ausbildung in London (→ Abernethy), ab 1803 am St. George's Hosp., wo er bis 1840 blieb. 1805 dort Haus-Chir. und Demonstrator der Anat., 1808 Assistant Surgeon, 1810 FRCS. 1819 Prof. der Anat. und Physiol. am RCS. 1822 Chir. am St. George's Hosp. 1828 Chir. des Königs. Später wandte er sich der chir. Ausbildung zu. Das Hauptaugenmerk dieses großen Chir. lag auf den Knochen- und Gelenkerkrankungen. Er beschrieb als erster die Claudicatio intermittens, die Insuffizienz der Venenklappen als Ursache der Varikose, die Spondylitis ankylosans, die chronische Synovialitis und den nach ihm benannten Abszeß im Tibiaschaft. Obwohl er ein geschickter Operateur war, versuchte er Amputationen zu vermeiden und konnte zahlreiche Gliedmaßen erhalten. 1834 geadelt. 1844 Präsident des RCS.
E.: *B.-Abszeß:* meist in der Meta- und Epiphyse eines langen Röhrenknochens ablaufende zentral herdförmige eitrige Osteomyelitis.
W.: Observations on the treatment of varicose veins of the legs, Med.-chir. Trans. 7 (1816) 195–210. – Pathological and surgical observations on the diseases of the joints, London 1818 (5. Aufl. 1850). – On trephining the tibia, London med. Gaz. 2 (1828) 70–74. – C. Hawkin (Hg.): The Works of Sir B. C. B., I–VIII, London 1865.
Lit.: BLÄ 1935 I 709f. – A. R. Jones: Sir B. C. B., J. Bone Jt. Surg. 36-B (1954) 496–501. – Ärztelex. 61. – EM 211.

Bronner, Hans (* 25. 9. 1893 Traunstein; † 29. 11. 1965)
Studium und Prom. (1920) in München. WB Inn. Med. 1919/20 in München, Chir. 1921–1928 in Bonn (→ Garrè), 1928–1930 in Köln (→ Frangenheim), dort 1928 Habil. 1931–1938 OA in Düsseldorf (→ E. K. Frey), 1936 ao. Prof. 1938–1945 CA der Chir. Abt. am KH München-Schwabing, 1947–1961 Dir. der Chir. Univ.-Poliklinik München, 1959 o. Prof. Schwerpunkte: Gallenwegschir., Gallenblasenmotilität, Cholezystographie.
W.: Cholezystographie, Motilitätsprüfung d. Gallenblase u. ihre Ergebnisse, Fortschr. Röntgenstr. 39 (1928).
Lit.: CV 1958, 101f. – Münch. Med. Wschr. 108 (1966) 1819.

Brosig, Wilhelm (* 27. 11. 1913 St. Nikolaus, Slowakei; † 8. 6. 2003 Berlin)
Studium und Prom. (1937) in Prag. 1937–1941 Ass. der Gerichtsmed. und Inn. Med. in Prag und Breslau. 1941–1946 Kriegsdienst und Gefangenschaft. 1946–1958 chir. und urol. WB in Frankfurt (→ Geißendörfer), dort 1953 Habil. 1958 ao Prof., 1959–1969 o. Prof. für Urol. am Klinikum Westend/Charlottenburg, 1969–1977 am Klinikum Steglitz in Berlin. 1961 erste retroperitoneale Lymphadenektomie, 1963 erste Nierentransplantation in Deutschland, 1965 erste radikale Prostatektomie.
W.: W. B., R. Nagel: Nierentransplantation, Berlin 1965. – W. B., A. A. Kollwitz: Nierenstein-Leiden, Frankfurt a. M. 1965.
Lit.: CV 1980, 68f.

Brown, Harry M. (* 1914; † 1948)
Entwickelte gegen Ende des II. Weltkrieges mit dem Ingenieur M. Barron ein Elektrodermatom zur Gewinnung von Hauttransplantaten.
W.: H. M. B.: A motor driven dermatome, Ind. Med. Surg. 17 (1948) 46.

Brown, James Barrett (* 20. 9. 1899 Hannibal, MO; † 18. 3. 1971 St. Louis)
Studium in St. Louis (Washington Univ.), Abschluß 1923. Anschließend chir. WB in St. Louis (→ E. A. Graham; → V. Blair). Mit Blair arbeitete er bis zu dessen Tod zusammen und wurde sein Nachfolger: 1955–1968 Leiter der Plast. Chir. an der Washington Univ. in St. Louis. Er entwickelte zusammen mit Blair die moderne Spalthauttransplantation und prägte den Begriff *split thickness skin graft.* Schwerpunkte: Mund-Kiefer-Gesichtschir., Hauttransplantation, Verbrennungsbehandlung, Neckdissektion.
W.: V. P. Blair, J. B. B.: The use and uses of large split-skin grafts of intermediate thickness, Surg. Gyn. Obstetr. 49 (1929) 82–97. – J. B. B., F. McDowell: Neck dissections, Springfield, Ill. 1954.
Lit.: D. P. Shedd, L. W. Pratt: J. B. B. (1899–1971), head and neck surgeon of a half century ago, Arch. Otolaryng. Head Neck Surg. 128 (2002) 233–235.

Browne, Sir Denis John Wolko (* 2. 4. 1892 Melbourne; † 9. 1. 1967 London)
Studium in Sydney und London, dazwischen Teilnahme am I. Weltkrieg. 1922 FRCS. Danach kinderchir. WB am Hosp. of Sick Children in der Great Ormond Street in London, wo er 1928–1957 als Kinderchir. tätig war. Er bereicherte die Kinderchir. in vieler Hinsicht, so beschrieb einen Ätherinhalator für Kinder sowie eine Schiene zur Klumpfußbehandlung und verbesserte eine Reihe von Op.-Verfahren (u. a. Hypospadiekorrektur). Er gilt als der Vater der britischen Kinderchir.
E.: *B.-Schiene:* Apparat, bei dem die Füße auf Drehtellern fixiert sind, die durch einen Bügel miteinander verbunden sind, zur funktionellen Behandlung des Klumpfußes. – *B.-Op.:* **1.** Harnröhrenplastik bei peniler Hypospadie. **2.** Modifikation der Gaumenspaltenverschluß-Op.
W.: Anaesthesia for tonsillectomy and removal of adenoids, Brit. med. J. 1928/II 632. – Congenital talipes equino-varus, Brit. med. J. 1931/II 696–699. – An orthopaedic operation for cleft palate, Brit. med. J. 1935/II 1093–1095.
Lit.: P. M. Dunn: Sir D. B. (1892–1967) and congenital deformities of mechanical origin, Arch. Dis. Child Fetal Neonatal Ed. 90 (2005) F88–F91.

Brücke, Hans Gottfried von (* 31. 12. 1905 Leipzig; † 29. 1. 2000)
Studium in Innsbruck und Wien, Prom 1929 in Innsbruck. 1929/30 Forschungsaufenthalt in USA. 1930–1934 chir. WB in Wien (→ Eiselsberg, → Ranzi), 1935–1937 gynäkol. WB in Wien, Innsbruck und Graz, 1937/38 erneut chir. WB in Graz (→ Walzel). 1939–1945 Lazarettarzt. 1947 Habil. in Graz, dort Dozent bis 1950 (→ Spath). 1950–1958 CA Landes-KH Mürz-

zuschlag, 1958–1968 Landes-KH Wagna, 1969–1971 Dir. der Landesklinik Leoben. 1973 Präsident der ÖGC.
E.: *B.-Operation:* „osteoplastischer" Bruchpfortenverschluß unter Einwärtskippen des durch Osteotomie „mobilisierten", aus dem Zusammenhang gelösten Beckenkamms zur Entspannung der Bauchdeckenmuskulatur.
W.: Chir. d. Gallenwege. Versuch einer neuen Darstellung, Wien 1956. – Hernienoperationen, in: G. Brandt, H. Kunz, R. Nissen (Hgg.): Intra- und postop. Zwischenfälle, II, Stuttgart 1965.
Lit.: CV 1980, 70. – BEdM I 85.

Brückner, Helmut (* 2. 9. 1919 Mengersgereuth-Hämmern, Thüringen; † 31. 8. 1988 Rostock)
Studium und Prom. (1946) in Erlangen, unterbrochen 1940–1942 durch Kriegseinsatz (Sanitäter, Feldunterarzt). Chir. WB 1946–1952 in Erlangen (→ Goetze), 1952–1958 in Jena (→ Kuntzen). Ab 1958 OA in Rostock, 1959 Habil. 1960–1985 Leiter der Traumatol. Abt. der Chir. Univ.-Klinik Rostock, 1965 Prof. und stellv. Klinikdir., 1969 o. Prof. Schwerpunkte: Frakturen und Luxationen, Knieverletzungen, Plast. Chir., Handchir.
E.: *B.-Plastik:* Kreuzbandersatzplastik mit distal gestieltem Transplantat aus dem Lig. patellae mit Knochenschuppe aus der Patella.
W.: Eine neue Methode d. Kreuzbandplastik, Chirurg 37 (1966) 413f. – Frakturen u. Luxationen, Berlin 1969 (6. Aufl. 1991). – Stiellappenplastik b. chron. Unterschenkelwunden, Leipzig 1970. – H. B., M. Hinze: Zugangswege in d. Traumatologie. Ein Operationsatlas, Leipzig 1980 (2. Aufl. 1986).
Lit: CV 1969, 100–102. – Killian 154. – Catalogus Professorum Rostochiensium 2015.

Brüning, Johann **Friedrich** Wilhelm (* 21. 3. 1879 Neumünster; † 4. 11. 1938 Berlin)
Studium in Freiburg, Kiel und Bonn, Prom. 1903 in Freiburg. 1903–1907 chir. WB in Freiburg, 1909–1921 im Militärdienst. 1915–1918 Lehrtätigkeit am Militär-KH Gülhane in Istanbul, danach in Berlin (→ Hildebrand), dort Habil. 1919. Ab 1922–1938 CA der Chir. Abt. Gräfin-Rittberg-KH Berlin.
W.: F. B., O. Stahl: Die Chir. des vegetativen Nervensystems, Berlin 1924.
Lit.: CV 1938 75f. – O. Nordmann: [Nekrolog], Arch. klin. Chir. 196 (1939) 11. – BLÄ 2002, 188. – BEdM I 86.

Brünninghausen, Hermann Joseph (* 17. 4. 1761 Nideggen, Niederrhein; † 7. 2. 1834 Würzburg)
Studium in Würzburg und Göttingen, danach chir. WB in Würzburg (→ K. K. v. Siebold). 1791 Oberlandwundarzt im Hochstift Würzburg und Prof. für Chir. 1797 fürstl. Generalchir., 1800 Generalstabschir., 1814 Generalstabsarzt, 1821 Regierungsmedizinalrat. Nach einem Schlaganfall 1824 im Ruhestand.
W.: Üb. den Bruch des Schenkelhalses ..., Würzburg 1798. – Üb. den Bruch des Schlüsselbeins ..., Würzburg 1791. – Üb. eine neue von ihm erfundene Geburtszange, Würzburg 1802.
Lit.: BLÄ 1935 I 732f. – NDB 2 (1955) 666f. – BEdM I 86.

Brun, Hans (* 1874; † 1946)
Chir. WB in Zürich (→ Krönlein; → Sauerbruch), dort 1913 Habil. Leitender Militärchir. 1913 im I. Balkankrieg und 1914–1916 im I. Weltkrieg (Straßburg) sowie 1916–1922 am Deutschen Interniertenspital in Luzern, wo er große Erfahrungen mit komplizierten Schußbrüchen machte. 1922–1944 Leitung der Chir. Klinik „Am Bergli" in Luzern. Er betrieb intensive Forschungen zur Knochenregeneration, Pseudarthrosenbildung und -therapie, für die er das Prinzip der Dekortikation vorwegnahm. Er erkannte die osteogene Potenz kortikospongiöser Transplantate und gab der Knochenchir. zwischen 1920 und 1940 viele weitsichtige Impulse. 1913 war er Mitbegründer der SGC.
W.: Die chir. Behandlung d. Pseudarthrosen, Zbl. Chir. 44 (1917) 969–973. – Pseudoarthrose u. verzögerte Konsolidation, Schweiz. med. Wschr. 23 (1927) 540f. – Über die Indikation zur Op. d. Pseudoarthrose, Schweiz. Rdsch. Med. 31 (1938) 404–407.
Lit.: N. Hardt, Ein „vergessener" Pionier der Knochenchirurgie: H. B. (1874–1946), Mitt. DGCH 44 (2015) 162–168, dazu: J. Probst: Kommentar der DGU, ebd. 169f.

Brunn, Max von (* 15. 2. 1875 Ober-Reichenbach, Lausitz; † 22. 12. 1924 Bochum)
Studium und Prom. (1899) in Breslau. Danach Ass. der Bakteriol. und Pathol. in Freiburg. 1901–1913 chir. WB in Tübingen (→ P. v. Bruns), dort Habil. und Prof. 1914–1918 CA der Chir. Abt. des Augusta-KH Bochum, 1918–1924 CA des KH Bergmannsheil Bochum. Schwerpunkte: Appendizitis, Anästhesie.
W.: Die Allgemeinnarkose, Stuttgart 1913. – Die Lumbalanästhesie, Stuttgart 1922.
Lit.: BLÄ 1933 I 186. – Sachs III 63.

Brunn, Walter Albert Ferdinand **von** (* 2. 9. 1876 Göttingen; † 21. 12. 1952 Leipzig)
Studium in Göttingen und Rostock, dort 1899 Prom. Danach Ass. am anat. Inst. Greifswald (Bonnet). 1901–1903 Chir. WB in Berlin (→ Bergmann), 1903–1905 in Marburg (→ Küster). 1905 Niederlassung als Chir. in Rostock. 1918 Verlust des rechten Armes infolge septischer Infektion bei einer Kriegsoperation. 1919 Habil. für Medizingeschichte in Rostock. Danach Stadtschularzt und Lehrtätigkeit an der Univ., 1924 ao. Prof. 1934–1950 o. Prof. für Medizingeschichte in Leipzig. 1935 Mitglied der Leopoldina.
W: Die Stellung des Guy de Chauliac in d. Chir. des Mittelalters, Sudhoffs Arch. 12 (1920) 85–100, 13 (1921) 65–106. – Kurze Geschichte d. Chir., Berlin 1928. – Geschichte d. Chir., Bonn 1948. – A. Borchard, W. v. B. (Hgg.): CK 1926; CV 1938.
Lit.: I. Sallentin: Bibliographie d. Veröffentlichungen W. v. B.s aus den Jahren 1899–1941, Sudhoffs Arch. 34 (1941) 10–28. – I. Kästner: W. v. B. (1876–1952). Versuch einer Lebensbeschreibung, Würzburger med.hist. Mitt. 13 (1995) 449–458. – BLÄ 2002, 192. – Sachs III 30. – BEdM I 87. – EM 215f.

Brunner, Alfred (* 30. 8. 1890 Diessenhofen, Schweiz; † 17. 8. 1972 Zürich)
Studium in Zürich, Lausanne, Berlin, Wien und München, Prom. 1917 in Zürich. 1915–1918 chir. WB in

Zürich (→ Sauerbruch). 1918–1926 OA in München (Sauerbruch), dort Habil. 1923. 1926–1941 CA der Chir. Abt. am Kantonspital St. Gallen. 1942–1961 o. Prof. für Chir. in Zürich. Er verbesserte Instrumente für Thorax- und Abdominalchir., gilt als Wegbereiter der Thoraxchir. und regte die Verselbständigung der Anästhesie an. 1956 Präsident der DGCH, 1959 deren Ehrenmitglied. 1952 Mitglied der Leopoldina. 1961 Ehrenmitglied der ISS.
E.: *B.-Rippenschere:* mit schmalem Blatt und geschwungenem Schaft.

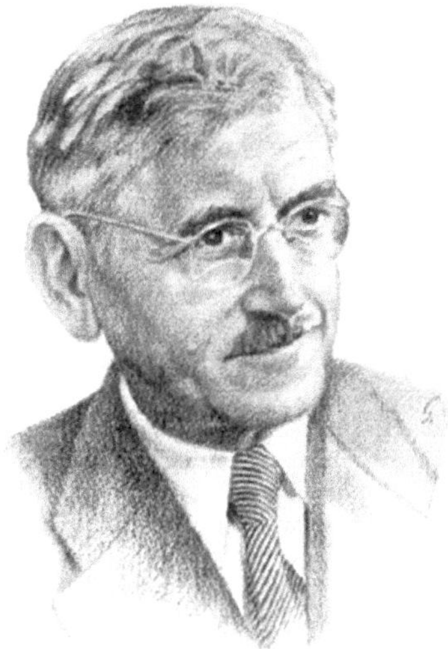

W.: Die chir. Behandlung d. Tuberkulose ..., Leipzig 1924. – Chir. d. Lungen u. des Brustfells, Dresden 1938. – A. B., C. Henschen (Hgg.): Lehrbuch d Chir., I–II, 1949/50.
Lit.: CV 1969, 103–106. – Nissen 321f. – Killian 392f. – Sachs III 348. – BEdM I 87f. – Sachs IV 214.
Abb.: s. Abb.-Verzeichnis.

Brunner, Conrad (* 31. 8. 1859 Diessenhofen, Schweiz; † 8. 6. 1927 Zürich)
Studium und Prom. (1885) in Zürich. Nach chir. WB in Zürich (→ Krönlein) weitere Ausbildung in Wien, Leipzig, Berlin, Dresden und München. Habil. 1890 in Zürich. 1896–1922 CA der Chir. Abt. im Kantonspital Münsterlingen. Dank seiner Forschungen zu Wundinfektionen und Asepsis wurde er zum „Vater der Wundbehandlung“. 1924 Ehrenmitglied der DGCH
W.: Die Verwundeten in den Kriegen d. alten Eidgenossenschaft, 1. T. Bruns' Beitr. klin. Chir. 37 (1903), 2. T. Tübingen 1903. – Handbuch der Wundbehandlung, Stuttgart 1916 (2. Aufl. 1926).
Lit.: CK 1926, 39f. – BLÄ 1933 I 187. – Killian 390f. – A. Ritter, H. Buess: C. B., Basel 1968. – BEdM I 88.

Brunner, Johann Conrad (* 16. 1. 1653 Diessenhofen, Schweiz † 2. 10. 1727 Mannheim)
Studium und Prom. (1672) in Straßburg, danach Studienreise nach Paris, London und Amsterdam. 1687–1688 o. Prof. für Anat. in Heidelberg, danach Leibarzt des Kurfürsten von der Pfalz. Er gehört zu den bedeutendsten Anatomen seiner Zeit.
E.: *B.-Drüsen:* Glandulae duodenales; Schleimdrüsen im Duodenum.
W.: De glandulis in duodeno intestino detectis, Heidelberg 1687.
Lit.: BLÄ 1935 I 738.

Bruno von Longoburgo (de Lamburgo) (* ~ 1200 Longobucco/Kalabrien; † vor 1265?)
Studium in Bologna (→ Ugo dei Borgognoni), zunächst dort in Konkurrenz zu → Tederico dei Borgognoni, später in Padua ansässig. Dort vollendete er 1252 seine *Chirurgia magna*, kurz später die für den praktischen Gebrauch bestimmte Kurzfassung *Chirurgia parva.* Sein Werk basiert vorwiegend auf → Abulkasim, aber auch auf anderen Vorläufern, arbeitet aber eigene Erfahrungen ein und gewann großen Einfluß auf die nachfolgenden chir. Texte in den Landessprachen, dt. ab dem 15. Jh. Er unterscheidet *prima* und *secunda intentio* bei der Wundheilung.
W.: Chirurgia magna (Druck Venedig 1498). – Chirurgia parva (Druck Venedig 1498).
Lit.: Gurlt I 725–740. – VL I 1070f. – EM 216f.

Bruns, Paul Eduard **von** (* 2. 7. 1846 Tübingen; † 2. 6. 1916 Tübingen)

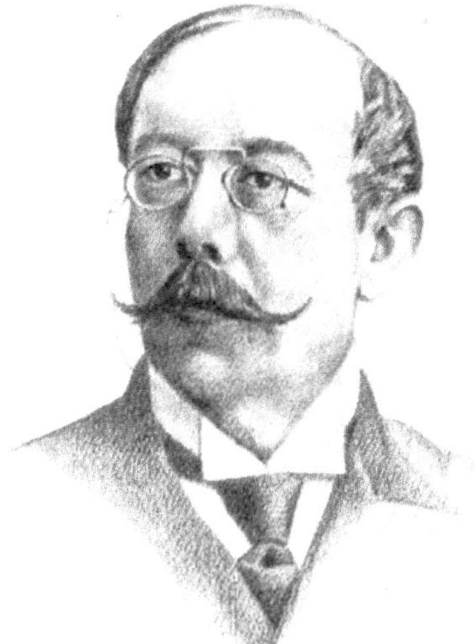

Studium in Berlin und Tübingen, dort 1870 Prom., danach Kriegsteilnahme 1870/71. 1871–1875 chir. WB in Tübingen, dort 1875 Habil. 1877 ao. Prof. und 1882–1909 Nachfolger seines Vaters → V. v. B. als Dir. der Chir. Klinik in Tübingen. Schwerpunkte: Kehlkopf- und Extremitätenchir., Struma, Kriegschir. (Geschoßwirkung), Narkose, Wundbehandlung. Er erfand die Bruns'sche Gehschiene, einen Extensionsapparat und eine Beinschiene. Von ihm stammt die Erstbeschreibung der Meniskusluxation im Knie. Seine Untersuchungen zur Geschoßwirkung führten zum Verbot von Teilmantelgeschossen in der Haager Landkriegsordnung von 1899. Er war Gründer und Herausgeber der *Bei-*

träge zur klinischen Chirurgie, führte die Reihe *Deutsche Chirurgie* nach Bergmanns Tod weiter und begründete die Reihe *Neue Deutsche Chirurgie*. Mitbegründer der DGCH, deren Präsident er 1897 war. 1886 Mitglied der Leopoldina. 1896 geadelt.
E.: *B.-Kanüle:* zweischenklige Trachealkanüle zur Verwendung als „künstlicher Kehlkopf" nach Laryngektomie. – *B.-Watte:* sterilisierte Verbandwatte aus entfetteter und gebleichter Baumwolle.
W.: Die Laryngotomie zur Entfernung intralaryngealer Neubildungen, Berlin 1877. – Die Lehre von den Knochenbrüchen, Stuttgart 1886. – Die Wirkung d. Bleispitzengeschoße, Tübingen 1898. – E. v. Bergmann, P. v. B. (Hgg.): Handbuch d. prakt. Chir., I–IV, Stuttgart 1902/03.
Lit.: H. Küttner, P. v. B., Beitr. klin. Chir. 103 (1916) 1–7. – BLÄ 1933 I 188. – NDB 2 (1955) 686f. – Killian 208. – Sachs III 62–65. – BEdM I 88f.
Abb.: s. Abb.-Verzeichnis.

Bruns, Victor von (* 9. 8. 1812 Helmstedt; † 18. 3. 1883 Tübingen)
Studium in Braunschweig und Tübingen, dort. Prom. 1836. Nach chir. WB in Berlin und Halle 1837 Niederlassung in Braunschweig. Ab 1838 Lehrtätigkeit am dortigen Collegium Anatomico-Chirurgicum, 1839 als Prof. für Anat. und 1840 Leiter des herzogl. KH, 1842 Prof. für Chir. 1843–1882 o. Prof. für Chir. in Tübingen. Er begründete die endoskopische Larynxchir., entwickelte die Galvanokaustik der Extremitäten und forderte mit dem Wahlspruch „Fort mit dem Spray!" (1880) den Übergang zur Asepsis. Gründungsmitglied der DGCH. 1854 geadelt.
W.: Lehrbuch d. allg. Anatomie des Menschen, Braunschweig 1841. – Die erste Ausrottung eines Polypen in d. Kehlkopfhöhle durch Zerschneiden ohne blutige Eröffnung d. Luftwege, Tübingen 1862. – Die Laryngoskopie u. die lanryngoskopische Chir., Tübingen 1865 (2. Aufl. 1873). – Handbuch d. prakt. Chir., I–II, Tübingen 1854–1859 (fortgeführt von P. v. Bruns).
Lit.: E. Gurlt: V. v. B. Ein Nekrolog, Arch. klin. Chir. 29 (1883) 188–201. – Killian 207f. – Sachs III 65–71. – BEdM I 89.

Brunschwig, Alexander W. D. (* 11. 9. 1901 El Paso, Tex.; † 7. 8. 1969 New York)
Studium und Prom. (1927) in Chicago. Danach pathol. WB am Boston City Hosp. 1930/31 Studienaufenthalt in Straßburg, anschließend wieder in Chicago, dort 1940–1947 Prof. für Chir. 1947–1969 Prof. für Chir. in New York (Cornell Univ.) und CA der Gynäkol. am Memorial Hosp. for Cancer and Allied Diseases. Dort entwickelte er radikale Op.-Methoden bei ausgedehnten Abdominal- und Unterleibstumoren, u. a. das Verfahren der Beckenexenteration, die Ureterenimplantation in den Darm und die Ersatzblasenbildung aus einem Kolonabschnitt.
E.: *B.-Operation:* **1.** radikale abdominale Ausräumung der Beckeneingeweide (Evisceratio pelvis) mit Rekonstruktion der Stuhl- und Urinableitung bei ausgedehnten Tumoren. **2.** Methode der Duodenopankreatektomie in einer Sitzung.
W.: Resection of head of pancreas and duodenum for carcinoma – pancreatoduodenectomy, Surg. Gyn. Obstetr. 65 (1937) 681–684. – Radical vaginal operation (Schauta) for carcinoma of the cervix, Amer. J. Obstetr. Gynecol. 66 (1953) 153–160. – Complete excision of pelvic viscera for advanced carcinoma; a one-stage abdominoperineal operation with end colostomy and bilateral ureteral implantation into the colon above the colostomy, Cancer 1 (1948) 177–183.
Lit.: NN: A. B. (1901–1969), CA Cancer J. Clinicians 24 (2008) 361f.

Brunschwig, Hieronymus (* ~ 1450 Straßburg; † 1512/13 Straßburg)
Nach wundärztlicher Ausbildung in Bologna, Padua und Paris zog er als Wundarzt durch Süddeutschland und das Rheinland, nahm 1475 an den Burgunderkriegen teil und war dann als Stadtwundarzt in Straßburg tätig. Er gilt neben → Hans v. Gersdorff als einer der bedeutendsten Autoren der deutschsprachigen Medizin seiner Zeit. Seine *Cirurgia*, die sich neben dem Gesamtgebiet der zeitgenössischen Wundarzneikunde, aber vor allem mit der Behandlung von Verletzungen und Brüchen sowie der Amputation von Gliedmaßen befaßt, stützt sich auf eine Reihe mal. Autoren, aber auch auf eigene Erfahrungen. Große Bedeutung hatten auch seine Destillierbücher.
W.: Buch der Cirurgia. Hantwirckung der wund artzny, Straßburg 1497. – Liber pestilentialis, Straßburg 1500. – Liber de arte distillandi de simplicibus, Straßburg 1500. – Liber de arte distillandi de compositis, Straßburg 1512.
Lit.: Gurlt II 201–221. – BLÄ 1935 I 685. – VL^2 I 1073–1075. – BEdM I 89. – EM 217.

Brussatis, Friedrich Wilhelm (* 1. 4. 1919 Thorn; † 26. 1. 1989 Mainz)
Studium in Berlin und Wien, dort 1943 Prom. 1945–1951 neurochir. WB in Zürich. 1951–1954 orthop. WB in Zürich (Balgrist). 1954–1969 Orthop. Univ.-Klinik Münster, dort 1961 Habil. und 1967 apl. Prof. 1969–1987 o. Prof. für Orthop. in Mainz. Schwerpunkte: Osteosynthese, Gelenkersatz, angeborene Mißbildungen. Er war das erste Nicht-Schweizer Mitglied der AO. 1092 Präsident der DGOOC. 1976 Mitglied der Leopoldina.
W.: Prinzipien für die Verwendung von Schrauben für die Osteosynthese, Zschr. Orthop. 110 (1972) 902–904. – F. B., K. Hahn: Nuklearmed. in d. Orthop., Berlin - Heidelberg - New York 1990.
Lit.: U. Heim: Phänomen AO, Bern 2000.

Bryant, Thomas (* 26. 5. 1828 Kennington; † 30. 12. 1914 London)
Studium in London. Chir. WB in London (Guy's Hosp.). 1853 FRCS. 1871–1888 Prof. für Chir. am Guy's Hosp. in London, wo er auch praktizierte. Er gab u. a. eine Methode der Kolostomie in der Flanke an. 1866 nahm er erstmals eine Splenektomie bei Leukämie vor. 1901–1910 Leibchir. von König Edward VII.
E.: *B.-Dreieck:* Dreieckskonstruktion zur Analyse von verletzungs- oder erkrankungsbedingten Fehlstellungen des Trochanter major femoris. – *B.-Extension:* vertikale Aufhängung beider Beine bei Femurfrakturen des Kleinkindes.

W.: Case of excision of the spleen for an enlargement of the organ, attended with leucocythaemia ..., Guy's Hosp. 12 (1866) 444–452. – Clinical lectures on the diagnostic value of the iliofemoral triangle in cases of injury of the hip-joint, more particularly of impacted fracture, Lancet 1876/I 119–120. – On practice of surgery, 3. Aufl. London 1878. – On colotomy, lumbar and iliac, London 1890.
Lit.: BLÄ 1901, 267. – Leiber/Olbert 77.

Bstch, Otto
Chir. am Städt. KH Lainz in Wien (→ Schönbauer). Weitere Daten konnten nicht ermittelt werden.
E.: *B.-Transfixation:* intraop. Fixierung der reponierten Sehnenstümpfe an der Hand durch perkutan eingespießte Drähte. – *Duodenalstumpfverschluß nach B.:* Einstülpende Naht der Duodenalvorderwand bei knappen Resektionsverhältnissen und tiefsitzendem Ulkus.
W.: Technik d. Resektion tiefsitzender Duodenalulcera, Arch. klin. Chir. 175 (1933) 114–120. – Die Geschwürskrankheit des Magens u. ihre chirurgischen Probleme, Wien 1949.
Lit.: RLM B 338.

Buchholz, Hans-Wilhelm (* 4. 12. 1910 Glogau; † 24. 3. 2002 Hamburg)
Studium in Königsberg, Münster, und Berlin, dort 1937 Prom. 1937–1939 internist., pathol. und radiol. WB in Jena und Düsseldorf. Im II. Weltkrieg Truppenarzt. 1946–1952 chir. WB in Hamburg (AK Heidberg, AK St. Georg). 1952–1975 CA der II. Chir. Abt. am KH St. Georg, Hamburg. 1971 Prof. 1976 Gründung der „Endo-Klinik" in Hamburg. Schwerpunkte: Unfallchir., Schenkelhalsfraktur, Gelenkendoprothetik (Hüft- und Knieprothesen Modell „St. Georg"), periprothetische Infektionen. Er war einer der deutschen Pioniere der Gelenkersatzchir.
W.: H.-W. B., G. Noack: Results of the total hip prosthesis design „St. George", Clin. Orthop. 95 (1973) 201–210. – H.-W. B., K. Heinert: Long-term results of cemented arthroplasty. Analysis of complications fifteen years after operation, Orthop. Clin. North. Amer. 19 (1988) 531–540.
Lit.: CV 1980, 78. – E. Nieder: Zum 85. Geburtstag von H.-W. B., Mitt. DGCH 25 (1996) 34f. – W. Meyer, A. Siegel: H. W. B. Chir. u. Visionär, Neumünster 2011.

Buck, Gurdon (* 4. 5. 1807 New York; † 6. 3. 1877 New York)
Studium und Prom. (1830) in New York. Anschließend Studienreise nach Paris, Berlin und Wien. 1833 Niederlassung in New York, wo er ab 1837 am New York Hosp. und 1852–1862 am New York Eye and Ear Infirmary tätig war. Er erfand die nach ihm benannte Korrekturosteotomie bei Knieankylosen und einen Extensionsapparat für Femurfrakturen.
E.: *B.-Op.:* ventrale Keilresektion des Kniegelenkes (Patella, Femurkondylen, Tibiagelenkfläche) und Arthrodese b. Ankylose in starker Beugung.
W.: The knee-joint anchylosed at a right angle – restored nearly to a straight position after the excision of a wedge-shaped portion of bone ..., Amer. J. med. Sci. n. s. 10 (1845) 277–284. – New treatment for fractures of femur, Bull. N. Y. Acad. Med. 1 (1860/62) 181–188.
Lit.: BLÄ 1935 I 752f. – L. F. Peltier: G. B., Clin. Orthop. 356 (1998) 3.

Buck-Gramcko, Dieter (* 28. 10. 1927 Hamburg; † 3. 10. 2012 Hamburg)
Studium in Hamburg und Düsseldorf, Prom. 1953 in Hamburg. 1952/53 internist. und orthop. WB Hamburg, 1954 chir. WB Graz (→ Ehalt), 1955–1959 in Hamburg (→ Buchholz), ab 1959 BG Unfallklinik Hamburg. 1957 Studienaufenthalt in Göteborg (→ Moberg). 1962 Gründung der ersten handchir. KH-Abt. Deutschlands in der BG-Unfallklinik Hamburg, die er bis 1992 leitete. Schwerpunkte: Daumenrekonstruktion (Pollizisation), angeborene Fehlbildungen, Handverletzungen, Dupuytren-Kontraktur. Der Mentor der deutschen Handchir. war Mitbegründer und langjähriger Hg. der Zschr. *Handchirurgie* sowie Gründer der Deutschsprachigen Arbeitsgemeinschaft für Handchir. 2005 Ehrenmitglied der DGCH.
W.: Zur Wiederherstellung der Oppositionsfähigkeit des Daumens, Arch. klin. Chir. 302 (1962) 7–13. – Pollizisation of the index finger. Method and results in aplasia and hypoplasia of the thumb, J. Bone Jt. Surg. 53-A (1971) 1605–1617. – H. Nigst, D. B.-G., H. Millesi (Hgg.): Handchir., I–II, Stuttgart - New York 1981–1983. – Congenital malformations of the hand and forearm, London 1998. – Ein Leben für die Handchir. 100 Lebensbilder, Darmstadt 2007.
Lit.: CV 1980, 78–80. – N. Benatar, R. Hoffmann, P. Brüser: D. B.-G. Eine Festschrift zum 65. Geburtstag, Erlangen 1992. – P. Mailänder: Nachruf auf D. B.-G., Mitt. DGCH 42 (2013) 75.

Budd, George (* Feb. 1808 North Taunton, Devonshire; † 14. 3. 1882 Ashleigh, North Devon)
Nach Studien in Cambridge Studium der Med. in Paris und London. Danach als Arzt auf dem Hospitalschiff Dreadnaught, wo er umfangreiche Studien über Leberkrankheiten an den aus den Tropen heimgekehrten Matrosen machen konnte. 1840 Prom. in Cambridge sowie 1840–1863 Prof. für Inn. Med. am King's College in London.
E.: *B.-Chiari-Syndrom:* Stenose bzw. Verschluß der Lebervenen.
W.: On diseases of the liver, London 1845 (3. Aufl. 1857).
Lit.: BLÄ 1935 I 754f.

Budde, Werner (* 1. 9. 1886 Istanbul; † 28. 8. 1960 Halle)
Studium in Berlin, München und Bonn, dort 1913 Prom. Im I. Weltkrieg Truppenarzt. Chir. WB in Halle (→ Schmieden, → Voelcker), dort 1921 Habil. und OA, 1925 ao. Prof. 1926–1945 Ltg. der Chir. Abt. des St.-Barbara-KH in Halle. 1937 Entzug der Lehrbefähigung und des Prof.-Titels, da er mit einer Jüdin verheiratet war. 1945–1956 o. Prof. für Chir. in Halle, wo er nach dem Krieg als Dekan den med. Lehrbetrieb wieder in Gang brachte sowie in einem Klinikneubau alle chir. Spezialfächer vereinte. Schwerpunkte: Magen-Darm-Chir., Pathophysiol. des Magens, Ulkusrezidiv, Neurochir. 1948 Mitbegründer und Gründungsvorsitzender der Chirurgenvereinigung Halle-Wittenberg. 1950 Mitglied der Leopoldina.

W.: Physiol d. Magenmuskulatur, I–II, Pflügers Arch. 200 u. 203. – W. B., H. J. Weickardt: Beitrag zur Frage d. kons. oder op. Behandlung d. pertrochanteren Femurfrakturen, Zbl. Chir. 80 (1955) 1352–1357.
Lit.: CK 1938, 80. – Killian 292f. – BLÄ 2002, 197f. – BEdM I 90. – Kiene/Reding/Senst 339f.

Bücherl, Emil Sebastian (* 6. 11. 1919 Furth i. W.; † 28. 6. 2001 Berlin)
Studium in München, Rom und Heidelberg, dort 1944 Prom. 1944/45 Kriegsdienst. WB 1945–1948 in Amberg, 1949 Pathol. in München, 1948–1951 Physiol. in Göttingen, 1951/52 Studienaufenthalt in Stockholm (Herzchir., → Crafoord). 1952–1957 Chir. in Göttingen (→ Hellner), dort 1955 Habil. 1957–1964 OA in Berlin (→ Linder; → H. Franke). 1964–1969 CA der Chir. Abt. am Städt. KH Berlin-Neukölln. 1969–1988 o. Prof. für Chir. am Univ.-Klinikum Charlottenburg der FU Berlin. Schwerpunkte: Biologischer und künstlicher Organersatz (Herz, Lunge, Ösophagus, Trachea), Kunstherz, Herzschrittmacher, Didaktik in der Chir. Der Pionier der Transplantationschir. (1963 erste Nierentransplantation, 1986 erste Kunstherzimplantation in Deutschland) war Mitherausgeber des *Archivs für klinische Chirurgie*. Er starb an den Folgen eines Unfalls.
W.: Extracorporaler Kreislauf mit künstlichem Herz-Lungen-System, Thoraxchir. 1956. – Einkammeriges „Kunststoffherz" zur Überbrückung einer Insuffizienz des linken Ventrikels durch Blutumleitung vom linken Vorhof in die Aorta, Arch. klin. Chir. 313 (1965).
Lit.: CV 1980, 73–78. – Winau/Vaubel 19. – Killian 360f.

Büchter, Leni (* 12. 2. 1916 Werthersbruck, Niederrhein; † 3. 6. 2010 Xanten)
Nach Krankenpflegeausbildung Studium in Marburg, Graz und Düsseldorf, dort 1948 Prom. Pflichtassistentenzeit in Schönebeck/Elbe. Chir. WB dort und 1953–1955 in Halle (→ Budde; → Mörl). 1957 Studienaufenthalt in Göteborg (→ Moberg), von dem sie viele Anregungen für die Handchir. der DDR mitbrachte, die sie in Halle etablierte. 1969 Habil. 1975–1976 ao. Prof. Bis 1978 noch in Halle aktiv, 1979–1984 als Handchir. am Ev. KH Köln-Kalk. Erwähnt bei Uwe Tellkamp, *Der Turm*.
W.: Chir. Behandlung d. verletzten u. erkrankten Hand, Leipzig 1972.
Lit.: Buck-Gramcko 39–41. – Kiene/Reding/Senst 341. – D. Buck-Gramcko: L. B. 1916–2010, Handchir. Mikrochir. Plast. Chir. 42 (2010) 325.

Büdinger, Konrad (* 12. 2. 1867 Zürich; † 20. 3. 1944 Wien)
Studium und Prom. (1890) in Wien. Ab 1892 chir. WB in Wien (→ Billroth, → Gussenbauer), 1896 Habil. und Primararzt für Chir. am Rochus- und Rudolfspital Wien. Ab. 1903 Dir. der I. Chir. Abt. des Allg. KH in Wien. 1909 Tit.-Prof. Ab 1938 zurückgezogen lebend.
E.: *B.-Ludloff-Läwen-Syndrom:* Knorpelschaden der Kniescheibenrückseite (Chondromalacia patellae).
W.: Die Einwilligung zu ärztl. Eingriffen, Wien 1906. – Über Ablösung von Gelenkteilen u. verwandte Prozesse, Dtsch. Zschr. Chir. 84 (1906) 311–365. – Über traumatische Knorpelrisse im Kniegelenk, Dtsch. Zschr. Chir. 92 (1908) 510–536.
Lit.: CK 1926, 41f. – BLÄ 1933 I 193. – BLÄ 2002, 200. – BEdM I 92.

Bülau, Gotthard (* 27. 2. 1835 Hamburg; † 20. 10. 1900 Hamburg)
Studium der Med. 1854–1858 in Heidelberg, Würzburg und Göttingen, dort Prom. 1858. Ab 1858 Ass. am Allg. KH Hamburg. 1869–1886 dort leitender Arzt einer Abt. der Med. Klinik. Führte um 1875 die Heberdrainage zur Behandlung der Pleuraempyeme ein, die anfangs auf heftigen Widerstand stieß, sich aber später doch durchsetzte und von → Perthes weiterentwickelt wurde. Sie ist nicht über einen bestimmten Punktionsort definiert.
E.: *B.-Drainage:* Heberdrainage des Pleuraraums bei Empyem oder Pneumothorax.
W.: Für die Heber Drainage bei Behandlung des Empyems, Zschr. klin. Med. 18 (1890) 31–45.
Lit.: BLÄ 1901 274f. – Killian 413. – J. A. Meyer: G. B. and closed water-seal drainage for empyema, 1875–1891, Ann. Thorac. Surg. 48 (1989) 597–599.

Bünger, Christian Heinrich (* 11. 10. 1782 Braunschweig; † 8. 12. 1842 Marburg)
Studium in Halle und Helmstedt. Prosektor der Anat. in Helmstedt bis 1810, danach in Marburg, dort 1812 ao. Prof. und 1815–1842 o. Prof. für Anat. Er gründete ein neues Anat. Inst., legte eine umfangreiche Präparatesammlung an und war als Lehrer und Operateur erfolgreich. Er versuchte 1817 vergeblich den Nasenersatz durch freie Transpl. von Oberschenkelhaut und führte erfolgreich eine der frühesten beidseitigen Unterbindungen der A. carotis communis durch.
W.: Prima carotidi utrique corporis humani prospero cum eventu applicata ligatura, Marburg 1828.
Lit.: ADB 3 (1876) 540. – BLÄ 1933 I 758f. – BEdM I 93

Buerger, Leo (* 13. 9. 1879 Wien; † 6. 10. 1943 New York)
Studium und Prom. (1901) in New York. Danach pathol. und chir. WB in New York, 1905 Studienaufenthalt in Breslau (→ Mikulicz). Ab 1906 als Chir. am Mount Sinai Hosp. in New York tätig. 1917 Prof. für Urol. in New York, 1930–1934 in Los Angeles. Danach wieder in New York, aber nur an kleineren Kliniken tätig. Er erforschte die Thrombophlebitis obliterans, die 1879 von F. v. → Winiwarter beschrieben worden war, machte weitere Forschungen zur Angiologie, entwickelte ein spezielles Zystoskop und führte die Radiumtherapie von malignen Blasentumoren ein.
E.: *Winiwarter-B.-Krankheit:* Gangrän der Extremität bei Thrombangitis obliterans auf dem Boden einer Entzündung der Gefäßinnenhaut.
W.: Thrombo-angitis obliterans: A study of the vascular lesions leading to presenile spontaneous gangrene, Amer. J. Med. Sci. 136 (1908) 567–580. – The circulatory disturbances of the extremities, Philadelphia - London 1924.
Lit.: BLÄ 1933 I 193. – C. Diehm, M. Schäfer: War Leo Buerger Internist oder Chir.? Herz + Gefäße 12 (1992) 462f. – BLÄ 2002, 201.

Bürkle de la Camp, Heinz (Heinrich) Peter (* 3. 6. 1895 Bonndorf, Baden; † 2. 5. 1974 Dottingen)

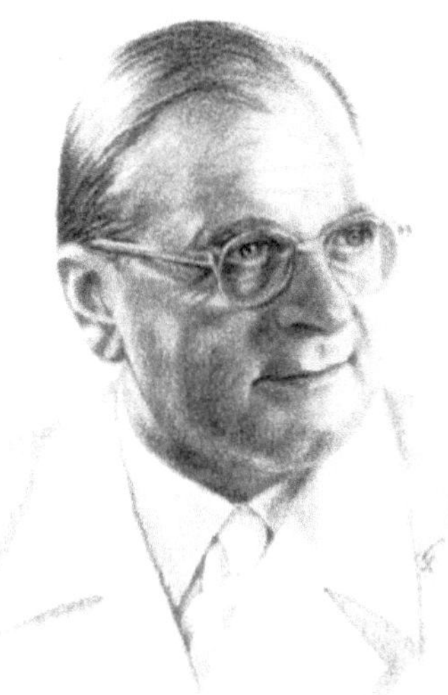

Studium in Freiburg, Leipzig und München, Prom. in Freiburg 1922. 1922–1924 pathol. WB in Freiburg; 1924–1928 chir. in Freiburg (→ Lexer). 1927/28 Aufenthalt in Zürich (→ Clairmont) und Wien (→ Eiselsberg). 1928–1933 OA in München (Lexer), dort 1929 Habil. für Chir. 1933 ao. Prof. 1933–1962 CA der Chir. Klinik und Poliklinik der Berufsgenossenschaftlichen Krankenanstalt „Bergmannsheil" in Bochum mit Lehrauftrag für Unfallchir. an der Med. Akademie Düsseldorf. 1939–1945 Beratender Chir. Schwerpunkte: Unfall-, Plastische und Wiederherstellungschir., Blutgruppenforschung, Gelenkplastiken, Kriegschir., Berufskrankheiten. 1950 Präsident der DGU, 1954 deren Ehrenmitglied, 1969 Ehrenpräsident. Wiederbegründer der DGU nach dem II. Weltkrieg. 1955 Präsident der DGCH, 1961 deren Ehrenmitglied, 1965–1971 Generalsekretär. 1956 Ehrenmitglied der ISS. 1971 Verleihung der Ernst-von-Bergmann-Gedenkmünze in Gold. Nach ihm ist ein Preis der DGPW benannt.
W.: H. B. d. l. C., P. Rostock (Hgg.): Handbuch der ges. Unfallheilkunde, 2. Aufl., I–II, Stuttgart 1955 (3. Aufl. I–III, 1963–1966). – Das ärztl. Gutachten im Versicherungswesen, Leipzig 1939–1949 (3. Aufl. 1968). – (Hg.): CV 1969.
Lit.: CV 1969, 115–121. – H. P. Harrfeldt: H. B. d. l. C. zur 100. Wiederkehr seines Geburtstages, Mitt. DGCH 24 (1995) 169–171. – W. Beck: Ethik u. Ästhetik in d. Chir. H. B. d. l. C. zur 100. Wiederkehr seines Geburtstages, Mitt. DGCH 24 (1995) 172–185. – BEdM I 94.
Abb.: s. Abb.-Verzeichnis.

Büschelberger, Johannes (Hanns) (* 12. 6. 1909 Dresden; † 28. 9. 1984 Dresden)
Studium und Prom. (1935) in Leipzig. Orthop. WB 1938–1945 in Dresden, danach Aufbau der Behinderten- und Krüppelfürsorge im zerstörten Dresden, Leitung einer Einrichtung für Unfallgeschädigte, Behinderte und Kriegsversehrte sowie eines Instituts für Wirbelsäulentuberkulose. 1954–1974 Dir. der Orthop. Klinik der Med. Akad. Dresden (1961 Habil., 1965 o. Prof.). Schwerpunkte: Rehabilitation, Wirbelsäulen-, Extremitätendeformitäten, technische Orthop. 1974 Vorsitzender der Gesellschaft für Orthopädie der DDR.
W.: Chronische Polyarthritis aus orthopädischer Sicht, Beitr. Orthop. Traumatol. 17 (1970) 722–724. – Physikalische Hilfsmittel für behinderte Kinder, Zschr. Ärztl. Fortbild. 52 (1958) 387–393.
Lit.: C. Crasselt: H. B. zum 65. Geburtstag, Beitr. Orthop. Traumatol. 21 (1974) 313–314. – Klimpel 2015, 20.

Buff, Hans Ulrich (* 14. 3. 1913 Heiden, Appenzell; † 27. 3. 2004 Zürich)
Studium in Genf, Bern, Wien und Zürich, Appr. 1937. 1938 Studienaufenthalt in Paris. WB Pathol. Genf, Chir. ab 1939 in Zürich (→ Clairmont; → A. Brunner). Nach dem II. Weltkrieg operierte er in Jugoslawien verletzte Widerstandskämpfer, was sein Interesse für die Wiederherstellungschir. weckte. Studienaufenthalt in London. 1947 OA, 1952 Habil. 1954–1961 CA der Chir. Abt. am Bürgerspital Solothurn. 1961–1984 o. Prof. für Chir. und Dir. der Klinik für Allgemein-, Unfall- und Wiederherstellungschir. in Zürich (Klinik B). Schwerpunkte: Plast. Chir., Traumatol., Gefäßchir. Er eröffnete das erste Schweizer Verbrennungszentrum und gilt als Pionier der Wiederherstellungschir. in Europa.
W.: (Hg.): Notfallchir., Erlangen 1976. – (Hg.): Respiratorische Insuffizienz bei Mehrfachverletzten, Erlangen 1976.
Lit.: CV 1980, 80. – Killian 395f. – F. Largiadèr: In memoriam H-U. B., Schweiz. Ärzteztg. 85 (2004) 1756f.

Bum, Anton (* 2. 7. 1856 Brünn; † 18. 8. 1925 Wien)
Studium und Prom. (1879) in Wien. 1879–1883 Chir. WB im KH Wieden in Wien (→ Mosetig). Studienreise nach Holland und Schweden, wo er sich in schwedischer Gymnastik ausbilden ließ (Thure Brandt). Zurück in Wien gründete er ein Inst. für Orthop. und Heilgymnastik und stellte Massage und Heilgymnastik auf eine wiss. Grundlage. Habil. 1904 in Wien, dort Vorlesungstätigkeit. Ab 1887 langjähriger Schriftleiter der *Wiener med. Presse* und der *Wiener Klinik*.
W.: Handbuch d. Massage u. Heilgymnastik, Wien - Leipzig 1896 (4. Aufl. 1907). – Lexikon für physikalische Therapie, Berlin - Wien 1904.
Lit.: BLÄ 1933 I 199. – BEdM I 95.

Bunnell, Sterling (* 17. 7. 1882 San Francisco; † 20. 8. 1957 San Francisco)
Studium in Berkeley und San Francisco, Prom. 1908. Chir. WB u. a. in Cleveland, danach in chir. Praxis in San Francisco tätig, dazwischen im I. Weltkrieg als Militärchir. in Frankreich eingesetzt, wo sein Interesse für die Handchir. entstand. 1944–1947 gründete er im Dienst der Armee handchir. Zentren, deren fachliche Weiterentwicklung er betreute. Er inaugurierte die „atraumatische" Op.-Technik, führte 1929 erstmals eine Daumenrekonstruktion mittels „Pollizisation" durch, entwickelte die Technik der Ausziehnaht für Sehnen

und gab Methoden zur freien Sehnen- und Nerventransplantation bei Defekten, zur Wiederherstellung beeinträchtigter Handfunktionen (Daumenopposition) sowie Lappenplastiken an. Er gilt als Begründer der modernen Handchir. und war 1946 Mitbegründer und 1946/47 erster Präsident der American Society for Surgery of the Hand.
E.: *B.-Naht:* Sehnennahttechnik mit zickzackförmiger Fadendurchflechtung.
W.: Physiological reconstruction of a thumb after loss, Surg. Gyn. Obstetr. 52 (1931) 245–248. – Opposition of the thumb, J. Bone Jt. Surg. 20 (1938) 269–284. – Surgery of the Hand, Philadelphia 1944 [5. Aufl. 1970; dt. Übers.: → J. Böhler]
Lit.: L. D. H.: St. B., J. Bone Jt. Surg. 39-A (1957) 1409–1411. – N. T. Kirk: St. B., J. Bone Jt. Surg. 40-A (1958) 488–490. – Buck-Gramcko 45–52.

Burdach, Karl Friedrich (* 12. 6. 1776 Leipzig; † 16. 7. 1847 Königsberg)
Studium, Prom. und Habil. in Leipzig. Nach Studienreise nach Wien 1799 Dozent in Leipzig und Hinwendung zur Naturphilosophie. 1811–1814 Prof. für Anat. und Physiol. in Dorpat, 1814–1847 in Königsberg, wo er eine anat. Anstalt gründete, die er bis 1827 leitete, und die Anat. durch wichtige Entdeckungen bereicherte.
E.: *B.-Strang:* Fasciculus cuneatus; Hinterstrangbahn mit sensiblen Fasern.
W.: Beiträge zur näheren Kenntniss des Gehirns, Leipzig 1805. – Vom Baue u. Leben des Gehirns, Königsberg 1819.
Lit.: ADB 3 (1876) 578–580. – BLÄ 1935 I 771f.

Burkhardt, Ludwig (* 21. 6. 1872 Ansbach; † 15. 3. 1922 Nürnberg)
Studium in Würzburg, Kiel und München, dort Prom. 1895. Chir. WB in München (→ Angerer) und Würzburg (→ Schönborn), dort 1902 Habil., 1906/07 komm. Leitung der Klinik, 1907 ao. Prof. 1910–1922 CA der Chir. Abt. am Städt. KH Nürnberg. Im I. Weltkrieg Sanitätsoffizier. Er war ein Protagonist der intravenösen Narkose.
W.: Intravenöse Narkose, Münch. med. Wschr. 56 (1909) 1678.
Lit.: BLÄ 1933 I 203f. – Bay. Chir. 1979, S. 66f.

Burri, Caius (* 1933 Bern; † 13. 3. 2002)
Studium und Prom. (1959) in Bern. 1960–1963 Ass. in verschiedenen Einrichtungen, u. a. am Labor für experimentelle Chir. in Davos. 1964–1970 chir. WB in Chur und Basel (→ Allgöwer), dort Habil. 1970. Studienaufenthalte in Stockholm (1965) und Nashville, TN (1967). 1973–1990 o. Prof. für Unfallchir. an der Univ. Ulm (zweiter Lehrstuhl in Deutschland nach Hannover). Schwerpunkte: Schock und Volumenersatz, Verbrennungen, Implantatentwicklung, Knocheninfektionen, Kniegelenksverletzungen. Er etablierte 1973 die „Reisensburger Expertengespräche". Außerdem errichtete er über eine Stiftung ein wegweisendes „Institut für Unfallchir. Forschung und Biomechanik". Als Künstler und Kunstmäzen war er auch mitverantwortlich für die Einrichtung des Skulpturenweges „Kunstpfad Universität Ulm". 1983 Präsident der DGU.
W.: Posttraumatische Osteitis, Bern - Stuttgart - Wien 1974 (2. Aufl. 1979). – (Hg.): Unfallchir., Berlin - Heidelberg - New York 1974 (3. Aufl. 1982).
Lit.: Killian 458–460. – L. Claes, L. Kinzl: C. B. – eine außergewöhnliche Persönlichkeit der Unfallchir., DGU Mitt. Nachr. Nr. 46 (Okt. 2011) 13f.

Busch, Karl David **Wilhelm** (* 5. 1. 1826 Marburg; † 24. 11. 1881 Bonn)
Studium und Prom. (1848) in Berlin. Anschließend Lazaretteinsatz und Studienreise nach Großbritannien, Spanien, Algerien, Paris, Wien und Triest. 1851–1855 chir. WB in Berlin (→ B. Langenbeck). 1852 Habil. 1855–1881 o. Prof. für Chir. in Bonn. Erstbeschreiber der nach ihm benannten Fraktur. Nach seiner Beobachtung, daß es nach einem Erysipel zu einer Spontanheilung des gleichzeitig bestehenden Krebsleidens gekommen war, versuchte man vielerorts, künstlich herbeigeführte Erysipel-Infektionen oder künstlich herbeigeführtes Fieber in die Krebstherapie zu integrieren (vgl. → Fehleisen), worüber auch → W. Meyer berichtete.
E.: *B.-Fraktur:* Ausrißfraktur des Strecksehnenansatzes am Fingerendglied (intraartikuläre Fraktur).
W.: Lehrbuch d. Chir., I–II, Berlin 1850–1869. – Über den Einfluss, welchen heftigere Erysipele zuweilen auf organisirte Neubildungen ausüben, Berlin. klin. Wschr. 23 (1866) 245. – Über den Abriss der Strecksehne v. d. Phalanx des Nagelgliedes, Zbl. Chir. 8 (1881) 1–5.
Lit.: O. W. Madelung: W. B., Prof. d. Chir. in Bonn. Nekrolog, Arch. klin. Chir. 27 (1882) 490–528. – BLÄ 1901, 288–290. – ADB 47 (1903) 406f. – Killian 320f. – Sachs III 227. – BEdM I 97f.

Bushe, Karl-August (* 16. 12. 1921 Göttingen; † 13. 4. 1999 Würzburg)
Studium 1939–1945 in Freiburg, Göttingen und Berlin, 1945 Prom. in Göttingen. Nach chir. WB 1945–1949 in Göttingen (→ Hellner) nervenärztliche und neurophysiol. WB 1949–1961 in Göttingen (Gerhard Okonek), dort 1956 Habil. 1961 apl. Prof. in Göttingen. 1962–1974 o. Prof. für Neurochir. in Göttingen, 1974–1990 in Würzburg. Schwerpunkte: Gefäß- und Tumorchir. des Gehirns, Neurochir. des Kindes- und Jugendalters, Neurotraumatologie, spinale Neurochir. 1967/68 Präsident der Dtsch. Ges. für Neurochir. 1992/93 Gründungsdekan der Med. Fakultät der TU Dresden. 1991–1994 Präsident der Dtsch. Ges. für Nervenheilkunde. 1984 Mitglied der Leopoldina.
W.: K.-A. B., P. Glees (Hgg.): Chir. des Gehirns u. Rückenmarks im Kindes- u. Jugendalter, Stuttgart 1968. – L. Koslowski, W. Irmer, K.-A. B.: Lehrbuch d. Chir., Stuttgart 1981.
Lit.: CV 1980, 87. – [Nachruf], Dtsch. Ärztebl. 96 (1999) B-1595f. – BEdM I 98. – Klimpel 2017, 145.

Buzello, Arthur (* 5. 7. 1890 Angerburg [Wegonewo], Ostpreußen; † 27. 9. 1967 Celle)
Studium in Halle und Greifswald. Nach Kriegsteilnahme dort 1919 Prom. Danach hygien. und gynäkol. WB in Greifswald und Stettin sowie chir. WB in Greifswald (→ Pels-Leusden), dort 1923 Habil., 1929 ao. Prof. 1931–1942 CA der Chir. Abt. am Diakonissenkrankenhaus Duisburg. 1942–1948 erneut Kriegs-

teilnahme und Gefangenschaft. Danach beratender Arzt der BG in Duisburg. 1950/51 o. Prof. für Chir. in Leipzig. Danach CA der Bergbau-Poliklinik in Holzweißig (Bitterfeld), ab 1964 in Westdeutschland. Schwerpunkt: chir. Infektionen.
W.: Die akuten eitrigen Infektionen in d. Chir. u. ihre Behandlung, Berlin - Wien 1926. – Der Wundstarrkrampf des Menschen, Stuttgart 1929.
Lit.: CV 1938, 89. – BLÄ 1933 I 208. – Professorenkatalog Univ. Leipzig. – BLÄ 2002, 217.

C

Callisen, Adolf Karl Peter (* 8. 4. 1786 Glückstadt; † 7. 3. 1866 Wandsbek)
Studium in Kiel und Kopenhagen, Prom. 1809 in Kiel. Anschließend Studienreise durch Deutschland, die Schweiz, Italien und Holland. 1813 Regimentschir. in Kopenhagen, 1816 dort ao. Prof. und 1829 o. Prof. an der Chir. Akad., 1842 an der Univ. 1821 Mitglied des Collegium Academicum Chirurgicum und 1824 des königl. Gesundheitskollegiums. Ab 1843 prakt. Arzt in Altona. Er übersetzte das chir. Standardwerk seines Onkels (*Principia systematis chirurgiae hodiernae*) und setzte sich durch das *Schriftstellerlexikon* ein bleibendes Denkmal.
W.: (Übers., Hg.): H. Callisen: System der neueren Chirurgie, I–II, Kopenhagen 1822–1824. – Medicinisches Schriftsteller-Lexicon d. jetzt lebenden Aerzte, Wundärzte, Geburtshelfer, Apotheker u. Naturforscher aller gebildeten Völker, I–XXXIII, Kopenhagen – Altona 1830–1845 [Neudruck 1964].
Lit.: ADB 3 (1876) 708f. – BLÄ 1935 I 806. – BEdM I 99.

Callisen, Heinrich (* 11. 5. 1740 Preetz, Holstein; † 5. 2. 1824 Kopenhagen)
Handwerkschir. Ausbildung in Kopenhagen. Nach Ausbildung in Anat. und Chir. an der Akad. Assistenzchir. am königl. Hosp. und Vorlesungstätigkeit. 1768–1771 Studienreise nach Paris und London (→ W. Hunter). Danach Marinechir. 1772 Prom. 1773 Prof. für Chir. an der Univ. 1791–1824 Prof. an der neugegründeten Chir. Akad. Kopenhagen, 1794 deren Generaldir.
W.: Institutiones chirurgiae hodiernae in usum academicum adornatae, Kopenhagen 1777. – Principia systematis chirurgiae, I–II, Kopenhagen 1788–1790 (3. Aufl. 1815–1817).
Lit.: ADB 3 (1876) 710. – BLÄ 1935 I 805.

Calot, Jean-François (* 17. 5. 1861 Arrens, Hautes-Pyrénées; † 1. 3. 1944 Saint Savin, Hautes-Pyrénées)
Studium und Prom. (1890) in Paris. 1890–1941 Chir. am Hôp. Rothschild und am Hôp. Cazin-Perrochaud in Berck-sur-Mer, wo er 1900 ein Orthop. Institut gründete, das durch seine Gibbus-Behandlung weltberühmt wurde. Schwerpunkte: Knochentuberkulose des Kindesalters, Orthopädie.
E.: *C.-Dreieck:* Von der A. cystica, dem Ductus cysticus und dem Ductus hepaticus begrenzter Raum; Orientierungspunkt bei der Cholezystektomie. – *C.-Verfahren:* gewaltsame Streckung eines spondylotischen (tuberkulösen) Gibbus und anschließende Fixierung im Gipsmieder.
W.: De la cholécystectomie, Paris 1890. – Note sur quelques modifications apportées à la technique du redressement des maux de Pott, Paris 1897. – L'orthopédie indispensable aux praticiens, Paris 1980 (9. Aufl. 1926).
Lit.: BLÄ 1933 I 212f. – BLÄ 2002. – W. S. Haubrich: C. of the triangle of C., Gastroenterology 123 (2002) 1440.

Calvé, Jacques (* 18. 8. 1875 Paris; † 10. 3. 1954 Berck, Pas-de-Calais)
Studium und Prom. (1906) in Paris. Studienaufenthalt in Liverpool (→ R. Jones). 1906–1920 chir. Ass. am Hôpital maritime in Berck, dort ab 1925 als Chefchir., wo er sich v. a. mit der orthop. Chir., Knochen- und Gelenktuberkulose beschäftigte. Er gründete mit Spendengeldern eine Klinik zur Behandlung tuberkulosekranker Kinder. 1945 nach den USA ausgewandert, kam er 1953 zurück nach Berck.
E.: *Morbus Legg-C.-Perthes:* aseptische Osteonekrose des Hüftkopfes (Osteochondropathia deformans coxae juvenilis).
W.: Sur une forme particulière de pseudo-coxalgie greffée sur des déformations caractéristiques de l'extremité supérieure du fémur, Rev. Chir. 42 (1910) 54–84.
Lit.: BLÄ 1933 I 213. – Davis 15. – H. P.: In memoriam J. C., J. Bone Jt. Surg. 36-B (1954) 502f. – BLÄ 2002.

Campbell, Willis Cohoon (* 18. 12. 1880 Jackson, MS; † 4. 5. 1941 Chicago)
Studium in Charlottesville, VA, Abschluß 1904. 1906 trat er in die Praxis ein, wandte sich der Orthop. zu und machte eine Studienreise nach London und Wien, woran er Aufenthalte in New York und Boston anschloß. 1909 zurück in Memphis. 1910 mit der Errichtung einer Orthop. Abt. an der Univ. beauftragt, wurde er der erste Prof. für Orthop. in Memphis. 1920 gründete er die Willis C. Campbell Clinic für Orthop. Er war ein Pionier der Arthroplastik. Mitbegründer und 1933 erster Präsident der AAOS. 1938 Ehrenmitglied der DGOOC.
W.: Operative Orthopaedics, St. Louis 1939 (13. Aufl. 2016: Campbell's Operative Orthopaedics).
Lit.: NN: W. C. C. 1880–1941, J. Bone Jt. Surg. 23 (1941) 716f.

Camper, Pieter [Petrus] (* 11. 5. 1722 Leiden; † 7. 4. 1789 Den Haag)
Studium und Prom. (1746) in Leiden. Danach Niederlassung in Leiden, kurz danach Studienreise nach Paris. 1749 Prof. für Philosophie, Anat. und Chir. in Franeker (Friesland), 1755 in gleicher Funktion und 1758 auch für Med. in Amsterdam, 1763–1773 in Groningen. Danach private mikroskopisch-anat. und anthropologisch-anthropometrische Studien. Er entdeckte die Parallelität der Frakturen von Ellenbogen und Kniescheibe und schuf ein hervorragend illustriertes Werk über Hernien.
E.: *C.-Kreuzung:* Chiasma tendinum (Hand). – *C.-Faszie:* oberfl. Schicht der Bauchfaszie in der unteren Abdominalhälfte. – *C.-Gesichtswinkel:* Winkel zwischen der *C.-Linie* (zwischen Oberrand des Gehörgangs und Unterrand der Nase) und der Linie zwischen Augenbrauenwulst und Oberkiefer unterhalb der Nase.
W.: Dissertatio de fractura patellae et olecrani, Den Haag 1789. – Über den natürlichen Unterschied der Gesichtszüge in Menschen verschiedener Gegenden und

 C. Weißer, *Chirurgenlexikon*, https://doi.org/10.1007/978-3-662-59238-0_3

verschiedenen Alters, deutsch von S. T. Soemmerring, Berlin 1792. – Icones herniarum, hg. von S. T. Soemmerring, Frankfurt a. M. 1801.
Lit.: BLÄ 1935 I 813f. – E. M. B.: P. C., Clin. Orthop. 110 (1975) 2. – RLM I C 13. – EM 228f.

Carcano Leone, Giovanni Battista (* 1536 Mailand; † 1606 Pavia)
Studium in Mailand und Pavia. Noch nicht 20jährig zum *chirurgo maggiore* der Armee des Fernando Álvarez de Toledo, Herzog von Alba, ernannt. Nach guten kriegschir. Erfolgen bei der Behandlung von Schußwunden wurde er Leiter des Mailänder Militärhospitals. 1561/62 weitere Studien der Anat. bei → Fallopio in Padua. 1573–1599 Prof. der Anat. und Chir. in Pavia. Noch zu Lebzeiten ließ er 1600 sein Grabdenkmal anfertigen. Von ihm stammt ein ausführliches Werk über Kopfverletzungen.
W.: De vulneribus capitis liber absolutissimus triplici sermone contentus, Mailand 1583.
Lit: Gurlt II, 433–445. – DBI 19 (1976).

Carmichael, Richard (* 6. 2. 1779 Dublin; † 8. 6. 1849 Clontarf)
Studium in Dublin, danach einige Jahre Militärchir. 1803 Niederlassung in Dublin und als Chir. am St. George's Hosp. tätig. Ab 1810 Chir. an verschiedenen anderen Dubliner Hosp. und gründete 1826 eine med. Schule. Er führte in Irland die erste Exstirpation der Parotis und die erste Hüftexartikulation durch.
W.: Case of amputation at the hip-joint, for the removal of an osteosarcomatous tumour, Dublin 1833.
Lit.: BLÄ 1935 I 833f. – EM 231.

Caroli, Jacques (* 21. 5. 1902 Les Essarts-le-Roi b. Versailles; † 1979 Paris)
Med. WB in Angers und Paris (→ H. Hartmann). 1945–1975 CA der Med. Klinik am Hôpital Sainte-Antoine in Paris. Zusammen mit Chir. und Radiologen entwickelte der Gastroenterologe ein Instrument zur gleichzeitigen Kontrastmitteldarstellung der Gallenwege und der Druckverhältnisse im Ductus choledochus. 1958 beschrieb er das Syndrom der angeborenen polyzystischen Dilatation der intrahepatischen Gallenwege. 1976 Kommandeur der französischen Ehrenlegion.
E.: *C.-Syndrom:* angeborene segmentale Erweiterungen der intrahepatischen Gallenwege. – *C.-Apparat:* Instrument zur gleichzeitigen Kontrastmittel-Darstellung der Gallenwege und Druckmessung im Ductus choledochus.
W: J. C., M. Mercadier: Les dyskinésies biliaires, Paris 1949. – J. C., R. Soupault, J. Kossakowski, u. a.: La dilatation polycystique congenitale des voies biliaires intra-hepatiques: essai de classification, Sem. Hôp. (Paris) 34 (1958) 488–495. – J. C., C. Couinaud: Une affection nouvelle sans doute congénitale des voies biliaires. La dilatation kystique unilobaire des canaux hépatiques, Sem. Hôp. (Paris) 14 (1958) 136.
Lit.: J. F. Kanne, C. A. Rohrmann, J. E. Lichtenstein: Eponyms in radiology of the digestive tract: Historical perspectives and imaging appearances. Part 2: Liver, biliary system, pancreas, peritoneum, and systemic disease, Radiographics 26 (2006) 465–480.

Carpue, Joseph Constantine (* 4. 5. 1764 London; † 30. 1. 1846 London)
Studium in London, danach Chir. am York Hosp. in Chelsea. Er setzte sich für die Verbreitung der Pockenvakzination ein und wurde deshalb zum Chir. der National Vaccine Institution. Er führte Nasenplastiken nach der indischen Methode durch, beschäftigte sich mit der Elektrotherapie und popularisierte den hohen Steinschnitt.
W.: An account of two successful operations for restoring a lost nose ..., London 1816. – A history of the high operation for the stone, by incision above the pubis ..., London 1819.
Lit.: BLÄ 1935 I 838f. – B. Schnell: Geschichte der Plast. Chir., in: S. Krupp (Hg.): Plast. Chir.. Klinik u. Praxis, I-1, Landsberg/Lech 1995, 11. – EM 231.

Carrel, Alexis (* 28. 6. 1873 Sainte-Foy-lès-Lyon, † 5. 11. 1944 Paris)
Studium und Prom. (1900) in Lyon. Danach Prosektor der Anat. in Lyon und Studien zu Gefäßanastomose (1902 Technik der End-zu-End-Anastomose) und Organtransplantation (→ Jaboulay). 1904 wandert er zunächst nach Kanada aus. 1904–1906 am Hull Physiological Laboratory in Chicago. 1906–1938 am Rockefeller Institute of Medical Research in New York, dort 1912 *full member* und Leiter der Abt. für experimentelle Chir. Er entwickelte 1902 die arterielle Gefäßnaht zur klinischen Anwendbarkeit weiter; diese Forschungen ermöglichten 1908 die Organtransplantation im Tierexperiment. 1910 entwickelte er ein Verfahren, womit Organe und Blutgefäße außerhalb des Körpers vorübergehend lebensfähig erhalten werden konnten, erwog 1914 immunsuppressive Maßnahmen, und entwickelte 1938 mit Charles Lindbergh eine Perfusionspumpe, die als Vorstufe der extrakorporalen Zirkulation anzusehen ist. Weitere Forschungen bezogen sich auf die Wundbehandlung, das Anlegen von Gewebekulturen sowie die endotracheale Narkose zur Durchführung von Operationen am Thorax. Ab 1938 in Paris, widmete er sich philosophischen und paramedizinischen Studien, die in die Nähe nationalsozialistischer Ideologien (Rassenhygiene, „Euthanasie") gehen. 1941 in Paris im Einvernehmen mit der Vichy-Administration und der dt. Besatzungsbehörde Gründung der „Fondation française pour l'étude des problèmes humains". 1944 entlassen. Er gilt unbestritten als Begründer der Gefäßchir. und einer der bedeutendsten Pioniere der experimentellen Organtransplantation. Für diese Leistung erhielt er 1912 den Nobelpreis für Medizin und Physiologie.
E.: *C.-Flasche:* Besonders geformte Glasflasche für den Laborgebrauch zur Gewebezüchtung in vitro.
W.: La technique opératoire des anastomoses vasculaires et la transplantation des viscères, Lyon méd. 98 (1902) 859–864. – The surgery of blood vessels, etc., Johns Hopk. Hosp. Bull. 18 (1907) 18–28. – Transplantation in mass of the kidneys, J. exp. Med. 10 (1908) 98–140. – A method for physiological study of tissue in vitro, J. Exp. Med. 38 (1923) 407–418. – L'homme, cet inconnu, Paris 1935 (dt.: Der Mensch, das unbekannte Wesen, Stuttgart 1936).

Lit.: BLÄ 1933 I 222. – Ärztelex. 72. – W. Schmitt: A. C., Zbl. Chir. 108 (1983) 495. – BLÄ 2002, 230f. – Sachs III 71–80. – EM 231f.

Carstensen, Gert (* 11. 4. 1922 Melle, Ostwestfalen; † 13. 1. 2008 Mülheim)
Studium in Danzig, Göttingen und Heidelberg, Prom. 1951 in Göttingen. Chir. WB 1950/51 in Göttingen (→ Hellner), 1952 in Madrid und 1953–1962 in Würzburg (→ Wachsmuth), dort 1960 Habil., 1966 Prof. 1962–1987 CA der Chir. Klinik des Evangelischen Krankenhauses in Mülheim (Ruhr). Schwerpunkte: Gefäßchir. (Rekonstruktion der A. carotis, A. iliaca, Unterschenkelarterien), Replantationschir., Viszeralchir. Er war einer der deutschen Pioniere der Gefäßchir. Neben der klinischen Tätigkeit machte er sich als Gutachter im Arztrecht verdient. 1975 (jüngster) Präsident der DGCH, 1981 deren Senator auf Lebenszeit, 1995 Ehrenmitglied. 1985 Mitglied der Leopoldina.

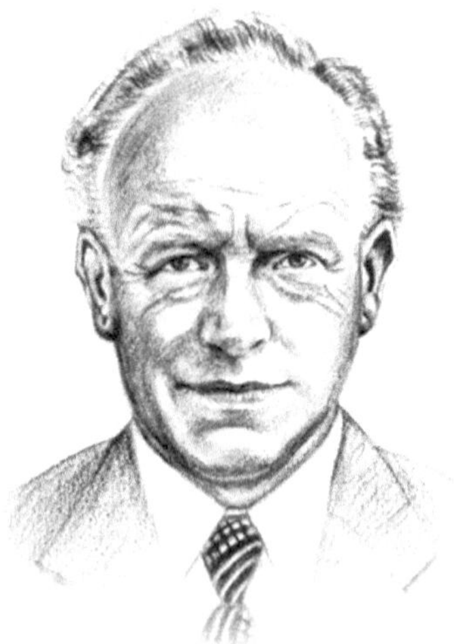

W.: Indikation u. Technik zur Wiederherstellung d. Unterschenkelschlagadern b. chron. Verschlüssen, Arch. klin. Chir. 322 (1968) 983. – Die Behandlung der Impotentia coeundi durch Wiederherstellung der Blutstrombahn in d. A. iliaca interna, Arch. klin. Chir. 325 (1969) 885. – H. W. Schreiber, G. C. (Hgg.): Chirurgie im Wandel der Zeit 1945–1983, Berlin - Heidelberg - New York 1983. – G. C., H. Schadewaldt, P. Vogt: Die Chir. in d. Kunst, Düsseldorf - Wien 1983.
Lit.: CV 1980, 88–90. – Hartel/Siewert 12f. – K. Balzer: Nachruf auf G. C., Chirurg 79 (2008) 377.
Abb.: s. Abb.-Verzeichnis.

Carus, Ernst August (* 28. 6. 1797 Leipzig; † 26. 5. 1854 Berlin)
Studium (Philosophie, Med.) und Prom. (1822) in Leipzig. Chir. WB in Göttingen und Berlin, 1823 Habil. in Leipzig. 1824–1829 Niederlassung in Colbitz (Sachsen). 1829 ao. Prof. in Leipzig, wo er das erste orthop. Institut am Ort gründete. 1844–1853 Prof. für Chir. in Dorpat, wo er im Wechsel mit → G. F. B. Adelmann die Chir. Klinik leitete. Er war ein geschickter und sorgfältiger Operateur, der unter dem Einfluß der naturphilosophischen Schule stand.
W.: Über die Unterbindung der Unterleibsaorta am Menschen, Leipzig 1823.
Lit.: BLÄ 1935 I 846f. – BEdM I 102.

Casseri, Giulio [Casserius, Julius] (* ~1552 Piacenza; † 8. 3. 1616 Padua)
Zunächst Diener, dann Schüler und Student von → Fabrici d'Acquapendente in Padua (Prom. um 1580). Er praktizierte um 1585 in Padua und unterrichtete ab 1605 Anat. und Chir. 1613–1616 wurde er Fabrizis Nachfolger als Prof. für Chir. und Anat. in Padua. Schwerpunkt seiner Forschungen waren die Sinnesorgane, er lieferte eine präzise Beschreibung der Stimm- und Gehörorgane und gilt als Entdecker des Lig. mallei laterale im Mittelohr. Von ihm stammt die erstmalige Abbildung einer Tracheotomie sowie die Verbesserung der Trachealkanüle zum Offenhalten eines Tracheostomas.
W.: De vocis auditusque organis historia anatomica, Ferrara 1600. – Pentaesthesion ... de quinque sensibus liber, Venedig 1609. – Tabulae anatomicae, Venedig 1627.
Lit.: Gurlt II 486–487. – DBI 21 (1978). – Sachs I 102f. – EM 233. – P. Missori, G. M. Brunetto, M. Domenicucci: Origin of the cannula for tracheotomy during the Middle Ages and Renaissance, World J. Surg. 36 (2012) 928–934.

Celsus, Aulus Cornelius (* ~ 25 v. Chr., † ~ 50 n. Chr.)
Unter dem Titel *Artes* (Künste) verfaßte C. in Rom eine umfassende Enzyklopädie von mehr als 26 Büchern über Landwirtschaft, Medizin, Philosophie, Rhetorik, Rechts- und Kriegswesen; erhalten sind lediglich die acht Bücher über Medizin. Gedacht für die Benutzung durch Laien faßte das Werk den Stand des damaligen Wissens zusammen. *De medicina libri octo* gliedert sich in die Bereiche: gesunde Lebensführung – Krankheitslehre – innere Erkrankungen – Arzneimittel – chir. Maßnahmen, und etabliert somit die klassische Einteilung der Heilkunst in Diätetik, Pharmazeutik und Chir. auf der Grundlage von → Herophilos und → Erasistratos. Er beschrieb u. a. die Blasenstein- und Leistenbruchoperation (Lithotomie, Herniotomie), die Behandlung von anorektalen Fisteln und gab zahlreiche Hinweise für die Behandlung von Frakturen und Luxationen.
W.: W. G. Spencer: Aulus Cornelius Celsus. De medicina, I–III, London – Cambridge 1960/61.
Lit.: Gurlt I 334–394. – BLÄ 1935 I 862f. – Pauly I 1102. – EM 235. – Leven 189–191.

Chagas, Carlos Justiniano Ribeiro (* 9. 7. 1879 Oliveira, Brasilien; † 8. 11. 1934 Rio de Janeiro)
Studium in Ouro Preto, Sao Paulo und Rio de Janeiro, dort Prom. 1903. 1904 als Landarzt und 1905 als Mitglied einer Kampagne gegen Malaria tätig. 1906–1917 Mitarbeiter unter Oswaldo Cruz, 1917–1934 Dir. am Manginhos-Inst. in Rio de Janeiro. 1907 entdeckte er eine neue Trypanosomen-Art. 1909 berichtete er über die von diesen Blutparasiten ausgelöste Erkrankung beim Menschen. 1911 ließ er eine umfassende Beschreibung der ätiologischen, klinischen, pathologischen

und epidemischen Eigenschaften der Krankheit folgen. 1922–1934 Prof. für Tropenkrankheiten in Rio de Janeiro. 1913 und 1921 für den Nobelpreis nominiert. 1926 Mitglied der Leopoldina.
E.: C.-Krankheit: Amerikanische Trypanosomiasis; im Spätstadium Bildung von Megaösophagus und Megakolon.
W.: Nouvelle espèce de trypanosomiase humaine, Bull. Soc. Pathol. Exotique 2 (1909) 304–307. – Nova trypanozomiaze humana: estudos sobre a morfolojia e ciclo evolutivo do schizotripanum cruzi n gen n sp, ajente etiolòjico de nova entidade morbida do homem, Mem. Inst. Oswaldo Cruz 1 (1909) 159–218.
Lit.: Ärztelex. 75f. – F. A. M. Herbella, J. Matone, J. C. Del Grande: Eponyms in esophageal surgery, part 2, Dis. Esophag. 18 (2005) 4–16. – J. P. Kanne, C. A. Rohrmann, J. E. Lichtenstein: Eponyms in radiology of the digestive tract: Historical perspectives and imaging appearances. Part 1: Pharynx, esophagus, stomach, and intestine, Radiographics 26 (2006) 129–142.

Chance, George Quentin
Lebensdaten konnten nicht ermittelt werden. Der konsultierende Radiologe am Derbyshire Royal Infirmary in Derby war Prof. für Radiol. und Ehrenmitglied des RCS von Irland. Nach ihm ist die sog. Gurtverletzung der unteren Brust- und oberen Lendenwirbel benannt.
E.: C.-Fraktur: Horizontale Fraktur durch Wirbelkörper und -bögen durch Hyperflexion.
W.: Note on a type of flexion fracture of the spine, Brit. J. Radiol. 21 (1948) 452–453.
Lit.: Hunter/Peltier/Lund 824.

Change, Charles Hubert de (* 1813; † 27.2.1892 Schaerbeck b. Brüssel)
Belgischer Militärchir., lange Jahre Generalinspekteur der belgischen Armee und Prof. der Chir. in Lüttich. Verbesserte das chir. Instrumentarium und organisierte das Militärsanitätswesen. Im Krieg 1870/71 Lazarettleiter.
Lit.: BLÄ 1901, 315f.

Chapchal, George (* 30.10.1911 Moskau; † 25.5.1999 Meggen, Schweiz)
Studium in Leiden, München und Frankfurt a. M., Prom. 1939 in München. Orthop. WB in Leiden und Amsterdam. 1945 CA der Orthop. Abt. Utrecht, dort 1950 Habil. 1959–1964 o. Prof. für Orthop. in Homburg, 1964–1970 in Basel, 1970–1972 in Nijmegen. Ab 1973 als Leiter der Gutachtenstelle der Schweizer Unfallversicherungsanstalt tätig. Schwerpunkte: Orthop. Chir. der Gelenke und der Wirbelsäule, Hüftchir. Seit 1962 Mitherausgeber der *Chirurgischen Praxis*.
W.: Grundriss d. orthop. Krankenuntersuchung, Stuttgart 1954 (2. Aufl. 1971). – Orthop. Chir. u. Traumatol. d. Hüfte, Stuttgart 1965. – G. C., D. Jaster, Orthopädie im Kindes- und Jugendalter, Leipzig 1986 (2. Aufl. 1990). – (Hg.): Das Kniegelenk, Stuttgart - New York 1989
Lit.: CV 1980, 91.

Chaput, Henri Victor (* 17.11.1857 Tonnerre, Yonne; † Feb. 1919 Paris)
Studium und Prom. (1885) in Paris. Während seiner Internatszeit u. a. Schüler von → Tillaux. 1888 Hospitalchir. an der Salpétrère, 1900/01 CA der Chir. Abt. der Pitié, 1901–1906 am Hosp. Broussais, 1906–1919 am Hosp. Lariboisière. Schwerpunkte: Asepsis (1901 Einführung von Gummihandschuhen), Lumbalanästhesie, Darmnaht, Laparotomie bei Bauchverletzungen sowie Fetttransplantation.
E.: Ch.-Fragment: Ausrißfraktur des tibialen Ansatzes der vorderen tibiofibularen Syndesmose (vgl. Tillaux).
W: Des fractures anciennes de la rotule, Paris 1885. – Technique et indications des opérations sur l'intestin, l'estomac et les voies biliaires, Paris 1892. – Les fractures malléolaires du cou-de-pied et des accidents du travail, Paris 1907.
Lit.: BLÄ 1933 I 237.

Charcot, Jean-Marie (* 29.11.1825 Paris; † 16.8.1893 Montsauche-les-Settons)
Studium in Paris, wo er ab 1848 an der Salpétrière tätig war. 1853 erhielt er für seine Dissertation zur Unterscheidung von Gicht und chron. Gelenkrheumatismus den Montyon-Preis. 1862 CA an der Frauenklinik der Salpétrière. 1860 ao., 1872 o. Prof. für Pathol. und 1882 Prof. für Neurol. Neben allgemeinen med. Themen beschäftigte er sich mit der Geriatrie und ab 1860 zunehmend mit der Neurologie, für die er bahnbrechende Leistungen erzielte, die sich in zahlreichen v. a. neurol. Eponymen widerspiegeln, und gab der *Claudicatio intermittens* ihren Namen. 1892 Kommandeur der Ehrenlegion.
E.: Ch.-Fuß: arthrogene Fußdeformität bes. der Fußwurzel bei neurol. Erkrankungen mit Sensibilitätsstörung. – *Ch.-Gelenk:* Arthropathia tabica. – *Ch.-Hinken:* arteriosklerotische Claudicatio intermittens.
W.: Sur la claudication intermittente, Coll. Roy. Soc. Biol. 2. s. 5 (1859) 225–238. – Sur quelques arthropathies qui paraissent dépendre d'une lésion du cerveau ou de la moëlle épinière, Arch. physiol. 1 (1868) 161–178. – Leçons cliniques sur les maladies des vieillards et les maladies chroniques, Paris 1874.
Lit.: BLÄ 1935 I 885–887. – G. de Morsier: J. M. Ch. 1825–1893, in: Kolle I, 39–56. – Ärztelex. 76–78. – EM 237f.

Charnley, Sir John (* 29.8.1911 Bury; † 5.8.1982 Cheshire)
Studium und Prom. (1935) in Manchester. Bereits 1936 FRCS. Danach chir. Tätigkeit in Manchester (Manchester Royal Infirmary, Salford Royal Hosp.). Im II. Weltkrieg im Mittleren Osten eingesetzt. Danach wieder in Manchester, wurde er 1947 orthop. Chir. am Royal Infirmary, 1972 dort Prof. für orthop. Chir. Bei der Etablierung seines Centre for Hip Surgery erfuhr er große Unterstützung durch → H. Platt. Der Pionier des Gelenkersatzes führte 1948 die Kompressionsarthrodese ein, nahm 1958 erstmalig den Ersatz einer Hüftgelenkspfanne (ursprünglich Teflon, ab 1963 Polyäthylen) vor und etablierte 1961 die Einzementierung von Gelenkprothesen, für die er den Trochanter majus osteo-

tomierte. Zudem war er ein Verfechter der konservativen Frakturbehandlung.
E.: *Ch.-Op.:* **1.** Kompressionsarthrodese des entknorpelten Knie- oder oberen Sprunggelenkes mittels Fixationsklammern. **2.** Prothetischer Ersatz des Hüftgelenkes.
W.: Positive pressure in arthrodesis of the knee joint, J. Bone Jt. Surg. 30-B (1948) 478–486. – The closed treatment of common fractures, Edinburgh - London 1950 (3. Aufl. 1961). – Arthroplasty of the hip, Lancet 1961/I 1129–1132. – Total hip replacement by low-friction arthroplasty, Clin. Orthop. 72 (1970) 7–21.
Lit.: R. B., B. M. W.: J. Ch. 1911–1982, J. Bone Jt. Surg. 65-B (1983) 84–86. – N. W. Nisbet, M. Woodruff: J. Ch. 1911–1982, Biogr. Mem. Fellows R. Soc. 30.

Charrière, Joseph de la (* ~1650 Annecy; † 1690 Annecy)
Nach Studium in Paris Niederlassung als Chir. in Annecy, wo er bald große Bedeutung erlangte. Er verfaßte eines der ersten Werke zur operativen Chir.
W.: Traité des opérations de la chirurgie, avec plusieurs observations et une idée générale des plaies, Paris 1690 (6. Aufl. 1727; Übers. in mehrere Sprachen).
Lit.: BLÄ 1935 I 890.

Charrière, Joseph Frédérik Benoît (* 19. 3. 1803 Cerniat, Kt. Fribourg, Schweiz; † 28. 4. 1876 Paris)
Seit 1816 in Paris ansässig, eröffnete er nach Messerschmiedlehre 1820 eine Fabrik für chir. Instrumente, die im Lauf der Jahre Weltruhm erlangte. Er entwickelte und verbesserte zahlreiche Instrumente und Apparate, baute das erste Endoskop von → Desormeaux und arbeitete eng mit → Dupuytren zusammen.
E.: *Ch.-Skala:* Außendurchmesser von Kathetern und Sonden; 1 Einheit (= French) entspricht 1/3 mm (um 1840). – *Ch.-Hand:* Kunsthand mit feststehendem Daumen und beweglichen Fingern.
Lit.: Sachs II 269–273. – EM 238f.

Chassaignac, Édouard-Pierre-Marie-Charles (* 24. 12. 1805 Nantes; † 26. 8. 1879 Versailles)
Studium in Nantes und Paris, dort 1835 Prom. 1837 ao. Prof. und Prosektor der Anat. Er wurde 1840 Chir. der Pariser Hosp. Trotz mehrfacher Versuche wurde ihm kein Lehrstuhl zuteil. Erst als er bereits international bekannt war, wurde er 1868 Mitglied der Académie de Médecine. Er erfand die Methode, Tumoren, Hämorrhoiden, Polypen und andere exophytische Gewebe durch Zerquetschen (*écrasement*) unblutig zu beseitigen, verbesserte die bei der antiseptischen Verbandsmethode wichtige Drainagetechnik, baute die Tracheotomie aus und erforschte und beschrieb erstmals die Osteomyelitis.
E.: *Ch.-Verletzung* (*pronation douloureuse*): Subluxation des Radiuskopfes bei kleinen Kindern und dadurch verursachte Unmöglichkeit, das Ellenbogengelenkes zu strecken und den Unterarm zu supinieren (vgl. → Goyrand).
W.: Mémoire sur l'ostéo-myélite, Paris 1854. – Leçons sur la trachéotomie, Paris 1855. – Traité de l'écrasement linéaire ..., Paris 1856. – Traité pratique de la suppuration et du drainage chirurgical, I–II, Paris 1859.
Lit.: BLÄ 1935 I 890f. – EM 239.

Chelius, Maximilian Joseph von (* 16. 1. 1794 Mannheim; † 17. 8. 1876 Heidelberg)
Studium und Prom. (1812) 18jährig in Heidelberg. Anschließend chir. WB am Militär- und Zivilhospital München sowie in Landshut (→ Ph. F. v. Walther). 1813 Hospitalarzt in Ingolstadt, danach Truppenarzt. Nach Kriegsende 1815 zusammen mit → K. J. Beck Studienreise nach Göttingen, Berlin, Halle, Leipzig, Würzburg, Jena und Paris. 1817 ao., 1818–1864 o. Prof. für Chir. und Augenheilkunde in Heidelberg. Hier gründete er für die Univ. eine chir.-augenärztliche Klinik, die unter seiner Ltg. überregionale Bedeutung erlangte, wodurch der Aufbau der Med. Fakultät der Univ. Heidelberg maßgeblich gefördert wurde. 1858 Mitglied der Leopoldina, 1866 geadelt.
W.: Handbuch d. Chir., zum Gebrauche bei seinen Vorlesungen, I–II, Heidelberg 1822/23 (8. Aufl. 1857). – Handbuch d. Augenheilkunde, zum Gebrauche bei seinen Vorlesungen, Stuttgart 1839–1844.
Lit.: BLÄ 1935 II 1f. – NDB 3 (1957) 196f. – Killian 88f. – BEdM I 104. – Sachs IV 110.

Cheselden, William (* 19. 10. 1688 Somerley, Leicestershire; † 10. 4. 1752 Bath)
Chir. Ausbildung ab 1703 in London (→ Cowper) am St. Thomas' Hosp., dort 1718–1738 Chir. und ab 1720 Dozent für Chir. und Anat. Ab 1734 Chir. am neugegründeten St. George's Hosp. und ab 1737 am Chelsea Hosp. 1727 Leibchir. der englischen Königin. Sein operatives Geschick ließ ihn eine Reihe neuer Op.-Methoden erfinden und machte ihn international berühmt. Der äußerst gewandte Lithotomist lag bezüglich des suprapubischen Zugangs (*sectio alta*) in jahrelangem Prioritätsstreit mit → John Douglas, beendete ihn aber schließlich dadurch, daß er die Methode zugunsten des von ihm verbesserten seitlichen perinealen Zugangs (→ Baulot; → Rau) verließ. Die ausführliche Beschreibung der Iridotomie zur Pupillenbildung aus dem Jahr 1728 gilt als Meilenstein der Ophthalmologie des 18. Jhs. 1729 Mitglied der französische Akademie der Wissenschaften.
W.: The anatomy of human body, London 1713 (11. Aufl. 1778). – A treatise on the high operation for the stone, London 1723. – An account of some observations made by a young gentleman who was born blind, or lost his sight early ..., Phil. Trans. 35 (1728) 447–452. – Osteographia or the anatomy of bones, London 1733. – A. Reid: A remarkable case of a person cut for the stone in the new way, commonly called the lateral, by W. Ch., Phil. Trans. 44 (1748) 33–35.
Lit.: BLÄ 1935 II 6f. – Z. Cope: W. Ch., London – Edinburgh 1953. – Killian 25f. – EM 241f.

Chessher, Robert (*1750 Hinckley, Leicestershire; † 31. 1. 1831 Hinckley)
Nach handwerkschir. Ausbildung in Hinckley, wo er sich bereits für die Behandlung von Knochenbrüchen interessierte, ab 1768 weitere Ausbildung in London (→ W. Hunter) und Chir. am Middlesex Hosp., ließ sich dann in Hinckley nieder. Er erfand eine doppelt geneigte Schiene zur Behandlung von Beinbrüchen.

Lit.: DNB 10 (1887). – L. F. Peltier: Fractures: A history and iconography of their treatment, San Francisco 1990, 35.

Cheyne, John (* 3. 2. 1777 Leith, Schottland; † 31. 1. 1836 Sherington, England)
Studium und Prom. (1795) in Edinburgh. Danach als Militärchir. und 1799–1809 in der väterlichen Praxis tätig. 1809–1831 in Dublin, dort 1812 Prof. am College of Surgeons, 1815 Arzt am House of Industry sowie 1820 Generalarzt der brit. Truppen in Irland.
E.: Ch.-Stokes-Atmung: periodisch ab- und zunehmende Atemtiefe als Folge einer Störung des Atemzentrums bei verschiedenen Erkrankungen.
W.: A case of apoplexy, in which the fleshy part of the heart was converted into fat, Dublin Hosp. rep. 2 (1818) 216–223.
Lit.: BLÄ 1935 II 11f. – Leiber/Olbert 92. – EM 242.

Chiari, Hanns (* 4. 9. 1851 Wien; † 6. 5. 1916 Straßburg)
Studium und Prom. (1875) in Wien, anschließend pathol. WB in Wien. 1878 Habil., 1879–1882 Prosektor am Rudolfspital in Wien. 1882 ao. und 1883 o. Prof. für Pathol. in Prag, 1906–1916 in Straßburg. Er vermutete 1896 den autodigestiven Charakter der nekrotisierenden Pankreatitis. Der bedeutende Pathologe war 1898 Mitbegründer der Deutschen Pathologischen Gesellschaft, 1905 deren Präsident.
E.: Budd-Ch.-Syndrom: Stenose bzw. Verschluß der Lebervenen.
W.: Erfahrungen über Infarktbildungen in d. Leber des Menschen, Zschr. Heilk. (Prag) 19 (1898) 475–512. – Über die selbständige Phlebitis obliterans d. Hauptstämme d. Venea hepaticae als Todesursache, Beitr. pathol. Anat. allg. Pathol. 26 (1899) 1–17.
Lit.: BLÄ 1935 II 13. – EM 242f.

Chiari, Karl (* 6. 6. 1912 Wien; † 18. 1. 1982 Wien)
Studium und Prom. (1936) in Wien. 1936 anat. WB in Wien. 1937/38 chir. WB in Wien (→ Schönbauer), 1938–1951 orthop. WB in Wien (→ Haberer, → Albert Lorenz). 1951 Ltg. der orthop. Station der I. Chir. Univ.-Klinik in Wien. 1953 Habil. 1962–1982 o. Prof. für Orthop. und Dir. der Orthop. Univ.-Klinik in Wien. 1969 Präsident der DGOOC, 1974 deren Ehrenmitglied.
E.: Ch.-Op.: Beckenosteotomie in Höhe des fehlenden Pfannendaches und Medialisierung von Sitz- und Schambein bei angeb. Hüftluxation.
W.: Beckenosteotomie zur Pfannendachplastik, Wien. med. Wschr. 103 (1953). – Ergebnisse d. Beckenosteotomie als Pfannendachplastik, Zschr. Orthop. 87 (1955).
Lit.: CV 1958, 124f. – F. Meznik: K. Ch. 1912–1982, Int. Orthop. 6 (1982) 139.

Chilaiditi, Demetrius (* 11. 4. 1883 Wien; † 1975)
Studium und Prom. (1908) in Wien. Internist. und radiol. WB in Wien. Anschließend als Radiologe am Englischen KH in Istanbul tätig, von dem aus er das Französische, das Griechische und Italienische KH radiologisch mitversorgte. Er eröffnete das zweite Röntgeninstitut in Istanbul und war Mitbegründer der Türkischen Radiologischen Gesellschaft.
E.: Ch.-Syndrom: Interposition der rechten Colonflexur zwischen Leber und Zwerchfell.
W.: Zur Frage der Hepatoptose und Ptose im allgemeinen im Anschluss an drei Fälle von temporärer, partieller Leberverlagerung, Fortschr. Röntgenstr. 16 (1910) 173–208.
Lit.: BLÄ 1933 I 243. – RLM I C 87. – BLÄ 2002, 251.

Child, Charles Gardner (* 1. 8. 1908 New York; † 23. 6. 1991 Atlanta)
Studium und Prom. (1934) in New York (Cornell Univ.). Dort 1935–1942 chir. WB und 1942/43 Dozent. 1944–1946 Kriegsdienst. 1946–1952 ao. Prof. für Chir. in New York, 1952–1958 Prof. für Chir. in Boston (Tufts Univ.) und CA der Chir. am New England Center Hospital, 1959–1978 Prof. für Chir. in Detroit (Univ. of Michigan), wo er die Lebertransplantation etablierte. Danach noch Lehrtätigkeit in Atlanta. Schwerpunkte: Pankreas- und Leberchir., portale Hypertension.
E.: Ch-Op.: einzeitige partielle Duodenopankreatektomie als Radikal-Op. des Duodenalkarzinoms. – *Ch.-Poth-Technik:* Methode der Darmplikatur zur Prophylaxe des Verwachsungsileus. – *Ch.-Pugh-Klassifikation:* Schweregrade der Leberzirrhose mit prognostischer Bewertung.
W.: Carcinoma of the duodenum, Ann. Surg. 118 (1943) 838–842. – Radical one-state pancreatico-duodenectomy, Surgery 23 (1948) 492–500. – Present status of portal decompression for portal hypertension, Amer. J. Gastroenterol. 25 (1956) 148–153. – E. J. Poth: Plication in the surgical treatment of chronic recurrent intestinal obstruction, Amer. J. Surg. 104 (1962) 413–418. – C. G. Ch., J. G. Turcotte: Surgery and portal hypertension. In: C. G. Ch. (Hg.): The liver and portal hypertension, Philadelphia 1964, 50–64. – R. N. Pugh, I. M. Murray-Lyon, J. L. Dawson u. a.: Transection of the oesophagus for bleeding oesophageal varices, Brit. J. Surg. 60 (1973) 646–649.
Lit.: NN: Ch. G. Ch, 83, is dead; Surgeon and hypertension expert, New York Times 26. 6. 1991.

Chirac, Pierre (* 1650 Conques-en-Rouerge; † 1. 3. 1732 Marly-le-Roi)
Nach Theologiestudium in Montpellier und Hauslehrertätigkeit Studium der Medizin und Prom. (1683) in Montpellier. Danach Demonstrator der Anat. 1687 Prof. für Med. in Montpellier. Ab 1692 als Militärarzt an verschiedenen Feldzügen beteiligt. 1718 Oberaufseher am Jardin du Roi in Paris, plante er eine medizinische Akademie, die jedoch nicht verwirklicht wurde. Zurück in Montpellier trat er für die Gleichstellung von Chir. und Med. ein, womit er ebenfalls scheiterte. Er befaßte er sich wissenschaftlich mit der Wundheilung und unternahm Tierversuche zu Herzbewegung, Respiration und Magenperistaltik. 1731 Leibarzt des Königs Ludwig XV.
W.: Quaestio medico-chirurgica ..., Montpellier 1707.
Lit.: BLÄ 1935 II 16. – EM 250.

Chirurg von der Weser (Mitte 13. Jh.)
Studium um 1220/30 in Bologna und Montpellier, schrieb dort die Vorlesungen → Wilhelms Burgensis zur → Roger-Chir. nach und studierte dessen Op.-Me-

thoden. Er spezialisierte sich auf Lidplastiken und praktizierte später im Weserbergland (Corvey).
W.: Sudhoff II 297–384.
Lit: VL² I 1196f. – EM 250f.

Chlumský, Vítězslav [Vinzenz] (* 15. 8. 1867 Xaverovice b. Lomnitz an der Popelka; † 1. 11. 1943 Nieder-Toschonowitz b. Teschen)
Studium und Prom. (1895) in Prag. 1896–1900 chir. WB in Breslau (→ Mikulicz), wo er mit → Kelling das Pneumoperitoneum erprobte. 1900 orthop. WB in Würzburg (→ Hoffa), 1900–1903 chir.-orthop. WB in Krakau (→ Kader), dort 1901 Habil. 1904 ao. Prof. und Primarius am St.-Ludwigs-KH in Krakau, außerdem gründete er dort ein orthop. Inst. 1921 an die neue Orthop. Univ.-Klinik in Preßburg berufen, dort 1924–1931 o. Prof. 1926 Gründung der tschechoslowakischen orthop. Gesellschaft.
E.: *Ch.-Knopf:* Nahtknopf ähnlich dem → Murphy-Knopf aus reinem Magnesium für enterale Anastomosen. – *Ch.-Lösung:* Wunddesinfektionsmittel aus Karbolsäure, Phenolkampfer und Alkohol.
W.: Ein resorbirbarer Darmknopf aus Magnesium, Zbl. Chir. 28 (1901) 393–396. – Über die Behandlung d. chir. Infektionen m. Phenolkampfer, Zbl. Chir. 32 (1905) 857–860.
Lit.: BLÄ 1933 I 245. – BLÄ 2002, 253f. – Sachs III 81–84.

Chopart, François (* 30. 10. 1743 Paris; † 9. 6. 1795 Paris)
Chir. Ausbildung in Paris (Hôtel-Dieu, Pitié, Bicêtre), 1770 Prom. zum Maître en Chirurgie. 1771 Prof. an der École-Pratique de Chirurgie. 1782 Prof. für Physiol. am Pariser Collège de Chirurgie, 1790 Prof. für Pathol. 1790–1795 Ltg. des Hospice des Écoles de Chirurgie und damit Rückkehr zur praktischen Chirurgentätigkeit. 1791 führte er die nach ihm benannte Amputation durch. In seinem Werk zum Harntrakt wurden erstmals die harnableitenden Organe zu einem eigenen exkretorischen Organsystem zusammengefaßt. Außerdem entwickelte er eine Darmnahttechnik. Seit einem Aufenthalt in London war er mit → J. Hunter freundschaftlich verbunden.
E.: *Ch.-Gelenk:* Articulatio tarsi transversa, Gelenk zwischen Talus und Calcaneus einerseits und Os cuboideum und Os naviculare andererseits. Dazu: *Ch.-Luxation*, *Ch.-Amputation*.
W.: F. C., P. J. Desault: Traité des maladies chirurgicales et des opérations qui leur conviennent, I–II, Paris 1779. – Traité des maladies des voies urinaires, I–II, Paris 1792.
Lit.: BLÄ 1935 II19f. – Killian 30. – J. H. Wolf: F. C. (1743–1795) – Erfinder d. partiellen Fußamputation in der Articulatio tarsi transversa, Operat. Orthop. Traumatol. 12 (2000) 341–344. – EM 259.

Christmann, Federico Enrique Bruno (* 30. 12. 1898 La Plata; † 18. 4. 1986 La Plata)
Studium und Prom. (1924) in Buenos Aires. 1925 Studienreise in die Schweiz und nach Deutschland (u. a. München: → Sauerbruch). 1933 o. Prof. für Chir. und Dir. der neugegründeten Chir. Univ.-Klinik in La Plata, die dank seiner europ. Einflüsse zur modernsten in Argentinien wurde.
W.: F. E. Ch. u. a.: Técnica quirúrgica, Buenos Aires 1929 (12. Aufl. 1984).
Lit: Ärztelex. 78.

Churchill, Edward Delos (* 25. 12. 1895 Cenoa, IL; † 28. 8. 1972 Strafford, VT)
Studium in Chicago und Boston (Harvard), hier Prom. 1920. Chir. WB in Boston (Massachusetts General Hosp.), anschließend dort als Chir. tätig. 1926/27 Studienreise nach Kopenhagen, München (→ Sauerbruch) und Berlin (→ Bier). 1928–1931 am Boston City Hosp., 1931–1962 Prof. für Chir. und CA der Chir. Abt. am Massachusetts General Hosp. Er führte 1928 die erste Perikardektomie in den USA durch und entwickelte die Nebenschilddrüsenchir. (erste mediastinale Parathyroidektomie 1932) sowie die Lobektomie. Im II. Weltkrieg leitete er die Miltärchir. im Mittelmeerraum, entwickelte das Prinzip der verzögerten Erstbehandlung und richtete Blutbanken ein. 1946 Präsident der ASA.
E.: *Ch.-Cope-Reflex:* reflektorische Atmungsbeschleunigung durch Erweiterung der Lungengefäße (Blutdruckanstieg im Lungenkreislauf).
W.: E. D. Ch., O. Cope: The rapid shallow breathing resulting from pulmonary congestion and edema, J. exp. Med. 49 (1929) 531–537. – The surgical treatment of carcinoma of the lung, J. Thorac. cardiovasc. Surg. 2 (1932/33) 254. – The segmental and lobular physiology and pathology of the lung, J. Thorac. Surg. 18 (1949) 279–293. – Surgeon to soldiers. Diary and records of the surgical consultant allied forces headquarters, Philadelphia 1972. – E. D. Ch., R. H. R. Belsey: Segmental pneumonectomy in bronchiectasis. The lingula segment of the left upper lobe, Ann. Surg. 109 (1939) 481–499.
Lit.: F. D. Moore: E. D. C. 1895–1972, Ann. Surg. 177 (1973) 507f. – A. E. Baue: E. D. C. (1897–1972), Dig. Surg. 19 (2002) 71–78.

Ciaglia, Pasquale (* 18. 2. 1912 New York; † 23. 5. 2000)
Studium und Prom. (1936) in New York. Danach chir. und thoraxchir. WB in New York. Im II. Weltkrieg Einsatz als Militärchir. in England und Frankreich. 1946–1991 als Thoraxchir. in Utica, NY, tätig, wo er in allen örtlichen KH operierte. Er verbesserte ab 1983 die bereits 1955 von C. H. Shelden beschriebene perkutane Punktions-Dilatations-Tracheostomie, die später nach ihm benannt wurde.
E.: *Punktionstracheostomie n. C.:* minimal invasive Form des Luftröhrenschnittes über einen endoskopisch kontrollierten Führungsdraht.
W.: P. C., R. Firsching, C. Syniec: Elective percutaneous dilatational tracheostomy: a new simple bedside procedure. Preliminary reports, Chest 87 (1985) 715–719. – P. C., K. D. Graniero: Percutaneous dilatational tracheostomy. Results and long-term follow-up, Chest 101 (1992) 464–467. – W. H. Marx, P. C., K. D. Graniereo: Some important details in the technique of percutaneous dilatational tracheostomy via the modified seldinger technique, Chest 110 (1996) 762–766.
Lit.: J. Nates: P. C. Obitulogy, Internet J. Emerg. Intens. Care Med. 5 (2001) N2 (http://www.icaap.org/iuicode?89.5.2.8) [6. 6. 2017]

Cimino, James E. (* 1928; † 2010)
Studium in New York, anschließend med. WB in Buffalo, NY, und Wehrdienst in Orlando. 1960–1967 am Bronx Veterans Administration Hosp. Leiter der Nephrologie, 1967–1970 der Dialyseabt., danach Niederlassung in New York. Daneben seit 1962 am New York Calvary Hosp. tätig, Mitte der 1960er Jahre dessen Dir., 1994–2003 Dir. der dortigen Palliativeinheit. 1966 stellte er seine Modifikation des Dialyseshunts vor, die sich gegenüber dem → Scribner-Shunt durchsetzte. 1968 Vortragsreise durch Europa.
E.: *C.-(Brescia-)Shunt (C.-Fistel):* Arterialisierung der V. cephalica antebrachii durch einen Shunt (ursprüngl. Seit-zu-Seit-Anastomose, abgelöst durch End-zu-Seit-Anastomose) mit der A. radialis zur Hämodialyse.
W.: M. J. Brescia, J. E. C. u. a.: Chronic hemodialysis using venipuncture and a surgically created arteriovenous fistula, N. Engl. J. Med. 175 (1966) 1089–1092.
Lit.: N. Edmondson Gupta: A milestone in hemodialysis: J. E. C., and the Development of the AV Fistula, Renal & Urol. News 5 (2006) 2f.

Clado, Spiro (* 1856; † 1905)
Französischer Chir. Nähere biogr. Daten konnten nicht ermittelt werden.
E.: *C.-Punkt:* Charakteristischer Schmerzpunkt bei Appendizitis auf dem Schnittpunkt der Verbindungslinie zwischen beiden Spinae iliacae anteriores superiores mit der lateralen Begrenzung des rechten M. rectus abdominis.
W.: Appendice caecal: Anatomie – embryologie – anatomie comparée – bacteriologie normale et pathologique, Compt. rend. Soc. Biol. 44 (1892) 133–172.
Lit.: Leiber/Olbert 94f.

Clairmont, Paul Johann (* 10. 6. 1875 Wien; † 1. 1. 1942 St.-Prex, Genfer See)
Studium und Prom. (1898) in Wien, danach chir. WB in Königsberg und Wien (→ Eiselsberg), dort 1907 Habil. 1912 Prof. und CA der Chir. am Rudolfspital Wien. 1918–1941 o. Prof. für Chir. in Zürich. Schwerpunkte: Chir. des Mundes, des Magen-Darm-Kanals, Leber und Galle, Komplikationen der Op., Transfusion und Blutspendewesen. Er galt als „Genie des Lehrens" (→ Breitner). 1938–1940 Präsident der SGC.
W.: Die pathol.-anat. Veränderungen des Duodenums b. Ulkus, Leipzig 1923. – P. C., O. Winterstein, A. Dimtza: Die Chir. d. Tuberkulose, Berlin 1931. – Über das Zwölffingerdarmgeschwür, Stuttgart 1936.
Lit.: CK 1926, 49f. – BLÄ 1933 I 251. – Killian 391f. – BLÄ 2002, 258f. – BEdM I 105f. – Sachs IV 214.

Clarus, Johann Christian August (* 1774 Buch am Forst; † 13. 7. 1854 Leipzig)
Studium und Prom. (1798) in Leipzig, dort 1799 Habil. 1803 ao. Prof. für Anat. und Chir. in Leipzig, 1820–1848 o. Prof. für Inn. Med. und ltd. Arzt am Jacobs-Hosp. Er war lange Jahre Stadtphysikus von Leipzig. Unter ihm begann Carl Gustav Carus 1809 seine klinischen Studien. Dem Dichter Georg Büchner diente sein Gutachten über den Fall des Barbiers Woyzeck als Quelle für sein gleichnamiges Drama.
Lit.: BLÄ 1935 II 42.

Claybrook, Edwin C. (* 1871; † 1931)
US-amerikanischer Chir. Nähere biogr. Daten konnten nicht ermittelt werden.
E.: *C.-Zeichen:* Bei Verletzung der Baucheingeweide werden sowohl die Atemgeräusche als auch die Herztöne bei Auskultation über den Bauchdecken deutlich hörbar.
W.: A new diagnostic sign in injuries of the abdominal viscera, Surg. Gyn. Obstetr. 18 (1914) 105–106.
Lit.: Leiber/Olbert 95f. – RLM C 160.

Cline, Henry (* 1750 London; † 2. 1. 1827 London)
Chir. Ausbildung bis 1774 in London (St. Thomas' Hosp.). Danach WB bei → J. Hunter. 1781 Dozent der Anat., 1784 Chir. am St. Thomas' Hosp. Er war chir. Lehrer von → A. Cooper. Hielt 1816 und 1824 die Hunter-Vorlesung. 1823 Präsident des RCS.
Lit.: BLÄ 1935 II 51. – Sachs III 186.

Cloquet, Jules Germain (* 18. 12. 1790 Paris; † 23. 2. 1883 Paris)
Studium und Prom. (1817) in Paris, war jedoch bereits 1811 anat. Präparator und 1815 Prosektor. 1819 Chir. am Hôp. Saint-Louis, 1827 am Hôp. St. Antoine. 1824 ao. Prof., 1831 o. Prof., 1834–1842 Prof. für klin. Chir. 1851 Leibchir. des Königs. Er beschäftigte sich viel mit Hernien, erfand eine Reihe von chir. Instrumenten und reformierte die med. Lehre durch Abbildungen und Modelle. Seine Vorlesungen wurden von → F.-H. Larrey gesammelt und publiziert. Sein Hauptwerk, eine fünfbändige Anatomie, enthält über 1300 Abbildungen, deren Hälfte von ihm selbst gezeichnet war. 1855 Mitglied der Akademie der Wissenschaften.
E.: *C.-Hernie:* Hernia femoralis pectinea.
W.: Anatomie de l'homme, ou description et figures lithgraphiées de toutes les parties du corps humain, I–V, Paris 1821–1831.
Lit.: BLÄ 1935 II 53f. – EM 264f.

Closs (Clossius), **Karl Friedrich** (* 25. 3. 1768 Honsholvedyk b. Den Haag; † 10. 5. 1797 Tübingen)
Studium in Tübingen, Würzburg und Marburg, danach kurzfristig Truppenarzt, 1792 Prom. in Marburg, im gleichen Jahr Habil. und ao. Prof. in Tübingen, dort 1795–1797 o. Prof. für Anat. und Chir. Er setzte den Bau eines akadem. KH durch und ermöglichte dadurch einen geordneten klinischen Unterricht. Er starb an einer Sektionsverletzung.
W.: Analecta quedam ad methodum lithotomiae Celsianam, Tübingen 1792. – Über die Krankheiten d. Knochen, Tübingen 1798.
Lit.: ADB 4 (1876) 343. – BLÄ 1935 II 55. – Killian 204. – BEdM I 107. – Sachs IV 191

Cloward, Ralph Bingham (* 24. 9. 1908 Salt Lake City; † 13. 11. 2000 Hawaii)
Studium in Salt Lake City und Chicago, dort 1934 Prom. Dort auch chir. und neurochir. WB (→ P. Bailey). Ab 1938 als erster Neurochir. auf Hawaii tätig. Auf seinem Spezialgebiet, der Wirbelsäulenchir., für die er zur Behandlung von Bandscheibenvorfällen 1943 die posteriore lumbale intervertebrale Verblockung sowie 1958 die zervikale intervertebrale Verblockung entwickelte, erlangte er Weltruhm.

E.: *C.-Spreizer:* **1.** Wundspreizer mit auswechselbaren schmalen Valven. **2.** Wirbelkörperspreizer. – *C.-Stanze:* Knochenstanze für die Laminektomie. – *C.-Op.*: Entfernung des Zwischenwirbelgewebes und Verblockung der benachbarten Wirbelkörper mittels Knochenspan bei zervikalem Bandscheibenprolaps.
W.: The treatment of ruptured lumbar intervertebral discs by vertebral body fusion. Indications, operative technique, after care, J. Neurosurg. 10 (1953) 154–168. – The anterior approach for removal of ruptured cervical disks, J. Neurosurg. 15 (1958) 602–617.
Lit.: P. M. Lin: R. B. C. 1908–2000, Clin. Orthop. 193 (1985) 5f. – T. K. Maiti, S. K. Konar, S. C. Bir u. a.: R. B. C (1908–2000). Spine Polymath, World Neurosurg. 89 (2016) 562–567.

Clowes, William (* 1543/44 Kingsbury, Warwickshire; † 1604 Plaistow, Essex)
Nach handwerkschir. Ausbildung in London war er ab 1563 Feldchir. der engl. Armee in Frankreich. 1569 in London niedergelassen und in die Barber-Surgeons' Company aufgenommen, baute er sich eine erfolgreiche Praxis auf. 1575 als Chir. an das St. Bartholomew-Spital berufen, wurde er 1581 dessen Leiter. 1585 erneut Feldchir. in engl. Diensten in Holland. 1588 wieder in London tätig, war er kurz später Schiffschir. beim Sieg über die span. Armada. 1596 wurde er Leibchir. von Königin Elisabeth I. Seine Schriften waren führend in der Elisabethanischen Zeit; sie basieren ausschließlich auf eigenen Erfahrungen. Er empfiehlt bei Schußwunden schonende Behandlung und bei Femurfrakturen Reposition durch Extension. Von ihm stammt auch das erste Werk zur Syphilis in engl. Sprache.
W.: A short and profitable treatise touching the cure of the morbus gallicus by unctions, London 1579. – A prooved practise for all young chirurgians concerning burnings with gunpowder, and woundes made with gunshot ..., London 1591
Lit.: Gurlt III 356–368. – DNB 11 (1887) 132–134. – BLÄ 1935 II 57. – EM 265.

Cobb, John Robert (* 28. 2. 1903 New York; † 24. 3. 1967 New York)
Studium und Prom. (1930) in New Haven (Yale). Danach chir. und orthop. WB in New Haven. 1934–1965 Orthop. am Hospital for Ruptured and Crippled in New York, baute er dort eine Skoliose-Spezialklinik auf. Prof. für Orthop. an der New York Polyclinic. Er entwickelte ein Meßverfahren für die Wirbelsäulenverkrümmung am Röntgenbild sowie eine Op.-Methode zur Wirbelsäulenversteifung nach Achskorrektur.
E.: *C.-Raspatorium:* Kräftiges Raspatorium zum Abschieben der Längsmuskulatur von den Dornfortsätzen bei op. an der Wirbelsäule. – *C.-Winkel:* Winkel der Senkrechten auf Deck- und Grundplatte des obersten und untersten Krümmungswirbels einer Skoliose. – *C.-Op.:* Wirbelsäulenversteifung unter Erhalt der kleinen Wirbelgelenke.
Lit.: P. D. Wilson: J. R. C. 1903–1967, J. Bone Jt. Surg. 50-A (1968) 1074–1076.

Codivilla, Alessandro (* 21. 3. 1861 Bologna; † 28. 2. 1912 Bologna)
Studium und Prom. (1886) in Bologna. Danach dort chir. WB. 1890–1899 als CA der Chir. an verschiedenen Kliniken in Norditalien tätig. 1899 Habil. in Turin. 1904 ao. Prof. 1900–1912 Leiter eines orthop. Instituts in Bologna. Er entwickelte 1903 ein Extensionsverfahren mit Fersenbeinnagel (direkt am Knochen angreifender Zug) und Gipszugverband bei Deformitäten, Pseudarthrosen und frischen Frakturen, bearbeitete aber auch Nervennaht, Sehnen- und Knochenverpflanzung. 1898 beschrieb die Technik der Duodenopankreatektomie.
E.: *C.-Extension:* Nagelextension am Calcaneus. – *C.-Op.:* Anlagerung von periostgedeckten Knochenspänen bei Pseudarthrose.
W.: Sulla correzione della deformità da frattura del femore, Bull. Scienze Med. Bologna (Ser. 8) 3 (1903) 246–249. – On the means of lengthening, in the lower limbs, the muscles and tissues which are shortened through deformity, Amer. J. Orthop. Surg. 2 (1905) 352–369. – Über Nagelextension, Zschr. Orthop. 27 (1910) 404–418.
Lit.: BLÄ 1933 I 257. – L. F. Peltier: The role of A. C. in the development of skeletal traction, J. Bone Jt. Surg. 51-A (1969) 1433.

Coenen, Hermann (* 21. 11. 1875 Tecklenburg, Teutoburger Wald; † 7. 12. 1956 Münster)
Studium in Freiburg, Leipzig, München, Berlin und Kiel, 1897 Prom. in Berlin. WB zunächst am Pathol. Inst. Berlin (Virchow), 1902–1907 an der II. Chir. Klinik Berlin (→ Bergmann), danach in Breslau (→ Küttner), dort 1908 Habil. 1910–1923 OA, 1911 ao. Prof. 1912–1917 Unterbrechung der klin. Tätigkeit als Truppenarzt im Balkankrieg und I. Weltkrieg. 1923–1945 o. Prof. für Chir. in Münster. Im II. Weltkrieg Beratender Chirurg der Wehrmacht. Schwerpunkte: Kriegschir., Malignome, Gefäßchir., Neurochir., orthop. Chir. 1952 Ehrenmitglied der DGCH.
E.: *Henle-Lexer-C.-Zeichen:* Blutet es nach zentraler und peripherer Ligatur des Aneurysmasackes aus dem distalen Gefäßstumpf, besteht ausreichende Kollateralisierung.
W.: Zur Indikationsstellung bei der Operation der Aneurysmen und bei den Gefäßverletzungen, Zbl. Chir. 40 (1913) 1913–1916. – D. Gasbrand, Berlin 1919. – Die Geschwülste, in: Kirschner-Nordmann, Die Chir., II, Berlin - Wien 1928 (2. Aufl. 1940, 1–176).
Lit.: CV 1938, 94–96. – Killian 314. – BLÄ 2002, 264. – Sachs III 29. – BEdM I 108.

Colles, Abraham (* 23. 7. 1773 Millmount b. Kilkenny, Irland; † 16. 12. 1843 Dublin)
Studium in Dublin, Chir.-Diplom 1795; Prom. 1796 in Edinburgh. 1797 zurück in Dublin, wurde er dort zunächst Arzt am Meath Hospital, 1799–1841 Chir. am Steeven's Hospital. 1804–1836 Prof. für Anat. und Chir. beim Royal College of Surgeons of Ireland. Er befaßte sich als einer der ersten auf den brit. Inseln mit topographischer Anat., beschrieb die Ligatur der A. subclavia, die Schenkelhalsfraktur, die nach ihm benannte Fraktur, widmete sich aber auch der Syphilis. Er gehörte zusammen mit → R. Adams und → R. W. Smith zur

bedeutenden Dubliner Chir.-Schule der ersten Hälfte des 19. Jhs.
E.: *C.-Fraktur:* Durch Extension des Handgelenkes enstandene Form der distalen Radiusfraktur Loco typico (→ Pouteau). – *C.-Gesetz:* Regel, nach der ein konnatal syphilitisches Kind seine Mutter nicht infizieren kann, da diese „Syphilis-immun" sei, aus der Zeit vor der Entdeckung der Spirochäten stammend und durch die Tatsache erklärbar, daß die lueskranken Mütter nicht erneut infiziert werden können.
W.: A treatise on surgical anatomy, Dublin 1811. – On the fracture of the carpal extremity of the radius, Edinburgh med. surg. J. 10 (1814) 182–186. – On the operation of tying the subclavian artery, Edinb. med. surg. J. 11 (1815) 1–25. – Fracture of the neck of the femur; illustrated by dissections, Dublin Hosp. Rep. 2 (1818) 334–355. – R. McDonnell (Hg.): Selections from the works of A. C., London 1881.
Lit.: BLÄ 1935 II 75f. – M. Fallon: A. C. 1773–1843. Surgeon of Ireland, London 1972. – A. R. Jones, A. C., J. Bone Jt. Surg. 32-B (1950) 126–130.

Collot, François (* 1630 Paris; † 1706 Paris)
Letzter Sproß einer seit 1556 in Paris ansässigen und mit dem Privileg des königlichen Steinschneiders ausgestatteten Familie, die die Operationstechnik innerhalb der Familie nur auf ihre Nachkommen vererbte. Seine Beschreibung der Methode, die auf → Santo beruht, wurde posthum veröffentlicht.
W.: Traité de l'opération de la taille avec des observations sur la formation de la pierre, & les suppressions d'urine, Paris 1727.
Lit.: Gurlt II 790f. – BLÄ 1935 II 80. – Konert/Dietrich 53.

Colombo, Realdo (* um 1510 Cremona; † 1559 Rom)
Studium 1538–1541 in Padua. 1544 als Prof. für Anat. (Nachfolger von → Vesal) in Padua, 1546–1548 in Pisa und ab 1549 in Rom. Seine bedeutendste Leistung war die Beschreibung des Lungenkreislaufes („kleiner Kreislauf") sechs Jahre nach → Serveto und unabhängig von diesem. → W. Harvey knüpfte später an diese Erkenntnisse an.
W.: De re anatomica libri XV, Venedig 1559.
Lit.: BLÄ 1935 II 82. – Schott 601f. – DBI 27 (1982).

Contzen, Heinz (* 7. 6. 1925 Dortmund; † 28. 9. 1999 Frankfurt a. M.)
Studium in Tübingen und Münster, dort 1948 Prom. Anschließend WB in Dortmund und ab 1955 in Frankfurt a. M. (→ Geißendörfer), dort 1963 Habil. und OA. 1968 ao. Prof. 1971–1990 Ärztl. Dir. der BG-Unfallklinik Frankfurt a. M. Schwerpunkte: Alloarthroplastik, Osteosynthese, allg. Unfallheilkunde, Begutachtung. Ihm ist die regionale und überregionale Organisation eines strukturierten Notarzt- und Rettungswesens zu verdanken. Mitherausgeber von *Langenbecks Archiv* und *Unfallchirurgie*. 1970–1975 erster Schriftführer der DGU, 1976 deren Präsident.
W.: H. C., F. Straumann, E. Paschke: Grundlagen d. Alloplastik mit Metallen u. Kunststoffen, Stuttgart 1967. – H. C., Th. Kunz: Lebensrettende Sofortmaßnahmen am Unfallort, Kirchheim 1967.
Lit.: CV 1980, 94–96. – M. Börner, Nachruf Prof. Dr. med. H. C., Mitt. DGCH 28 (1999) 399–400. – BEdM I 110f.

Cooley, Denton Arthur (* 22. 8. 1920 Houston, TX; † 15. 11. 2016 Houston)
Studium in Galveston und Baltimore (Johns Hopkins), dort 1944 Prom. 1944 Assistenz bei → Blalocks wegweisender Op. Chir. WB 1944–1946 und 1948–1950, unterbrochen 1946–1948 durch Kriegsdienst (Lazarettleiter in Linz). 1950/51 Studienaufenthalt in London (→ Brock). Ab 1951 Prof. für Chir. in Houston, wo er mit → DeBakey zusammenarbeitete, und Herzchir. an verschiedenen Kliniken in Houston. 1962 Gründung des Texas Heart Institute. Ab 1955 Einsatz der Herz-Lungen-Maschine bei Ops. am offenen Herzen, 1968 erste Herztransplantation. Er implantierte 1969 erstmals ein Kunstherz zur Überbrückung bis zur Transplantation, was zu ethischen Problemen führte und (bis 2007) zum Zerwürfnis mit DeBakey. 1967 Korrespondierendes Mitglied der DGCH. 1984 Presidential Medal of Freedom.
E.: *C.-Methode:* splenorenale Seit-zu-Seit-Anastomose bei portaler Hypertension (1963).
W.: D. A. C., M. E. DeBakey: The technique of mitral valvulotomy, Surgery 32 (1952) 923–932. – M. E. DeBakey, D. A. C.: Successful resection of aneurysm of thoracic aorta and replacement by graft, J. Amer. Med. Ass. 152 (1953) 673–676. – D. A. C., B. A. Belmonte, M. E. DeBakey u. a.: Temporary extracorporeal circulation in the surgical treatment of cardiac and aortic disease; report of 98 cases, Ann. Surg. 145 (1957) 898–912. – D. A. C., R. D. Bloodwell, G. L. Hallman u. a.: Transplantation of the human heart. Report of four cases, J. Amer. med. Ass. 205 (1968) 479–486. – D. A. C., D. Liotta, G. L. Hallman u. a.: Orthotopic cardiac prosthesis for two-staged cardiac replacement, Am. J. Cardiol. 24 (1969) 723–730.
Lit.: M. Schudel: D. A. C., surgeon who performed first U.S. heart transplant, dies at 96, The Washington Post 18.11.2016. – EB 2016.

Cooper, Sir Astley Paston (* 23. 8. 1768 Brooke, Norfolk; † 12. 2. 1841 London.)
Anat. und chir. Ausbildung am St. Thomas' Hospital in London (→ Cline). Daneben hörte er Vorlesungen bei → J. Hunter. 1789 Prosektor an St. Thomas, 1791 Übernahme von Vorlesungen bei Cline. 1792 Studienaufenthalt in Paris (→ Desault; → Chopart). 1793 Prof. der Anat. an der Surgeon's Hall. 1800 Chir. am St. Guy's Hospital. Der bedeutendste britische Chir. der ersten Hälfte des 19. Jhs. unterband 1805 (erfolglos) und 1809 (erfolgreich) die A. carotis sowie erstmals 1817 die Aorta abdominalis bei Aneurysma, entwickelte die Magenausheberung, führte eine Laminektomie mittels Trepan durch, erforschte verschiedene Hernienformen, machte anatomische, klinische und tierexperimentelle Studien zu Frakturen und Luxationen, untersuchte Halswirbelfrakturen, führte den klinischen Unterricht in England ein und förderte die theoretische und praktische Chir. 1802 Mitglied der Royal Society. Er war Leibchir. der Könige George IV. und William IV. sowie der Königin Victoria. 1827 und 1836 Präsident des Royal College of Surgeons. 1820 geadelt.

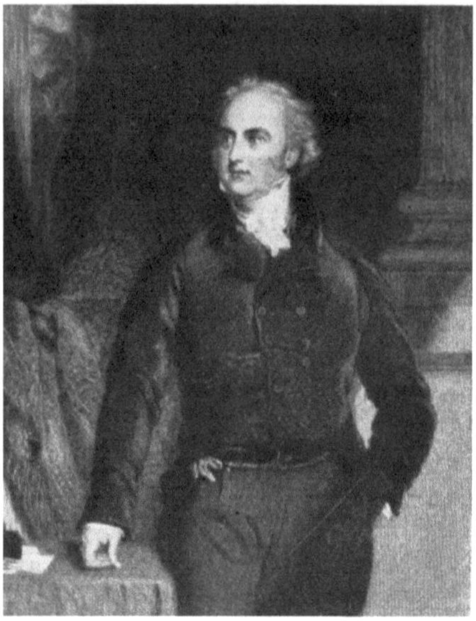

E.: *C.-Ligament:* Ligamentum pectineale. – *C.-Faszie:* Fascia cremasterica. – *C.-Fraktur:* Pilon-tibial-Fraktur. – *C.-Hernie:* Retroperitoneale Schenkelhernie mit mehrkammerigem Bruchsack. – *C.-Syndrom:* Neuralgia mammalis ohne organischen Befund. – *C.-Schere:* Bis 25 cm lange, schmale, leicht gebogene Präparierschere mit stumpfen Enden.
W.: The anatomy and surgical treatment of abdominal hernia, I–II, London 1804–1807. – A case of aneurism of the carotid artery, Med.-chir. Trans. 1 (1809) 1–12, 222–233. – The first lines of the practice of surgery, London 1813. – A. C., B. Travers: Surgical Essays, I–II, London 1818/19. – A treatise on dislocations and on fractures of the joints, London 1822. – The principles and practice of surgery, London 1843.
Lit.: BLÄ 1935 II 97–99. – R. C. Brock: The Life and Work of A. C., Edinburgh - London 1952. – J. Kirkup, A. C.'s herniotomy, J. Med. Biogr. 17 (1998) 184. – Killian 33f. – Sachs III 186. – EM 270f.
Abb.: s. Abb.-Verzeichnis.

Cooper, Samuel (* Sept. 1780; † 2. 12. 1848)
Chir. Ausbildung am St. Bartholomew's Hosp. in London. 1803 Mitglied des RCS. Danach in eigener Praxis. 1813 als Militärchir. Teilnahme an der Schlacht von Waterloo. 1831–1848 Chir. und Prof. am Univ. College Hosp. London. Hielt 1834 die Hunter-Vorlesung. 1845 Präsident des RCS. 1846 Mitglied der Royal Society.
W.: First lines of surgery, London 1807 (7 Aufl.). – Surgical dictionary, London 1809 (7 Aufl.)
Lit.: DNB 12 (1887) 148f. – BLÄ 1935 II 100.

Coopernail, George Peter (* 15. 3. 1876 Red Hook, NY; † 4. 10. 1964)
Studium und Prom. (1900) in Albany, NY. Nach chir. WB an verschiedenen New Yorker Hosp. als Chir. tätig. Im I. Weltkrieg Militärchir.
E.: *C.-Zeichen:* 1–3 Tage nach Beckenfraktur, bes. der anterioren Anteile, tritt eine typische Hämatomverfärbung des Dammes und des Skrotums (bei Frauen der großen Labien) auf.
W.: A sign in fracture of the pelvis, Med. Rec. 89 (1916) 417.
Lit.: Leiber/Olbert 101f.

Cope, Oliver (* 1902 Germantown, PA; † 30. 4. 1994 Woodsville, NH)
Studium und Prom. (1928) in Boston (Harvard). 1928–1932 chir. WB am Massachusetts General Hosp. (→ Churchill). 1933/34 Studienreise nach Berlin und London. Zurück in Boston, begann er sich mit → Churchill und → Albright für die Chir. der Nebenschilddrüsen zu spezialisieren und wurde einer der Protagonisten der endokrinen Chir. Daneben befaßte er sich intensiv mit der Verbrennungsbehandlung (Flüssigkeitsersatz) und Mammakarzinom (Strahlen- und Chemotherapie, weniger invasive Chir.). Bis 1969 Prof. für Chir. an der Harvard Univ. 1962 Präsident der ASA.
W.: E. D. Churchill, O. C.: The surgical treatment of hyperparathoroidism: based on 30 cases confirmed by operation, Ann. Surg. 104 (1936) 9–35.
Lit.: W. Saxon: Obituary: O. C., 91, a top surgeon who was a Harvard Professor, New York Times v. 3. 5. 1994. – S. Parangi: O. C., in: J. L. Pasieka, J. A. Lee (Hgg.): Surgical endocrinopathies, Cham - Heidelberg - New York 2015, 157–161.

Corti, Alfonso, Marquis (* 15. 6. 1822 Gambarana, Sardinien; † 2. 10. 1876 Casteggio b. Pavia)
Studium in Pavia und Wien, dort 1847 Prom. Danach anat. Tätigkeit und Forschungen in Wien, Zürich, Bern, London, Paris, Würzburg. Finanziell unabhängig, lehnt er einen Lehrstuhl in Turin ab. 1854 Mitglied der Leopoldina.
E.: *C.-Organ:* Organum spirale. Sinnesfeld zur Umwandlung von Schallwellen in Nervenimpulse.
W.: Recherches sur l'organe de l'ouie des mammifères, Zschr. wiss. Zool. 1851.
Lit.: BLÄ 1935 II 117. – EM 275.

Cotta, Horst (* 15. 7. 1928 Berlin; † 28. 3. 2011 München)
Studium und Prom. (1952) in Berlin. Anschließend WB in Pathol. und Chir. in Berlin. Ab 1956 orthop. WB in Berlin (→ Witt), 1961 dort Habil. 1967–1996 o. Prof. für Orthop. in Heidelberg-Schlierbach. Schwerpunkte: chir. Gelenkersatz, Intensivmedizin, Dysmelie, Querschnittslähmung. Er erweiterte das orthop. Behandlungsspektrum maßgeblich: experimentelle Orthopädie, Sportorthop., Spina bifida, Handchir. und leitete seine Klinik in eine international führende Rolle. 1981 Präsident der DGOOC, 1993 deren Ehrenmitglied. 1986 Präsident der DGU, 1993 deren Ehrenmitglied. 2008 Gründungsmitglied und 2009 Ehrenmitglied der DGOU. Ernst-von-Bergmann-Plakette der Deutschen Ärzteschaft. 1976 Mitglied der Leopoldina.
W.: Orthop. Ein kurzgefaßtes Lehrbuch, Stuttgart 1978 (5. Aufl. 1993). – Der Mensch ist so jung wie seine Gelenke, München - Zürich 1979 (10. Aufl. 2001). – (Hg.): Standardverfahren in d. operat. Orthop. u. Unfallchir., Stuttgart - New York 1996 (4. Aufl. 2014).
Lit.: J. R. Siewert, V. Ewerbeck: Nachruf auf H. C., Chirurg 82 (2011) 466. – P. Kirschner, T. Pohlemann: In Erinnerung an H. C., DGU Mitt. Nachr. Nr. 63 (2011) 136.

Cotton, Frederic Jay (* 1869 Prescott, WI; † 1938)
Studium und Prom. (1894) in Boston. Anschließend Weiterbildung in New York sowie Studienaufenthalt in Wien. Danach als Chir. an mehreren Hosp. in Boston tätig, Prof. für Chir. am Tufts College. Im I. Weltkrieg am Armee-Hosp. in Washington eingesetzt. Sein Vorschlag, Schenkelhalsfrakturen nach Reposition einzustauchen, um die Heilung zu begünstigen, wurde weithin befolgt. Dank seiner künstlerischen Begabung konnte er sein 1910 erschienenes Buch *Dislocations and joint-fractures* mit eigenen Zeichnungen illustrieren. Gründungsmitglied des ACS.
E.: *C.-Fraktur:* Fraktur des Innen- und Außenknöchels sowie der dorsalen Kante der Tibiagelenkfläche, entspricht einer „trimalleolären Fraktur".
W.: Artificial impaction in hip fracture, Amer. J. Orthop. Surg. 8 (1911) 680. – A new type of ankle fracture, J. Amer. med. Ass. 64 (1915) 318–321.
Lit.: L. F. Peltier: F. J. C., Clin. Orthop. 225 (1987) 3. – Hunter/Peltier/Lund 825.

Co-Tui, Frank Wang (* 24. 6. 1897 Jinjiang, Prov. Fujian; † Nov. 1983)
In China geborener amerikanischer Chir., New York. Weitere biographische Daten konnten nicht ermittelt werden.
E.: *C.-Zeichen:* Verziehung der Linea alba und des Nabels auf die Seite einer akuten Abdominalerkrankung sowie verstärkte Fältelung und größere Rigidität der Bauchhaut auf der betroffenen Seite.
W.: F. W. C.-T., J. Meyer: Umbilical displacement and deviation of linea alba in acute abdominal conditions, J. amer. Med. Ass. 90 (1928) 1779.
Lit.: RLM I C 228. – Leiber/Olbert 104.

Couinaud, Claude (* 16. 2. 1922 Neuilly-sur-Seine; † 4. 5. 2008 Paris)
Nach Kriegsteilnahme im II. Weltkrieg Studium und Prom. (1951) in Paris. Danach Studienreise nach England. 1956–1968 Dozent für Anat. in Paris. Chir. am Collège de Médecine des Hôpitaux de Paris, Spezialist für hepatobiliäre Chir. Seine subtilen Untersuchungen ließen ihn die anat. Segmente der Leber erkennen und so die Grundlage für anat. Leberresektionen schaffen, die er erstmals ausführte. Seine Monographie ist das grundlegende Werk zur Leberchir. des 20. Jhs.
E.: *C.-Einteilung:* anat. Unterteilung der Leber in 8 Segmente.
W.: Bases anatomiques des hépatectomies gauche et droite réglées. Techniques qui en découlent, J. Chir. 70 (1954) 933. – Le Foie: Études anatomiques et chirurgicales, Paris 1957.
Lit.: F. Sutherland, J. Harris: C. C. A passion for the liver, Arch. Surg. 137 (2002) 1305–1310.

Courtin, Germain (* um 1550 Paris; † 1587 Paris)
Studium und Prom. (1576) in Paris, dort 1578–1587 Prof. f. Anat. und Chir. Er wurde gerühmt, die besten Chir. seiner Zeit ausgebildet zu haben. Seine Vorlesungen wurden von seinen Schülern herausgegeben.
W.: E. Binet (Hg.): Leçons anatomiques et chirurgicales de feu M. Germain Courtin ..., Paris 1612.
Lit.: Gurlt II 838–840. – BLÄ 1935 II 128. – Sachs III 294.

Courvoisier, Ludwig (Louis) **Georg** (* 10. 11. 1843 Basel; † 8. 4. 1918 Basel)
Studium und Prom (1868) in Basel. Chir. WB in Basel (→ Socin), Wien (→ Billroth) und London (→ Th. S. Wells, → Fergusson). 1871–1918 ärztl. Leitung des Diakonissenspitals Riehen. 1880 Habil., 1888 ao. Prof. 1899 lehnte er einen Ruf auf den chir. Lehrstuhl der Univ. Basel ab. 1900 o. Prof. Schwerpunkte: Diagnostik und Therapie des Gallensteinleidens; Entomologie.
E.: *C.-Zeichen:* Schmerzlose vergrößert tastbare Gallenblase mit Ikterus bei Karzinom der Papilla Vateri oder des Pankreaskopfes.
W.: Casuistisch-statistische Beiträge zur Pathol. u. Chir. d. Gallenwege, Leipzig 1890 [S. 57f.]
Lit.: Leiber/Olbert 104f. – J. E. F. Fitzgerald, M. J. White, D. N. Lobo: C.'s gallbladder: law or sign? World J. Surg. 33 (2009) 886–891. – NDB 3 (1957) 384. – BEdM 112.

Cowper, William (* 1666 Petersfield, Südengland; † 8. 3. 1709 Bishop Sutton, Südengland)
Nach handwerkschir. Ausbildung in London 1691 dort Niederlassung als Chir. Sein Zeichentalent begünstigte seinen Erfolg als Autor anat. und chir. Werke. Für seine *Anatomie* hatte er die anat. Tafeln von → Bidloo aufkaufen und mit neuem Text unter seinem Namen drucken lassen, was ihm einen berechtigten Plagiatsvorwurf einbrachte. Neben der Beschreibung der nach ihm benannten Drüsen (schon 1684 von Jean Méry entdeckt) stammt auch die Erstbeschreibung der Aortenklappeninsuffizienz von ihm. 1696 Mitglied der Royal Society.
E.: *C.-Drüsen:* Glandulae bulbo-urethrales. Schleimdrüsen der Harnröhre.
W.: Myotomia reformata, or a new administration of all the muscles of the human body, London 1694. – The anatomy of human bodies, with figures drawn after the life by some of the best masters in Europe, Oxford 1698. – An account on two new glands and their excretory ducts, lately discovered in human bodies, Phil. transact. 21 (1700) 364–369. – Of ossifications and petrifications in the coats of arteries, particularly in the valves of the great artery, Phil. transact. 24 (1706) 1970–1977.
Lit.: BLÄ 1835 II 132. – Ärztelex. 84f. – EM 276f.

Crafoord, Christian Olin **Clarence** (* 28. 5. 1899 Hudiksvall; † 25. 2. 1984 Danderyd)
Studium in Stockholm, Examen 1924, Habil. 1938. Chir. Ausbildung ab 1925 in Stockholm. 1939–1957 leitender Chirurg und 1957–1966 Leiter der Klinik für Thoraxchirurgie am Sabbatsberg-Hospital in Stockholm. Ab 1940 Dozent, 1948–1966 Prof. am Karolinska-Institut. 1944 führte er als erster (ein Jahr vor → R. E. Gross) die chir. Korrektur der Aortenisthmusstenose durch, 1954 die erste erfolgreiche Op. am offenen Herzen mit Herz-Lungen-Maschine (→ Senning) in Europa. Er führte in den 1930er Jahren Heparin in die Thromboseprophylaxe ein und entwickelte in den 1940er Jahren die Überdruckbeatmung bei Thoraxeingriffen sowie eine sichere Methode der Pneumonektomie.

W.: C. C., K. G. Nylin, Congenital coarctation of the aorta and its surgical treatment, J. thorac. Surg. 14 (1945) 347–361.
Lit.: J.-P. Kvitting, Ch. Olin: Clarence Crafoord: A giant in cardiothoracic surgery, the first to repair aortic coarctation, Ann. Thorac. Surg. 87 (2009) 342–346. – Svensk biografisk handbok 1969, Stockholm 1968, 178–179.

Cramer, Friedrich (* 19. 10. 1847 Wiesbaden; † 20. 2. 1903 Wiesbaden)
Studium in Marburg, Bonn und Würzburg, dort 1870 Prom. Im Krieg 1870/71 an verschiedenen Feldlazaretten tätig. Danach Ass.-Arzt in Mainz. Nach zehnjähriger Tätigkeit als prakt. Arzt durch B. v. → Langenbeck wieder der Chir. zugeführt, war er 1892–1903 CA der Chir Abt. am St.-Josephs-Hospital in Wiesbaden, wo er sich einen glänzenden Ruf als Chir. erarbeitete.
E.: C.-Schiene: flexible Drahtleiterschiene zur Fixierung von Frakturen. – *C.-Op.*: Arthrorise durch in den Calcaneus eingebolzten Tibiaspan.
Lit.: BLÄ 1933 I 274.

Cramer, Karl (* 4. 3. 1862 Solothurn; † 9. 10. 1937 Solothurn)
Studium in Zürich, 1888 Appr. 1888–1899 chir. WB in Solothurn und Köln (→ Bardenheuer), orthop. WB 1899/1900 in Würzburg (→ Hoffa). 1902–1928 Leiter der Orthop. Abt. am Bürgerspital (ab 1919 Univ.) Köln, 1904 Habil., 1908 ao. Prof. für Orthop. Im I. Weltkrieg Leiter eines Reservelazaretts in Köln. Schwerpunkte: Gelenkplastik, Hüftluxation, Fußdeformitäten, Arthrodese. Von ihm stammt die Erstbeschreibung des Pes varus congenitus. 1926 Präsident der DGOOC.
W.: Ein Fall von Pes equinus congenitus, Arch. orthop. Unfallchir. 8 (1910) 156–159 u. Tf. 1. – D. Plattfuss, Stuttgart 1925.
Lit.: CK 1926, 53. – H. Gocht: K. C. 60 Jahre, Arch. orthop. Unfall-Chir. 21 (1922) 180–182. – M. Hackenbroch: K. C. †, Arch. orthop. Unfallchir. 37 (1937) 334.

Credé, Benno (* 1. 9. 1847 Berlin; † 14. 3. 1929 Dresden)
Der Sohn des Erfinders der „Credéschen Prophylaxe" studierte in Leipzig und Zürich, 1870 Prom. in Leipzig. 1870/71 Kriegsteilnahme. Anschließend einjährige Studienreise nach Berlin und Edinburgh, danach bis 1877 chir. WB in Leipzig (→ Thiersch) sowie bis 1881 Truppenarzt in der sächsischen Armee. 1877 Niederlassung in Dresden und 1879–1892 Ltg. einer chir. Privatklinik. 1892–1897 Leiter der chir. Station des Carolahauses in Dresden, 1897 dessen CA. 1896 wieder Militärarzt à la suite. 1897 Generalarzt. Schwerpunkte: Antiseptika, Chir. der Niere und der ableitenden Harnwege, Abdominalchir.
W.: R. C., J. L. Beyer: Silber u. Silbersalze als Antiseptica, Leipzig 1896.
Lit.: CK 1926 53. – BLÄ 1901, 358. – BEdM I 113.

Crile, George Washington (* 11. 11. 1864 Chili, OH; † 7. 1. 1943 Cleveland, OH)
Studium und Prom. (1887) in Cleveland. Anschließend Studienreise nach Wien, London und Paris. Danach in Cleveland Demonstrator für Histologie, 1890–1893 Prof. für Physiol., 1893–1900 Prof. für chir. Propädeutik, 1900–1911 Prof. für klin. Chir., 1911–1924 für Chir. Begründer und 1924–1943 Dir. der Cleveland Clinic Foundation. Im I. Weltkrieg machte er sich um die Organisation des Sanitätswesens verdient. Schwerpunkte: Kombination von Allgemein- und Lokalanästhesie, Bluttransfusion, Schockforschung, M. Basedow. 1916/17 Mitbegründer und Präsident des ACS, 1923 Präsident der ASA.
E.: C.-Klemme: feine Arterienklemme, gerade oder gebogen. – *C.-Op.*: **1.** subdiaphragmale Vagotomie. **2.** zapfenförmige Ileostomie nach Ablösung der Seromuskularis und Umschlagen der Schleimhaut.
W.: An experimental research into surgical shock, Philadelphia 1899. – An experimental and clinical research into certain problems relating to surgical operations, Philadelphia 1901. – Hemorrhage and transfusion, New York 1909.
Lit.: BLÄ 1933 I 276. – BLÄ 2002, 285. – GM 5622, 5624, 5628.

Croce, Giovanni Andrea della (* 1515 Venedig; † 1575 Venedig)
Nach handwerkschir. Ausbildung durch seinen Vater 1532 Mitglied der venezianischen Chirurgengilde. Danach Studium in Padua. 1538–1546 Stadtarzt in Feltre, anschließend wieder in Venedig, wo er um 1560 als angesehener Chir. tätig war. Seine Werke zeichnen sich aus durch ausführliche Wiedergabe antiker und arabischer Autoren, aber auch durch eigene Beobachtungen. Er stellte die Synonyme griech., lat. und arab. Krankheitsnamen zusammen, beschrieb ausführlich Schußverletzungen und die Trepanation, und bildete eine Vielzahl von chir. Instrumenten aller Epochen ab. Er starb wahrscheinlich an der Pest.
W.: Chirurgiae libri septem, Venedig 1573. – Chirurgiae universalis opus absolutum, Venedig 1573
Lit.: Gurlt II 335–361. – BLÄ 1935 II 145. – DBI 36 (1988).

Crohn, Burrill Bernard (* 13. 6. 1884 New York; † 29. 7. 1983 New Milford, CT)
Studium und Prom. (1907) in New York (Columbia Univ.). Danach am Mt.-Sinai-Hosp. in New York. 1911 dort als prakt. Arzt niedergelassen, blieb er dem Mt.-Sinai-Hosp. wissenschaftlich verbunden und spezialisierte sich für Gastroenterologie, eine damals für die innere Med. neue Subdisziplin, da entsprechende Erkrankungen in der Regel chir. behandelt wurden. 1933 Präsident der American Gastroenterological Association.
E.: Morbus C.: Ileitis regionalis oder terminalis.
W.: B. B. C., L. Ginzburg, G. D. Oppenheimer: Regional ileitis: a pathologic and clinical entity, J. Amer. Med. Ass. 99 (1932) 1323–1329.
Lit.: H. D. Janowitz: B. B. C. (1884–1983). Leben u. Werk, Freiburg 2000. – J. F. Kanne, C. A. Rohrmann, J. E. Lichtenstein: Eponyms in radiology of the digestive tract: Historical perspectives and imaging appearances. Part 2: Liver, biliary system, pancreas, peritoneum, and systemic disease, Radiographics 26 (2006) 465–480. – S. Schuchart: B. B. C. blieb seiner Passion ein Leben lang treu, Dtsch. Ärztebl. 114 (2017), H. 15 [52].

Crutchfield, William Gayle (* 28. 9. 1900 Henry County, KY; † 1. 10. 1972 Charlottesville, VA)
Studium und Prom. (1927) in Baltimore (Johns Hopkins). Chir. und neurochir. WB in Boston (1928/29) und Richmond, VA (1930–1933). 1935–1941 dort Ass.-Prof. für Neurochir. 1941–1972 o. Prof. für Neurochir. in Charlottesville (Univ. of. Virginia) sowie 1941–1969 Ltg. des Departments Neurochir.
E.: *C.-Klammer:* zangenartiges Instrument, dessen zwei Stifte perkutan in den Schädelknochen gedrückt werden, zur direkt am Knochen angreifenden Extension der Halswirbelsäule.
W.: Skeletal traction in treatment of injuries to the cervical spine, J. Amer. Med. Ass. 155 (1954) 29–32.
Lit.: G. Lanzino, J. A. Jane Sr.: Neurosurgery at the University of Virginia, Neurosurgery 43 (1998) 133–141.

Cullen, Thomas Stephen (* 20. 11. 1868 Bridgewater, Ontario; † 4. 3. 1953 Baltimore, MD)
Studium in Toronto und Baltimore (Johns Hopkins), dort 1892 Prom. 1893 Studienaufenthalt in Göttingen (Pathol., J. Orth). 1893–1896 gynäkol. Pathol. in Baltimore, danach gynäkol. WB., 1919 o. Prof. für klin. Gynäkol. in Baltimore.
E.: *C.-Zeichen:* bräunlich-livide Verfärbung, ödematöse Schwellung und Hauteinblutung der Nabelgegend bei intraabdomineller Blutung oder akuter Pankreatitis (Spätsymptom).
W.: Embryology, anatomy, and diseases of the umbilicus together with diseases of the urachus, Philadelphia 1916.
Lit.: RLM I C 253. – https://en.wikipedia.org/wiki/Thomas_Stephen_Cullen [7. 6. 2017]

Cushing, Harvey William (* 8. 4. 1869 Cleveland, OH; † 7. 10. 1939 New Haven, CT).
Studium in New Haven (Yale) und Boston (Harvard), 1895 Prom. 1896–1900 chir. WB in Baltimore (→ Halsted; → Osler). 1900/01 Studienreise nach Bern (→ Kocher; Hugo Kronecker) und Liverpool (Charles Scott Sherrington). 1902 Assoc. Prof. für Chir. in Baltimore (Johns Hopkins). 1912–1933 Prof. für Chir. in Boston (Harvard) und CA am Peter Bent Brigham Hosp. Nach der Emeritierung 1933–1937 noch als Prof. für Neurologie und Geschichte der Med. in New Haven (Yale) tätig. Er wurde zum Pionier der modernen Neurochir., was er differenzierter chir. Technik, exakter Diagnostik und genauer Kenntnis der Pathol. der Hirntumoren verdankte. Er entwickelte den Anwendungsbereich der Lokalanästhesie weiter. Internationale Anerkennung erlangte er durch seine Untersuchungen zur Hypophyse und den Hirntumoren. 1927 Präsident der ASA.
E.: *C.-Syndrom:* Krankheitsbild durch eine Erhöhung der Glukokortikoide im Blut, hervorgerufen durch verschiedene Ursachen (*Morbus C.:* Vermehrte ACTH-Bildung in der Hypophyse). – *C.-Gesetz:* Ein Anstieg des intrakraniellen Druckes erzeugt reflektorisch über das Vasomotorenzentrum eine Erhöhung des systemischen Blutdruckes, der den intrakraniellen Druck gerade überwindet. – *C.-Clips:* U- oder V-förmige Silberklammern zum Abklemmen kleiner Blutgefäße. – *C.-Op.:* **1.** Subtemporale Dekompression bei Hirndruck. **2.** Fraktionierte Neurotomie des N. trigeminus bei Neuralgie. – *C.-Ulkus:* Streßulkus bei Erkrankung des Zentralnervensystems.
W.: Some experimental and clinical observations concerning states of increased intracranial tension, Amer. J. Med. Sci. 124 (1902) 375–400. – The pituitary body and its disorders, Philadelphia - London 1912. – Tumors of the nervus acusticus, Philadelphia – London 1917. – A classification of the glioma group on a histogenic basis, Philadelphia - London 1926. – Intracranial tumours, Springfield 1932.
Lit.: F. de Quervain: H. C., Chirurg 4 (1932) 736f. – BLÄ 1933 I 283f. – J. F. Fulton: H. C. 1869–1939, in: K. Kolle (Hg.): Große Nervenärzte, I, 2. Aufl. Stuttgart 1970, 57–67. – Ärztelex. 86f. – I. M. Modlin: Surgical triumvirate of Theodor Kocher, H. C., and William Halsted, World J. Surg. 22 (1998) 103–113. – BLÄ 2002, 292f. . Sachs III 153. – EM 281. – Helfer/Winau 169. – BE 2016.

Cutler, Elliot Carr (* 30. 7. 1888 Bangor, ME; † 16. 8. 1947 Brookline, MA)
Studium und Prom. (1913) in Boston (Harvard). Danach Studienreise nach London und Heidelberg. 1914–1916 chir. WB in Boston und Paris. 1917–1919 Teilnahme am I. Weltkrieg. Danach weiterhin als Chir. in Boston, wo er 1923 erstmals erfolgreich eine Mitralklappenstenose sprengte (mit → C. S. Beck). 1924–1932 Prof. für Chir. in Cleveland, OH. 1932–1947 Prof. für Chir. in Boston (Harvard; Nachfolger → Cushings) und CA der Chir. am Peter Bent Brigham Hosp. 1942–1946 Teilnahme am II. Weltkrieg, zuletzt als General. Schwerpunkte: Schilddrüsenchir., Thoraxchir., Herzchir. 1929–1947 Leiter der US-Sektion der ISS. 1947 Präsident der ASA. Er starb an einem Krebsleiden.
W.: C. S. Beck, E. C. C.: A cardiovalvulotomy, J. Exp. Med. 40 (1924) 375–379. – E. C. C., R. M. Zollinger, Atlas of surgical operations, New York 1939 (8. Aufl. 2003).
Lit.: BLÄ 1933 I 284. – BLÄ 2002, 293. – R. M. Zollinger, Jr.: The *Atlas of Surgical Operations*: E. C. C. and Robert Zollinger, Amer. J. Surg. 186 (2003) 211–216.

Czerny, Vinzenz von (* 19. 11. 1842 Trautenau, Böhmen; † 3. 10. 1916 Heidelberg)
Studium in Prag und Wien, 1866 Prom. Med. und Chir. WB (ab 1868) in Wien (→ Billroth). Studienreise nach Leipzig, Berlin und Halle. Mit Billroth kriegschir. Einsatz 1870/71. 1871 Habil. 1871–1877 o. Prof. für Chir. in Freiburg, 1877–1906 in Heidelberg. Schwerpunkte: Krebsforschung, Abdominalchir., Weiterentwicklung plastischer Methoden. 1877 erste erfolgreiche Entfernung eines Teiles der Speiseröhre; 1878 erste vaginale Totalexstirpation des Uterus; 1884 erste (ungeplante) abdominoperineale Rektumexstirpation; 1906 Gründung des ersten dt. Instituts für experimentelle Krebsforschung in Heidelberg, das er bis zu seinem Tod leitete und das der Vorläufer des Deutschen Krebsforschungszentrums (gegr. 1964) ist. Er starb an Leukämie. 1901 Präsident der DGCH, 1903 deren Ehrenmitglied, 1908 Kongreßpräsident der ISS. 1903 geadelt.
E.: *C.-Darmnaht:* zweireihige Naht bei intestinalen Anastomosen. – *C.-Pfeilernaht:* Verengung des Lei-

stenkanals bei angeborener Leistenhernie (1874). – *C.-Zange:* Gallenblasenfaßzange.

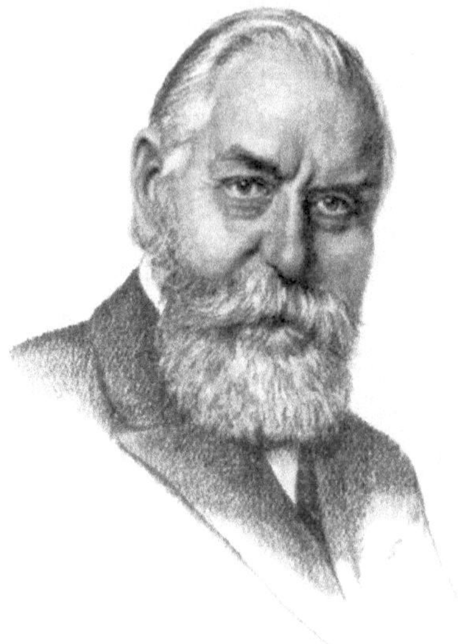

W.: Über Pfropfung von Epidermis auf granulierende Wundflächen, Zbl. Med. Wiss. 8 (1870) 881. – Studien zur Radicalbehandlung d. Hernien, Wien. med. Wschr. 27 (1877) 497–500, 527–530, 578–581. – Beiträge zur operativen Chir., Stuttgart 1878. – Das Heidelberger Inst. für experimentelle Krebsforschung, Tübingen 1912. – Aus meinem Leben [Autobiogr. mit. Personalbibliogr.], Ruperto-Carola 41 (1967) 214–236.
Lit.: BLÄ 1933 I 286. – G. Schöne: Zum 100. Geburtstag von V. C., Zbl. Chir. 69 (1942) 1806–1808. – Krebs/Schipperges 57–66. – Killian 91f. – D. Liebermann-Meffert: V. C. (1842–1915): Grand seigneur of oncologic surgery. Life, influence, and work of the second congress president of the ISS/SIC, World J. Surg. 24 (2000) 1589–1598. – BEdM 117. – Sachs III 49. – Sachs IV 110. – EM 283.
Abb.: s. Abb.-Verzeichnis.

D

Dahl-Iversen, Erling (* 20. 11. 1892 Fredensborg, Dänemark; † 13. 9. 1978)
Studium und Prom. (1919) in Kopenhagen, dort Habil. 1925. 1935–1963 o. Prof. für Chir. in Kopenhagen (1935–1941 Chefchir. am Rigshospitalet Kopenhagen). Schwerpunkte: Oberer Gastrointestinaltrakt, Gallenblase, Urologie, endokrine Chir. 1961 Kongreßpräsident der ISS, 1965 deren Ehrenmitglied.
Lit.: ISS 264.

Dandy, Walter Edward (* 6. 4. 1886 Sedalina, MS; † 19. 4. 1946 Baltimore)
Studium in Baltimore (Johns Hopkins), Abschluß 1910. Danach von → Cushing für die Neurochir. gewonnen; chir. und neurochir. WB bis 1918. Dann Niederlassung als Chir. und Neurochir. sowie operative Tätigkeit am Johns Hopkins Hosp. Schwerpunkte: Hirntumoren, Resektionen am Hirn, Bandscheibenchir., Trigeminusneuralgie. Er führte 1918 die Pneumenzephalographie in die Hirnchirurgie ein, womit die Lokalisierung von Hirntumoren möglich wurde, die er dann operierte. 1937 konnte er erstmals ein Aneurysma des Circus Willisii diagnostizieren und operativ entfernen. 1932 Mitglied der Leopoldina.
E.: *D.-Symptom:* Sehstörung bei Ausfall der Gleichgewichtsfunktion nach Streptomycinintoxikation oder bei M. Menière. – *D.-Zeichen:* **1.** Auslösung eines Ischiasschmerzes bei paravertebralem Klopfen in Höhe der Nervenwurzeln L4/S1. **2.** Verstärkung des ischialgiformen Schmerzes durch Husten oder Schneuzen bei Bandscheibenprolaps der kaudalen LWS-Segmente.
W.: Concealed ruptured intervertebral disks, J. Amer. Med. Ass. 117 (1941) 821–823. – Recent advances in the diagnosis and treatment of ruptured intervertebral disks, Ann. Surg. 115 (1942) 514–520, 118 (1943) 639–646.
Lit.: Leiber/Olbert 110. – Kolle II 198–207.

Danis, Robert (* 20. 10. 1880 Oudenaarde, Belgien; † 3. 7. 1962 Brüssel)
Studium in Brüssel bis 1904, anschließend dort chir. WB (→ Depage). 1912 Prom. (entspricht Habil.), 1913 FA und Tätigkeit am Hospice de l'Infirmerie mit ausgedehnter amb. Op.-Praxis. 1920–1925 Leiter der Gynäkologie zunächst am Hôpital Saint-Jean, danach am Hôpital Brugmann in Brüssel. 1925–1946 Leiter der Chir. Univ.-Klinik Brüssel. 1921–1951 Prof. für Theorie und Praxis der Chir. in Brüssel. Schwerpunkte: Thoraxchir. (*baro-narcosis*, 1908), Gefäßchir., Mammachir. (Lymphadenektomie), Regionalanästhesie. Er war ein Pionier der modernen operativen Frakturbehandlung. Das später von der AO aufgegriffene Ziel seiner Osteosynthesetechnik war eine stabile Kompression der Bruchenden mittels Platte aus V2A-Stahl (*Coapteur*) ohne die Notwendigkeit einer Immobilisation. Die Schraubenlöcher wurden elektrisch gebohrt, in den Knochen wurden Schraubengewinde geschnitten. Die von ihm 1949 eingeführte, heute allgemein gebräuchliche Klassifikation der Frakturen des oberen Sprunggelenkes wurde 1966 von → B. G. Weber modifiziert. 1951–1962 Präsident der ISS.
E.: *D.-Weber-Klassifikation:* Einteilung der Frakturen des oberen Sprunggelenkes.
W.: Anastomoses et ligatures vasculaires: étude critique et experimentale, Brüssel 1912. – La technique de l'ostéosynthèse. Etude de quelques procédés, Paris 1932. – Traitement opératoire des fractures, Brüssel 1949. – Théorie et pratique de l'ostéosynthèse, Paris 1949.
Lit.: R. de Marneffe, Therapeutique des traumatismes. Traitment chirurgical des fractures par osteosynthèse, Bruxelles med. 50 (1970) 859–886. – ISS 265–267. – P. Kinnaert: History of the ISS/SIC: R. D., a true general surgeon, World J. Surg. 26 (2002) 1202–1205. – EM 286.

Danlos, Henri Alexandre (* 26. 3. 1844 Paris; † Sept. 1912 Paris)
Studium und Prom. (1874) in Paris. 1881 Hospitalarzt, 1885–1890 CA am Hôp. Tenon, ab 1895 am Hôp. Saint-Louis. Er spezialisierte sich als Dermato-Venerologe und führte die organischen Arsenpräparate sowie die Radiumtherapie in die Dermatol. ein.
E.: *Ehlers-D.-Syndrom:* Hyperelastizität der Haut, atrophe Narbenbildung und Hypermobilität der Gelenke durch erbliche Störung der Kollagenbildung.
W.: Un cas de cutis laxa avec tulleurs par contusion chronique descoudes et de genoux (xanthom juvenal pseudodiabetique de MM Hallopeau), Bull. Soc. Franc. Derm. Syph. 19 (1908) 70–77.
Lit.: BLÄ 1933 I 293. – A. Martinez-Schramm, M. Greiwe, M. Hagedorn-Greiwe u. a.: Das Ehlers-D.-Syndrom, in: Zichner/Rauschmann/Thomann 81–88.

D'Antona, Antonino (* 18. 12. 1842 Riesi, Caltanisetta; † 21. 12. 1913 Neapel)
Studium und Prom. (1866) in Neapel. 1866–1869 Studienreise nach Wien (→ Billroth), Berlin, Leipzig und London (→ Th. S. Wells). Anschließend an der Chir. Univ.-Klinik Neapel tätig. 1881 Prof. für chir. Pathol. in Padua, 1884 in Neapel. 1903–1913 schließlich Prof. für klin. Chir. in Neapel. Er beschrieb erstmals den Zusammenhang von Rhabdomyolyse mit Nierenversagen nach Verschüttungstrauma anläßlich des Erdbebens von Messina und Reggio am 28.12.1908.
Lit.: DBI 32 (1986. – C. Bisaccia, N. G. De Santo, L. S. De Santo: A. D'A. (1842–1913) was the first in describing the crush syndrome with renal failure following the Messina earthquake of December 28, 1908, Giorn. ital. nefrol. 33 (2016) Suppl. 66, S66.10.

Darrach, William (* 12. 3. 1876 Germantown, PA; † 24. 5. 1948 New York)
Studium in New Haven (Yale) und New York (Columbia), dort 1901 Prom. Danach chir. WB in New York, wo er sich der Behandlung von Knochenbrüchen zuwandte. 1903–1916 dort Instruktor für Chir., 1916–1930 Prof. für klin. Chir. 1913–1945 Chir. am Presbyterian Hosp. und anderen Kliniken. Im I. Weltkrieg Einsatz in

C. Weißer, *Chirurgenlexikon*, https://doi.org/10.1007/978-3-662-59238-0_4

Frankreich. 1919–1930 Dekan der Med. Fak. an der Columbia-Univ. New York. In dieser Funktion war er verantwortlich für die Neugestaltung des prakt. med. Unterrichtes an Lehrkrankenhäusern. 1945 Präsident der ASA.
E.: *D.-Operation:* Resektion des Ellenkopfes.
W.: Partial excision of the lower shaft of the ulna for deformity following Colles' fracture, Ann. Surg. 57 (1913) 764–765.
Lit.: BLÄ 1933 I 294. – NN: W. D. 1876–1948, J. Bone Jt. Surg. 30-A (1948) 791f. – BLÄ 2002, 303. – F. H. Lau, K. C. Chung: W. D.: His life and his contribution to hand surgery, J. Hand Surg. 31 (2006) 1056.e1–1056.e7.

Daviel, Jacques (* 11. 8. 1696 La Barre, Normandie; † 30. 9. 1762 Genf)
Chir Ausbildung in Rouen und Paris, danach Feldarzt in den Niederlanden und in Salzburg. 1719/20 als Pestarzt in der Provence erfolgreich, 1722 Arzt in Marseille und Schiffsarzt. Ab 1728 spezialisiert er sich auf die Augenheilkunde, die er so erfolgreich ausführte, daß er international an vielen Fürsten- und Königshäusern gefragt war. 1746 ließ er sich in Paris nieder, wurde 1749 königlicher Okulist. Ab 1745 entwickelte er die Staroperation am Auge weiter, indem er – nach dem ersten eher zufälligen Erfolg von → Petit – die Entfernung der getrübten Linse zum Routine-Eingriff machte, dafür den Lappenschnitt einführte und die dazu nötigen Instrumente konstruierte. Damit gilt er als Begründer der modernen Augenheilkunde.
E.: *D-Op.:* Linsenextraktion bei Katarakt ohne Iridektomie.
W.: Sur une nouvelle méthode de guérir la cataracte par l'extraction, Mém. de l'Acad. de chirurgie 2 (1853) 337–354. – Deux lettres sur les avantages de l'opération de la cataracte par extraction, Paris 1756.
Lit.: BLÄ 1935 II 190f. – DBF 10 (1965) 379f. – Chronik 212, 218. – EM 289.

Daza Chacon, Dionisio (* 1510 Valladolid; † 1596 Madrid)
Studium in Valladolid und Salamanca. Ab 1530 in Valladolid tätig, wurde er 1543 zur Armee nach Flandern berufen, wo ihn Kaiser Karl V. zu seinem Wundarzt machte. 1548 kam er als Leibchir. des späteren Kaisers Maximilian II. wieder nach Spanien, 1557 wurde er Chir. am Hospital in Valladolid, 1563 Leibchir. von Don Carlos, 1569 von Don Juan, den er als Militärchir. begleitete (1571 Seeschlacht von Lepanto). Sein systematisch aufgebautes Werk fußt auf überkommenem Wissen sowie auf seiner eigenen reichhaltigen Erfahrung. Bei der Amputation verwendet er die Kauterisation zur Blutstillung.
W.: Práctica y teórica de cirujía, I–II, Valladolid 1582–1595.
Lit.: Gurlt III 411. – BLÄ 1935 I 870. – EM 235

DeBakey (De Bakey), **Michael Ellis** (* 7. 9. 1908 Lake Charles, LA; † 11. 7. 2008 Houston, TX)
Studium in und Prom. (1932) New Orleans (Tulane Univ.). Chir. WB in New Orleans (→ Alton Ochsner), Straßburg (→ Leriche) und Heidelberg (→ Kirschner). 1937–1948 Chir. an der Tulane Univ. in New Orleans, unterbrochen 1942–1946 durch Kriegsdienst, wo er an der Entwicklung des Mobile Army Surgical Hosp. (MASH) für die Einsatzchir. beteiligt war. 1948–1993 Prof. für Chir. und Dir. der Chir. Abt. am Baylor College of Medicine in Houston, wo er bis 1969 mit → Cooley zusammenarbeitete. Noch als Student entwickelte er das 1934 Prinzip der Rollerpumpe (→ C. S. Beck), das 20 Jahre später bei der Herz-Lungen-Maschine zum Einsatz kam. 1953 führte er die erste erfolgreiche Endarteriektomie der A. carotis durch, inaugurierte die „Patch-Plastik" (1958) und die Dacron-Prothesen in der Gefäßchir. und benutzte 1963 ein externes Pump-Assistenzsystem zur Unterstützung der linken Herzkammer. 1964 erster erfolgreicher aortokoronarer Venen-Bypass. 1980 war er an der Behandlung der peripheren arteriellen Verschlußerkrankung des jugoslawischen Präsidenten Josip Tito beteiligt und leitete 1996 die Herz-Bypass-Op. beim russischen Präsidenten Boris Jelzin. Noch mit 95 Jahren assistierte er bei Operationen. 1961 Korrespondierendes Mitglied der DGCH, 2005 Ehrenmitglied. 1969 Presidential Medal of Freedom. 1985 National Medal of Science.
E.: *D.-Klassifikation:* Einteilung der Aortendissektion (Typ I–III) abhängig vom Eintritt und der Ausdehnung. – *D.-Klemme:* verschieden geformte anat. Gefäßklemmen mit besonders feiner Zahnung zum Ab- oder Ausklemmen eines Gefäßwandabschnittes. – *D.-Pinzette:* anat. Gefäßpinzette mit besonders feiner Zahnung. – *D.-Op.:* Schaffung einer Wiedereinmündung des Blutstroms am distalen Ende einer Aortendissektion.
W.: D. A. Cooley, M. E. D.: The technique of mitral valvulotomy, Surgery 32 (1952) 923–932. – M. E. D., D. A. Cooley: Successful resection of aneurysm of thoracic aorta and replacement by graft, J. Am. Med. Ass. 152 (1953) 673–676. – D. A. Cooley, B. A. Belmonte, M. E. D. u. a.: Temporary extracorporeal circulation in the surgical treatment of cardiac and aortic disease; report of 98 cases, Ann. Surg. 145 (1957) 898–912. – H. E. Garrett, E. W. Dennis, M. E. D.: Aortocoronary bypass with saphenous vein graft: seven-year follow-up, J. Amer. med. Ass. 223 (1973) 792–794. – M. E. D, Ch. H. McCollum, E. St. Crawford u. a.: Dissection and dissecting aneurysms of the aorta. Twenty year follow-up of 527 patients treated surgically, Surgery 92 (1982) 1118–1134.
Lit.: L. K. Altman: M. D., Rebuilder of hearts, dies at 99, New York Times 13. 7. 2008. – EB 2016.

Debrunner, Hans Heinrich (* 19. 2. 1889 Frauenfeld; † 28. 4. 1974 Zollikon)
Studium in Zürich und München, Prom. 1914 in Zürich. 1915–1924 orthop. WB in Berlin (→ Gocht). 1924 Niederlassung in Zürich und Etablierung einer Orthop. Poliklinik an der Chir. Univ. Klinik (→ Clairmont), dort 1937 Habil. 1948 ao. Prof. für Orthop. in Basel, 1958–1959 dort persönlicher Ordinarius. Schwerpunkte: Klumpfuß, Arthrose. Er erreichte in Basel die Gründung einer orthop. Klinik und bereitete die Etablierung eines Lehrstuhls für Orthop. vor. 1941 Mitbegründer der SGOT, 1951–1955 deren Präsident. 1949 Ehrenmitglied der DGOOC.
W: H. Gocht, H. D.: Orthop. Therapie, Leipzig 1925. – Der angeborene Klumpfuß, Stuttgart 1936.

Lit.: CV 1958, 135. – C. P.: H. D. 1889–1974, J. Bone Jt. Surg. 57-B (1975), S. 108. – M. Hackenbroch: H. D. 1889–1974, Zschr. Orthop. 112 (1974) 1181–1183. – M. Wyder: „Der Orthopädie verschrieben". H. D. (1889–1974), Arzt – Dozent – Schriftsteller, Aachen 2014.

Deckmann, Christian Gottlieb von (* 8. 4. 1798 Rendsburg; † 24. 2. 1837 Kiel)
Nach militärchir. Ausbildung in Rendsburg und Teilnahme an den französischen Feldzügen Studium in Kiel und Kopenhagen, Prom. 1824 in Kiel. Danach Niederlassung in Schleswig. 1829 ao. Prof. für Anat. und Prosektor in Kiel, 1833–1837 o. Prof. für Chir. und Anat. in Kiel und Dir. des Friedrich-Hospitals.
Lit.: BLÄ 1935 II 200. – Killian 270. – Sachs IV 128.

Delbet, Pierre-Louis-Ernest (* 15. 11. 1861 La Ferté-Gaucher; † 17. 7. 1957 La Ferté-Gaucher)
Studium und Prom. (1889) in Paris. 1892 Agrégé, 1893 Chir. 1909–1931 Prof. für klin. Chir. am Hôp. Necker in Paris. Er setzte sich für die Asepsis ein, empfahl 1915 Magnesiumchlorid als nicht gewebetoxisches Wunddesinfektionsmittel bes. bei Kriegsverletzungen, entwickelte eine Reihe von Neuerungen für die Knochenbruchbehandlung und die Abdominalchir. (Peritoneallavage) und beschäftigte sich mit der Krebsentstehung. 1921 Mitglied der Académie de Chir.
E.: *D.-Apparat:* Gipsschienen-Gehapparat mit zirkulärer Abstützung am Schienbeinkopf und oberhalb des Sprunggelenkes zur ambulanten Behandlung von Unterschenkelfrakturen.
W.: Recherches expérimentales sur la lavage du péritoine, Paris 1889. – Méthode du traitement des fractures, Paris 1916.
Lit.: BLÄ 1933 I 302f. – RLM II D 51f. – P. Mocquot: P. D. (1861–1957), Bull. Ass. franç. cancer 45 (1958) 129–133. – Peltier 76f. – BLÄ 2002, 308f.

Delius, Heinrich Friedrich von (* 8. 7. 1720 Wernigerode; † 22. 10. 1791 Erlangen)
Studium in Halle und Berlin, Leipzig und Helmstedt, Prom. 1743 in Halle. Anschließend Niederlassung in Wernigerode. 1747 Stadtphysikus in Bayreuth. 1749–1791 o. Prof. der med. Fakultät in Erlangen, wo er fast alle Fächer unterrichtete. Der vorwiegend theoretisch und naturphilosophisch orientierte, äußerst produktive Naturforscher war zudem ein bedeutender Mineraloge und Botaniker, der die Chemie als Lehrfach etablierte. 1746 Mitglied der Leopoldina (1788 deren Präsident). 1788 geadelt.
Lit.: BLÄ 1935 II214. – NDB 3 (1957) 586. – Killian 307.

Delorme, Edmonde (* 2. 8. 1847 Lunéville; † 27. 1. 1929 Paris)
Studium in Straßburg (Militärmed. Akademie) und Paris (Val-de-Grâce), dort 1871 Prom. Danach Weiterbildung als Militärchir. 1877 Prof. der operativen Medizin in Val-de-Grâce und 1887 Prof. für klin. Chir. Er war Dir. mehrerer Krankenhäuser und führte die Antisepsis in der franz. Militärmed. ein. 1903 Chef des Sanitätswesens der franz. Armee. Schwerpunkte: Kriegsverletzungen, Frakturen, Rektum- und Thoraxchir., für die er 1894 die Pleuradekortikation zur Lösung der narbig verklebten Lunge einführte. 1900 beschrieb er die Operation des Rektumprolaps, 1902 die Lösung des Herzbeutels vom Herzen bei Perikardschwielen.
E.: *D.-Op.:* **1.** Resektion der Pleuraschwarte nach Thoraxfensterung. **2.** transanale Schleimhautresektion bei Mastdarmvorfall.
W.: Nouveau traitement de l'empyème chronique, Gaz. Hôp. 67 (1894) 94–96. – Communication sur le traitement des prolapsus du rectum totaux, par l'excision de la muqueuse rectale ou recto-colique, Bull. Mém. Soc. Chir. Paris 26 (1900) 499–518.
Lit.: BLÄ 1933 I 304. – M. L. Corman: E. D. 1847–1929, Dis. Colon Rectum 28 (1985), 544.

Delpech, Jacques Mathieu (* 1772 Toulouse; † 28. 10. 1832 Montpellier)
Studium und Prom. (1801) in Montpellier. Danach als Lehrer für Anat. an der Schule für Chir. und Pharmakol. in Toulouse tätig. 1812–1832 Prof. für Chir. und Chefchir. am Hôp. St. Eloi in Montpellier. 1815 gründete er ein Institut Orthopédique, eine Spezialklinik für orthop. Krankheiten und verfaßte ein umfangreiches schriftliches Werk. Der äußerst geschickte Chir. untersuchte die „Hospitalgangrän", führte Rhinoplastiken durch und entwickelte eine Reihe orthop. Operationen (erstmalige subkutane Durchschneidung der Achillessehne bei Klumpfuß 1816). Er fiel dem Mordanschlag eines argwöhnischen Patienten zum Opfer.
W.: Mémoire sur la complication des plaies et des ulcères connue sous le nom de pourriture d'hôpital, Paris 1815. – Rhinoplastic operation performed with success, Lancet 4 (1824) 123. – De l'orthomorphie par rapport à l'espèce humaine; ... sur les veritables fondements de l'art appelé orthopédique, I–II, Paris 1828–1829
Lit.: BLÄ 1935 II, 216. – P. Huard, M. J. Imbault-Huard: Le Dupuytren montpellierain: J. M. D. (Toulouse 1777 – Montpellier 1832), Episteme 7 (1973) 199–211. – L. F. Peltier: The „Back School" of Delpech in Montpellier, Clin. Orthop. 179 (1983) 4–9. – EM 291.

Demel, Rudolf (* 7. 4. 1891 Wallachisch-Meseritsch, Mähren; † 4. 1. 1952 Wien)
Studium und Prom. (1915) in Wien. Nach Kriegsteilnahme dort auch 1918/19 pathol. und anschließend chir. WB (→ Eiselsberg). 1928 Habil., 1933 ao. Prof., 1934–1952 Vorstand der II. Chir. Abt. der Rudolfstiftung.
W.: Operative Frakturenbehandlung, Wien 1926. – Diagnostik chir. Erkrankungen, Wien 1935 (9. Aufl. 1946). – Kleine Chir., Wien 1941 (10. Aufl. 1945). – Chir d. Infektionen, Wien 1947.
Lit.: CV 1938, 101–103. – BEdM I 120.

Demme, Hermann Askan (* 28. 8. 1802 Altenburg, Sachsen; † 18. 1. 1867 Bern)
Studium der Philosophie und Theologie 1822–1824 in Jena und Berlin. 1824–1828 als ehemaliges Mitglied des Jünglingbundes in Festungshaft. Anschließend Studium der Med. in Würzburg, dort 1830 Prom. 1831 Militärarzt in Warschau, begleitete 1832 als Schiffsarzt Auswanderer nach Philadelphia. 1833 ao. Prof. für Anat. in Zürich, 1834–1865 o. Prof. für Chir. am Inselspital in Bern. Er führte am 23.1.1847 die erste Operation in Äthernarkose im deutschsprachigen Raum aus.

W.: Über den endemischen Cretinismus, Bern 1840. – Über Entstehung u. Verhütung von Rückgratverkrümmungen in den Berner Mädchenschulen, Bern 1844.
Lit.: BLÄ 1935 II 220. – Killian 399. – BEdM I 120. – Sachs IV 38.

Demmer, Fritz (* 6. 4. 1884 Wien; † 13. 6. 1967 Wilhelmsburg, Niederösterreich)
Studium und Prom. (1909) in Wien. Danach chir. WB in Wien (→ Hochenegg). 1920 Habil. in Wien, 1932 ao. Prof., 1923–1935 Ltg. der Chir. Abt. des KH der Barmherzigen Brüder in Wien. 1935–1941 Ltg. der Allg. Poliklinik in Wien, 1941–1945 Leiter des Standortlazaretts Wien. 1945–1950 Ltg. der Chir. Abt. des Ambulatoriums der Wiener Gebietskrankenkasse. Im I. Weltkrieg entwickelte er die motorisierte mobile Feldchir. und führte desinfizierte Gummihandschuhe in die Chir. ein. 1927 nahm er die erste Meniskus-Op. vor.
W.: Erfahrungen einer Chirurgengruppe im Österreichisch-russischen Feldzuge 1914/1915, Wien 1915. – Meniskusläsion im Kniegelenk, Wien. klin. Wschr. 1927. – Asepsis d. Hände u. die 12jährigen Erfolge einer vereinfachten Methode im Gebrauche d. Gummihandschuhe, Arch. klin. Chir. 163 (1930).
Lit.: CV 1938, 104. – BEdM I 120.

Denck, Helmuth (* 11. 2. 1927 Wien; † 30. 1. 2001 Wien)
Studium und Prom. (1950) in Wien. 1971 Habil. Wien. 1950–1953 KH Zell am See. 1953–1958 II. Chir. Univ.-Klinik Wien (→ Denk). 1958–1969 OA I. Chir. Abt. KH Wien-Lainz. 1970 Habil., 1976 ao. Prof. 1969–1990 Primarius der 1. Chir. Abt. in Wien-Lainz. Bis 1996 niedergelassener Chirurg in Wien. Schwerpunkte: Gefäß-, Thorax-, Herzchir. 1968 Initiator und bis 1974 Präsident der Österreichischen Gesellschaft für Gefäßchir. 1980 Präsident der ÖGC sowie korresp. Mitglied der DGCH.
W.: Die Chir. d. Insuffizienz der A. carotis, Wien. klin. Wschr. 78 (1966) 154–156. – Surgical treatment of the aneurysms of the thoracic aorta, in particular of traumatic origin, J. cardiovasc. Surg. 12 (1971) 113–114.
Lit.: H. J. Böhmig: [Nachruf] H. D., Mitt. DGCH 30 (2001) 212.

Denk, Wolfgang (* 21. 3. 1882 Linz; † 4. 2. 1970 Wien)
Studium und Prom. (1907) in Wien. Chir. WB in Wien (I. Chir. Klinik, 1908–1924, → Eiselsberg). 1916 Habil., 1923 ao. Prof. 1924–1928 Primarius der Chir. Abt. am Rudolfspital Wien, 1928–1931 o. Prof. für Chir. in Graz, 1931–1954 in Wien (II. Chir. Klinik). Schwerpunkte: Tumorchir., Thoraxchir., Neurochir., Abdominalchir., Blutgerinnung. Er schlug als erster die transhiatale transmediastinale Ösophagektomie vor und stieß die Entwicklung der Herzchir. an. 1948/49 Rektor der Univ. Wien. Er gründete und leitete 1953–1966 das österr. Krebsforschungsinstitut. 1957 war er als Kandidat zur Bundespräsidentenwahl aufgestellt. 1952 Ehrenmitglied der DGCH. 1957 Kongreßpräsident und Ehrenmitglied der ISS.
W.: Op. Therapie d. Hirntumoren, in: Handbuch d. Neurologie des Ohres, Berlin - Wien 1928. – Chir. des Thorax u. seiner Organe, in: Lehrbuch d. Chir., Wien 1930. – Kollapstherapie d. Lungentuberkulose, in: E. Derra (Hg.): Handbuch d. Thoraxchir., I–II, Berlin - Göttingen - Heidelberg 1958/59.
Lit.: BLÄ 1933 I 307. – CV 1958, 139–142. – Killian 80f. – ISS 268f. – Klimpel 2001, 38f. – BLÄ 2002, 313f. – BEdM I 121. – Sachs III 50. – Sachs IV 91.

Denonvilliers, Charles-Pierre (* 4. 2. 1808 Paris; † 5. 7. 1872 Paris)
Studium und Prom. (1837) in Paris. 1839 Dozent für chir. Anat., 1840 Chir. 1849 Prof. für Anat. Obwohl wenig prakt.-chir. tätig, bereicherte er die plast. Chir., beschrieb die mediane posteriore Inzision zur Rektumresektion und schuf zahlreiche anat. Präparate zu Lehrzwecken.
W.: C. P. D, A.Bérard, A. L. Gosselin: Compendium de chirurgie pratique, I–II, Paris 1845–1861.
Lit.: BLÄ 1935 II 227.

Depage, Antoine (* 28. 11. 1862 Watermael-Boitsfort, Belgien; † 10. 6. 1925 Brüssel)
Studium in Brüssel 1880–1887. Anschließend Studienreise nach Leipzig, Prag und Wien. 1889 richtete er das erste KH-Labor in Belgien ein. 1890 Prom. und Gründung eines chir. Privat-KH, 1893 Mitbegründung der belgischen Ges. für Chir. 1895 Chir. am Hospice de l'Infirmerie in Brüssel. 1899–1925 CA für Chir. am Hôpital Saint-Jean, 1901 Lehrbeauftragter für klin. Chir. und chir. Pathologie. 1904 CA für Chir. am Hôpital St. Peter, 1909 ao. Prof. 1914–1925 o. Prof. für Chir. Während des Balkankriegs und des I. Weltkriegs Militärchir. Schwerpunkte: Gastrostomie, Leber-, Gallenblasen-, Nieren-, Rektumchir., Tracheotomie, Kriegschir. Mitbegründer der ISS, 1902–1912 deren Generalsekretär und 1914 deren Kongreßpräsident.
E: D.-Gastrostomie: Schlauchbildung aus einem Lappen der Magenvorderwand mit Ausleitung durch die Bauchwand.
W.: Nouveau procédé pour la gastrotomie, J. Chir. (Brüssel) 1 (1901) 715–718. – A. D., E. Rouffart, L. Mayer: La chirurgie des ptoses viscérales, Brüssel 1904. – A. D., P. Vanderfelde, V. Cheval: La construction des hôpitaux, Brüssel 1909.
Lit.: BLÄ 1933 I 308f. – ISS 270–272. – R. van Hee: A. D., one of the founders of the ISS/SIC, World J. Surg. 26 (2002) 1195–1201.

Deroubaix, Louis François Joseph (* 11. 3. 1813 Estaimpuis, Hennegau; † 22. 5. 1897 Brüssel)
Studium und Prom. (1836) in Brüssel. Wenig später Prosektor der Anat. und Prof. für Anat. sowie 1850 Chir. am Hôp. St. Jean in Brüssel. Der weitberühmte und geschickte Operateur war ausgesprochen innovativ bei Op.-Methoden (Knochenbrüche, Darmnaht, Hernien) und Instrumenten (Nadelhalter).
W.: Nouveau procédé pour la cure radicale des hernies, Brüssel 1854. – Des sutures au point de vue technique, Brüssel 1859. – Traité des fistules urogénitales de la femme, Brüssel 1870.
Lit.: BLÄ 1935 II 230.

Derra, Ernst (* 6. 3. 1901 Passau; † 9. 5. 1979 Weihermühle b. Haag, Oberbayern)
Studium in München, Heidelberg und Wien, Prom. 1927 in Leipzig. Med. WB 1926–1929 in Innsbruck und Leipzig, chir. WB 1929–1946 in Bonn (→ Redwitz). 1937 Habil., 1943 ao. Prof. 1946/47 CA der Chir. Abt. des Marienhospitals Bonn. 1947–1969 o. Prof. für Chir. in Düsseldorf (zunächst Med. Akademie, ab 1961 Universität, an deren Gründung er maßgeblich beteiligt war). Schwerpunkte: Thoraxchir., Anästhesie, Pathophysiologie der Op., ethische und psychische Fragen. Er war ein Pionier der deutschen Herzchir. 1963 Präsident der DGCH, 1970 deren Ehrenmitglied.

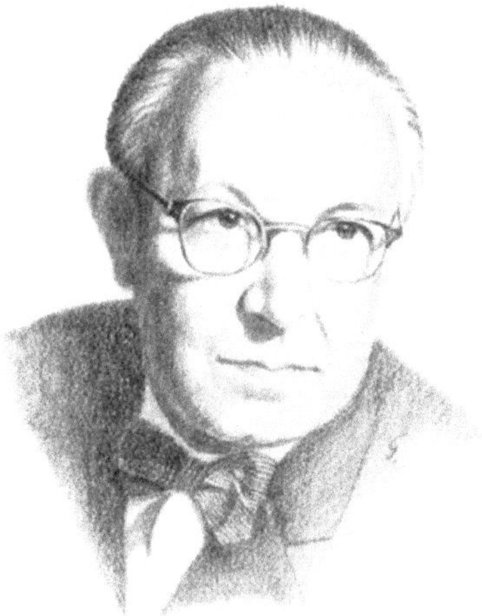

W.: Der Entwicklungsstand der Herzchir., Wiesbaden 1956. – (Hg.): Handbuch d. Thoraxchir., I–II, Berlin - Göttingen - Heidelberg 1958–1959. – (Hg.): Herzchir., I–II, Berlin - Heidelberg - New York 1976.
Lit.: CV 1969, 148–153. – Killian 422–425. – BEdM I 121.
Abb.: s. Abb.-Verzeichnis.

Desault, Pierre Joseph (* 6. 2. 1738/1744 [unterschiedliche Angabe des Geburtsdatums auch in frz. Quellen] Vouhenans, Haute Saône; † 1. 6. 1795 Paris)
Nach wundärztlicher und feldchir. Ausbildung in Lure und am Kriegshospital in Belfort 1764 chir. WB am Collège de Chir. in Paris (→ Petit). Ab 1766 dort Lehrtätigkeit für Anat. 1776 Mitglied des Collège de Chir. und der Académie royale de Chir. 1782 Chefchir. der Charité, 1788 des Hôtel-Dieu. Ab 1794 Prof. für klin. Chir. an der École de Santé, die aus seiner großen Privatpraxis hervorgegangen war. Er begründete den chir. Unterricht am Krankenbett, führte gerade Amputationsmesser ein, machte die Gefäßligatur bei der Behandlung von Aneurysmen wieder publik, strukturierte die Frakturbehandlung und trat für eine strenge Indikationsstellung bei allen operativen Eingriffen, besonders bei Amputationen ein, und nahm 1791 erstmals eine Schilddrüsenresektion vor.
E.: *D.-Verband:* zur Ruhigstellung des Schultergürtels u. a. bei Schlüsselbeinbrüchen durch Anwickeln des Armes an den Thorax. – *D.-Zeichen:* Rotationsfehlstellung des Beines bei Schenkelhalsfraktur.

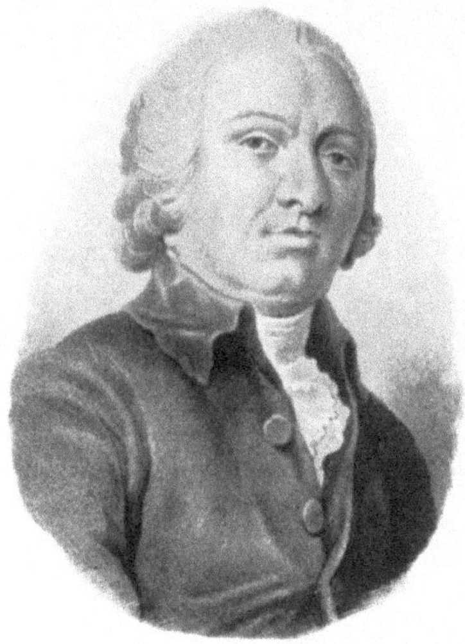

W.: F. Chopart, P. J. D.: Traité des maladies chirurgicales et des opérations qui leur conviennent, I–II, Paris 1779. – M. F. X. Bichat: Oeuvres chirurgicales de P. J. Desault, I–IV, Paris 1798/99.
Lit.: BLÄ 1935 II 231f. – M. Michler: Vom Ursprung des Desaultverbandes, Gesnerus 20 (1963) 153–164. – C. Olivier: P.-J. D., Chirurgie 96 (1970) 26–36. – Killian 29f. – Helfer/Winau 41. – EM 294.
Abb.: s. Abb.-Verzeichnis.

Deschamps, Joseph François Louis (* 14. 3. 1740 Chartres; † 8. 12. 1824 Paris)
Nach chir. Ausbildung am Hôtel-Dieu in Paris 1787 Chefchir. an der Charité und einer der Leibchir. Napoleons. 1811 Nachfolger → Sabatiers am Institut de France.
E.: *D.-Nadel:* Unterbindungsnadel mit Öhr an der Spitze zum Unterfahren und Ligieren von Gefäßen in der Tiefe.
W.: Observations sur la ligature des principales artères des extrémités, à la suite de leurs blessures, et dans les anévrismes ..., Paris 1793
Lit.: BLÄ 1935 II 235f. – Sachs II 118f.

Desormeaux, Antonin Jean (* 25. 12. 1815 Paris; † Okt. 1894 Paris)
Studium und Prom. (1844) in Paris. Danach in verschiedenen Pariser KH als Chir. tätig, ab 1862 am Hôp. Necker, wo er sich auf urol. Operationen spezialisierte. 1853 demonstrierte er der Akademie für Medizin das erste – mit Alkohol und Terpentin beleuchtete – Endoskop zur Untersuchung der Harnröhre und der Blase.
W.: De l'endoscope et de ses applications au diagnostic et au traitement des affections de l'urèthre et de la vessie, Paris 1865 [engl. Übers. von R. P. Hunt, Chicago 1867]
Lit.: BLÄ 1901, 389. – GM 4172. – EM 295.

Destot, Étienne (* 1. 3. 1864 Dijon; † 3. 12. 1918 Châtillon-sur-Seine)
Studium und Prom. (1892) in Lyon. Danach an versch. Hospitälern in Lyon tätig (Hôtel-Dieu, Croix-Rousse, Charité). Der Pionier der Radiologie machte schon im Februar 1896, weniger als 2 Monate nach Röntgens Entdeckung, die ersten Röntgenaufnahmen von Patienten, die ihm meist von → Ollier zugewiesen wurden. Als Folge schwerer Strahlenschäden an den Händen ab 1913 nicht mehr als Radiologe tätig. Im I. Weltkrieg Sanitätsoffizier; er starb an einer Lungenentzündung. 1911 beschrieb er erstmals die Pilon-tibial-Fraktur.
E.: *D.-Raum:* Spalt zwischen Os hamatum, triquetrum, capitatum und lunatum am Handgelenk. – *D.-Verband:* „Rucksackverband" zur Behandlung der Schlüsselbeinfraktur.
W.: Le poignet et les accidents du travail, Paris 1905. – Traumatismes du pied et rayons X, Paris 1911. – Injuries of the wrist: A radiological study, New York 1926 (engl. von F. R. B. Atkinson)
Lit.: BLÄ 1933 I 310. – L. F. Peltier, É. D. 1864–1918, Clin. Orthop. 202 (1986) 3. – A. Denier: D., pionnier de la radiologie à Lyon, Cah. Lyonnais hist. méd. 4 (1959) 3–11.

Detmold, William (* 27. 12. 1808 Hannover; † 26. 12. 1894 New York)
Studium und Prom. (1830) in Göttingen. Anschließend Militärarzt in Hannover. 1837 in die USA ausgewandert, ließ er sich in New York nieder, wo er als Prof. der klin. und Kriegschir. am College of Physicians and Surgeons fungierte. Er führte orthopädische Technik in den USA ein und nahm am Bürgerkrieg als freiwilliger Wundarzt teil. Er wurde zum Nestor der deutsch-amerikanischen Ärzte.
Lit.: BLÄ 1901, 390.

Deucher, Franz (*2. 6. 1917 Bern; † 20. 4. 2003 Aarau)
Studium und Prom. (1942) in Bern. Chir. WB 1945–1959 in Zürich (→ A. Brunner), dort 1954 Habil., Studienaufenthalte in Erlangen (→ Goetze), Mannheim (→ R. Zenker), Heidelberg (→ K. H. Bauer), Paris, London und Houston (→ DeBakey). 1959–1982 CA der Chir. Klinik am Kantonsspital Aarau. 1965 Prof. Schwerpunkte: Tumoren und Entzündungen des Dünn- und Dickdarms, Magenchir., Ösophaguschir. 1977 Ehrenmitglied der DGCH.
W.: 5–10 Jahre nach trunkulärer Vagotomie u. Antrektomie. Zwischenresultate b.111 nachuntersuchten Pat., Helv. Chir. Acta 41 (1974) 131–137. – Komplikationen nach Operationen am Dickdarm, Chirurg 46 (1975) 375–380. – Die Chir. d. Speiseröhre, in: Guleke/Zenker: Allg. u. spez. chir. Op.-Lehre, VI, Berlin 1967. – R. Zenker, F. D., W. Schink (Hgg.): Chir. d. Gegenwart, I–VII, München - Berlin - Wien 1973–1983.
Lit.: CV 1980, 106–108. – H. K. Streuli, R. Berchtold: Im Gedenken an F. D., Mitt. DGCH 32 (2003) 438f.

Deutschländer, Karl Ernst (* 14. 8. 1872 Breslau; † 28. 10. 1942 Hamburg)
Studium in Greifswald, Rostock und Berlin, dort 1896 Prom. Danach orthop. WB in Würzburg (→ Hoffa) sowie chir. WB in Greifswald (→ Helferich; → Bier). 1901–1942 als Orthop. in Hamburg niedergelassen, wo er seit 1904 die erste Hamburger Orthop. Klinik leitete. Schwerpunkte: „Krüppelfürsorge", funktionelle Frakturbehandlung, plast. Gelenkchir.
E.: *D.-Fraktur:* Spontanfraktur der Mittelfußknochen II/III durch Überlastung mit Schwellung und Schmerzen, oft erst an der Kallusbildung erkennbar.
W.: Zbl. Chir.48 (1921) 1422. – Lehrbuch d. angeb. orthop. Krankheiten, Stuttgart 1899. – Orthop. Schulturnen, Leipzig 1926 (2. Aufl. 1929).
Lit.: BLÄ 1933 I 311. – Schotte: [Nekrolog], Arch orthop. Unfallchir. 42 (1943) 333f. – BLÄ 2002, 318.

Devlin, Hugh Brendan (* 17. 12. 1932 Lancashire; † 26. 12. 1998)
Studium und Abschluß (1957) in Dublin. Danach Chir. WB an verschiedenen brit. Hosp. 1961 FRCS. Er etablierte die Stomatherapie in England und vereinheitlichte die Hernienchir. durch Leitlinien. Außerdem förderte er ab 1970 die ambulante Chir. und beschritt 1982 den steinigen Weg, die Qualitätskontrolle in die brit. Chir. einzuführen.
W.: Stoma care today, London 1985. – H. B. D., A. Kingsnorth: Management of abdominal hernias, London 1988 (2. Aufl. 1998).
Lit.: N. Browse: Obituary B. D., The Independent v. 13.2.1999. – H. Troidl: In memoriam H. B. D., Mitt. DGCH 28 (1999) 305f.

Dick, Walter (* 1. 6. 1899 Deutsch-Beneschau [Benešov nad Černou]; † 10. 9. 1990 St. Kanzian, Kärnten)
Studium und Prom. (1925) in Prag. Chir. WB 1925–1938 in Prag (→ Schloffer), dort 1936 Habil. (1941 ao. Prof.). 1936 Studienaufenthalt in Stockholm (→ Olivecrona). 1938/39 komm. Vorstand der I. Chir. Klinik der Univ. Prag; 1940–1945 CA der Chir. Abt. am Bulovka-Spital Prag; 1946–1950 CA der Chir. Abt. am Landes-KH Klagenfurt. 1950–1955 o. Prof. für Chir. an der II. Chir. Univ.-Klinik Köln-Merheim, 1955–1967 in Tübingen. Schwerpunkte: onkologische Chir., Thrombose und Embolie, Thorax- und Abdominalchir. 1978 Ehrenmitglied der DGCH.
W.: Klinische Untersuchungsmethoden, in: E. Derra (Hg.): Handbuch d. Thoraxchir., I, Berlin - Göttingen - Heidelberg 1958. – Carcinomrezidivoperationen, Stuttgart 1958.
Lit.: CV 1969, 155–157. – Killian 211f.

Dieffenbach, Johann Friedrich (* 1. 2. 1792 Königsberg i. Pr.; † 11. 11. 1847 Berlin)
Studium der Theologie in Greifswald und Rostock, anschließend 1813/14 Kriegsteilnahme. Studium der Med. 1816–1820 in Königsberg. Chir. WB in Bonn (→ v. Walther), anschließend 6 Monate in Paris. 1822 Prom. in Würzburg. 1823 Niederlassung in Berlin. Ab 1829 an der Charité tätig (→ Rust), wurde er 1832 ao. Prof. 1840–1847 o. Prof. für Chir. an der kgl. Chir. Univ.-Klinik Berlin (Ziegelstraße). Er vereinfachte chir. Techniken, machte sich um die plast. Chir., Tenotomie, die Äthernarkose (1847) und Bluttransfusion verdient. Dank seiner Leistungen für die wiederherstellende Chir. (Rhinoplastik, Hauttransplantation, Lappenplastiken)

wird er als „Vater der plast. Chir." bezeichnet. Von ihm stammt eine der frühesten deutschen Publikationen zur Äthernarkose sowie der erste Bericht über eine erfolgreiche Darmanastomose mit der Technik nach → Lembert. Er war einer der innovativsten deutschen Chirurgen des frühen 19. Jhs. Er starb im Hörsaal bei Beginn einer Op. an einem Herzinfarkt. Nach ihm ist ein Preis der DGPRÄC benannt.

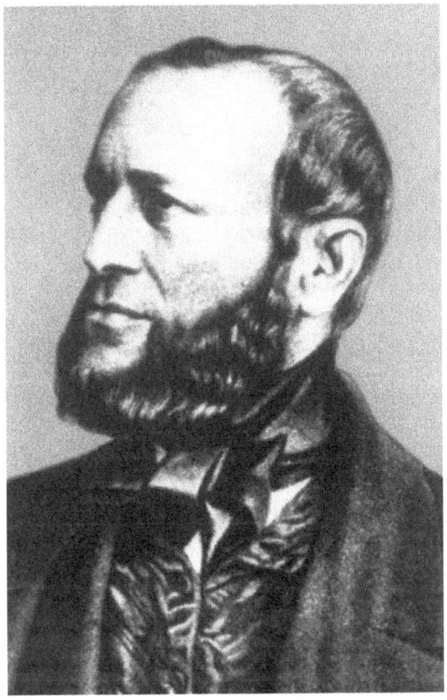

E.: *D.-Op.:* **1.** Oberschenkelamputation mittels Zirkelschnitt. **2.** Rekonstruktion der Harnröhre bei Hypo- oder Epispadie. **3.** Schiefhalskorrektur durch ansatznahe Durchtrennung des M. sternocleidomastoideus (→ Dupuytren). **4.** Verschiebelappenplastik zur Defektdeckung an Lippe, Ohrläppchen, Nasenflügel.
W.: Nonnulla de regeneratione et transplantatione, Würzburg 1822. – Chir. Erfahrungen, bes. üb. die Wiederherstellung zerstörter Teile des menschlichen Körpers nach neuen Methoden, I–IV, Berlin 1829–1834. – Glückliche Heilung nach Ausscheidung eines Theiles des Darmes und Netzes, Wschr. ges. Heilk. 1836, 401–413. – Üb. die Durchschneidung d. Sehnen u. Muskeln, Berlin 1841. – Üb. das Schielen u. die Heilung desselben durch die Operation, Berlin 1842. – D. Äther gegen den Schmerz, Berlin 1847. – Operative Chirurgie, I–II, Leipzig 1845–1848.
Lit.: BLÄ 1935 II 262–264. – NDB 3 (1957) 641–643. – Killian 346f. – W. Genschorek: Wegbereiter d. Chir.: J. F. D., Theodor Billroth, Leipzig 1983. – Winau/Vaubel 20. – D. Wessinghage: 200. Geburtstag von J. F. D. – Wegbereiter d. plast. u. d. orthop. Chir., Orthop. Praxis 30 (1994) 329–334. – Schnell 14–17. – Sachs III 84–97. – BEdM I 124. – EM 305f.
Abb.: s. Abb.-Verzeichnis.

Dietz, Johann (* 18. 12. 1665 Halle; † 7. 3. 1738 Halle)
Nach handwerkschir. Ausbildung 1681–1684 in Halle folgten Anstellungen in Berlin und Spandau, anschließend als Feldscher in der Armee des Großen Kurfürsten in Ungarn, dann als Barbier in Hamburg und später in dänischen Diensten. Zweimal fuhr er als Schiffsarzt mit Walfängern nach Grönland. Danach wieder auf Wanderschaft (Merseburg, Leipzig, Breslau, Berlin), schließlich 1694 nach öffentlicher Prüfung mit kurfürstlichem Privileg Niederlassung in Halle. Als Wundarzt ohne größere Bedeutung, ist seine Lebensbeschreibung, die eindrücklich das Leben eines Bürgers und Barbierchirurgen des 17./18. Jhs. zeigt, ein kultur- und med.-historisches Dokument.
W.: E. Consentius (Hg.): Meister Johann Dietz, des großen Kurfürsten Feldscher und Königlicher Hofbarbier. Nach der alten Handschrift in der königlichen Bibliothek in Berlin, Ebenhausen 1915.
Lit.: NDB 3 (1957 707f. – Sachs III 97–100. – BEdM I 127.

Dietz, Johann Simon Jeremias **von** (* 23. 10. 1803 Nürnberg; † 8. 7. 1877 Nürnberg)
Studium in Erlangen, Göttingen und Würzburg, dort 1827 Prom. Anschließend Studienreise nach Wien, Paris, London, Edinburgh, Glasgow und Berlin. 1828 Niederlassung in Nürnberg. 1832–1834 o. Prof. für Chir. in Erlangen (während der Abwesenheit → Jägers in Würzburg). Danach wieder in Nürnberg, war er an der Errichtung des Allgemeinen KH beteiligt und übernahm 1845–1877 die Ltg. der Chir. Abt., gleichzeitig war er Vorstand der Maximilians-Augenheilanstalt in Nürnberg. 1845 Mit-Präsident der 23. Versammlung der Leopoldina in Nürnberg in den Räumen des Allg. KH unmittelbar vor dessen Eröffnung. 1848 Vorsitzender des ärztl. Reformkongresses in München. 1873 geadelt.
W.: Zur Geschichte des ärztl. Standes u. des ärztl. Vereinswesens in d. Stadt Nürnberg, Denkschrift für die 25-Jahrfeier des ärztl. Vereins, Nürnberg 1877.
Lit.: BLÄ 1935 II 269. – NDB 3 (1957) 706f. – BEdM I 127.

Dieulafoy, Georges (* 18. 11. 1839 Toulouse; † 16. 8. 1911 Paris)
Studium und Prom. (1869) in Paris. Arzt für innere Med. an verschiedenen Pariser Spitälern. 1870/71 Kriegsteilnahme als Lazarettarzt. 1887 Prof. für internist. Pathol. und 1896 Prof. für Med. Klinik am Hôtel-Dieu. Er verbesserte die Aspirationstechnik bei Pleuraempyemen und beschrieb die nach ihm benannte Sonderform des Magengeschwürs sowie die Symptomentrias bei Appendizitis.
E.: *D.-Apparat:* Aspirationsspritze mit Zweiwegeventil zur Punktion und Spülung von Pleuraempyemen. – *D.-Ulkus:* Exulceratio simplex. Sonderform des Magenulkus mit starker Blutungsneigung durch Arterienmalformation (1897). – *D.-Trias:* Haut-Hyperästhesie, Muskelspannung (*défense musculaire*) und Druckschmerz am McBurney-Punkt bei Appendizitis.
W.: De l'aspiration pneumatique subcutanée. Méthode de diagnostic et de traitement, Paris 1870. – Clinique médicale de l'hotel-Dieu de Paris, I–III, Paris 1896–1899.
Lit.: BLÄ 1901, 394. – BLÄ 1935 II 270. – RLM II D 145.

Diokles von Karystos (* um 300 v. Chr.)
Sohn eines Arztes auf Euböa. Bedeutender nachhippokrat. Arzt und Chir., der auf allen Gebieten der Med. publizierte. Wird von → Celsus, Plinius und → Galen dem → Hippokrates nahezu gleichgestellt. Von seinen vielen Schriften liegen nur noch Bruchstücke vor. Er entwickelte ein löffelartiges Instrument zum Ausziehen abgebrochener Pfeilspitzen.
W.: Ph. v. d. Eijk: Diocles of Carystus, Leiden 2000–2001
Lit.: Gurlt I 303. – EM 308. – Leven 225–227.

Dionis, Pierre (* 1643 Paris; † 11. 12. 1718 Paris)
Nach chir. Ausbildung bei der Zunft St. Côme 1673–1680 Prof. für Anat. und Chir. an der med. Akademie des Jardin-du-Roi in Paris. Danach von Ludwig XIV. in seine privaten Dienste genommen, konnte er sich vermehrt seinen Forschungen widmen. Er machte → Harveys Entdeckung des Blutkreislaufs in Frankreich bekannt und befaßte sich mit dem Klumpfuß sowie mit Wirbelsäulenverkrümmungen, er empfahl die Sectio alta für den Steinschnitt, die er offenbar selbst ausgeführt hat, und verbesserte die Technik der Bruchoperationen.
W.: L'anatomie de l'homme, suivant la circulation du sang et les dernières découvertes, Paris 1690 (5. Aufl. 1729). – Cours d'opérations de chirurgie demontrées au Jardin-du-Roi, Paris 1707 (6. Aufl. 1765).
Lit.: BLÄ 1935 II 274. – Killian 22. – EM 308. – R. S. Tubbs, Ch. Groat, M. Loukas u. a.: P. D. (1643–1718): surgeon and anatomist, Singapore Med. J. 50 (2009) 447–449.

Dittel, Leopold Ritter von (* 29. 5. 1815 Fulnek, Mähren; † 28. 7. 1898 Wien)
Studium und Prom. (1840) in Wien. Danach Niederlassung in Wien und Badearzt in Trentschin-Teplitz (Trenčianske Teplice, Slowakei). Ab 1853 chir. WB in Wien (→ Dumreicher), 1856 Habil. 1861–1891 Primarius der III. Chir. Abt. am Allg. KH Wien, 1865 ao. Prof. Schwerpunkte: Urol., Zystoskopie, Orthop. Therapie. Er gehört zu den Begründern der Urol. als selbständiges Fach. 1890 geadelt.
W.: Verletzungen u. Krankheiten d. männlichen Harn- u. Geschlechtsorgane, I–II, Wien 1871–1875. – Die Stricturen d. Harnröhre u. des Penis, Stuttgart 1880.
Lit.: BLÄ 1901 397–399. – BLÄ 1935 II 277f. – NDB 4 (1959) 1. – BEdM I 128f. – EM 315.

Dittmar, Otto von (* 20. 7. 1899 Bad Kreuznach)
1931 Habil. in Heidelberg. 1934–1945 ao. Prof. für Orthop. und Dir. der Orthop. Univ.-Klinik Heidelberg. Dort 1936 Einrichtung einer „Sonderstation für die berufliche und medizinische Rehabilitation des Landesverbandes Südwestdeutschland der gewerblichen Berufsgenossenschaften". 1943 Einrichtung einer Krankengymnastikschule. Im II. Weltkrieg Nutzung eines Großteils der Klinik als Lazarett.
W.: Röntgenstudien zur Mechanologie der Wirbelsäule, Stuttgart 1931.
Lit.: Kürschner 1940/41 I 313,

Dittrich, Herbert (* 26. 2. 1930 Klingenberg, Sachsen; † 20. 2. 2015 Münster)
Studium und Prom. (1956) in Leipzig. Chir. WB in Erlangen, dort 1966 Habil., 1968 OA. 1966, 1968 und 1970 Studienaufenthalte an herz- und thoraxchir. Zentren in den USA. 1973–1990 o. Prof. für Herzchir. in Münster. Schwerpunkte: herzchir. Op.-Techniken, Herz-Lungen-Maschine. 1979 Mitbegründer der Deutschen Herzstiftung. 1983/84 Präsident der DGTHG.
W.: Risiken der Koronarchir., Thoraxchir. 20 (1972) 450–457. – Chir. Therapie d. coronaren Herzkrankheit, Arch. klin. Chir. 339 (1975) 551–565.
Quelle: Univ. Münster, Med. Dekanat.

Dixon, Claude F. (* 28. 1. 1893 Piedmont, KS; † 11. 9. 1968)
Studium und Prom. (1921) in Kansas City. Danach chir. WB an der Mayo-Klinik in Rochester (→ Ch. H. Mayo), wo er 1928–1957 als Leiter der Abt. für Allg. Chir. tätig war. Sein Hauptinteresse galt neben der Chir. von Kopf und Hals der Kolonchir., für die er nach 20jähriger Entwicklungsphase als epochale Leistung die anteriore Rektumresektion als Standardeingriff einführte.
E.: *Dixon-Op.:* anteriore Rektumresektion mit End-zu-End-Anastomose bei hochsitzenden Rektumtumoren.
W.: Surgical removal of lesions occurring in the sigmoid and rectosigmoid, Amer. J. Surg., New Series 46 (1939) 12–17. – Anterior resection for malignant lesions of the upper part of the rectum and lower part of the sigmoid, Ann. Surg. 128 (1948) 425–442.
Lit.: M. L. Corman: C. F. D. 1893–1968, Dis. Colon Rectum 27 (1984) 419. – H. F. K. Männl: Die Anfänge d. vorderen Resektion des Rektums beim Karzinom, Fachprosaforschung – Grenzüberschreitungen 6 (2010) 103–117.

Dodrill, Forest Dewey (* 26. 1. 1902 Webster Springs, W. Virg.; † 28. 6. 1997 Baltimore)
Studium und Prom. (1930) in Boston (Harvard). Danach chir. WB in Detroit (Harper Hosp.). Ab 1940 thoraxchir. WB in Detroit. Er nahm 1952 erstmals eine Op. am offenen Herzen vor, bei der er einen Mitralklappenersatz mit Hilfe einer Pumpe durchführte, die das arterielle Blut am linken Herzen vorbeileitete.
W.: F. D. D., E. Hill, R. A. Gerisch: Temporary mechanical substitute for the left ventricle in man, J. Amer. Med. Ass. 150 (1952) 642–644.
Lit.: L. W. Stephenson, B. J. S. Arbulu Agustin, A. Silbergleit u. a.: The Michigan Heart: the world's first successful open heart operation? Part I, J. Card. Surg. 17 (2002) 238–246. – Diess.: Forest Dewey Dodrill: heart surgery pioneer. Michigan Heart, Part II, J. Card. Surg. 17 (2002) 247–257.

Dörfler, Julius (* 28. 1. 1872 Markt Berolzheim, Mittelfranken; † 14. 3. 1952 München)
Studium und Prom. (1895) in Erlangen. 1895–1901 chir. WB in Nürnberg, Weißenburg, Rostock (→ Garrè) und Regensburg. Danach CA der Chir. Abt. und Dir. des KH Amberg, um dessen Erweiterung und Fortentwicklung er sich verdient machte. Er konnte 1899 zeigen, daß

mittels evertierender fortlaufender Allschichtnaht erfolgreich Arterienanastomosen möglich sind.
W.: Über Arteriennaht, Bruns' Beitr. klin. Chir. 25 (1899) 781–825.
Lit.: CK 1926, 60. – M. Haug: Aufstieg u. Niedergang d. Gefäßchir. um die Wende zum 20. Jh., Zbl. Chir. 137 (2012) 495–499.

Dogliotti, Achille Mario (* 25. 9. 1897 Turin; † 2. 6. 1966 Turin)
Studium (unterbrochen durch Kriegsdienst in der Sanitätstruppe) und Prom. (1920) in Turin. Danach WB am Inst. für chir. Pathol. in Turin, dort 1926 Dozent. In den folgenden Jahren mehrere Studienaufenthalte in Lyon, Paris und verschiedenen neurochir. Zentren der USA. 1935–1937 Dir. der chir. Pathol. in Modena, 1937–1942 o. Prof. für klin. Chir. in Catania. Im II. Weltkrieg 1942/43 Lazarettleiter in Rußland. 1943–1966 o. Prof. für klin. Chir. in Turin. 1951 gründete er ein kardiochir. Zentrum. Er machte sich verdient um die Entwicklung der Anästhesie, der er den Weg zur Selbständigkeit bahnte, die Neuro- und die Kardiochir. sowie die Abdominalchir., für die er viele Neuerungen entwickelte.
E.: *D.-Op.:* **1.** Gastrointrahepatoduktostomie (1951). **2.** Durchtrennung des Lemniscus lateralis (Lemniskotomie) zur Schmerzausschaltung im Trigeminusbereich (1938). – *D.-Periduralanästh.:* Vorläufer der modernen Periduralanästh., segmentale Anästh. durch Punktion durch die Foramina intervertebralia. – *D.-Valvulotom:* über das Zeigefingerendglied aufzusteckender Ring mit halbrunder Scheide zur Kommissurotomie v. a. der Trikuspidalklappe.
W.: Trattato di tecnica operativa, I–II, Turin 1948–1956
Lit.: RLM II D 194. – Nissen 323. – DBI 40 (1991).

Dohrmann, Rolf (* 29. 12. 1918 Oderberg, Mark; † 25. 3. 1993 Berlin)
Studium (unterbrochen durch Kriegseinsätze) in Gießen und Göttingen, dort Prom. 1945. WB 1945–1947 Chir., Inn. Med., Gynäkol. in Helmstedt, 1948 Robert-Koch-Inst. Berlin. Chir. WB 1948–1951 in Berlin (Charité) sowie 1952–1960 am Klinikum Westend (→ Linder). 1960–1983 CA der Chir. Abt. am KH Berlin-Zehlendorf. Schwerpunkte: Abdominalchir., Elektrolythaushalt, Hospitalismus, Klinikorganisation und -hygiene. 1973–1993 Schatzmeister der DGCH, 1993 deren Ehrenmitglied.
W.: Veränderungen des Krankenhausmilieus, Arch. klin. Chir. 332 (1972) 817–825.
Lit.: CV 1980, 113. – Winau/Vaubel 21. – H. M. Becker, F. Linder: [Nachrufe auf R. D.], Mitt. DGCH 22 (1993) 120.

Dollinger, Gyula [Julius] (* 8. 4. 1849 Budapest: † 2. 3. 1937 Budapest)
Studium in Budapest, Wien und Berlin, Prom. 1875 in Budapest. Danach chir. WB in Budapest (→ Kovács), 1882 Habil. für Orthop. 1883 Gründung eines orthop. Instituts. 1889 CA der chir Abt. am KH der Barmherzigen Brüder (1891 ao. Prof.) und 1897–1919 Dir. der Chir. Univ.-Klinik Budapest (1898 o. Prof.). Er etablierte die wiss. Orthop. in Ungarn und war verantwortlich für den Neubau der chir. Klinik (1909). 1926 Ehrenmitglied der DGOOC.
W.: Die veralteten traumatischen Verrenkungen d. Schulter, des Ellenbogens u. d. Hüfte, Erg. Chir. Orthop. 3 (1911) 83–194.
Lit.: BLÄ 1901, 408f. – BLÄ 1933 I 324. – J. Kopits: [Nekrolog], Arch. orthop. Unfallchir. 37 (1937) 464–470. – BLÄ 2002, 331.

Donati, Mario (* 24. 2. 1879 Modena; † 21. 1. 1946 Mailand)
Studium in Modena und Turin, dort Prom. 1901. Chir. WB in Turin (Antonio Carle), dort 1911 Habil. 1912–1913 Prof. für chir. Pathol. in Cagliari (Sardinien), 1913–1916 in Modena. 1916–1922 Prof. für Klinische Chir. in Modena, 1922–1927 o. Prof. in Padua, 1927–1932 in Turin und 1932–1938 in Mailand. 1938 aufgrund der Rassengesetze als Jude von seinem Lehrstuhl enthoben, arbeitete er bis zum deutschen Einmarsch 1943 weiter als niedergelassener Chirurg und ging dann bis zum Kriegsende ins Exil in die Schweiz. 1945/46 wieder Prof. für Chir. in Mailand. Schwerpunkte: Viszeralchir., Urologie, Hämatologie und Onkologie. Er führte 1921 die nach ihm benannte chirurgische Nahttechnik ein. 1920 gründete er die Langobardische Gesellschaft für Chirurgie, 1919 das *Archivo italiano di chirurgia.* 1925/26 Präsident der Italien. Ges. für Chir.
W.: L'indirizzo biologico in chirurgia, Minerva med. 8 (1928) 429–439. – Orientamento del pensiero e questioni di attualità in chirurgia, Le Forze sanitarie 2 (1933), 3, 138–149.
Lit.: BLÄ 1933 I 326. – DBI 41 (1992) 51–53. – BLÄ 2002, 333. – U. A. Dietz, I. Kuhfuß, E.-S. Debus, A. Thiede: M. D. and the vertical mattress suture of the skin, World J. Surg. 30 (2006) 141–148.

Dongen, René [Reinier] J. A. M. **van** (* 10. 12. 1920 Rosendaal, Niederl.; † 2007)
Studium und Prom. (1949) in Amsterdam. Chir. WB 1951–1956 in Tilburg. 1956 Habil. in Utrecht. 1957/58 OA in Nijmegen, 1959/60 in Den Haag. 1961–1970 CA der Chir. Abt. am KH Sittard. 1971–1973 Leiter der Abt. für Gefäßchir. der Univ.-Klinik Utrecht. 1973 o. Prof. für Chir. und Dir. der Chir. Univ.-Klinik Amsterdam. Er war der Pionier der niederländ. Gefäßchir. 1975 Ehrenmitglied der DGCH. 1990 Ehrenmitglied der DGG. 2006 stiftete er den Vortragspreis der DGG.
W.: G. Heberer, R. v. D. (Hgg.): Gefäßchirurgie, Berlin - Heidelberg - New York usw. 1987 [korr. Nachdruck 2004].
Lit.: CV 1980, 114.

Dorsey, John Syng (* 23. 12. 1783 Philadelphia; † 12. 11. 1818 Philadelphia)
Neffe von → P. S. Physick, bei dem er seine chir. Ausbildung erhielt. Studium und Prom. (1802) in Philadelphia. 1803/04 Studienreise nach London und Paris (→ Desault). Nach Rückkehr Niederlassung in Philadelphia. 1807 Prof. 1818 Berufung auf den Lehrstuhl für Anat., kurz danach Tod an Typhus. Er führte die erste erfolgreiche Ligatur der A. iliaca externa in Amerika durch und veröffentlichte das erste und für viele Jahre einzige systematische Lehrbuch der Chir. in Amerika.
W.: Inguinal aneurism cured by tyingthe external iliac artery in the pelvis, Eclectic Repert. 2 (1811) 111–115.

– Elements of surgery for the use of students, I–II, Philadelphia 1813 (3. Aufl. 1824)
Lit.: BLÄ 1935 II 299. – I. M. Rutkow: J. S. D. (1783–1818), Surgery 103 (1988) 45–55. – R. D. Gerste, J.S.D. und die Elements of Surgery ..., Chir. Allg. Ztg. 14 (2013) 556–558.

Douglas, James (* 21. 3. 1675 Baads, Schottland; † 2. 4. 1742 London)
Studium wohl in Edinburgh, 1699 Prom. in Reims. Ab 1700 in London niedergelassen und befreundet mit → J. Hunter. Er praktizierte als Geburtshelfer, betrieb anat. Forschungen und war Leibarzt der engl. Königin. Von ihm stammt die erste systematische med. Bibliographie.
E.: *D.-Raum:* Excavatio recto-uterina; tiefste Stelle der Bauchhöhle zwischen Rektum und Uterus.
W.: Bibliographiae anatomicae specimen ..., London 1715. – History of the lateral operation for extracting the stone ..., London 1726. – A description of the peritoneum: And of that part of the membrana cellularis which lies on its outside etc., London 1730 (2. Aufl. 1740).
Lit.: DNB 15 (1882) 329–331. – BLÄ 1935 II 301. – EM 322.

Douglas, John († 1759)
Bruder von → James D. Der bedeutende Steinschneider und Anat. war Chir. am Westminster Hosp. in London und rang mit → Cheselden um die Priorität der Sectio alta. Er war Mitglied der Royal Society.
W.: Lithotomia Douglassiana, or: an account of a new method of making the high operation, in order to extract the stone out of the bladder, London 1720.
Lit.: DNB 15 (1882) 336f. – BLÄ 1935 II 301.

Dragstedt, Lester Reynold (* 2. 10. 1893 Anaconda, MT; † 16. 7. 1975 Elk Lake, MI)
Sohn schwedischer Einwanderer. Studium und Prom. (1921) in Chicago (Rush Medical Coll.) unterbrochen durch Kriegsdienst im I. Weltkrieg. Danach zunächst als Physiologe tätig. 1925/26 Studienreise nach Bern (→ de Quervain), Wien (→ Eiselsberg) und Budapest (→ Hültl). Aufgrund seiner physiol. Vorbildung gewann ihn → Phemister für die Chir., für die er neue Forschungseinrichtungen etablierte. 1926 ao. Prof. für Chir. in Chicago, 1947–1959 dort o. Prof. für Chir. Nach seiner Emeritierung Prof. für Physiol. in Florida. Schwerpunkte: Colitis ulcerosa, Ulcus duodeni, Nebenschilddrüsen, Pankreatitis. 1936 führte er den Krankheitsbegriff der Colitis ulcerosa ein, nahm 1943 erste bilaterale trunkale Vagotomie zur Behandlung des Ulcus duodeni vor, erkannte 1950 das Magenantrum als wichtigsten Ort der Magensaftproduktion und trennte 1955 erstmals erfolgreich siamesische Zwillinge in Chicago. 1961 Ehrenmitglied der ISS.
W.: L. R. D., F. M. Owens, Jr.: Supra-diaphragmatic section of the vagus nerves in treatment of duodenal ulcer, Proc. Soc. Exp. Biol. Med. 53 (1943) 152–154. – L. R. D., E. R. Woodward, R. R. Bigelow: Effect of resection of antrum of stomach on gastric secretion in Pavlov pouch dogs, Amer. J. Physiol. 162 (1950) 99–109. – L. R. D., H. E. Haymond, J. C. Ellis: Pathogenesis of acute pancreatitis (acute pancreatic necrosis), Arch. Surg. 28 (1934) 232–291. – L. R. D., G. M. Dack, J. B. Kirsner: Chronic ulcerative colitis. A summary of evidence implicating bacterium necrophorium as an etiologic agent, Ann. Surg. 114 (1941) 653–662.
Lit.: O. H. Wangensteen, S. D. Wangensteen: L. R. D., in: Biographical Memoir, Washington 1980, 63–95. – E. R. Woodward: Dr. D.'s first vagotomy, World J. Surg. 7 (1983) 554. – S. J. Waisbren, I. M. Modlin: L. R. D. and his role in the evolution of therapeutic vagotomy in the United States, Amer. J. Surg. 167 (1994) 344–359.

Dreesmann, Heinrich (* 29. 4. 1865 Andernach; † 19. 2. 1929 Düsseldorf)
Studium und Prom. (1889) in Bonn. Ab 1890 chir. WB in Bonn (→ Trendelenburg). 1893 leitender Arzt am St.-Vinzenz-KH Köln und Prof. Er spezialisierte sich für Chir. und Orthop., war Vorsitzender der kath. Krankenfürsorgevereine und des Vereins der KH-Ärzte Deutschlands.
W.: Narkose, Zbl. Chir. 51 (1924).
Lit.: CK 1926, 61f. – BEdM I 134.

Drehmann, Gustav (* 21. 9. 1869; † 24. 6. 1932 Breslau)
Studium und Prom (1893) in Würzburg. Orthop. und chir. WB 1893–1895 in Würzburg (→ Hoffa) und 1895–1902 in Breslau (→ Mikulicz). Danach Eröffnung eines orthop. Instituts in Breslau. Im I. Weltkrieg Lazarettarzt. Später Landeskrüppelarzt von Niederschlesien. Schwerpunkte: angeb. Hüftluxation, kongen. Knieluxation, Femurdefekte. 1922 Präsident der DGOOC.
E.: *D.-Zeichen:* Abduktion und Außenrotation bei Hüftbeugung als Zeichen einer kindlichen Epiphyseolysis capitis femoris.
W.: Die Deformitäten d. unteren Extremitäten, in: H. Gocht (Hg.), Hoffas Lehrbuch d. Orthop. Chir. 7. Aufl. Stuttgart 1925.
Lit.: CK 1926, 62.

Drobny, Tomasz (* 6. 9. 1858 Pleszewo; † 22. 5. 1901 Posen)
Studium in Breslau und Würzburg, dort Prom. 1885. Nach Militärdienst anat. WB in Breslau und Straßburg. Chir. WB 1887–1890 in Königsberg (→ Mikulicz). 1890–1899 CA der Kinderchir. am St.-Josephs-Hosp. in Posen, 1899–1901 CA der Chir. Abt. am Städt. KH in Posen. Seine anat. Vorbildung ermöglichte eine Reihe von Innovationen: So entwickelte er 1887 einen neuen Zugang zur Unterbindung der A. thyroidea inf., dem sich bald → Mikulicz, → Trendelenburg und → Kocher anschlossen. Ihm wird die erste überkreuzte Verlagerung des N. trigeminus sowie die ersten Sehnentranspositionen mit Refixation der umgelagerten Sehne im Knochen bei Lähmungen (1892) zugeschrieben, er nahm gefäßgestielte Muskelverlagerungen vor und inaugurierte eine neue Methode der Lippen-Gaumenspalten-Korrektur.
W.: Topograph. u. anat. Beobachtungen in den Halssympathikus, Arch. Anat. Entwicklungsgesch. (1887) 339–367. – Nowy sposób operacji podwójnej wargi zajęczej [Eine neue Methode der Lippenspaltenkorrektur], Nowiny Lekarskie (1890) 536. – Dalsze doświadczenia nad leczeniem porażeń dziecięcych za pomocą przeniesienia czynności mięśni [Weitere Untersuchungen zur Behandlung der Kinderlähmung

mittels Muskeltransposition], Nowiny Lekarskie (1894) 323.
Lit.: K. Pietrzak, A. Grzybowski, J. Kaczmarczyk: T. D. (1858–1901). An assistant who equalled his masters, World J. Surg. 38 (2014) 1238–1242.

Dubois, Antoine Baron de (* 17. 7. 1756 Gramat b. Cahors; † 30. 4. 1837 Paris)
Ab 1778 als Famulus von → Desault Studium und chir. WB in Paris. 1787 Prom. in Reims. 1792 Prof. für Anat. an der École de Santé. 1795 Prof. für klin. Chir. (Nachfolger von Desault). Berühmt als Chir. und Geburtshelfer entband er die franz. Kaiserin. 1812 von Napoleon geadelt. 1829 unterzog er sich erfolgreich einer Blasenstein-Op. Er publizierte wenig.
Lit.: BLÄ 1935 II 316f. – EM 324.

Dubost, Charles (* 1. 10. 1914 Saint Gaultier, Indre; † 11. 1. 1991 Paris)
Studium und Prom. in Paris. Als Sanitätsoffizier geriet er im II. Weltkrieg in Gefangenschaft, konnte fliehen und schloß sich der Résistance an. Nach chir. WB in Paris 1955–1982 dort Prof. für Chir. In den 1950er Jahren gründete er mit François de Gaudart d'Allaines das erste europäische Zentrum für Herzchir., die René-Leriche-Klinik am Hôp. Broussais in Paris. Er ersetzte 1951 weltweit als erster die Aortenbifurkation durch ein homogenes Transplantat, operierte ab 1955 als erster in Frankreich mit Hilfe der Herz-Lungen-Maschine am offenen Herzen, desobliterierte 1959 erstmals die Mündungen der Koronararterien und führte 1968 die erste Herztransplantation in Europa durch. Er war der Pionier der Herzchir. in Frankreich.
W.: Ch. D., M. Allary, N. Oeconomos: Treatment of aortic aneurysms; removal of the aneurysm; re-establishment of continuity by grafts of preserved human aorta, Mem. Acad. Chir. (Paris) 77 (1951) 381–383. – Ch. D., Ph. Blondeau: Chir. à cœur ouvert, Paris (1957). – Ch. D., A. F. Carpentier: Chir. vasculaire, Paris 1979.
Lit.: J. P. Binet: C. D., Chirurgie 117 (1991) 507–509. – Le Soir 16.1.1991.

Düben, Walter (* 28. 8. 1919 Kroppenstedt; † 11. 3. 1991 Hannover)
Studium (unterbrochen durch Kriegsdienst im Sanitätsdienst) in Göttingen und Wien, Prom. 1945 in Göttingen. Chir. WB 1945–1958 in Göttingen (→ Hellner), dort 1954 Habil. 1958–1961 CA der Unfall-Klinik der BG in Hannover (1960 ao. Prof.), 1961–1984 CA der Unfallchir. Abt. am Friederikenstift Hannover. Schwerpunkte: Handchir., Unfallchir., Kinderchir., orthop. Chir., Begutachtung. 1980 Präsident der DGU
W.: Op. u. kons. Faustgipsbehandlung d. veralteten Kahnbeinbrüche u. d. -pseudarthrosen, Chirurg 25 (1954). – Indikation zur op. Frakturbehandlung, Dtsch. med. Wschr. 81 (1956).
Lit.: CV 1980, 119. – D. Gadzaly: [Nachruf auf W. D.], Handchir. 23 (1991) 168.

Dufourmentel, Claude (* 31. 1. 1915 Paris; † 2012)
Sohn von Léon D., einem der Pioniere der plast. und maxillofazialen Chir. in Frankreich. Studium und Prom. (1941) in Paris. 1943/44 behandelte er im Untergrund Verletzte der Résistance. 1947/48 reiste er zu den amerikanischen und englischen Lazaretten, um sich weiterzubilden. 1949–1951 chir. WB in Paris, danach am Hôpital Saint-Louis tätig, dort 1961 Gründung der ersten KH-Abt. für Plast. Chir. in Frankreich, die er bis 1980 leitete. 1952 Mitbegründer der französischen Ges. für Plast. Chir.; 1956 Gründung und Leitung der *Annales de Chirurgie Plastique*.
E.: *D.-Lappen:* asymmetr. rautenförmiger Verschiebelappen zum spannungsfreien Verschluß nach Exzision eines Pilonidalsinus.
W.: Le fermeture des pertes de substance cutanée limitées. Le lambeau de rotation en L pour losange dit LLL, Ann. Chir. Plast. 7 (1962) 61. – C. D., R. Mouly: Chirurgie plastique, Paris 1959. – Plaies et cicatrices de la face, Paris 1966.
Lit.: J. Glicenstein: C. D. (1915–2012), Ann. chir. plast. esthét. 58 (2013) 181–182. – C.-H. Chouard: Éloge de Claude Dufourmentel (1915–2012), Bull. Acad. nat. méd. 197 (2013) 571–581.

Dugas, Louis Alexander (* 13. 1. 1806 Washington, GA; † 19. 10. 1884 Augusta, GA)
Studium in Philadelphia und Baltimore, dort 1827 Prom. Nach Studienreise durch Europa 1831 Niederlassung als Chir. in Augusta, GA. Dort war er 1832 Mitbegründer des Medical College of Georgia, wo er seitdem als Prof. für Chir. fungierte. 1835 erneute Europareise zum Ausbau der Bibliothek. Im Bürgerkrieg beratender Chir.
E.: *D.-Zeichen:* Bei Schulterluxation ist es unmöglich, das Brustbein mit dem Ellenbogen zu berühren und die Finger auf die unverletzte Schulter zu legen.
W.: Report on a new principle of diagnosis on the shoulder joint, Transact. Amer. Med. Ass. 10 (1857) 175–179.
Lit.: BLÄ 1935 II 332. – Leiber/Olbert 125f.

Dukes, Cuthbert Esquire (* 24. 7. 1890 Bridgwater, Somerset; † 3. 2. 1977 Wimbledon)
Studium und Prom. (1914) in Edinburgh. Im I. Weltkrieg Truppenarzt. Anschließend Dozent für der Bakteriologie in London. 1922 Pathol. am St. Mark's Hosp. in London, wo er seine bahnbrechenden Forschungen durchführte.
E.: *D.-Stadien* des Rektum-Karzinoms: A–D
W.: The spread of cancer of the rectum, Brit. J. Surg. 17 (1930) 643–648. – The classification of cancer of the rectum, J. Path. Bact. 35 (1932) 323–328. – The pathology of rectal cancer, Neoplastic Dis. 3 (1966) 59–68.
Lit.: C. E. D., Lancet 1977/I 435–437.

Dumreicher [von Oesterreicher], Johann Heinrich Georg (* 15. 1. 1815 Triest; † 16. 11. 1880 Januševec b. Agram, Kroatien)
Studium der Physik in Verona und der Med. in Wien, dort 1838 Prom., anschließend am Operateur-Inst. Chir. WB ab 1841 in Wien (→ Wattmann), 1844 Habil. 1846 Primarius der Chir. Abt. am Allg. KH in Wien, 1849–1879 o. Prof. für Chir. an der I. Chir. Klinik in Wien. Er reorganisierte 1866 nach der Schlacht bei Königgrätz das österreichische Militärsanitätswesen; beschäftigte sich als erster Kliniker in Wien mit orthopädischen Fragen (Hüftluxation), konnte sich jedoch lange nicht

mit der Antisepsis anfreunden. Unter seinem Ordinariat wurde in Wien 1849 die Chirurgie der Inneren Medizin als Lehrfach gleichgestellt, und auch die Geburtshilfe wurde eigenes Lehrfach. Er war ein ausgezeichneter Lehrer, der zahlreiche Schüler ausbildete. 1866 geadelt.
W.: Zur Lazarethfrage, Wien 1867. – Über die Notwendigkeit von Reformen des Unterrichtes an den medicinischen Fakultäten Österreichs, Wien 1878.
Lit: BLÄ 1901 426f. – NDB 4 (1959) 192f. – Killian 70. – BEdM I 139. – Sachs IV 197.

Dunhill, Sir Thomas Peel (* 1876 Tragowel, Australien; † 22. 12. 1957 Hampstead)
Studium in Melbourne bis 1903, danach chir. WB, Prom. 1906. Studienreise nach England und USA 1911/12. Im I. Weltkrieg Dienst als Chir. im First Australian Hospital in Ägypten und Rouen. In den Zeiten der von → Kocher inaugurierten Totalexstirpation der Schilddrüse war er ein Pionier der partiellen Resektion bei Hyperthyreose, die er zur Vermeidung intraoperativer Kreislaufkomplikationen in Lokalanästhesie durchführte. 1919 nach London berufen, etablierte er eine florierende Praxis von Schilddrüsenpatienten, die er am St. Bartholomew's und am Hammersmith Hospital operierte. Er beschrieb den transsternalen Zugang zur Resektion intrathorakaler Tumoren.
W.: Exophthalmic goitre: partial thyroidectomy under local anaesthesia, Intercolonial Med. J. Australas. 12 (1907) 589. – A discussion on the surgery of exophthalmic goitre, Lancet 1917/II 883. – Removal of intrathoracic tumours by the trans-sternal route, Brit. J. Surg. 10 (1922) 4–14.
Lit.: S. Taylor: Sir Th. P. D. (1876–1957), World J. Surg. 21 (1997) 660–662. – I. D. F. Vellar: Th. P. D., the forgotten man of thyroid surgery, Med. Hist. 18 (1974).

Dupuytren, Guillaume (* 5. 10. 1777 Pierre-Buffère bei Limoges/Haute-Vienne; † 8. 2. 1835 Paris)
Studium der Anat. und Chir. in Paris. Bereits 1794 Prosektor, war er ab 1802 am Hôtel-Dieu tätig, 1803 Prom., 1808 stellv. Chefchir., 1812 Prof. für Chir., 1815 Chefchir. am Hôtel-Dieu. Er war ungemein fleißig und zog durch seine klar gegliederten und gut verständlichen Vorlesungen viele Hörer von weither an. Sein guter Ruf verschaffte ihm die Position des Leibarztes der Könige Ludwig XVIII. und Karl X. Seine Forschungen erstreckten sich neben der Chir. auch auf die Anat., Pathol. und Physiol. Er nahm erstmals die Resektion des Unterkiefers, die subkutane Durchtrennung des M. sternocleidomastoideus bei Schiefhals, die Unterbindung der Arteria iliaca externa und der Arteria subclavia vor, beschrieb erstmals die angeborene Hüftluxation, erforschte extensiv die Frakturmorphologie und Kallusbildung, außerdem gab er eine neue Methode zur Anlage von Enterostomata an und entwickelte dazu ein Enterotom. 1833 erlitt er einen Schlaganfall, von dem er sich nicht mehr erholte. Er hinterließ der med. Fakultät 200.000 Francs, die zur Einrichtung des Dupuytren-Museums verwendet wurden. Er war der bedeutendste franz. Chir. der ersten Hälfte des 19. Jhs.
E.: *D.-Kontraktur:* Beugekontraktur der Finger durch Schrumpfung der hypertrophierten Palmarfaszie. – *D.-Fraktur:* bimalleolare Sprunggelenksfraktur (Fraktur des Innenknöchels und hohe Fibulafraktur). – *D.-Klassifikation der Verbrennungstiefe:* die Gradeinteilung (I–IV) ist heute noch gültig.

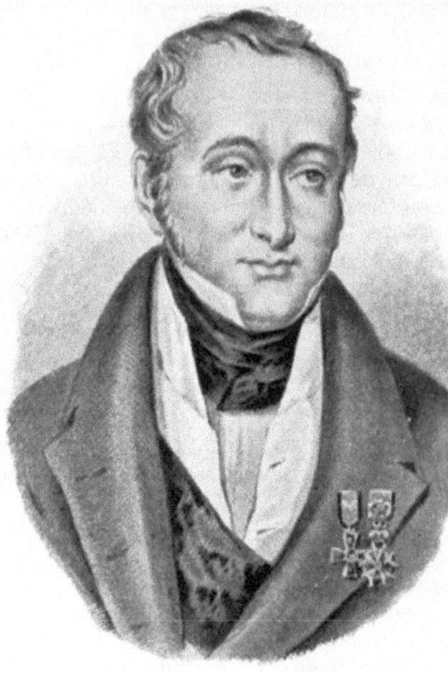

W.: Mémoire sur la fracture de l'extrémité inférieure du péroné, les luxations et les accidents qui en sont la suite, Ann. méd. chir. hôp. Paris 1 (1819) 1–212. – Observation sur une résection de la mâchoire inférieure, J. univ. Sci. med. 19 (1820) 77–98. – Mémoire sur un déplacement originel ou congénital de la tête des fémurs, Rép. gén. anat. physiol. path. 2 (1826) 82–93. – Mémoire sur une méthode nouvelle pour traiter les anus accidentels, Mém. Acad. roy. Méd. 1828, Sect. méd, 1, 259–316. – De la rétraction des doigts par suite d'une affection de l'aponévrose palmaire, opération chirurgicale qui convient dans ce cas, J. univ. hebd. méd. chir. pract. 2. ser. 5 (1831) 352–365. – Traité théorique et pratique des blessures par armes de guerre, I–II, Paris 1834.
Lit.: BLÄ 1935 II 346–348. – L. F. Peltier: G. D. and Dupuytren's fracture, Surgery 43 (1958) 868–874. – P. Wylock, The life and times of G. D., Canad. J. Surg. 32 (1989) 473–477. – Ärztelex. 98f. – Killian 35f. – Sachs III 101–107. – EM 328f.
Abb.: s. Abb.-Verzeichnis.

Durante, Francesco (* 29. 6. 1844 Letojanni, Messina; † 2. 10. 1934 Letojanni)
Studium und Prom. (1866) in Neapel. Anschließend WB in Florenz (Ospedale di S. Maria Nuova). 1869 ausgedehnte Studienreise nach Berlin (→ B. Langenbeck; → R. Virchow), Wien (→ Billroth), Würzburg (R. A. v. Koelliker; → Recklinghausen), London und Paris. 1872 Ass. an der Chir. Univ.-Klinik in Rom, wurde er dort 1880–1919 o. Prof. für Chir. Schwerpunkte: Tumorpathol., Neurochir. (1885 erfolgreiche Meningeom-Op.), Gelenkchir., Abdominalchir., Gefäßchir. 1882 Mitbegründer der Italien. Gesellschaft für Chir. 1889 Senator. Mitglied der Académie de Chir. und des RCS. 1902 Ehrenmitglied der DGCH.

W.: Indirizzo alla diagnosi chirurgica dei tumori, Rom 1876. – Trattato di medicina operatoria, generale e speziale, I–II, Turin 1907–1911 (2. Aufl. I–IV, 1917–1925).
Lit.: BLÄ 1933 I 342. – DBI 42 (1993). – BLÄ 2002, 348.

Duval, Vincent (* 1796 Saint-Maclou, Eure, Normandie; † 29. 4. 1876 Paris)
Studium und Prom. (1820) in Paris. Danach orthop. Ausbildung bei seinem Schwiegervater Guillaume Jalade-Lafond in Paris. Er wies nach, daß bei der Behandlung von Wirbelsäulenverkrümmungen die intermittierende Extension im Streckbett nicht vorteilhafter war als die permanente, führte als erster in Frankreich die subkutane Tenotomie der Achillessehne (→ G. F. L. Stromeyer) durch und war bei der Behandlung von Knieankylosen erfolgreich. 1830 übernahm er die Leitung der Orthop. Anstalt seines Schwiegervaters. 1831 Dir. der orthop. Therapie an den Hospitälern. Ab 1839 Herausgeber der *Revue des spécialités et des innovations médicales et chirurgicales.*
W.: G. Jalade-Lafond, V. D.: Aperçu des principales deformités du corps humain, Paris 1833. – Traité du pied-bot, Paris 1839 (2. u. 3. Aufl. 1859 u. d. T. Traité pratique du pied-bot, de la fausse ankylose du genou et du torticollis)
Lit.: BLÄ 1935 II 357.

Duverney, Joseph Guichard (* 5. 8. 1648 Feurs, Loire; † 10. 9. 1730 Paris)
Studium und Prom. (1667) in Avignon. 1669 Prof. für Anat. und Chir. in Paris, wo er sich vorwiegend den Knochenkrankheiten widmete. 1674 Mitglied der Acad. Royale des Sciences. 1679 Prof. für Anat. Von ihm stammt die erste wiss. Monographie zum Hörorgan (1683) sowie die erste exakte Beschreibung der Osteoporose (1751). Er war ein früher akademischer Arzt: Lehrer, Forscher und prakt. Chir.
E.: *D.-Fraktur:* isolierte Fraktur der Darmbeinschaufel (ohne Beteiligung anderer Beckenanteile).
W.: Traité de l'organe de l'ouïe, Paris 1683. – J.-B. Sénac (Hg.): Traité des maladies des os, I, Paris 1751 (284f.).
Lit.: BLÄ 1935 II 359. – L. F. Peltier: J. G. D.: champion of comparative anatomy, Clin. Orthop. 187 (1984) 308–311. – EM 330.

Dzondi, Karl Heinrich (* 25. 9. 1770 Oberwinkel b. Waldenburg, Sachsen; † 1. 6. 1835 Halle)
Studium der Theologie in Wittenberg (1799 Dr. phil.) und der Med. in Würzburg (1806 Dr. med.). Anschließend in franz. Feldlazaretten tätig, erwarb er sich chir. Erfahrung. 1811–1817 o. Prof. für Chir. in Halle (wegen Frankreich-Sympathien entlassen). Danach Gründung und Ltg. einer chir. Privatklinik. Universell gebildet, militär- und allgemeinchir. ausgerichtet, gründete er 1821 die Zeitschrift *Aesculap* und setzte sich für die Verbesserung der deutschen Chir. ein. 1821/22 Studienreisen nach Paris, Holland, England, Schottland und Irland.
W.: Über Verbrennungen u. das einzige, sicher Mittel, , sie in jedem Grade schnell u. schmerzlos zu heilen, Halle 1816. – Beiträge zur Verbesserung der Heilkunde, Halle 1816. – Lehrbuch d. Chir. ..., Halle 1824.
Lit.: BLÄ 1935 II 365. – Killian 285f. – Sachs IV 104. – BEdM I 140

E

Earle, Henry (* 28. 6. 1789 London; † 18. 1. 1838 London)

Der Enkel von → P. Pott war nach chir. Ausbildung bei seinem Vater ab 1808 Chir. am St. Bartholomew's Hosp. und ließ sich 1811 in London nieder. 1815–1827 chir. Ass. am Foundling Hosp. 1827–1838 Chir. am St. Bartholomew's Hosp. und Prof. für Chir. beim RCS in London. Er befaßte sich mit nahezu allen Bereichen der Chir. Einer der bedeutendsten Londoner Chir. seiner Zeit, beschrieb er 1828 das im deutschen Sprachraum als „hinteres Volkmann-Fragment" bezeichnete Bruchstück einer Sprunggelenksfraktur.
E.: *E.-Fragment:* Bei „trimalleolären" Sprunggelenk-Frakturen vorhandenes Abschlagfragment der dorsalen Tibiakante (vgl. → Volkmann)
W: Practical observations in surgery, London 1823 (Deutsche Übers.: Praktische Beobachtungen in der Chirurgie, Weimar 1824). – Simple, succeeded by compound dislocation forwards, of the inferior extremity of the tibia, with fracture of its posterior edge, comminuted fracture of the fibula, amputation of the leg, and death, Lancet 1828–1829 II 346–348.
Lit: DNB 6 (1908), 319. – BLÄ 1935 II 367. – J. Bartoníček: Avulsed posterior edge of the tibia. E.'s or Volkmann's triangle? J. Bone Jt. Surg. 86-B (2004) 746–750.

Ebstein, Wilhelm (* 27. 11. 1836 Jauer, Schlesien; † 22. 10. 1912 Göttingen)

Studium in Breslau und Berlin, dort 1859 Prom. 1861 Assistenzarzt am Allerheiligen-Hospital Breslau. 1869 Habil. 1870/71 Kriegsteilnahme. Danach ärztlicher Leiter der städt. Armenhäuser in Breslau. 1874 erhielt er den Ruf auf den Lehrstuhl für Innere Med. in Göttingen. Dort wurde er durch eine Vielzahl von Neuerungen in der Med. international berühmt. Schwerpunte: Stoffwechselerkrankungen (Diabetes, Gicht, Adipositas, Alkaptonurie, Cystinurie, Pentosurie). Seine schon früher publizierte Arbeit zur Mißbildung der Trikuspidalklappe geriet in Vergessenheit.
E.: *E.-Anomalie:* Verlagerung einzelner oder mehrerer mißgestalteter Trikuspidalklappen-Segel in die Tiefe der rechten Herzkammer.
W.: Über einen sehr seltenen Fall von Insufficienz der Valvula tricuspidalis, bedingt durch eine angeborene hochgradige Missbildung derselben, Arch. Anat. Physiol. 7 (1866) 238–254.
Lit.: J. A. M. v. Son, I. E. Konstantinov, V. Zimmermann: W. E. and E.'s malformation, Europ. J. Cardiothorac. Surg. 20 (2001) 1082–1085.

Eck [Ėkk], Nikolaj Vladimirovič (* 9. 11. 1849 St. Petersburg; † 5. 4. 1908)

1865–1871 Studium an der Med.-Chir. Akademie St. Petersburg. 1872–1878 Leiter der chir. Abt. des Militär-KH St. Petersburg. 1877/78 Teilnahme am russ.-türk. Krieg. Danach an verschiedenen Zivil-KH. in St. Petersburg tätig, 1880 in Sofia beim Bau eines KH beteiligt, 1883/84 bei einer Cholera-Konferenz in Alexandria, 1884/85 Arzt im russ. Finanzministerium, 1885 russ. Delegierter bei Hygiene-Konferenz in Rom. Der geniale Chir. nahm 1874 erstmals eine transabdominelle Hysterektomie vor, legte 1876 tierexperimentell portokavale Anastomosen an und führte angeblich bereits 1882 eine Passagerekonstruktion nach Magenresektion im Sinne von → Billroth II durch.
E.: *E.'sche Fistel:* portokavale Seit-zu-Seit-Anastomose bei Tierversuchen.
W.: [Zur Frage der Unterbindung der Pfortader], Militärmed. J. (St. Petersburg) 130 (1877) 1–2. – [Von zwei erfolgreiche durchgeführten Hysterektomien], Militärmed. J. (St. Petersburg) 130 (1877) 85–104.
Lit.: Sachs III 107–112. – I. Freitag: Der russische Chirurg Nikolaj Vladimirovič Ėkk [Eck] (1849–1908) und seine Bedeutung für die Entwicklung der operativen Chirurgie, med. Diss. Frankfurt a. M. 2006.

Ecke, Hermann (* 22. 1. 1927 Bernburg; † 12. 4. 1991 Gießen)

Studium und Prom. (1953) in Göttingen. Chir. WB 1954–1958 in Oeynhausen, 1958–1966 in Gießen (→ Vossschulte), 1966 Habil. 1966–1969 dort OA. 1969–1972 Prof. und Leiter der Unfallchir. Abt. der Chir. Univ. Klinik Gießen, 1972–1991 o. Prof. für Unfallchir. und Dir. der Unfallchir. Klinik in Gießen. 1976 Gründer und bis 1991 Herausgeber der Zeitschrift *Unfallchirurgie*. 1984 Präsident der DGU, 1991 deren Ehrenmitglied.
W.: Die Transplantation der Epiphysenfuge, Stuttgart 1967. – Die Op. von Schenkelhalsfrakturen mit dem starren Führungsspieß u. dem Doppelbildwandlersystem, Mschr. Unfallheilk. 71 (1970 153–159.
Lit.: CV 1990, 55. – Mitt DGCH 20 (1991), H. 3, 35.

Ecker, Johannes Matthias Alexander von (* 26. 2. 1766 Bischofteinitz, Böhmen; † 5. 8. 1829 Freiburg)

Studium in Prag und Wien, dort 1792 Prom. Anschließend als Militärchir. im Kriegseinsatz. 1797–1829 o. Prof. für Chir. in Freiburg. Setzte sich wie sein Schwiegervater und Vorgänger → Mederer von Wuthwehr für die Akademisierung der Chir. ein. 1829 wurde das unter seiner Leitung erbaute neue KH eröffnet. Er war ein angesehener Lehrer, Operateur und Standesvertreter. Er starb mitten in einer Fakultätssitzung.
W.: Welche Ursachen können eine geringe ... Wunde gefährlich oder tödtlich machen? Preisschrift, Wien 1794. – Über die Kuhpocken u. deren Einimpfung, Freiburg 1801.
Lit.: BLÄ 1935 II 375. – Killian 170. – Sachs IV 77f.

Eckhardt, Hellmut (* 12. 4. 1896; † 14. 11. 1980)

Studium und Prom. (1921) in Hamburg. 1922–1926 orthop. WB in Berlin (→ Biesalski). Ab 1926 Geschäftsführer der „Deutschen Vereinigung für Krüppelfürsorge", avancierte er 1933 zum Geschäftsführer der „Reichsarbeitsgemeinschaft zur Bekämpfung des Krüppeltums" und war in dieser Position maßgeblich beteiligt an der Formulierung von Indikationen zur Zwangs-

 C. Weißer, *Chirurgenlexikon*, https://doi.org/10.1007/978-3-662-59238-0_5

sterilisation körperlich Behinderter im Sinne des „Gesetzes zur Verhinderung erbkranken Nachwuchses“. Im II. Weltkrieg in der Orthopädischen Versorgungsstelle Berlin und an einem Lazarett tätig. Ab 1946 in Wernigerode als Orthop. niedergelassen, wo er 1955 eine orthop. Heilstätte einrichtete. Er war Mitherausgeber der *Zschr. für Orthopädie und ihre Grenzgebiete*. 1940 Präsident der DGOOC, 1966 deren Ehrenmitglied.
W.: Erbliche körperliche Missbildungen u. das Gesetz z. Verhütung erbkranken Nachwuchses, Klin. Wschr. 12 (1933) 1575–1577. – Die Körperanlage des Kindes und seine Entwicklung, Stuttgart 1935. – Körperliche Erbkrankheiten, Leipzig 1940.
Lit.: G. Hohmann: H. E. zum 70. Geburtstag, Zschr. Orthop. 101 (1966) 304–306.

Eden, Rudolf Theis (* 22. 8. 1883 Syuggewarden, Butjadingen; † 13. 2. 1925 Freiburg i. Br.)
Studium in Marburg, München, Göttingen und Berlin, 1907 Prom. in Marburg. Chir. WB 1908/09 in Marburg, 1909/10 in Berlin, 1910–1919 in Jena (→ Lexer), dort 1913 Habil. 1914–1916 Teilnahme im I. Weltkrieg. 1918 ao. Prof. in Jena. 1919–1925 OA und stellv. Klinikleiter in Freiburg (Lexer). Er starb an den Folgen eines Fahrradunfalles.
E.: *E.-Hybbinette-[Lange-]Span:* Anlagerung eines Knochenspans am vorderen Rand der Schultergelenkpfanne mit Versetzung des M. subscapularis bei Bankart-Läsion.
W.: Zur Op. d. habituellen Schulterluxation unter Mitteilung eines neuen Verfahrens b. Abriß am inneren Pfannenrand, Dtsch. Zschr. Chir. 144 (1918) 269–280.
Lit.: E. Lexer: R. Th. E. zum Gedächtnis, Zbl. Chir. 52 (1925) 673–675. – I. Rufati: R. E. (1883–1925) – ein großer Jenaer Chirurg, med. Diss. Jena 2012.

Edkins, John Sydney (* 12. 7. 1863 London; † 1940 London)
Studium in Cambridge und London. Danach Demonstrator der Physiol. in Manchester und London (Bartholomew's) und physiol. Lehrtätigkeit. 1913–1928 Prof. für Physiol. in London. Er war der Entdecker des Gastrins.
W.: The chemical mechanism of gastric secretion, J. Physiol. 34 (1906) 133–144.
Lit.: BLÄ 1933 I 350. – E. M. Lowicki: The discoverer of gastrin: J. S. E., Surgery 58 (1965) 1044–1048.

Egas Moniz, António Caetano de Abreu Freire (* 29. 11. 1874 Avanca, Estarreja, Portugal; † 13. 12. 1955 Lissabon)
Studium in Coimbra bis 1899, dort 1902 Habil. für Neurol. WB in Bordeaux und Paris. 1909–1911 Prof. für Neurol. in Coimbra, 1911–1944 an der Univ. Lissabon und Dir. der Neurol. Abt. am Spital Santa Maria. Politisch engagiert, war er ab 1902 Parlamentsabgeordneter, 1917 Botschafter in Spanien und 1918/19 Abgesandter bei der Friedensverhandlungen von Versailles. Er entwickelte 1926 die zerebrale Angiographie mit Kontrastmittel zur Lokalisation von Hirntumoren und begründete 1935 die (umstrittene) Leukotomie zur operativen Behandlung bestimmter Psychosen. 1949 Nobelpreis.
W.: L'encéphalographie artérielle: son importance dans la localisation des tumeurs cérébrales, Rev. Neurol. 2 (1927) 72–90. – Tentatives opératoires dans le traitement chirurgical de certaines psychoses, Paris 1936.
Lit.: BLÄ 1933 I 350f. – H. J. de Barahona Fernandes: Egas Moniz, in: K. Kolle (Hg.): Große Nervenärzte, I, 2. Aufl. Stuttgart 1970, 187–199. – Klimpel 2001, 98f. – Ärztelex. 223. – BLÄ 2002, 357.

Ehalt, Walther (* 8. 11. 1902 Wien; † 11. 1. 1976 Graz)
Studium und Prom. (1927) in Wien. Chir. WB 1927–1929 und 1930–1940 in Wien (→ L. Böhler), dort 1939 Habil. 1937/38 Studienaufenthalt in den USA. 1940–1970 Leiter des Unfall-KH in Graz, 1953 ao. Prof. 1952 Veranlassung der Gründung des Rehabilitationszentrums Tobelbad b. Graz. Schwerpunkte: Rehabilitation, Osteosynthesetechnik, Unfallrettung. Der innovative Unfallchir. steht für eine Reihe technischer Neuerungen. 1963 Präsident der ÖGC.
E.: *E.-Laschennagel:* Dreilamellen-Schenkelhalsnagel mit aufschraubbarerer abgewinkelter Lasche. – *E.-Op.:* **1.** Arthrodese des Hüftgelenkes mittels Dreilamellennagel und Knochenspan. **2.** Arthrodese des oberen und unteren Sprunggelenkes mittels Knochenspan aus der distalen Tibia. **3.** Arthrodese des unteren Sprunggelenkes mittels Entknorpelung, Spongiosaplombierung sowie Stabilisierung durch Dreilamellennagel talokalkanear.
W.: Behandlung offener Brüche d. langen Röhrenknochen, Wien 1938. – Unfallchirurgie im Röntgenbilde, Wien 1950. – Vorteile d. op. Versteifung d. Hüfte mit dem Dreilamellennagel, Wien. klin. Wschr. 66 (1954). – Verletzungen b. Kindern u. Jugendlichen, Stuttgart 1960.
Lit.: CV 1959, 176–179. – J. Böhler: Nachruf für W. E., Zschr. Orthop. 114 (1976) 874.

Ehlers, Edvard (* 26. 3. 1863 Kopenhagen; † 7. 5. 1937 Kopenhagen)
Studium und Prom. (1891) in Kopenhagen. Anschließend Studienreise nach Berlin, Breslau, Wien und Paris. In Island untersuchte er das Verschwinden der Lepra. 1906 CA der Dermatol. Poliklinik des Federiks-Hosp. in Kopenhagen, 1911–1932 Dir. des Städt. KH Kopenhagen.
E.: *E.-Danlos-Syndrom:* Hyperelastizität der Haut, atrophe Narbenbildung und Hypermobilität der Gelenke durch erbliche Störung der Kollagenbildung.
W.: Cutis laxa, Neigung zu Haemorrhagien in d. Haut, Lockerung mehrerer Artikulationen, Dermatol. Zschr. 8 (1901) 173–174.
Lit.: A. Martinez-Schramm, M. Greiwe, M. Hagedorn-Greiwe u. a.: Das E.-Danlos-Syndrom, in: Zichner/Rauschmann/Thomann 81–88.

Ehrmann, Karl Heinrich (* 15. 9. 1792 Straßburg; † 19. 6. 1878 Straßburg)
Studium und Prom. (1812) in Straßburg. 1826–1836 o. Prof. der Anat. und Chir. in Straßburg. Nach Abtrennung der Chir. 1837–1867 Prof. für Anat. und Pathol. sowie Geburtshilfe. Er war ein beliebter Arzt und Operateur.

W.: Laryngotomie, pratiqué avec succès dans un cas de polype du larynx, Straßburg 1844.
Lit.: BLÄ 1935 II 388. – Killian 216. – Sachs IV 186.

Eiselsberg, Anton Frh. von (* 31. 7. 1860 Steinhaus b. Wels, Oberösterreich; † 25. 10. 1939 St. Valentin, Niederösterreich)

Studium in Wien, Würzburg, Zürich und Paris, Prom. 1884 in Wien. Chir. WB in Wien (→ Billroth). 1890 Habil. in Wien, 1893–1896 o. Prof. für Chir. in Utrecht, 1896–1901 in Königsberg und 1901–1931 in Wien (I. Chir. Klinik). Schwerpunkte: Magen-Darm-Chir., Neurochir. (1907 erste erfolgreiche Entfernung eines Rückenmarkstumors in Europa), Unfallchir., Radiologie, bakteriologische Themen, experimentelle Untersuchungen von Schilddrüse und Nebenschilddrüsen. Er war Mitherausgeber der *Mitteilungen aus den Grenzgebieten der Med. und der Chir.* Er bildete viele Chirurgen aus und wurde zum Vater einer bedeutenden chir. Schule, 1908 Präsident der DGCH, 1925 deren Ehrenmitglied. Ehrenmitglied der Leopoldina (1932) sowie des RCS. Er starb bei einem Eisenbahnunfall.

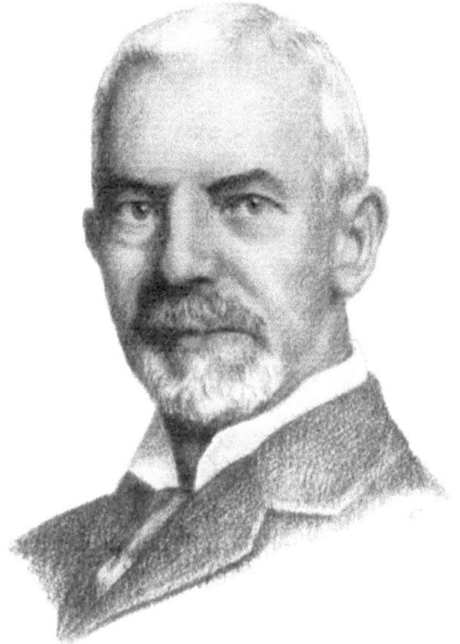

E.: *E.-Operation:* Modifikation der Billroth-II-Op. mit Gastrostomia antecolica posterior laterolateralis (1899).
W.: Die Krankheiten der Schilddrüse, Stuttgart 1901 (= Dtsch. Chir., 38). – Die heutige Behandlung der Knochenbrüche, Berlin 1905 (= Dtsch. Klinik, 8). – Vorkommen und Behandlung der Tetania parathyreopriva, Stuttgart 1908. – Aus der Werkstatt des Chirurgen, 1912. – Lebensweg eines Chirurgen, Innsbruck - Wien 1938 (3. Aufl. 1949).
Lit.: BLÄ 1901 452f. – P. Clairmont: A. v. E., Chirurg 12 (1940) 229–231. – E. Zauner, W. Wayand, E. Wayand: Primum est humanitas – A. v. E., Theor. Surg. 6 (1991) 116–118. – Killian 72. – Ärztelex. 102. – BLÄ 2002, 363. – Sachs III 50. – BEdM I 150. – EM 339.
Abb.: s. Abb.-Verzeichnis.

Eisenbarth, Johann Andreas (* 27. 3. 1663 Oberviechtach; † 11. 11. 1727 Hann. Münden)

Als Sohn eines Okulisten, Bruch- und Steinschneiders kam E. 1673 nach dem Tod des Vaters nach Bamberg in die wundärztl. Lehre seines Schwagers Alexander Biller, machte sich 1685 selbständig und erhielt in Altenburg (Sachsen) 1686 sein erstes Privileg als fahrender Okulist, Bruch- und Steinschneider sowie Händler selbsthergestellter Arzneien. Von da an als fahrender Wundarzt mit großem Troß in Mittel- und Norddeutschland unterwegs, konnte seine Tätigkeit an 65 Orten nachgewiesen werden. 1703 erwarb er ein großes Anwesen in Magdeburg, wo er seine Arzneimittelfabrikation einrichtete und von wo aus er seine weiteren Reisen unternahm. Aufgrund vielfach bezeugter und amtlich attestierter erfolgreicher Behandlungen, unterstützt durch eine Reihe fürstlicher Privilegien (z. T. ausgestellt nach gut bestandenen Examina) und intensive Reklame, brachte E. es zu Ruhm und Wohlstand. Er erfand eine Starnadel und einen Nasenpolypenhaken.

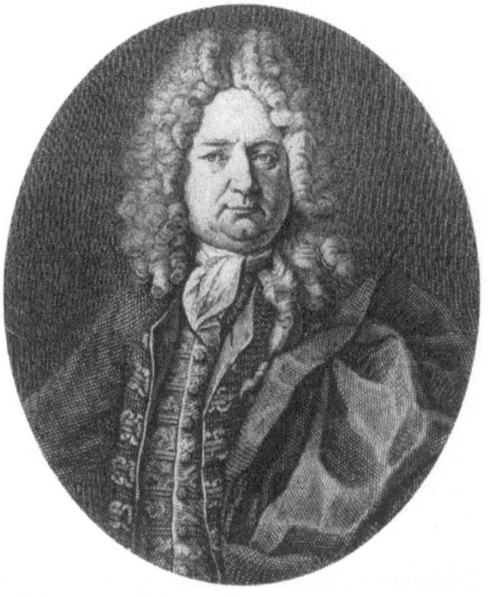

W.: Johannes Michael Eisenbarth, De optima lithotomiam administrandi ratione ..., chir. Diss. Halle 1713.
Lit.: K. Hieke: D. Landarzt u. Arzneimittelfabrikant J. A. E. (1663–1727) dargestellt anhand seiner Werbemittel u. anderer zeitgenössischer Quellen (med. Diss. Bonn 2001), Sprockhövel 2002. – Sachs 112–118. – BEdM I 150. – E. Pies: Eisenbarth. Das Ende einer Legende. Leben u. Werk des genialen Chirurgen, weit gereisten Landarztes u. ersten deutschen Arzneimittelfabrikanten J. A. E. (1663–1727), Wuppertal 2004. – EM 339. – L. Schießl (Hg.): Doktor E. (1663–1727). Ein Meister seines Fachs. Med.hist. Würdigung des barocken Wanderarztes zum 350. Geburtstag, Baden-Baden 2013.
Abb.: s. Abb.-Verzeichnis.

Eller, Johann Theodor (* 29. 11. 1689 Plötzkau, Anhalt; † 13. 9. 1760 Berlin)

Studium in Halle, Leiden, Amsterdam und Paris. 1721 Leibarzt in Bernburg (Anhalt). 1724 am neugegründeten

Collegium medico-chirurgicum in Berlin Feldmedikus und Prof. für Med., 1727–1735 zusammen mit → Senff Dir. der neugegründeten Charité. Er war für die Neuordnung des preußischen Sanitätswesens verantwortlich und setzte sich für die Gleichberechtigung von Med. und Chir. ein.

W.: Nützliche u. auserlesene med. u. chir. Anmerkungen, Berlin 1730.

Lit.: BLÄ 1935 II 398f. – Winau/Vaubel 23.

Ellison, Edwin Homer (* 4. 9. 1918 Dayton, Ohio; † 12. 6. 1970)

1944–1957 chir. WB in Columbus, OH (→ Zollinger). 1958–1969 Prof. für Chir. und Dir. des Dept. für Chir. am Medical College of Wisconsin in Milwaukee.

E.: *Zollinger-E.-Syndrom:* Gastrin-sezernierender Inselzelltumor (Gastrinom) mit peptischen Magen-Duodenal-Jejunalulzera.

W.: R. M. Zollinger, E. H. E.: Primary peptic ulcerations of the jejunum associated with islet cell tumors of the pancreas. Ann. Surg. 142 (1955) 709–728.

Lit.: EM 344. – J. P. Kanne, C. A. Rohrmann, J. E. Lichtenstein: Eponyms in radiology of the digestive tract: Historical perspectives and imaging appearances. Part 1: Pharynx, esophagus, stomach, and intestine, Radiographics 26 (2006) 129–142. – S. D. Wilson, E. H. H. 1918–1970, in: J. L. Pasieka, J. A. Lee (Hgg.): Surgical endocrinopathies. Clinical Management and the Founding Figures, New York - Berlin - Heidelberg 2015, 305–308.

Elmslie, Reginald Cheyne (* 28. 4. 1878 Bedford; † 24. 7. 1940 Tuesley, Surrey)

Studium am St. Bartholomew's Hosp. in London, wo er 1904 den Master of Surgery erwarb und FRCS wurde. 1912 auf die neugeschaffene Position des orthop. Chir. am St. Batholomew's berufen und damit verantwortlich für diesen Bereich, den er zur ersten selbständigen orthop. Abt. in London ausbaute, wo er sich große Verdienste erwarb. Im I. Weltkrieg an einem orthop. Militärhospital eingesetzt. Er war Mitbegründer der British Orthopaedic Association. Die nach ihm benannte Op. wurde spätestens 1932 erfolgreich angewendet, von ihm nicht selbst publiziert und erst durch → Trillat international verbreitet.

E.: *E.-Trillat-Op.:* Medialverlagerung der Tuberositas tibiae bei rezidivierender Patellaluxation.

W.: Pathology in relation to orthopaedic surgery, J. Bone Jt. Surg. 13-B (1931) 423–437.

Lit.: J. H. Wolf: Der späte Triumph einer stillschweigend eingeführten Op. b. Patellaluxation u. ihr Urheber R. Ch. E., Operat. Orthop. Traumatol. 3 (1991) 75–80. – H. Osmond-Clark: Half a century of orthopedic progress in Great Britain, J. Bone Jt. Surg. 32-B (1950) 620–675 [653].

Elsholtz, Johann Sigismund (* 26. 8. 1624 Frankfurt / Oder; † 28. 2. 1688 Berlin)

Studium in Berlin(?), Wittenberg und Königsberg(?). Anschließend Studienreise nach England, Frankreich und Italien. 1653 Prom. in Padua. Danach Niederlassung als Arzt in Berlin und Anstellung als Hofarzt des (großen) Kurfürsten Friedrich Wilhelm von Brandenburg. Er applizierte nach erfolgreichen Tierversuchen verschiedene Arzneizubereitungen mit abgewandelten Klistierspritzen in menschliche Venen, wobei es aber immer wieder zu lokalen Abszessen und auch zu systemischen Reaktionen kam, so daß sich die Anwendung nicht durchsetzte. 1674 Mitglied der Leopoldina.

W.: Clysmatica nova oder Newe Clystier-Kunst, wie eine arzney durch eröffnete Ader bey zu bringen ..., Berlin 1665.

Lit.: ADB 6 (1877) 66. – BLÄ 1935 II 404f. – M. Sachs, Die Entdeckung d. intravenösen Injektions- u. Infusionstherapie durch J. S. E. (1623–1688), Zbl. Chir. 116 (1991) 1425–1432.

Emmert, Karl (* 13. 4. 1812 Bern; † 23. 12. 1903 Bern)

Studium in Bern, Berlin, dort Prom. 1835. Danach Studienreise nach Paris. 1846 Habil. in Bern. 1853 Honorarprof. in Bern, 1855 Vertretung des Lehrstuhls für Gerichtl. Med. 1863–1901 o. Prof. für Staatsarzneikunst in Bern, 1885–1897 auch Dir. des Inst. für Toxikologie. Er bearbeitete ein breites fachliches Spektrum mit einem Schwerpunkt auf der Chir. Die von ihm 1842 erstmals beschriebene Technik beschränkt sich auf die Weichteile des Nagelwalls; korrekterweise kann E. somit nicht namengebend für die heutige Standardoperation sein.

E.: *E.-Plastik:* Keilresektion von Nagel und Nagelmatrix bei „eingewachsenem Zehennagel" (heutige Bedeutung).

W.: Zur Operation des eingewachsenen Nagels, Arch. klin. Chir. 11 (1869) 266–277. – Lehrbuch der speziellen Chirurgie, I–II, [3. Aufl.] Leipzig 1870. – Zur Operation des eingewachsenen Nagels, Zbl. Chir. 11 (1884) 641–642

Lit.: BLÄ 1935 II 408. – J. H. Wolf: Die heutige Standardoperation beim Unguis incarnatus. Frage nach dem Urheber und dem rechten Namen, Operat. Orthop. Traumatol. 2 (1990) 70–74.

Emmrich, Curt [Pseudonym: Peter Bamm] (* 20. 10. 1897 Hochneukirch, Kr. Grevenbroich, Rhld.; † 30. 3. 1975, Zollikon b. Zürich)

Im I. Weltkrieg 1914–1918 Freiwilliger. Danach Studium in Göttingen, Freiburg und Frankfurt a. M., dort Prom. 1923. Studium der Sinologie 1923 in Berlin. 1925–1927 chir. Ass. in Berlin. 1928/29 Tätigkeit als Schiffsarzt. Danach weiter chir. Ausbildung in Hamburg. 1938–1940 niedergel. Chir. in Berlin. 1940–1945 Teilnahme am Zweiten Weltkrieg als Stabsarzt. 1947 freier Schriftsteller in Baden-Baden. 1960 Verleihung der Paracelsus-Medaille. Seit 1970 in Zollikon b. Zürich. In seiner Autobiographie zeigt er, daß es auch im Krieg, bes. im Sanitätswesen, menschliche Seiten geben kann.

W.: Ex ovo. Essays üb. die Medizin, Hamburg 1948. – Die unsichtbare Flagge, München 1952. – Frühe Stätten d. Christenheit, München 1955. – Chirurgie u. Taktik im Rußlandfeldzug, Vjschr. Schweiz. Sanitätsoffiziere 34 (1957) 70–80. – An den Küsten des Lichts, München 1961. – Alexander oder die Verwandlung der Welt, Zürich 1965. – Eines Menschen Zeit. Autobiographie, Zürich 1972.

Lit.: Sachs 119–122. – Ärztelexikon 25. – BEdM I 31f.

Emmrich, Karl (* 10. 8. 1934 Chemnitz; † 20. 4. 2008 Rostock)
Studium in Leipzig und Dresden, dort 1958 Prom. Chir. WB 1959–1961 in Radeberg, 1961–1984 in Leipzig, dort 1977 Habil. 1984–2000 o. Prof. für Herzchir. in Rostock, 1984 Abteilungsleiter, 1994 Klinikdir.
W.: K. E., M. Herbst, H. Trenckmann u. a.: Severe late complications after operative correcture of aortic coarctation by interposition of allografts, J. Cardiovasc, Surg. 23 (1982) 205–208.
Lit.: NN: K. E., Emeritus d. Herzchir. d. Univ. Rostock, wurde 70 Jahre, Ärztebl. Mecklenburg-Vorpomm. 14 (2004) 323. – G. Steinhoff, B. Westphal: Nachruf auf K. E., Ärztebl. Mecklenburg-Vorpomm. 18 (2008) 250–251.

Ender, Joseph (* 23. 1. 1915 Koblach, Vorarlberg; † 24. 10. 1980 Steyr, Oberösterreich)
Studium und Prom. (1939) in Wien. Chir. WB 1940 in Wien (→ L. Böhler). 1940–1945 Kriegsdienst. 1945/46 WB in Innsbruck. 1946–1955 chir. und orthop. WB in Wien (L. Böhler; → Erlacher; → Schönbauer). 1955–1979 CA der unfallchir. Abt. am Landes-KH Steyr, Oberösterreich. 1979 Hofrat.
E.: *E.-Nägel:* Federnägel zur Stabilisierung von Frakturen der Trochanterregion des Oberschenkels, die im Bereich der medialen Femurkondyle eingebracht werden.
W.: J. E., R. Simon-Weidner: Die Fixierung der Trochanterbrüche mit runden elastischen Condylennägeln, Acta chir. Austr. 1 (1970) 40–42.
Lit.: CV 1969, 191.

Enderlen, Eugen (* 21. 1. 1863 Salzburg; † 7. 6. 1940 Stuttgart)

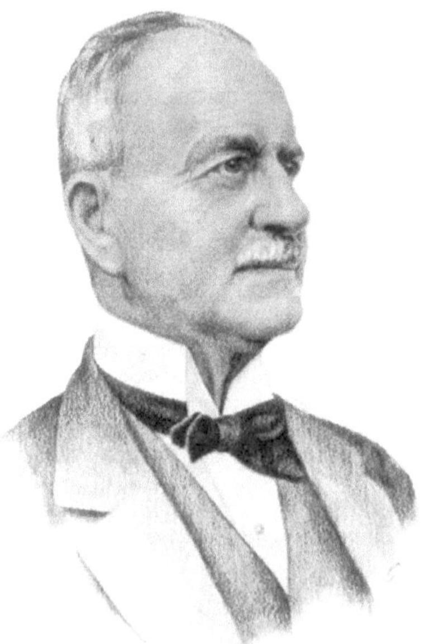

Studium und Prom. (1888) in München. Chir. WB in München (v. → Angerer) und ab 1894 in Greifswald (→ Helferich), dort 1895 Habil. 1896 als OA nach Marburg (→ Küster), 1899 ao. Prof. 1904–1907 o. Prof. für Chir. in Basel, 1908 in Würzburg und 1918–1933 in Heidelberg, wo er eng mit Ludolf Krehl zusammenarbeitete. Schwerpunkte: Gallen-, Schilddrüsen-, Magen- und Darmchir., Pathophysiologie des Ileus und der Peritonitis, Thoraxchirurgie (Ösophagotomie zur Entfernung eines im thorakalen Speiseröhrenabschnitt steckengebliebenen Fremdkörpers), Studien zur Transplantation, Gefäß- und Nervennaht. Bei Bauchschüssen trat er für die dringliche op. Revision der Bauchhöhle ein. 1925 Präsident der DGCH, 1933 deren Ehrenmitglied.
W.: Ein Beitrag z. Chir. des hinteren Mediastinums, Dtsch. Zschr. Chir. 61 (1901) 441–495. – Blasenektopie, Wiesbaden 1904. – Stereoskopbilder zur Lehre von den Hernien, Jena 1906. – Transplantation von Gefäßen u. Organen, Dtsch. Zschr. Chir. 99 (1909). – Geschichte d. Gastrectomia totalis, Zbl. Chir. (1931).
Lit.: CV 1938, 141f. – NDB 4 (1959) 494f. – Killian 94–97. – Nissen 273f. – BLÄ 2002, 369f. – BEdM I 154. – Sachs IV 110. – EM 353.
Abb.: s. Abb.-Verzeichnis.

Erasistratos v. Keos (* ~300 v. Chr. Keos; † ~250/240 v. Chr.)
Wie der etwas ältere → Herophilos bedeutender Vertreter der hellenist. Medizin. Wohl u. a. von → Praxagoras in Kos ausgebildet, war er als Hofarzt in Antiochia am Orontes tätig und betrieb dann wahrscheinlich in Alexandria vorwiegend anatom. Studien. Er empfahl bei Lebererkrankungen durch Parazentese das direkte Aufbringen von Medikamenten auf das Organ, lehnte aber die Drainage von Aszites ab, und entwickelte einen S-förmigen Katheter.
W: I. Garofalo: Erasistrati fragmenta, Pisa 1988.
Lit.: Gurlt I 307–309. – BLÄ 1935 II 419–421. – Pauly II 343f. – EM 363–366. – Leven 265–267.

Erasmus, Carl Maria Hubert (* 17. 3. 1855 Aachen; † 1944 Krefeld)
Studium und Prom. (1880) in Würzburg. 1881–1886 chir. WB in Aachen (→ Riedel). 1886–1924 CA der Chir. Abt. am Städt. KH Krefeld, das er ausbaute und modernisierte. 1898 Mitbegründer der Vereinigung Niederrheinisch-Westfälischer Chirurgen. 1912 Geheimrat.
Lit.: CV 1938, 145. – Rühland/Eigler 104f.

Erhard von Graz (15. Jh.)
Herausragender Wundarzt im süddeutschen Sprachraum. War 1493 einer von fünf Chir. bei der Beinamputation Kaiser Friedrichs III. in Linz.
Lit.: VL II. – EM 368.

Erichsen, Sir John Eric (* 19. 7. 1818 Kopenhagen; † 23. 9. 1896 London)
Studium am Univ. Coll. London. 1845 FRCS in London, 1869 Mitglied des Council, 1875 Examinator, 1880 Präsident. 1850–1875 Prof. der Chir. in London. War seit 1887 Senior Extraordinary Surgeon der Königin Victoria sowie Präsident des Univ. Coll. 1895 geadelt.
E.: *E.-Zeichen:* bei Erkrankung der Iliosakralgelenke durch Druck auf beide Darmbeinkämme ausgelöster Rückenschmerz.

W.: The science and art of surgery, London 1853 [10 Auflagen].
Lit.: BLÄ 1901 466f. – EB 1911 IX 740.

Erlacher, Philipp (* 1. 3. 1886 Radenthein, Kärnten; † 29. 1. 1980 Wien)
Studium in Graz, Jena und Berlin, Prom. 1910 in Graz. Chir.-orthop. WB 1910–1919 in Graz und Wien (→ Spitzy), Düsseldorf (→ Witzel), München (→ F. Lange) und Leiden (Boeke), 1919 Habil. in Graz, 1923–1938 dort ao. Prof. und Leiter der chir.-orthop. Abt. der Univ.-Kinderklinik. Von den Nazis abgesetzt, war er ab 1939 als Orthop. in Wien niedergelassen, 1942 dort Lazarettleiter, 1945–1956 Dir. des Orthop. Spitals. Schwerpunkte: operat. Orthop., Skoliose, Prothesen, Kinderorthop., Krüppelfürsorge. 1929 Mitbegründer der SICOT. 1949 Ehrenmitglied der DGOOC, 1954 deren Präsident.
E.: *E.-Blount-Syndrom:* Varusdeformität der Tibia bei Osteonekrose der medialen proximalen Tibiaepiphyse. – *E.-Schiene:* Schiene zur Beugung der Fingergrundgelenke bei Ulnarislähmung.
W.: Technik des orthop. Eingriffs, Berlin 1928. – Lehrbuch d. prakt. Orthop., Wien 1955.
Lit.: BLÄ 1933 I 373. – CV 1958, 184–186. – BLÄ 2002, 377f. – BEdM I 158.

Erlik, David (* 1909 Pinsk; † 28. 10. 1995)
Nach dem I. Weltkrieg in den Wirren der bolschewistischen Revolution aus seiner russischen Heimat vertrieben, kam er 1922 nach Polen und 1924 nach Haifa im damaligen Palästina. 1928–1935 Studium in Straßburg. Anschließend Landpraxis in Galiläa. 1938–1948 chir. WB am Hadassah-Hosp. in Jerusalem. 1948–1977 CA der Chir. Abt. am Rambam-Hosp. in Haifa. Hier führte er 1966 die erste Nierentransplantation in Israel durch. Als 1969 die Med. Fakultät der TU Haifa gegründet wurde, wurde er für knapp 10 Jahre deren Dekan. Seine Bedeutung liegt im Aufbau und der Organisation einer modernen Chir. auf internationalem Niveau in Israel.
W.: D. E., A. Schramek, S. Brandstaetter, H. Basan: Surgical cure of primary hepatic vein occlusion syndrome by side-to-side portocaval shunt, Surg. Gyn. Obstetr. 114 (1962) 368–374. – D. E., A. Barzilai, A. Schramek: Porto-renal shunt: A new technic for portosystemic anastomosis in portal hypertension, Ann. Surg. 159 (1964) 72–78.
Lit.: M. Hashmonai: D. E. (1909–1995). A founder of surgery in modern Israel, Dig. Surg. 21 (2004) 447–451.

Eschenbach, Christian Ehrenfried (* 21. 8. 1712 Rostock; † 23. 5. 1788 Rostock)
Studium und Prom. (1735) in Rostock. Praktizierte 1735–1737 in Dorpat und 1737–1740 in Rostock. Anschließend chir. WB in Paris. 1742 Prof. der Chir. in Rostock. 1756 auch Prof. der Mathematik. Ab 1766 Stadtarzt in Rostock.
W.: Anfangsgründe d. Chir., Rostock 1745.
Lit.: BLÄ 1935 II 431. – Killian 148.

Escherich, Theodor (* 29. 11. 1857 Ansbach; † 15. 2. 1911 Wien)
Studium in Berlin, Straßburg, Kiel und Würzburg, dort Prom. 1881. 1882/83 internist. WB in Würzburg, danach bakteriol. WB in München sowie 1885–1890 pädiatr. WB in München, dort 1886 Habil. 1890–1902 Vorstand der Kinderklinik in Graz (1890 ao. Prof., 1894 o. Prof.), 1902–1911 o. Prof. für Kinderheilk. in Wien. Dort richtete er eine Säuglings- und Neugeborenen-Abt. ein und begründete den Neubau einer modernen Kinderklinik. Er starb an einem Schlaganfall.
E.: *Escherichia coli:* Bacterium coli; gramnegatives Stäbchenbakterium, zur normalen Darmflora gehörig, außerhalb des Darmtraktes pathogen.
W.: Die Darmbakterien des Säuglings und ihre Beziehungen zur Physiologie der Verdauung, Stuttgart 1886.
Lit.: BLÄ 1933 I 375 – NDB 4 (1959) 649f. – EM 370. – J. P. Kanne, C. A. Rohrmann, J. E. Lichtenstein: Eponyms in radiology of the digestive tract: Historical perspectives and imaging appearances. Part 1: Pharynx, esophagus, stomach, and intestine, Radiographics 26 (2006) 129–142.

Esmarch, Johann **Friedrich** August **von** (* 9. 1. 1823 Tönning, Schleswig-Holstein; † 23. 2. 1908 Kiel)

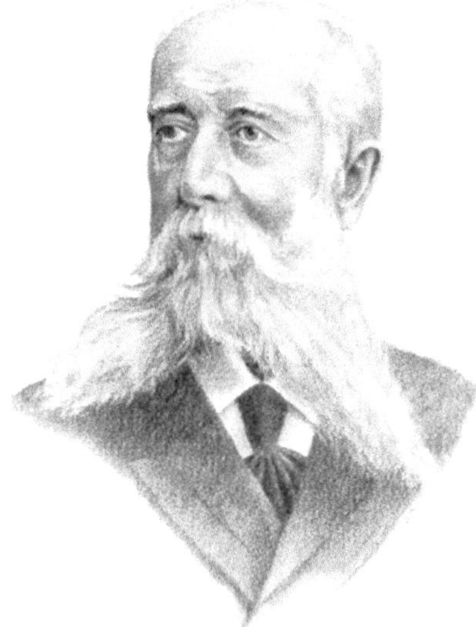

Studium in Göttingen und Kiel, 1848 dort Prom. 1848–1850 Kriegsteilnahme. Chir. WB in Kiel (→ B. v. Langenbeck, → Stromeyer), 1849 Habil. 1854–1899 Dir. der Chir. Univ.-Klinik in Kiel, 1857 o. Prof. für Chir. und Augenheilkunde. 1864 und 1870/71 erneut Kriegsteilnahme als Generalarzt; 1866 Ltg. aller Berliner Lazarette. Schwerpunkte: Kriegschir., Humanität im Krieg, Erstversorgung von Verletzungen. Er entwickelte 1873 das Verfahren der Blutleere, das Operationen an den Extremitäten ohne Blutverlust ermöglichte. Außerdem ersann er ein „Verbandspäckchen für Soldaten" und war 1882 Gründer des „Deutschen Samaritervereins". Gründungsmitglied der DGCH, 1894 deren Präsident, 1896 deren Ehrenmitglied. 1882 Mitglied der Leopoldina. 1903 Ehrenmitglied der DGOOC. 1887 geadelt.
E.: *E.-Blutleere:* Nach Ausstreichen oder Hochhalten der Extremität wird diese zentral durch eine etwa 5 cm

breite Gummibinde fest abgeschnürt, um Operationen ohne Blutverlust durchführen zu können (Modifikation durch → Kirschner). – *E.-(Heiberg-)Handgriff*: Zur Beseitigung der durch Zurückfallen des Zungengrundes bei Bewußtlosigkeit und in Narkose verursachten Verlegung des Atemwegs durch Überstreckung der Halswirbelsäule und Vorschieben des Unterkiefers.
W.: Der erste Verband auf dem Schlachtfelde, Kiel 1869. – Handbuch der kriegschirurgischen Technik, Hannover 1872. – Über künstliche Blutleere bei Operationen, Samml. klin. Vorträge 58 (1873) 373–384. – Die erste Hilfe bei plötzlichen Unglücksfällen, Leipzig 1882 (50. Aufl. 1931). – F. v. E., E. Kowalzig: Chirurgische Technik, I–II, Leipzig 1901.
Lit.: BLÄ 1901 472–474. – NDB 4 (1959) 654. – Helfer/Winau 91. – Leiber/Olbert 139f. – Killian 271. – J. H. Wolf: F. E. als Erfinder d. künstlichen Blutleere bei Operationen, Operat. Orthop. Traumatol. 2 (1990) 148–152. – Sachs III 227. – BEdM I 160f. – Sachs IV 128. – EM 370.
Abb.: s. Abb.-Verzeichnis.

Esser, Johannes Fredericus Samuel (* 13. 10. 1877 Leiden; † 9. 8. 1946 Chicago)
Studium und Prom. (1903) in Leiden. Danach als Schiffsarzt tätig, 1905–1913 in Amsterdam niedergelassen. 1913/14 plast.-chir. WB in Paris. 1914–1917 als plast. Chir. in Brünn tätig mit besonderem Interesse für die Versorgung von Gesichtsdefekten bei Soldaten des I. Weltkriegs. 1917–1925 CA einer plast. Chir. Station (150 Betten) an der I. Chir. Univ.-Klinik in Berlin, von wo er wegen Steuerschulden floh und danach vergeblich versuchte, einen „Chir. Freistaat" zu gründen. In den 1930er Jahren Auswanderung in die USA, wo er aber nicht praktizieren durfte und schließlich verarmt starb. Der Pionier der Plast. Chir. war auf allen Gebieten des Faches innovativ, er entwickelte zahllose neue Op.-Techniken und Lappenplastiken u. a. zur Deckung von Gesichtsdefekten oder für den Ohrmuschelersatz.
W.: Studies in plastic surgery of the face, Ann. Surg. 65 (1917) 297–315. – Die Rotation d. Wange u. allg. Bemerkungen bei chir. Gesichtsplastik, Leipzig 1918. – Artery Flaps, Antwerpen 1926.
Lit.: J. M. Hilbert, J. F. Hoenig: The plastic surgeon J. F. S. E. (1877–1946) and his unknown period during 1917 and 1925 in Berlin, Germany, Eur. J. Plast. Surg. 32 (2009) 127–130.

Essex-Lopresti, Peter Gordon Lawrence (* 7. 4. 1915 London; † 13. 6. 1951 Birmingham)
Studium in London, Abschluß 1937. 1938/39 anästh. WB, 1940–1942 WB für orthop. Chir. an verschiedenen Kliniken in Mansfield, King's Lynn (Norfolk) und London. 1942 FRCS Edinburgh. 1943–1946 Kriegsteilnahme als Militärchir. bei der Luftlandedivision, wo er sich auf Verletzungen beim Fallschirmspringen spezialisierte und eine Klassifikation der Calcaneusfrakturen erstellte. 1947–1951 Chir. am Unfall-KH Birmingham, wo er die klin. WB neu organisierte. Er starb an einem Herzinfarkt.
E.: *E.-L.-Verletzung:* Fraktur des Radiuskopfes mit Dislokation des distalen Radioulnargelenkes durch Zerreißung der Membrana interossea.
W.: Fractures of the radial head with distal radioulnar dislocation: report of two cases, J. Bone Jt. Surg. 33-B (1951) 244–247. – The mechanism, reduction technique, and results in fractures of the os calcis, Brit. J. Surg. 39 (1952) 395–419.
Lit.: L. F. Peltier: P. E.-L., Clin. Orthop. 290 (1993) 3. – E. P. McGlinn, S. J. Sebastian, K. C. Chung: A historical perspective on the E.-L. injury, J. Hand Surg. 38-A (2013) 1599–1606.

Ettmüller, Michael (* 26. 5. 1644 Leipzig; † 9. 3. 1683 Leipzig)
Studium in Leipzig und Wittenberg, danach Studienreise nach Italien, Frankreich, England und die Niederlande, 1668 Prom. 1676 Habil. in Leipzig, 1681 Prof. der Botanik, dann auch ao. Prof. der Chir. und Anat. Er war ein Vertreter der Iatrochemie. 1679 Mitglied der Leopoldina.
W.: Dissertatio de chirurgia infusoria, Leipzig 1668. – Medicus theoria et praxi generali instructus, hoc est fundamenta medicinae vera, Frankfurt a. M. 1685.
Lit.: ADB 6 (1877) 400f. – BLÄ 1935 II 443f. – BEdM I 161

Eulenburg, Michael Moritz (* 15. 7. 1811 Wriezen, Neumark; † 7. 12. 1887 Berlin)
Studium und Prom. (1832) in Berlin. Praktizierte anschließend in Wriezen, ab 1840 in Berlin. Nach einem Studienaufenthalt in Stockholm eröffnete er 1851 ein Institut für Orthop. und Heilgymnastik in Berlin, das er bis 1879 leitete. Von ihm stammt die Erstbeschreibung der → Sprengel-Deformität. Die „schwedische Gymnastik" wurde durch ihn auf eine wiss. Basis gestellt.
W.: Mitteilungen aus dem Gebiet d. schwedischen Heilgymnastik, Berlin 1854. – Hochgradige Dislocation d. Scapula, Arch. klin. Chir. 4 (1863) 304–311. – Die seitlichen Rückgratverkrümmungen, Berlin 1876.
Lit.: BLÄ 1935 II 446. – NDB 4 (1959) 684f. – BEdM I 162.

Eustachi [Eustachio], **Bartolomeo** (* um 1500/1510 San Severino Marche; † Aug. 1574 Fossombrone)
1555–1568 Prof. für Anat. an der Univ. Sapienzia in Rom und Leibarzt des Kardinals della Rovere sowie Stadtarzt von Rom. Auf der Grundlage → Galens und der antiken Ärzte stehend, kam er dank seiner sorgfältigen Präparationstechnik weit über diese hinaus.
E.: *Valvula E.:* Valvula venae cavae inferioris an der Einmündung in den rechten Vorhof. – *E.-Röhre:* Tuba auditiva.
W.: Epistola de auditus organo, Venedig 1562. – Opuscula anatomica, Venedig 1563.
Lit.: BLÄ 1935 II 447f. – DBI 43 (1993).

Evers, Otto Julius (* 28. 8. 1728 Einbeck-Iber; † 17. 1. 1800 Lüchow)
1750–1753 Studium der Chir. in Berlin. 1757 Hospitalchir., ab 1759 als Regimentschir. am Siebenjährigen Krieg beteiligt. Danach Studienreise nach Paris und Rouen, anschließend Hof- und Regimentschir. 1788 Mitglied der Leopoldina.
W.: Zur Bereicherung d. Wundarzneikunst u. Arzneigelehrsamkeit, Göttingen 1787.
Lit.: BLÄ 1935 II 450. – BEdM I 162.

Ewald, Carl (* 7. 6. 1856 Münchengrätz [Mnichovo Hradiště], Böhmen; † 20. 3. 1950 Wien)

Studium und Prom. (1889) in Wien, danach Studienreise nach München, Würzburg, Heidelberg und Paris. Chir. WB 1890–1897 in Wien (→ E. Albert), 1897 Habil. 1900 chir. Primararzt am St.-Rochus-Spital in Wien, 1902–1934 Ltg. der Chir. Abt. des Sophienspitals, Wien. 1918 ao. Prof. für Chir. (1911 Tit.-Prof.). Schwerpunkte: Leber- und Gallenchir., Chir. der Halsorgane, Unfallchir. Als Präsident der Wiener Ärztekammer (1903–1907) war er auch standespolitisch tätig. Er starb an den Folgen einer Schenkelhalsfraktur.

W.: Indikationen zu chir. Eingriffen, I–II, Wien 1905. – Hilfsbuch zum Anlegen chir. Krankengeschichten, Wien 1908. – Die Behandlung der Knochenbrüche, Wien 1928.

Lit.: BLÄ 1933 I 380. – CV 1938, 153. – BLÄ 2002, 384. – BEdM I 162.

Ewer, Leopold (* 4. 1. 1849 Anklam; † 16. 12. 1909 Berlin)

Studium in Wien. Im Krieg 1870/71 als Chir. an den Lazaretten Berlin und Karlsruhe tätig. 1872 Prom. in Berlin. Danach Eröffnung einer Praxis für Orthopädie und Heilgymnastik in Berlin.

W.: Kursus d. Massage m. Einschluß d. Heilgymnastik, Berlin 1892. – Die Leibesübungen u. Wettspiele in Altgriechenland u. Rom, Berlin 1896.

Lit.: BLÄ 1933 I 381f. – BEdM I 163.

Ewing, James (* 25. 12. 1866 Pittsburgh, PA; † 16. 5. 1943 New York)

Studium und Prom. (1891) in New York. Danach klin. WB in Pittsburgh, PA, und New York, 1894 Studienreise nach Deutschland. 1893–1897 Dozent für Histologie und 1897/98 für klin. Pathologie, wurde er nach einem kurzen Einsatz bei der Armee 1899–1932 der erste Prof. für Pathol. an der Cornell Univ. in New York, 1932–1939 o. Prof. für Onkologie. Der Pionier der Tumorpathologie („*cancer man*") richtete 1910 ein Krebsforschungszentrum am Memorial Hosp. in New York ein.

E.: *E.-Sarkom:* undifferenziertes Rundzellensarkom des Knochens, ausgehend vom Knochenmark.

W.: Diffuse endothelioma of bone, Proc. N. Y. Path. Soc. N. S. 21 (1921) 17–24. – Neoplastic diseases. Textbook on tumours, Philadelphia - London 1919 (4. Aufl. 1940).

Lit.: BLÄ 1933 I 382. – L. F. Peltier: J. E., Clin. Orthop. 185 (1984) 2. – A. R. Zantinga, M. J. Coppes: J. E. (1866–1943): „the chief", Med. Pediatr. Oncol. 21 (1993) 505–510. – BLÄ 2002, 385.

Exner, Gerhard (* 27. 12. 1915 Berlin; † 20. 4. 1992 Marburg)

Studium in München, Prom. 1943 in Rostock. 1940–1946 chir. WB in Lübeck, 1946–1953 orthop. WB in München (→ G. Hohmann), dort 1952 Habil. 1953–1962 Leiter der Orthop. Abt. der Chir. Univ.-Klinik Marburg, 1958 ao. Prof. 1962–1984 o. Prof. für Orthop. und Dir. der Orthop. Univ.-Klinik in Marburg, die er aufgebaut hatte. Schwerpunkte: Kinderorthop., Endoprothetik, Lähmungen, Physiotherapie, Rehabilitation Behinderter.

W.: Die Halswirbelsäule. Pathol. u. Klinik, Stuttgart 1954. – Kleine Orthop., Stuttgart 1955 (12. Aufl. 1993).

Lit.: CV 1980, 141f. – NN: G. E. 75 Jahre alt, Dtsch. Ärztebl. 88 (1991) A-334. – Mitt. DGCH 21 (1992) 148.

F

Fabrici (Fabrizi)**, Girolamo, d'Acquapendente** [Hieronymus Fabricius ab Aquapendente] (* 15. 3. 1537 Acquapendente / Aquila Tuscia b. Orvieto; † 21. 4. / 20. 5. 1619 Padua)

Studium und Prom. (1559) in Padua. 1562 mit der Durchführung der anat. Demonstrationen betraut. 1565–1613 Prof. der Chir. (ab 1571 auch der Anat.) in Padua (Nachfolger seines Lehrers → Fallopio). Wegen der aus allen Teilen Europas in seine Vorlesung strömenden Studenten (→ Harvey) ließ er 1583/84 ein anat. Theater bauen, zu dem 1595 ein zweites kam. Seinen präzisen anat. Beobachtungen verdanken wir die Erstbeschreibung der Venenklappen. Er versuchte über den beschreibenden Charakter der Anat. hinaus auch deren funktionelle und vergleichende Sichtweise. Als Chir. war er eher operationsscheu, entwickelte jedoch eine Vielzahl von Instrumenten und verbesserte die Technik der Tracheotomie und der Thorakozentese.

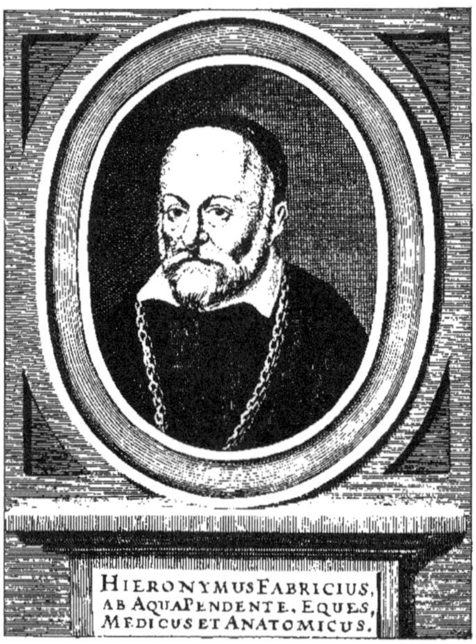

W.: Opera chirurgica, Padua 1617. – Opera omnia anatomica et physiologica, Leipzig 1687.
Lit.: Gurlt II 445–481. – DBI 43 (1993). – Ärztelex. 2. – Sachs IV 217f. – EM 6.
Abb.: s. Abb.-Verzeichnis.

Fabricius Hildanus (Fabry, Faber von Hilden)**, Wilhelm** (* 25. 6. 1560 Hilden b. Düsseldorf, † 14. 2. 1634 Bern)

1576–1580 handwerkliche Wundarztausbildung in Neuß, danach Wundarztgehilfe in Düsseldorf. Ab 1585 auf Wanderschaft in Metz, Genf (→ Griffon), Hilden, 1586 Köln (mit Besuch von Vorlesungen an der Univ.), Lausanne. 1599 Beitritt zur Zunft der Barbiere in Köln. 1602–1610 Stadtwundarzt in Payerne im Waadtland, 1611–1615 in Lausanne, und 1615–1634 städtischer Chir. in Bern. Ab 1618 Leibwundarzt des Markgrafen von Baden-Durlach. Der bedeutendste und vielgefragte Chir. seiner Zeit war ein geschickter Operateur und wissenschaftlich gebildet, er betonte stets die Bedeutung der Anat. für die Chir. Er entwickelte und verbesserte chir. Instrumente und Operationsmethoden. So empfahl er bei der Amputation aufgrund eigener Erfahrung 1593 das Absetzen von gangränösen Gliedmaßen im Gesunden, entfernte am 25.4.1624 erstmals mit einem Magneten Eisensplitter aus dem Auge. Wichtig sind seine Werke über Schußwunden und Verbrennungen.

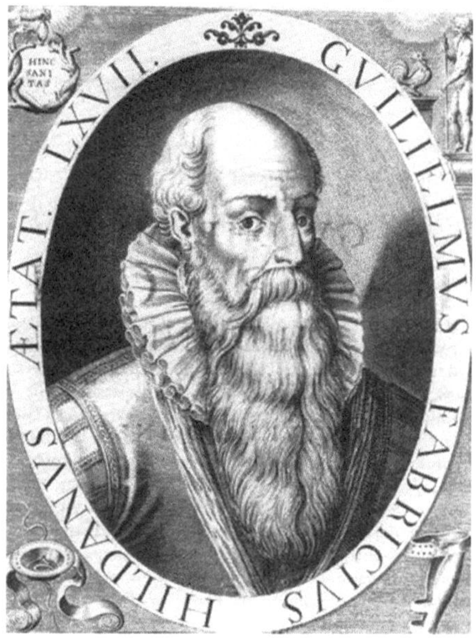

W.: De gangraena et sphacelo, Köln 1593. – Observationum et curationum chirurgicarum centuriae, I–VI, Basel 1606–1641. – De combustionibus, Basel 1607. – New Feldt Arztny Buch von Kranckheiten u. Schäden, so in Kriegen den Wundatzten gemeinlich fürfallen, Basel 1615. – Lithotomia vesicae, das ist: Gründtlicher Bericht Von dem Blaterstein ..., Basel 1626.
Lit.: Gurlt III 107–147. – BLÄ 1935 II 462–464. – Ärztelex. 107f. – Helfer/Winau 14. – BEdM I 164. – EM 387. – Rennekampff, H.-O.: Die Verbrennungsbehandlung in der Renaissance durch Fabricius Hildanus, Handchir. Mikrochir. Plast. Chir. 41 (2009) 355–358.
Abb.: s. Abb.-Verzeichnis.

Faget, Jean (* um 1705 Castelnau, Armagnac; † 17. 11. 1762 Paris)

Chir Ausbildung in Paris (→ Duverney; → Petit). 1729 Mitglied der Compagnie de St.-Côme. Leibchir. der Herzogin von Bourbon. 1743 stellv. Chefchir. der Charité in Paris, 1748 Chefchir. 1762 Vizedir. der Académie de chirurgie. Er soll 1739 die erste Rektumexstirpation vorgenommen haben, bei der er die unteren

C. Weißer, *Chirurgenlexikon*, https://doi.org/10.1007/978-3-662-59238-0_6

15 cm des Mastdarms wahrscheinlich von sakral, jedoch ohne Knochenresektion entfernte.
Lit.: Trendelenburg (1923) 319. – BLÄ 1935 II 468.

Fallopia (Fallopio), **Gabriele** (* 1523 Modena; † 9. 10. 1562 Padua)
Studium und Prom. (1552) in Ferrara (→ Brassavola). 1548–1551 Lehrtätigkeit (Anat.) in Pisa, ab 1551 Prof. für Anat. und Chir. in Padua. Seinen präzisen anat. Beobachtungen verdanken wir die Erstbeschreibung der Bogengänge des Innenohrs, der Chorda tympani, des Sinus sphenoidalis, er entdeckte die Nervi trigeminus, glossopharyngeus und auditorius. Er beschrieb lange vor → Poupart das Leistenband (1561). Nach ihm sind der Fazialiskanal am Felsenbein (*Canalis facialis Fallopii*) und der Eileiter (*Tuba uterina Fallopii*) benannt, auf ihn gehen die Bezeichnungen für Vagina und Placenta zurück. Er konnte → Galen in vielen Fällen widerlegen. Aus seinen Texten spricht auch ein erfahrener und belesener Chir. (Luxationen, Gefäßunterbindungen), der sich kritisch mit dem überkommenen Wissen auseinandersetzte.
W.: Observationes anatomicae, Vendig 1561. – Opera genuina omnia, tam practica, quam theoretica, I–III, Venedig 1584.
Lit.: Gurlt II 361–403. – Ärztelex. 108f. – DBI 44 (1994). – Sachs IV217. – EM 391f.

Fallot, Étienne-Louis Arthur (* 20. 9. 1850 Sète; † 30. 4. 1911)
Studium in Marseille und Montpellier, dort 1876 Prom. 1883 ao. Prof., 1888–1911 o. Prof. für Rechtsmed. und Hygiene. Gleichzeitig Chef de clinique am Hôtel-Dieu in Marseille. Im Rahmen seiner Forschungen zur Pathol. entdeckte er das nach ihm benannte Krankheitsbild.
E.: *F.-Tetralogie:* kongenitale Herzmißbildung mit Pulmonalstenose, Ventrikelseptumdefekt, Dextroposition der Aorta und Hypertrophie des rechten Ventrikels.
W.: Contribution à l'anatomie pathologique de la maladie bleu (cyanose cardiaque), Marseille méd. 25 (1888) 77–93, 138–158, 207–223, 270–286, 341–354, 403–420.
Lit.: GM 2792. – W. N. Evans: „Tetralogy of F." and E.-L. A. F., Pediatr. cardiol. 29 (2008) 637–640.

Farabeuf, Louis Hubert (* 6. 8. 1841 Bannost, Seine-et-Marne; † 13. 8. 1910 Beton-Bazoches)
Studium und Prom. (1871) in Paris. 1872 Prosektor der Anat. 1876 Agrégé und 1886 Prof. der Anat. in Paris. 1897 Mitglied der Akademie der Med. Er entwickelte und verbesserte eine Reihe von chir. Instrumenten, die teilweise, v. a. im franz. Sprachraum, nach ihm benannt sind (Wundhaken, Amputationssäge, Pinzetten, Klemmen).
E.: *F.-Dreieck:* Raum zwischen N. hypoglossus, V. jugularis int. und V. facialis.
W.: Précis de manuel opératoire, Paris 1872 (3. Aufl. 1889; Montyon-Preis). – Cours d'histologie, Paris 1877.
Lit.: BLÄ 1901 1951f.

Farthmann, Eduard Heinrich (* 27. 2. 1930 Bünde, Westfalen; † 13. 12. 2016)
Studium und Prom. (1961) in Hamburg. Chir. WB 1961–1963 in Hamburg (→ Zukschwerdt), 1963/64 in Cleveland, OH (C. S. → Beck), 1965–1976 in Hamburg (Zukschwerdt, Stelzner, → H. W. Schreiber), dort 1970 Habil. 1971–1973 komm. Leitung der Klinik. 1975 ao. Prof. 1977–1982 o. Prof. für Chir. in Homburg/Saar, 1982–2001 in Freiburg. Schwerpunkte: Gastrointest., endokrine Chir., portale Hypertension, Onkologie, chir. Intensivmed.
W.: (Hg.): Die anale Kontinenz u. ihre Wiederherstellung, München - Wien - Baltimore 1984. – E. H. F., M. Lausen (Hgg.): Ultraschall in d. Chir., München 1991. – E. H. F., Ch. Meyer, H. A. Richter (Hgg.): Current aspects of laparoscopic colorectal surgery: indications – methods – results, Berlin - Heidelberg - New York 1997.
Lit.: CV 1980, 143–145. – Killian 432f. – J. Siewert: In memoriam E. F., Passion Chir. 7 (2017) I 57f.

Fatio, Johannes (* 1649 Basel; † 28. 9. 1691 Basel)
Nach wundärztlicher Lehre und Tätigkeit als chir. Demonstrator in Basel Studium und Prom. in Valence. Ab 1678 Wundarzt in Basel niedergelassen, wurde er von der Med. Fakultät ausgegrenzt, führte aber eine große chir. und geburtshilfliche Praxis in Basel und widmete sich wohl als erster systematisch der Kinderchir. 1675 und 1684 gelang ihm der Verschluß einer Blasen-Scheiden-Fistel sowie 1689 die erfolgreiche Trennung siamesischer Zwillinge. Als Führer einer bürgerlichen Revolution hingerichtet.
Lit.: BLÄ 1935 II 483. – Klimpel 2001, 43f. – EM 740.

Faubel, Wolfgang C. E. (* 23. 2. 1910 Groß Düngen)
Studium und Prom. (1935) in Berlin. 1935–1939 orthop. WB in Berlin (→ Gocht; → Kreuz), 1939–1945 dort OA. 1945–1950 Gefangenschaft. 1950–1959 OA am Oskar-Helene-Heim, dort 1955 Habil. 1960–1977 Dir. der BG-Unfallklinik Hamburg, 1970 Prof. Schwerpunkte: Rehabilitation von Behinderten und Verletzten, Prothesenversorgung. 1975 Präsident der DGU.
W.: Fortschritte in d. op. u. prothet. Versorgung nach Amputationen an den ob. Gliedmaßen u. b. d. Wiedereingliederung d. Amputierten in das Berufsleben, Berlin 1955.
Lit.: CV 1980, 146f.

Fauchard, Pierre (* 2. 1. 1678 Saint-Denis-de-Gastines, Bretagne; † 21. 3. 1761 Paris)
Nach handwerkschir. Ausbildung bei einem Marinechir. Zuwendung zur Zahnheilkunde, die er in Angers, Nantes und Tours ausübte. Ab 1719 in Paris tätig, förderte er mit seinem Lehrbuch die Verselbständigung der Zahnmed. von der Chir. und gilt als Begründer der modernen Zahnheilkunde im 18. Jh. Er führte die Bezeichnung *dentiste* in die Med. ein, entwickelte eine Reihe neuer Instrumente und verfaßte das weltweit erste Lehrbuch der Zahnmed.
W.: Le chirurgien dentiste ou traité des dents, I–II, Paris 1728.
Lit.: BLÄ 1935 II 484. – EM 392f.

Faure, Jean-François (* Jan. 1701 Avignon; † 13. 12. 1785 Avignon)
Handwerkschir. Ausbildung in Avignon, Nîmes und Montpellier. Ab 1725 in Lyon tätig, dort 1733 Magister

der Chir. und bald sehr angesehen. Er beteiligte sich mehrmals erfolgreich mit Preisschriften der Académie de chirurgie. Ab 1764 der Armenfürsorge verpflichtet, was er ab 1769 in Avignon fortsetzte. Er vertrat die Ansicht, daß eine natürliche Trocknung von chronischen Wunden, unterstützt durch Erwärmung, der Behandlung mit Salben und Pflastern vorzuziehen sei.
W.: Quels sont les inconvénientsqui résultent de l'abus des onguents et des emplâtres ..., Lyon 1774.
Lit.: BLÄ 1935 II 485f. – EM 393.

Favaloro, René Gerónimo (* 12. 7. 1923 La Plata, Argentinien; † 29. 7. 2000 Buenos Aires, Freitod)
Studium und Prom. (1949) in La Plata. Danach als Stadtarzt in einer argentinischen Kleinstadt, wo er zusammen mit seinem Bruder das Gesundheitswesen neu strukturierte. Hier begann er sich für die kardiovaskuläre Chir. zu interessieren. Weitere thoraxchir. Ausbildung 1962–1971 in Cleveland, OH, wo ihm 1967 die erste Revaskularisations-Op. des Herzmuskels mit autologer Vena saphena zunächst als End-zu-End-Interponat unter Umgehung der verengten Gefäßabschnitte gelang. Erst später entwickelte er die eigentliche aortokoronare Venenbypass-Op. Zurück in Argentinien war er als Herzchir. am Güemes-KH in Buenos Aires tätig. 1975 gründete er eine Stiftung mit dem Ziel eines kardiochir. Zentrums zur Forschung, Lehre und Krankenbehandlung. Die 1998 beginnende Wirtschaftskrise in Argentinien führte dazu, daß die Stiftung über 18 Mio. US-Dollar Schulden anhäufte. Daraufhin nahm er sich das Leben.
W.: Saphenous vein autograft replacement of severe segmental coronary artery occlusion. Operative technique, Ann. Thorac. Surg. 5 (1968) 334–339. – Landmarks in the Development of Coronary Artery Bypass Surgery, Circulation 98 (1998) 466–478.
Lit.: D. A. Cooley: In Memoriam. Tribute to R. F., Pioneer of Coronary Bypass, Tex. Heart Inst. J. 27 (2000) 231–232.

Fayrer, Sir Joseph (* 6. 12. 1824 Plymouth; † 21. 5. 1907 Falmouth)
Studium und chir. Ausbildung in London (Charing Cross Hosp.). 1847 Schiffsarzt und Weiterstudium in Rom, dort 1849 Prom. 1850–1872 im Sanitätsdienst von Indien. Während eines Urlaubs 1859 Prom. in Edinburgh. 1859–1872 Prof. für Chir. in Kalkutta. 1874–1895 Präsident des Med. Beirats des brit. Indien-Ministeriums.
W.: Clinical surgery in India, London 1866.
Lit.: BLÄ 1901 489f.

Fehleisen, Friedrich (* 24. 4. 1854 Reutlingen; † 28. 8. 1924 San Francisco)
Studium und Prom. (1877) in Tübingen. Chir. WB in Würzburg und Berlin (→ Bergmann), dort 1883 Habil. 1888 Leiter des Unfall-KH der Holz-BG in Berlin-Rahnsdorf. Ab 1889 in San Francisco tätig. Er entdeckte den Erysipel-Erreger (Streptococcus pyogenes) und setzte ihn in der Krebstherapie ein, da man beobachtet hatte, daß Erysipel-Infektionen kurativ bei malignen Geschwülsten wirken können (vgl. → Busch). Wegen tödlicher Komplikationen verlassen.
W.: Die Ätiologie des Erysipels, Berlin 1883.
Lit.: BLÄ 1935 II 494. – EM 394.

Felix, Willi (* 10. 2. 1892 Zürich; † 2. 8. 1962 Berlin)
Studium in Freiburg und Heidelberg. Chir. WB 1919–1927 in München (→ Sauerbruch), dort 1919 Prom. und 1925 Habil. 1927 mit Sauerbruch Wechsel als OA nach Berlin, dort 1929 ao. Prof. 1930–1933 CA der Chir. Abt. am KH Neukölln in Berlin, 1934–1941 am KH Britz und 1941–1946 am KH Spandau tätig. 1946–1950 o. Prof. für Chir. in Greifswald, 1950–1962 in Berlin (Charité). Schwerpunkte: Herzchir., Thorax- und Lungenchir. Seit 1946 Herausgeber des *Zentralblatts für Chirurgie*. Er war international geachteter Mitgestalter und Repräsentant der deutschen Nachkriegschir. 1960 Präsident der DGCH. 1958 Mitglied der Leopoldina.

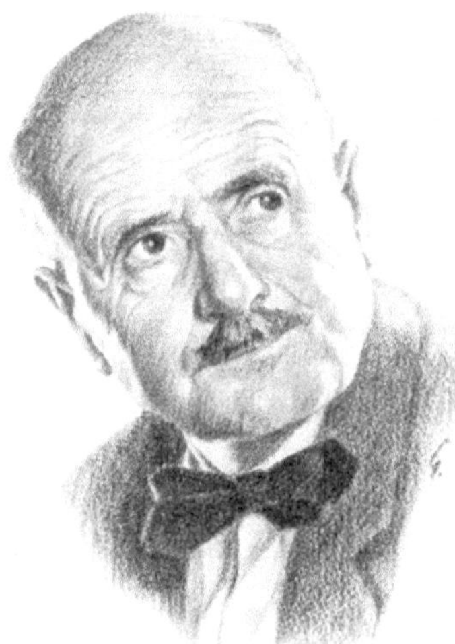

W.: F. Sauerbruch, W. F.: Chir. des Herzens, seines Beutels u. d. großen Blutgefäße in d. Brusthöhle, Stuttgart 1930. – Die Operationen an den männl. Geschlechtsorganen, Berlin 1933
Lit.: CV 1958, 164f. – Winau/Vaubel 25. – Nissen 324. – Killian 341f. – Sachs III 348. – BEdM I 168.
Abb.: s. Abb.-Verzeichnis.

Ferguson, Alexander Hugh (* 27. 2. 1853 Ontario; † 20. 10. 1911 Chicago)
Studium und Prom. (1881) in Toronto. Anschließend Studienaufenthalte in London, Edinburgh und Berlin. Danach Niederlassung in Winnipeg, wo er das Manitoba Med. College gründete. 1894–1911 Prof. für Chir. in Chicago. Er war Spezialist für Echinokokkus-Erkrankungen sowie Leistenhernien. Die nach ihm benannte Op. beschrieb er 1899.
E.: *F.(-Grob)-Op.:* Technik der Radikal-Op. kindlicher Leistenhernien.
W.: Oblique inguinal hernia, typic operation for its radical cure, J. Amer. med. Ass. 33 (1899) 6. – Technic of modern operations for hernia, Chicago 1907.
Lit.: BLÄ 1933 I 395.

Ferguson, James A. (* 1915 Grand Rapids, MI; † 6.2.2005 Austell, GA)
Studium in Ann Arbor, MI, und Lexington, KY, dort auch chir. WB. 1941–1978 Chir. an der Ferguson Droste-Ferguson Clinic in Grand Rapids, unterbrochen 1942–1945 durch Kriegsdienst als Chir. in Europa. Durch seine Verdienste um die Dickdarm- und Rektum-Chir. wurde er international berühmt. 1952–1978 Direktor der Klink (später Ferguson-Clinic).
E.: *F.-Op.:* Methode der Hämorrhoiden-Op.
W.: J. A. F., J. R. Heaton: Closed hemorrhoidectomy, Dis. Colon Rectum 2 (1959) 176–179.
Lit.: NN: J. F., Grand Rapids Press, 13.2.2005, B-7.

Fergusson, Sir William (* 20.3.1808 Preston Pans, East Lothian, Schottland; † 10.2.1877 London)
Studium in Edinburgh. 1826–1829 dort chir. WB, 1829 FRCS Edinburgh. 1831 Chir. am Royal Dispensary in Edinburgh und Dozent für Anat. und Chir. 1839 Chir. am Royal Infirmary. 1840 o. Prof. für Chir. am King's College in London, FRCS London und Mitglied der Royal Society. Schwerpunkte: Hasenscharte, Hüft- und Kniegelenksresektion, Lithotomie, Aneurysmen. Er führte 1842 die erste Teilresektion der Scapula durch. 1866 geadelt. 1867 Leibchir. der Königin Victoria. Hielt 1871 die Hunter-Vorlesung.
E.: *F.-Zange:* gerade ungesperrte Knochenhaltezange mit je 2 Zahnpaaren an jeder Greifbacke. – *F.-Löffel:* starrer doppeltseitiger Gallenstein-Löffel. – *F.-Schere:* stumpfe Schere mit abgewinkelten und aufgebogenen Blättern.
W.: A system of practical surgery, London 1842 (5. Aufl. 1870). – Excision of a portion of the scapula, Lancet 1842/43/I 917–918. – Lectures on the progress of anatomy and surgery in the present century, London 1867.
Lit.: BLÄ 1901, 493–495. – BLÄ 1935 II 503f. – Sachs II 111, 203f.

Ferrara, Gabriele von (Camillo von Ferrara) (* ~1543 Mailand; † 15.1.1627 Wien)
Nach handwerkschir. Ausbildung praktizierte er in Mailand. 1591 Eintritt in den Orden der Barmherzigen Brüder. 1598–1605 in Rom, zuletzt als Prior des Klosters. Danach Generalvikar seines Ordens für Deutschland. Als hervorragender Arzt war er 1620 Feldchir. der kaiserlichen Truppen und behandelte 1624 Papst Urban VIII. Er gründete in Deutschland, Polen und Italien 22 Ordensspitäler.
W.: Nuova selva di chirurgia, Venedig 1596.
Lit.: BLÄ 1935 II 506. – BEdM I 169f.

Ferrein, Antoine (* 25.10.1693 Frespech, Lot-et-Garonne; † 28.2.1769 Paris)
Studium in Montpellier sowie chir. Ausbildung in Marseille. 1728 Prom. in Montpellier. 1733–1735 Feldarzt der franz. Armee auf einem Italien-Feldzug. Danach Arzt während eine Epidemie. 1738 Lizentiat der Med. Fakultät, 1741 Anat. an der Akademie der Wissenschaften. 1742 Prof. für Med. und Chir. am Jardin du Roi in Paris. 1745 Prof. für Pharmakologie. Er untersuchte besonders die Feinstruktur von Leber und Niere.
W.: Élements de chirurgie pratique, Paris 1771.
Lit.: BLÄ 1935 II 508. – EM 394

Ferri [Ferrus, Ferro], **Alfonso** (* um 1500 Faenza oder Neapel; † um 1580 Rom)
Studium in Neapel, wo er anschließend Chir. lehrte. Ab 1535 Lehrer für Chir. in Rom und Leibarzt der Päpste Paul III. und Julius III. Ganz im Stil seiner Zeit beschrieb er Schußwunden als verbrannt und vergiftet. Zur Entfernung eingedrungener Projektile erfand er ein Ausziehinstrument in der Art einer Schieberpinzette.
W.: De sclopetorum sive archibusorum vulneribus. De caruncola sive callo, quae cervici vescicae innascitur opusculum, Rom 1552.
Lit.: Gurlt II 289–297. – BLÄ II 509. – DBI 47 (1997).

Feßler, Julius (* 4.5.1862 Bad Brückenau; † 9.11.1937 München)
Studium und Prom. (1885) in München, dort auch chir. WB (→ Nußbaum, → Angerer) und Habil. (1894), 1908 ao. Prof. Er war als Reichsbahnfacharzt tätig, wurde 1920 Hon.-Prof. an der TH und 1933 auch an der Univ. München.
W.: Nothilfe bei Verletzungen, München 1904. – Die Chir. unserer Zeit, Leipzig 1912.
Lit.: BLÄ 1933 I 400. – BLÄ 2002, 401. – BEdM I 170.

Fèvre, Marcel Paul Luis Edmond (* 1897; † 1978)
Innovativer Kinderchir. in Paris, der eine Reihe von Op.-Verfahren entwickelte und das Pterygium-Syndrom der Kniekehle beschrieb.
E.: *F.-Zeichen:* Hinweis auf Darminvagination des Säuglings im Röntgen-Kontrasteinlauf oder intraoperativ bei Laparotomie.
W.: M. F., D. Pellerin: Conduite pratique en milieu chirurgical en cas d'invagination du nourrisson: l'épreuve du lavement baryte, l'intervention, Rev. Prat. 9 (1959) 383–399.
Lit.: Leiber/Olbert 143–145. – D. Pellerin: M. F., Chir. Pediatr. 19 (1978) 5f.

Fick, Wilhelm (* 11.9.1898 Leipzig; † 17.6.1981 Ebersberg)
Studium in Innsbruck und Berlin, dort Prom. 1923. Chir. WB 1922/23 in Innsbruck (→ Haberer), 1924–1929 in München (→ Sauerbruch), 1929/30 in Würzburg (→ Fritz König), 1930–1937 Ass. und OA in Berlin (Sauerbruch), dort Habil. 1932. 1937 ao. Prof. und CA der Chir. Abt. am Rudolf-Virchow-KH in Berlin. 1939–1945 Kriegsdienst. 1945–1971 Ltg. der Privatklinik Dr. Krecke und Hon.-Prof. in München. Schwerpunkte: Thoraxchir., Anästhesie.
W.: R. Nissen, W. F.: Allg. Chir, in: Bier-Braun-Kümmell, Chir. Operationslehre, I, 6. Aufl. Leipzig 1933. – Fehler u. Gefahren durch die Behandlung von Lungenabszeß u. Lungengangrän, Zbl. Chir. 66 (1939).
Lit.: CV 1969, 206f.

Ficker, Wilhelm Anton (* 28.10.1768 Paderborn; † 8.3.1824 Paderborn)
Studium in Osnabrück, Münster, Göttingen und Erfurt, dort 1792 Prom. Anschließend Feldarzt in preuß. und österr. Diensten. Ab 1794 als Oberlandwundarzt in Paderborn niedergelassen. 1796 Prof. für Chir. und Hebammenlehrer. 1797 Gründung eines Hospitals in

Paderborn. 1802 fürstl. lippischer Hofrat, seit 1809 auch Badearzt in Driburg.
W.: De tracheotomia et laryngotomia, Erfurt 1792.
Lit.: BLÄ 1935 II 516. – BEdM 172.

Fine, Pierre (* 1760 Genf; † 1814 Genf)
Studium in Paris und Ausbildung bei → Desault. 1782–1814 Truppenarzt und Dir. des Allg. Spitals in Genf. Er führte 1797 die (nach → Pillore) zweite überlieferte Kolostomie (vgl. → Littré) bei intestinaler Obstruktion durch, der Patient überlebte dreieinhalb Monate.
W.: Mémoire et observation sur l'entérotomie, Ann. Soc. Méd. prat. Montpellier 6 (1805) 34–54.
Lit.: BLÄ 1935 II 521.

Finney, John Miller Turpin (* 20. 6. 1863 Natchez, MS; † 30. 5. 1942 Baltimore)
Studium und Prom. (1889) in Boston (Harvard). 1889 als Chir. in Baltimore in eigener Praxis und an der Poliklinik des Johns Hopkins Hosp. (→ Halsted) tätig. 1893 Studienreise nach Breslau (→ Mikulicz), Padua (→ Bassini) und Bern (→ Kocher). 1917–1919 Kriegseinsatz als Lazarettleiter. Der herausragende Kliniker und technisch exzellente Chir. lehnte mehrere Rufe auf Lehrstühle ab und blieb am Johns Hopkins Hosp., das er 1922–1925 kommissarisch leitete. 1913–1915 erster Präsident des ACS, 1922 Präsident der ASA.
E.: *F.-Op.:* **1.** Strikturoplastik bei Darmstenosen (M. Crohn). **2.** Pyloroplastik mittels Längsspaltung des Pylorus und oberen Duodenums und Vernähung mit dem Magenantrum (1902). **3.** Gastroduodenostomia terminolateralis totalis mit Pars II des Duodenums nach Magenresektion (1924).
W.: J. M. T. F.: A surgeon's life, New York 1940.
Lit.: BLÄ 1933 I 407. – BLÄ 2002, 409. – J. L. Cameron: J. M. T. F., J. Amer. Coll. Surg. 208 (2009) 327–332.

Finochietto, Enrique (* 13. 3. 1881 Buenos Aires; † 17. 2. 1948 Buenos Aires)
Studium und Prom. (1906) in Buenos Aires. 1906–1909 Studienreise durch Europa (u. a. → Kocher; → Leriche). 1918 CA der Chir. Abt. am Rawson-KH in Buenos Aires. 1918/19 Kriegseinsatz in einem Lazarett in Frankreich, anschließend Studienaufenthalt an der Mayo-Klinik. 1920 Prof. für klin. Chir. in Buenos Aires. 1929 operierte er erstmals in Argentinien erfolgreich eine Herzschußverletzung. Er war als Meister der Chir. in Argentinien allgemein angesehen.
W.: E. F., R. Finochietto: Técnica Quirúrgica. Operaciones y aparatos, I–XV, Buenos Aires 1940–1953.
E.: *F.-Extension:* Extensionsplatte zur Fixierung aller Finger zur Einrichtung von Unterarm- und Handgelenksbrüchen. – *F.-Sperrer:* Rippenspreizer mit Zahnstangenantrieb und auswechselbaren Valven. – *F.-Schere:* lange Präparierschere mit kurzen aufgebogenen Branchen. – *F.-Nadelhalter:* langer Nadelhalter mit abgewinkelten Backen.
Lit.: Ärztelex. 112.

Finsterer, Hans (* 24. 6. 1877 Weng b. Altheim, Oberösterreich; † 4. 11. 1955 Wien)
Studium und Prom. (1902) in Wien. Chir. WB in Graz und Innsbruck, ab 1910 in Wien (→ Hochenegg), dort 1913 Habil. Teilnahme am I. Weltkrieg als Militärarzt. 1920 ao. Prof., 1922/23 Vorstand der Chir. Abt. des Spitals der Barmherzigen Brüder in Wien, bis 1935 des Kaiser-Franz-Josef-Ambulatoriums, 1935–1951 der I. Chir. Abt. am Wiener Allg. KH, seit 1948 o. Prof. Er war einer der bedeutendsten Magen-Darm-Chir. seiner Zeit (1918 Empfehlung der 2/3-Magenresektion bei Ulkus), entwickelte neue Op.-Methoden für die habituelle Schulterluxation sowie ein Verfahren der paravertebralen und präsakralen Leitungs- sowie Splanchnikusanästh. bei abdominalen Eingriffen. Vom ICS mit dem Ehrentitel „Master of Surgery" ausgezeichnet. 1951 Ehrenmitglied der ISS.
E.: *F.-Op.:* Modifikation der Billroth-II-Magenresektion durch retrokolische End-zu-Seit-Gastrojejunostomie. – *F.-Zeichen:* paradoxe Pulsverlangsamung bei intraperitonealer Blutung.
W.: Ausgedehnte Magenresektion bei Ulcus duodeni statt der einfachen Duodenalresektion bzw. Pylorusausschaltung, Zbl. Chir. 45 (1918) 434–435. – Die Methoden d. Lokalanästhesie in d. Bauchchir. u. ihre Erfolge, Berlin - Wien 1923. – Die Chir. des Dickdarms, Wien 1952.
Lit.: BLÄ 1933 I 408. – CV 1938, 161–165. – Povacz 385. – BLÄ 2002, 409f. – BEdM I 174.

Fioravanti [Phioravanti], **Leonardo** (* um 1517 Bologna; † 1588 Bologna)
Nach Studienjahren in Bologna und ersten praktischen Erfahrungen begab er sich 1548 über Genua nach Palermo, dort bis 1549 erste berufliche Erfolge. Auf der Weiterreise nach Neapel Assistenz bei einer Nasenplastik, die von Pietro und Paolo → Vianeo in Tropea ausgeführt (1582 minutiös beschrieben; entspricht der Technik bei → Heinrich v. Pfalzpaint) und von → Tagliacozzi übernommen wurde, sowie bei einer Milzentfernung bei einer jungen Frau. 1551 nahm er an einem Feldzug in Nordafrika teil. 1555–1558 in Rom tätig, danach in Venedig. Er war einer der wenigen → Paracelsus-Anhänger in Italien, weshalb er weithin angefeindet wurde.
W.: La cirurgia distinta in tre libri, Venedig 1570. – Il tesoro della vita umana, Venedig 1582.
Lit.: Gurlt II 329–333. – BLÄ 1935 II 523. – DBI 48 (1997).

Fischer, Albert Wilhelm (* 10. 8. 1892 Berlin; † 10. 8. 1969 Kiel)
Studium in Freiburg, Rostock, Berlin und Halle, dort 1915 Prom. 1915–1918 Truppenarzt im I. Weltkrieg. 1917/18 WB am Pathol. Institut in Halle. Chir. WB 1918–1920 in Halle (→ Schmieden; → Voelcker), 1920–1933 in Frankfurt (Schmieden), dort 1923 Habil., 1928 ao. Prof. 1933–1938 o. Prof. für Chir. in Gießen, 1938–1945 in Kiel. Nach Internierung 1949 rehabilitiert, 1951–1962 Ltg. der Abt. Kiel-Wik der Chir. Univ.-Klinik. 1952–1957 zugleich ehrenamtlich CA am DRK-Anschar-KH in Kiel-Wik. Schwerpunkte: Abdominal-, Ösophagus-, Mamma-, Unfallchir. 1962 Präsident der DGCH, 1969 deren Ehrenmitglied; 1939 Präsident der DGU, 1951 deren Ehrenmitglied.
W.: Diabetes u. Chirurgie, Stuttgart 1937. – D. operative Eingriff des Chirurgen, Neumünster 1940.

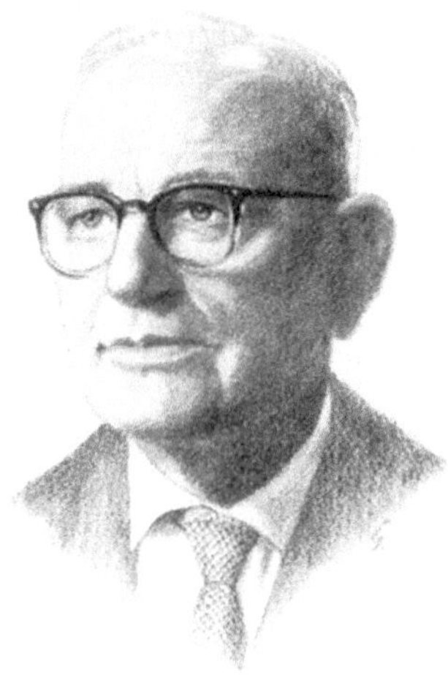

Lit.: CV 1969, 208–210. – Killian 274f. – Sachs III 357. – Sachs IV 80.
Abb.: s. Abb.-Verzeichnis.

Fischer, Georg (* 6. 2. 1836 Hannover; † 2. 4. 1921 Hannover)
Studium und Prom. (1859) in Göttingen, anschließend chir. WB in Göttingen (→ W. Baum), sodann Studienreise nach Prag, Wien, Berlin und Paris. 1862 Niederlassung als prakt. Arzt in Hannover. 1870/71 Kriegsteilnahme als Assistent → G. F. L. Stromeyers. 1880–1913 Leiter der Chir. Abt. am Stadt-KH Hannover-Linden. Neben einer ganzen Reihe von Zeitschriften- und Handbuchbeiträgen zur Chir. beschäftigte er sich auch mit der Geschichte seines Faches und war als Musikschriftsteller tätig.
W.: Chirurgie vor 100 Jahren. Hist. Studie, Leipzig 1876 (Neudruck Berlin - Heidelberg - New York 1978). – Briefe von Theodor Billroth, Hannover 1895 (10. Aufl. 1910).
Lit.: BLÄ 1901, 511f. – Winau R., Vorwort zum Neudruck (s. o.). – BEdM I 175

Fischer, Hermann Eberhard (* 14. 10. 1830 [oder 1831] Ziesar, Kreis Jerichow; † 1. 2. 1919 Berlin)
Studium und Prom. (1855) in Berlin. Zunächst pathol., dann chir. WB in Berlin (→ B. v. Langenbeck). 1864 Ltg. der Poliklinik, 1866 Habil. Verschiedene Kriegseinsätze als Militärarzt. 1868–1890 o. Prof. für Chir. in Breslau. Danach Ltg. einer chir. Privatklinik in Berlin. Schwerpunkte: Kriegs-, Allgemeinchir. 1890 Mitglied der Leopoldina.
W.: Allg. Kriegschir., I–II, Erlangen 1867–1992. – Behandlung d. Schusswunden, Stuttgart 1882
Lit.: BLÄ 1901, 512f. – Killian 366. – Sachs III 122–125. – Sachs V 68f. – BEdM I 175.

Fischer, Johann Leonhard (* 19. 5. 1760 Kulmbach; † 8. 3. 1833 Kiel)
Studium und Prom. (1789) in Leipzig. Bereits seit 1785 als Prosektor in Leipzig tätig, 1789 ao. Prof. 1793–1810 o. Prof. für Chir. und Anat. in Kiel. 1802 zusammen mit → G. H. Weber Dir. der „Akad. Heilanstalt“ und 1804 der neuerrichteten Hebammenanstalt.
W.: Praefatio ad I. F. Seidel index musei anatomici Kiliensis, Kiel 1818.
Lit.: BLÄ 1935 II 528. – Killian 270.

Fischer, Otto (* 19. 9. 1810 Flamersheim, Rhld.; † 1. 2. 1885 Köln)
Studium in Bonn und Berlin, dort. Prom. 1834. 1835/36 Studienaufenthalt in Paris. Chir. WB in Köln und Bonn (→ Wutzer), dort Habil. 1839. 1841–1872 Oberwundarzt am Bürgerspital Köln. Er war als Chir. und Mensch allseits geachtet.
W.: Die Ursachen des so häufigen Verkennens d. Verrenkungen des Ellenbogengelenkes, Köln 1850.
Lit.: BLÄ 1935 II 530. – Killian 109.

Fischer, Philipp (* 1. 5. 1744 Hörgertshausen, Niederbayern; † 2. 8. 1800 Ingolstadt)
Studium der Philosophie und Mathematik in Salzburg, anschließend der Med. in Ingolstadt. Danach sechsjährige Studienreise (von Kurfürst Maximilian III. Joseph gestiftet) nach Straßburg (→ Lobstein), Paris, London und Edinburgh. Nach der Prom. 1777 in Ingolstadt Leibarzt des Kurfürsten in München, 1778 Mitglied der Bayerischen Akademie der Wissenschaften. 1779 nach Ingolstadt berufen, war er (nach Abtrennung der Anat.) 1782–1800 o. Prof. für Chir., der auch praktisch-chir. tätig war.
W.: Von dem Geiste d. Beobachtung in natürlichen Dingen, München 1788. – Von d. Gebrechlichkeit des menschlichen Verstandes, München 1790.
Lit.: BLÄ 1935 II 525f. – Sachs IV 155. – BEdM 176.

Fitz, Reginald Heber (* 5. 5. 1843 Chelsea, MA; † 30. 9. 1913 Brookline, MA)
Studium und Prom. (1868) in Boston (Harvard). Studienreise nach Wien, Berlin und Paris. Danach Niederlassung in Boston. 1870–1873 dort Demonstrator, 1873 Ass. Prof. und 1879–1892 o. Prof. für Pathol. Daneben als Arzt 1871–1882 am Boston Dispensary und 1887–1908 am Massachusetts General Hosp. tätig. Er stellte 1886 erstmals die Diagnose „Appendizitis“, führte den Krankheitsnamen ein und empfahl als erster die rechtzeitige operative Entfernung des Wurmfortsatzes vor der lebensbedrohlichen Peritonitis.
W.: Perforating inflammation of the vermiform appendix, with special reference to its early diagnosis and treatment, Trans. Ass. Amer. Phys. 1 (1886) 107–144. – The diagnosis and medical treatment of acute intestinal obstruction, Boston 1889. – Acute pancreatitis; a consideration of pancreatic hemorrhagic suppurative, and gangrenous pancreatitis, and of disseminated fat necrosis, Boston med. surg. J. 120 (1889) 181–187, 205–207, 229–235.
Lit.: BLÄ 1933 I 414.

Flach, Andreas (* 4. 7. 1921 Beyharting, Oberbayern; † 30. 10. 2006 Tübingen)
Studium in Kiel, Tübingen und München, 1944 Prom. in Tübingen. Chir. und med. WB 1945–1951 in Kiel, 1851–1956 in Neumünster, ab 1956 in Tübingen (→ Dick), dort 1961 Habil. 1960 Studienaufenthalt in Zürich. 1966 Leiter der Abt. für Kinderchir., 1967–1986

o. Prof. für Kinderchirurgie in Tübingen. Schwerpunkte: Trichterbrust, Refluxnephropathie, Gallengangsatresie, Kurzdarmsyndrom.
W.: A. F., P. Wurnig (Hgg.): Probleme d. ausgedehnten Dünndarmresektion im Kindesalter (Kurzdarmsyndrom), Wien - New York 1975.
Lit.: CV 1980, 153–155. – U. Hofmann: Nachruf auf A. F., Mitt. DGCH 36 (2007) 80f.

Flesch-Thebesius, Max (* 9. 7. 1889 Frankfurt a. M.; † 6. 4. 1983 Kronberg, Taunus)
Studium und Prom. (1913) in Heidelberg. 1914–1923 chir. WB in Frankfurt a. M. (→ L. Rehn; → Schmieden). Danach Niederlassung als Chir. in Frankfurt. 1928–1933 ltd. Arzt der Chir. Abt. des von ihm mitbegründeten Privat-KH in Frankfurt-Sachsenhausen. 1933 wegen jüdischer Abstammung abgesetzt und wieder in Privatpraxis tätig. 1945–1958 CA der Chir. Klinik am Städt. KH Frankfurt-Höchst. 1948 Habil., 1949 ao. Prof. 1946–1964 als Stadtverordneter in Frankfurt tätig. 1966 Ehrenmitglied der DGU
W.: Chir. Tuberkulose, Dresden - Leipzig 1933.
Lit.: CV 1969, 215f. – Klimpel 2001, 46.

Flörcken, Heinrich (Heinz) Anton Adolf (* 14. 6. 1881 Paderborn; † 9. 2. 1958 Königstein/Ts.)
Studium in München, Kiel und Würzburg, dort Prom. 1905. Chir. WB in Würzburg (→ Schönborn, → Enderlen). 1911 Ltd. Arzt am Landeshospital Paderborn, 1920 CA der Chir. Abt. am St.-Marien-KH Frankfurt a. M. Dort 1925 Habil. und 1931 ao. Prof. Er verfaßte eine Vielzahl von Fachpublikationen.
W.: Das heilende Skalpell, Berlin - München - Wien 1947.
Lit.: CV 1958 207–210. – BEdM I 180.

Föderl, Oskar (* 23. 6. 1865 Wien; † 31. 3. 1932)
Studium und Prom. (1893) in Wien. Danach chir. WB in Wien (→ Billroth, → Gussenbauer), 1902 Habil., 1909 ao. Prof. 1903 Primararzt der Chir Abt. am St.-Rochus-Spital, 1904 der II. Chir. Abt. des Rudolfspitals und 1913–1923 der II. Chir. Abt. des Allg. KH Wien.
W.: Subcutane Bauchverletzungen, Wien 1910.
Lit.: CK 1926, 84. – BEdM I 181.

Foerster, Karl **Otfrid** (* 9. 11. 1873 Breslau; † 15. 6. 1941 Breslau)
Studium in Freiburg i. Br., Kiel und Breslau, dort Prom. 1897. Danach Studienaufenthalt in Paris und Heiden (Schweiz). 1899–1904 Ass. an der Psychiatrischen Universitätsklinik Breslau (Wernicke). Habil. 1903. 1908 ao. Prof. 1911 Ltg. einer eigenen neurol. Abt. am Allerheiligen-Hosp. in Breslau. Hier fand er in dem Mikulicz-Schüler → Tietze einen Chir., der auf seine Anregungen einging und ihn zu operieren lehrte. Mit Beginn des I. Weltkrieges begann er, Nervenverletzungen in filigraner Technik selbst zu operieren. 1922–1938 o. Prof. für Nervenheilkunde. 1924 Verlegung der Abt. in das Wenzel-Hanke-KH, 1934 Eröffnung eines „Neurologischen Forschungsinstitutes" in Breslau. Er war bekannt durch seine neurologische Lokalisationsdiagnostik der Hirnfunktionen, schmerzausschaltende Operationen am Zentralnervensystem und die Behandlung Lenins (1922–1924). 1924–1932 Präsident der Ges. Deutscher Nervenärzte. 1932 Mitglied der Leopoldina.
E.: *F.-Operation:* Hinterwurzel-Durchschneidung zur Beseitigung der Spastik.
W.: Über eine neue op. Methode d. Behandlung spastischer Lähmungen mittels Resektion hinterer Rückenmarkswurzeln, Zschr. Orthop. 22 (1908) 203–223. – Beiträge zur Hirnchir., Berl. klin. Wschr. 46 (1909) 431–436. – Die Leitungsbahnen des Schmerzgefühls u. die chirurgische Behandlung d. Schmerzzustände, Bruns' Beitr. klin. Chir. 1927 [360 S.]. – Die Therapie d. Schußverletzungen d. peripheren Nerven, in: Lewandowski, Handbuch der Neurologie, III, 1929, S. 1509–1720. – Die Vorderseitenstrangdurchschneidung beim Menschen, Zschr. ges. Neurol. Psychiat. 151 (1932) 1–92. – Das Ependymom des Filum terminale, Zbl. Neurochir. 1 (1936) 5–18.
Lit.: BLÄ 1933 I 422f. – K.-J. Zülch: O. F., in: Kurt Kolle (Hg.), Große Nervenärzte, I, 2. Aufl. Stuttgart 1970, 81–98. – W. Gottwald: O. F. (1873–1941) am Beginn d. modernen Neurochirurgie, Würzburger med.hist. Mitt. 13 (1995) 431–445. – BLÄ 2002, 430. – Sachs III, S. 125–131. – BEdM I 181f.

Folkman, Judah (* 24. 2. 1933 Cleveland, OH; † 14. 1. 2008 Denver, CO)
Studium und Prom. (1957) in Boston (Harvard), dort auch chir. WB, unterbrochen 1960–1962 für Forschungstätigkeiten für die Marine. 1967 Chefchir. an der Kinderklinik Boston und ab 1968 o. Prof. für Zellbiologie an der Harvard-Univ. Schwerpunkte: Kinderchir., Forschungen zur Angiogenese. 2003 Ehrenmitglied der DGCH.
W.: Tumor angiogenesis: therapeutic implications, N. Engl. J. Med. 285 (1971) 1182–1186. – Angiogenesis-dependent diseases, Semin. Oncol. 28 (2001) 536–542.
Lit.: Y. Cao, R. Langer: A review of Judah Folkman's remarkable achievements in biomedicine, Proc. Nat. Acad. Sci. USA 105 (2008) 13203–13205. – D. Ribatti: J. F., a pioneer in the study of angiogenesis, Angiogenesis 11 (2008) 3–10.

Follin, François Anthime **Eugène** (* 25. 11. 1823 Harfleur; † 21. 5. 1867 Paris)
Studium und Prom. (1850) in Paris. 1850 Prosektor der Anat. 1853 Agrégé sowie Chir. und Augenarzt an verschiedenen Pariser Hospitälern (Salpétrière, du Mdi, Cochin). Er hinterließ ein reiches Oeuvre mit Beiträgen zu nahezu allen chir. Themen.
W.: Leçons sur l'application de l'ophthalmoscope ou diagnostic des maladies de l'oeil, Paris 1859.
Lit.: BLÄ 1935 II 558f.

Folz (Folcz, Foltz, Voltz, Volz)**, Hans** (Hanns, Hannß) (* 1435/40 Worms; † Jan. 1513 Nürnberg)
Barbier- und Wundarztlehre in Worms. Anschließend Wanderschaft nach Nordspanien und Augsburg. 1459 ließ er sich in Nürnberg nieder und erwarb das Bürgerrecht. Ab 1486 urkundlich als Meister bezeichnet. Er beherrschte die lat. Sprache, war literarisch gebildet und hatte Kenntnis der akad. Med. Seine eigentliche Bedeutung liegt auf dem Gebiet der Meisterdichtung, wo er ungemein produktiv war, so daß er als einer der vielseitigsten Handwerkerdichter des 15. Jhs. gilt.

W.: Spottrezepte eines griechischen Arztes, 1479. – Der Quacksalber (Nachdruck 1520).
Lit.: VL II (1980) 769–793. – BEdM I 182. – EM 408

Fontaine, René (* 5. 6. 1899 Bischtroff-sur-Sarre, Bas-Rhin; † 23. 11. 1979 Straßburg)

Studium in Straßburg, dort Prom. 1925. 1923–1939 chir. WB in Straßburg (→ Sencert; → Leriche, mit dem er ab 1927 intensiv zusammenarbeitete), 1927 Studienaufenthalt in den USA (→ Cutler; → Cushing), danach OA. 1933 Habil. in Straßburg. 1935–1941 Professeur agrégé am Bürgerspital (Hôpital Civil) in Straßburg (1939–1945 ausgelagert nach Clairevivre). 1941–1945 Prof. an der (ausgelagerten) Univ. Straßburg, 1945–1969 o. Prof. für Chir. in Straßburg. Schwerpunkte: Gefäßchir., Sympathikuschir., endokrine Chir. 1969 Kongreßpräsident der ISS, 1971 deren Ehrenmitglied.
E.: *F.-Stadien:* Schweregrade der peripheren arteriellen Verschlußerkrankung.
W.: R. F., M. Kim, R. Kieny: Die chirurgische Behandlung der peripheren Durchblutungsstörungen, Helv. Chir. Acta 21 (1954) 499–533.
Lit.: P. Wertheimer: Éloge de R. F. 1899–1979, Bull. Acad. nat. méd. Paris 165 (1981) 691–696. – Killian 221–223. – ISS 273f. – Sachs III 250.

Forestier, Pierre Gaspard Jacques (* 1775 Paris; † 12. 12. 1847 Paris)

Studium und Prom. (1803) in Paris. Nach WB am Hôtel-Dieu ließ er sich als Chir. in Paris nieder, wo er lebenslang praktizierte. 1823 Mitglied der Académie de Médecine. Von gewissem Wert ist seine Arbeit über Blutungen der Krampfadern an den Beinen.
W.: Observations sur les hémorrhagies produites par la rupture des varices des extrémités inférieures, J. gén. méd. 109 (1829).
Lit.: BLÄ 1935 II 568. – EM 409.

Forlanini, Carlo (* 11. 6. 1847 Mailand; † 26. 5. 1918 Nervi)

Studium und Prom. (1870) in Pavia. Danach internist., pathol. und chir. Weiterbildung am Ospedale Maggiore in Mailand. 1884 Prof. für Propädeutik der Med. in Turin, 1897 in Pavia. 1900–1917 o. Prof. für Inn. Med. und Dir. der Med. Klinik in Pavia. Er entwickelte schon 1882 die Idee des therapeutischen Pneumothorax zur Kollapstherapie der tuberkulösen Kavernen, um sie durch Ruhigstellung zur Ausheilung zu bringen, und wendete sie 1894 erstmals erfolgreich an. Unabhängig von ihm beschrieb → Murphy 1898 ein chir. Verfahren zur Anlage eines Pneumothorax.
E.: *F.-Methode:* künstl. Pneumothorax mittels Punktionsnadel.
W.: Una contribuzione della terapia della tisi; ablazione de polmone? pneumotorace artificiale? Gazz. osp. clin. Milano 3 (1882) 537, 585, 601, 609, 617, 625, 641, 657, 665, 689, 705. – Primo caso di tisi polmonare monolaterale avanzata curato felicemente col pneumotorace artificiale, in: Scritti del VI congresso nazionale di medicina interna, Rom 1895, 469–474.
Lit.: BLÄ 1933 I 427. – DBI 49 (1997).

Forßmann, Werner Theodor Otto (* 29. 8. 1904 Berlin; † 1. 6. 1979 Schopfheim, Schwarzwald)

Studium und Prom. (1929) in Berlin. Chir. WB 1929–1931 in Eberswalde, 1931/32 an der Charité Berlin (→ Sauerbruch, der ihm die Habil. verweigerte). Weitere Stationen: 1932/33 Städt. KH Mainz (→ Jehn), 1933–1936 Urol. Abt. am Rudolf-Virchow-KH, Berlin, 1936–1938 Chir. Abt. Städt. KH Dresden-Friedrichstadt (→ Fromme), 1938/39 OA am Robert-Koch-KH Berlin, 1939–1945 Kriegsdienst als Militärarzt, 1945–1950 Praxismitarbeit, 1950–1957 Ltd. Arzt der Urol. Abt. am Diakonie-KH Bad Kreuznach, 1958–1969 CA der Chir. Abt. des Ev. KH Düsseldorf. Hon.-Prof. in Mainz (1956) und Düsseldorf (1964). In einem Selbstversuch 1929 schob er sich nach Vorversuchen an der Leiche einen dünnen Gummikatheter über eine Vene von der Ellenbeuge bis ins rechte Herz vor und untersuchte in weiteren Versuchen die Darstellung des Gefäßsystems mit Röntgenkontrastmittel. Die Ergebnisse stießen zunächst auf wenig Interesse. Erst als André Frédéric Cournand und Dickinson Woodruff Richards in den 1940er Jahren den Herzkatheterismus entwickelten, erinnerte man sich an F.s Selbstversuch. Mit den beiden Amerikanern erhielt er 1956 den Nobelpreis für Medizin.

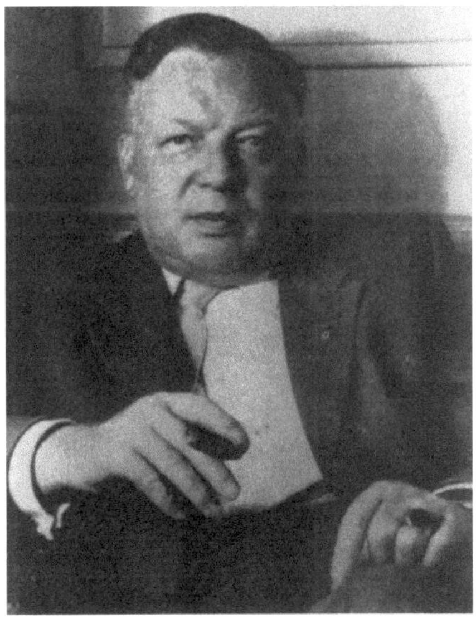

W.: Die Sondierung des rechten Herzens, Klin. Wschr. 8 (1929) 2085–2087. – Über Kontrastdarstellung d. Höhlen des lebenden rechten Herzens u. d. Lungenschlagader, Münch. med. Wschr. 78 (1931) 489–492. – Selbstversuch. Erinnerungen eines Chirurgen, Düsseldorf 1972.
Lit.: CV 1969, 217f. – Killian 61f. – Winau/Vaubel 26. – Sachs III 131–135. – R. Bröer: Legende oder Realität? W. F. u. die Herzkatheterisierung, Dtsch. Med. Wschr. 127 (2002) 2151–2154. – BEdM I 183. – EM 416f.
Abb.: s. Abb.-Verzeichnis.

Forster, Ernst (* 6. 6. 1887 Solothurn; † 13. 10. 1959)
Studium in Kiel und Zürich, dort Prom. 1916. Chir WB in Aarau, anschließend Niederlassung. Bis 1922 chir. OA am Kantonsspital in Aarau. 1922–1932 Privatpraxis in Solothurn, danach bis 1954 CA der Chir. Abt. am Bürgerspital Solothurn. 1944 Schriftführer der FMH, 1947 deren Vizepräsident, 1950 deren Präsident. 1952 Mitglied der Schweizerischen Akademie der med. Wissenschaften.
Lit.: BEdM I 183.

Fournier, Jean-Alfred (* 12. 5. 1832 Paris; † 23. 12. 1914 Paris)
Studium und Prom. (1860) in Paris. 1863 Dozent und Hospitalarzt, war er an verschiedenen Pariser Hospitälern tätig. 1879–1902 o. Prof. für Venerol. und Dermatol. (erster Lehrstuhlinhaber dieses Faches) in Paris. Der Spezialist für syphilitische Erkrankungen, der sich für die soziale Hygiene einsetzte, beschrieb auch das nach ihm benannte und heute noch bedrohliche Krankheitsbild. 1879 Mitglied der Acad. de Méd.
E.: *F.-Gangrän:* Sonderform der nekrotisierenden Fasziitis der Genitalregion [Erstbeschreibung bereits 1764: H. Baurienne: Sur une plaie contuse qui s'est terminée par le sphacele de la scrotum, J. méd. chir. pharm. 20 (1764) 251–256].
W.: Gangrène foudroyante de la verge, Sem. méd. (Paris) 3 (1883) 345–348. – Étude clinique de la gangrène foudroyante de la verge, Sem. méd. (Paris) 4 (1884) 69.
Lit.: BLÄ 1901 532f. – BLÄ 1935 II 583f. – M. L. Corman: J.-A. F., Dis. col. rect. 31 (1988) 984. – EM 417.

Fowler, George Ryerson (* 25. 12. 1848 New York; † 6. 2. 1906 Albany, NY)
Studium und Prom. (1871) in New York. Danach Niederlassung als Chir. in Brooklyn, wo er an verschiedenen Hosp. tätig war, auch mehrere Jahre Prof. für Chir. an der *Polyclinic medical School.*
E.: *F.-Lagerung:* Beckentieflagerung mit angezogenen Knien zur Förderung der Exsudatansammlung im kleinen Becken bei Peritonitis. – *F.-Op.:* Dekortikation der Lunge bei chron. Pleuraempyem (ähnlich → Delorme)
W.: Diffuse septic peritonitis, with special reference to a new method of treatment, namely, the elevated head and trunk position, to facilitate drainage into the pelvis, Med. Rec. (New York) 57 (1900) 617–623, 1029–1031.
Lit.: BLÄ 1933 I 431f. – GM 5623.

Fraenkel, Alexander Wilhelm (* 9. 11. 1857 Jassy, Rumänien; † 16. 1. 1941 Hinterbrühl, NÖ)
Studium und Prom. (1880) in Wien, danach dort am Pathol. Inst. 1881–1884 chir. WB in Wien (→ Billroth). 1884–1890 Militärarzt und CA der Chir. Abt. am Garnisonsspital Nr. 2 in Wien. Kriegsteilnahme am serbisch-bulgarischen, am Balkan- und am I. Weltkrieg. 1890 Habil. 1891–1893 am Rudolfspital, 1894–1904 Primarchir. am Karolinen-Kinderspital, gleichzeitig 1895–1929 Primarius der Chir. Abt. der Wiener Allg. Poliklinik. 1902 ao., 1917 o. Tit.-Prof. Seit 1896 auch Schriftleiter der *Wiener klinischen Wochenschrift.*
W.: Einige Betrachtungen üb. den ärztlichen Beruf, Wien - Leipzig 1907.
Lit.: BLÄ 1933 II 434. – NDB 5 (1961) 311f. – BLÄ 2002, 438. – BEdM I 184.

Francillon, Max René Eugène (* 1. 3. 1899 Lausanne; † 13. 12. 1983 Zürich)
Studium in Berlin und Zürich, dort 1924 Prom. 1928–1938 orthop. WB in Zürich (→ Scherb), 1937 Habil. 1938–1950 in Zürich niedergelassen. 1950–1969 Dir. der Orthop. Univ.-Klinik Zürich (Balgrist), 1950 ao. Prof., 1967 o. Prof. Schwerpunkte: Anat. und Physiol. des Bewegungsapparates, angeb. Hüftluxation, Myokinesiographie, Coxarthrose. 1955–1958 Präsident der SGOT. 1961 Präsident der DGOOC, 1967 deren Ehrenmitglied. 1966 Mitglied der Leopoldina.
W.: Orthopädie d. Coxarthrose, Basel 1957. – Akrostealgie d. Wirbelsäule, Arch. orthop. Unfall-Chir. 51 (1960) 392–398. – Z. Gesch. d. Luxatio coxae congenita, Gesnerus 29 (1972) 161–181.
Lit.: G. Hohmann: M. R. F. 70 Jahre, Arch. orthop. Unfall-Chir. 65 (1969) I–II. – A. Schreiber: M. R. F. zum Gedenken, Gesnerus 41 (1984) 205f.

Franco (Francou, Francoul), **Pierre** (* 1500/1505 Turriers, Haute-Provence; † 1578 Lausanne)
Nach handwerkschir. Ausbildung war er in der Provence als fahrender Bruch- und Steinschneider sowie Starstecher tätig, wobei er bis nach Burgund und in die Schweiz kam. 1541 ging er als Hugenotte nach Lausanne ins Schweizer Exil, wo er als Lehrer der Chir. tätig war. 1559 zurück in Frankreich, praktizierte er in Lyon und Orange, bis er 1563 wieder zurück nach Lausanne mußte. Er entwickelte die Herniotomie weiter, indem er mit dem „Unterbauchschnitt" die Orchiektomie zu vermeiden suchte, und wagte erstmals auch bei eigeklemmtem Bruch die Operation. Für den Steinschnitt führte er ab etwa 1560 die *Sectio alta* ein, den Schnitt oberhalb der Symphyse. Die Plast. Chir. erfuhr Verbesserungen, indem er einen großen Wangendefekt mit einem Verschiebelappen und Hasenscharten mit einer speziellen Nahttechnik behandelte. Seine didaktisch wertvollen Schriften dienten zur Ausbildung praktisch tätiger Wundärzte und beeinflußten auch → Paré. Er war einer der bedeutendsten Chirurgen des 16. Jhs.
W.: Petit traité contenant une des parties principales de la chirurgie, laquelle les chirurgiens hernieres exercent, Lyon 1556. – Traité des hernies, contenant une ample déclaration de toutes leurs espèces, et autres excellentes parties de la chirurgie ..., Lyon 1561
Lit.: Gurlt II 646–668. – BLÄ 1935 II 596f. – A. J. Barsky: P. F., father of cleft lip surgery: his life and times, Brit. J. Plast. Surg. 17 (1964) 335–350. – Sachs I 57–59 u. a. – G. Androutsos: Pierre Franco, chirurgien et lithotomiste du 16è siècle, Prog. Urol. 14 (2004) 255–259. – EM 419f.

Frangenheim, Paul (* 4. 7. 1876 Bochum; † 28. 10. 1930 Köln)
Studium in Bonn und Berlin, dort. 1903 Prom. Chir. WB in Berlin (→ Bergmann), Hamburg (→ Fritz König), Königsberg (→ Lexer), dort Habil. 1908, und Leipzig (→ Payr). 1913 Prof. für Chir. an der Akademie

für prakt. Med. in Köln, 1919–1930 o. Prof. für Chir. in Köln. Schwerpunkte: Knochenerkrankungen, urol. Chir.
E.: *F.-Krankheit:* Hyperostosis facialis symmetrica familiaris. – *F.-Rupp-Syndrom:* Ostitis fibrosa maxillarum.
W.: Die Krankheiten des Knochensystems im Kindesalter, Stuttgart 1913.
Lit.: CK 1926, 85f. – BLÄ 1933 I 437f. – Killian 110f. – BEdM I 186

Frank, Rudolf Anton (* 23. 6. 1862 Linz; † 13. 2. 1913 Wien)
Studium und Prom. (1886) in Wien. Danach chir. WB in Wien (→ E. Albert), dort 1892 Habil. (1911 Tit.-Prof.). 1893 Primararzt der Chir. Abt. des neugegründeten Kaiser-Franz-Joseph-Spitals, später am Rudolfspital und schließlich am Wiener Allg. KH Er entwickelte eine Methode der Gastrostomie, eine Modifikation der Darmnaht sowie eine Methode der Leistenhernien-Op.
W.: Über die Radicalop. von Leistenhernien, Wien 1892. – Eine neue Methode d. Gastrostomie b. Carcinoma oesophagi, Wien. klin. Wschr. 6 (1893) 231–234.
Lit.: BLÄ 1933 I 439. – BEdM 187.

Franke, Ernst August (* 17. 7. 1875 Hannover; † 18. 11. 1948 Rostock)
Studium in Göttingen, München und Berlin, dort 1901 Prom. Chir. WB in Berlin (→ Bergmann), Altona (→ Fritz König) und Rostock (→ Wilhelm Müller), dort 1905 OA sowie 1908 Habil. 1914 ao. Prof. 1914–1918 Lazarettleiter in Rostock sowie komm. Leiter der Chir. Univ.-Klinik Rostock. 1919–1948 CA der privaten Klinik St. Georg in Rostock. 1939/40 erneut Lazarettleiter in Rostock. Schwerpunkte: Bakteriol., chir. Infektionen, chir. Pathol.
W.: Bakteriol. d. akuten u. chron. Appendizitis m. bes. Berücksichtigung des peritonealen Exsudats, Dtsch. Zschr. Chir. 96 (1908) 518–543.
Lit.: CV 1938, 175.

Franke, Felix Hermann (* 18. 1. 1860 Großdalzig b. Leipzig; † 10. 3. 1937 Braunschweig)
Studium und Prom. (1884) in Leipzig. Chir. WB 1885–1887 in Braunschweig (Herzogl. KH). 1889–1924 CA der Chir. Abt. des Diakonissenhauses Marienstift Braunschweig, 1901 Prof. Empfahl 1896 eine Sehnentransposition zur Wiederherstellung der Fingerstreckung (FCU auf EDC) und trat als einer der ersten für die Op. der Cholelithiasis ein.
W.: Sehnenüberpflanzung, Arch. klin. Chir. 52 (1896) 87
Lit.: CK 1926, 87f. – BLÄ 1933 I 439. – BLÄ 2002, 443. – BEdM I 187.

Franke, Hermann (* 26. 4. 1911 Bunzlau, Schlesien; † 24. 8. 1991 Nürnberg)
Studium in Heidelberg und München, dort Prom. 1936. 1936/37 WB Inn. Med. und Anat. in München, Gynäkol. in Erlangen. 1938–1940 chir. WB in Berlin (→ Sauerbruch), 1940–1945 Lazarettchir. 1945–1955 Ass. und OA in Düsseldorf (→ Derra), dort. Habil. 1949, ao. Prof. 1955. 1956–1961 CA der Chir. Klinik der Städt. Krankenanstalten Nürnberg. 1962–1969 o. Prof. für Chir. am Klinikum Westend, 1969–1976 am Klinikum Steglitz der FU Berlin. Schwerpunkte: Herz- und Thoraxchir., Schilddrüse, Thymus, Pankreas.
E.: *F.-Op.:* Kardiaresektion mit Antirefluxplastik.
W.: Dringliche Chir. d. Brustwand- u. Lungenschußverletzungen, Chirurg 14 (1942) 428. – Diagnostische Erfahrungen u. Behandlungsergebnisse d. Mitralstenose u. des Vorhof-Septum-Defektes, Zbl. Chir. 81 (1956) 1651.
Lit.: CV 1958, 215f. – Winau/Vaubel 27. – Killian 359f.

Franz, Carl August Otto (* 27. 9. 1870 Königsberg; † Okt. 1946)
Studium und Prom. (1895) in Königsberg, danach Militärarzt. Chir. WB 1896–1899 in Königsberg (→ Eiselsberg) und 1900–1904 in Berlin (→ Bergmann). 1904–1907 Beratender Chir. in Südwestafrika. 1914 als Generaloberstabsarzt Prof. der Kriegschir. an der Friedrich-Wilhelms-Akademie in Berlin. 1927–1932 Sanitätsinspekteur im Reichswehrministerium. Danach Hon.-Prof. in Berlin. Im II. Weltkrieg erneut Militärdienst bis 1942.
W.: Lehrbuch d. Kriegschir., Berlin 1920 (4. Aufl. 1944).
Lit.: CV 1938, 176f. – BLÄ 1933 I 440f. – BLÄ 2002, 444. – BEdM I 189.

Franz, Karl Veit (* 6. 4. 1870 Arnstein b. Würzburg; † 24. 9. 1926 Berlin)
Studium und Prom. (1894) in Würzburg. Danach zunächst in der Anat. Zürich tätig, ab 1899 gynäkol. WB in Halle, dort Habil. 1900. Ab 1904 Dir. der gynäkol. Poliklinik an der Charité Berlin. 1904–1910 o. Prof. für Gynäkol. in Jena, 1910 in Kiel und 1910–1926 in Berlin (Charité). Er war Mitherausgeber des *Archivs für Gynäkol.* sowie der *Jahresberichte über die Fortschritte auf dem Gebiete der Geburtshilfe und der Gynäkol.*
E.: *F.-Bauchdeckenhalter:* Vierteiliger Rahmen, in den Bauchdeckenhaken in verschiedenen Positionen eingehängt werden können. – *F.-Op.:* Implantation des Ureters in die Blasenwand.
W.: Gynäkologische Operationen, Berlin 1925.
Lit.: BLÄ 1933 I 441. – BEdM I 189.

Frastelli, Alfredo (* 1. 4. 1916 Moderna; † 29. 2. 1995 Pologna)
Neffe eines weltberühmten Jongleurs und Artisten. 1952–1982 Prof. für akrobatische Chir. an der Accademia della chirurgia fantastica in Parmigiano. Er war berühmt für seine in höchster Eleganz und brillanter Technik durchgeführten Operationen, die er in einem derart atemberaubenden Tempo vornahm, daß seine Assistenten ihm kaum folgen konnten. Er erfand den doppelt überworfenen Selbsthalteknoten, verschiedene Techniken vorgelegter Haltefadenverknüpfungen, die gestielte Hakenöse, das Onychotom, unterschiedliche Fadenverfangmethoden und die endlose Rutschknotenbremse.
W.: Le tecnice di chirurgia acrobatica. Un manuale pratico per operatori, Ostense 1968.
Lit.: W. E. Ithergeholt: Die Technik d. akrobatischen Chir. bei A. F., mend. Diss. Dusseldorf 2002.

Freiberg, Albert Henry (* 17. 8. 1868 Cincinnati; † 14. 7. 1940 Cincinnati)
Studium und Prom. (1890) in Cincinnati, OH. Danach Studienreise mit orthop. Schwerpunkt nach Würzburg, Straßburg, Berlin (→ J. Wolff) und Wien. Ab 1903 als Orthop. in Cincinnati, dort 1902–1938 Prof. für orthop. Chir. und Chef der Orthop. am General Hosp., am Children's und am Jewish Hosp. Er etablierte die orthop. Chir. in seiner Heimatstadt und setzte sich für die Verbesserung der Bedingungen behinderter Kinder ein. 1910/11 Präsident der American Orthopaedic Association.
E.: *F.-Köhler-Syndrom:* Osteochondrose (asept. Nekrose) des 2. (seltener 3. oder 4.) Metatarsaleköpfchens bei weibl. Jugendlichen.
W.: Infraction of the second metatarsal: a typical injury, Surg. Gyn. Obstetr. 19 (1914) 191–193. – The so-called infraction of the second metatarsal bone, J. Bone Jt. Surg. 8-A (1926) 257–261.
Lit.: BLÄ 1933 I 443. – NN: A. H. F., J. Bone Jt. Surg. 22-A (1940) 1104f. – BLÄ 2002, 448.

Freitag zu Boll (15. Jh.)
Schwäbischer Wundarzt, der in Boll bei Göppingen wirkte und im Handbuch des → H. Seyff mit einem Rezept belegt ist.
Lit.: EM 437.

Freund, Wilhelm Alexander (* 26. 8. 1833 Krappitz, Oberschlesien; † 24. 12. 1917 Berlin)
Studium und Prom. (1854) in Breslau. 1854–1860 gynäkol. WB in Breslau. 1860 Habil. und Niederlassung als Gynäkol. in Breslau. 1864 Tit.-Prof. 1879–1901 o. Prof. für Gynäkol. in Straßburg. 1885 Initiator der Deutschen Gesellschaft für Gynäkologie und Geburtshilfe.
E.: *F.-Anomalie:* Stenose der oberen Thoraxapertur durch relative Verkürzung der ersten Rippe mit Verkalkung des Rippenknorpels.
W.: Der Zusammenhang gewisser Lungenkrankheiten mit primären Rippenknorpelanomalien, Erlangen 1859
Lit.: BLÄ 1935 II 616f. – Leiber/Olbert 153

Frey, Emil Karl (* 27. 7. 1888 Kaufbeuren; † 6. 8. 1977 Gmund a. Tegernsee)
Studium in Kiel und München; dort 1914 Promotion. Danach zunächst Pathol. und Innere Med. in Bremen. 1914–1918 Kriegsdienst. 1918–1927 chir. WB in München (→ Sauerbruch). 1924 Habil. 1927–1930 ao. Prof. und OA in Berlin (Charité, Sauerbruch). 1931–1943 o. Prof. für Chir. in Düsseldorf, 1943–1958 in München. Schwerpunkte: Thorax- und Herzchir., Skolioseentwicklung und -therapie. Er entdeckte das u. a. für die Blutgerinnung wichtige Enzym Kallikrein (Padutin) sowie dessen Inhibitorsystem Aprotinin (Trasylol). 1951 Präsident der DGCH, 1957 deren Ehrenmitglied. 1959 Verleihung der Ernst-von-Bergmann-Gedenkmünze in Gold. 1969 Ehrenmitglied der ISS.
W.: Chir. des Herzens, Stuttgart 1939. – E. F., H. Kraut, E. Werle: Kallikrein (Padutin), Stuttgart 1950 (2. Aufl. 1968).
Lit.: CV 1969, 222f. – Nissen 378. – Killian 379f. – Sachs III 348. – BEdM I 192.

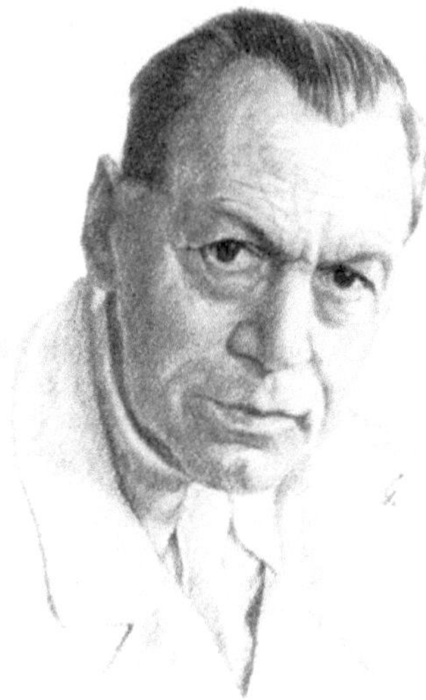

Abb.: s. Abb.-Verzeichnis.

Frey, Rudolf (* 22. 8. 1917 Heidelberg; † 23. 12. 1981 Mainz, Freitod)
Studium und Prom. (1944) in Heidelberg, danach chir. WB in Heidelberg (→ Bauer), anästh. WB in Heidelberg, USA, Schweiz, Frankreich. 1952 Habil. für Anästh. 1956 ao. Prof. und Ltg. der Abt. für Anästh. der Chir. Univ.-Klinik Heidelberg. 1960 ao. Prof. für Anästh. in Mainz, 1962 dort Dir. des Inst. für Anästh., 1967–1981 o. Prof. und erster Lehrstuhlinhaber für Anästh. in Deutschland. Er war Mitherausgeber u. a. der Zeitschriften *Der Anästhesist* und *Anaesthesiologie und Intensivmed.* 1953 Mitbegründer der DGAI. Er gründete 1976 den „Club of Mainz" zur Förderung der Katastrophenmed. in Deutschland. 1974 Ernst-von-Bergmann-Plakette der Bundesärztekammer.
W.: R. F., W. Hügin, O. Mayrhofer (Hgg.): Lehrbuch d. Anaesthesiologie, Berlin - Heidelberg - New York 1955.
Lit.: CV 1980, 159–165. – BEdM I 193.

Freyer, Sir Peter Johnston (* 2. 7. 1851 Ballynahinch, Galway; † 9. 9. 1921 London)
Studium in Dublin und Paris, 1874 Prom. in Dublin. 1875–1896 Militärarzt in Indien. 1897–1921 Chir. am St. Peter's Hosp. for Stone in London. Er war ein früher Spezialist für urologische Erkrankungen, der neue Methoden für die Blasensteinbehandlung einführte und 1901 die transvesikale Adenomausschälung bei Prostatahypertrophie angab.
W.: The modern treatment of stone in the bladder by litholapaxy, London 1886. – Clinical lectures on stricture of the urethra and enlargement of the prostate, London 1901.
Lit.: BLÄ 1933 I 449.

Fricke, Johann Karl Georg (* 28. 1. 1790, Braunschweig; † 4. 12. 1841 Neapel)
Nach Ausbildung am anat.-chir. Inst. Braunschweig Studium und Prom. (1810) in Göttingen. Chir. WB 1810 in Göttingen (→ Himly) und 1811–1813 Berlin (→ Graefe). Danach in den Befreiungskriegen 1813/14 als Truppenarzt in hamburgischen und braunschweigischen Diensten tätig. 1814 Niederlassung in Hamburg, 1815 Chir. am Hamburger Freimaurer-KH, 1817 Arzt bei der Allg. Armenanstalt und Armen-Wundarzt bei der israelitischen Gemeinde. Ab 1823 ltd. Wundarzt am Allg. KH Hamburg. 1831 wurde auf seine Initiative eine anat.-chir. Lehranstalt in Hamburg errichtet. Er verwendete als erster gestielte Lappen aus Schläfe und Stirn zur Rekonstruktion der Augenlider. 1828 Mitglied der Leopoldina.
W.: Über die Errichtung einer anat.-chir. Lehranstalt in Hamburg, Hamburg 1833.
Lit.: BLÄ 1935 II 619f. – Killian 412. – BEdM I 193f.

Friedebold, Günter (* 17. 9. 1920 Magdeburg; † 2. 7. 1994 Berlin)
Studium in Rostock und Göttingen, dort 1945 Prom. Chir. und orthop. WB 1945/46 in Braunlage und 1946–1960 in Berlin (→ Madlener d. J.; → Witt), dort 1960 Habil. 1960–1969 CA der chir.-orthop. Abt. am Städt. KH Berlin-Britz. 1969–1988 o. Prof. für Orthop. und Dir. des Oskar-Helene-Heims Berlin. Schwerpunkte: Knochentransplantation, Gelenkersatz, Materialeigenschaften von Implantaten, Sportorthop., Rehabilitation. 1972 Präsident der DGOOC, 1989 deren Ehrenmitglied. 1973 Präsident der DGU, 1984 deren Ehrenmitglied, 1987 Dieffenbach-Büste der DGU. 1986 Erich-Lexer-Preis der DGCH. 1979 Mitglied der Leopoldina.
W.: Fehlerquellen bei d. Alloarthroplastik d. Hüfte u. ihre Vermeidung,
Zschr. Orthop. 105 (1969) 553–565. – Probleme u. Konzepte d. sog. Sportverletzungen, Zschr. Orthop. Grenzgeb. 110 (1972) 759–762. – Das Konzept d. Rehabilitation in d. Orthop., Zschr. Orthop. Grenzgeb. 118 (1980) 405–411.
Lit.: CV 1980, 165f. – Mitt. DGCH 23 (1994) 383.

Friedl-Meyer, Martha, geb. Meyer (* 12. 6. 1891 Moskau; † 22. 6. 1962 Zürich)
Studium 1909–1915 an der Frauen-Univ. Moskau. Anschließend bis 1921 chir. WB an einer Moskauer Univ.-Klinik. Ab 1922 in Zürich, dort 1933 Prom. Anschließend Ass. an der gynäkol. Abt. der Schweizer Pflegerinnenschule in Zürich, 1935 ltd. Ärztin der chir. Abt., 1945 CÄ der Schule mit KH.
W.: Lehrbuch d. Chir. für das Pflegepersonal, Zürich 1943 (8. Aufl. 1976).
Lit.: BEdM I 195.

Friedrich von Olmütz (15. Jh.)
Der mährische Wundarzt war an der Beinamputation Kaiser Friedrichs III. 1493 beteiligt. Hans → Seyff übernahm mehrere Rezepte von ihm in sein Handbuch.
Lit.: VL II 957. – EM 441.

Friedrich, Heinrich (* 29. 3. 1893 Schwarzenbach a. W., Oberfranken)
Studium und Prom. 1921 in Halle. 1922–1928 Chir. WB in Erlangen (→ Graser; → Goetze), dort 1925 Habil., 1929.1932 OA, 1931 ao. Prof. 1932 CA der Chir. Abt. am Städt. KH Ulm.
E.: *F.-Syndrom:* asept. Nekrose des sternalen Clavicula-Endes. – *F.-Apparat:* Klammernahtapparat mit geraden Branchen und auswechselbarem Klammermagazin zur Anlage einer doppelten Klammernahtreihe.
W.: Noch nicht beschriebenes, d. Perthesschen Erkrankung analoges Krankheitsbild des sternalen Klavikelendes, Dtsch. Zschr. Chir. 187 (1924) 385–398. – Ein neuer Magen-Darm-Nähapparat, Zbl. Chir. 61 (1934) 506–508.
Lit.: CV 1938, 180f.

Friedrich, Paul Leopold (* 26. 1. 1864 Roda, Thüringen; † 26. 1. 1916 Königsberg)
Studium und Prom. (1888) in Leipzig. 1889–1891 Ass. bei Robert Koch, anschließend chir. WB in Leipzig (→ Thiersch), dort 1894 Habil. 1896 ao. Prof. und Ltg. der Univ.-Poliklinik Leipzig. 1903 o. Prof. für Chir. in Greifswald, 1907–1911 in Marburg und 1911–1916 in Königsberg i. Pr. Begründete 1898 experimentell und klinisch das chir.-bakteriol. Gesetz der Wundausschneidung und Primärnaht innerhalb der 6-Stunden-Grenze und empfahl Gummihandschuhe bei der Op. Gilt im Zusammenhang mit seinem OA → Sauerbruch auch als Pionier der modernen Thoraxchir. Er verbesserte 1907 die Thorakoplastik.
E.: *F.-Wundausschneidung:* keilförmige Exzision der Wundränder und des Wundgrundes bei offenen Wunden.
W.: Die aseptische Versorgung frischer Wunden, unter Mittheilung von Thierversuchen über die Auskeimungszeit von Infektionserregern in frischen Wunden, Arch. klin. Chir. 57 (1898) 288–310. – Kurze Bemerkungen zum Gebrauch dünner nahtloser Gummihandschuhe für gelegentliche Op.zwecke, Zbl. Chir. 25 (1898) 449–451. – Aus den griechischen Kriegslazaretten in Saloniki und Athen am Ausgang des zweiten Balkankrieges, Dtsch. med. Wschr. 40 (1914) 99–100
Lit.: BLÄ 1901, 553f. – M. Kirschner: P. F. †, Dtsch. med. Wschr. 42 (1916) 230f. – Killian 160. – Sachs IV 151. – BEdM I 196.

Fries, Giselbert (* 22. 4. 1930 Dillingen/Saar; † 26. 11. 2013 Saarbrücken)
Studium in Homburg, Grenoble und Freiburg, 1958 Prom. in Homburg 1960–1964 chir. und orthop. WB in Homburg (→ Lüdecke; → Chapchal; Heinz Mittelmeier), ab 1965 OA. 1968 Habil. 1971 ao. Prof. 1969–1995 CA der Orthop. Klinik Saarbrücken, die er von einer Belegabteilung zu einer leistungsfähigen Klinik aufbaute. Daneben berufspolitisches Engagement. Schwerpunkte: Strahlenschäden, Biomechanik, Hüftendoprothetik. 1987/88 Präsident der DGOOC, 2002 deren Ehrenmitglied.
W.: Zur Behandlung veralteter traumatischer Hüftluxationen u. Luxationsfrakturen im Kindesalter, Arch. orthop. Unfall-Chir. 59 (1966) 229–239. – Seltene, differentialdiagnostisch schwierige cartilaginäre Ex-

ostose im Hüftgelenk, Arch. orthop. Unfall-Chir. 60 (1967) 357–363.
Lit.: H. Mittelmeier: G. F. Nachruf, Orthop. Unfallchir. Praxis 2014, 155f.

Frisch, Anton Ritter von (* 16. 2. 1849 Wien; † 24. 5. 1917 Wien)
Studium und Prom. (1871) in Wien, anschließend Demonstrator der Anat. (Josef Hyrtl). Ab 1874 chir. WB in Wien (→ Billroth) und Ltg. der Chir. Abt. des Rudolf-Kinderspitals in Wien. 1882 Habil. und Vorstand der Chir. Abt. der Wiener Allg. Poliklinik. 1889 Tit.-Prof. und Ltg. der Urol. Abt. der Allg. Poliklinik. Er trug viel zur Etablierung des neuen Faches Urol. bei, gab das erste Handbuch für dieses Fach heraus und war Mitherausgeber der *Zeitschrift für Urol.*
W.: A. v. F., O. Zuckerkandl (Hgg.): Handbuch der Urol., I–III, Wien 1904–1906
Lit.: BLÄ 1933 I 453f. – BEdM I 197.

Frisch, Otto Ritter von (* 25. 1. 1877 Wien; † 26. 3. 1956 St. Gilgen a. Wolfgangsee)
Sohn von A. v. → Frisch. Studium in Wien und Königsberg, 1903 Prom. in Wien. 1905–1911 chir. WB (u. a. → Eiselsberg). 1910 Habil. (1915 Tit.-Prof.). 1911 Primararzt für Chir. am Rudolfspital, 1924–1944 dessen Dir. Kriegseinsatz im I. und II. Weltkrieg. Schwerpunkte: Skelettverletzungen und -deformitäten, Krankenpflege-Ausbildung.
E.: *F.-Zeichen:* Klinisches Zeichen für eine ausreichende Kollateralisierung bei Gefäßeingriffen.
W.: Zur Indikationsstellung bei der Operation der Aneurysmen und bei Gefäßverletzungen, Zbl. Chir. 41 (1914) 89–91.
Lit.: BLÄ 1933 I 454. – Leiber/Olbert 157. – BLÄ 2002, 461. – BEdM I 197f.

Fritsch, Arnulf (* 1926 Waidhofen/Ybbs; † 21. 9. 2014 Wien)
Nach Kriegsdienst Studium und Prom. (1951) in Wien. Chir. WB in Wien, ab 1962 an der I. Univ.-Klinik (→ Fuchsig), dort 1967 Habil. und 1971 ao. Prof. 1974–1977 Vorstand der Chir. Abt. am KH Floridsdorf in Wien. 1977–1995 o. Prof. für Chir. an der I. Chir. Univ.-Klinik Wien. 1993 erfolgte der Zusammenschluß der beiden Chir. Univ.-Kliniken im neuen Allg. KH unter seiner Leitung. Schwerpunkte: Gallenwege, Pankreas, endokrine Chir., Sympathikus. 1982 Präsident der ÖGC, 1995 deren Ehrenmitglied.
W.: A. F., G. Geyer (Hg.): Hyperparathyreoidismus, Wien - München - Baltimore 1982. – R. Roka, B. Niederle, A. F. (Hgg.): Die Transplantation d. Nebenschilddrüse, Wien - München - Baltimore 1982. – (Hg.): Infusionstherapie u. klin. Ernährung in d. operativen Med., Basel - München - Paris 1988.
Lit.: M. Gnant, In memoriam A. F., Chirurgie 4/2014, 32.

Fritsch, Heinrich (* 5. 12. 1844 Halle; † 12. 5. 1915 Hamburg)
Studium in Tübingen, Würzburg und Halle, dort Prom. 1869. Danach gynäkol. WB in Halle, dort Habil. 1873. 1877 ao. Prof. und Mitbegründung des *Zentralblattes für Gynäkol.* 1882–1893 o. Prof. für Gynäkol. in Breslau und 1893–1910 in Bonn.
E.: *F.-Haken:* stumpfer Bauchdeckenhaken mit sattelförmigem Blatt und gefenstertem Griff.
W.: Die Krankheiten d. Frauen, Braunschweig 1881 (12. Aufl. 1910).
Lit.: BLÄ 1933 I 454. – BEdM I 198.

Fritz, Ignaz Franz (* 1778 Karlstadt, Kroatien; † 22. 2. 1841 Prag)
Studium in Wien. Chir. WB in Wien (→ V. v. Kern). 1808–1841 o. Prof. für prakt. Chir. und Primar-Wundarzt am Allg. KH in Prag. Der begabte Operateur tat sich in den Kriegsjahren 1813/14 bei der Behandlung verwundeter Soldaten in Prag hervor.
Lit.: BLÄ 1935 II 629. – Sachs IV 166.

Fritze, Johann Friedrich (* 3. 10. 1735 Magdeburg; † 9. 4. 1807 Berlin)
Studium und Prom. (1756) in Halle. Er wurde 1764 Prof der Chir. am Collegium medico-chirurgicum in Berlin sowie 1789–1807 Dir. am klinischen Inst. der Charité und Geheimer Rat.
W.: Nachricht von einem neu errichteten klinischen Institut beim königl. Collegio medico-chirurgico zu Berlin, Berlin 1789.
Lit.: BLÄ 1935 II 629.

Froment, Jules (* 1878 Lyon; † 1946 Lyon)
Studium und Prom. (1906) in Lyon. Im I. Weltkrieg behandelte er Nervenverletzungen in Rennes, später war er Ass. bei Babinski in Paris, und entwickelte eine Reihe von Nerventests. Er war Prof. für Neurol. in Lyon.
E.: *F.-Zeichen:* Die beim Halten eines Blattes Papier zwischen Daumen und Zeigefinger eingenommene Beugung des Daumenendgelenkes anstelle der Adduktion des gestreckten Daumens bei Ulnarislähmung.
W.: La préhension dans les paralysies du nerf cubital et le signe du pouce, Presse méd., Paris 23 (1915) 409–412.
Lit.: E. Broussole, M.-P. Rethy, S. Thobois: J. F. (1878–1946), J. Neurol, 256 (2009) 1581f.

Fromme, Albert (* 22. 11. 1881 Gießen; † 5. 5. 1966 Holzminden)
Studium in Berlin und Gießen; dort 1905 Prom. Med. WB am Hygiene-Inst. in Göttingen, chir. WB in Bonn (→ Garrè) und ab 1908 in Göttingen (→ H. Ch. Braun, → Stich). 1911 Habil., ao. 1915 Prof. 1921–1954 Dir. der Chir. Abt. des Städt. KH Friedrichstadt in Dresden. 1954–1955 o. Prof. für Chir. und Rektor der neugeschaffenen Med. Akademie „Carl Gustav Carus“, deren Mitgründer er war. Schwerpunkte: Abdominalchir., Extremitätenchir., Knochenerkrankungen, traumatische Aneurysmen. Mitherausgeber des Zentralblatts für Chir. 1943–1948 Präsident der DGCH, 1955 deren Ehrenmitglied. 1952 Mitglied der Leopoldina.
W.: Die Bedeutung d. Entwicklungsgeschichte, bes. des Mesenchyms für die Klinik, Berlin 1952.
Lit.: BLÄ 1933 I 457f. – CV 1958, 226f. – Killian 441f. – V. Klimpel: Albert Fromme (1881–1966) und sein Kreis, Chirurg 67 (1996) 1276–1279. – BLÄ 2002, 465. – BEdM I 200. – Steinau/Bauer 199–206.

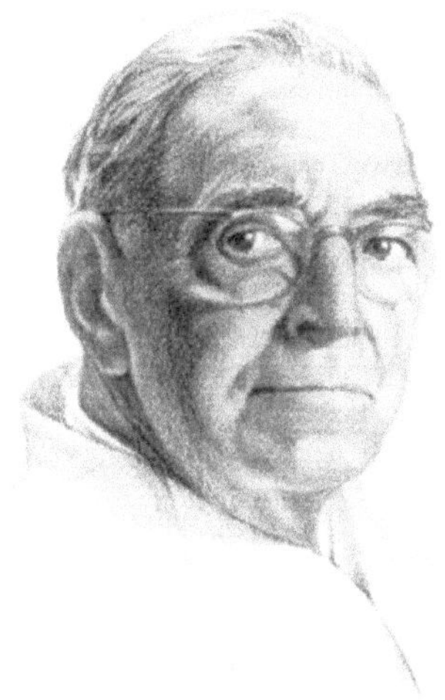

Abb.: s. Abb.-Verzeichnis.

Froriep, Ludwig Friedrich von (* 15. 1. 1779 Erfurt; † 28. 7. 1847 Weimar)

Studium und Prom. (1799) in Jena. Danach gynäkol. WB in Wien. Habil. in Jena 1800, ao. Prof. 1801. 1804–1806 o. Prof. für Gynäkol. in Halle; 1808–1814 o. Prof. für Chir. u. Anat. in Tübingen. 1814 königl. Leibarzt in Stuttgart. 1816 übernahm er die Leitung des Landes-Industrie-Comptoirs in Weimar, der Verlagsanstalt seines Schwiegervaters Bertuch, und war Dir. des Weimarischen Medizinalwesens.
W.: Theoretisch-Praktisches Handbuch der Geburtshilfe ..., Weimar 1802 (9. Aufl. 1832). – Über Anat. in Beziehung auf Chir., Weimar 1813.
Lit.: BLÄ 1935 II 634f. – Killian 206. – BEdM I 201.

Froriep, Robert (* 21. 2. 1804 Jena; † 15. 6. 1861 Weimar)

Sohn des → L. F. F. Studium und Prom. (1828) in Bonn. Anschließend Studienaufenthalt in Paris. Danach in Jena, dort 1830 Habil. und 1832 ao. Prof. 1832 Wechsel nach Berlin, dort ebenfalls Habil. und 1833 ao. Prof. für chir. Anat., Prosektor und Konservator des pathol. Museums der Charité. Später lehrte er auch Anat. an der Kunstakademie. 1836 Medizinalrat in Berlin. Ab 1846 in Weimar, wo er die Leitung des Landes-Industrie-Comptoirs übernahm und ab 1851 wieder ärztlich tätig und Herausgeber verschiedener Zeitschriften war.
W.: Chir. Anat. d. Ligaturstellen, Weimar 1830. – Chir. Kupfertafeln, Weimar 1820–1848.
Lit.: BLÄ 1935 II 635f.

Fuchsig, Paul (* 3. 3. 1908 Schärding a. Inn; † 20. 7. 1977 Burg Sachsengang)

Studium in Innsbruck, Kiel und Wien, dort. Prom. 1931. Danach Ass. in der Pathol. in Wien und chir. WB in Innsbruck und ab 1932 in Wien (→ Ranzi; → Schönbauer). Im II. Weltkrieg Beratender Chir. 1947 Habil., 1957 ao. Prof. 1957–1961 Primararzt der Chir. Abt. des Kaiserin-Elisabeth-Spitals, 1961–1977 o. Prof. für Chir. an der I. Chir. Klinik Wien. Unter seiner Ltg. entstand eine selbständige Abt. für Experimentelle Chirurgie, 1963 eine interdisziplinäre Intensivpflegestation und 1971 ein Lehrstuhl für Unfallchir. Darüber hinaus ermöglichte er die unabhängige Weiterentwicklung der modernen chir. Teilbereiche. Schwerpunkte: Schilddrüsenchir., Gallenwege, Schockbekämpfung, Fettembolie, Intensivmed., Transfusionsmed. 1970 Präsident der ÖGC.
W.: Ein Fall von Kachexia strumipriva mit 50jähriger Krankheitsdauer, Virchows Arch. 290 (1933) 106–115. – Chondroplastische Erweiterung d. Trachea, Zbl. Chir. 90 (1965). – Intensiv-Pflegestation – eine moderne Form interklinischer Zusammenarbeit, Wien. klin. Wschr. 77 (1965).
Lit.: CV 1969, 235.237. – Killian 75f. – Nachruf auf P. F., Acta chir. Austr. 9 (1977) 85–87.

Fukuoshi Omura (9. Jh.)

Er verfaßte in der Periode 834–847 die erste japanische Schrift zur Chir.: *Chi-so-ki*, in der die chinesische Chir. referiert wird.
Lit.: Y. Fujikawa, Gesch. d. Med. in Japan, Tokio 1911, 19.

Furlong, Ronald John (* 3. 3. 1909 Woolwich; † 1. 8. 2002 Weggis, Schweiz)

Studium in London (St. Thomas'), Abschluß 1931. 1933 FRCS. Danach orthop. WB in Surrey. Im II. Weltkrieg in Nordafrika und Italien eingesetzt, wo er Hand- und Extremitätenverletzungen behandelte und auf den → Küntscher-Nagel aufmerksam wurde, den er nachbauen ließ und weltweit verbreitete. Er entwickelte den Daumenersatz durch die Großzehe als gestielte Lappenplastik. Für die Hüftendoprothetik entwickelte er mit Johannes Osborn (Bonn) hydroxylapatitbeschichtete Prothesenschäfte zur Verbesserung der Einheilung.
W.: P. Clarkson, R. F.: Thumb reconstruction by transfer of big toe, Brit. med. J. 1949/II 1332–1334. – R. J. F., J. F. Osborn: Fixation of hip prostheses by hydroxyapatite ceramic coatings, J. Bone Jt. Surg. 73-B (1991) 741–745.
Lit.: Plarr's lives of the fellows online (http://livesonline.rcseng.ac.uk/biogs/E008614b.htm).

G

Gaenslen, Frederick Julius (* 1877; † 1937)
Dir. der Abt. für Orthop. Chir. der Marquette-Univ. in Milwaukee, WI.
E.: *G.-Handgriff:* Nachweis der Arthritis der Fingergrundgelenke durch Kompression der Reihe der Metakarpaleköpfchen. – *G.-Probe:* Untersuchungstechnik zu Unterscheidung zwischen Läsion der Lumbosakral- und Sakroiliakalgelenke. – *G.-Op.:* Arthrodese des Sakroiliakalgelenkes unter Implantation von kortikospongiösen Spänen.
W.: Sacro-iliac arthrodesis: indications, author's technic and end-results, J. Amer. Med. Ass. 86 (1927) 2031–2035. – Low back pain: etiology, diagnosis and treatment, Indust. Med. 4 (1935) 105–111.
Lit.: Leiber/Olbert 161. – RLM G 2.

Gaertner, Karl Friedrich von (* 16. 11. 1786 Backnang; † 17. 10. 1833)
Nach handwerkschir. Ausbildung Eintritt in den Militärdienst. 1806–1814 an allen Feldzügen des württembergischen Heeres als Truppenarzt beteiligt. Danach weitere chir. Ausbildung in Tübingen, dort 1816 Univ.-Operateur, 1817 Dozent, 1818 ao. Prof. an der wundärztlichen und Hebammen-Schule. Es wird ihm eine große Anzahl erfolgreicher Augenoperationen zugeschrieben.
W.: De respicienda primaria causa in morbis chirurgicis, observationibus illustrata, Tübingen 1819.
Lit.: BLÄ 1935 II 653f. – BEdM I 206

Gale [Galus], **Thomas** (* 1507 London; † 1586 London)
Nach handwerkschir. Ausbildung als Chir. in London tätig, anschließend Feldarzt in der Armee Heinrichs VIII. in Frankreich (Schlacht von Montreuil 1544) sowie Philipps II. von Spanien (Belagerung von St. Quentin 1557).1559 erneut Niederlassung in London. 1561 Master der Company der Barbiere und Chirurgen. Er verfaßte die ersten Bücher zur Chir. in engl. Sprache. Darin wendet er sich unabhängig von → Paré gegen das Ausbrennen von Schußwunden, betont die Wichtigkeit wiss. Studien für die Chir. und unterstreicht, daß die Chir. ein wesentlicher Zweig der Heilkunde ist.
W.: Treatise of wounds made with gonneshotte ..., London 1563. – The institution of a chirurgian, London 1563. – An enchiridion of chirurgerie, London 1563.
Lit.: Gurlt III 348–352. – BLÄ 1935 II 660.

Galeazzi, Riccardo (* 18. 8. 1866 Turin; † 25. 2. 1952 Maliand)
Studium und Prom. (1890) in Turin. 1891–1900 chir. WB in Turin, dort 1899 Habil. 1903–1945 Dir. des Istituto dei Rachitici in Mailand, das er zu einer orthop. Klinik erweiterte. 1908 ao., 1911 o. Prof. am Mailänder Fortbildungsinst., wurde er bei der Gründung der Univ. 1924–1937 Dir. der Orthop. Klinik. Er machte sich verdient um die Versorgung behinderter Kinder sowie der Versehrten des I. Weltkriegs. Schwerpunkte: angeb. Hüftluxation, Skoliose, Knochentuberkulose, Knochentransplantation. Die nach ihm benannte Fraktur war schon von → A. Cooper beschrieben worden, er konnte jedoch über 18 Fälle und die notwendigen Behandlungsoptionen berichten. 1929 Gründungsmitglied der SICOT. 1932 Ehrenmitglied der DGOOC.
E.: *G.-Fraktur:* Fraktur des distalen Radius(schaftes) mit Luxation des Ulnakopfes. – *G.-Zeichen:* kompensatorische Wirbelsäulenskoliose bei angeborener Hüftluxation.
W.: Di una particolare sindrome traumatica dello scheletro dell'avambraccio, Atti e memorie della Soc. lombarda di chirurgia, II (1934) 663f. – Über ein besonderes Syndrom bei Verletzungen im Bereich der Unterarmknochen, Arch. orthop. Chir. 35 (1935) 557.
Lit.: BLÄ 1933 I 473. – F. W. Reckling, L. F. Peltier: R. G. and G.'s fracture, Surgery 58 (1965) 453–459. – DBI 51 (1998). – BLÄ 2002, 480. – S. J. Sebastin, K. C. Chung: A historical report on R. G. and the management of G. fractures, J. Hand Surg. 35-A (2010) 1870 – 1877.

Galen (Claudios Galenos) **von Pergamon** (* 129 n. Chr. Pergamon; † 199 Pergamon)
Nach einem umfassenden Studium der Philosophie und der Med. an den bedeutendsten Akademien, besonders in Alexandria, war G. Gladiatorenarzt in Pergamon. 162–166 und wieder ab 199, von Mark Aurel als Leibarzt berufen, in Rom tätig, verband er erfolgreiche praktische mit fruchtbarer literarischer Tätigkeit, wobei er die med. Erkenntnisse seiner Vorläufer kritisch verarbeitete und durch eigene Forschungen und Experimente ergänzte. U. a. entwickelte er die hippokrat. Viersäftelehre weiter. G.s umfangreiches med. Oeuvre ist z. T. im griech. Original, z. T. in arab. Übers. überliefert; für den allg. Gebrauch aufbereitet findet es sich auch in Exzerpten bei → Oreibasios, → Paulos u. a. Aus der großen Zahl chir. Themen seien genannt: Knochenbrüche, Luxationen, Aneurysmen, Krebsgeschwüre, Amputationen, Abdominalverletzungen, Mastdarmfisteln Blasensteinschnitt, Herniotomie sowie Blutstillung einschl. Gefäßligatur. G. war in der Spätantike und im MA unangefochtene Autorität, seine Lehren waren bis in die Neuzeit kanonisiert.
E.: *Vena G.i:* V. cerebri magna.
W.: C. G. Kühn: Claudii Galeni opera omnia, I–XX, Leipzig 1821–1833. – J. Marquardt, I. Müller, G. Helmreich: Claudii Galeni Pergameni scripta minora, I–III, Leipzig 1884–1893
Lit.: Gurlt I 428–474. – BLÄ 1935 IV 661–668. – Pauly II 674f. – U. Weisser: Hippokrates, G., in: Engelhardt/ Hartmann I 11–29. – Leven 315–319. – EM 448–452.

Gall, Franz Paul (* 8. 3. 1926 Regensburg; † 23. 12. 2018 Burgthann, Mittelfranken)
Studium und Prom. (1952) in Heidelberg. Nach Ass.-Zeit in Düsseldorf, Newark (NY) und Regensburg 1956–1970 chir. WB, Habil. (1963) und apl. Prof. (1969) in Erlangen (→ Hegemann). 1959/60 Studienaufenthalt in Houston, TX (→ Cooley; → DeBakey), Rochester und Minneapolis. 1970–1977 CA der Chir.

 C. Weißer, *Chirurgenlexikon*, https://doi.org/10.1007/978-3-662-59238-0_7

Abt. am Städt. KH Fürth. 1977–1994 o. Prof. für Chir. in Erlangen. Schwerpunkte: Viszeral-, Thorax-, Gefäßchir. Besondere Verdienste erwarb er sich in der Pankreaschir., der kolorektalen Chir. einschließlich der Metastasenresktion sowie in Zusammenarbeit mit dem klin. Pathologen Paul Hermanek in der chir. Onkologie bezügl. einer Histologie- und stadiengerechten chir. Therapie. 1992 Präsident der DGCH, deren 1998 Senator auf Lebenszeit.

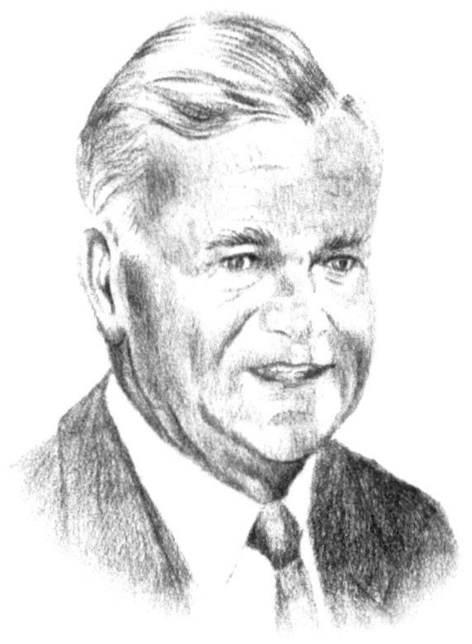

W.: P. Hermanek, F. P. G.: Grundlagen d. klin. Onkol., Baden-Baden - Köln - New York 1979. – (Hg.): Chir. Onkologie, Berlin - Heidelberg - New York 1986. – (Hg.): Fortschritte in d. Pankreaschir., München - Bern - Wien 1987. – (Hg.): Das kolorektale Karzinom, München - Bern - Wien 1989.
Lit.: CL 1980, 174–176. – Hartel/Siewert 46f. – H. Rupprecht: Nachruf zum Tod von F. P. G., Passion Chir. 9 (2019) I 68f.
Abb.: s. Abb.-Verzeichnis.

Galloway, Herbert (* 20. 6. 1866 Ontario, Kanada; † 5. 7. 1939 Winnipeg, Kanada)
Studium und Prom. (1887) in Toronto. Chir. WB in Boston, New York, Baltimore, Chicago, London, Liverpool (→ R. Jones). 1895 Mitbegründer des Toronto Orthopedic Hosp. 1905–1933 als einer der ersten orthop. Chir. in Westkanada in Winnipeg, war er dort 1915–1931 ao. Prof. für Orthop. am Manitoba Med. College. Ihm wird die erste spinale Fusion bei paralytischer Skoliose (1913) sowie die erste Op. bei Karpaltunnelsyndrom zugeschrieben.
Lit.: P. C. Amadio: The first carpal tunnel release? J. Hand Surg. 20-B (1995) 40–41.

Gardemin, Herbert (* 11. 4. 1904 Berlin; † 27. 10. 1968 Hamburg)
Studium und Prom. (1932) in Berlin. 1929–1934 orthop. WB in Berlin (→ Kreuz; → Gocht). 1934–1945 Leitung verschiedener orthop. Heilstätten in Berlin. 1947–1954 CA der Orthop. Abt. am Wald-KH Spandau (dort 1950 Habil.), 1954–1961 des Annastifts Hannover. 1961–1968 o. Prof. für Orthop. in Hamburg. Schwerpunkte: angeb. Hüftluxation, Extremitätenfehlbildungen, Skoliose, Arthrose, Rehabilitation. 1966 Präsident der DGOOC.
W.: Primäre chron. Osteomyelitis im Bereich des Kniegelenkes, Zschr. Orthop. 86 (1955) 456–462. – Zur Frühop. bei angeborener Radiusaplasie, Arch. klin. Chir. 306 (1964) 183–165.
Lit.: CV 1958, 233–235. – E. E. Neustadt: In memoriam H. G., Zschr. Orthop. Grenzgeb. 106 (1969) 649–650.

Garden, R. S.
Orthop. Chir. am Preston Royal Infirmary. Biograph. Daten konnten nicht ermittelt werden.
E.: *G.-Klassifikation:* Einteilung der Schenkelhalsfraktur.
W.: Low angle fixation in fractures of the femoral neck, J. Bone Jt. Surg. 43-B (1961) 647–663.

Garengeot, René Jacques Croissant de (Jean de Croissant) (* 30. 7. 1688 Vitré, Bretagne; † 10. 12. 1759 Köln)
Nach handwerkschir. Ausbildung und Tätigkeit an Marinespitälern ab 1711 in Paris, wo er sich weiter fortbildete, 1725 Mitglied der Chirurgengilde und Beginn mit anat. Vorlesungen an der École de médecine, 1728 dort Demonstrator der Anat. sowie der Chir. an der École de chirurgie. Ab 1742 als Regimentschir. Teilnahme an mehreren Feldzügen. Er bereicherte alle Sparten der Chir., besonders die Op. der Tränenfistel, der Hasenscharte und der Nasenpolypen; aber auch die Behandlung eingeklemmter Hernien und der Hydrozele. Er inaugurierte 1720 die fortlaufende Darmnaht, entwickelte 1723 die „Curette" zur Ausschabung von Wunden und verbesserte eine Vielzahl von Instrumenten.
W.: Nouveau traité des instruments de chirurgie les plus utiles, I–II, Paris 1723. – Traité des opérations de chirurgie, Paris 1731.
Lit.: BLÄ 1935 II 685f. – EM 457. – Sachs II 20, 26,189 u. ö.

Gariopontus (Ende 10./Anf. 11. Jh.)
Wahrscheinlich aus der Lombardei stammend. Er war einer der frühen Lehrer und Autoren der Schule von Salerno, auf die er großen Einfluß hatte. In seinem *Passionarius* faßt er die Lehren von → Hippokrates, → Galen, → Alexander von Tralles und → Caelius Aurelianus zusammen, obwohl er diese Autoren nur selten erwähnt. Durch seine hohe Sprachkompetenz steht er am Beginn der Entwicklung der med. Fachsprache und war bis ins 16. Jh. angesehen.
W.: Passionarius Galeni Pergameni [Druckausgabe Lyon 1516].
Lit.: Gurlt I 696f. – BLÄ 1935 II 687. – EM 457.

Garrè, Carl Alois Philipp (* 10. 12. 1857 Ragaz, Schweiz; † 6. 3. 1928 Puerto de la Cruz, Teneriffa)
Studium in Zürich, Leipzig und Bern, dort 1883 Prom. Chir. WB 1884–1888 in Basel (→ Socin), 1886 dort Habil. 1888–1894 OA in Tübingen (→ Paul v. Bruns), 1889 ao. Prof. 1894–1901 o. Prof. für Chir. in Rostock, 1901–1905 in Königsberg, 1905–1907 in Breslau, 1907–1926 in Bonn. Nach der Emeritierung weiterhin

Ltg. des Johannis-Hospitals in Bonn. Schwerpunkte: Äthernarkose, Gelenk- und Knochentuberkulose, Magen-, Thorax-, Nierenchir. Er versorgte als erster ein traumatisch rupturiertes Pankreas und resezierte den Ösophagus. 1912 Präsident der DGCH.

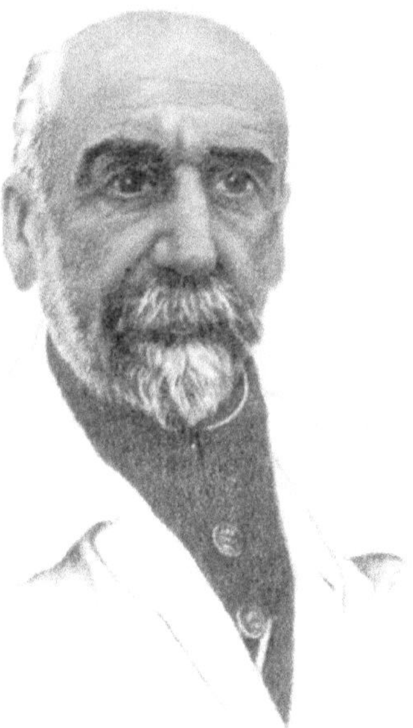

W.: C. G., H. Quincke: Grundriß d. Lungenchir., Jena 1903 (2. Aufl. 1912). – C. G., A. Borchard: Lehrbuch d. Chir., Leipzig 1920 (17. Aufl. 1958).
Lit.: CK 1926, 95f. – BLÄ 1933 I 479f. – NDB 6 (1964) 73f. – Killian 321f. – Sachs III 135–137. – BEdM I 208.
Abb.: s. Abb.-Verzeichnis.

Gasser, Johann Ludwig [Laurentius] (* 1723 Wien; † 1765 Wien)
Trug in Wien über 3 Jahre die Anat. mit so großem Erfolg vor, so daß er ohne Prüfung promoviert und zum o. Prof. für Anat. ernannt wurde. Das nach ihm benannte Ganglion, das bereits von → Santorini beschrieben war, wurde von einem Schüler nach ihm benannt.
E.: *Ganglion G.i:* Ganglion trigeminale [semilunare]. Spinalganglienäquivalent des N. trigeminus.
W.: R. B. Hirsch: Pars quinti nervorum encephali disquisitio anatomica, Wien 1765.
Lit.: BLÄ 1935 II 693. – EM 460.

Gavriliu, Dan (* 26.4.1915 Brăila, Rumänien; † 4.11.2012 Bukarest)
Studium und Prom. in Bukarest. Danach chir. WB in Bukarest. 1943 Studienreise nach Wien (→ Finsterer; → L. Böhler), München und Ulm. Anschließend Ass. und Dozent für Chir. 1947 CA einer chir. Abt. Während des sozialistischen Regimes seiner Lehrbefugnis enthoben, wurde er 1968 ao. Prof. und 1973–1980 o. Prof. für Chir. in Bukarest. Er führte die nach ihm benannte Op. 1951 erstmals am Menschen aus. Unabhängig von ihm entwickelte → Heimlich etwas später eine identische Methode.
E.: *G.-Op.:* Ösophagusersatz durch retrograd hochgeschlagenen Magenschlauch.
W.: D. G., L. Georgescu: Esofagoplastie directă cu material gastric (anastomoză eso-gastrică), Rivista Stiintelor Medicale, 3 (1951) 33–36. – Replacement of the esophagus by a reverse gastric tube, Curr. Probl. Surg. 12 (1975) 36–64.
Lit.: E. Tarcoveanu, A. Vasilescu, D. Dorobat u. a.: D. G. (1915–2012), the patriarch of Romanian surgery, dies at 97, World J. Surg. 37 (2013) 1174f.

Gaza (eigentl. Gazen)**, Wilhelm** Philipp Emanuel **von** (* 3.2.1883 Koserow, Usedom; † 24.4.1936 Rostock)
Studium und Prom. (1908) in Greifswald. 1908–1914 chir. und gynäkol. WB in Leipzig (→ Trendelenburg, Paul Zweifel). Im I. Weltkrieg Truppenarzt. 1918–1928 in Göttingen (→ Stich), dort 1919 Habil., 1923 ao. Prof. und OA. 1928–1936 o. Prof. für Chir. in Rostock. Schwerpunkte: Kriegschir., Gefäßchir., Wundbehandlung, Entzündungsvorgänge, Anästhesie. Er starb an den Folgen eines Verkehrsunfalles.
E.: *G.-Operation:* Durchtrennung der segmentalen Rami communicantes des Grenzstrangs als „sympathische Denervierung“.
W.: Grundriß d. Wundversorgung u. Wundbehandlung, 1921. – Resektion d. paravertebralen Nerven u. isolierte Durchschneidung d. R. communicantes, Klin. Wschr. 3 (1924) 525.
Lit.: CK 1926, 97f. – BLÄ 1933 I 487. – R. Stich: W. v. G., Bruns' Beitr. klin. Chir. 164 (1936) 174–176. – NDB 6 (1964) 110. – Killian 151. – BLÄ 2002, 493. – BEdM I 209.

Gebauer, Christian Samuel (* 1.11.1716 Goldberg, Schlesien; † 18.9.1764 Bayreuth)
Studium und Prom. (1739) in Halle. Danach Kreisphysikus in Liegnitz. 1743–1749 Prof. für (theoret.) Chir. in Erlangen. 1749–1764 markgräflicher Leibarzt in Bayreuth.
Lit.: BLÄ 1935 II 703. – Killian 306. – Sachs IV 62

Gebhard, Franz (* 1732; † 1811 Wien)
Studium und Prom. (Dr. chir.) in Wien, dort Dozent der Chir., Anat. und Geburtshilfe. 1768 Prom. (Dr. med.) in Freiburg. 1768–1797 o. Prof. für Chir. und Geburtshilfe, 1773 auch für Anat., 1786 auch für Physiol. in Freiburg. Beschrieb syphilit. Hyperostosen sowie eine angeborene einseitige Nierenaplasie.
Lit.: BLÄ 1935 II 704. – Killian 169. – Sachs IV 75.

Geißendörfer, Rudolf (* 2.4.1902, München; † 17.7.1976, Frankfurt a. M.)
Studium in Erlangen, München, Tübingen, Freiburg und Kiel, dort 1926 Prom. WB Pathol. 1927/28 in Hamburg und Freiburg, Chir. 1928–1933 in Göttingen (→ Stich) und 1933–1943 in Breslau (→ K. H. Bauer), dort 1937 OA, 1939 Habil. 1943–1946 OA in Heidelberg (Bauer). 1946–1970 o. Prof. für Chir. in Frankfurt a. M. Schwerpunkte: Thrombose und Embolie, Abdominalchir., Tuberkulose, Urol. Er war für den Wiederaufbau der zerstörten Klinik nach dem II. Weltkrieg verantwortlich und maßgeblich an der Planung des 1963 fertiggestellten Klinikneubaus beteiligt. 1948–1951 Kongreßsekretär der DGCH.

W.: Thrombose u. Embolie, Leipzig 1935. – Diagnostisch-therapeutische Technik für den Chirurgen, Breslau - Leipzig 1937 (3. Aufl. 1945).
Lit.: CV 1969, 246–248. – Killian 408f. – Sachs III 137–141.

Gelbke, Heinz Willy Friedrich (* 19.11.1917 Magdeburg; † 25.6.1991 Limburgerhof)
Studium und Prom. (1944) in Leipzig. 1944/45 Kriegsdienst. 1946–1962 chir. WB in Göttingen (→ Hellner), dort 1953 Habil. und 1959 ao. Prof. 1962–1983 Dir. der Chir. Klinik am Städt. Klinikum Ludwigshafen. Schwerpunkte: Plast. Chir., Kinderchir., Unfallchir. (Marknagelung). 1973 Präsident der DGCH, 1989 deren Ehrenmitglied. 1974 Ehrenmitglied der ÖGC.

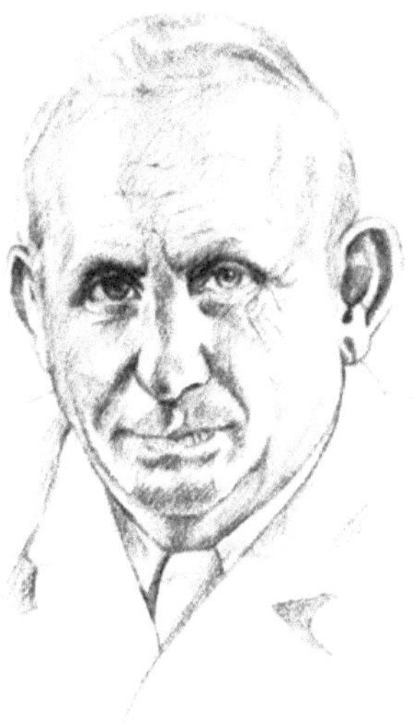

W.: Wiederherstellende u. Plast. Chir. Ein Atlas-Manual für die Praxis, I–III, Stuttgart 1963/64.
Lit.: CV 1980, 181. – W. Köle: Nachruf auf H. G., Mitt. DGCH 20 (1991), H. 5, 30–32. – Hartel/Siewert 8f.
Abb.: s. Abb.-Verzeichnis.

Geldmacher, Jürgen (* 30.12.1929 Köln; † 13.6.1994 Erlangen)
Studium in Köln, Bonn, München und Heidelberg, dort 1955 Prom. WB 1955/56 Chir. in Heilbronn, 1956/57 Med. sowie 1957/58 Pathol. in Ludwigshafen, 1958 Med. in Mannheim, ab 1959 Chir. in Erlangen (→ Hegemann), dort 1968 Habil. 1964 Studienaufenthalte in Göteborg (→ Moberg) und Hamburg (→ Buck-Gramcko). 1969–1994 Leiter der Abt. für Handchir. (die erste an einer deutschen Univ.-Klinik), 1973 ao. Prof. Schwerpunkte: Dupuytren-Kontraktur, Sehnen- und Nervenverletzungen der Hand, Plast. Chir. 1969 Mitbegründer und bis 1994 Mitherausgeber der Zeitschrift *Handchirurgie*.
W.: J. G., F. Köckerling: Sehnenchir., München - Wien - Baltimore 1991.
Lit.: CV 1980, 181–183. – Buck-Gramcko 81–84.

Genpaku Sugita (* 1733; † 1817)
Der japanische Arzt und Chirurg, Vertreter des Systems Rangaku (= Holländische Wissenschaft), übersetzte 1773 zusammen mit Mayeno Ryotaku die *Anatomie* des Johann Adam Kulmus (1689–1745) als erstes wissenschaftliches Werk aus dem Niederländischen ins Japanische. Es kennzeichnet die Hinwendung der japanischen zur westlichen und die Abwendung von der chinesischen Medizin.
Lit.: Y. Fujikawa: Geschichte d. Med. in Japan, Tokio 1911, 56–62.

Genzmer, Alfred (* 19.4.1851 Marienwerder; † 9.12.1912 Halle)
Studium in Halle, Königsberg und Leipzig, Prom. 1873 in Halle. 1874–1880 chir. WB in Halle (→ R. Volkmann), dort 1878 Habil. (1884 ao. Prof.). 1894 Ltg. der Chir. Abt. des Diakonissenhauses Halle., daneben Lehrtätigkeit an der Univ. 1895 Mitglied der Leopoldina.
W.: Lehrbuch d. speciellen Chir., Braunschweig 1884.
Lit.: BLÄ 1933 I 491. – BEdM I 212.

Georg von Linz (15. Jh.)
Verfasser eines Rezepts für eine Brandwundensalbe, das von → Hans Seyff in seinem Handbuch überliefert ist.
Lit.: EM 477.

Georgi, Christoph Andreas (* 16.11.1768 Cölleda; † 27.11.1834 Dresden)
Studium in Jena und an der Militärakademie in Dresden. Danach Kompaniechir. in Naumburg, wo er die Kuhpockenimpfung einführte. 1804 nach Dresden versetzt. Als Feldarzt Teilnahme an den Napoleonischen Kriegen. Danach Dir. des Garnisonslazaretts in Dresden. Er veröffentlichte eine umfangreiche Studie zur Verbrennungsbehandlung. Es erscheint unwahrscheinlich, daß er auch 1816–1819 o. Prof. der Chir. in Tübingen gewesen ist.
W.: Über weit um sich greifende und tief eindringende Verbrennungen. Ein Beitrag zur Monographie dieser Verletzungen, Dresden - Leipzig 1828
Lit.: BLÄ 1935 II 719. – Killian 206. – B. Schnell, Geschichte d. Plast. Chir., in: S. Krupp (Hg.): Plast. Chir. Klinik u. Praxis, Landsberg 1994, 28f. – Sachs IV 192

Gerbode, Frank (* 3.2.1907 Placerville, CA; † 5.12.1984 San Francisco)
Studium und Prom. (1936) in Stanford, CA, danach chir. WB. 1942–1945 Militärchir. in Europa und Afrika. Anschließend Fortsetzung der Studien zur Chir. am offenen Herzen und Herz-Lungen-Maschine sowie Gründung einer Forschergruppe. 1959–1971 Prof. für klin. Chir. in Stanford, 1959–1979 Dir. des Heart Research Institute in San Francisco. Durch seine Forschungen begründete er seine Stellung als führender Herzchir. der amerikanischen Westküste. In den 1960er Jahren gelang ihm dank der Zusammenarbeit mit IBM als erstem eine kontinuierliche Überwachung physiologischer Parameter kritischer Patienten auf der Überwachungsstation. Schwerpunkte: Kardiovaskularchir., Elektrostimulation des Herzens, transvenöse Mitralklappendilatation. 1973–1977 Präsident der ISS, 1975 deren Kongreßpräsident, 1983 Ehrenmitglied.

Lit.: ISS 275–277.

Gerdy, Pierre Nicolas (* 1. 5. 1797 Loches, Aube; † 18./19. 3. 1856 Paris)
Studium und Prom. (1823) in Paris. Ab 1817 Lehrtätigkeit für Anat., Physiol., Chir. und Hygiene. 1821 Prosektor, 1825 Chir. des Zentralbüros. 1828 Chir. an der Pitié. 1833 Prof. für Pathol., 1837 Prof. der klin. Chir. und Mitglied der Académie de médecine. Er versuchte, das Hospitalwesens und das Unterrichtsmethoden an der med. Fakultät zu reformieren, zählt zu den vielseitigsten Autoren seiner Zeit, der sich nicht nur zu medizinischen Themen, sondern auch zu Politik, Geschichte, Literatur und bildenden Künsten äußerte.
E.: Tuberculum G.: Tuberositas tractus iliotibialis. Rauhigkeit oder kleiner Höcker an der Außenseite des Schienbeinkopfes, Ansatz des Tractus iliotibialis.
W.: Traité des bandages et appareils de pansement, Paris 1826. – Résumé des principales recherches d'anatomie, de physiologie, de chirurgie, Paris 1843.
Lit.: BLÄ 1935 II 722–724. – EM 477f.

Gerota, Dimitrie D. (*17. 7. 1867 Craiova; † 5. 3. 1939 Bukarest)
Studium und Prom. (1892) in Bukarest. 1900 Habil. für topographische Anat. 1913 o. Prof. für chir. Anat. und experimentelle Chir. in Bukarest. Erster Spezialist für Radiologie in Rumänien. Außerdem war er Prof. an der Kunstakademie Bukarest sowie Mitglied der rumänischen Akademie der Wiss. Brachte zusammen mit dem Bildhauer Constantin Brâncuşi 1905 eine Muskellehre für bildende Künstler heraus.
E.: G.-Faszie: Fascia renalis, äußerstes Kapselblatt der Nierenumhüllung.
W.: Appendicita, Bukarest 1929.
Lit.: BLÄ 1933 I 494.

Gersdorff, Hans von s. Hans von Gersdorff

Gersuny, Robert (* 15. 1. 1844 Teplitz, Böhmen; † 31. 10. 1924 Wien)
Studium Prom. (1866) in Prag. Danach chir. WB in Prag und ab 1869 in Wien (→ Billroth). Ab 1872 Billroths Privatass. 1880–1893 Primarchir. am Karolinen-Kinderspital sowie 1882 am Rudolfspital, ab 1894 dessen Gesamtltg. Er entwickelte zahlreiche Op.-Methoden (Bauchdeckennaht, Neurotisation gelähmter Muskeln, Drehung der weibl. Harnröhre, Op. des Tubenverschlusses) und war ein geschickter plast. Chir.
W.: Arzt u. Patient, Stuttgart 1884 (5. Aufl. 1904). – Bodensatz des Lebens, Wien 1906. (2. Aufl. 1912).
Lit.: BLÄ 1933 I 495f. – BEdM I 214

Gibbon, John Heysham (* 29. 9. 1903 Philadelphia; † 6. 2. 1973 Philadelphia)
Studium in Princeton, NJ, und Philadelphia, dort 1927 Prom. Danach chir. WB in Philadelphia und 1930–1936 in Boston (Massachusetts General Hosp.). Danach chir. Forschungsass. in Philadelphia. Im II. Weltkrieg (1942–1946) in Südostasien eingesetzt. 1946 Prof. für Chir. in Philadelphia (Jefferson Medical Coll.), dort bis 1967 Leiter der Chir. Klinik. Er experimentierte seit 1935 an einer Herz-Lungen-Maschine (1938 erstmals mit Rollerpumpe), 1946–1955 mit Unterstützung von IBM, die er 1953 erstmals (und einmalig) erfolgreich beim Verschluß eines Vorhofseptumdefektes einsetzte.
W.: Application of a mechanical heart and lung apparatus to cardiac surgery, Minn. Med. 37 (1954) 171–180, 185. – Development of the artificial heart and lung extracorporeal blood circuit, J. Amer. med. Ass. 206 (1968) 1983–1986. – The development of the heart-lung apparatus, Rev. Surg. 27 (1970) 231–244.
Lit.: A. Romaine-Davis: J. G. and his heart-lung machine, Philadelphia 1991. – M. E. DeBakey: J. G. and the heart-lung machine: a personal encounter and his import for cardiovascular surgery, Ann. Thorac. Surg. 76 (2003) S2188–S2194.

Gibson, Alexander (* 1883 Edinburgh; † 29. 5. 1956 Winnipeg)
Studium und Abschluß (1908) in Edinburgh. Nach chir. WB in Edinburgh und England 1913–1920 Prof. für Anat. in Winnipeg, unterbrochen durch Kriegseinsatz als Chir. im I. Weltkrieg (Indien, Ägypten). Danach Zuwendung zur orthop. Chir. In den 1940er Jahren entwickelte er Vitallium-Kappen für das arthrotische Hüftgelenk, die er über einen nach ihm benannten Zugang einsetzte. Außerdem inaugurierte er den H-Span zur Arthrodese an der Wirbelsäule.
E.: G.-Schnitt: dorsolateraler Zugang zum Hüftgelenk, modifiziert nach → Kocher.
W.: Vitallium-cup arthroplasty of the hip joint; review of approximately 100 cases, J. Bone Jt. Surg. 31-A (1949) 861–868. – A. G., B. Loadman: The bridging of bone defects, J. Bone Jt. Surg. 30-A (1948) 381–396.
Lit.: R. I. H., W. B. MacK., A. G., J. Bone Jt. Surg. 39-B (1957) 154f.

Gigli, Leonardo (* 30. 4. 1863 Quarto, Sesto Fiorentino; † 4. 4. 1908 Florenz)
Studium und Prom. (1889) in Florenz. Gynäkol. WB 1889–1891 in Florenz, 1891/92 in Paris und London, 1892/83 in Breslau, wo er die nach ihm benannte Säge vorzugsweise zur Pubiotomie bei der Entbindung entwickelte. 1894 Chir. am Spital S. Maria Nuova in Florenz, 1899 dessen Dir. Er führte die von ihm beschriebene Op. 1902 erstmals aus und konnte 1905 bereits über 100 Op. berichten.
E.: G.-Säge: flexible Säge zur gedeckten Durchtrennung von Knochen. – *G.-Op.:* Schambein-Osteotomie mit der G.-Säge zur Entbindung.
W.: Über ein neues Instrument zum Durchtrennen d. Knochen, die Drahtsäge, Zbl. Chir. 21 (1894) 409–411. – Taglio lateralizzato del pube. Suoi vantaggi, sua tecnica, Ann. ostetr. ginecol. 18 (1894) 649–667. – Zur Technik d. temporären Schädelresektion mit meiner Drahtsäge, Zbl. Chir. 25 (1898) 425–428.
Lit.: BLÄ 1933 I 500f. – DBI 54 (2000).

Gilchrist, Don K.
Arzt an der Orthop. Abt. des Marine-Hosp. in Jacksonville, FL, sowie der Quincy Clinic, Quincy, IL. Biographische Daten konnten nicht ermittelt werden. Die häufig anzutreffende Zuschreibung des G.-Verbandes an den Dermatologen Thomas Caspar (Casper) Gilchrist (1862–1927) ist unzutreffend.

E.: G.-Verband: Schlauchverbandanordnung zur Fixierung des Armes am Körper zur Ruhigstellung bei Verletzungen des Schultergürtels.
W.: D. K. Gilchrist: A stockinette-Velpeau for immobilization of the shoulder-girdle, J. Bone Jt. Surg. 49-A (1967) 750–751.

Gill, Arthur Bruce (* 12. 12. 1876 Greensburg, PA; † 7. 11. 1965 Asheville, NC)
Studium und Prom. (1905) in Philadelphia, dort chir. und orthop. WB. 1920–1942 Prof. für Orthop. in Philadelphia und dort an verschiedenen Hosp. tätig, wobei er sich v. a. den behinderten Kindern widmete und ein Spezialist für die angeb. Hüftluxation wurde. 1944 Präsident der *American Orthopedic Association.*
E.: G.-Op.: **1.** Op.-Methode der Dupuytren-Kontraktur mit Transplantation von Eigenfettgewebe zur Vermeidung von Verklebungen zwischen Haut und Sehnen. **2.** Schultergelenksarthrodese mittels Anfrischung des Akromions und breiter Einkerbung des Humeruskopfes. **3.** Arthrorise des oberen Sprunggelenkes durch in den Talus eingebolzten Calcaneusspan als Anschlagbegrenzung.
W.: Dupuytren's contracture, with a description of a method of operation, Ann. Surg. 70 (1919) 221–225. – Treatment of fractures of the neck of the femur, Ann. Surg. 96 (1932) 1–16. – The end results of early treatment of congenital dislocation of the hip, with an inquiry into the factors that determine the results, J. Bone Jt. Surg. 30-A (1948) 442–453.
Lit.: A. R. S.: A. B. G. 1876–1965, J. Bone Jt. Surg. 48-A (1966) 394–396.

Gimbernat y Arbós, Manuel Louise **Antonio de** (* 1734 Cambrils, Tarragona; † 17. 11. 1816 Madrid[?])
Chir. Ausbildung 1756–1762 an der Chirurgenschule in Cádiz. 1763 Hon.-Prof., 1764 o. Prof. der Anatomie an der Chirurgenschule in Barcelona. König Carlos III. sandte ihn auf eine lange Reise (1774–1778) zum Studium der Chir. und des Gesundheitswesens. Am 25.4.1777 überzeugte er → John Hunter von seiner Op.-Methode, der daraufhin das Lig. lacunare nach G. benannte. 1787 wurde er Dir. der neugegründeten Chirurgenschule von Madrid, 1801 Dir. aller Chirurgenschulen von Spanien. G. machte sich verdient um die Verbesserung der Op. von inkarzerierten Schenkelhernien und um den Starstich.
E.: Ligamentum G.i: Dreieckige Erweiterung des Leistenbandes an dessen Ansatz am Tuberculum pubicum. – *G.-Hernie:* Schenkelhernie mit Austritt des Bruchsackes durch eine Lücke im Lig. lacunare.
W.: Nuevo método de operar en la hernia crural, Madrid 1793.
Lit.: J. Puig-La Calle, R. Marti-Pujol: A. de G. (1734–1816). Anatomist and surgeon, Arch Surg 130 (1995) 1017. – M. Loukas, A. El-Sedfy, R. S. Tubbs, S. Linganna, G. Salter, R. Jordan: G. y A., A. de (1734–1816), World J. Surg. 31 (2007) 855–857.

Giordano, Davide (* 22. 3. 1864 Courmayeur, Aosta, Italien; † 1. 2. 1954 Venedig)
Studium und Prom. (1887) in Turin. Anschließend chir. WB am KH Torre Pellice. 1891–1894 Laborleiter und Dozent für klin. Chir. und op. Med. in Bologna. 1894–1934 Dir. der Chir. Abt. des Ospedale Civile und Prof. für Chir. an der Scuola pratica di medicina e chirurgia in Venedig. 1920–1923 Bürgermeister von Venedig, 1924–1945 Senator. Schwerpunkte: Abdominalchir., Neurochir. (erste Exstirpation der Hypophyse in Italien), Urol. (erste Zystektomie in Italien), Unfallchir., Kriegschir., Medizingeschichte. Er war ein bedeutender Universalchir. des beginnenden 20. Jhs., der den Faschisten nahestand. 1902 Mitbegründer der ISS, 1926 deren Kongreßpräsident, 1947 Ehrenmitglied. 1936 Mitglied der Leopoldina.
W.: Manuale di chirurgia operativa, Turin 1894. – Chirurgia in tempo di guerra, Turin 1917.
Lit.: BLÄ 1933 I 504. – ISS 278f. – BLÄ 2002, 510.

Girard, Charles (* 16. 1. 1855 Renan, Berner Jura; † 4. 3. 1916 Genf)
Studium und Prom. (1871) in Bern. 1872–1875 chir. WB in Straßburg (→ Lücke). 1875–1904 am Inselspital Bern, dort 1875 Habil., 1890 ao. Prof. 1904–1916 o. Prof. für Chir. in Genf.
E.: G.-Op.: **1.** Modifikation des Bassini-Methode der Herniotomie. **2.** Arthrodese des Hüftgelenkes mittels extraartikulär angelegtem Beckenkammspan.
Lit.: BLÄ 1933 I 504. – RLM G 128f.

Girdlestone, Gathorne Robert (* 1881 Oxford; † 30. 12. 1950 Oxford)
Studium in Oxford. Anschließend orthop. WB in Oxford und Oswestry (→ R. Jones). Im I. Weltkrieg Leiter verschiedener Lazarette. 1938–1949 Prof. für orthop. Chir. an der Univ. Oxford und Dir. des Nuffield Orthopaedic Centre, das im II. Weltkrieg als Lazarett diente.
E.: G.-Op.: Resektionsarthroplastik des Hüftgelenkes (Resektion von Hüftkopf und Schenkelhals oder Entfernung einer Hüftgelenksendoprothese) bei schweren Erkrankungen oder Infektionen des Hüftgelenkes.
W.: Arthrodesis and other operations for tuberculosis of the hip. The Robert Jones Birthday Vol., London 1928, 347–374. – Acute pyogenic arthritis of the hip: an operation giving free access and effective drainage, Lancet 241 (1943) 419–421.
Lit.: H. J. S.: G. R. G. 1881–1950, J. Bone Jt. Surg. 33-B (1951) 130–133. – F. T. Horan: Robert Jones, G. G. and excision arthroplasty of the hip, J. Bone Jt. Surg. 87-B (2005) 104–106.

Girona, José (* 26. 1. 1933 Barcelona; † 7. 8. 2016 Haltern am See)
Studium und Appr. (1958) in Barcelona, anschließend Wehrdienst. Anschließend chir. WB in Graz (→ Ehalt), Bochum, 1962–1964 in Altena. 1964–1969 OA in Bochum, danach Mitarbeit in proktol. Praxis. 1969 OA an der Prosper-Klinik Recklinghausen, wo er sich von der Unfallchir. ab- und der Proktologie zuwandte. 1971 Prom. 1972 Gründung der ersten koloproktol. Spezialklinik in Deutschland, die er bis 1997 leitete, hier 1979 zusammen mit → Parks erste Proktokolektomie mit Ileumpouch-analer Anastomose. 1987 Habil., 1993 apl. Prof. Der Pionier der Koloproktologie in Deutschland setzte sich für eine anatomiegerechte Therapie der

Analfisteln und die kontinenzerhaltende tiefe Rektumresektion mit Klammernahtanastomose ein.
W.: Neue Erkenntnisse in d. Genese d. Analfistel u. neue Wege in d. Behandlung, Bochum 1987. – J. Lange, J. G., B. Mölle: Chir. Proktol., Berlin - Heidelberg - New York 2004 (2. Aufl. 2012).
Lit.: E. Berg: In memoriam J. G., Coloproctology 38 (2016) 349–350.

Gläser, Albrecht (* 27. 7. 1928 Chemnitz; † 7. 6. 2013 Leipzig)
Studium und Prom. (1952) in Leipzig. WB: 1955/56 Pathol. Leipzig, 1957–1983 Chir. Univ.-Klinik Leipzig (→ Uebermuth), 1961 Habil. 1966 Prof., 1969 o. Prof. und Stellv. Klinik-Dir. 1983–1994 o. Prof. für Chir. in Halle. Schwerpunkte: Onkolog. Chir., Krebsforschung. Die Berufung nach Halle erfolgte, obwohl er nicht SED-Mitglied war, weshalb er bei mehreren Lehrstuhlbesetzungen nicht berücksichtigt wurde. 1990 Mitbegründer der Chirurgenvereinigung Sachsen-Anhalt.
W.: (Hg.): Onkologie, Berlin 1975 (2. Aufl. 1980). – Mesenchymale Weichteilgeschwülste. Geschwülste des peripheren und autonomen Nervensystems. Geschwülste des Skeletts, Leipzig 1974.
Lit.: Killian 144f. – P. Würl: Nachruf auf A. G., Mitt. DGCH 42 (2013) 253f.

Glandorp, Matthias (* 18. 1. 1595 Köln; † 29. 1. 1636 Bremen)
Handwerkschir. Ausbildung bei seinem Vater sowie Studium an der Akademie in Köln. Anschließend zur WB in Padua (→ Fabrici d'Acquapendente; → Spieghel), dort Prom. 1617. 1618 in Bremen niedergelassen, war er vorwiegend als Chir. tätig und genoß bald hohes Ansehen. Er war ab 1628 Leibarzt des Bremer Erzbischofs und wurde 1636 von König Christian IV. von Dänemark konsultiert. Um die Qualität der dt. Chir. zu verbessern, verfaßte er mehrere Schriften, die sein chir. Geschick illustrieren.
W.: Speculum chirurgicum ..., Bremen 1619.
Lit.: Gurlt III 193–202. – BLÄ 1935 II 769.

Glaser, Johann Heinrich (* 6. 10. 1629 Basel; † 5. 2. 1675 Basel.
Studium in Genf, Heidelberg und Paris. 1661 Prom. in Basel. Danach Arzt in Basel und 1667–1675 Prof. für Anat. und Botanik in Basel.
E.: *G.sche Spalte:* Fissura petrotympanica. Spalte dorsomedial der Kiefergelenkgrube zum Durchtritt der Chorda tympani.
Lit.: BLÄ 1935 II 769.

Glisson, Francis (* 1597 Rampisham, Dorsetshire; † 14. 10. 1677 London)
Studium und Prom. (1634) in Cambridge, 1636–1677 dort Prof. für Anat., ab 1648 auch Arzt in London. Durch seine anatom., physiol. und prakt. Leistungen wurde er zu einem der wichtigsten Mediziner der ersten Hälfte des 17. Jhs. Er entwickelte die „Irritabilitätslehre" als Grundlage der motorischen Lebensvorgänge und beschrieb schon vor → Oddi den Sphincter ampullae.
E.: *G.-Schlinge:* halfterartiger, ledergepolsterter Ring mit seitlichen Schlaufen zur am Unterkiefer und Okzipitalhöcker angreifenden Längsextension z. B. bei Verkrümmungen der Halswirbelsäule durch Rachitis. – *G.-Trias:* A. und V. interlobularis sowie Gallengang, von der G.-Kapsel umhüllt. – *G.-Kapsel:* Capsula fibrosa perivascularis hepatis. Bindegewebe zwischen den Leberläppchen, das die G.-Trias umhüllt und das *G.-Dreieck* (Periportalfeld) bildet. – *G.-Krankheit:* Rachitis.
W.: Anatomia hepatis, London 1654. – De rachitide sive morbo puerili, London 1650.
Lit.: DNB 21 (1890) 437f. – BLÄ 1935 II 773f. – Killian 23. – EM 497.

Gluck, Themistocles (* 30. 11. 1853 Jassy, Moldau; † 25. 4. 1942 Berlin)

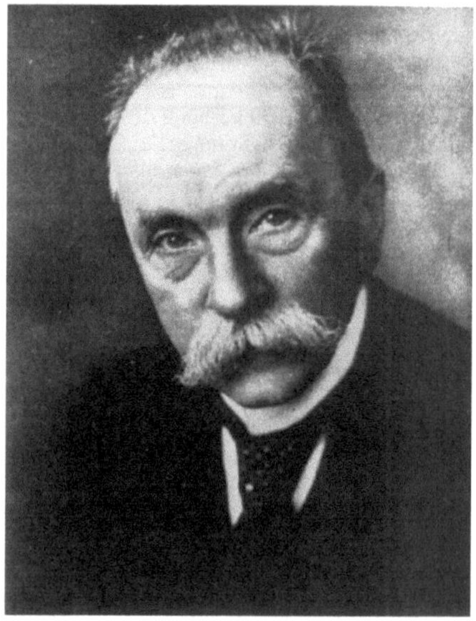

Studium in Leipzig und Berlin, dort 1878 Prom. Danach chir. WB in Berlin (→ B. Langenbeck), dort 1882 Habil. (1883 Tit.-Prof.). 1882–1884 bei → Bergmann, der seine wiss. Arbeiten einschränkte, da seine Ideen zu fortschrittlich erschienen. 1885/86 als Truppenarzt Teilnahme am serbisch-bulgarischen Krieg. 1890–1923 Leiter der Chir. Abt. am Kaiser-und-Kaiserin-Friedrich-KH in Berlin. Seine revolutionären Untersuchungen und Op.-Methoden zum Verschluß von Knochen-, Sehnen-, Muskel- und Nervendefekten durch Naht, Trans- und Implantate wurden zunächst abgelehnt, waren aber grundlegend. Insbesondere die bei Gelenktuberkulose implantierten Elfenbein-Prothesen konnten nicht dauerhaft einheilen. Erst 1922 wurde er zum ao. Prof. der Chir. ernannt. Weltruf erlangte er durch seine Kehlkopfoperationen. Seit 1893 Mitglied der Leopoldina, wurde er 1930 Ehrenmitglied der DGCH.
W.: Autoplastik – Transplantation – Implantation von Fremdkörpern, Verh. Berliner med. Ges. 21 (1890) II 79–109. – Referat üb. die durch das moderne chir. Experiment gewonnenen positiven Resultate, betreffend die Naht u. den Ersatz von Defecten höherer Gewebe, sowie üb. die Verwerthung resorbirbarer u. lebendiger Tampons in d. Chir., Arch. klin. Chir. 41 (1891) 187–239. – Kehlkopfchirurgie u. Laryngoplastik, Therap.

Gegenw. 40 (1899) 169–179, 202–211. – Themistocles Gluck [Autobiogr.], in: Die Med. d. Gegenwart in Selbstdarstellungen VI, Leipzig 1926, 89–140.
Lit.: BLÄ 1901 602–604. – Winau/Vaubel 28. – N. J. Eynon-Lewis, D. Ferry, M. F. Pearse: Themistocles Gluck: an unrecognised genius, Brit. Med. J. 305 (1992) 1534–1536. – D. Wessinghage: Th. G.: Von d. Organexstirpation zum Gelenkersatz, Dtsch. Ärztebl. 92 (1995) B1615–B1619. – BLÄ 2002, 512. – BEdM I 218f. – GM 3310.
Abb.: s. Abb.-Verzeichnis.

Gocht, Moritz **Hermann** (* 3. 2. 1869 Köthen, Anhalt; † 18. 5. 1938 Berlin)

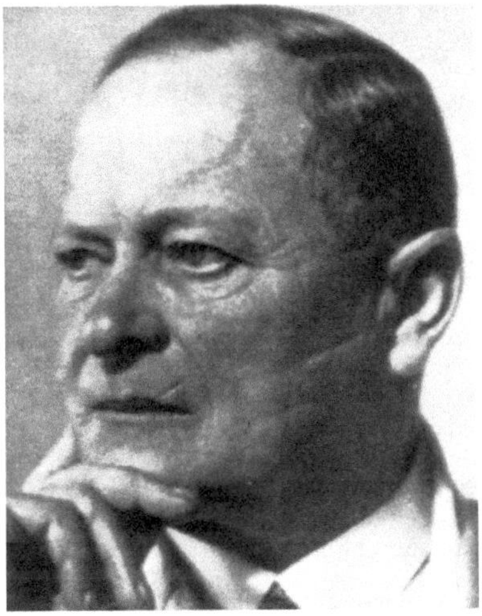

Studium in Tübingen, Berlin, Halle und Erlangen, dort 1883 Prom. Anschließend WB in Halle, Greifswald, Hamburg (→ Kümmell, dort 1896 Gründung eines Röntgen-Instituts) und Würzburg (1897, → Hoffa). Zwischenzeitlich Schiffsarzt, gründete er 1901 eine orthop. Privatklinik in Halle, 1908 ein Krüppelheim. 1910 Habil., 1915 ao. Prof. und Dir. der Orthop. Univ.-Klinik der Charité Berlin, 1927–1936 als o. Prof. 1934–1938 Ltg. des Oskar-Helene-Heims. Schwerpunkte: Amputationstechnik, künstliche Gliedmaßen. Gab mit → Fritz König 1919–1930 das *Archiv f. orthopädische u. Unfall-Chir.* heraus. 1912 Präsident der DGOOC, 1937 deren Ehrenmitglied.
E.: *G.-Polsterbrettkrücke.* – *G.-Linie:* → Ménard-Shenton-Linie. – *G.-Op.:* Resektion der Grundgliedbasis bei Hammerzehen 2–5.
W.: Lehrbuch der Röntgen-Untersuchung zum Gebrauch für Mediziner, Berlin 1898 (7. Aufl. 1921). – Orthop. Technik. Anleitung zur Herstellung orthopädischer Verband-Apparate, Stuttgart 1901.
Lit.: NDB 6 (1964) 492f. – Winau/Vaubel 29. – BLÄ 2002, 513. – BEdM I 220. – GM 4481.
Abb.: s. Abb.-Verzeichnis.

Godlee, Rickman John (* 15. 2. 1849 Upton, Essex; † 18. 4. 1925 Whitchurch-on-Thames, Berkshire)
Studium in London, 1876 FRCS. Nach Tätigkeit als Chir. an mehreren Londoner Spitälern sowie Studienaufenthalt bei seinem Onkel → Joseph Lister in Edinburgh (dessen Biographie er schrieb). 1885–1920 Prof. für klin. Chir. und Chir. am University College Hospital. Er entfernte 1884 als erster einen Gehirntumor, nachdem die Lokalisierung allein durch neurol. Diagnostik erfolgt war. 1912 geadelt.
W.: Removal of a cerebral tumor, Med. chir. trans 1886. – Lord Lister, London 1917.
Lit.: BLÄ 1901 605f.

Goercke, Johann (* 3. 5. 1750 Sorquitten, Ostpreußen; † 30. 6. 1822 Potsdam)
Nach handwerklschir. Ausbildung bei seinem Onkel 1766 Kompaniechirurg in Königsberg, wo er sich an der Univ. weiterbildete. 1774 in gleicher Stellung nach Potsdam versetzt, besuchte er Vorlesungen am Collegium medico-chirurgicum in Berlin und förderte die Weiterbildung der Kollegen. 1784 wurde er Pensionärchirurg am Invalidenhaus in Berlin. Nach dem Examen machte er 1787–1789 eine ausgedehnte Studienreise durch Europa (→ Brambilla, → B. Bell, → J. und W. Hunter, → Desault). 1788 zum Regimentschir. und 1789 zum Stellv. des Generalstabschir. ernannt, nahm er seit 1790 an verschiedenen Feldzügen teil. Er entwickelte 1793 mobile Feldlazarette („fliegende Ambulanzen“) und verbesserte die Krankenwagen. 1795 setzte er für die Ausbildung der Militärärzte die Gründung der med.-chir. Militärmedizinschule Pépinière durch, die 1810 zur Med.-chir. Akademie wurde und 1818 den Namen Friedrich-Wilhelms-Institut erhielt. 1797 wurde er als Nachfolger → Thedens Generalstabschir. Nach dem Zusammenbruch Preußens reorganisierte er das Militärsanitätswesen. Er machte sich bei der Völkerschlacht von Leipzig verdient. Der bedeutendste Militärarzt seiner Epoche wurde 1795 Mitglied der Leopoldina.
W.: Kurze Beschreibung der bei der Kön. Preuss. Armee stattfindenden Kranken-Transportmittel für die auf dem Schlachtfelde schwer Verwundeten, Berlin 1814.
Lit.: BMC 196. – NDB 6 (1964) 520f. – Helfer/Winau 45 – BEdM I 221. – F. Adler: Leben und Werk des preußischen Generalstabschirurgen J. F. G., med. Diss. Leipzig 1988.

Goetze, Otto (* 25. 6. 1886 Gevelsburg, Westfalen; † 19. 7. 1955 Erlangen)
Studium in Göttingen, Berlin und Greifswald, dort 1910 Prom. 1910/11 Internist. WB in Duisburg und Stettin. 1911/12 Pathol. Inst. Hamburg. Chir. WB 1913–1919 in Halle (→ Schmieden), dort 1919 Habil. 1919–1929 OA in Frankfurt (Schmieden), 1921 ao. Prof. 1929–1955 o. Prof. für Chir. in Erlangen. Im II. Weltkrieg Flottenarzt. Schwerpunkte: Gelenkchir., Magen- und Rektumchir. (Metastasierungswege), Beiträge zur Röntgendiagnostik (verbesserte Röntgenröhre), Kriegschir. Zur einseitigen Ruhigstellung des Zwerchfells zur Behandlung der Lungentuberkulose führte er 1922 erstmals eine Phrenikotomie durch. 1953 Mitglied der Leopoldina. 1954 Präsident der DGCH.
W.: Die effektive Blockade des Nervus phrenicus (Radicale Phrenicotomie), Arch. klin. Chir. 134 (1925) 595–646. – Sakrale oder abdomino-sakrale Operation des Rektum-Karzinoms? Zbl. Chir. 59 (1932). – Leistungen und Aufgaben der Chirurgie bei Rektum-Karzi-

nom, Dtsch. med. Wschr. 59 (1933). – Richtlinien zur Indikation bei Knochenbruch, Zbl. Chir. 61 (1934).

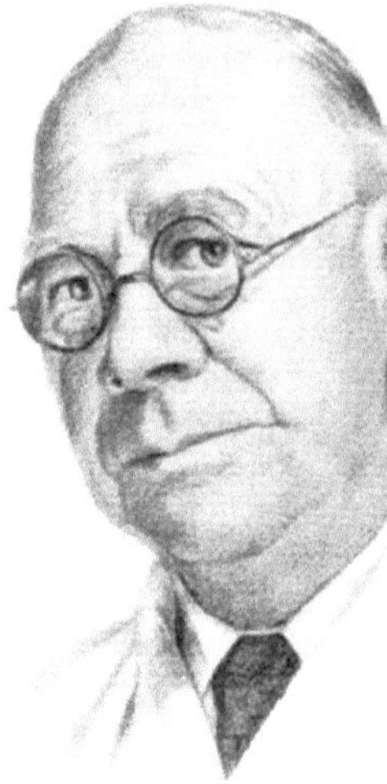

Lit.: CV 1938, 208–210. – Killian 310f. – BLÄ 2002, 516.– Sachs III 357. – BEdM I 223.
Abb.: s. Abb.-Verzeichnis.

Gohrbandt, Erwin (* 20. 9. 1890 Schlawe, Pommern; † 3. 1. 1965 Berlin)
Stud. an der Militärärztlichen Akademie Berlin, Prom. 1917. Ass. 1919/20 Pathol., ab 1920 Chir. an der Charité (→ Hildebrand, → Sauerbruch), 1924 Habil. und OA. 1928 ao. Prof. und Dir. der chir. Abt. am KH am Urban, Berlin. 1940–1945 o. Prof. für Chir. an der III. Chir. Univ.-Klinik Berlin, die er nach → Strauss wieder zur Blüte brachte, und bis 1958 CA der Chir. Abt. am KH Moabit. 1955 Honorar-Prof. an der TU Berlin, Abt. KH-Bau. Ausgestattet mit großem diplomatischem Geschick hatte er engen Kontakt mit den NS-Parteispitzen, war aber auch nach 1945 mit den sowjet. Besatzern vertraut. Schwerpunkte: Kinderchir., Abdominalchir., Plast. Chir., Herzchir., Thoraxchir., Krankenhausbau.
W.: Nahtchir., in: Kirschner-Nordmann, Die Chir., München 1926. – Chir. des Kindesalters, Berlin 1928. – Chir. Fragen d. Kinderheilkunde in d. Praxis, Arch. Kinderheilk., Beih. 8 (1936). – Mammaplastik, Arch. klin. Chir. 282 (1955). – E. G., J. Gabka (Hgg.): Handbuch d. Plast. Chir., I–II, Berlin 1965–1971
Lit.: CV 1958 250–252. – Winau/Vaubel 31. – Killian 355. – BLÄ 2002, 517f. – Sachs IV 31. – BEdM I 223 [fehlerhaft].

Goligher, John Cedric (* 13. 3. 1912 Londonderry, Nordirland; † 18. 1. 1998 Wetherby)
Studium in Edinburgh, 1938 FRCS. Chir. WB am Royal Infirmary in Edinburgh sowie am St. Mark's und am St. Mary's Hosp. in London, wo er 1947–1954 Chir. war 1954–1978 Prof. für Chir. in Leeds und Dir. der Chir. am Leeds General Infirmary. Schwerpunkte: Magen-Duodenal-Ulkus, Dickdarmchir. (M. Crohn, Colitis ulcerosa), Rektumchir., Proktologie. Er entwickelte die Einteilung der Hämorrhoiden in 4 Grade.
W.: J. C. G., A. G. Leacock, J. J. Brossy: The surgical anatomy of the anal canal, Brit. J. Surg. 43 (1955) 51–61. – J. C. G., C. N. Pulvertaft, G. Watkinson: Controlled trial of vagotomy and gastro-enterostomy, vagotomy and antrectomy, and subtotal gastrectomy in elective treatment of duodenal ulcer: Interim report, Brit. Med. J. 1964/I 455–460. – Surgery of the anus, rectum, and colon, Springfield, Ill. 1967 (5. Aufl. 2008).
Lit.: H. Troidl: Im memoriam J. C. G., Mitt. DGCH 27 (1998) 201–202. – M. L. Corman: In memoriam J. C. G., Dis. Colon Rectum 41 (1998) 522.

Gorgias aus Alexandria (3.–2. Jh. v. Chr.)
In die Zeit der Blüte der Schule von Alexandria im 3. Jh. v. Chr. gehörig, wird G. von → Celsus besonders bezüglich seiner Auffassung von der Entstehung der Nabelbrüche erwähnt.
Lit.: BLÄ 1935 II 803. – EM 504.

Gosselin, Léon Athanase (* 16. 6. 1815 Paris; † 29. 4. 1887 Paris)
Studium und Prom. (1843) in Paris. 1845 Chir. des Bureau central und nacheinander als Chir. an verschiedenen Pariser Spitälern tätig. Ab 1858 Prof. für Pathol., ab 1867 für klin. Chir. und Dir. der Chir. an der Charité (Nachfolger von → Velpeau). Neben Forschungen zu Knochenbrüchen befaßte er sich mit Anat., Physiol. und den Erkrankungen des Rektums und der Hoden. 1860 Mitglied der Académie de Méd.
E.: *G.-Fraktur:* V-förmige Fraktur des distalen Tibiaschaftes mit bis ins obere Sprunggelenk verlaufendem Bruchspalt (1866).
W.: Clinique chirurgicale de l'hôpital de la Charité, Paris 1879.
Lit.: BLÄ 1935 II 807. – Hunter/Peltier/Lund 826.

Gosset, Antonin Louis Charles Sébastien (* 20. 1. 1872 Fécamp; † 23. 10. 1944 Paris)
Studium und Prom. (1900) in Paris. Danach Prosektor der Anat., 1907 Dozent für Pathol., 1909 Krankenhauschir. Im I. Weltkrieg Einsatz in Nordafrika. 1919 Prof. für klin. Chir. und Dir. der Chir. am Hôtel-Dieu in Paris. Er verbesserte die Technik der Gastrotomie, der Gastroenterostomie, der Cholezystektomie und der Duodenostomie, nahm die erste Prostatektomie in Frankreich vor, etablierte die röntgenologische Darstellung der Gallenblase, richtete das erste Blutspendezentrum in Frankreich ein und gründete das *Journal de chirurgie.* 1928 Mitglied der Académie de Méd.
W.: Techniques chirurgicales, Paris 1936.
Lit.: BLÄ 1933 I 519f. – BLÄ 2002, 525f. – EM 504f.

Gottstein, Georg (* 12. 9. 1868 Breslau; † 21. 4. 1936 Breslau)
Studium in Breslau und München, Prom. 1895 in Breslau. Chir. WB 1896–1904 in Breslau (→ Mikulicz), 1902 Habil. 1906–1936 CA der Chir. Abt. am Jüdischen KH in Breslau. Er baute die Ösophagoskopie aus und beschrieb 1901 die nach ihm benannte Op., die erstmals 1913 von → Heller modifiziert ausgeführt wurde.
E.: *G.-Heller-Op.:* extramuköse Längsspaltung der äußeren Schichten des untersten Ösophagusabschnittes (Kardiomyotomie) bei Stenose des Mageneingangs.
W.: Technik und Klinik der Gastroskopie, Jena 1901.

Lit.: CK 1926, 104. – Sachs III 141–144.

Goyrand, Jean-Gaspard-Blaise (* 1803 Aix, Bouches-du-Rhône; † 23. 6. 1866 Aix)
Studium und Prom. (1828) in Paris. Danach als Chir. in Aix tätig und CA am dortigen Hôtel-Dieu. Auch wenn der „Provinz"-Chir. nicht die Berühmtheit seiner Pariser Kollegen erreichte, trug er durch seine sorgfältigen Beobachtungen zu Op.-Techniken (Steinschnitt, Amputationen, Harnröhrenfisteln, Analatresie) wesentlich zur Entwicklung der Chir. bei.
E.: *G.-Fraktur:* Fraktur der körperfernen Speiche, bei der das Bruchstück zur Beugeseite verschoben ist (in nicht frankophonen Ländern nach → R. Smith benannt). – *G.-Hernie:* Hernie zwischen den Mm. obliquus ext. und int. abdominis. – *G.-Luxation:* Luxation oder Subluxation des Radiuskopfes durch das rupturierte Lig. anulare radii (vgl. → Chassaignac).
W.: De l'amputation de la jambe pratiqué loin du genou, nouvel appareil de sustention, Paris 1835. – Mémoire sur la fracture par contre-coup de l'extrémité inférieure du radius, Paris 1836. – Sur la hernie inguino-interstitielle, Paris 1836.
Lit.: BLÄ 1935 II 814f. – Hunter/Peltier/Lund 826.

Graefe, Karl Ferdinand von (* 8. 3. 1787 Warschau; † 4. 7. 1840 Hannover)

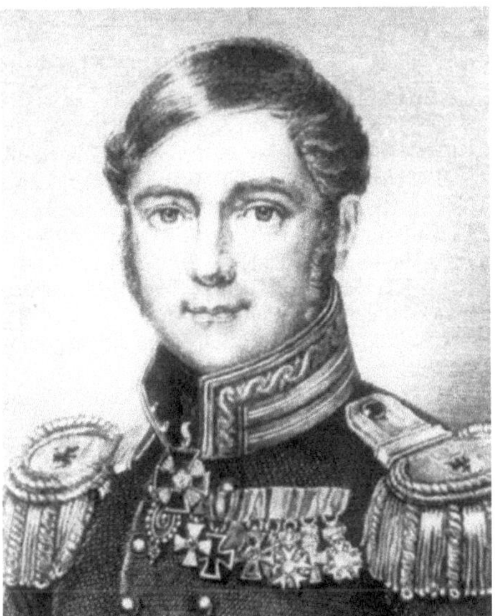

Nach handwerkschir. Ausbildung am Collegium medico-chirurgicum in Dresden Studium der Med. in Halle und Leipzig; Prom. 1807 in Halle. Anschließend leitender Chir. am KH in Halle und Leibarzt von Herzog Alexius von Sachsen-Anhalt. 1810–1840 als erster Ordinarius für Chir. und Augenheilkunde an die neugegründete Univ. Berlin berufen, ab 1820 Dir. der neu bezogenen Klinik Ziegelstraße. Er führte 1816 in Deutschland wieder eine Nasenplastik mittels gestieltem Fernlappen vom Oberarm (→ Heinrich von Pfalzpaint, → Tagliacozzi) durch und gab dem Eingriff den Namen „Rhinoplastik". Weitere plast. Op. v. a. im Gesichtsbereich machten ihn zum Wegbereiter der modernen plast. Chir. Er führte die partielle Resektion des Unterkiefers, die Gaumennaht bei angeborener Spaltbildung (1816) und die Ligatur des Truncus anonymus durch, außerdem untersuchte er die ägyptische Augenkrankheit und erfand eine Reihe chir. Instrumente. Ab 1820 zusammen mit → Ph. v. Walther Herausgeber des *Journals für Chir. und Augenheilkunde*. 1822 wurde er 3. preußischer Generalstabsarzt, 1823 Mitglied der Leopoldina, 1826 durch den russischen Zaren geadelt. Sein Sohn Albrecht v. Graefe (1828–1870) war Begründer der modernen Augenheilkunde.
W.: Normen für die Ablösung grösserer Gliedmassen nach Erfahrungsgrundsätzen entworfen, Berlin 1812. – Die Kunst, sich vor Ansteckung bei Epidemien zu schützen, Berlin 1814. – Repertorium augenärztlicher Heilformeln, Berlin 1817. – Rhinoplastik, oder die Kunst, den Verlust der Nase organisch zu ersetzen, Berlin 1818. – Die Gaumennaht, ein neuentdecktes Mittel gegen angeborene Fehler d. Sprache, J. Chir. Augenheilk. 1 (1820) 1–54.
Lit.: BMC 198. – NDB 6 (1964) 711. – Winau/Vaubel 32. – Killian 345. – Klimpel V.: Von F. v. G. (1787–1840) zu Gustav Biedermann Günther (1801–1866) u. seiner Schule, Chirurg 65 (1994) 819–822. – Schnell 12–14. – EM 506f. – BEdM 227.
Abb.: s. Abb.-Verzeichnis.

Graham, Evarts Ambrose (* 19. 3. 1883 Chicago; † 4. 3. 1957 St. Louis)
Studium der Med. in Princeton und in Chicago, dort 1907 Prom.; anschließend Studium der Chemie und chir. WB. 1915 Chefchir. am Park Hospital in Mason City, IA. 1918/19 als Militärchir. Entwicklung von Drainagetechniken zur Behandlung von Pleuraempyemen, die häufig die „Spanische Grippe" begleiteten. 1919–1951 Prof. für Chir. an der Washingon University in St. Louis sowie chir. CA am Barnes Hospital und St. Louis Children's Hospital. Schwerpunkte: Thoraxchir., Abdominalchir. Er entwickelte 1924 die Technik der Cholezystographie und führte am 5.4.1933 die erste Pneumonektomie wegen Lungenkrebs in einer Sitzung durch. Eine von ihm initiierte Studie bestätigte 1950 den Zusammenhang zwischen Rauchen und Bronchialkarzinom. Der herausragende US-Chir. galt als führender Thoraxchir. der Zeit; er war ab 1931 Herausgeber des *Journal of Thoracic Surgery* sowie Mitherausgeber der *Annals of Surgery* und der *Archives of Surgery*. 1932 Mitglied der Leopoldina. 1937 Präsident der ASA. 1941 Mitglied der National Academy of Science der USA. 1955 Kongreßpräsident der ISS.
W.: Roentgenologic examination of the gallbladder, J. Amer. med. Ass. 82 (1924) 613–614. – What is surgery? Southern Med. J. 5 (1925) 1402. – E. A. G., J. J. Singer: Successful removal of an entire lung for carcinoma of the bronchus. J. Amer. med. Ass. 101 (1933) 1371–1374.
Lit.: O. H. Wangensteen: The academic surgical arena, past and present: A tribute to E. G., great surgical leader and innovator, Surgery 64 (1968) 595–604. – ISS 280–282. – BLÄ 2002, 532. – C. Barber Mueller: E. A. G.: The Life, lives, and times of the surgical spirit of St. Louis, Hamilton (Ontario, Kanada) 2002.

Graham, Roscoe Reid (* 2. 1. 1890 Lobo bei London, Ontario; † 17. 1. 1948)
Studium und Prom. (1910) in Toronto. 1912/13 chir. WB in Toronto, danach Studienaufenthalte in London, Edinburgh, Wien und Bern. Im I. Weltkrieg war er mit dem Royal Canadian Medical Corps in England eingesetzt. Danach Chir, später Dir. am Toronto General Hosp. Schwerpunkte: Magen-Darm- und Pankreaschir., Rektumprolaps. Er entfernte als 1929 erster erfolgreich einen Inselzelltumor des Pankreas. Er war viele Jahre Mitherausgeber der *Annals of Surgery*.
W.: The treatment of perforated duodenal ulcers, Surg. Gyn. Obstetr. 64 (1937) 235–238. – The operative repair of massive rectum prolapse, Ann. Surg. 115 (1942) 1007–1014.
Lit.: M. L. Corman: R. R. G. 1890–1948, Dis. Colon Rectum 28 (1985) 374. – C. C. Piper, C. J. Yeo, S. W. Cowan: R. R. G. (1890 to 1948): A Canadian pioneer in general surgery, Amer. Surg. 80 (2014) 431–433.

Gram, Hans Christian Joachim (* 13. 9. 1853 Kopenhagen; † 15. 11. 1938 Kopenhagen)
Studium und Prom. (1878) in Kopenhagen. Med. WB 1878–1883 in Kopenhagen, dort 1883 Habil. 1883–1885 Studienreise nach Berlin, Straßburg und Marburg. 1891–1900 o. Prof. der Pharmakologie in Kopenhagen, 1900–1923 o. Prof. der Pathol. und Therapie sowie 1892–1923 Dir. der Med. Klinik A am kgl. Frederiks- und Rigshosp. Die nach ihm benannte Färbemethode entwickelte er in Berlin, um Streptococcus pneumoniae (grampositiv) und Klebsiella pneumoniae voneinander zu unterscheiden.
E.: *G.-Färbung:* spezielle Färbemethode für Bakterien, bei der sich eine bestimmte Struktur der Zellwand unterschiedlich anfärbt.
W.: Über die isolirte Färbung d. Schistomyceten in Schnitt- u. Trockenpräparaten, Fortschr. Med. 2 (1884) 185–189.
Lit.: BLÄ 1933 I 527. – H. Mochmann, W. Köhler: Meilensteine d. Bakteriol., 2. Aufl. Frankfurt a. M. 1997, 148–150.

Graser, Ernst (* 4. 4. 1860 Feuchtwangen, Mittelfranken; † 19. 11. 1929 München)
Studium in Erlangen und Straßburg, Prom. 1883 in Erlangen. WB: 1883/84 Pathol., 1884/85 Innere Med. sowie 1885–1891 Chir. in Erlangen (→ W. H. Heineke), 1886 Habil. 1891 ao. Prof. und OA in Erlangen. 1901 für ein Semester o. Prof. für Chir. in Rostock, 1902–1929 in Erlangen. Schwerpunkte: Hernien, Wundbehandlung, Appendizitis, Peritonitis. 1929 Ehrenmitglied der DGCH.
E.: *G.-Divertikel:* falsche Dickdarmdivertikel v. a. am Sigma. Komplikation: Divertikulitis.
W.: Die Unterleibsbrüche. Anat., Pathol. u. Therapie, Wiesbaden 1891. – Über multiple falsche Darmdivertikel in der Flexura sigmoidea, Münch. med. Wschr. 46 (1899) 721–723. – Operative Behandlung von Appendicitis u. Peritonitis, Berlin 1923.
Lit.: CK 1926, 107. – BLÄ 1933 I 528. – Killian 310. – BEdM 227.

Grashey, Rudolf (* 24. 2. 1876 Deggendorf; † 24. 9. 1950 Bad Tölz)
Studium und Prom. (1900) in München. Anschließend dort internist., gynäkol. und chir. WB; 1908 Habil. für Chir., 1911 ao. Prof. 1928 Ltg. des Röntgeninst. am Bürgerhospital Köln, 1929–1948 dort erster o. Prof. für Radiologie in Deutschland. 1944–1949 komm. Ltg. des Röntgeninst. an der Charité Berlin (→ Sauerbruch). 1905 Mitbegründer der Deutschen Röntgen-Gesellschaft. Bis 1949 Schriftleiter der *Forschritte der Röntgenologie*.
W.: Atlas typischer Röntgenbilder vom normalen Menschen, München 1905 (10. Aufl. 1964). – Röntgentafel des menschlichen Skeletts, München 1936 (7. Aufl. von G. Schindler 1989).
Lit.: CK 1926, 107. – BLÄ 1933 I 528f. – BLÄ 2002, 534.

Griffon, Jean (nachweisbar zwischen 1586 und 1613)
Wundarzt in Genf und Lausanne zwischen 1590 und 1595, wirkte um 1603 in Brüssel und wurde 1605 an den französischen Hof berufen. Er war Lehrer des → Fabricius Hildanus und wird mehrfach in dessen *Observationes* erwähnt. Nach Fabricius soll er den Leistenbruchschnitt ohne Kastration und 1613 eine Nasenplastik nach → Tagliacozzi durchgeführt haben.
Lit.: Gurlt II, 498. – BLÄ 1935 II 854.

Grill, Werner (* 4. 3. 1920 Zell an der Mosel; † 23. 2. 2014 Starnberg)
Nach Kriegsdienst ab 1940 Studium in Berlin, Heidelberg, Königsberg und Breslau, Prom. 1945 in Hamburg. 1945–1949 pathol. WB. Chir. WB 1949–1952 in Ludwigshafen, 1953–1958 in Marburg (→ R. Zenker), dort 1958 Habil. mit diesem 1959–1965 OA in München (R. Zenker), 1964 apl. Prof., 1965–1985 CA der Chir. Abt. am Kreis-KH Starnberg. 1987–1996 Vorsitzender der Gutachterstelle für Arzthaftungsfragen bei der Bayerischen Landesärztekammer. Schwerpunkt: hepatobiliäre Chir.
W.: Die geschlossenen und offenen Verletzungen des Brustkorbs und der Brustorgane, Stuttgart 1966.
Lit.: CV 1990, 92f. – H. Bauer: In memoriam W. G. (1920–2014), Mitt. DGCH 43 (2014) 136f.

Griss, Peter (15. 11. 1941, Breisgau; † 27. 7. 2012 Marburg)
Studium in Freiburg, Tübingen und Heidelberg, dort Prom. 1968. 1968–1971 WB Pathol. in Heidelberg, 1971–1974 chir. und orthop. WB dort und in Mannheim. 1976 Habil. 1980 komm. Klinikdir. in Mannheim, 1982 apl. Prof. 1984–2004 o. Prof. für Orthopädie in Marburg. Schwerpunkte: Endoprothetik, Wirbelsäulenchir., Kinder-, Rheuma- und Sportorthop. Er war einer der Wegbereiter für den Zusammenschluß von Orthop. und Unfallchir.
W.: P. G., H. v. Andrian-Werburg: Mittelfristige Ergebnisse von dorsalen Aufrichtungsoperationen juveniler Kyphosen mit dem Harrington-Instrumentarium, Arch. Orthop. Trauma. Surg. 91 (1978) 113–119. – (Hg.): Findings on total hip replacement for ten years: a retrospective multicentre study based on a 10 % random

sample of 39 000 total hip replacements after 10 years of observation, Bern - Stuttgart - Wien 1982.
Lit.: F. Hinrichs, H. Kienapfel, M. Lengsfeld u. a.: Wir trauern um P. G., Orthop. Unfallchir. Mitt. Nachr. 4/2012, 571.

Gritti, Rocco (* 17. 12. 1828 Rota Dentro, Prov. Bergamo; † 14. 7. 1920 Pallanza, Verbana, Lago Maggiore)
Studium in Padua und Pavia, unterbrochen 1848 durch Teilnahme am Freiheitskrieg. 1853 Prom. in Pavia. Chir. WB in Mailand (Ospedale Maggiore) und Wien (→ Schuh; Rokitanski). Ab 1856 Chir. am Ospedale Maggiore in Mailand. 1863 erneute Studienreise nach Berlin, Brüssel, London und Paris. 1865–1892 CA der Chir. Abt. am Ospedale Maggiore. Er arbeitete auf allen Gebieten der klin. Chir.
E.: *G.-Op.:* distale Oberschenkelamputation mit Deckung des Femurstumpfes durch die im Weichteilverbund bleibende, entknorpelte Patella.
W.: Dell'amputazione del femore al terzo inferiore e della disarticolazione del ginocchio. Valore relativo di cadauna, coll'indicazione di un nuovo metodo denominato amputazione del femore ai condili con lembo patellare, Ann. univ. Med. 161 (1857) 5–32.
Lit.: BLÄ 1935 II 861f. – A. Tilio: In memoriam R. G., Osp. maggiore, Mailand 45 (1957) 287–288. – DBI 59 (2002).

Gross, Robert Edward (* 2. 7. 1905 Baltimore; † 11. 10. 1988 Plymouth, Mass.)
Studium und Prom. (1931) in Boston (Harvard). 1934/35 pathol. WB, danach chir. und kinderchir. WB in Boston. 1937 Studienreise nach Berlin (→ Sauerbruch) und Edinburgh. 1939 Chir. am Peter Bent Brigham Hosp. sowie am Children's Hosp. in Boston, 1947–1967 dessen Chefchir., 1967–1972 dort leitender Kinder-Herzchir. 1947 Prof. für Kinderchir. an der Harvard-Univ. 1938 führte er erstmals die Ligatur des persistierenden Ductus arteriosus Botalli durch. 1945 gelang ihm als zweitem nach → Crafoord die chir. Korrektur der Aortenisthmusstenose. 1947 transplantierte er als erster gefriergetrocknetes homologes Aortengewebe.
W.: Surgical management of the patent ductus arteriosus: with summary of four surgically treated cases, Ann. Surg. 110 (1939) 321–356. – Surgical correction for coarctation of the aorta, Surgery 18 (1945) 673–678. – Surgical treatment for abnormalities of the heart and great vessels, Springfield, Ill. 1947.
Lit.: F. D. Moore, J. Folkman: R. E. G. 1905–1988, Biogr. Mem. Nat. Acad. Sci. 66 (1995) 131–148.

Gross, Samuel David (* 8. 7. 1805 Easton, PA; † 7. 5. 1884 Philadelphia)
Studium in Philadelphia (Jefferson Medical College), dort 1828 Prom. Nach praktischer Tätigkeit wurde er 1833 anat. Demonstrator und 1835 Prof. der pathol. Anatomie in Cincinnati, OH, wo er den ersten Kurs über pathol. Anatomie in den USA abhielt, 1840 Prof. der Chirurgie in Louisville und 1856 bis 1882 in Philadelphia. Hervorragend als Lehrer, Forscher und praktischer Chirurg, bereicherte er das Fach durch zahlreiche Operationsmethoden sowie Instrumente und erfuhr internationale Anerkennung. Gegner der Keim-Theorie und des antiseptischen Prinzips. Von ihm stammt das erste Werk über Osteosarkome. 1880–1883 erster Präsident der ASA.
W.: The anatomy, physiology, and diseases of the bones and joints, Philadelphia 1830. – An experimental and critical inquiry into the nature and treatment of wounds in the intestines, Louisville 1843. – A system of surgery; pathological, diagnostic, therapeutic, and operative, I–II, Philadelphia 1859 (6. Aufl. 1882). – A century of American surgery, Philadelphia 1876. – Sarcoma of the long bones ..., Amer. J. med. Sci. n. s. 78 (1879) 17–57, 338–377.
Lit.: BLÄ 1901 636–638. – EM 512.

Grüntzig, Andreas (* 25. 6. 1939 Dresden; † 27. 10. 1985 USA)
Studium in Heidelberg, dort Prom. 1964. Anschließend als Radiologe in Zürich tätig, wo er sich 1977 mit dem von ihm entwickelten Ballonkatheter zur „perkutanen transluminalen Coronar-Angioplastie" (PTCA) habilitierte. 1980 Prof. für Kardiologie und Radiologie in Atlanta, GA, starb er bei einem Flugzeugunfall. Die von ihm entwickelte Methode beeinflußte nachhaltig die gesamte Gefäßmedizin.
E.: *G.-Katheter:* Ballonkatheter zur Dilatation verengter Arterien.
W.: Die perkutane transluminale Rekanalisation chronischer Arterienverschlüsse mit einer neuen Dilatationstechnik, Baden-Baden 1977.
Lit.: BEdM I 236.

Gschnitzer, Franz (* 29. 11. 1929 Innsbruck; † 30. 4. 2014 Igls)
Studium und Prom. (1953) in Innsbruck. 1953–1955 Pathol., 1955/56 Innere Med. Chir. WB 1956/57 Innsbruck (→ Breitner), 1957–1962 Tübingen (→ Dick), 1962–1965 Düsseldorf (→ Derra), 1965–1973 Innsbruck (→ Huber), dort 1968 Habil. 1973–1998 o. Prof. für Chir. in Innsbruck. Schwerpunkte: Thoraxchir., Herzchir., Magen-, Mammachir., portale Hypertension. Er etablierte ab 1965 die Chir. am offenen Herzen, die Transplantationschir. sowie die minimal invasive Chir. in Innsbruck. 1979 Präsident der ÖGC. 1987 Ehrenmitglied der DGCH.
W.: Mitralfehler b. Pericarditis constrictiva – mögliche prä- u. intraop. Fehlbeurteilung, Arch. klin. Chir. 327 (1970) 693. – Präventive Op.indikationen in d. Thoraxchir., Chirurg 58 (1987) 309–315.
Lit.: CV 1990, 96f. – Killian 281f.

Guéniot, Alexandre (* 8. 11. 1832 Tignécourt, Vosges; † 15. 7. 1935 Paris)
Studium und Prom. (1862) in Paris. 1863–1865 Leitung einer geburtshilflichen Abteilung. 1865 Chir. des Zentralbüros, 1867–1894 Hospitalchir. 1869 ao. Prof. für Chir. und Geburtshilfe. 1870/71 Truppenarzt. 1873 o. Prof. Neben gynäkol. und geburtshilflichen Op. beschäftigte er sich auch mit Kinderchir. (angeb. Hüftluxation, kindliche Femurfraktur). 1880 Mitglied der Académie de médecine.
W.: Des luxations coxo-fémorales, soit congénitales, soit spontanées, au point de vue des accouchements, Paris 1869. – Du Traitement des fractures de cuisse chez

les enfants nouveau-nés, Paris 1872. – Pour vivre cent ans ou l'art de prolonger ses jours, Paris 1931.
Lit.: BLÄ 1933 I 548. – BLÄ 2002, 556.

Günther, Gustav Biedermann (* 22. 2. 1801 Bad Schandau a. d. Elbe; † 8. 9. 1866 Leipzig)
Studium und Prom. (1824) in Leipzig. Chir WB ab 1825 in Hamburg (→ Fricke), gründete dort 1831 ein orthop. Institut. 1837–1841 o. Prof. für Chir. und Anat. in Kiel; 1841–1866 für Chir. in Leipzig (mit naturhistorischer, anat. und orthop. Ausrichtung). Die mit einer Reihe von Mitarbeitern und Schülern verfaßte 7bändige Operationslehre ist eine Enzyklopädie aller bis dahin bekannter Operationen einschließlich deren historischer Entwicklung. Seine Bedeutung war weniger die eines glänzenden Chirurgen, sondern die eines allgemein beliebten begabten Lehrers, der nach dem Motto *Simplex sigillum veri* handelte.
W.: Das Handgelenk in mechanischer, anat. u. chir. Bedeutung, Hamburg 1841. – Die Lehre von den blutigen Operationen am menschlichen Körper, I–VII, Leipzig - Heidelberg 1853–1866.
Lit.: BLÄ 1935 II 887–889. – Killian 139. – V. Klimpel: Über die Wissenschaftsbeziehungen zwischen Max von Pettenkofer u. Rudolf Biedermann Günther, WmM 11 (1993) 333–340. – V. Klimpel: Von Ferdinand von Graefe (1787–1840) zu G. B. G. (1801–1866) u. seiner Schule, Chirurg 65 (1994) 819–822. – BEdM I 239.

Günt(h)ner, Wenzel (* 29. 12. 1820 Neu-Losimtal, Kr. Eger; † 8. 10. 1896 Salzburg)
Studium und Prom. in Prag (1847). Chir. WB in Prag (→ Pitha). Ab 1855 Vorlesungstätigkeit ohne Habil., nach Pithas Weggang 1858 komm. Ordinarius für Chir. in Prag. Im gleichen Jahr Berufung als Prof. für Chir. an die med.-chir. Lehranstalt in Salzburg bis zur Aufhebung der Stelle 1875, danach bis 1878 als Primararzt am St.-Johann-Spital in Salzburg. 1878–1896 Landessanitätsreferent für das Herzogtum Salzburg. Er war ein guter Lehrer, ist aber wiss. nicht hervorgetreten.
W.: Grundzüge der allgemeinen Chirurgie, 1864.
Lit.: BLÄ 1901 652f. – Killian 58. – BEdM I 239.

Güntz, Eduard (* 27. 8. 1903 Erfurt; † 28. 6. 1973 Frankfurt a. M.)
Studium in Würzburg. Marburg und München, dort Prom. 1928. WB: 1928 Chir. in Dresden, 1928–1931 Pathol. in Dresden, 1931–1938 Orthop. in Frankfurt (→ G. Hohmann), dort 1938 Habil. 1938–1950 Leiter der Orthop. Abt. der Univ. Kiel (→ A. W. Fischer), 1950 ao. Prof. 1951–1969 o. Prof. für Orthop. in Frankfurt a. M. Schwerpunkte: Wirbelsäulenerkrankungen, Fußchir., Gelenkersatz. 1963/64 Präsident der DGOOC.
E.: *G.-Zeichen:* abnorme Steilstellung der Wirbelsäule oberhalb eines Diskusprolapses (radiol. Frühsymptom).
W.: Abnorme Geradhaltung d. Brustwirbelsäule b. Veränderungen d. Zwischenwirbelscheiben, Zschr. Orthop. 58 (1933). – Die Kyphose im Jugendalter, Stuttgart 1957.
Lit.: CV 1969, 289–291. – W. Heipertz: E. G., Zschr. Orthop. Grenzgeb. 111 (1973) 815.

Günz (Güntz), **Justus Gottfried** (* 1. 3. 1714 Königstein, Sachsen; † 22. 6. 1754 Leipzig)
Studium und Prom. (1738) in Leipzig, anschließend Studienreise nach Paris (→ Le Dran). 1747 o. Prof. für Physiol. in Leipzig, später auch für Anat. und Chir. 1751–1754 Leibarzt von Kurfürst Friedrich August II. in Dresden. Schwerpunkte: Starstich, Geburtshilfe (Gebärstuhl), Steinschnitt, Hernien, Medizingeschichte.
Lit.: ADB 10 (1879) 181. – BLÄ 1935 II 891f. – Killian 137. – V. Klimpel: J. G. G. (1714–1754), WmM 14 (1996) 421–426.

Guérin, Alphonse François Marie (* 9. 8. 1817 Ploërmel, Morbihan; † 23. 2. 1895 Paris)
Studium und Prom. (1847) in Paris. 1848 Prosektor der Anat. Ab 1850 als Chir. an verschiedenen Hospitälern tätig, 1863–1872 Chefchir. im Hôp. Saint-Louis sowie 1872–1879 Chir. des Hôtel-Dieu in Paris, danach Ehren-Hospitalchirurg. Er wurde bekannt durch die Anwendung des Watteverbandes als allg. Wundverband und durch ein Verfahren der unmittelbaren Bluttransfusion. Darüber hinaus war er standespolitisch für die Chir. tätig.
W.: Éléments de chirurgie opératoire, ou traité pratique des opérations, Paris 1855 (6. Aufl. 1881).
Lit.: BLÄ 1901 653f. – EM 515.

Guérin, Jules René (* 11. 3. 1801 Boussu, Belgien; † 25. 1. 1886 Hyères, Var)
Studium und Prom. (1826) in Paris. 1828 Kauf der *Gazette de santé*, die er 1830–1872 als *Gazette médicale de Paris* herausgab und dort als Urheber des med. Feuilletons über standes- und gesundheitspolitische Themen publizierte. Ab 1832 wandte er sich der Cholera und der (Kinder-)Orthop. zu, gründete 1835 ein orthop. Institut im Château de la Muette in Passy, aus dem er viele Beobachtungen veröffentlichte, was seinen Ruf begründete. Er war ein Anhänger der subkutanen Teno- und Myotomie bei Skoliose, mit der er sich aber nicht durchsetzen konnte. 1842 Mitglied der Académie de médicine. 1853 Mitglied der Leopoldina.
E.: *G.-Stern-Syndrom:* Arthrogryposis multiplex congenita. Angeborene Gelenkkontrakturen bei sklerosierender Muskelatrophie.
W.: Opérations de ténotomies appliquées `toutes les formes et variétés de difformités produites par les differentes distributions de la rétraction musculaire, Paris 1838. – Recherches sur les difformitées congénitales chez les monsters, Paris, 1880.
Lit.: BLÄ 1935 II 895f. – Ärztelex. 141. – EM 515f.

Guersant, Paul Louis Benoît (* 1800 Paris; † 1. 10. 1869 Paris)
Studium und Prom. (1828) in Paris. 1832–1860 dort Chir. am Hôpital des enfants malades, das er auch dank einer ausgedehnten Poliklinik zu großem internationalen Ansehen führte. 1843 Mitbegründer der Société de chirurgie.
W.: Notices sur la chirurgie des enfants, Paris 1864–1867.
Lit.: BLÄ 1901, 654. – BLÄ 1935 II 898.

Gütgemann, Alfred (* 14. 12. 1907 Mehlem b. Bonn; † 17. 1. 1985 Bonn)
Studium und Prom. (1934) in Bonn. WB für Chir. und Urol. in Bonn (→ Redwitz), dort 1941 Habil. 1947 OA, 1948 ao. Prof., ab 1952 komm., 1954–1977 o. Prof. für Chir. in Bonn. Schwerpunkte: Speiseröhren- und Magenkrebs, Herzstillstand und Wiederbelebung, portale, Leber- und Gallenwegschirurgie sowie Nieren- und Lebertransplantation (1969 erste Lebertransplantation in Deutschland, die ein juristisches Nachspiel wegen fehlender Einverständniserklärung der Angehörigen hatte). Er trug wichtige Kapitel in den großen Op.-Lehren seiner Zeit bei. 1971 Präsident der DGCH, 1982 Ehrenmitglied. 1972 Mitglied der Leopoldina.

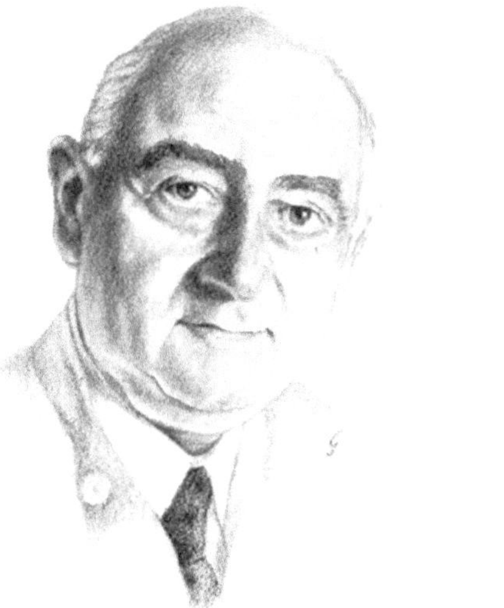

W.: Die sog. angeborene Hüftverrenkung, ihre Erblichkeit u. Stellung in Hinblick auf das Gesetz zur Verhütung erbkranken Nachwuchses (Antrittsvorlesung), Bonn 1942. – A. G., H. W. Schreiber: Chirurgie des Magensarkoms, Stuttgart 1960. – A. G., H. W. Schreiber: Das Magen- u. Kardiakarzinom, Stuttgart 1964. – A. G., K. H. Schriefers, G. Esser u. a.: Erfahrungsbericht über eine homologe Lebertransplantation, Dtsch. Med. Wschr. 94 (1969) 1713–1717.
Lit.: Killian 323–325. – CV 1980 223–225. – R. Häring (Hg.): Chirurgie der Leber. A. G. zum 75. Geburtstag, Weinheim 1983. – BEdM I 239. – C. S. Kauczok-Vetter, S. Kaiser, D. Groß: A. G. (1907–1985). Pionier, strafrechtlich genehmigt! Zbl. Chir. 139 (2014) 13f.
Abb.: s. Abb.-Verzeichnis.

Guidi, Guido [Vidus Vidius] (* 10. 2. 1509 Florenz; † 26. 5. 1569 Pisa)
Nach dem Studium als Arzt in Florenz und 1534–1538 in Rom tätig. 1542–1547 als Leibarzt und Lehrer der Chir. nach Paris berufen, veröffentlichte er dort 1544 seine lat. Übersetzung einer griech. Sammlung chir. Autoren und machte damit die antike und. mal. Chir. in Paris bekannt. Er erwähnt auch Extremitätenprothesen und die Rhinoplastik. Ab 1548 in Pisa Prof. für Philos. und Med.
E.: *Nervus Vidianus:* Nervus canalis pterygoidei.
W.: Opera omnia medica, chirurgica et anatomica, Frankfurt a. M. 1668.
Lit.: Gurlt II 297–304. – BLÄ 1935 II 902. – DBI 61 (2004). – EM 516

Guido d'Arezzo d. J. (12. Jh.)
Lehrte an der Domschule von Parma. Er integrierte zusammen mit seinem Lehrer → Roger Frugardi die Chir. in die akad. Ausbildung und schrieb um 1180 dessen *Chirurgie* nieder, die er neu zusammenstellte. Auf → Avicenna fußt sein Purgiertraktat *Liber mitis*, mit dem er die Avicenna-Rezeption einleitete, die frühe oberitalienische Schultradition vertrat und sich gegen die salernitanische Dominanz wandte.
W.: K. Goehl: G. d'A. d. J. und sein 'Liber mitis', phil. Diss. Würzburg 1984.
Lit.: K. Goehl: G. d'A. als Avicenna-Leser, WmM 1 (1983) 23–35. – EM 516.

Guillemeau, Charles (* 1588 Paris; † 21. 11. 1656 Paris)
Sohn von → Jacques G. Studium in Paris, danach erster Wundarzt König Ludwigs XIII. Er wandte sich später der Inn. Med. zu und wurde 1634 Dekan der med. Fakultät. Beim Prioritätsstreit der Fakultäten von Paris und Montpellier erregte er aufgrund seiner Polemik großes Aufsehen.
W.: Osteomyologie, ou discurs sur les os et les muscles, Paris 1615. – Aphorismes de chirurgie, Paris 1622.
Lit.: BLÄ 1935 II 905.

Guillemeau, Jacques (* 1550 Orléans; † 13. 3. 1613 Paris)
Der Sproß einer alten Wundarzt-Familie in Orleans studierte Anat. bei Riolan d. Ä. und Chir. bei → Courtin. Danach wurde er Schüler → Parés, den er auf fast allen Feldzügen begleitete. 1576–1580 war er als Feldarzt der span. Armee in Flandern zugeteilt. Ab 1581 Chir. am Hôtel-Dieu in Paris, war er dank seines großen Ansehens Leibchir. der Könige Karl IX., Heinrich III. und Heinrich IV. 1595 Vorstand des *Collège de chirurgie.* Er verfaßte das erste franz. Buch zur Augenheilkunde und erlangte große Erfahrung als Geburtshelfer. Als Chir. befaßte er sich v. a. mit Schußverletzungen, der Trepanation und den Aneurysmenoperationen. Er bevorzugte die primäre Amputation, bei bereits vorhandener Gangrän empfahl er die Kauterisierung. Seine gediegene klassische Bildung ermöglichte ihm die Kenntnis der antiken Med.
W.: Traité des maladies de l'oeil, Paris 1585. – La chirurgie françoise, Paris 1594. – De l'heureux accouchement des femmes, Paris 1609.
Lit.: Gurlt II 861–890. – BLÄ 1935 904f. – Ärztelex. 141f. – Sachs III 293f. – EM 517.

Guillotin, Joseph-Ignace (* 28. 5. 1738 Saintes; † 26. 3. 1814 Paris)
Studium in Reims und Paris, dort 1770 Prom. 1778–1782 Lehrtätigkeit für Anat., Physiol. und Pathol. 1789–1791 Mitglied der verfassungsgebenden Versammlung (Assemblée constituante), schlug er für die „humane" Enthauptung zum Tod verurteilter Delinquenten eine Verbesserung der bereits in anderen Ländern

eingeführten Maschine vor, die nach ihrer erstmaligen Verwendung 1792 von einer Zeitung mit seinem Namen versehen wurde. Er setzte sich für die Gleichberechtigung von Med. und Chir. ein, forderte für den prakt. Unterricht am Krankenbett eine enge Verzahnung zwischen Fakultät und Hospital und war ab 1799 ein Befürworter des Pockenimpfung.
Lit.: BLÄ 1935 II 908f. – EM 517f.

Guleke, Nicolai Gustav Hermann (* 25. 4. 1878 Bernau, Livland; † 3. 4. 1958 Wiesbaden)

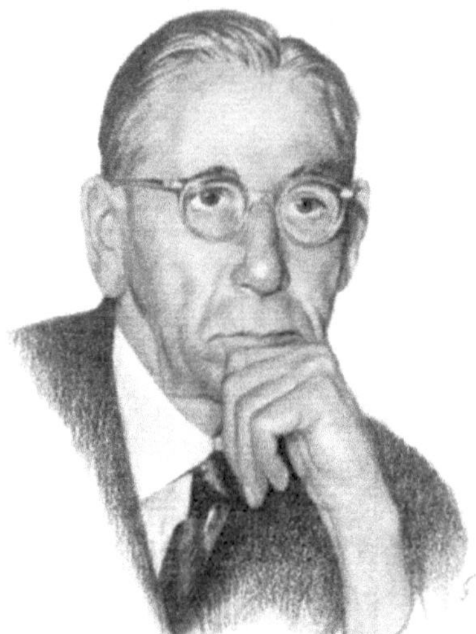

Studium in Berlin, München, Bonn, Rostock und Straßburg; dort 1902 Prom. WB am Pathol. Inst. in Berlin (Johannes Orth), 1903–1907 chir. WB in Berlin (→ Bergmann) und 1908–1918 in Straßburg (→ Madelung). 1908 Habil. 1913 ao. Prof. 1918–1919 o. Prof. für Chir. in Marburg, 1919–1951 in Jena. Im I. Weltkrieg Leiter des Lazaretts Straßburg, im II. Weltkrieg beratender Chirurg. Schwerpunkte: Allg. Chir., Erkrankungen des Pankreas, Rektumchir., Hirnchir., Kriegschir., Knochenerkrankungen, Krebsforschung. Durch seine guten Ergebnisse bei Rektum- und Hirn-Op. erlangte er Weltruhm. 1938 Präsident der DGCH, 1950 deren Ehrenmitglied. 1940 Mitglied der Leopoldina. 1947 Mitbegründer der Thüringischen Gesellschaft für Chir.
E.: *G.-Op.:* zweizeitige abdominosakrale Rektumexstirpation (1. Sitzung: endständiges Sigmastoma und Blindverschluß des aboralen Stumpfes; 2. Sitzung: Aushülsung, Extraperitonealisierung, Rektumexstirpation)
W.: [mit O. Kleinschmidt:] Die Eingriffe am Gehirnschädel, Gehirn, Gesicht, Gesichtsschädel, an der Wirbelsäule u. am Rückenmark, Berlin 1935 (= Kirschners Allg. u. Spez. Chir. Operationslehre, 3/I). – Kriegschir. u. Kriegschirurgen im Wandel d. Zeiten, Jena 1945. – 50 Jahre Chir., Arch. klin. Chir. 280 (1954) 1–42 [auch als Separatdruck: Berlin - Göttingen - Heidelberg 1955].
Lit.: CV 1958, 271–273. – Killian 241f. – U. Töpfer: N. G. (1878–1958) und die Entwicklung der Chirurgischen Universitätsklinik Jena unter seiner Leitung in den Jahren 1919 bis 1951, Med. Diss. Jena 2000. – BLÄ 2002. – Sachs III 28f. – BEdM 240. – Steinau/Bauer 119–129.
Abb.: s. Abb.-Verzeichnis.

Gummel, Hans Peter (* 3. 8. 1908 Berlin; † 27. 5. 1973 Berlin)
Studium in Rostock, Innsbruck und Berlin, dort 1934 Prom. 1934–1937 chir. WB in Berlin (→ Sauerbruch), 1937–1939 in Graz und Breslau. 1939–1945 OA in Breslau (→ K. H. Bauer; → H. Killian). 1935/36 HJ-Arzt, 1935–1938 NSDAP-Mitglied. 1945/46 Leiter eines Hilfs-KH in Schwandorf (Oberpfalz). 1946/47 Abteilungsleiter beim Rat der Stadt Dresden, ab 1947 SED-Mitglied. 1949–1973 CA der Chir. Abt an der Geschwulstklinik (ab 1960 Robert-Rössle-Klinik) der Akademie der Wissenschaften der DDR in Berlin-Buch. 1954 Habil., 1955 Prof. 1955–1973 auch Dir. des Krebsforschungsinstituts Berlin-Buch. 1968–1970 Präsident der Gesellschaft für Chir. der DDR. 1964 Mitglied der Leopoldina.
W.: (Hg.): Hormone in Genese und Therapie des Mammacarcinoms, Berlin 1967. – (Hg.): Symposium über den Brustdrüsenkrebs, Berlin 1973.
Lit.: CV 1958, 273f. – Klimpel 2001, 64f. – Kiene/Reding/Senst 374f.

Gurlt, Ernst Julius (* 13. 9. 1825 Berlin; † 8. 1. 1899 Berlin)

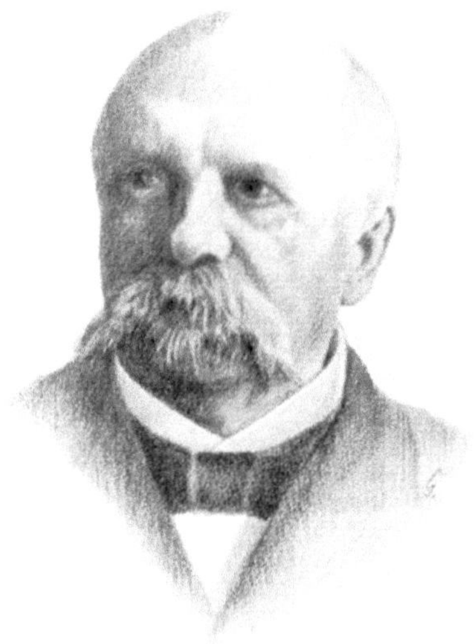

Studium und Prom (1848) in Berlin. Danach Studienreise nach Wien, Paris und London. 1852–1856 chir. WB in Berlin (→ B. Langenbeck), 1853 Habil., 1862 ao. Prof. 1868 Prof. für Chir. am med.-chir. Friedrich-Wilhelms-Inst. für Militärärzte in Berlin. Daneben war er 1848, 1864, 1866 und 1870/71 als Truppenarzt tätig. Schwerpunkte: Kriegschir., Wehrmed., Knochenbrüche, Gelenkerkrankungen, Geschwülste, Qualitätskontrolle der Anästh., Geschichte der Chir. Herausgeber der *Verhandlungen der Deutschen Gesellschaft für Chirurgie*, Redakteur (1860–1887) und Mitherausgeber (1888–1899) des *Archivs für klinische Chirurgie* sowie 1885–

1888 Redakteur des *Biographischen Lexikons aller Zeiten und Völker*. 1872 Gründungsmitglied der DGCH, 1873–1879 deren Zweiter Schriftführer, 1880–1899 Erster Schriftführer, 1896 Ehrenmitglied. 1886 Mitbegründer der Berliner Chir. Gesellschaft.
W: Beiträge zur vergleichenden pathol. Anat. d. Gelenkkrankheiten, Berlin 1853. – Über den Transport Schwerverwundeter u. Kranker im Kriege, nebst Vorschlägen üb. die Benutzung d. Eisenbahnen dabei, Berlin 1860. – Leitfaden für Operationsübungen am Cadaver ..., Berlin 1862 (6. Aufl. 1885). – Handbuch d. Lehre von den Knochenbrüchen, I–II, Berlin - Hamm 1862–1864. – Geschichte d. Chir. u. ihrer Ausübung. Volkschir. – Altertum – Mittelalter – Renaissance, I–III, Berlin 1898. – Zur Narkotisirungs-Statistik, I–VI, Arch. klin. Chir. 42 (1891) 282–301, 45 (1892) 55–113, 46 (1893) 139–176, 48 (1894) 223–274, 51 (1895) 91–168, 55 (1897) 473–519.
Lit.: E. v. Bergmann, C. Gussenbauer: E. J. G. [Nekrolog], Arch. klin. Chir. 58 (1899) Einschub nach S. 246.. – BLÄ 1935 II 915.. – Winau/Vaubel 33.. – W. Röse: Die „Narkotisirungsstatistik" von E. J. G. aus dem Jahre 1895. Ein früher Beitrag zur Qualitätskontrolle in d. Anästh., Anaesthesiol. Reanim. 20 (1995) 157–161. – Sachs III 144–147. – BEdM I 241. – EM 518.
Abb.: s. Abb.-Verzeichnis.

Gussenbauer, Carl Ignatz (* 30. 10. 1842 Obervellach, Kärnten; † 19. 6. 1903 Wien)

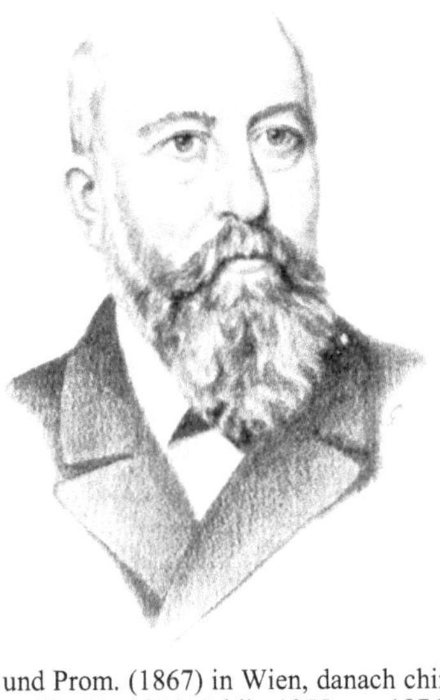

Studium und Prom. (1867) in Wien, danach chir. WB in Wien (→ Billroth). 1874 Habil., 1875 ao., 1876 o. Prof. für Chir. in Lüttich, 1878–1894 in Prag, 1894–1903 in Wien (II. Chir. Univ.-Klinik). Schwerpunkte: Wundheilung, Knocheneiterung, Rachengeschwülste (Entwicklung eines künstlichen Kehlkopfes), Karzinogenese, Pankreaschir. (1882 zweizeitige Marsupialisation einer Pankreaspseudozyste), Neurochir. 1895 als erster Österreicher Präsident der DGCH. 1888 Mitglied der Leopoldina.
W.: Über d. erste durch Th. Billroth am Menschen ausgeführte Kehlkopf-Exstirpation und die Anwendung eines künstlichen Kehlkopfes, Arch. klin. Chir. 17 (1874) 343–356. – [mit A. v. Winiwarter] Die partielle Magenresektion, Arch. klin. Chir. 19 (1876) 347–380. – Zur operativen Behandlung der Pankreas-Cysten, Arch. klin. Chir. 29 (1883) 355–364. – Erfahrungen über die osteoplastische Schädeltrepanation wegen Hirngeschwülsten, Wiener klin. Wschr. 15 (1902) 143, 175, 205.
Lit.: BLÄ 1935 II 915f. – NDB 7 (1966) 332f. – Killian 59f. – Th. Schnelldorfer, Y. Y. Kitvarametha, D. B. Adams: C. G. Pioneer in pancreatic surgery, World J. Surg. 27 (2003) 753–757. – Sachs III 49. – BEdM I 241.
Abb.: s. Abb.-Verzeichnis.

Guthrie, George James (* 1. 5. 1785 London; † 1. 5. 1856 London)
Handwerkschir. Ausbildung in London bis 1801, danach Eintritt in den Militärdienst. Als Regimentschir. 1802–1807 in Nordamerika und 1808–1814 in Spanien sowie Portugal. Danach verließ er den Militärdienst, verfaßte sein bedeutendes Werk über Kriegschir. und hielt in diesem Gebiet 1816–1856 Vorlesungen. 1816 gründete er eine Augenklinik, begann ophthalmologisch zu arbeiten, wurde 1823 Ass.-Chir., 1827 Chir. am Westminster Hosp. und war fünf Jahre Prof. für Anat. und Chir. am RCS. Er verbesserte die Versorgung von Gefäßverletzungen und Frakturen und modifizierte Knochenresektionen, Hernien- und Kataraktoperation. 1830 hielt er die Hunter-Vorlesung.
W.: Case of a wound of the peroneal artery successfully treated by a ligature, Med.-chir. Trans. 7 (1816) 330–337. – On gun-shot wounds of the extremities, requiring the different operations of amputation, and their aftertreatment ... London 1815 (6. Auf. 1855).
Lit.: BLÄ 1935 II 917–919. – EM 518f.

Guy de Chauliac (* um 1298 Chaulhac, Dpt. Lozère, Auvergne; † 1368 Avignon)
Studium in Montpellier (→ Henri de Mondeville), Bologna und Paris. 1325 Magister der Med., praktizierte er in Avignon und Lyon. Er war gleichzeitig Priester und Leibarzt der Päpste Klemens VI., Innozenz VI. und Urban V. Seine Hauptwerke sind die um 1330/50 verfaßte *Chirurgia parva* (Kleine Chir.) sowie die 1363 abgeschlossene *Chirurgia magna* (Große Chir.), die sich wesentlich auf → Abulkasim gründet und die bis dahin maßgebende *Chirurgia* des → Lanfrank für mehrere Jahrhunderte ablöst. Der praktisch versierte Chir. beschreibt u. a. verschiedene Formen der Wundnaht, Konvexbrillen bei Sehschwäche, das Aufbinden von Bleiplatten gegen Unterschenkelgeschwüre, Behandlung von Schußwunden (durch künstlich herbeigeführte Eiterung), Amputationsmethoden oder die Gewichtsextension bei Oberschenkelbrüchen. Er war der berühmteste Chir. des 14. Jhs.
W.: L. Joubert (Hg.): Chirurgia magna Guidonis de Cauliaco ..., Lyon 1580, Neudruck Darmstadt 1976.
Lit.: Gurlt II 77–107. – BLÄ 1935 I 894f. – M. Tabanelli: Due grandi chirurghi Francesi del secolo XIV allo studio Bolgnese: „Henry de Mondeville e Guy de Chauliac", Atti del XXI Congresso internazionale di Storia della Medicina, II, Siena 1968, 1430–1439. – LexMA IV 1806f. – VL III 347–353. – Ärztelex. 142. – EM 519.

Guyon, Jean Casimir **Félix** (* 21. 7. 1831 Saint-Denis; † 2. 8. 1920 Paris)

Studium in Nantes und Paris, Prom. dort 1858. 1863 Agrégé, 1877 Prof. der chir. Pathol. am Pariser Hôpital Necker und 1890 Prof. der Klinik des Harnapparates, ein Gebiet, mit dem er sich (neben der Gynäkologie und der Venerologie) stets besonders beschäftigte, so daß er als Wegbereiter der modernen Urologie gilt. Stellte mit seinem Schüler → Reverdin 1869 die ersten mit Epidermistransplantaten auf Granulationsgewebe geheilten Fälle vor. 1902 wurde er Ehrenmitglied der DGCH.

E.: *G.sche Loge:* Durchtrittsstelle von A. und N. ulnaris am unterarmnahen Kleinfingerballen.

W.: Note sur une disposition anatomique propre de la face antérieure de la région du poignet et non encore décrité par le docteur, Bull. Mem. Soc. Anat. Paris 6 (1861) 184–186. – Leçons cliniques sur les maladies des voies urinaires. Paris 1881 (2. Aufl. 1885).

Lit.: BLÄ 1901, 924. – EM 520.

H

Haberer von Kremshohenstein, Hans (* 12.3.1875 Wien; † 29.4.1958 Düren)
Studium in Wien und Graz; dort 1900 Prom. Ass. in Anatom. und Pathol. in Graz, ab 1901 chir. WB in Wien (→ Eiselsberg), dort 1907 Habil. 1911–1924 o. Prof. für Chir. in Innsbruck, 1924–1928 in Graz, 1928–1930 in Düsseldorf und 1930–1945 in Köln. Kriegsteilnahme im II. Weltkrieg, 1942 Generalarzt. Schwerpunkte: Universalchirurg, Abdominalchir., Magenchir. Begründer der rekonstruktiven Carotischir. (Erstbeschreibung einer End-zu-End-Anastomosierung der A. carotis), setzte 1919 die primäre distale Magenresektion bei perforiertem Ulkus durch. Universitätsrektor 1923/24 in Innsbruck, 1929/30 in Düsseldorf und 1935–1938 in Köln. 1940 Präsident der DGCH, 1950 deren Ehrenmitglied. 1933 Mitglied der Leopoldina. 1926–1945 Herausgeber der *Deutschen Zeitschrift für Chirurgie*.

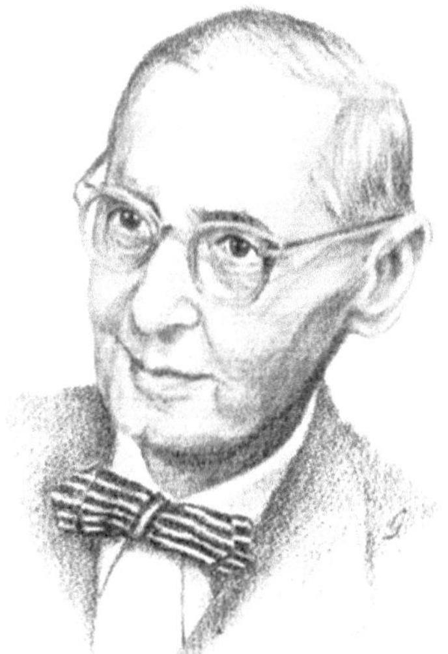

W.: Zirkuläre Naht der Carotis communis, Wiener klin. Wschr. 18 (1914) 1533. – Indikationsstellung bei operativen Eingriffen wegen Erkrankungen des Magens und Duodenums, Halle 1923. – Erkrankungen des knöchernen Schädels, in: J. Schwalbe, Diagnostische und therapeutische Irrtümer und deren Verhütung, 1923; Rolle d. Pylorus b. d. Geschwürskrankheiten, Graz 1925. – Chirurgie des Magens, Darms und Wurmfortsatzes, in: A. v. Eiselsberg, Lehrb. d. Chir., Berlin 1930. – Zur Op.anzeige beim Magen- u. Zwölffingerdarmgeschwür, Stuttgart 1936. – Die Erkrankungen der Leber und der Gallenwege, Kempen 1947 (2. Aufl. 1949).
Lit.: CV 1958 278–283. – Killian 111. – S. P. Mönig, M. Walter, H. Erasmi, H. Pichlmaier: H. v. H. – Anfänge der rekonstruktiven Carotischirurgie, Chirurg 68 (1997) 196–198. – BLÄ 2002, 567f. – BEdM I 244. – Steinau/Bauer 151–182.
Abb.: s. Abb.-Verzeichnis.

Hackenbroch, Matthias (* 5.7.1894 Köln; † 5.9.1979 Köln)
Studium in Würzburg, Straßburg, Bonn und Köln, dort 1920 Prom. Chir. WB 1920 in Köln (→ Frangenheim), orthop. WB 1921–1928 in Köln (→ K. Cramer), dort 1925 Habil. 1928–1962 Dir. der Orthop. Klinik Koln, 1938 ao. Prof., 1951–1962 o. Prof. für Orthop. in Köln, bis 1966 komm. Schwerpunkte: Skoliose, Fußdeformitäten, Gelenkmißbildungen, Arthroplastik, Coxarthrose. 1935 und 1957 Präsident der DGOOC, 1964 deren Ehrenmitglied. 1963–1966 Präsident der SICOT, 1973 deren Ehrenmitglied. 1955 Mitglied der Leopoldina. Mitherausgeber der *Zeitschrift für Orthop.*
W.: G. Hohmann, M. H.: Handbuch d. Orthop., I–IV, Stuttgart 1957–1962. – D. Hohlfuß. Seine Entstehung u. Behandlung, Berlin 1926. – Die Arthrosis deformans d. Hüfte, Leipzig 1943.
Lit.: CV 1938, 235f. – L. Roeren, Zum 70. Geburtstag von M. H., Arch. Orthop. Unfallchir. 56 (1964) 341–348. – G. Imhäuser: Zum 80. Geburtstag von M. H., Zschr. Orthop. 112 (1974) 1028/XXI–XV. – BLÄ 2002, 570.

Hackenbroch, Matthias Heinrich (* 1935 Köln; † 21.7.2006 Bonn)
Sohn von → Matthias H. Studium in Köln, Zürich und Wien, Prom. 1961 in Köln. Danach orthop. WB an verschiedenen Kliniken. Studienaufenthalt in Worcester, MA. 1969 OA in München (→ Witt), dort 1975 Habil. 1979–2002 o. Prof. für Orthop. und Dir. der Orthop. Univ.-Klinik in Köln. Schwerpunkte: Arthrose, Gelenkersatz, funktionserhaltenden Tumorchir. am Skelett, Biomechanik, Knochenbank-Organisation.
W.: (Hg.): Knorpel-Knochentransplantation, Stuttgart - New York 1988. – Arthrosen, Stuttgart - New York 2002.
Lit.: B. Hibbeler: M. H. H. †: Verdienter Forscher und Kliniker, Dtsch. Ärztebl. 193 (2006) A-2195.

Hackenbruch, Peter Theodor (* 19.5.1865 Andernach; † 25.5.1924 Wiesbaden)
Studium und Prom. (1888) in Bonn. Dort 1888–1892 chir. WB (→ Trendelenburg). 1892 Niederlassung als Chir. in Wiesbaden, 1900–1924 dort CA der Chir. Abt. am St.-Joseph-Spital. Ihm sind eine Reihe von Innovationen auf verschiedenen Gebieten der Chir. zu verdanken.
E.: *H.-Anästhesie:* rautenförmige Umspritzung des Op.-Gebietes mit Lokalanästhetikum. – *H.-Klammer:* „Distraktionsklammer" zur Extensionsbehandlung von Knochenbrüchen. – *H.-Op.:* Bruchpfortenverschluß bei Leistenhernien mittels „Fasziendoppelung" der Externusaponeurose. – *H.-Spritze:* Rekordspritze mit stumpf abgewinkeltem Konus.
W.: Örtliche Schmerzlosigkeit b. Operationen, Wiesbaden 1897. – Zur Radikalop. d. Leistenhernie. Fascien Knopfnähte, Münch. med. Wschr. 32 (1908) 1693. – Die Behandlung d. Knochenbrüche m. Distraktionsklammer, Wiesbaden 1919.

C. Weißer, *Chirurgenlexikon*, https://doi.org/10.1007/978-3-662-59238-0_8

Lit.: BLÄ 1933 I 560. – RLM H 6.

Hacker, Victor Franz Carl **Ritter von**
(* 21. 10. 1852 Wien; † 20. 5. 1933 Graz)
Studium und Prom. (1878) in Wien. 1878. Chir. WB 1880–1887 in Wien (→ Billroth). 1887 Habil., wurde er leitender Chir. am Sophienspital in Wien. 1894 ao. Prof. 1895–1903 o. Prof. für Chir. in Innsbruck und 1903–1924 in Graz. Dort 1912 Umzug in die nach seinen Plänen neuerrichtete Klinik. Schwerpunkte: Speiseröhre einschl. Ösophagoskopie (Fremdkörperentfernung), Magen-Darm-Chir., plast. Chir. 1885 Erstbeschreibung der Magenresektion „Billroth II" und 1886 seiner Methode der Gastrostomie. 1929 Ehrenmitglied der DGCH.
W.: Anleitung zur aseptischen Wundbehandlung Wien 1883 (3. Aufl. 1890). – *Zur* Casuistik und Statistik der Magenresectionen und Gastroenterostomieen [!], Verh. dtsch. Gesch. Chir. 14 (1885) II 62–71. – Über die Verwendung des Musculus rectus abdominis zum Verschlusse d. künst. Magenfistel, Wien. med. Wschr. 36 (1886) 1073–1077, 1110–1114. – Über die nach Verätzungen entstehenden Speiseröhren-Verengerungen, Wien 1889. – Chirurgie der Speiseröhre, Stuttgart 1926.
Lit.: BLÄ 1901, 671f. – BLÄ 1933 I 560f. – H. Schmerz: V. v. H. Zum 80. Geburtstag, Chirurg 4 (1932) 833–838. – Killian 248. – BLÄ 2002, 571. – BEdM I 244. – O. Stanger: V. v. H. (1852–1933). Erinnerungen an Leben u. Schaffen eines bedeutenden Billroth-Schülers, Chirurg 71 (2000) 478–484.

Hackethal, Karl Heinz **Julius** (* 6. 11. 1921 Reinholterode, Eichsfeldkreis; † 17. 10. 1997 Bernau am Chiemsee)
Studium in Berlin, Würzburg und Göttingen, 1945 Prom. WB Chir 1946–1952 in Eschwege, anschließend als Ass. und OA 1952–1956 an der orthop. Klinik Münster. Habil. 1954 (Orthop.) und 1956 (Chir.). 1956–1964 OA an der chir. Klinik Erlangen (→ Hegemann), dort 1962 ao. Prof. Im „Erlanger Professorenstreit" warf er 1963 seinem Chef schwere Kunstfehler mit Todesfolge vor, die aber entkräftet werden konnten, was zum Ende seiner akad. Karriere führte. 1964–1974 Ass. und später CA am KH Lauenburg/Elbe, danach als selbständ. Chir. mit Praxisklinik in Bad Bevensen. 1981–1988 Ltg. einer priv. Krebsklinik in Aschau am Chiemsee. 1989 Gründung einer „Praxisklinik für Ganzheitsmed. und Ausgewählte Chir." Als Kritiker der etablierten Med. setzte er sich für Sterbehilfe ein und brachte sich dauerhaft in Konflikt mit der Ärzteschaft.
E.: *H.-Nagelung:* intramedulläre Bündelnagelung mit elastischen Nägeln v. a. bei Humerusfrakturen.
W.: Die Bündel-Nagelung, Berlin 1961. – Auf Messers Schneide. Kunst und Fehler der Chirurgen, Reinbek 1976. – Krankenhaus. Gegen ein patientenfeindliches Gesundheitssystem, 1979. – Humanes Sterben. Mitleidstötung als Patientenrecht und Arztpflicht, München 1988.
Lit.: CV 1969 298f. – BEdM I 244.

Händel, Georg (* 24. 9. 1622 Halle; † 14. 2. 1697 Halle)
Der Vater des Komponisten Georg Friedrich Händel ging nach handwerkschir. Ausbildung in Halle auf Wanderschaft mit Tätigkeiten in Hamburg und Lübeck sowie als Feldscher und Schiffsbarbier. Anschließend WB zum Meister und 1643 Verleihung des Bürgerrechts von Halle. Ende der 1640er Jahre Amtschir. des Amtes Giebichstein. Die erfolgreiche Behandlung eines Unterarmbruches des Kurfürsten verschaffte ihm 1660 die Position als Leibchir. 1691 gelang ihm die Bergung eines verschluckten Messers, das spontan aus dem Magen durch die Bauchdecke perforiert war.
Lit.: H. Broghammer: Vom Schiffsbarbier zum Leibchir. u. geheimen Kammerdiener. Zum 300. Todestag des Komponistenvaters G. H., Zbl. Chir. 123 (1998) 767–772.

Haenisch, Günther (* 30. 3. 1907 Hamburg; † 23. 4. 2001 Hamburg)
Studium in Freiburg, München und Hamburg, dort 1934 Prom. 1932–1935 WB Inn. Med., Pathol. Gynäkol. und Augenheilkunde in Hamburg. 1936–1938 Schiffsarzt. 1938 chir. WB in Hamburg (AKH Altona). 1939–1947 Kriegsteilnahme als Sanitätsoffizier und Gefangenschaft. 1947–1950 WB Chir. in Hamburg (AKH St. Georg). 1950–1955 Chir. Abt. AKH Heidberg, 1955–1960 AKH St. Georg. 1960–1972 CA der I. Chir. Abt. am AKH Barmbek. Schwerpunkte: Gallenwege, chir. Naht, Hernien, Unfallchir. 1993 Ehrenmitglied der DGCH.
W.: Moderne Gallenchir., Chirurg 25 (1954) 356–359.
Lit.: CV 1980, 227. – H. Imig, H. W. Schreiber: Nachruf G. H., Mitt. DGCH 30 (2001) 417f.

Häring, Rudolf (* 3. 11. 1928 Urmitz b. Koblenz; † 30. 11. 1998 Berlin)

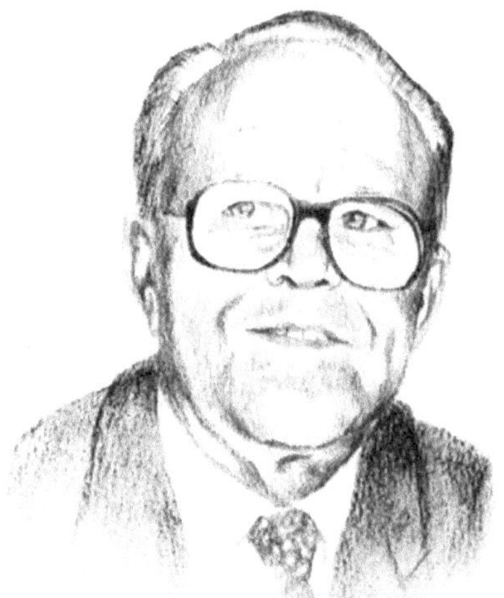

Studium in Erlangen und Bonn, dort 1956 Prom. 1956/57 Ass. Chir. (→ Gütgemann) und Med. Klinik Bonn, 1957/58 Ass. am Path. Inst. des Städt. KH Nürnberg. 1958–1962 chir. WB in Nürnberg (→ H. Franke), 1962–1969 am Klinikum Charlottenburg der FU Berlin (Franke), dort 1966 Habil., 1969 apl. Prof. 1969–1979 OA am neugegründeten Klinikum Steglitz. 1976 komm Leiter, 1979–1994 o. Prof. für Chir. am Univ.-Klinikum Steglitz / Benjamin Franklin und Leiter der Abt. Allg.-, Gefäß- und Thoraxchir. Schwerpunkte: Ösophagus,

Magenchir., Dickdarm, Thoraxchir., Gefäßchir., portale Hypertension, intraabdominale Infektionen, Komplikationen. 1990 Präsident der DGCH.
W.: R. H., H. Zilch: Lehrbuch Chir. mit Repetitorium, Berlin - New York 1986 [4. Aufl. 1997]. – (Hg.): Indikatorische u. op. Fehler in d. Chir., Berlin 1987. – R. H., H. Zilch (Hgg.): Diagnose u. Differentialdiagnose in d. Chir., I–II, Weinheim 1990 (2. Aufl. 1995). – (Hg.): Peritonitis, Stuttgart 1993.
Lit.: Winau/Vaubel 34. – CV 1990 107. – [Nachruf], Dtsch. Ärztebl. 96 (1999) B-188. – Th. Karavias: Nachruf, Mitt. DGCH 28 (1999) 70f. – A. Encke, W. Hartel, E. O. Riecken: In memoriam R. H., Mitt. DGCH 29 (2000) 21–24. – Hartel/Siewert 42f.
Abb.: s. Abb.-Verzeichnis.

Härtel, Fritz [Friedrich Ferdinand] (* 22. 2. 1877 Plauen; † 15. 6. 1940 Garmisch-Partenkirchen)
Studium in Heidelberg, Berlin, Wien, Halle und München, dort 1903 Prom. Chir. WB 1906–1913 in Berlin (→ Bier) und 1913–1921 in Halle (→ Schmieden; → Voelcker), dort 1913 Habil. Kriegsteilnahme am I. Weltkrieg. 1922–1930 Dir. der Chir. Univ.-Klinik Osaka. 1930–1940 CA der Chir. Abt. am Oskar-Ziethen-KH in Berlin.
W.: Lokalanästhesie, Stuttgart 1916. – D. Verband, Berlin 1922.
Lit.: BLÄ 1933 I 563. – CV 1938, 239. – BLÄ 2002, 572f. – Sachs III 357.

Häussler, Georg-Friedrich (* 15. 2. 1904 Mainz; † 1977)
Prom. 1928. 1928–1935 WB Inn. Med., Radiologie, Chir., Gynäkol. 1935–1938 neurochir. WB in Würzburg und Berlin (→ Tönnis). 1938–1945 Aufbau der Neurochir. Abt. an der Neurol. Univ.-Klinik Hamburg-Eppendorf, dort 1941 Habil. 1947–1969 CA der Neurochir. Abt. am AKH Heidberg. 1952 ao. Prof. 1950 Gründungsmitglied der DGNC.
E.: *H.-Zeichen:* Segmental ausstrahlender Schmerz bei Bandscheibenprolaps, wenn sich der Pat. aus dem Zehenspitzenstand auf die Fersen fallen läßt.
W.: Hirndruck, Zbl. Neurochir. 2 (1937) 247–261. – Über die Operation des hinteren lumbalen Bandscheibenvorfalls, Chirurg 20 (1949) 405–419.
Lit.: CV 1958, 286f. – Leiber/Olbert 186. – Arnold/Bock/Bushe 441.

Hagedorn, Werner (* 2. 7. 1831 Westhausen, Eichsfeld; † 10. 6. 1894 Magdeburg)
Studium und Prom. (1854) in Berlin. Chir. WB in Magdeburg ab 1855. 1863–1894 Dir. der Chir. Abt. am KH Magdeburg. Er war einer der ersten Anwender der antiseptischen Wundbehandlung in Deutschland.
E.: *H.-Nadelhalter:* selbstöffnender Nadelhalter mit stielförmigem Schaft und durch ein Gleitrohr schließendes rinnenförmiges Maul. – *H.-Op.:* Modifikation der Lippen-Kiefer-Gaumenspalten-Op.
W.: Arch. klin. Chir. 18, 26, 28, 29; Verh. Dt. Ges. Chir. 1875, 1877, 1880–1183.
Lit.: BLÄ 1901, 677f.

Hagen, Johann Philipp (* 24. 1. 1734 Tunzenhausen, Sömmerda, Thüringen; † 12. 12. 1792 Berlin)
1748–1752 Barbierausbildung in Frankfurt a. d. Oder, anschließend Gehilfe in einer Berliner Barbierstube, daneben hörte er Vorlesungen an der med.-chir. Schule. 1757–1763 als Lazarettchir. in der Armee Friedrichs d. Gr. an mehreren Feldzügen im Siebenjährigen Krieg beteiligt. Anschließend Studium in Berlin, Chir.-Examen 1765. 1765–1772 Leibarzt des Prinzen von Kurland. Anschließend Barbierstubenbesitzer in Berlin. 1775 *Chirurgus forensis* mit der Aufgabe, die Prostituierten regelmäßig zu untersuchen. 1779–1792 Hebammenlehrer in Berlin, wo er auch die angehenden Chir. unterrichtete.
W.: Hebammenlehrbuch, I–II, Berlin 1789.
Lit.: ADB 10 (1879) 339f. – BLÄ 1935 III 12f. – Sachs V 205–207.

Hagen, Niklas (15. Jh.)
Verfasser mehrerer wundärztlicher Rezepte, die von → J. Schenck in seiner *Cyrurgia* überliefert sind. Zur Reposition chronischer Luxationen des Schultergelenkes empfiehlt er die Verwendung eines Instruments, das er *geyßbock* nennt.
W.: Sudhoff II 562–579.
Lit.: VL III 398f. – EM 526

Hagenbach, Ernst (* 25. 8. 1875 Basel; † 24. 1. 1946 Basel)
Studium in Basel, Heidelberg und Berlin, Prom. 1902 in Basel. Chir. WB 1900–1906 in Basel (→ O. Hildebrand; → Enderlen). 1906 Niederlassung als Chir. in Basel, später Eröffnung einer Privatklinik. 1910 Habil. in Basel, 1921 CA der Chir. Abt. des Kinderspitals in Basel, 1925 ao. Prof. 1927 Lehrauftrag für Orthop. Schwerpunkte: angeb. Mißbildungen.
W.: Zeitpunkt der Gaumenspaltenop., Schweiz. med. Wschr. 1925. – Chir. Behandlung d. Spina bifida, Jahrb. Kinderheilk. 1925.
Lit.: CK 1926, 118. – BEdM I 247.

Haglund, Patrik Sims Emil (* 27. 5. 1870 Norrköping; † 8. 12. 1937 Stockholm)
Studium in Uppsla und Stockholm, Prom. (= Habil.) nach WB in Pathol., Bakteriol. und Chir. 1904 in Uppsala. 1902 Studienaufenthalt in Berlin (→ Hoffa). 1904 Dozent für orthop. Chir. am Karolinska Inst. in Stockholm, wo er ein orthop. Zentrum aufbaute. 1913–1936 o. Prof. für Orthop. (erster Lehrstuhl in Skandinavien). 1929 Gründungsmitglied der SICOT. 1930 Gründer und Herausgeber der *Acta orthopaedica Scandinavica.* 1932 Ehrenmitglied der DGOOC. 1936 Mitglied der Leopoldina.
E.: *H.-Ferse:* Vorwölbung („Exostose") der Oberkante des Tuber calcanei, durch Schuhdruck Irritation der Weichteile (1928).
W.: Die Prinzipien d. Orthop., Jena 1923. – Beitrag zur Klinik d. Achillessehne, Zschr. Orthop. 49 (1927) 49–58.
Lit.: BLÄ 1933 I 564f. – H. Platt, Orthopaedics in continental Europe 1900–1950, J. Bone Jt. Surg. 79-B (1950) 570–586: 579f. – BLÄ 2002, 575.

Hahn, Eugen (* 27.4.1841 Ortelsburg, Ostpreußen; † 1.11.1902 Berlin)
Studium in Königsberg, Breslau und Berlin, dort 1866 Prom., anschließend chir. WB bei → R. Wilms in Berlin. Kriegsteilnahme als Militärarzt 1866 und 1870/71. 1880–1902 CA der chir. Abt. am KH im Friedrichshain in Berlin. Schwerpunkte: Magen-Darm-Chir., Gehirn- und Rückenmarkskrankheiten, Kropfoperation. 1881 führte er die Nephropexie ein und gab 1887 eine Modifikation der Gastrostomie an, indem er einen Magenzipfel durch den 8. Interkostalraum ausleitete. 1886 Mitbegründer der Berliner Chir. Gesellschaft. 1899 Präsident der DGCH, 1897–1902 deren Schatzmeister.

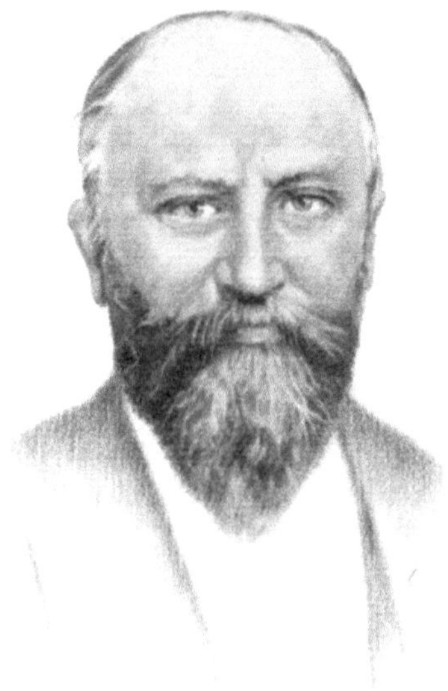

W.: Eine neue Methode der Gastrostomie, Zbl. Chir. 17 (1890) 193–195. – Über Nierenaeurysma, Verh. Fr. Vereinig. Chir. Berlins 7 (1894) II 15–21. – Über Magencarcinom, Leipzig 1885. – Über Kehlkopfexstirpation, Leipzig 1885.
Lit.: BLÄ 1901, 679–681. – Winau/Vaubel 35. – A. K. Schmauss, E. H. 1841–1902, Zbl. Chir. 116 (1991) 709–717. – Schmiedebach/Winau/Häring 18, 109.
Abb.: s. Abb.-Verzeichnis.

Haller, Albrecht von (* 16.10.1708 Bern; † 12.12.1777 Bern)
Studium in Tübingen und Leiden, dort Prom 1727. Danach Studienreise nach Paris, London und Basel. 1729–1736 praktizierte er in Bern als Arzt und wurde Stadtbibliothekar. 1736–1753 o. Prof. für Anat., Chir. und Botanik in Göttingen. Zurück in Bern wurde er Rathausammann und 1758–1764 Leiter der Salinen in Roche (Kt. Waadt) und schließlich 1969 *Assessor perpetuus* des bernischen Sanitätsrates. Der bedeutende Universalgelehrte befaßte sich vorwiegend mit Botanik, Anatomie, Physiologie, Mineralogie, Meteorologie und betätigte sich als vielgelesener Dichter. Im Alter faßte er in mehreren *Bibliothecae* das bis dahin veröffentlichte chir. Schrifttum zusammen. Seiner Zeit entsprechend war er als Chir. nicht selbst praktisch tätig, sondern lehrte die Operationen theoretisch, während ein Prosektor sie ausführte („Obwohl ich an Leichen häufig die schwierigsten chir. Eingriffe vorgeführt habe, habe ich es dennoch niemals auf mich genommen, einen lebenden Menschen zu schneiden, um ihm nicht zu schaden."). 1749 geadelt, 1750 Mitglied der Leopoldina.
W.: Disputationes chirurgicae selectae, I–V, Lausanne 1755–1756. – Bibliotheca chirurgica, I–II, Bern - Basel 1774–1775.
Lit.: Killian 298f. – R. Toellner: A. v. H., in: Engelhardt/Hartmann I 245–261. – BEdM I 249f. – Sachs IV 83. – EM 528. – H.-J. Peiper: A. v. H. Ein großer Vorfahr, Chirurg 79 (2008) 486–493.

Halstead, Albert Edward (* 21.4.1868 Ottawa, Ontario; † 6.9.1926 Chicago)
Studium und Prom. (1890) in Chicago (Northwestern Univ.), dort 1898–1901 Prof. für Anat., 1901–1907 Prof. für Chir. 1912–1926 Prof. für Chir. in Chicago (Univ. of Illinois) sowie Chir. am Cook County- und St. Luke's Hosp. Schwerpunkte: Neuro-, Thorax-, Abdominalchir.
E.: *H.-Test:* Verschwinden des Radialispulses am hängenden Arm bei Kopfdrehung zur Gegenseite bei Skalenus-Syndrom (Thoracic outlet-Syndrom; ähnlich → Adson- und → D. P. Allen-Test). – *H.-Zugang:* transnasal-transsphenoidale Freilegung der Hypophyse.
W.: Diverticula of the oesophagus. With the report of a case, Ann. Surg. 39(1904) 171–193
Lit.: BLÄ 1933 I 570. – Leiber/Olbert 188.

Halsted, William Stewart (* 23.9.1852 New York; † 7.9.1922 Baltimore)
Studium und Prom. (1877) in New York, dort anschließend Klinikpraktikum. 1878–1880 Studienaufenthalte in Wien (→ Billroth), Würzburg (→ Bergmann), Leipzig (→ Thiersch) und Halle (→ R. Volkmann). 1880/81 Demonstrator der Anat. in New York. Ab 1881 weitere chir. Ausbildung in New York. Die wiss. Beschäftigung mit Kokain führte zu einer Kokainabhängigkeit, die langdauernde Entziehungskuren erforderten. 1886 am Pathol. Inst. der Johns Hopkins-Univ. in Baltimore, dort Studium der Wundheilung. 1889 CA der Chir. Abt. des neu errichteten Johns Hopkins Hosp., dort 1892–1922 o. Prof. für Chir. Schwerpunkte: Struma-, Mamma-, Darm-, Leberchir. Er beschrieb 1885 seine Methode der Leitungsanästhesie, entwickelte 1887 zeitgleich mit → Bassini die moderne Form der Leistenbruchoperation, die er bald darauf weiter modifizierte. 1894 führte er die „radikale Mastektomie" ein, 1892 gelang ihm die erste erfolgreiche Op. eines Subclavia-Aneurysmas durch Ligatur proximal und distal des Aneurysmasackes, und 1895 war er mit → Finney erstmals bei der Behandlung einer akuten Pankreatitis durch Nekrosektomie und Drainage erfolgreich. Er führte 1890 für Op.-Schwestern Gummihandschuhe ein, die er 1894 auch für Chirurgen empfahl. Seine Neustrukturierung des amerikanischen Ausbildungssystems für Chirurgen war stark beeinflußt durch die langjährige Freundschaft mit → Kocher (ab 1899) und seine guten Erfahrungen mit dem Gesundheitssystem. 1914 Ehrenmitglied der DGCH.
E.: *H.-Klemmchen:* feine leicht gebogene Klemmchen zur Gefäßpräparation. – *H.-Zeichen:* Typischer Tastbefund bei Kolloidkarzinom der Brustdrüse. – *H.-Naht:* fortlaufende Intrakutannaht (Korium). – *H.-Rotter-*

Heidenhain-Op.: Radikale Op. des Mammakarzinoms mit Teilentfernung des M. pectoralis und der axillären Lymphknoten.
W.: Practical comments on the use and abuse of cocaine; suggested by its invariably successful employment in more than a thousand minor surgical operations, N. Y. med. J. 42 (1885) 294–295. – The radical cure of hernia, Johns Hopkins Hosp. Bull. 1 (1889) 112. – The results of operations for the cure of cancer of the breast from June, 1889 to January, 1894, Johns Hopk. Hosp. Rep. 4 (1894/95) 297–350. – Surgical tetany and the parathyroids, J. Amer. Med. Ass. 49 (1907) 1243. – Auto- and isotransplantation, in dogs, of the parathyroid glandules, J. exp. Med. 11 (1909) 395–438. – A diagnostic sign of gelatinous carcinoma of the breast, J. Amer. Med. Ass. 64 (1915) 1653.
Lit.: W. G. MacCallum: W. S. H., Chirurg 3 (1931) 813–616. – BLÄ 1933 I 370. – Leiber/Olbert 188f. – I. M. Modlin: Surgical triumvirate of Theodor Kocher, Harvey Cushing, and W. H., World J. Surg. 22 (1998) 103–113. – Sachs 147–155. – EM 530.

Haly Abbas (ʻAlī ibn al-ʻAbbās al-Maǧūsī) (10. Jh.)
Verfaßte eine Enzyklopädie der gesamten Medizin, die „allumfassend" (*Liber pantegni* oder *Liber regius*) sein sollte, in zwei Teilen Theorie und Praxis abhandelte, die jeweils 10 Abschnitte umfaßten, von denen eines der Chir. gewidmet war (u. a. Starstich, Steinschnitt, Zahnextraktion) und häufig isoliert verwendet wurde. Das Buch war lange Zeit Grundlage der med. Ausbildung, bis es vom *Canon medicinae* des → Avicenna verdrängt wurde.
W.: Kāmil aṣ-ṣināʻa aṭ-ṭibbīya (al Kitāb al-Malakī), Būlāq 1878.
Lit.: Gurlt I 615–618. – BLÄ 1935 I 172. – H. Schipperges: Arabische Ärzte, in: Engelhardt/Hartmann I 30–43. – EM 883f.

Hamburger, Jean (* 15. 7. 1909 Paris; † 1. 2. 1992 Paris)
Studium und Prom. (1936) in Paris. 1936–1945 WB in Paris, 1945 Krankenhausarzt, 1949 Habil. und OA an der Kinderklinik des Hôp. Necker, Paris. Dort 1958–1982 Prof. für Nephrologie. Er war 1953 verantwortlich für die erste Lebend-Nierentransplantation durch die Chir. Louis Michon und René Küss (noch vor der Ära der Immunsuppression) von der Mutter auf ihren Sohn vor, die der Empfänger nur 31 Tage überlebte. 1959 transplantierte er erfolgreich eine Niere zwischen nichteineiigen Zwillingen und 1962 zwischen Nicht-Zwillingen. Er inaugurierte die Intensivmedizin in Frankreich, erforschte die Transplantationsimmunolgie und war 1955 ein Pionier der franz. Nierendialyse. 1985 Mitglied der Académie française.
W.: La transplantation rénale, Paris 1971. – Néphrologie, I–II, Paris 1979.
Lit.: Les années 1980: J.-F. Lacronique, M. Bergeron, J. Glowinski, J. Frézal, A. Kahn, J.-C. Dreyfus, J. H. et F. Jacob, Méd. Sci. 31 (2015) 9–26.

Hammond, William Alexander (* 28. 8. 1828 Annapolis, MD; † 5. 1. 1900 Washington, D. C.)
Studium und Prom. (1848) in New York. Nach einjähriger WB in Philadelphia 1849–1860 Militärchir. 1860 Prof. für Anat. und Physiol. in Baltimore. 1861–1864 erneut Militärchir. im Sezessionskrieg, Entlassung als Generalchir. 1867 Prof. für Neurol. und Psychiatrie in New York, 1874 o. Prof. Er reorganisierte den militärischen Sanitätsdienst und gilt als Pionier der modernen Wehrmed. 1874 Mitbegründer der American Neurological Society.
E.: *H.-Trias:* Störung von Bewegung, Haltung und Tonus als Zeichen der Athetose.
W.: Military medical and surgical essays: Prepared for the United States Sanitary Commission, Philadelphia 1864. – Treatise on Diseases of the Nervous System, New York 1871.
Lit.: BLÄ 1901, 684f. – Sachs III 155–158.

Hancke, Johann **Wenzel** (* 16. 3. 1770 Mertschütz, Kreis Liegnitz; † 22. 6. 1849 Breslau)
Nach handwerkschir. Ausbildung in Jauer hörte er ab 1786 als Barbiergeselle nebenbei anat. Vorlesungen, wurde 1790 Armeechir. und 1795–1799 Zögling an der Pépinière in Berlin, ab 1800 Oberwundarzt und Studium der Med. in Frankfurt/Oder, wo er 1807 promovierte. 1809 Niederlassung in Breslau, wo er 1810–1847 ordinierender Arzt am KH der Barmherzigen Brüder wurde. Ab 1815 Lehrtätigkeit in Anat., 1823–1841 in Chir. an der Breslauer Chirurgenschule. Aus seinem Nachlaß wurde das „Wenzel-Hancke-KH" in Breslau gestiftet, das bis 1945 bestand. W. H. ist eines der seltenen Beispiele, dem der Aufstieg vom Handwerkschir. zum promov. Arzt gelang.
W.: Über Eröffnung der Eitergeschwülste nach verschiedenen Methoden, Breslau 1829. – Über das Chlorzink als Heilmittel gegen die Syphilis, chronische Exantheme und Ulcerationen, Breslau 1841. – Einige Bemerkungen und Beobachtungen über Verletzungen des Kopfes und der Wirbelsäule, Rusts Magazin 65 (1856) 37–100.
Lit.: BLÄ 1935 III 48f. – BEdM I 251. – Sachs 159f.

Hans der Franzos (15. Jh.)
Von dem Wundarzt aus dem Oberrheingebiet sind einige Rezepte für Wundsalben und -tränke, gegen Pocken und Fieber sowie Anweisungen zur Behandlung von Schußwunden überliefert.
Lit.: EM 532

Hans von Bayreuth (15. Jh.)
1474 und 1479 als Dr. und Prof. der Med. sowie Leibarzt der Herzöge Ludwig IX. und Georg von Bayern-Landshut nachgewiesen. → Heinrich von Pfalzpaint bezeichnet ihn als seinen Lehrmeister, und → Heinrich Pflaundorfer überliefert einige seiner Rezepte.
Lit.: EM 532.

Hans von Gersdorff (Schielhans) (* ~ 1455 Straßburg; † 1529 Straßburg)
Neben → H. Brunschwig zählt H. v. G. zu den bedeutendsten Vertretern der deutschen Medizin des 15. und 16. Jhs. Als praktisch tätiger Wundarzt war er vor allem der praktischen Heilkunde, weniger ihren theoretischen Grundlagen verpflichtet. Als Feldscher Teilnehmer der burgundischen Kriege 1476/77, erlangte er große Erfahrungen in der Kriegschir. Anschließend war er als Chir. am Antoniter-Hospitel in Straßburg tätig. Als einer der

ersten in Deutschland hielt er Schußverletzungen nicht mehr für vergiftet. Nach Amputationen kam er von der Kauterisation ab und sorgte für einen plastischen Wundverschluß. Obwohl er die Schlafschwämme kannte, wendete er sie wegen der häufigen schweren Nebenwirkungen nicht an. Sein *Feldtbuch*, das in knapper Form sämtliche Gebiete der Chir. behandelt, gründet auf verschiedene mal. Quellen sowie nahezu 40jährige eigene Erfahrungen; es kann mit Recht als wichtigstes chir. Werk seiner Zeit in Deutschland betrachtet werden.
W.: Feldtbuch der Wundartznei, Straßburg 1517.
Lit.: Gurlt II 222–233. – BLÄ II 728f. – Ärztelex. 132. – BEdM I 214. – EM 702f.

Hans von Landshut (14./15. Jh.)
Einige Vorschriften des oberdeutschen Wundarztes, die aus der *Chirurgie* → Peters von Ulm stammen, sind in einer Wolfenbütteler Handschrift erhalten.
Lit.: EM 532.

Hansmann, Carl Martin Ludwig Wilhelm (* 9. 7. 1852 Holzhausen bei Homberg an der Efze; † 13. 5. 1917 Montigny)
Studium in Marburg und Würzburg, 1880 Prom. in München. 1883–1887 chir. WB in Hamburg (→ M. Schede). Hier entwickelte er die ersten Osteosyntheseplatten, die er 1886 auf dem Deutschen Chir.-Kongreß vorstellte. Wurde 1885 von → Halsted besucht, der die Platten mit nach USA nahm, jedoch erst 1890 am Johns Hopkins Hosp. einsetzte. 1887–1892 am Hospital Aleman in Buenos Aires als Armenchir. tätig. 1893–1907 Leitender Lazarettarzt am Knappschaftslazarett Völklingen. 1904 Sanitätsrat. Im I. Weltkrieg leitete er ein Feldlazarett in Montigny b. Metz.
W.: Eine neue Methode der Fixierung der Fragmente bei complicirten Fracturen, Verh. Dtsch. Ges. Chir. 15 (1886) 134–137. – Universal-Vorderarm-Extensions- und Lagerungsschiene, Mschr. Unfallheilk. 1898/99, 183
Lit.: A. Robinson: The historical background of internal fixation of fractures in North America, Bull. Hist. Med. 52 (1978) 354–382. – D. Wolter, P. Bürgel: Wer war C. Hansmann? in: D. Wolter, W. Zimmer (Hgg.): Die Plattenosteosynthese u. ihre Konkurrenzverfahren. Von Hansmann bis Ilisarow, Berlin - Heidelberg - New York usw. 1991, 4–6.

Hardy, James Daniel (* 14. 5. 1918 Birmingham, AL; † 19. 2. 2003 Jackson, MS)
Studium und Prom. (1942) in Philadelphia, PA, dort auch chir. WB. 1944/45 Sanitätsoffizier. Anschließend WB in Philadelphia, 1951 M. S. in Physiol. Chemie. 1951–1955 Prof. und Leiter der chir. Forschung in Memphis, TN. 1955–1985 Prof. für Chir. an der Univ. von Mississippi sowie Chefchir. an der Univ.-Klinik in Jackson. Dort begann er 1956 mit der Herz-Lungen-Maschine zu arbeiten und am offenen Herzen zu operieren. Er führte 1963 die erste Lungentransplantation in Jackson durch, die der Patient 18 Tage überlebte, und 1964 eine erste Herztransplantation (3 Jahre vor → Barnard). Schwerpunkte: Kardiovaskularchir., Transplantationschir., endokrine Chir. 1976 Präsident der ASA. 1985–1987 Präsident der ISS, 1989 deren Ehrenmitglied. 1981–1983 Hauptherausgeber des *World Journal of Surgery*.
W.: J. D. H., W. R. Webb, M. L. Dalton u. a.: Lung homotransplantation in man, J. Amer. Med. Ass. 186 (1963) 1065–1074. – J. D. H., C. M. Chavez, F. D. Kurrus u. a.: Heart transplantation in man, J. Amer. med. Ass. 188 (1964) 1132–1140. – The world of surgery 1945–1985: Memoirs of one participant, Philadelphia 1986.
Lit.: ISS 283f.

Harrington, Paul Randall (* 27. 9. 1911 Kansas City, KS; † 29. 11. 1980 Houston)
Studium und Prom. (1939) in Kansas City, KS. 1939–1942 WB in orthop. Chir. in Charleston, SC, und Kansas City. 1942–1945 Militärchir im II. Weltkrieg. Danach als Orthop. in Houston, TX, für die Behandlung der Poliomyelitis-Patienten zuständig. In dieser Zeit entwickelte er sein Instrumentarium zur chir. Korrektur und Stabilisierung skoliotischer Wirbelsäulenverkrümmungen. Er war Prof. für Orthop. am Baylor College of Med. in Houston.
E.: *H.-Stab:* starrer Metallstab, der mit in die Wirbelbögen eingehängten Haken verbunden wird, um die intraoperativ durch Distraktion erreichte Korrektur der Skoliose zu stabilisieren.
W.: Correction and internal fixation by spine instrumentation, J. Bone Jt. Surg. 44-A (1962) 591–610. – Spine instrumentation, Amer. J. Orthop. 8 (1964) 228–232.
Lit.: J. H. D.: P. R. H. 1911–1980, J. Bone Jt. Surg. 63-A (1981) 857.

Harris, W. Robert (* 1922; † 13. 12. 2005 Toronto)
Studium und Prom. (1945) in Toronto. Danach chir. WB in Toronto, orthop. WB in Boston (Massachusetts Gen. Hosp.) und im Rahmen einer Studienreise nach Skandinavien, Großbritannien, Italien und Frankreich. 1953 Orthop. an der Univ. Toronto, später dort o. Prof. für Orthop. Er erforschte die Knochenheilung, Erkrankungen der Epiphysen und deren Transplantation, Amputationen sowie Rehabilitation nach Verletzungen. 1975/76 Präsident der Canadian Orthopaedic Association. Er starb an einem Pankreaskarzinom.
E.: *Salter-H.-Klassifikation:* Einteilung der verschiedenen Formen der Frakturen am wachsenden Skelett, die die Wachstumsfuge mitbetreffen.
W.: R. B. Salter, W. R. H.: Injuries involving the epiphyseal plate, J. Bone Jt. Surg. 45-A (1963) 587–622.
Lit.: Hunter/Peltier/Lund 832. – R. B. Salter: W. R. H., J. Bone Jt. Surg. 88-B (2006) 698.

Hartenkeil, Johann Jacob (* 28. 1. 1761 Mainz; † 7. 6. 1808 Salzburg)
Studium in Mainz, Straßburg und Würzburg, dort Prom. 1785. Nach zweijähriger Studienreise nach Paris (→ Desault) und London (→ Hunter) 1787 in Salzburg Leibarzt des Erzbischofs und Vorlesungstätigkeit für Chir. Hier gründete er die *Medcinisch-chirurgische Zeitung*, die er bis an sein Lebensende redigierte. Er reorganisierte das Medizinalwesen im Erzbistum und initiierte 1804 die Med. Fak. an der Univ., dort 1804–

1808 o. Prof. für Chir., Med.-Geschichte und Staatsarzneikunde.
W.: Über Loudon's Krankheit und Tod. Eine med.-chir. Fehde, Salzburg 1792. – A. Schaarschmidt's anat. Tabellen. Mit Zusätzen vermehrt u. mit Registern versehen, I–II, 1803 (mit S. Th. Soemmerring).
Lit.: BLÄ 1935 III 69. – NDB 7 (1966) 709f. – BEdM I 253. – Sachs IV 181.

Hartl, Hermann (* 25. 2. 1921 Linz; † 17. 4. 2009 Linz)
Studium und Prom. (1945) in Wien. Med. und chir. WB 1945–1956 in Linz. 1956–1987 Primarius der Chir. Abt. am Landes-Kinder-KH Linz. 1965 Habil. in Wien. 1966 Mitbegründer der AG Kinderchir. der ÖGC. 1973 ao. Prof. Pionier der modernen Kinderchir. in Österreich. Schwerpunkte: Thorax- und Abdominalchir. des Kindesalters. 1981 Präsident der ÖGC. 1990 Ehrenmitglied der DGCH.
W.: Mediastinum. Lunge u. Pleura. Thoraxwand. Duplikaturen des Magen-Darmtraktes, in: Kunz (Hg.): Op. im Kindesalter, I, Stuttgart 1975.
Lit.: CV 1980, 243–245. – H. Sauer: In memoriam H. H., http://www.chirurgie-ges.at/images/texts/nachruf_prof.hartl.pdf [3. 7. 2017]

Hartley, Frank (* 10. 6. 1856 Washington; † 19. 6. 1913 New York)
Studium und Prom. (1880) in New York. Anschließend Studienreise nach Wien und Leipzig. Chir. WB in New York. 1888 Instructor, 1900 Prof. für klin. Chir. in New York. Er resezierte unabhängig von → F. Krause 1892 das Ganglion Gasseri zur Behandlung der Trigeminusneuralgie.
Lit.: BLÄ 1933 I 582. – RLM H 83.

Hartmann von Franzenshuld, Johann (* 8. 12. 1764 Brünn; † 10. 3. 1840 Wien)
Nach chir. Ausbildung 1782 Militärchir. in Brünn, ab 1783 in Wien und Teilnahme am Türkenkrieg. 1794 Bataillonsarzt. 1802 Prom. In den Feldzügen 1805, 1809 und 1812 Regimentsarzt. Später Ltg. des Garnisonsspitals in Verona sowie Fiume und Porto Ré (Kraljevica, Kroatien; bis 1824). Bis 1827 kaiserl. Rat.
W.: Ob die Trepanation bei Kopfverletzungen nötig sei oder nicht? Wien 1799.
Lit.: BEdM I 254.

Hartmann, Alexander (15. Jh.)
Der in Frankfurt a. M. ansässige Wundarzt ist mit einem Rezept für eine Wundsalbe (*hartes Pflaster*) und dem wahrscheinlich ersten Nachweis einer gerollten Binde (*roll binden*) belegt.
Lit.: VL III 499. – EM 536f.

Hartmann, Henri Albert (* 16. 6. 1860 Paris; † 1. 1. 1952 Paris)
Studium und Prom. (1887) in Paris. Nach chir. WB 1892 Hospitalchir., 1895 ao. Prof., 1909–1930 o. Prof. für Chir. am Hôtel-Dieu in Paris. Schwerpunkte: Gastrointestinalchir., urol. Chir., Onkologie. Er war einer der bedeutendsten französischen Chirurgen. Schwerpunkte: Chir. der Gallenwege, des Kolons und Rektums, des Mamma- und Magenkarzinoms. 1918 Mitglied der Académie de Médecine. 1929 Kongreßpräsident der ISS, 1947 deren Ehrenmitglied. 1945 Mitglied der Acad. des Sciences.
E.: *H.-Op.:* Diskontinuitätsresektion bei hohen Rektumkarzinomen oder Sigmadivertikulitis mit Anus praeter und Blindverschluß des Rektumstumpfes. – *H.-Sack:* kleine abnorme Ausstülpung am Gallenblasenhals.
W.: Note sur un procédé nouveau d'extirpation des cancers de la partie terminale du colon, Bull. Mém. Soc. Chir. Paris 1923, 1474–1477. – Chirurgie de l'estomac et du duodenum, Paris 1928. – Chir. du rectum, Paris 1931.
Lit.: BLÄ 1933 I 583. – ISS 285f. – BLÄ 2002, 593f.

Harvey, William (* 1. 4. 1578 Folkestone, Kent; † 3. 6. 1657 Roehampton, London)
Studium in Cambridge und Padua, 1602 dort und in Cambridge Prom. Danach Niederlassung in London, wo er eine gutgehende Praxis etablierte. 1609 Mitglied des Royal College of Physicians, 1609 Arzt am St. Bartholomew's Hosp. Ab 1615 Vorlesungstätigkeit für Anat. und Physiol. am College. Seit 1604 betrieb er Forschungen zum Blutkreislauf, deren damals revolutionäre Ergebnisse, daß das Blut vom linken Herzen über das periphere Gefäßsystem zurück zum rechten Herzen strömt, er jedoch erst 1628 veröffentlichte.
W.: Exercitatio anatomica de motu cordis et sanguinis in animalibus, Frankfurt a. M. 1628.
Lit.: BLÄ 1935 III 77f. – Killian 17. – Ärztelex. 148f. – EM 538.

Hasche, Eberhard (* 14. 11. 1920 Chemnitz; † 21. 5. 1973 Leipzig)
Studium in Leipzig, Halle und Greifswald, unterbrochen durch Kriegsdienst als Feldunterarzt. Prom. 1948 in Greifswald. Danach chir. WB in Forst in der Lausitz und ab 1950 in Berlin (→ Felix), dort 1954 Habil., 1960 Prof. (Lehrauftrag in Berlin bis 1972), 1958–1973 CA der thoraxchir. Abt. in Bad Berka, die er unter schwierigen logistischen Verhältnissen zu einem Zentrum der Herz- und Thoraxchir. ausbaute, 1962 Beginn mit Herzoperationen, ab 1963 auch am offenen Herzen. Ein chir. Lehrstuhl war ihm aufgrund seiner politischen Neutralität nicht vergönnt. 1965 Mitglied der Leopoldina.
W.: Die Bedeutung d. Bronchoskopie für Diagnostik, Indikationsstellung u. prae- u. postop. Behandlung im Rahmen d. Thoraxchir, Bruns' Beitr. klin. Chir. 189 (1954) 169–192. – Brustwand u. Pleura, in: Serfling-Schober-Schmitt, Spez. Chir., Leipzig 1971, 192–208.
Lit.: CV 1958, 301. – V. Klimpel: E. H. (1920–1973). Eine bio-bibliographische Studie, Würzburger med.hist. Mitt. 13 (1995) 459–472.

Haselberg, Lorenz Wilhelm von (* 15. 12. 1764 Greifswald; † 9. 1. 1844 Greifswald)
Studium in Greifswald und Göttingen, dort Prom. 1785. Anschließend Studienreisen nach Wien und Paris. 1786 Habil. in Greifswald, dort 1788–1821 o. Prof. für Chir., Anatomie (bis 1808), Geburtshilfe (bis 1813) und Augenheilkunde. 1795–1818 auch Stadtphysikus. 1806–1818 Dir. des Medizinalkollegiums. Er blieb auch nach seinem Ausscheiden ein vielgefragter Arzt. 1810 geadelt.

W.: Commentatio chirurgica in qua nova humerum ex articulo exstirpandi methodus demonstratur, Berlin 1788.
Lit.: ADB 10 (1879) 731f. – BLÄ 1935 III 80f. – Kilian 156. – Sachs IV 98.

Hashimoto, Hakaru (* 5. 5. 1881 Midai, Iga; † 9. 1. 1934 Midai)
1903–1907 Studium in Fukuoka. Dort 1908–1912 neurochir. Weiterbildung. Nach Fertigstellung seiner Dissertation, in der er die pathol. Kriterien der Struma lymphomatosa beschrieb, ab 1912 Studienaufenthalte in Göttingen, Berlin und London (Pathol., Chir.). 1915 nach dem Ausbruch des I. Weltkriegs Rückkehr nach Japan wegen des Todes seines Vaters, dessen chir. Praxis er übernahm. Er starb an Typhus.
E.: *H.-Thyreoiditis:* chron. Entzündung der Schilddrüse infolge Autoimmun-Erkrankung
W.: Zur Kenntnis der lymphomatösen Veränderung der Schilddrüse (Struma lymphomatosa), Arch. klin. Chir. 97 (1912) 219–248.
Lit.: N. Amino, H. Tada, Y. Hidaka, K. Hashimoto: History of H.'s disease. H.'s disease and Dr. H. H., Endocr. J. 49 (2002) 393–397. – C. T. Sawin: The heritage of H. H. (1881–1934), Endocr. J. 49 (2002) 399–403.

Hass, Julius (* 21. 3. 1884 Wien; † 19. 8. 1959 New York, Suizid)
Studium und Prom. (1908) in Wien. Chir. und orthop. WB in Wien (Allg. KH; → Adolf Lorenz), 1920 Habil. für orthop. Chir., 1929 ao. Prof. und Nachfolger von Lorenz als Leiter des Orthop. Ambulatoriums. 1938 nach dem „Anschluß" Österreichs Entzug der Lehrbefugnis, 1939 Emigration nach New York. Dort 1941–1947 CA des Orthop. Departments am Montefiore Hosp., danach dort als Konsiliarius tätig. Schwerpunkte: angeb. Hüftluxation, Arthroplastik, Arthrodesen, Fußdeformitäten.
W.: Arthroplastik, Berlin 1930. – Kons. u. operat. Orthop., Wien 1934. – Functional arthroplasty, J. Bone Jt. Surg. 26 (1944) 297–306.
Lit.: BLÄ 1933 I 585. – P. D. W., J. H. 1884–1959, J. Bone Jt. Surg. 42-A (1960) 361–364. – J. Bauer-Merinsky: Die Auswirkungen d. Annexion Österreichs durch das Deutsche Reich auf die med. Fak. d. Univ. Wien im Jahre 1938: Biographien entlassener Professoren u. Dozenten, med. Diss. Wien 1980, 85–87. – BLÄ 2002, 596.

Hauberg, Gustav (* 18. 8. 1916 Kiel; † 18. 7. 1977 Hannover)
Studium (unterbrochen durch Kriegsdienst) und Prom. (1943) in Kiel. 1945–1951 orthop. WB in Kiel (→ Güntz). 1951/52 komm. Ltg. Orthop. Klink Kiel. 1952–1961 1. OA in Frankfurt (Güntz), 1956 Habil. 1961–1977 CA der Orthop. Anstalt Annastift in Hannover (seit 1971 Lehrbeauftragter für Orthop. der Med. Hochschule Hannover). Schwerpunkte: Rehabilitation, techn. Orthop., Physiotherapie.
W.: Arthrodese des Sprunggelenkes durch Federspannung, Zschr. Orthop. 81 (1951) 302–311. – Weitere vielversprechende Erfahrungen mit der Federosteosynthese, Chirurg 25 (1954) 315–317.
Lit.: W. Bechtoldt: G. H. zum 60. Geburtstag, Zschr. Orthop. Grenzgeb. 114 (1976) 875f.

Havemann, Dieter (* 18. 1. 1935 Waren, Müritz; † 12. 8. 2006 Kiel)
Studium in Rostock und Hamburg, dort 1960 Prom. WB 1960–1963 KH Eutin, Orthop. 1963/64 in Herford, Chir. 1964–1967 in Braunschweig, ab 1967 in Kiel (→ B. Löhr), dort 1975 Habil. und Aufbau der Unfallchir. 1978–2000 Prof. für Unfallchir. und Dir. der Klinik für Unfallchir. in Kiel. Schwerpunkte: Marknagelung, Becken-, Fußfrakturen, Biomechanik, psychische Unfallfolgen. 1991 Präsident der DGU.
W.: Bedingungen u. Voraussetzungen d. Osteosynthese isolierter Gelenkfragmente, Akt. Traumatol. 8 (1978) 421–428. – Implantatmaterial im Stützgewebe, Chirurg 58 (1986) 58–63.
Lit.: CV 1990, 112. – J. Probst: Nachruf auf D. H., DGU Mitt. Nachr. Nr. 55 (2007) 77f.

Havers, Clopton (* 1657 Stambourne, Essex; † 29. 4. 1702 London)
Über seine Ausbildung ist wenig bekannt. 1684 Extra-Lizentiat des Coll. of Physicians mit der Zulassung zur ärztl. Berufsausübung außerhalb Londons. 1685 Studium und Prom. in Utrecht, 1686 FRCP. Ab 1687 praktizierte er in London, machte anat. Studien, die er 1691 publizierte, und hielt öffentliche anat. Vorlesungen.
E.: *H.sche Kanäle:* Ernährungskanälchen in der Kompakta von Röhrenknochen.
W.: Osteologia nova, or some new observations of the bones, and the parts belonging to them, with the manner of their accretion and nutrition, London 1691.
Lit.: BLÄ 1935 III 93f. – J. Dobson: C. H., J. Bone Jt. Surg. 34-B (1952) 702–707.

Hayward, George (* 9. 3. 1791 Boston; † 1863)
Studium in Boston und Philadelphia, dort 1912 Prom. Anschließend Studienreise durch Europa. Danach als Chir. in Boston niedergelassen mit Op.-Tätigkeit am Massachusetts General Hosp. und Prof. der Chir. in Boston (Harvard). Er entfernte am 17.10.1846 eine umfangreiche Fettgeschwulst unter Äthernarkose (der zweiten öffentlich von → W. T. G. Morton durchgeführten) an der rechten Schulter einer jungen Frau und amputierte am 2.11.1846 ein Bein. Bereits 1839 hatte er erfolgreich eine vesiko-vaginale Fistel behoben.
W.: Some account of the first use of sulphuric ether by inhalation in surgical practise [vorgetragen 1847], in: Surgical reports and miscellaneous papers on medical subjects, Boston 1855, 226–236.
Lit.: BLÄ 1935 III 100. – L. L. Wall: Dr. G. H. (1791–1863): a forgotten pioneer of reconstructive pelvic surgery, Internat. Urogynecol. J. 16 (2005) 330–333.

Head, Sir Henry (* 4. 8. 1861 London; † 8. 10. 1940 Hartley Court b. Reading)
Studium in Cambridge. Danach zweijähriger Studienaufenthalt in Prag. 1890 Prom. in Cambridge. Danach wiss. forschender Neurologe in London.
E.: *H.-Zonen:* schmerzempfindliche Hautareale in fester Beziehung zu erkrankten Bauchorganen (viszerokutaner Reflex).

W.: On disturbances of sensation with especial reference to the pain of visceral disease, Brain 16 (1893) 1–133, 17 (1894) 339–480, 19 (1896) 153–276.
Lit.: Kolle II 172–179. – Ärztelex. 149f. – EM 539f.

Heberden, William (* 13. 8. 1710 London; † 17. 5. 1801 London)
Studium und Prom. (1739) in Cambridge. Danach als Arzt in Cambridge tätig. 1746 Mitglied des Royal College of Physicians und ab 1748 in London niedergelassen. Neben der Erstbeschreibung der Angina pectoris stammt von ihm die in einem Kapitel der posthum erschienenen *Commentarii* enthaltene Beschreibung der nach ihm benannten Knötchen. 1749 Mitglied der Royal Society.
E.: *H.-Arthrose:* Arthrose der Fingerendgelenke mit Bildung typischer *H.-Knoten* an der Streckseite.
W.: Commentarii de morborum historia et curatione, London 1802.
Lit.: BLÄ 1935 III 102. – Ärztelex. 150.

Heberer, Georg (* 9. 6. 1920 Dietzenbach b. Frankfurt a. M.; † 21. 3. 1999 Arosa, Schweiz)
Studium in Marburg, Gießen, Heidelberg und Tübingen, dort 1945 Prom. Chir. WB 1949–1951 in Mannheim (→ R. Zenker), 1951–1959 in Marburg (Zenker), dort 1953 Habil. Zuvor Studienaufenthalt in den USA. 1958 apl. Prof.; 1958/59 komm. Dir. Chir. Univ.-Klinik Marburg. 1959–1963 o. Prof. und Dir. der II. Chir. Universitätsklinik Köln-Merheim, 1963–1973 der I. Chir. Univ.-Klinik Köln-Lindenthal, 1973–1989 der Chir. Klinik der LMU München (ab 1978 im Klinikum Großhadern). Schwerpunkte: allg. und exp. Chirurgie, Abdominal-, Thorax-, Gefäß-, Herzchir., Pathologie. Er initiierte das Münchner Modell für die Organtransplantation. 1972 Mitglied der Leopoldina. 1980 Präsident der DGCH, 1986 Senator auf Lebenszeit, 1993 Ehrenmitglied. 1966–1991 Schriftleiter der Zschr. *Der Chirurg* sowie des *World Journal of Surgery*. Herausgeber der von → Kirschner begründeten Operationslehre.

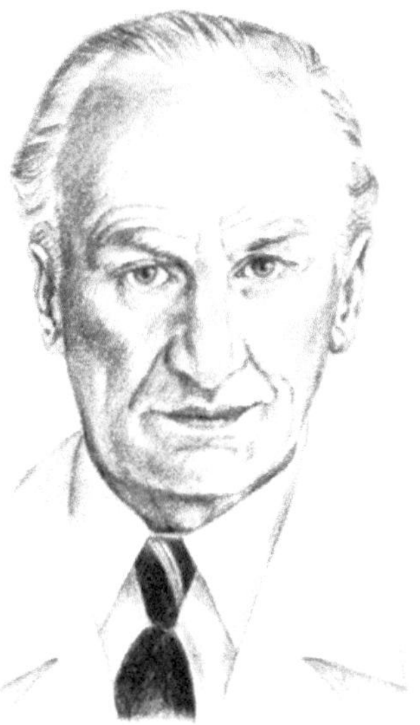

W.: G. H., G. Hegemann: Indikation zur Operation, Berlin - Heidelberg - New York 1974 (2. Aufl. mit L. Schweiberer 1981). – G. H., W. Köle, H. Tscherne: Chirurgie. Lehrbuch f. Studierende d. Med. u. Ärzte, Berlin - Heidelberg - New York 1977 (5. Aufl. 1986).
Lit.: Killian 382f. – CV 1980 251–253. – CV 1990 113. – F. W. Schildberg: Nachruf zum Tode von G. H., Mitt. DGCH 28 (1999) 208–210. – BEdM I 257. – In memoriam G. H., 1920–1999, Heidelberg 2000. – Hartel/Siewert 22f.
Abb.: s. Abb.-Verzeichnis.

Hecker, Karl Friedrich (* 5. 11. 1812 Eichtersheim, Baden; † 28. 10. 1878 Freiburg)
Studium und Prom. (1835) in Heidelberg. Anschließend Studienreisen nach München und Paris. 1936 Habil. in Freiburg (→ K. J. Beck), 1839 ao. Prof., Vorlesungstätigkeit neben → Schwörer. Nach → G. F. L. Stromeyers Weggang ab 1848 vertretungsweise, 1855–1871 o. Prof. für Chir. in Freiburg. Unter seiner Ägide erfolgte die Verselbständigung der Augenheilkunde.
W.: Handbuch d. Materia chirurgica, Freiburg 1838. – Erfahrungen u. Abhandlungen im Gebiete d. Chir. u. Augenheilkunde, Erlangen 1845.
Lit.: ADB 11 (1880) 213f. – BLÄ 1935 III 111. – Killian 172f. – Sachs IV 72.

Hecker, Waldemar Ch. (* 15. 2. 1922 Potsdam; † 27. 5. 2008 Gräfelfing)
Studium und Prom. (1951) in Hamburg. 1951–1953 chir. WB in Hamburg (→ Lezius). 1953–1957 pädiatr. und chir. WB am Kinder-KH Hamburg-Altona. 1957–1962 Ass. und OA in Berlin (→ Linder), dort 1962 Habil. 1962–1969 Leiter der kinderchir. Abt. (1966 selbständig) in Heidelberg (Linder), 1967 ao. Prof. 1969–1990 o. Prof. für Kinderchir. (erster westdeutscher Lehrstuhl dieses Faches) und Dir. der Kinderchir. Univ.-Klinik München. Schwerpunkte: angeborene Mißbildungen, Osteomyelitis, Kindertraumatologie. Bereits 1960 ersetzte er eine durch Verätzung verengte Speiseröhre durch ein gestieltes Dickdarmtransplantat., 1982 wurde er durch die Trennung siamesischer Zwillinge international bekannt. Neben hochschulpolitischer Tätigkeit war er auch in der ärztlichen Standespolitik engagiert. 1973–1976 Präsident der Deutschen Gesellschaft für Kinderchirurgie
W.: Op. Behandlung b. Anal- und Rectumatresie mit hoher rectovaginaler Fistel, Zbl. Chir. 82 (1957) 1367–1372. – F. Linder, W. C. H.: Ösophagusersatz durch Colon, Chirurg 33 (1962) 18–23. – Fortschritt d. op. Therapie in d. Kinderchir., Arch. klin. Chir. 332 (1972) 123–132.
Lit.: CV 1980, 251–253. – J. Müller: W. H. †, Bayer. Ärztebl. 2008, 485f.

Hedenus, Johann August Wilhelm (* 11. 8. 1760 Langensalza; † 29. 12. 1836 Dresden)
Nach handwerkschir. Ausbildung Studium am Collegium medico-chirurgicum in Dresden. 1783 Kompaniechir. Ab 1791 Lehrtätigkeit am Collegium medicochirurgicum Dresden, 1793 Prosektor, 1798 Generalstabschir. und Lehrer für Chir. wo er u. a. → Graefe ausbildete. 1808 Leibchir. von König Friedrich August I. 1824 Ehrenprom. in Leipzig. 1833 pensioniert. Nach

→ Desault führte er ab 1800 eine Serie von sechs Schilddrüsenresektionen durch. Es gelang ihm, vom einfachen Wundarzt zum hochgeehrten Meister seines Faches aufzusteigen.
W.: Ausrottung d. Schilddrüse, Graefe u. Walthers J. Chir. Augenheilk. 3 (1821) 237.
Lit.: BLÄ 1935 III 114. – G. Heidel, B. Wündrich, A. Dehne: D. Dresdner Chir. J. A. W. H. (1760–1836). Aus Anlaß des 150. Todestages am 19.12.1986, Zbl. Chir. 111 (1986) 1551–1558. – V. Klimpel: Von Carl Ferdinand von Graefe zu Gustav Biedermann Günther (1801–1866) u. seiner Schule, Chirurg 65 (1994) 819–822.

Hegar, Alfred (* 6. 1. 1830 Bessungen b. Darmstadt; † 5. 8. 1914 Oberried b. Freiburg i. Br.)
Studium in Gießen, Heidelberg, Berlin und Wien, dort 1852 Prom. Danach prakt. Arzt und Geburtshelfer in Darmstadt. 1864–1904 o. Prof. für Geburtshilfe und Gynäkol. in Freiburg. Pionier der modernen Gynäkologie, für die er Anti- und Asepsis einführte.
E.: *H.-Stifte:* Biegsame Metallstifte verschiedener Stärke ursprünglich zur Sondierung und Dilatation des Muttermundes, später auch zur Bougierung anderer Hohlorgane (Gallenwege, Harnröhre). – *H.-Nadelhalter:* Schlanker Nadelhalter mit scherenartigem Handgriff und Sperre.
W.: A. H., R. Kaltenbach: Operative Gynäkologie, Stuttgart 1874. – Zur gynäkologischen Diagnostik, 1876. – Der Geschlechtstrieb. Eine social-medicinische Studie, Stuttgart 1894.
Lit.: BLÄ 1935 III 118f. – NDB 8 (1969) 205f. – EM 544.

Hegemann, Gerd H. (* 5. 9. 1912 Warstein, Westfalen; † 28. 1. 1999 München)
Studium in Freiburg, Bilbao, Berlin und Münster, dort 1936 Prom. und 1937 Appr. Danach Ass. am Inst. für Hygiene Münster. 1939–1945 Kriegsdienst; 1945–1955 Chir. Univ.-Klinik Marburg (→ Wiedhopf, → R. Zenker), dort Habil. 1948. 1955–1977 o. Prof. für Chir. in Erlangen. Hier ab 1955 Neubau der Klinik und Verselbständigung der Spezialfächer Neurochir., Urol., Orthop. und Anästh., später auch der Herzchir., richtete eine Abt. für klin. Pathol. ein (Paul Hermanek) und gründete das erste Tumorregister Deutschlands. Geriet 1964 in den „Professorenstreit“ mit → Hackethal. Schwerpunkte: Abdominal-, Thorax- und Herzchir. Führte bereits 1959 den ersten Eingriff am offenen Herzen in Erlangen durch.
W.: Allg. Op.-Lehre, in: M. Kirschner, N. Guleke, R. Zenker: Allg. und Spez. Op.-Lehre, 2. Aufl., I, Berlin - Heidelberg 1957. – G. Heberer, G. H.: Indikation zur Operation, Berlin - Heidelberg - New York 1974.
Lit.: CV 1980 253f. – Killian 311f. – F. P. Gall: Nachruf zum Tode von G. H. H., Mitt. DGCH 28 (1999) 211–213. – BEdM I 258f.

Hehrlein, Friedrich Wilhelm (* 26. 8. 1933 Kaiserslautern; † 15. 8. 2016 Gießen)
Studium in Marburg und Heidelberg, dort 1959 Prom. 1959–1963 chir. WB in Mannheim. 1963/64 in der Entwicklungshilfe in Algerien tätig. 1964–1971 chir. und herzchir. WB in Gießen (→ Vossschulte), 1970 Habil. 1971 Prof. und Leiter der Abt. für Herz- und Gefäßchir., 1981–2000 o. Prof. für Herzchir. und Klinikdir. in Gießen. Schwerpunkte: Offene Herzchir., extrakorp. Zirkulation, Myokardprotektion, Herz- und Koronarchir., Kinderherzchir. 1988 nahm er die erste Transplantation eines Säuglingsherzens in Deutschland vor. Er entwickelte die Klinik zu einem führenden herzchir. Zentrum und etablierte das europaweit größte Zentrum für Kinderherzchir. 1993/94 Präsident der DGTHG.
W.: Herz und große Gefäße, in: F. X. Sailer, F. W. Gierhake (Hgg.): Chir. historisch gesehen, Deisenhofen 1973, 164–185. – F. W. H., H. Netz, R. Moosdorf u. a.: Pediatric heart transplantation for congenital heart disease and cardiomyopathy, Ann. Thorac. Surg. 52 (1991) 112–117.
Lit.: CV 1980, 254. – J. Mukherjee u. a.: Nachruf, Gießener Ztg. v. 20.8.2016.

Heidenhain, Lothar (* 8. 9. 1860 Breslau; † 24. 6. 1940 Worms)
Studium in Freiburg, Breslau und Halle, dort 1886 Prom., anschließend bis 1890 Ass. bei → Küster in Berlin. 1890–1897 ao. Prof. und OA in Greifswald, danach bis 1926 Dir. der chir. Abt. des Städt. KH Worms. Schwerpunkte: Abdominal-, Gefäß- und Thoraxchir., exp. Krebsforschung. Er versuchte, die Krebsausdehnung lokal und in den Lymphgefäßen feingeweblich zu erkennen, nähte eine Verletzung der A. axillaris, versorgte erstmals eine Zwerchfellhernie und resezierte einen karzinombefallenen Lungenunterlappen. 1912 Mitbegründer der Mittelrheinischen Chirurgenvereinigung. 1929 Ehrenmitglied der DGCH.
E.: *Halsted-Rotter-H.-Op.:* Radikale Op. des Mammakarzinoms mit Teilentfernung des M. pectoralis und der axillären Lymphknoten.
W.: Über die Ursachen d. localen Krebsrecidive nach Amputatio mammae, Arch. klin. Chir. 39 (1889) 97–166. – Über Naht von Arterienwunden, Zbl. Chir. 22 (1895) 1113–1115. – Ausgedehnte Lungenresection wg. zahlreicher eiternder Bronchiektasen in einem Unterlappen, Arch. klin. Chir. 64 (1901) 891–898. – Geschichte eines Falles von chron. Incarceration d. Magens in einer angeb. Zwerchfellhernie ..., Dtsch. Zschr. Chir. 76 (1905) 394–403. – Über das Problem d. bösart. Geschwülste, I–II, Berlin 1928–1930.
Lit.: BLÄ 1933 I 599. – CV 1938 256–258. – Sachs 160–162. – BEdM I 259. – H. Broghammer: Geheimrat Prof. Dr. L. H. (1860–1940) – Zur ersten erfolgreich durchgef. Op. einer angeb. Zwerchfellhernie, Zbl. Chir. 122 (1997) 505–507. – BLÄ 2002, 608f.

Heim, Urs F. A. (* 4. 4. 1924; † 25. 7. 2013 Bern)
Studium und Prom. (1951) in Zürich. Chir. WB in Basel, St. Gallen, Zürich und ab 1958 in Chur (→ Allgöwer). 1961–1981 CA der Chir. Abt. am Kreuzspital Chur. 1974 Habil. in Basel. 1988–1993 Präsident der AO International. Ab 1962 AO-Mitglied, arbeitete er führend an der Entwicklung des Kleinfragment-Instrumentariums der AO mit und entwickelte neue Op.-Techniken. 1972–1990 Mitglied der technischen Kommission der AO. 2002 G.-F.-L.-Stromeyer-Medaille der DGU.

W.: U. F. A. Heim, K. M. Pfeiffer: Periphere Osteosynthesen unter Verwendung des Kleinfragment-Instrumentariums, Berlin - Heidelberg - New York 1972 (4. Aufl. 1991). – Die Pilon-tibial-Fraktur, Berlin 1991. – Das Phänomen AO, Bern - Stuttgart - Toronto - Seattle 2001.
Lit.: N. P. Haas, R. Hoffmann: U. H. †, Orthop. Unfallchir. Mitt. Nachr. 2013, 583. – E. Kuner: Zum Tod von U. H., Orthop. Unfallchir. Mitt. Nachr. 2013, 778.

Heim, Wilhelm (* 2. 11. 1906 Berlin; † 15. 12. 1997 Berlin)
Studium in Berlin und Innsbruck, 1931 Prom. in Berlin. Chir. WB 1931–1940 am KH am Urban sowie 1940–1946 am Robert-Koch-KH in Berlin (→ Gohrbandt), dort 1941 Habil. 1959 ao. Prof. 1948–1971 CA der Chir. Abt. des Rudolf-Virchow-KH in Berlin. Er machte sich verdient als Gründer des Berliner Blutspendedienstes (1949), als Standespolitiker und als Förderer der ärztl. Fortbildung. 1962 Ernst-von-Bergmann-Plakette der Bundesärztekammer. 1973 Ehrenmitglied der DGU. 1975–1983 Präsident der Ärztekammer Berlin. 1983 Paracelsus-Medaille der deutschen Ärzteschaft.
W.: Einrichtung und Arbeitsweise einer Blutbank, Stuttgart 1954.
Lit.: CV 1969 335. – Winau/Vaubel 36. – W. Schmidt: [Nachruf], Dtsch. Ärztebl. 95 (1998) B-93f. – J. R. Siewert: Nachruf W. H., Mitt. DGCH 1998, 199f.

Heimlich, Henry Judah (* 3. 2. 1920 Wilmington, DE; † 17. 12. 2016 Cincinnati)
Studium und Prom. (1943) in Ithaka, NY (Cornell Univ.). Im II. Weltkrieg als Arzt bei der Marine tätig. Danach allg.- und thoraxchir. WB und prakt. Tätigkeit in New York. 1977 Prof. für Chir. an der Univ. von Cincinnati, OH, und Dir. des Jüdischen KH. Schwerpunkte: Chir. des Verdauungstraktes. Er entwickelte unabhängig von → Gavriliu ebenfalls eine Op.-Methode für den Ersatz des Ösophagus durch einen hochgeschlagenen, schlauchförmig umgebildeten Magenteil, die er erstmals 1957 am Menschen anwandte.
E.: *H.-Handgriff, -Manöver:* kräftiger Druck des hinter dem Patienten stehenden Helfers mit beiden Händen gegen die Magengrube bei Erstickungsgefahr (1974). – *H.-Ventil:* Ventil in der Drainage des Pneumothorax bes. bei mobilen Patienten.
W.: H. J. H., J. M. Winfield: The use of a gastric tube to replace or by-pass the esophagus, Surgery 37 (1955) 549–559. – The use of a gastric tube to replace the esophagus as performed by Dr. Dan Gavriliu of Bucharest, Rumania. A preliminary report following a visit to Bucharest, Rumania, Surgery. 42 (1957) 693–695. – H. J. H., K. A. Hoffmann, F. R. Canestri: Food-choking and drowning deaths prevented by external subdiaphragmatic compression. Physiological basis, Ann. Thorac. Surg. 20 (1975) 188–195.
Lit.: Heimlich's maneuvers: my seventy years of lifesaving innovation, Amherst 2014.

Heine, Bernhard (* 20. 8. 1800 Schramberg; † 31. 7. 1846 Glockenthal b. Thun, Schweiz)
Ausbildung zum Orthopädiemechaniker und Instrumentenmacher bei seinem Onkel J. G. → Heine in Würzburg. Parallel dazu Studien der Anat. und Physiol. 1929 übernahm er kommissarisch, 1835 endgültig die Ltg. der von seinem Onkel gegründeten Anstalt. Ab 1824 Entwicklung einer handbetriebenen Kettensäge zur Knochendurchtrennung, die er 1830 mit großem Erfolg den med. Fakultäten Würzburg und München vorstellte. Für seine Arbeiten erhielt er zweimal den renommierten Montyon-Preis der frz. Akad. der Wiss., 1836 für die Erfindung des Osteotoms und 1838 für seine Studien zur Knochenregeneration. 1837 Gastaufenthalt in St. Petersburg. 1936 wurde er Ehren-Dr., 1838 Ehren-Prof. für Orthop., 1844 ao. Prof. der Physiol. an der Univ. Würzburg, damit war er der erste dt. Prof. für Orthop.
W.: Über die Wiedererzeugung neuer Knochenmasse und Bildung neuer Knochen, J. Chir. Augenhk. 24 (1946)
Lit.: H. Petersen, F. König, A. Bier (Hgg.): B. H.s Versuche über Knochenregeneration. Sein Leben und seine Zeit, Berlin 1926. – S. Seffert: Die Wertung der Montyon-Preise f. die Leistung deutscher Orthopäden des 19. Jahrhunderts am Bsp. v. B. H. (1800–1846), med. Diss Würzburg 1986 (= Würzb. med.hist. Forsch., 40). – EM 561. – BEdM I 261

Heine, Jacob von (* 16. 4. 1800 Lauterbach b. Oberndorf; † 12. 11. 1879 Cannstatt – heute Stuttgart)
Nach landwirtschaftl. Ausbildung 1823 Beginn des Studiums in Würzburg, dort Prom. 1827, begleitend bei seinem Onkel J. G. → Heine orthop.-techn. Ausbildung. Anschließend Ass. bei Johann Lukas Schönlein und → Kajetan v. Textor. 1829 auf Veranlassung der württ. Regierung Einrichtung einer orthop Anstalt in Cannstatt, die er bie 1865 leitete. Durch die Zusammenführung der bisher getrennt vorgenommenen Maschinenbehandlung, Balneotherapie, Heilgymnastik und chir. Maßnahmen (Tenotomien) erlangte er großen Erfolg. Daneben stammt von ihm die Erstbeschreibung der spinalen Kinderlähmung. 1854 geadelt.
E.: *H.-Medin-Krankheit:* Poliomyelitis anterior acuta.
W.: Beobachtungen üb. Lähmungserscheinungen der untern Extremitäten u. deren Behandl., Stuttgart 1840 (2. Aufl. u. d. T. Spinale Kinderlähmung 1860). – Über spontane u. congenitale Luxationen, sowie üb. einen neuen Schenkelhalsbruchapparat, Stuttgart 1842. – Kurzer Bericht üb. die 25jährige Wirksamkeit der orthop. Heilanstalt in Cannstatt ..., Cannstatt 1854.
Lit.: E. Ebstein: J. v. H. Ein Gedenkblatt zu seinem 50. Todesjahr, Chirurg 1 (1929) 1117–1119. - BLÄ 1935 III 132f. – BEdM I 262. – EM 561f.

Heine, Johann Georg (* 3. [oder 23.] 4. 1771 Lauterbach b. Oberndorf; † 7. 9. 1838 Scheveningen)
Nach handwerkl. Ausbildung zum Messerschmied und Instrumentenmacher ab 1798 in Würzburg, dort ab 1802 Univ.-Instrumentenmacher. Daneben WB in Anat. und Chir., wo sein Interesse für die Orthop. und die dafür notwendigen Bandagen und Apparate erwachte, deren Einsatz er von den Gliedmaßen- und Wirbelsäulenverkrümmungen auf Lähmungen, Frakturen und Hüftluxationen sowie auf Erwachsene erweiterte. 1816 Gründung einer orthop. Anstalt (1822 Karolinen-Institut). 1824 auf Empfehlung Goethes Ehren-Dr. der Univ. Jena. 1929 Gründung einer weiteren orthop. Anstalt in

Scheveningen, wo er die Balneotherapie in das Therapiekonzept einbezog. 1829 niederländ. Ehren-Prof. Durch sein spekulatives orthop. Heilsystem mit dem Anspruch universaler Verbindlichkeit kam er in Konflikt zu den etablierten Systemen.
W.: Systemat. Verzeichnis chir. Instrumente, Bandagen u. Maschinen, nach Anleitung d. besten Ärzte ..., Würzburg 1807. – Lehr-System der Orthopädie ..., Würzburg 1826. – J. G. H., nach seinen früheren Lebensverhältnissen und seiner Bildung in der chir. Mechanik ..., Würzburg 1827.
Lit.: BLÄ 1935 III 129f. – NDB 8 (1969) 283–285. – A. Mettenleiter: J. G. H.s orthop. Lehr- u. Schausammlung, in: Zichner/Rauschmann/Thomann 43–50. – BEdM I 262. – EM 562.

Heine, Karl Wilhelm **Ritter von** (* 26. 4. 1838 Cannstatt; † 9. 9. 1877 Prag)
Sohn von Jacob v. → Heine. Studium in Tübingen und Würzburg, 1861 Prom. in Tübingen. Anschließend Studienreise nach Prag, Wien, Berlin, Paris, London, Edinburgh, Glasgow, Dublin. Im deutsch-dänischen Krieg 1864 in einem preußischen Feldspital tätig. 1865 Ass. in Heidelberg (→ K. O. Weber), Habil. im selben Jahr. Nach Webers frühem Tod komm. Kliniktg. 1867–1868. 1868 ao. Prof. Während des Krieges 1870/71 war er wieder in deutschen Lazaretten tätig. 1869–1873 o. Prof. für Chir. in Innsbruck, 1873–1877 in Prag, wo er die II. Chir. Klinik aufbaute. Schwerpunkte: Hospitalbrand, Geschwulstchir., Pseudarthrosen. 1877 überbrückte er einen Ulnadefekt mit einem intramedullären Elfenbeinstift (3 x 40 mm).
W.: Die Schussverletzungen der unteren Extremitäten ..., Berlin 1866. – Resection d. Kehlkopfes bei Laryngo-Stenose, Arch. klin. Chir. 19 (1876) 514–526. – Über die Operation der Pseudarthrose, Arch. klin. Chir. 22 (1878) 472–495.
Lit.: Th. Billroth: C. v. H.. Nekrolog, Arch. klin. Chir. 22 (1878) 243–252. – BLÄ 1901 706–708. – Killian 58f. – NDB 8 (1969) 285. – BEdM I 262. – Sachs IV 167.

Heineke, Hermann (* 14. 10. 1873 Erlangen; † 15. 4. 1922 Leipzig)
Sohn von → W. H. v. Heineke. Studium in Freiburg, Marburg und Erlangen, dort 1895 Prom. Chir. WB in Hamburg (→ Kümmell) und Leipzig (→ Trendelenburg), dort 1904 Habil. 1910 ao. Prof. und Leiter des Chir.-poliklin. Inst. Leipzig. Schwerpunkte: Er entdeckte die deletären Wirkung ionisierender Strahlung auf die blutbildenden Organe.
W.: Münch. med. Wschr. 50 (1903) 2091. – Chirurgie des Bauches, Stuttgart 1913. – Verletzungen und chirurgische Krankheiten des Gesichts, Stuttgart 1913
Lit.: A. Läwen: Zum Gedächtnis an Hermann Heineke, Münch. med. Wschr. 69 (1922) 787. – BLÄ 1933 I 602. – EM 562.

Heineke, Walter Hermann von (* 17. 5. 1834 Schönebeck / Elbe; † 28. 4. 1901 Erlangen)
Studium in Göttingen, Berlin, Leipzig und Greifswald, dort 1859 Prom. Chir. WB in Greifswald (→ Bardeleben), dort 1863 Habil. 1867–1901 o. Prof. für Chir. in Erlangen. Schwerpunkte: Bewegungsapp., Kopf, Speiseröhre und Magen sowie Blutstillung. 1884 Mitglied der Leopoldina.
E.: *H.-Mikulicz-Op.*: Pyloroplastik durch vollständige Durchtrennung der Vorderwand von Magenausgang und Duodenumanfangsteil in Längsrichtung, anschließend quere Vernähung (1886).
W.: Beiträge zur Kenntniss u. Behandlung d. Krankheiten des Knies, Danzig 1866. – Compendium der Operations- und Verbandlehre, Erlangen 1871 (3. Aufl. 1885).
Lit.: BLÄ 1935 III 136. – Killian 310. – Sachs IV 63.

Heinrich von Baldenstetten (mittleres bis letztes Drittel 15. Jh.)
Der Deutschordensritter und Schüler → Heinrichs v. Pfalzpaint hinterließ das Fragment einer 1460 begonnenen Bearbeitung der *Wundarznei* des Pfalzpainters, die besonders die ersten Abschnitte (Vorwort, Rezepttexte) deutlich erweitert. Außer der Nasenplastik sind die eigentlichen praktisch-chirurgischen Tätigkeiten (Frakturen, Luxationen, Wundbehandlung) nicht enthalten.
W.: *Wundarzneibuch*. Stuttgart, LB, cod. med. et phys. 2° 11, 2^r–35^v.
Lit.: SUDHOFF II 533f., 539, 543. – BLÄ I 299. – EM 562f.

Heinrich von Mondeville s. Henri de Mondeville

Heinrich von Pfalzpaint (* ~ 1400 Pfalzpaint im Altmühltal; † vor 1465)
Nach wundärztlicher Ausbildung in Bayern und Franken sowie in Basel und Metz (Hans Beris) trat er vor 1450 in den Deutschen Orden ein, wurde an den preußischen Ordenszweig überstellt und gehörte dem Konvent Marienburg an. Hier beriet er den Hochmeister militärisch und in Verwaltungsfragen. Während der Belagerung der Marienburg 1454–1457 war er als Wundarzt tätig und bildete den späteren Hochmeister Hans von Tiefen sowie → Heinrich von Baldenstetten zu Wundärzten aus. 1460 verfaßte er seine *Wundarznei*, die ihn als erfahrenen Praktiker auf der Höhe des Leistungsstandes der oberdt. Chir. des SpätMAs ausweist. Er beschreibt die chir. Materia medica, Narkosetechnik (Schlafschwämme), die Darmnaht über einem Silberrohr, die Behandlung von Schußwunden, Frakturbehandlung sowie eine Lippenplastik bei Hasenscharte. Besonders herausragend ist aber die Erstbeschreibung der Nasenplastik aus einem gestielten Oberarmlappen – in der der Technik der Familie → Branca, also weit einfacher als mehr als 100 Jahre später bei → Tagliacozzi (1597) –; das Verfahren wurde erst Anfang des 19. Jhs. durch → K. F. v. Graefe neu geschaffen: Die *Wundarznei* wurde nicht gedruckt, blieb deshalb auf H.s Schüler beschränkt und wurde erst 1858 wiederentdeckt. H. v. P. gilt als bedeutendster Chir. des ausgehenden deutschen MAs.
W.: H. Haeser, A. Th. Middeldorpf (Hgg.): Buch der Bündth[!]-Ertznei von Heinrich von Pfolsprundt[!], Bruder des deutschen Ordens, 1460, Berlin 1868.
Lit.: Gurlt II 187–198. – BLÄ 1935 IV 582f. – Ch. Probst: Zwei unbekannte Briefe des Chirurgen H. v. P. aus dem Jahr 1453, Sudhoffs Arch. 50 (1966) 69–78. – VL III 856–862. – Schnell 6f. – Ch. Weißer: Die Nasenersatzplastik nach H. v. P., in: J. Domes, W. E. Gerabek, B. D. Haage u. a. (Hgg.): Licht d. Natur.

Festschr. G. Keil., Göppingen 1994 (= Göppinger Arbeiten zur Germanistik, 585) 485–505. – EM 563f.

Heinrich, Peter (* 26. 12. 1927 Bunzlau, Niederschlesien; † 8. 11. 2012 Magdeburg)
Nach Kriegsdienst und Kriegsgefangenschaft (1945–1948, Bautzen) Studium und Prom. (1954) in Leipzig. Chir. WB ab 1954 in Lichtenstein/Sachsen und Görlitz, ab 1962 in Rostock (→ W. Schmitt). Hier 1964 OA, 1969 Habil., 1974 ao. Prof. 1975–1993 o. Prof. für Chir. an der Med. Akademie Magdeburg. Schwerpunkte: Gefäßchir., endokrine, septische und Neurochir. Er machte die Magdeburger Klinik zu einer der führenden Kliniken der DDR. 1969 Gründung der Sektion Gefäßchir. der Gesellschaft für klin. Med. der DDR. 1989 Vors. der Gesellschaft für Chirurgie der DDR, erlebte er deren Auflösung anstelle der Leitung des Jahreskongresses 1990.
W.: Gefäßchirurgie. Diagnostik, Indikation u. Hinweise für gefäßchirurgische Möglichkeiten, Leipzig 1975 (2. Aufl. 1988). – P. H., R. Oschatz, E. Willenberg: Arterienverletzungen, Leipzig 1982 (2. Aufl. 1996). – Das Operationsrisiko, Leipzig 1989.
Lit.: CV 1969, 337f. – Killian 439. – G.-M. Fleischer: In memoriam P. H., Mitt. DGCH 42 (2013) 76f.

Heipertz, Wolfgang (* 20. 5. 1922 Neustrelitz; † 6. 10. 2013 Frankfurt a. M.)
Studium in Halle, Tübingen, Wien und München (unterbrochen 1941–1943 durch Kriegsdienst), dort 1945 Prom. 1945–1952 Chir. WB in Homberg, Bez. Kassel, und Hannover, 1952–1957 orthop. WB in Hannover und Heidelberg (→ Lindemann). 1958–1961 CA der Orthop. Abt. des Diakonie-KH in Bad Kreuznach. 1961–1966 OA an der Orthop. Univ.-Klinik Heidelberg, dort 1962 Habil. 1966–1969 CA der BG-Unfallklinik Tübingen. 1969–1990 o. Prof. für Orthop. in Frankfurt-Friedrichsheim. Schwerpunkte: Querschnittslähmung, Dysmelie, angeb. Hüftluxation, Endoprothetik, Physiotherapie, Sportmedizin. 1985 Präsident der DGOOC.
W.: K. Lindemann, H. Teirich-Leube, W. H.: Lehrbuch d. Krankengymnastik, I–IV, Stuttgart 1959–1963. – Sportmedizin, Stuttgart 1961 (7. Aufl. 1985). – W. H., E. Schmitt: Wirbelsäulenerkrankungen, Berlin 1978 (2. Aufl. 1984). – Visite in d. Vergangenheit, Frankfurt 2000.
Lit.: L. Zichner: Nachruf für W. H., Orthop. Unfallchir. Mitt. Nachr. (2013) 738.

Heister, Lorenz (* 19. 9. 1683 Frankfurt a. M.; † 18. 4. 1758 Bornum b. Helmstedt)
Bereits als Schüler 1700 Kontakt mit dem Wundarzt J. A. → Eisenbarth. Ab 1702 Studium in Gießen, Amsterdam und Leiden; 1708 Prom. in Harderwijk. Ab 1707 als Feldarzt im span. Erbfolgekrieg in Feldlazaretten in Brüssel und Gent tätig, erwarb er umfassende chir. Kenntnisse. Nach Lehrtätigkeit in Amsterdam (Anat.) Prof. der Anat. und Chir. 1710 in Altdorf sowie 1720–1758 in Helmstedt, wo er trotz vieler verlockender Berufungen blieb. Er hatte großen Einfluß auf die Chir. seiner Zeit durch sein Lehrbuch *Chirurgie*, in dem er das gesamte gesicherte chir. Wissen der Zeit zusammenfaßte, es allgemein zugänglich machte und die Grundlagen der wiss. Chir. in Deutschland legte; es erschien überdies nicht nur in vielen deutschen Aufl., sondern auch in lat., engl. (1759), frz., span. und sogar japan. Übersetzungen, und zeichnet sich durch hervorragende Illustrationen auf anat. Basis aus. Der bedeutendste Vertreter der Chir. des 18. Jhs. auf ihrem Weg vom Handwerk zu einer med. Wissenschaft führte den Begriff „Tracheotomie" und den zu ihrer Durchführung geübten Längsschnitt ein und behandelte Hämorrhoiden mittels Ligatur. 1715 Mitglied der Leopoldina.

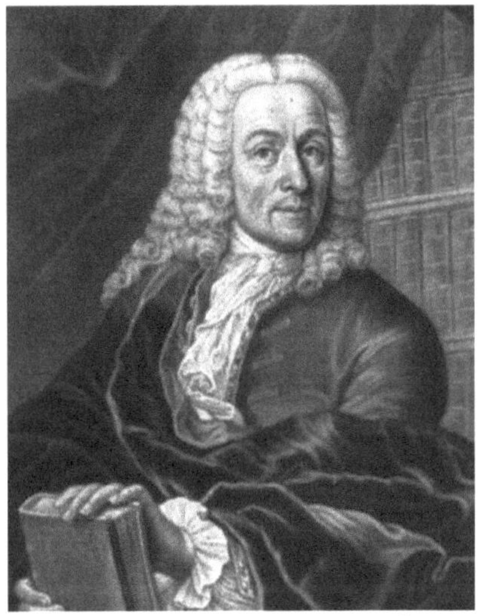

E.: *H.-Mundsperrer:* Hebelapparat zur Öffnung des krampfhaft geschlossenen Mundes und dessen Offenhalten, durch Flügelschraube arretierbar. – *H.-Klappe:* spiralige Schleimhautfalte im Gallenblasenhals.
W.: Compendium anatomicum ..., Altdorf 1717. – Institutiones chirurgiae ..., Amsterdam 1739. – Chirurgie, in welcher alles, was zur Wund-Artzney gehöret, nach der neuesten und besten Art gründlich abgehandelt ..., Nürnberg 1719 (weitere Auflagen bis 1779). – Compendium medicinae practicae ..., Amsterdam 1743.
Lit.: NDB 8 (1969) 458f. – Sachs III 162–178. – BEdM I 264. – EM 563. – Ärztelex. 152. – Helfer/Winau 29. – Killian 26f. – E. Püschel: Betrachtungen zu einem Manuskript „Dictata in Heisteri Compendium Anatomicum", Fschr. Putscher, Köln 1984, I, S. 471–481. – J. Probst: L. H. 1683–1758 Praecaeptor Chirurgiae, Unfallchirurgie 10 (1984) 1–9.
Abb.: s. Abb.-Verzeichnis.

Helferich, Heinrich (* 4. 5. 1851 Tübingen; † 18. 12. 1945 Eisenach)
Studium in München und Leipzig, 1874 Prom. in München. Danach chir. WB in Leipzig (→ Thiersch), dort 1878 Habil. 1879 ao. Prof. und Dir. der Chir. Univ.-Poliklinik in München. 1885–1899 o. Prof. für Chir. in Greifswald (dort Lehrer von → Schleich und → Enderlen), 1899–1907 in Kiel. An beiden Orten entstanden Klinikneubauten unter seiner Leitung. Er brachte den Ingenieur → Pohl nach Kiel mit, der die Pohlsche Laschenschraube sowie → Küntschers Marknagel mitentwickelte. Schwerpunkte: Asepsis, Traumatol., Knochenwachstum, Phlegmonen. 1886 Mitglied der Leopoldina.

W.: Atlas u. Grundriss d. traumatischen Frakturen u. Luxationen, München 1895 (= Lehmann's med. Handatlanten, 8; 10. Aufl. 1922).
Lit.: BLÄ 1901, 710f. – E. Enderlen: H. H. Zu seinem 80. Geburtstag, Chirurg 3 (1931) 289–291. – Killian 159f. – BLÄ 2002, 614. – Sachs IV 128. – BEdM I 264f.

Heliodorus (1.–2. Jh. n. Chr.)
Griech. Chir., der in Rom praktizierte. Seine Schrift *Cheirourgoumena*, die nur in Fragmenten bei → Oreibasius erhalten ist, gilt bis ins MA als Standardwerk; er beschreibt darin eine Wundnaht bei Kopfverletzungen, Rippenresektion, Schädeltrepanation, die Behandlung von Pleuraempyemen, Harnröhrenverengungen sowie Verbandtechniken. Für die Amputation empfiehlt er, die Extremität oberhalb der Amputationshöhe abzubinden.
W.: A. Cocchi, Graecorum chirurgici libri ..., Florenz 1754.
Lit.: Gurlt I 414–421.

Heller, Ernst Carl Paul (* 6. 11. 1877 in Eichenwalde, Krs. Naugard, Pommern; † 2. 11. 1964)
Studium in Berlin, München und Leipzig, dort Prom. 1902. Chir. WB in 1901–1903 in Leipzig (→ P. L. Friedrich), 1904–1910 in Greifswald (Friedrich; → Payr), dort Habil. 1908. Bei Payr 1911 in Königsberg und 1912–1919 in Leipzig OA, 1914 ao. Prof. 1920–1949 CA der Chir. Abt. am St.-Georgs-KH Leipzig, daneben 1947–1949 komm. Leiter der Chir. Univ. Klinik Leipzig, 1949/50 dort o. Prof. für Chir. Er nahm 1913 erstmals die 1901 von → Gottstein beschriebene Op. vor. Schwerpunkte: Organtransplantation, Kriegschir., Viszeralchir. 1957 Ehrenmitglied der DGCH.
E.: *H.-Klammer:* Wundklammer mit kurzen abgestumpften Spitzen. – *Gottstein-H.-Op.:* Extramuköse Längsspaltung der äußeren Schichten des untersten Ösophagusabschnittes bei Stenose des Mageneingangs.
W.: Extramucöse Kardioplastik b. Kardiospasmus, Mitt. Grenzgeb. Med. Chir. 27 (1913). – Chirurgie d. Leber u. Gallenwege, in: Kirschner-Nordmann, Die Chir., VII, Berlin - München - Wien 1942, 109–296.
Lit.: O. Kleinschmidt: E. H. zum 70. Geburtstag, Chirurg 17/18 (1947) 672. – CV 1958, 317f. – Killian 142f. – BLÄ 2002, 615f. – H. A. Weiner: E. H. u. die Myotomie, Chirurg 85 (2015) 1016–1022.

Hellmann, Johanna (* 14. 6. 1890 Nürnberg; † 30. 8. 1981 Lidingö, Schweden)
Studium als eine der ersten Frauen in Berlin und Kiel, 1915 Appr. 1914–1929 chir. WB in Kiel (→ Anschütz), 1919 Prom. 1929–1931 Ass. in Berlin (→ Sauerbruch). 1932–1938 CÄ am KH der Heilsarmee in Berlin. 1933 Entzug der Appr. aus rassistischen Gründen und Verbot der ärztl. Tätigkeit an staatl. KH. 1938 Emigration nach Schweden. 1944 chir. Ass. am KH Eskilstuna. 1944–1981 chir. Privatpraxis in Stockholm und Lidingö. 1947 Zulassung als Chirurgin in Schweden. Ab 1952 Vertrauensärztin der Deutschen Botschaft in Schweden. 1920 als dritte Frau Mitglied der DGCH.
W.: Ulcus pepticum oesophagi, Bruns' Beitr. klin,. Chir. 115 (1919). – F. Anschütz, J. H.: Über die Erfolge Nachbestrahlung d. radikal op. Mammakarzinome, Münch. med. Wschr. 68 (1921) 1005–1009. – O. H. Petersen, J. H.: Uber die Erfolge d. Röntgenbehandlung d. Knochen- u. Gelenktuberkulose, Dtsch. Zschr. Chir. 185 (1924) 230–247.
Lit.: CK 1969, 345. – Döhler/Schröder/Debus 23–25.

Hellner, Hans (* 24. 10. 1900 Berlin; † 5. 2. 1976 Göttingen)
Studium in Berlin, Freiburg und München, Prom. in Berlin 1924. 1924/25 chir. WB (→ Landois) und 1925/26 Pathol. in Berlin, 1926–1939 chir. WB in Münster (→ Coenen), 1932 Habil. 1939 ao. Prof. Im II. Weltkrieg Beratender Chir. 1945/46 CA der Chir. Abt. am Städt. KH Wuppertal-Barmen. 1946–1969 o. Prof. für Chir. in Göttingen. Schwerpunkte: Knochenerkrankungen und -tumoren, Schmerz, Behandlungsfehler. Er entwickelte die Herzchir. in Göttingen und war ein herausragender Vertreter der dt. Nachkriegschir. 1972 Ehrenmitglied der DGCH.
E.: *H.-Trias:* Stoffwechselstörung, Knochenerkrankung und Epithelkörperchentumor bei Hyperparathyreoidismus.
W.: Knochengeschwülste, Berlin 1938 (2. Aufl. 1950). – Die Chir. d. Haut u. des Unterhautzellgewebes, in: Kirschner-Nordmann, Die Chir., II, Berlin - Wien 1940, 323–396. – Die Chir. d. Knochen, in: Kirschner-Nordmann, Die Chir., II, Berlin - Wien 1940, 701–840. – Schmerz u. Schmerzbekämpfung, Stuttgart 1948.
Lit.: CV 1969, 345–347. – Killian 303.

Helmer, Fritz (* 21. 3. 1921 Wien; † 23. 1. 2009 Wien)
Studium und Prom. (1945) in Wien. In den letzten Kriegstagen wirkte er als Mitglied eine studentischen Widerstandsgruppe an der Rettung des Allg. KH Wien mit. Chir. WB an der II. Chir. Univ.-Klinik Wien (→ Denk; → Kunz; → Navrátil). Seit 1954 Konsiliarchir. an verschiedenen Wiener Kliniken. Studienaufenthalt in Baltimore (→ Blalock) und Boston 1961/62. Danach Aufbau der Herzchir. unter Denk. Er führte 1962 die erste Op. am offenen Herzen in Wien durch. 1965 Habil., 1967 erster OA. 1971 Tit.-Prof. 1973 ao. Prof. und bis 1991 Leiter der Abt. für Kinderchir. 1980/81 komm. Leiter der II. Chir. Univ.-Klinik Wien. Schwerpunkte: Thoraxchir., Kinderchir. (Lungenresektion, Ösophagusatresie, Analatresie). Er war einer der letzten, der die Chir. in ihrer gesamten Breite souverän beherrschte. 1985 Präsident der ÖGC, 1999 deren Ehrenmitglied.
W.: Die akuten Erkrankungen des Abdomens, in: H. Kunz (Hg.): Operationen im Kindesalter, I, Stuttgart 1973. – Intra- u. postop. Zwischenfälle in d. Kinderchir., Stuttgart 1974.
Lit.: E. Horcher: Nachruf F. H., Chirurgie 1/2009, 41. – W. Köle, Nachruf auf F. H., Mitt. DGCH 38 (2009) 166–167.

Hempel, Karl (* 21. 6. 1923 Kolberg, Pommern; † 7. 12. 2018 Hamburg)
Studium (unterbrochen durch Kriegsdienst) in Würzburg, Berlin und Hamburg, dort 1946 Prom. Nach chir. WB in Hamburg 1969–1988 CA der Chir. Abt. des Allg. KH Hamburg-Wandsbek, seit 1975 dessen Dir. Zahlreiche Studienreisen führten ihn nach Kopenhagen,

Chur, London, Glasgow, Boston, New York. 1982–1998 Präsident des BDC, 1998 dessen Ehrenpräsident. Er machte sich in dieser Position bes. um die chir. Fort- und Weiterbildung verdient. Unter seiner Ägide entstand die Buchreihe *Deutsche Chirurgie. Kliniken, Krankenhäuser und Praxen in der Bundesrepublik Deutschland*, 1985 erfolgte die Gründung der Akademie für chir. WB. 1998 Ehrenmitglied der DGCH.
W.: 40 Jahre Berufsverband d. Deutschen Chirurgen, Landsberg / Lech 2000.
Lit.: B. Hibbeler: K. H. Der richtige Mann zur richtigen Zeit, Dtsch. Ärztebl. 105 (2008) A-1507. – J. Bauch, M.-J. Polonius u. a.: K. H. 85 Jahre, Chirurg BDC 47 (2008) 196–198. – Döhler/Schröder/Debus 138f.

Henckel, Joachim Friedrich (* 4. 3. 1712 Preußisch-Holland, Ostpreußen; † 1. 7. 1779 Berlin)
Nach handwerkschir. Ausbildung bei seinem Vater sowie anschließend in Königsberg und Danzig. 1731 Eintritt in preußische Militär und Studium an der Charité, dann als Kompaniechir. in Potsdam. 1737–1739 Studium in Paris, anschließend Regimentschir. und 1744/45 Teilnahme am Schlesischen Krieg. 1744 Prom. in Frankfurt / O. Danach Lehrtätigkeit für Chir. an der Charité. 1770–1779 Prof. für Chir. und Geburtshilfe sowie Oberwundarzt und Ltg. der Entbindungsanstalt an der Charité Berlin.
W.: Anweisung zum verbesserten chir. Verbande, Berlin 1756. – Abhandlung von Beinbrüchen u. Verrenkungen, Berlin 1759.
Lit.: BLÄ 1935 III 157f. – Killian 332. – Sachs IV 276f. – Sachs V 208.

Henke, Rudolf (* 7. 8. 1938 Hermsdorf / Hermanice, Nordböhmen ; † 13. 2. 2013 Erfurt)
Studium in Jena und Erfurt, dort 1962 Prom. 1962–1969 chir. WB in Erfurt (→ Usbeck), danach OA und 1978 Habil.
1981–1985 o. Prof. für Unfallchir. und Leiter der Sektion Traumatologie in Greifswald (erster Lehrstuhl in der DDR), 1985–1991 o. Prof. für Unfallchir. an der Med. Akademie Erfurt, die er vor deren Abwicklung verließ. 1991–2005 CA der Abt. für Unfall-, Hand- und periphere Nervenchirurgie an der Hufeland-Klinik Bad Langensalza. Schwerpunkte: Nerventransplantation, Gewebeklebung.
W.: R. H., W. Steitz: Nervennähte an der Hand, Zschr. Ärztl. Fortbild. 70 (1976) 720–722. – R. H., R. Schmidt: Morphological findings in animal experiments concerning seamless joints of peripheral nerves through natural coagulating adhesion, Folia Morphol. 28 (1980) 154–155. – Mikrochir. Rekonstruktion des Plexus brachialis, Zbl. Chir. 110 (1985) 749–757.
Lit.: NN: Die Hufeland Klinikum GmbH. Geschichte und Geschichten, Bad Langensalza 2013, 151. – NN: Bürgermeister würdigt R. H., Thüringer Allgemeine. Ausgabe Bad Langensalza, 28.2.2013, 13.

Henle, Adolf Richard (* 21. 8. 1864 Göttingen; † 31. 1. 1936 Heidelberg)
Studium in Straßburg, Heidelberg und Göttingen, dort 1889 Prom. WB: 1889–1891 Pathol. in Göttingen, 1891–1902 Chir. in Breslau (→ Mikulicz), dort 1897 Habil., 1901 Tit.-Prof. 1906–1929 CA der Städt. Chir. Klinik Dortmund. Danach noch in Heidelberg tätig.
E.: *H.-Lexer-Coenen-Zeichen:* kräftige Blutung aus dem distalen Stumpf einer proximal abgeklemmten Arterie als Zeichen der ausreichenden Kollateralisierung. – *H.-Op.*: Arthrodese von Wirbelsäulensegmenten durch „paraspinöse Schienung" mittels Knochenspananlagerung (1911).
W.: Bemerkung zu der Arbeit von H. Coenen: Zur Indikationsstellung bei der Operation der Aneurysmen und bei den Gefäßverletzungen, Zbl. Chir. 41 (1914) 91. – Operative Versteifung d. Wirbelsäule durch Knochentransplantation, Klin. Wschr. 3 (1924).
Lit.: CK 1926, 130. – BLÄ 1933 I 609. – Leiber/Olbert 197f.

Henri de Mondeville [Heinrich von Mondeville] (* ~ 1260 Émondeville, Cherbourg; † nach 1325 Paris)
In Italien, Montpellier und Paris zum Chir. ausgebildet (→ Lanfrank v. Mailand), war er ab 1298 königl. Leibwundarzt Philipps IV. (des Schönen), lehrte Med., Anat. und Chir. in Montpellier und ab 1306 in Paris. Aus seiner Lehrtätigkeit entstand ab 1304 ein (unvollendetes) Lehrbuch der Chir. Seine Erfahrungen als Feldchir. ließen ihn die eiterlose primäre Wundbehandlung empfehlen, außerdem gab er neue Methoden der Fremdkörperentfernung aus Wunden und der Blutstillung an. Bei seinen Lehrveranstaltungen stützte er sich auf Modelle und Bilderserien. Er gilt als der erste bedeutende Chir. Frankreichs, dem jedoch eine weitere Wirkung versagt blieb, da sein Werk nicht gedruckt wurde.
W.: J. L. Pagel (Hg.): Die Chir. des Heinrich von Mondeville (Hermondaville) ..., Berlin 1892.
Lit.: Gurlt II 34–77. – BLÄ IV 238f. – Mario Tabanelli: Due grandi chirurghi Francesi del secolo XIV allo studio Bolognese: „Henry de Mondeville e Guy de Chauliac", in: Atti del XXI Congresso internazionale di Storia della Medicina, II, Siena 1968, 1430–1439. – Ärztelex. 151f. – EM 569f.

Henschel, Elias (* 4. 4. 1755 Breslau; † 20. 8. 1839 Breslau)
Nach mehreren Aushilfsstellen und wundärztlicher Ausbildung spendenfinanziertes Studium und Prom. (1787) in Halle. Danach als Chir. und sehr erfolgreicher Geburtshelfer in Breslau tätig. Er setzte sich für die Verbreitung der Kuhpockenimpfung ein. 1813 während des Befreiungskrieges Lazarettleiter. Aus armen jüdischen Verhältnissen stammend erreichte er die Position eines angesehenen promovierten Arztes.
W.: Von den Blattern und deren Ausrottung, Breslau - Leipzig 1796.
Lit.: BLÄ 1935 III 170f. – Sachs III 178f.

Henschen, Carl (* 9. 8. 1877 Zürich; † 6. 4. 1957 Basel)
Studium und Prom. (1905) in Zürich. WB: 1902/03 Pathol. Zürich, 1903–1907 Chir. in Tübingen (→ P. v. Bruns), dort Habil. 1908. 1909/10 Chir. in Königsberg (→ Lexer) und Breslau (→ Küttner), 1910–1917 OA in Zürich (→ Krönlein, → Sauerbruch), 1916/17 dort Ltg. der Chir. Poliklinik. 1914 ao. Prof. und Studienaufenthalt USA. 1917–1926 CA der Chir. Abt. am Kan-

tonsspital St. Gallen. 1927–1947 o. Prof. für Chir. in Basel. Schwerpunkte: Schilddrüse, Magen-Darm-Chir., Neurochir., orthop. Chir., Thoraxchir., Bluttransfusion. Er führte 1936 erstmals eine transpleurale Ösophagogastrostomie durch. Unter seiner Ägide verselbständigte sich die Neurochir. und die Anästhesie. 1951 Ehrenmitglied der DGCH.
W.: Rücktransfusion des körpereigenen Blutes bei den schweren Massenblutungen d. Brust- u. Bauchhöhle, Zbl. Chir. 42 (1915). – Transpleurale Ösophagus-Gastroanastomose, Arch. klin. Chir. 186 (1936).
Lit.: CV 1958, 327–330. – Killian 186. – Sachs III 63.

Henßge, Ernst Joachim (* 21. 12. 1927 Dresden; † 3. 2. 2017 Lübeck)
Studium und Prom. (1954) in Kiel. 1960–1970 orthop. WB in Kiel, dort 1963 Habil. 1969 Prof. 1970–1993 o. Prof. für Orthop. in Lübeck. Schwerpunkte: Knieendoprothetik (Patent 1987), Hüftendoprothetik (Patent für einen Prothesenschaft 1990), Knieinstabilität, angeb. Hüftluxation, Skoliose.
E.: *H.-Halskrawatte:* anatomisch geformte weiche Zervikalstütze zur Entlastung der Halswirbelsäule.
W.: K. Ch. Westphal, M. Troch, E. J. H.: Epidemiologie von Kniegelenkempyemen, Dt. Ärztebl. 89 (1992) A2636–A2637. – E. J. H., P. Tichy, O. Sprick u. a.: Die Implantation anatomisch adaptierter Hüftgelenksendoprothesen mit Stufenosteotomie des proximalen Femurendes vom anterolateralen Zugang aus, Operat. Orthop. Traumatol. 3 (1991) 130–141.
Lit.: CV 1980, 269f. – CV 1990, 118.

Hepp, Oskar (* 6. 4. 1910 Kappeln; † 23. 1. 1967 Münster)
Studium in Tübingen, München, Königsberg und Kiel, dort 1936 Prom. Orthop. WB 1936–1938 in Kiel, 1938–1940 in Leipzig. 1940–1943 Kriegsteilnahme (Marine), ab 1943 OA an der Orthop. Univ.-Klinik Hamburg (→ C. Mau) und Lazarettarzt, dort 1944 Habil. und 1950 ao. Prof. 1952–1955 ao. Prof. und Leiter der Orthop. Abt. der Chir. Univ.-Klinik Kiel. 1955–1967 o. Prof. für Orthop. in Münster. Schwerpunkte: Contergan-Mißbildungen, technische Orthop., Prothesenversorgung. Er gründete eine Klinik für technische Orthopädie und ein Spastikerzentrum in Münster. Er starb an den Folgen eines Diabetes mellitus.
E.: *H.-Korsett:* Reklinationskorsett mit Thoraxpelotte zur Kyphosetherapie. – *H.-Kuhn-Arm:* Spezielle Befestigung des Köchers von Unterarmprothesen am Olecranon und an den Humeruskondylen.
W.: O. H., G. G. Kuhn: Upper extremity prostheses, Proceedings of the Second International Prosthetics Course, Copenhagen, Denmark, 1959, Kopenhagen 1960, 133–181.
Lit.: A. N. Witt: In memoriam O. H., Arch Orthop Unfallchir. 62 (1967) Suppl. 1–3. – G. Imhäuser: O. H., Zschr. Orthop. 103 (1967) 137–138.

Herakleides von Tarent (um 75 v. Chr.)
Der Empiriker wirkte wahrscheinlich in Alexandria, wo er anatom. Studien betrieb. Er verfaßte eine Schrift über die Behandlung äußerlicher Erkrankungen, erfand eine Vorrichtung zur Reposition des luxierten Hüftgelenkes und empfahl das Binden der Arme bei Blutungen.
W.: A. Guardasole: Eraclide di Taranto Frammenti. Testo critico, tzraduzione, introduzione e commentario, Neapel 1997.
Lit.: Gurlt I 311. – Pauly II 1044. – EM 570. – Leven 401f.

Herbst, Martin (* 19. 9. 1917 Seifersdorf, Sachsen; † 21. 12. 2005 Leipzig)
Studium in Berlin und Würzburg, dort 1943 Prom. Danach bis 1947 Kriegsdienst und Gefangenschaft. Danach Ass. am Stadt-KH Limbach. Ab 1950 chir. WB in Leipzig (→ Buzello; → Uebermuth), 1957 Habil. und Aufbau einer herzchir. Abt. 1961 Prof. und Dir. der Klinik für Herz- und Gefäßchir. in Leipzig (der ersten selbständigen Einrichtung europaweit), 1974–1982 o. Prof. Schwerpunkte: Kardioangiographie, Herzklappenchir., extrakorporale Zirkulation.
W.: Aorto-pulmonale Verbindung unter Verwendung eines arteriellen Homoiotransplantates z. Behandlung d. Fallotschen Tretralogie, Thoraxchir. 3 (1955) 236–245. – Die chir. Behandlung der Mitralstenose, Beitr. klin. Chir. 201 (1960) 227–252. – Myokardrevaskularisation, Zbl. Chir. 98 (1973) 12–17.
Lit.: CV 1958, 332. – B. Adams: Pionier d. Leipziger Herzchir. verstorben, Informationsdienst Wissenschaft 23.12.2005.

Herfarth, Christian (* 12. 8. 1933 Breslau; † 2. 9. 2014 Heidelberg)

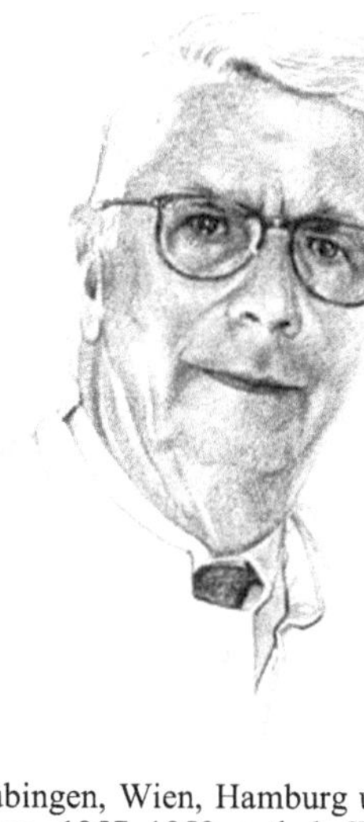

Studium in Tübingen, Wien, Hamburg und Heidelberg, dort 1957 Prom. 1957–1959 pathol. WB, 1960–1968 chir. WB in Marburg (→ Schwaiger), dort 1966 Habil. und OA. 1968–1973 OA in Freiburg (Schwaiger). Studienaufenthalt in den USA (→ Starzl). 1972 ao. Prof. 1973–1981 o. Prof. für Chir. in Ulm, 1982–2001 in Heidelberg. Schwerpunkte: onkolog. Chir. (Kolon-, Rektum-, Magenkarzinome, hereditäre Karzinome, Lebermetastasen), gastroenterol.. Chir. (Dünndarm, Dickdarm, Hohlorganersatz, Leberchir.), Lebertransplantation, endokrine Chir. (Hyperparathyreoidismus). Gründung des Studienzentrums der DGCH. Ab 1974 Herausgeber von *Langenbecks Archiv für Chir.*, ab 1982 von *Der Chirurg*. 1998 Präsident der DGCH, 1999

deren Ehrenmitglied. 1996–1998 Präsident der Deutschen Krebsgesellschaft. 2001 Ehrenmitglied der SGC. 1991 Mitglied der Leopoldina.
W.: Ch. H., P. Hohenberger: Lymphadenektomie b. d. Primärtherapie colorectaler Carcinome, Chirurg 60 (1989) 139–147. – Ch. H., J. Stern: Colitis ulcerosa – Adenomatosis coli. Funktionserhaltende Therapie, Berlin - Heidelberg - New York 1991. – Ch. H., P. Schlag (Hg.): Neue Entwicklungen in d. Therapie von Lebertumoren, Berlin - Heidelberg - New York 1991. – (Hg.): Gesundheit, Berlin - Heidelberg - New York 2007 (Heidelberger Jahrbücher, 50).
Lit.: Killian 457f. – Hartel/Siewert 58f. – N. Senninger: In memoriam Ch. H. (1933–2014), Mitt. DGCH 2014, 200f. – M. W. Büchler (Hg.): In memoriam Ch. H. 1933–2014, Heidelberg 2015.
Abb.: s. Abb.-Verzeichnis.

Herff, Otto Balduin Wilhelm **von** (* 15. 6. 1856 Toluca, Mexiko; † 30. 4. 1916 Basel)
Studium und Prom. (1879) in Bonn. Anschließend Studienreise an verschiedene deutsche Universitäten. 1881/82 chir. WB in Gießen (→ Bose). 1882 Niederlassung in Darmstadt. 1889–1901 gynäkol. WB in Halle, dort 1889 Habil., 1894 Tit.-Prof., 1900 ao. Prof. 1901–1916 o. Prof. für Gynäkol. in Basel.
E.: *H.-Klammern:* durch Fingerdruck spreizbare und durch Federkraft selbsthaltende Klammern mit zwei Spitzen zur Wundadaptation (in der Wirkung vergleichbar mit modernen Klammernahtgeräten).
Lit.: BLÄ 1933 I 612f.

Hermes, Otto (* 7. 10. 1864 Berlin: † 22. 12. 1928 Berlin)
Studium und Prom. (1887) in Berlin. Anschließend chir. WB in Berlin (→ Hahn; → Sonnenburg) sowie gynäkol. Chir. in Halle (→ Herff). 1895–1906 CA der Chir. Abt. am KH Moabit in Berlin. 1906–1920 CA der I. Chir. Abt. am Rudolf-Virchow-KH in Berlin. Schwerpunkte: Magen- und Darm-Chir.
Lit.: BLÄ 1933 I 614. – BEdM I 272.

Herophilos v. Chalkedon / Kalchedon (* 330/320 v. Chr. Chalkedon / Kalchedon; heute: Istanbul, Kadıköy; † 260/250 v. Chr. Alexandria?)
Bedeutender Vertreter der hellenistischen Medizin aus der Ärzteschule von Alexandria, der aufgrund seiner sorgfältigen anat. Studien an menschlichen Leichen (er soll auch Vivisektionen an zum Tode verurteilten Straftätern vorgenommen haben) als „Vater der Anatomie“ bezeichnet wird. Von ihm stammt die erste exakte Beschreibung der Leberanatomie, auf ihn geht der Begriff „Zwölffingerdarm“ zurück und er bespricht auch die Reposition eines luxierten Hüftgelenkes.
W.: H. v. Staden: Herophilus. The art of medicine in early Alexandria, Cambridge 1989.
Lit.: Gurlt I 306f. – BLÄ 1935 III 190. – Pauly II 1109f. – EM 575–579. – Leven 407–409.

Herrmannsdorfer, Adolf (* 8. 3. 1899 Dortmund; † 17. 1. 1969 Berlin)
Studium in Münster (Dr. phil. 1911) und München (Dr. med. 1916). Anschließend WB in Chir. in München und Berlin (→ Sauerbruch). 1926 Habil. in München, 1930–1945 ao. Prof. und Ltg. der Chir. Abt. des St.-Antonius-KH in Berlin. 1950–1957 am Versorgungsamt Berlin tätig. Schwerpunkt: Diätetik in der Chir.
W.: Über Wunddiätetik, Jena 1929. – Diätetik in der Chir., München 1936.
Lit.: BLÄ 1933 I 615f. – BLÄ 2002, 626. – BEdM I 273.

Hertle, Josef (* 8. 5. 1871 Fünfkirchen, Ungarn; † 18. 5. 1931 Graz)
Studium in Graz, dort Prom 1896, anschließend chir. WB in Würzburg und Graz; dort Habil. 1907. 1912 ao. Prof., 1920 ao. Prof. mit Lehrauftr., 1930 o. Prof. für Chir. in Graz. Schwerpunkte: Neurochir., Abdominal- und Gallenchir.
Lit.: BEdM I 274.

Hertwig von Passau (15. Jh.)
Mehrere Rezeptsammlungen aus dem Oberrheingebiet überliefern Wundpflaster und eine Gichtsalbe dieses Wundarztes.
Lit.: VL III 1150f. – EM 580.

Herz, Jakob (* 2. 2. 1816 Bayreuth; † 27. 9. 1871 Erlangen)
Studium und Prom. (1839) in Erlangen. Danach Op.-Gehilfe → Stromeyers. 1841–1847 chir. WB in Erlangen (Stromeyer; → Heyfelder). 1847 Prosektor der Anat. Obwohl er ein gesuchter Arzt war, stand seine jüdische Herkunft zunächst einer akad. Karriere im Weg. Erst 1862 Prof. h. c., 1863 ao. Prof. Er wurde erst 1869 o. Prof., nachdem er sich bei der Versorgung von Kriegsverwundeten ausgezeichnet hatte. Im Krieg 1870/71 leitet er einen Spitalzug. Er war der erste jüdische Prof. in Bayern.
Lit.: BLÄ 1935 III 196f.

Herzog, Kurt (* 1. 6. 1905 Dresden; † 30. 10. 1975 Krefeld)
Studium und Prom. (1931) in Berlin. 1930–1932 WB Pathol. und Inn. Med. in Rostock, Dresden und Berlin; Chir. ab 1932 in Düsseldorf (→ E. K. Frey). Bis 1970 CA der Chir. Abt. am Städt. KH Krefeld.
E.: *H.-Nagel:* Tibia-Marknagel mit der typischen *H.-Krümmung* am oberen Nagelende.
W.: Nagelung der Tibiaschaftbrüche mit einem starren Nagel, Arch. klin. Chir. 276 (1953) 227–229. – Technik und Ergebnisse von Nagelungen schwieriger Tibiabrüche und Pseudarthrosen, Arch. klin. Chir. 287 (1959) 293–297.
Lit.: CV 1938, 273f.

Herzog, Wilhelm (* 27. 2. 1850 Halle / Saale; † 3. 2. 1931 München)
Studium in Erlangen und Leipzig, Prom. in Erlangen 1875. Chir. WB in Würzburg, Erlangen und Halle. 1881 Habil. für Chir. in München. 1887–1895 bei der Bayer. Staatsbahn, wurde er 1891 OA an der Chir. Univ.-Kinderklinik München (1910 ao. Prof. mit Lehrauftrag für chir. Erkrankungen im Kindesalter).
W.: Die Rückbildung des Nabels und der Nabelgefäße, München 1881.
Lit.: BLÄ 1933 I 621. – BEdM I 275f.

Hesselbach, Adam Kaspar (* 15. 1. 1788 Würzburg; † 6. 5. 1856 Würzburg)
Nach dem Medizinstudium wurde er 1817 als Nachfolger seines Vaters → F. K. Hesselbach zunächst Prosektor der Anat. in Würzburg. 1818 Prom. Ab 1828 Prof. der Chir. an der Chir. Schule Bamberg bis zu deren Aufhebung 1833, gleichzeitig Oberwundarzt am Allg. KH, 1836–1843 Lehrer an der Bamberger Baderschule. H. beschäftigte sich wiss. v. a. mit Unterleibsbrüchen, worüber er viel publizierte, als Chir. war er jedoch zurückhaltend und als Lehrer wenig mitreißend.
W.: Die sicherste Art des Bruchschnittes in der Leiste, Bamberg – Würzburg 1819. – Handbuch der gesammten Chir. für prakt. Ärzte u. Wundärzte, I–III, Jena 1844–1847.
Lit.: ADB 12 (1880) 311f. – BLÄ 1935 III 201–203. – BEdM I 277.

Hesselbach, Franz Kaspar (* 27. 1. 1759 Hammelburg; † 24. 7. 1816 Würzburg)
Ab 1778 private Studien v. a. der Anat. in Würzburg. 1783 Prosektor der Anat. unter → K. K. v. Siebold, zunächst 6 Jahre ohne Vergütung, ab 1789 in fester Anstellung. Aufgrund herausragender wiss. Arbeiten 1807 Dr. h.c. Vertrat während der Erkrankung des Prof. der Chir. → Markart bis zur Berufung des Nachfolgers (→ Kajetan v. Textor) den Lehrstuhl für Chir. und das Amt des Oberwundarztes. 1814 Mitglied der Leopoldina.
E.: *H.-Dreieck:* Lücke zwischen M. obliquus int., Leistenband, M. pyramidalis, M. rectus abdominis. – *H.-Hernie:* lat. Schenkelhernie mit Austritt durch die Lacuna musculorum (lat. der Leistengefäße). – *H.-Band:* Lig. interfoveolare.
W.: Anat.-chir. Abhandlung üb. den Ursprung u. das Fortschreiten d. Leistenbrüche, Würzburg 1806. – Neueste anat.-pathol. Untersuchungen üb. den Ursprung u. das Fortschreiten d. Leisten- u. Schenkelbrüche, Würzburg 1814.
Lit.: ADB 12 (1880) 312f. – BLÄ 1935 III 201. – BEdM I 277. – R. S. Tubbs, W. B. Gribben, M. Loukas u. a.: Franz Kaspar Hesselbach (1759–1816): Anatomist and surgeon, World J. Surg. 32 (2008) 2527–2529.

Hessing, Friedrich von (* 19. 6. 1838 Schönbronn b. Rothenburg o. T.; † 16. 3. 1918 Göggingen)
Nach handwerkl. Ausbildung (Gärtner, Schreiner, Sattler, Orgelbauer) 1866 Niederlassung als Orgelbauer in Augsburg, dort erfolgreich Bau von orthop. Apparaten. 1868 Gründung einer orthop. Heilanstalt in Augsburg, 1869 in Göggingen (nach seinem Tod H.-Stiftung), mit eigenen Werkstätten für orthop. Apparate, später auch Kuranstalten in Bad Reichenhall und Rothenburg o. T. Ab 1900 Pächter der bayer. Staatsbäder Kissingen und Bocklet. 1913 geadelt.
E.: *H.-Korsett:* An einem Beckenkorb über Stahlschienen abgestütztes Rumpfkorsett zur Entlastung der Brust- und Lendenwirbelsäule. – *H.-Schienenhülsenapparat:* Aus Stahlschienen und Lederhülsen gefertigter starrer oder bewegl. Stützapparat zur Behandlung von Erkrankungen der unteren Extremität und des Hüftgelenkes. – *H.-Kriegsapparat:* Krankentrage mit Möglichkeit zur schonenden und exakten Reposition und Schienung frischer Frakturen.
W.: Der sog. Kriegs-Apparat, Augsburg 1893. – F. H., L. Hasslauer: Orthopädische Therapie, Berlin 1903.
Lit: BLÄ 1933 I 623f. – G. Grosch: Der Orthopäde F. v. H. (1838–1918), München 1970. – BEdM I 277.

Hettich, Rolf (* 14. 1. 1939 Stuttgart; † 13. 8. 1994 Aachen)
Studium und Prom. (1968) in Freiburg. Chir. WB in Wien und Tübingen (→ Koslowski), dort 1977 Habil. 1985–1994 Vorst. der Abt. für Verbrennungs- und Plast. Wiederherstellungschir. Aachen
W.: Untersuchungen zur Entstehung und Therapie des Verbrennungsödems, Med. Welt 29 (1978) 1405–1411.
Lit.: Mitt DGCH 23 (1994) 385.

Heusinger, Johann Christian **Friedrich Karl von** (* 28. 2. 1792 Farnroda b. Eisenach; † 5. 5. 1883 Marburg)
Studium und Prom. (1812) in Jena. Anschließend weitere Studien in Göttingen. 1813 Eintritt ins preußische Militär und Teilnahme als Truppen- und Lazarettarzt an den Befreiungskriegen, 1818 in Paris, bis 1819 in Sedan. Danach WB in Göttingen (→ Himly). 1821 ao. Prof. in Jena, 1824–1829 o. Prof. für Anat. und Physiol. in Würzburg. 1829–1867 o. Prof. für Prakt. Med. und Klinik in Marburg, hier 1843/44 auch für Chir. Er arbeitete vorwiegend in den Bereichen der Anat. und der Physiol. 1876 geadelt.
Lit. ADB 50 (1905) 293. – BLÄ 1935 III 207–209. – Killian 226

Heusner, Ludwig (* 28. 11. 1843 Boppard; † 27. 1. 1916 Gießen)
Studium in Berlin, Heidelberg, Würzburg, Bonn und Kiel, dort 1868 Prom. Im Krieg 1870/71 Lazarettarzt. Danach Niederlassung in Barmen (Wuppertal), wo er sich der Hygiene, Chir. und Orthop. zuwandte. 1878–1912 Leitender Arzt am Barmer KH. Dort nahm er 1892 die erste erfolgreiche Übernähung eines perforierten Ulcus ventriculi vor (Publikation durch H. Kriege). Außerdem entwickelte er orthop. Hilfsmittel. 1898 Mitbegründer der Vereinigung Niederrheinisch-Westfälischer Chirurgen. 1903 Tit.-Prof. 1904 Präsident der DGOOC, 1912 deren Ehrenmitglied.
W.: H. Kriege: Ein Fall von einem frei in die Bauchhöhle perforirten Magengeschwür; Laparotomie; Naht der Perforationsstelle; Heilung, Berlin. klin. Wschr. 29 (1892) 1244.
Lit.: Rühland/Eigler 105f. – G. H. Engelhardt: L. H. (1843–1916), in: Bergischer Geschichtsverein (Hg.): Geschichte im Wuppertal Nr. 16 (2007) 63–70.

Heusser, Heinrich (* 21. 9. 1894 Riehen b. Basel; † 13. 2. 1967 Basel)
Studium und Prom. (1920) in Basel. WB: Pathol. 1920 in Basel, 1921–1930 Chir. in Basel (→ Hotz, → Henschen), 1929 Habil. 1931 Urol. WB in Berlin (A. v. Lichtenberg). 1934 OA für Urol., 1939 ao. Prof. 1945–1965 CA der 2. Chir. Abt. am Bürgerspital Zürich, 1960 persönl. Ordinariat. Schwerpunkte: Urol., Transfusion, chir. Pathophysiol. Er entwickelte die Peritonealdialyse und bereitete die Spezialisierung der Urologie vor, ohne

jedoch den Boden der Chir. zu verlassen. 1955 Mitbegründung der Zeitschrift *Urologia Internationalis*. 1957/58 Präsident der SGC.
W.: Erkennung u. Behandlung des akuten Darmverschlusses, Stuttgart 1936 (2. Aufl.). – Peritonealdialyse zur Behandlung urämischer Zustände, Helv. chir. acta 1948.
Lit.: CV 1958, 341. – Nissen 328. – Killian 187f.

Hey, William (* 3. 9. 1736 Padsey b. Leeds; † 23. 3. 1819 Leeds)
Nach handwerkschir. Ausbildung in Leeds 1757–1759 Ergänzung seiner Studien in London (→ J. Hunter). Danach chir. Praxis in Leeds, wo er den Bau des General Infirmary initiierte, an dem er 1773–1812 als Senior Surgeon fungierte.
E.: *H.-Amputation:* Vorfußamputation in der Lisfranc-Gelenklinie mit Teilresektion des Os cuneiforme III. – *H.-Hernie:* Hernia encystica. In einen offenen Proc. vaginalis tretende Leistenhernie mit eigenem Bruchsack.
W.: Practical observations in surgery illustrated by cases, London 1803 (3. Aufl. 1814).
Lit.: BLÄ 1935 III 212f. – GM 5582. – Sachs III 186.

Heyfelder, Johann Ferdinand (* 19. 1. 1798 Küstrin; † 21. 6. 1869 Wiesbaden)
Studium in Berlin, Jena, Würzburg, Tübingen und Breslau, dort Prom. 1820. Anschließend Studienreise nach Süddeutschland und Österreich sowie Paris, wo er sich ein Jahr aufhielt. 1923 Niederlassung als Arzt in Trier. 1831 in Regierungsauftrag zur Bekämpfung der Choleraepidemie in Berlin und anschließend in Paris. 1833 füstlich-hohenzollerischer Leibarzt und Medizinalreferent in Sigmaringen. In dieser Eigenschaft auch Visitation und Reform des Bäderwesens. 1841–1854 o. Prof. für Chir. und Ophthalmologie in Erlangen. Ab 1854 in russischen Diensten, war er 1855/56 Lazarettchir. in Finnland. Danach als geachteter Hospitalchir. und Prof. in St. Petersburg, besuchte er 1866 im Auftrag der russischen Regierung Kriegsschauplätze und Lazarette in Preußen und Sachsen. Er führte (nach vergeblichem Versuch am Vortag) am 25. 1. 1847 als einer der ersten in Deutschland eine Op. in Äthernarkose durch.
W.: Studien aus dem Gebiete d. Heilwissenschaft, I–II, Stuttgart 1838. – Die Versuche mit dem Schwefeläther u. die daraus gewonnenen Resultate in d. chir. Klinik zu Erlangen, Erlangen 1847. – Über Resectionen u. Amputationen, Breslau – Bonn 1854.
Lit.: ADB 12 (1880) 369–371. – BLÄ 1935 III 214–216. – Killian 309.

Hey-Groves, Ernest William (* 20. 6. 1872 Coonoor, Nilgiri Hills, Indien; † 22. 10. 1944 Clifton)
Studium bis 1895 in London, 1900 dort Prom. Anschließend Studienaufenthalt in Tübingen, danach Niederlassung in einer Landpraxis und später in Bristol, daneben Forschungen und WB in London, dort 1900 Prom., 1905 FRCS. 1913 Chir. am Bristol General Hosp. 1922 Prof. für Chir. in Bristol. Der Pionier der operativen Frakturbehandlung wandte 1912 intramedulläre Bolzen (Metall, Rinderknochen) bei Frakturen an, erleichterte die Insertion des → Smith-Petersen-Lamellennagels durch einen Führungsdraht und wurde zum Protagonisten der Kreuzband-Rekonstruktion am Kniegelenk und der Hüftgelenksrekonstruktion. 1913 Mitbegründer und bis 1940 Herausgeber des *British Journal of Surgery*. 1930 hielt er die Hunter-Vorlesung.
E.: *H.-G.-Op.:* Kreuzbandersatz durch Fascia-lata-Streifen. – *H.-G.-Zange:* Knochenhaltezange, sperrbar, mit halbrunden Maulhälften.
W.: On modern methods of treating fractures, London 1916. – Operation for repair of the crucial ligaments, Lancet 1917/II 674. – The crucial ligaments of the knee-joint: their function, rupture and the operative treatment of the same, Brit. J. Surg. 7 (1919) 505–515. – Some contributions to the reconstructive surgery of the hip, Brit. J. Surg. 15 (1927) 486–517.
Lit.: NN: E. W. H. G., J. Bone Jt. Surg. 27 (1945) 340f. – A. H. Ratliff: E. W. H. G. and his contributions to orthopaedic surgery, Ann. R. Coll. Surg. Engl. 65 (1983) 203–206. – BLÄ 2002, 552. – EM 1084.

Heymann, Horst (* 17. 9. 1928 Magdeburg; † 21. 4. 1995 Hannover)
Studium und Prom. (1960) in Würzburg. Chir. WB 1956/57 in Würzburg (→ Wachsmuth), 1957–1959 Bad Kissingen, 1959–1961 Pharmakol. in Würzburg, 1961–1969 Chir. Poliklinik München (→ Holle), dort 1969 Habil. 1969–1973 OA in Tübingen (→ Koslowski). 1973–1994 o. Prof. für Chir. in Hannover (Klinikum Oststadt). Schwerpunkte: Gastroduodenalulkus (Vagotomie), Endoskopie, Pathophysiol. und Histopathol. der Verdauungsorgane.
W.: Beitr. in: F. Holle, W. Hart: Spezielle Magenchir., Berlin - Heidelberg 1968; L. Koslowski: Lehrbuch d. Chir., Stuttgart - New York 1978. – Übers., Bearb.: Akutes Abdomen: ein Wegweiser, Stuttgart - New York 1973.
Lit.: CV 1980, 280f. – Mitt. DGCH 24 (1995) 196.

Heyrovsky, Hans (* 26. 4. 1877 Tonzetin, Böhmen; † April 1945 Tumersbach b. Zell a. See, Freitod)
Studium in Prag und Wien, Prom. 1902 in Prag. Chir. WB in Wien (→ Hochenegg), dort 1912 Habil. 1919 Tit.-Prof. 1919–1945 Ltg. des Staatsbeamtenspitals in Wien. Schwerpunkt: Kardiospasmus.
E.: *H.-Op.:* Seit-zu-Seit-Ösophagogastrostomie bei therapieresistentem Kardiospasmus (1912).
W.: Casuistik u. Therapie d. idiopathischen Dilatation d. Speiseröhre. Oesophagogastroanastomose, Arch. klin. Chir. 100 (1913) 703–715. – Chir. d. Speiseröhre, in: Hochenegg-Payr, Lehrbuch d. speziellen Chir., Berlin - Wien 1918. – Über die Behandlung d. sog. idiopathischen Erweiterung d. Speiseröhre u. die Oesophago-Gastrostomie, Wien. klin. Wschr. 49 (1936) 417, 461.
Lit.: BLÄ 1933 I 628. – RLM III H 190. – BLÄ 2002, 640.

Hildebrand, Otto (* 15. 11. 1858 Bern; † 18. 10. 1927 Berlin)
Studium in Jena, dort Prom. 1886. Chir. WB in Jena (→ Ried, → H. Ch. Braun) und 1886–1895 in Göttingen (→ Franz König), dort 1888 Habil. 1895 Wechsel mit König nach Berlin (Charité), wo er 1896 die Leitung der Chir. Poliklinik übernahm. 1899–1904 o. Prof. für Chir. in Basel, 1904–1927 in Berlin. Schwerpunkte: Chir. der Tuberkulose, Hirn- und Rückenmarkschir., Rektum-

chir., Technik der Kropfoperation sowie Verpflanzungen von Muskeln samt ernährenden Gefäßen. 1909–1919 war er Zweiter Schriftführer der DGCH, 1922 deren Präsident.

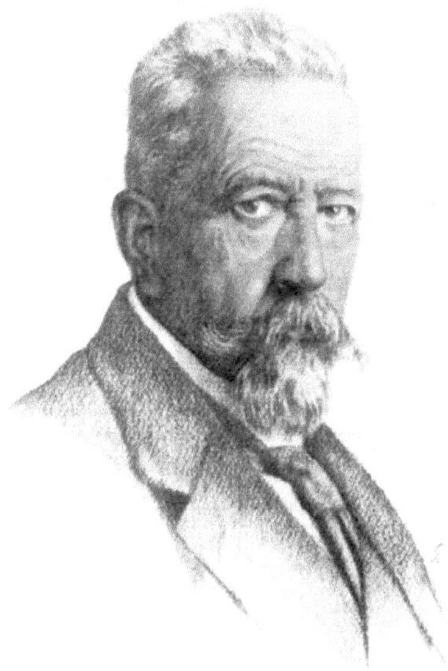

W.: Grundriss d. chir.-topographischen Anat., Wiesbaden 1894 (4. Aufl. 1924). – Allg. Chir., 2. Aufl. Berlin 1905. – Die Entwicklung d. plast. Chir., Berlin 1909.
Lit.: BLÄ 1933 I 629. – R. Nissen, Fünfzig Jahre erlebter Chir., Stuttgart - New York 1978, 272f. – Killian 336. – Winau/Vaubel 39. – Sachs IV 30. – BEdM I 279.
Abb.: s. Abb.-Verzeichnis.

Hildebrandt, August (* 20. 5. 1868 Wittingen; † 15. 8. 1954)
Studium und Prom. (1891) in Kiel. Chir. WB 1896–1899 in Kiel (→ Esmarch; → Bier). 1899/1900 Militärchir. Einsatz im Burenkrieg (mit → Küttner) im Auftrag des Roten Kreuzes. 1901/02 Anat. Inst. Berlin. 1902–1907 Chir. Klinik Charité Berlin (→ Franz König; → Hildebrand), dort 1903 Habil., danach Lehrtätigkeit in Berlin. 1913–1933 CA der Chir. Abt. des Auguste-Viktoria-KH in Eberswalde. Schwerpunkte: Extremitäten-, Bauch-, Kriegschir., Anästh. Er machte mit Bier die bahnbrechenden Selbstversuche zur Lumbalanästhesie.
W.: Verwundungen durch die modernen Kriegsfeuerwaffen, ihre Prognose u. Therapie im Felde, I-II, Berlin 1905-1907.
Lit.: CV 1938, 278. – Sachs IV 34.

Hilgenfeldt, Otto (* 9. 10. 1900 Wittenberge; † 7. 7. 1983 Bochum)
Studium in Halle, Innsbruck, Marburg und Leipzig, dort 1925 Prom. 1925–1928 chir. WB in Salzwedel, danach Schiffsarzt, und ab 1929 in Düsseldorf und Köln (→ Haberer), dort 1935 Habil. und 1942 ao. Prof. 1943–1945 CA der Chir. Abt. am KH Gera-Milbitz, 1945–1950 am Wald-KH Gera, 1951–1966 am Augusta-KH in Bochum. In Gera entwickelte er seine Vorliebe für die Handchir., für die er als erster in Deutschland moderne Prinzipien aufstellte und erstmals 1943 eine Daumenrekonstruktion mittels Fingertransposition an neurovaskulärem Stiel durchführte. 1947 Mitbegründer der Thüringischen Gesellschaft für Chir. 1971 Ehrenmitglied der DGU, 1972 Ehrenmitglied der DGCH.
W.: Operativer Daumenersatz und Beseitigung von Greifstörungen bei Fingerverlusten, Stuttgart 1950.
Lit.: CV 1969, 368. – Buck-Gramcko 103-106. – A. Gohritz, A. L. Dellon, F. E. Müller u. a.: O. H. (1900–1983): tribute to an important pioneer of European hand surgery, J. Hand Surg. Eur. Vol. 37 (2012) 205–210.

Hilgenreiner, Heinrich (* 3. 11. 1870 Haid, Böhmen; † 24. 10. 1953 Spillern, Niederösterreich))
Studium und Prom. (1896) in Prag. Chir. WB 1897–1903 in Prag (→ Wölfler). Danach als orthop. Chir. in Prag tätig. Im I. Weltkrieg Truppenarzt, danach Habil. und später Prof. für Chir. in Prag sowie Konsiliarius der deutschen Univ.-Klinik in der Landesfindelanstalt Prag. Ab 1946 in Österreich.
E.: *H.-Linie:* Linie auf dem Röntgenbild des kindlichen Beckens durch beide Y–Fugen als Bezugslinie weiterer Linien (→ Ombrédanne) bei der Diagnostik der kindlichen Hüftluxation. – *H.-Schiene:* Redressionsschiene zur Behandlung der angeborenen Hüftluxation.
W.: 10 Jahre Abduktionsschiene und Frühbehandlung der angeborenen Hüftverrenkung, Zschr. Orthop. 60 (1934) 44–64. – Die angeborene Dysplasie der Hüfte, Zschr. orthop. Chir. 63 (1935) 344–383.
Lit.: CK 1926, 136. – Leiber/Olbert 205f.

Hill, Harold Arthur (* 1901; † 1973)
Radiologe in San Francisco. Zusammen mit → Sachs beschrieb er 119 Fälle dieser – bereits bekannten – Läsion einschließlich des exakten Verletzungsmechanismus und Entstehungszeitpunktes.
E.: *H.-Sachs-Läsion:* knöcherne Delle im hinteren äußeren Anteil des Humeruskopfes durch Impression durch den vorderen Pfannenrand bei Schulterluxation.
W.: H. A. H., M. D. Sachs: The grooved defect of the humeral head: a frequently unrecognized complication of dislocations of the shoulder joint, Radiology 35 (1940) 690–700.
Lit.: Davis 4f. – Hunter/Peltier/Lund 826f.

Hiller, Christian Ludwig
Biograph. Daten konnten nicht ermittelt werden. Geburtsort Meinsheim. 1806–1807 o. Prof. für Chir. und Geburtshilfe in Tübingen, erstmals ohne Anatomie. 1808 Niederlassung als Oberamtsarzt in Urach.
Lit.: Killian 205. – Sachs IV 191.

Hillischer, Hermann Theodor (* 4. 5. 1850 Wien; † 26. 11. 1926 Wien)
Studium und Prom. (1876) in Wien. Er errichtete 1878/79 das erste Kieferspital in Wien, führte 1884 die bis heute geläufige graphische Bezeichnung der Zähne ein, demonstrierte 1886 das von ihm erfundene „Schlafgas" für längere Operationen und konstruierte 1889 eine Bohrmaschine. Außerdem führte er die Schulzahnpflege ein und behandelte Kieferverletzungen aus dem I. Weltkrieg.
W.: Sammlung von Vorträgen und Aufsätzen über Schlafgas, Wien 1891.

Lit.: BEdM I 281f.

Himly, Karl Gustav (* 30. 4. 1772 Braunschweig; † 22. 3. 1837 Göttingen, Freitod)
Studium 1790–1792 am Collegium Chirurgicum in Braunschweig und danach in Göttingen (→ Richter), dort Prom. 1794. Ein Studienaufenthalt bei → K. K. v. Siebold in Würzburg ist nicht gesichert. 1795–1801 Dir. der Med.-Chir. Klinik in Braunschweig mit Lehrauftrag für Pathol. und Chir. 1801–1803 o. Prof. für Innere Med. in Jena. 1803 Dir. am akadem. med.-chir. Hosp. in Göttingen (neben → K. Langenbeck) und Prof. der Arzneikunde, 1809 Dir. der neuerrichteten Klinik. Hier begann er sich verstärkt der Augenheilkunde zu widmen, die er „Ophthalmologie" nannte, erstmals (ab 1803) in diesem Fach Vorlesungen erteilte, und für die er einige Neuerungen einführte (Atropin zur Pupillenerweiterung, Begriff „Mydriatika").
W.: Ophthalmologische Beobachtungen und Untersuchungen, Bremen 1801. – Lehrbuch der prakt. Heilkunde, Göttingen 1807.
Lit.: BMC 251f. – BLÄ 1935 III 226f. – NDB 9 (1972) 196f. – Killian 300f. – Sachs IV 87f. – BEdM I 282.

Hipp, Erwin Georg (* 29. 8. 1928 Zell bei Füssen; † 2. 10. 2012)
Studium in Freiburg und München, dort 1953 Prom. Danach anat. WB. 1954/55 Studienaufenthalt in den USA. 1957–1966 orthop. WB in München (→ M. Lange), dort 1962 Habil., 1968 Prof. 1966–1970 Dir. der Orthop. Klinik Dortmund. 1970–1996 o. Prof. für Orthop. in München (Techn. Univ.), wo er eine Orthop. Univ.-Klinik aufbaute. Schwerpunkte: Knochennekrosen, Infekte bei Gelenkersatz, Tumororthopädie.
W: Die Gefäße des Hüftkopfes. Anatomie, Angiographie u. Klinik, Stuttgart 1962. – Wirbelfrakturen ohne komplette Querschnittslähmung. Morphologie der Wirbelfraktur, Hefte Unfallchir. 108 (1971) 1–8.
Lit.: CV 1980, 284. – R. Gradinger: In memoriam E. G. H., Orthop. Unfallchir. Mitt. Nachr. 12/2012, 720

Hippokrates (* ~460 v. Chr., Kos; † 375/351 v. Chr., Larissa, Thessalien)
Der berühmteste Arzt der Antike bekam seine med. Ausbildung von seinem Vater auf Kos. Dort gründete er eine Ärzteschule. Später verließ er seine Heimat und war als Wanderarzt tätig. Bereits in der Antike galt er als „Vater der Med." und wird als Begründer der wissenschaftlichen Med. bezeichnet. Die ihm zugeschriebenen Schriften (*Corpus Hippocraticum*) repräsentieren das med. Wissen des 5. Jhs. v. Chr. und waren für Jahrhunderte gültig. Die Schriften chir. Inhalts sind *De medici officina* (Über die ärztliche Praxis), *De fracturis* (Über Knochenbrüche), *De articulis* (Über Gelenke), *Vectiarius* (Über das Einrenken), *De ulceribus et vulneribus* (Über Geschwüre und Wunden), *De fistulis* (Über Fisteln), *De haemorrhoidibus* (Über Hämorrhoiden), *De capitis vulneribus* (Über Kopfverletzungen).
E.: *H.-Manöver:* Reposition des luxierten Schultergelenkes über die Ferse des Behandlers als Hypomochlion in der Achselhöhle. – *H.-Verband:* Mitra Hippocratis. Haubenförmiger Kopfverband.
W.: E. Littré: Oeuvres complètes d'Hippocrate, I–X, Paris 1839–1861 (Neudruck Amsterdam 1873–1982
Lit.: Gurlt I 246–293. – BLÄ 1935 III 230–234. – Pauly II 1169–1172. – U. Weisser: H., Galen, in: Engelhardt/Hartmann I 11–29. – Leven 414–416. – EM 274f., 597f.

Hirschberg, Max (* 12. 7. 1842 Exin; † 7. 4. 1910 Frankfurt)
Studium und Prom. (1866) in Berlin. 1866 Lazarettarzt. 1867–1871 chir. WB in Rostock und Heidelberg (→ G. Simon), unterbrochen durch Kriegseinsatz 1870/71. Seit 1873 als Chir. in Frankfurt a. M. niedergelassen, ab 1878 am Israelitischen Gemeindehosp. tätig.
W.: Das Empyem d. Gallenblase u. seine chir. Behandlung, Dtsch. Zschr. Chir. 36 (1893).
Lit.: BLÄ 1901, 746. – BLÄ 1933 I 634.

Hirschsprung, Harald (* 14. 12. 1830 Kopenhagen; † 11. 4. 1916 Kopenhagen)
Studium und Prom. (1861) in Kopenhagen. 1871 Primararzt des Kinderspitals in Kopenhagen, ab 1877 dort Prof. für Kinderheilkunde, 1891 o. Prof. Er wurde aufgrund seiner Untersuchungen zu Ösophagusatresie, Hiatushernien, Gallengangsatresie, Darminvagination und Pylorusstenose zum bedeutendsten Kinderchir. seiner Zeit. So schlug er die hydrostatische Methode zur Reposition der Invagination vor und erkannte 1887 die Notwendigkeit der Op. bei angeborenen Pylorusstenose. Er war nicht der erste, der das Megacolon congenitum beschrieb, wurde aber durch die Präzision seiner klinischen Beschreibung zum Namensgeber. Die Aganglionose der distalen Darmabschnitte als Ursache für das Megacolon wurde erst im späten 20. Jh. entdeckt.
E.: *Morbus H.:* Megacolon congenitum.
W.: Stuhlträgheit Neugeborener in Folge von Dilatation und Hypertrophie des Colons, Jb. Kinderheilk. phys. Erziehung 27 (1887/88) 1–7.
Lit.: BL_ 1935 III 238. – J. P. Kanne, C. A. Rohrmann, J. E. Lichtenstein: Eponyms in radiology of the digestive tract: Historical perspectives and imaging appearances. Part 1: Pharynx, esophagus, stomach, and intestine, Radiographics 26 (2006) 129–142. – O. Berger, O. Muensterer, C. M. Harmon: Tales from previous times: important eponyms in pediatric surgery, Pediatr. Surg. Int. 30 (2014) 1–10.

His, Wilhelm jun. (* 19. 12. 1863 Basel; † 10. 11. 1934 Riehen b. Basel)
Studium in Leipzig, Bern und Straßburg, Prom. 1889 in Leipzig. Dort internist. WB und 1891 Habil., 1895 ao. Prof. 1901 Ltd. Arzt am KH Friedrichstadt in Dresden. 1902–1906 o. Prof. für Inn. Med. in Basel, 1906/07 in Göttingen und 1907–1932 in Berlin.
E.: *H.-Bündel:* Truncus des Fasciculus atrioventricularis vor dessen Aufteilung. Reizleitungsfasern des Herzens zwischen Vorhofknoten und Papillarmuskel. – *H.-Winkel:* Von abdominalem Ösophagus und Magenfundus gebildeter Winkel (1903).
W.: Die Tätigkeit des embryonalen Herzens und deren Bedeutung für die Lehre von der Herzbewegung beim Menschen, Leipzig 1893.
Lit.: R. Staehelin: W. H. zum Siebzigsten Geburtstage, Klin. Wschr. 12 (1933) 1995f. – BLÄ 1933, 637.

Hochenegg, Julius von (* 2. 8. 1859 Wien; † 11. 5. 1940 Wien)
Studium und Prom. (1884) in Wien. Anschließend chir. WB in Wien (→ Billroth; → E. Albert). 1889 Habil.; 1891 Vorstand der II. Chir. Abt. der Wiener Allg. Poliklinik; 1894 ao. Prof. 1904–1930 o. Prof. für Chir. (II. Chir. Univ.-Klinik, deren Ausstattung er wesentlich verbesserte). Im I. Weltkrieg Generalarzt. Er richtete 1909 gemeinsam mit → Eiselsberg eine Unfallstation ein, aus der später das Unfall-KH entstand (→ L. Böhler). Schwerpunkte: Dickdarm-, Rektum-Ca. (1899 erstmals die nach ihm benannte Op.), Magen, Ösophagusplastik. Er führte 1890 die erste gelungene Leberlappenresektion durch und machte schon vor → Oberst Finger und Zehen schmerzfrei. 1914 geadelt.
E.: *H.-Operation:* sakrale Kontinenzresektion bei Rektum-Ca. mit „Durchzug" des mobilisierten oberen Stumpfes durch den verbliebenen analen Stumpf.
W.: J. v. H., E. Payr (Hgg.): Lehrbuch d. speciellen Chir., I–II, Berlin - Wien 1906–1909. – Zur Lösung d. Prothesenfrage, Wien 1915. – Kriegschir. Mitteilungen, Wien 1919.
Lit.: Killian 79f. – BLÄ 1901 752f. – BLÄ 2002, 654. – BEdM I 286. – Sachs IV 197.

Hodges, Richard Manning (* 6. 11. 1827 Bridgewater, MA; † 9. 2. 1896 Boston)
Studium und Prom. in Boston (Harvard). Danach bis 1861 Demonstrator der Anat. Gefördert von → H. J. Bigelow, wurde er Chir. am Massachusetts General Hosp. Von ihm stammt die Erstbeschreibung der Entstehung des Pilonidalsinus sowie dessen Bezeichnung.
W.: Pilo-nidal sinus, Boston Med. Surg. J. 103 (1880) 485f.
Lit.: M. L. Corman: R. M. H., Dis. Colon Rectum 24 (1981) 325.

Hodgson, Joseph (* 1788 Penrith, Cumberland; † 7. 2. 1869 London)
Studium in London (St. Bartholomew's Hosp.). Ab 1811 als Chir. am York Hosp. in Chelsea sowie in eigener Praxis, 1818–1848 am General Hosp. in Birmingham tätig. Der ausnehmend geschickte Chir. lehnte mehrere ehrenvolle Berufungen ab. Von ihm stammt die Erstbeschreibung des Aortenaneurysmas.
E.: *H.-Krankheit:* Aneurysma des Aortenbogens.
W.: A treatise on the diseases of the arteries and veins, London 1815
Lit.: BLÄ 1935 III 247.

Hoeftman, Heinrich (* 2. 4. 1851 Memel; † 17. 9. 1917 Königsberg)
Studium in Leipzig und Königsberg, dort 1876 Prom. Danach für ein halbes Jahr bei → Billroth in Wien, ab 1877 Ass. bei → Schönborn in Königsberg. 1882 eröffnete er dort eine stetig erweiterte orthop. Anstalt und Privatklinik, in der es ihm erstmals in Deutschland gelang, die technische Orthop. und die gymnast. Heilbehandlung mit einer operativen Klinik zu verbinden und damit den Typ der orthop. Anstalt zu begründen, der für ein Jahrhundert deren Bild etablierte und dank → Hoffa internationale Verbreitung erlangte. Als einer der ersten Orthop. richtete er an seiner Klinik eine Abt. für Unfallverletzte ein. 1910 Prof. für Orthop. in Königsberg, 1912 mit öffentl. Mitteln Errichtung der „Krüppel-, Heil- und Lehranstalt" bei Königsberg. Als einer der Wegbereiter der dt. Orthop. war er 1901 Mitbegründer der DGOOC, deren Präsident er 1902 und 1911 war, 1917 Ehrenmitglied.
Lit.: BLÄ 1933 I 642. – NDB 9 (1972) 317f. – BEdM I 288.

Höhler, Herbert (* 1919 Güstrow; † 20. 2. 1978 Frankfurt)
Studium in Rostock, Innsbruck und Graz (unterbrochen durch Kriegsdienst und Gefangenschaft) sowie in Frankfurt a. M. bis 1950. 1951–1957 chir. WB in Frankfurt (→ Flörcken). 1957–1959 USA-Aufenthalt zum Studium der Plast. Chir. Danach Niederlassung in Frankfurt a. M. und Belegarzttätigkeit am St.-Markus-KH, wo er bis 1970 die seinerzeit größte Klinik für Plast. Chir. einrichten konnte. Er war einer der Pioniere der ästhetisch-plast. Chir. in Deutschland und 1969 Mitbegründer DGPRÄC. Er starb an einem Pankreaskarzinom.
W.: Breast augmentation: The axillary approach, Brit. J. Plast. Surg. 26 (1973) 373–376. – Die Reduktionsplastik der weiblichen Brust, Zschr. Plast. Chir. 2 (1978) 68–91.
Lit.: B. O. Rogers: Obituary H. H., Aesthet. Plast. Surg 2 (1978) 345–347. – G. Lemperle: H. H. Ein Pionier d. ästhet. Chir. in Deutschl., Handchir. Mikrochir. Plast. Chir. 38 (2006) 141–143.

Höpfner, Edmund (* 4. 12. 1873 Berlin)
Studium und Prom. (1901 in Berlin. 1901–1905 chir. WB in Berlin (→ Bergmann; → Körte). Später in Stolp (Słupsk), Pommern, als Chir. niedergelassen. Nahm 1903 die Replantation eines Oberschenkels beim Hund vor mit der von → Payr 1900 angegebenen Nahttechnik für Gefäßanastomosen. Im Rahmen seiner Arbeit entwickelte er die erste atraumatische Gefäßklemme.
W.: Über Gefässnaht, Gefässtransplantation u. Replantation von amputirten Extremitäten, med. Diss. Berlin 1903. – Der Aszites u. seine chir. Behandlung, Erg. Chir. Orthop. 6 (1913).
Lit: CK 1926, 146. – Sachs II 238–242. – Sachs III 76.

Hoffa, Albert (* 31. 3. 1859 Richmond, Südafrika; † 31. 12. 1907 Köln)
Studium ab 1878 in Marburg und Freiburg, dort Prom. 1883. Danach Ass. bei → Maas, mit dem er nach Würzburg ging, und → Schönborn, dort 1886 Habil. für Chir. 1895 ao. Prof. für Orthop. mit Lehrauftrag, gründete er eine chir.-orthop. Privatklinik in Würzburg, die sich bald eines großen Rufes erfreuen konnte. 1902–1907 als Nachfolger von → J. Wolff Dir. der chir.-orthop. Univ.-Poliklinik Berlin. Er war einer der ersten operierenden Orthop. Schwerpunkte: angeborene Hüftgelenksluxation (Entwicklung einer neuen Op.-Methode), Skoliosetherapie, Klump- und Plattfuß, tuberkulösen Gelenks- und Knochenerkrankungen, Gelenkrheumatismus, Arthritis deformans. Sein *Lehrbuch* führte zur Akzeptanz der Orthop. als eigenes med. Fachgebiet. 1892 begründete er die *Zschr. für orthop. Chir.*, die erste regelmäßig erscheinende Zeitschrift für Orthop., war 1901 Mitbegründer der DGOOC, 1903 deren Präsident,

und forderte 1906 „Krüppelheime“ für körperbehinderte Kinder in Deutschland.

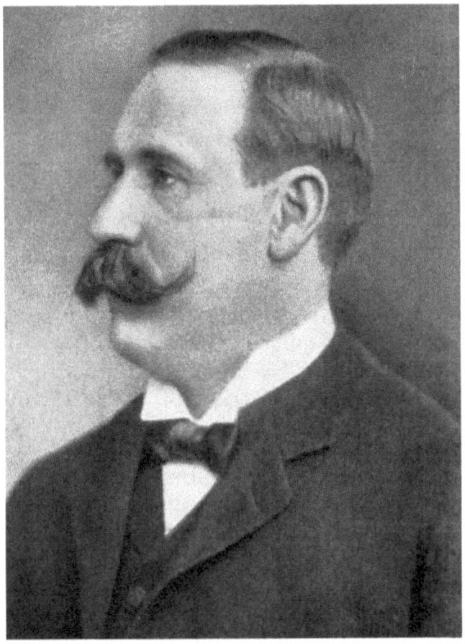

E.: H.-Fettkörper: Fettpolster unterhalb der Kniescheibe und hinter dem Kniescheibenband (Corpus adiposum infrapatellare). – *H.-Krankheit:* traumatische Fettgewebswucherung im Kniegelenk, Fibrose des Fettkörpers.
W.: Lehrbuch d. Fracturen u. Luxationen, Würzburg 1888 (4. Aufl. Stuttgart 1904). – Zur op. Behandlung d. angeborenen Hüftgelenksverrenkung, Verh. Dtsch. Ges. Chir. 19 (1890) 44–53. – Lehrbuch d. orthop. Chir., Stuttgart 1891 (5. Aufl. 1905) – Atlas u. Grundriss d. Verbandlehre, München 1900 (7. Aufl. 1922).
Lit.: BLÄ 1933 645f. – U. Paul: A. H., Zbl. Chir. 106 (1981) 901–903. – K.-D. Thomann: Ein modernes Lehrbuch wird 100 Jahre alt. A. H. und das „Lehrbuch d. orthop. Chir.“, Zschr. Orthop. 130 (1992) 339–344. – BEdM I 289. – EM 608.
Abb.: s. Abb.-Verzeichnis.

Hof(f)mann, Moritz (Mauritius) (* 20. 9. 1621 Fürstenwalde; † 20. 4. 1698 Altdorf)
Studium in Altdorf und Padua, 1645 Prom. in Altdorf. 1648 ao. Prof. der Anat. und Chir. in Altdorf, 1649–1698 o. Prof. Er entdeckte 1641 in Padua den Ductus pancreaticus an einem Truthahn (→ Wirsung im Folgejahr am Menschen).
W.: Diss. de motu cordis et cerebri, sanguinisque ac spirituum anima perpetuo ..., Altdorf 1653.
Lit.: BLÄ 1935 III 267. – Killian 21. – NDB 9 (1972) 460.

Hoffmann, Paul (* 1. 7. 1884 Dorpat; † 9. 3. 1962 Freiburg)
Studium in Marburg, Berlin und Leipzig, dort 1909 Prom. 1909–1911 physiol. WB in Berlin, ab 1911 in Würzburg (Maximilian v. Frey), dort 1912 Habil. und 1917 ao. Prof. 1924–1956 o. Prof. für Physiol. in Freiburg. Schwerpunkte: Physiol. der Nerven und Muskeln, Elektrophysiol. 1925 Mitglied der Leopoldina.
E.: H.-Tinel-Zeichen: Auslösung nach peripher ausstrahlender Parästhesien durch Beklopfen (H.) bzw. Drücken (→ Tinel) eines Nervenstammes als Zeichen der Regeneration des Nerven.
W.: Über eine Methode, den Erfolg einer Nervennaht zu beurteilen, Med. Klinik 11 (1915) 359f.
Lit.: BLÄ 1933 I 648. – NDB 9 (1972) 400f. – P. Hoffmann, D. Buck-Gramcko, J. D. Lubahn: The H.-Tinel sign 1915, J. Hand Surg. 18-B (1993) 800–805.

Hoffmann, Raoul (* 5. 4. 1881 Berlin; † 19. 5. 1972 Genf)
Studium in Paris, Greifswald und Genf, dort Prom. 1911. Med. und chir. WB in Genf und Falun (Schweden). 1914 Missionsarzt in Kaschmir. 1915–1927 Niederlassung in Tramelan, wo der Versuch, ein Kreisspital aufzubauen, scheiterte. 1928 eröffnete er in Genf eine Privatklinik, die sich bald auf die Behandlung von Knochenbrüchen spezialisierte. Er entwickelte in den 1930er Jahren einen (1939 patentierten) Fixateur externe zur Frakturbehandlung, der mit Kugelgelenken beidseits der Frakturzone ausgestattet war, was im Gegensatz zu allen anderen damaligen Systemen eine Reposition der Fraktur nach Anbringen des Fixateurs sowie spätere Nachrepositionen ohne Freilegen der Fraktur erlaubte, den er später am Kantonsspital Frauenfeld anwenden konnte.
E.: H.-Fixateur: Fixateur externe mit Doppelkugelgelenk zur Frakturbehandlung, bei dem eine Reposition der Fraktur auch noch nach Anbringen des Fixateurs möglich ist.
W.: „Rotules à os“ pour la „réduction dirigée“, non sanglante, des fractures („ostéotaxis“), Helv. Med. Acta 5 (1938) 844–850. – Perkutane Frakturbehandlung, Chirurg 13 (1941) 101–104. – L'ostéotaxis, ostéosynthèse transcutanée par fiches et rotules, Paris 1951.
Lit.: CV 1958, 352. – G. Asche: R. H. Leben u. Wirken. Zum 125. Geburtstag, DGU Mitt. Nachr. Nr. 53 (2006) 80–82. – E. M. Schwechter, K. G. Swan: R. H. and his external fixator, J. Bone Jt. Surg. 89-A (2007) 672–678.

Hoffmann, Viktor (* 10. 11. 1893 Krappitz [Krapkowice], Schlesien; † 19. 6. 1969)
Prom. 1919. Danach WB Inn. Med. und Chir. in Heidelberg (→ Enderlen), Anat. in Bonn, Chir. in Breslau (→ Tietze) und Köln (→ Frangenheim), dort 1924 Habil. 1947–1963 o. Prof. für Chir. in Köln. Schwerpunkte: Abdominal-, Magen-, Extremitätenchir. 1957 Einführung des Notarztwagen-Rettungssystems.
E.: H.-Op.: Jejunogastroplastik („Pantaloon“-Anastomose) zur Ersatzmagenbildung.
W.: Verlauf der wichtigsten Knochen- u. Gelenkerkrankungen im Röntgenbild, Berlin 1931. – Beutelmagen, Beiträge zur Genese u. Op.anzeige des Geschwürsmagens, Arch. klin. Chir. 267 (1951) 270.
Lit.: CV 1958, 353f. – Killian 111f.

Hofmann von Kap-herr, Siegfried (* 3. 5. 1935 Dresden; † 8. 9. 2002 Mainz)
Studium und Prom. (1857) in Leipzig. Chir. WB 1958 in Heidenau b. Dresden, 1958–1960 in Gronau, 1960–1962 in Kaiserslautern, 1962–1965 in Bremen (→ Rehbein), 1966–1978 in Mainz (→ Kümmerle), dort 1970 Habil., 1971 ao. Prof. 1978–2002 o. Prof. für

Kinderchir. und Dir. der neugegründeten Kinderchir. Univ.-Klinik. Schwerpunkte: anorektale Inkontinenz, nekrotisierende Enterokolitis, Gastroschisis, Omphalozele. Er setzte sich für die Etablierung der Kinderchir. als Spezialgebiet ein. 1998/1999 Präsident der Deutschen Gesellschaft für Kinderchirurgie.
W.: Lehrbuch d. Kindertraumatol., Stuttgart 1984.
Lit.: CV 1980, 293f. – EB: Nachruf, Dtsch. Ärztebl. 99 (2002) A-3357f. – Mitt. DGCH 32 (2003) 80.

Hofmeister, Franz von (* 30. 3. 1867 Rottenburg a. Neckar; † 14. 8. 1926 Friedrichshafen)
Studium in Tübingen, Berlin und Halle, 1890 Prom. in Tübingen. Danach pathol. und gynäkol. WB in Halle sowie chir. WB in Tübingen (→ P. v. Bruns), dort 1894 Habil., 1898 ao. Prof. 1903–1926 CA der Chir. Abt. am Karl-Olga-KH in Stuttgart. Die von ihm beschriebene Modifikation der Passagewiederherstellung nach distaler Magenresektion wurde von → Finsterer zur Op. der Wahl empfohlen (im Gegensatz zu der Methode von → Reichel).
E.: *H.-Op.:* Gastrojejunostomie nach distaler Magenresektion mittels retrokolischer Omega-Schlinge, wobei für die Anastomose nur ein Teil des Magenquerschnittes verwendet wird.
W.: Op. des Ulcus ventriculi, Bruns' Beitr. klin. Chir. 15 (1894) 351–362. – Verbandtechnik, Tübingen 1901 (4. Aufl. 1932). – 1905/06
Lit.: CK 1926, 141f. – BLÄ 1933 I 650f. – V. Klimpel: Vergessene Op. – vergessener Operateur? Paul Friedrich Reichel zum 150. Geburtstag, Chir. Allg. Z. 9 (2008) 85–87.

Hofmokl, Johann Eduard (* 11. 8. 1840 Brzeżany, Galizien; † 25. 3. 1900 Wien)
Studium und Prom. (1865) in Wien. Chir. WB in Wien (→ Dumreicher), dort 1871 Habil. 1875 Leiter der Kinderchir. Abt. am Leopoldstädter Kinderspital. 1881 Primarius der Chir. Abt. am Rudolfspital in Wien, 1885 ao. Prof. 1887–1900 Primarius der III. Chir. Abt. am Allg. KH in Wien. Schwerpunkte: Hernien, Darmverschluß, Pleuritis, Gallenwegschir.
Lit.: BLÄ 1901, 769. – BLÄ 1933 I 769. – ÖBL 2 (1959) 387f.

Hohlbaum, Josef (* 1884 Oberlindewiese, Österreich-Schlesien; † 30. 12. 1945 Markleeberg)
Studium und Prom. (1909) in Graz. Danach med. und pathol. WB; chir. WB ab 1912 in Leipzig (→ Payr). Im I. Weltkrieg Militärchir. und Lazarettleiter. 1920 Habil. in Leipzig, 1923 ao. Prof. 1937 Niederlassung als Chir. 1941–1945 o. Prof. für Chir. in Prag. Schwerpunkte: Magen-, Darm-, Leber-, Pankreaschir. Er starb an einer Minenverletzung.
W.: Peritoneum; Äußere Hernien, in: Diagnostische und therapeutische Irrtümer der Chirurgie, Leipzig 1926, 181–244. – J. H., O. Kleinschmidt: Die Chirurgie des Darmes (Dünndarm u. Dickdarm), in: Kirschner-Nordmann, Die Chir., IV (1944) 475–676.
Lit.: Killian 62f. – V. Klimpel: J. H. Im Strudel der Zeit, Chir. Allg. Ztg. 10 (2008) 477–482.

Hohmann, Dietrich (* 22. 7. 1930 München; † 17. 2. 2012 Erlangen)
Sohn von → G. Hohmann. Studium und Prom. (1956) in München. 1959 orthop. WB in Berlin (→ Witt), dort 1964 Habil. und 1968/69 komm. Klinikdir. 1969–1998 o. Prof. für Orthop. in Erlangen. Schwerpunkte: Wirbelsäulen-, Fußchir., Umstellungsosteotomien, kons. und techn. Orthop. 1986 Präsident der DGOOC, 2006 deren Ehrenmitglied.
W.: Früh- und Spätergebnisse nach Alloarthroplastik des Hüftgelenkes,
Arch. klin. Chir. 305 (1963) 52–56. – Indikationen zur intertrochanteren Osteotomie in der Kindheit, Zschr. Orthop. 123 (1985) 456–458. – D. H., R. Uhlig: Orthop. Technik, 7. Aufl. Stuttgart 1982 (8. Aufl. 1990).
Lit.: W. Mittelmeier: Nachruf für D. H., Orthop. Unfallchir. Mitt. Nachr. April 2012, 180f.

Hohmann, Karl **Georg** Gottlieb (* 28. 2. 1880 Eisenach; † 8. 10. 1970 Bergen, Oberbayern)
Studium in Jena, München, Berlin und Würzburg, dort 1903 Prom. 1903–1910 orthop. WB in München (→ F. Lange). Danach Niederlassung als Orthop. in München. Gründete im I. Weltkrieg mit → F. Schede das erste Rehabilitationszentrum für Kriegsversehrte. Habil., 1930 ao. Prof. 1930–1946 o. Prof. für Orthop. in Frankfurt a. M., wo er als Rektor die Wiedereröffnung der Univ. erreichte. 1945–1954 o. Prof. für Orthop. in München (auch nach seiner Emeritierung 1950), dort 1946/47 ebenfalls Rektor. Schwerpunkte: technische Orthop., op. Techniken. 1929 und 1949 Präsident und Ehrenmitglied der DGOOC. 1939 Mitglied der Leopoldina. 1966 Ehrenmitglied der DGU. Mehrere Ehren-Prom. 1919/20 Abgeordneter im Provisorischen Nationalrat.
E.: *H.-Hebel:* Gestreckter Hebel zur Retraktion der Weichteile bei Op. am Knochen. – *H.-Op.:* **1.** Begradigung von Hammerzehen durch Resektion des Grundgliedköpfchens. **2.** Denervation bei Epicondylitis humeri radialis. **3.** subkapitale Osteotomie des Metacarpale I mit Weichteilkorrektur bei Hallux valgus.
W.: Fuß und Bein, ihre Erkrankungen und deren Behandlung, München 1923 (5. Aufl. 1951). – Orthopädische Technik, Stuttgart 1941 (7. Aufl. 1982 von D. Hohmann u. R. Uhlig). – Ein Arzt erlebt seine Zeit, München 1954.
Lit.: BLÄ 1933 I 651. – CV 1958, 357–362. – M. Hackenbroch, In memoriam G. H., Zschr. Orthop. 108 (1971) 549–553. – Klimpel 2001, 70–72. – BLÄ 2002, 665f. – BEdM I 292.

Hoke, Michael (* 24. 6. 1874 Lincolnton, NC; † 1944 Beaufort, SC)
Studium und Prom. (1895) in Charlottesville, VA. Danach WB in Baltimore (Johns Hopkins) und Boston (Harvard), 1897–1937 als Orthop. niedergelassen in Atlanta, GA, 1931–1935 unterbrochen durch die Ernennung als Dir. der Institution for the Treatment of Infantile Paralysis in Warm Springs, GA. 1926 Präsident der AOA.
E.: *H.-Gips:* auch das gesunde Bein und das Becken fixierender Gipsverband mit verstellbarer, durch ein Zuggewicht belastbarer 2-Stangen-Schiene für das –

abduzierte – verletzte Bein als Extensionsverband für Oberschenkelschaftbrüche des Kindes. – *H.-Op.:* **1.** Korrekturarthrodese des Lähmungsplattfußes (Talus – Calcaneus – Naviculare, 1921). **2.** Korrekturarthrodese des Knickplattfußes (Cuneiforme I – Naviculare, 1931). ***Lit.:*** NN: M. H. 1874–1944, J. Bone Jt. Surg. 27 (1945) 172f. – RLM III H 238.

Holdsworth, Sir Frank Wild (* 1904 Bradford; † 1969)

Studium in Cambridge, 1930 FRCS. Chir. WB bis 1935, dann am Sheffield Royal Infirmary und ab 1937 am Sheffield Children's Hosp. Er etablierte das Registrar-System der fachärztl. WB in Großbritannien und war ein Pionier bei der Rehabilitation von Wirbelverletzten. Schwerpunkte: Unfallchir., Wirbelverletzungen. 1968 geadelt.

E.: *H.-Fraktur:* instabiler Verrenkungsbruch eines Wirbelkörpers im thorakolumbalen Übergang mit Ruptur der posterioren Bänder und Luxationsfraktur der Gelenkfortsätze.

W.: Fractures, dislocations, and fracture-dislocations of the spine, J. Bone Jt. Surg. 45-B (1963) 6–20.

Lit.: E. A. N.: In memoriam F. W. H., J. Bone Jt. Surg. 52-B (1970) 168–170. – Hunter/Peltier/Lund 827.

Holländer, Eugen (* 28. 7. 1867 Köln; † 17. 11. 1932 Berlin)

Studium in Göttingen, Leipzig , Straßburg und München, 1890 Prom. Zunächst Schiffsarzt und Ass., anschließend 1892–1906 chir. WB in Berlin (→ J. Israel), wo er v. a. in der plast. Chir. richtungweisend war (Brust-Op., Lipodystrophie). Seit 1907 in Berlin niedergelassen, leitete er im I. Weltkrieg die Chir. Abt. der Charité und war Mitbegründer der med.-kunsthistorischen Forschung in der Med.-Geschichte.

W.: Die Med. in der klassischen Malerei, Stuttgart 1903 (4. Aufl. 1950). – Plastik u. Medizin, Stuttgart 1912. – Äskulap u. Venus. Eine Kultur- u. Sittengeschichte im Spiegel des Arztes, Berlin 1923.

Lit.: BLÄ 1933 I 652f. – BEdM I 293.

Holle, Fritz (* 30. 4. 1914 Neu-Ulm; † 26. 12. 1998 München)

Studium in München und Berlin, dort 1939 Appr., 1940 Prom. in München. 1940–1945 Kriegsdienst als Sanitätsoffizier, 1945–1947 Arzt an einem Kriegsgefangenen-Hospital in England. Ab 1948 chir. WB in Würzburg (→ Wachsmuth), dort 1952 Habil. 1958 ao. Prof. 1961 zunächst als apl. Prof. Leiter der Chir. Poliklinik der LMU München, 1965–1982 o. Prof. und deren Dir. Schwerpunkte: Grundlagen der Magenpathophysiol. (seit 1955), form- und funktionsgerechte Magenchir. (1960 Mitbegründer der proximal-selektiven Vagotomie), Aufbau des Münchner Notarztwesens. 1977 Mitglied der Leopoldina. 1984 Ehrenmitglied der DGCH.

W.: F. H., H.-P. Jensen: Grundriß der gesamten Chir., Berlin - Göttingen - Heidelberg 1960. – F. H., W. Hart: Spezielle Magenchirurgie, Berlin - Heidelberg 1968.

Lit.: Killian 384f. – L. Schweiberer, F. Eitel (Hgg.): 20 Jahre nicht resezierende Ulkuschir. F. H. zum 70. Geburtstag, München 1985. – H. Bauer: In memoriam F. H., Mitt. DGCH 28 (1999) 125. – BEdM I 293.

Hollender, Lous François (* 15. 2. 1922 Straßburg; † 13. 5. 2011 Straßburg)

Studium der Naturwiss. 1939–1940 in Nancy sowie der Med. 1942–1944 in Freiburg, Clermont-Ferrand und Lyon. Danach Kriegsdienst. Chir. WB an der Chir. Univ.-Kl. Straßburg (A. Weiss). 1951–1953 Studienaufenthalte in London, Stockholm, Washington, New York, Boston, Chicago. 1955 Habil. in Paris, 1968 ao. Prof. in Straßburg, 1971–1991 o. Prof. für Allgemein- und Viszeralchir. in Straßburg. Schwerpunkte: Magenchir. (Vagotomie, Hiatushernien, Antirefluxchir.), Ileus, Dünn- und Dickdarmchir., Peritonitis, Pankreaschir. 1964–1970 Abgeordneter im Rat der Stadt Straßburg. 1973 Ehrenmitglied der DGCH. 1974 Mitglied der Leopoldina. 1981 Korresp., 1983 Vollmitglied der Académie des Médecins, 2003 Präsident der Académie Nationale de Médecine.

W.: L. F. H., A. Marrie: Die selektive proximale Vagotomie, Berlin 1978. – Chir. Gastroenterologie, Berlin - Heidelberg - New York 1981. – L. F. H., H.-J. Peiper (Hgg.): Pankreaschirurgie, Berlin - Heidelberg - New York 1988.

Lit.: CV 1990, 130f. – H.-J. Peiper: Nachruf auf L. F. H., Mitt. DGCH 40 (2011), 384–386. – Ch. Meyer: Prof. L. F. H., Langenbeck's Arch. Surg. 390 (2005) 553–554.

Holmes, Timothy (* 9. 5. 1825 London; † 8. 9. 1907 London)

Studium in London (St. George's), 1853 FRCS. Chir. am St. George's Hosp. und am Hosp. for Sick Children sowie Chefchir. der Londoner Polizei. 1890 Präsident der Royal Medical and Chirurgical Society of London.

W.: T. H., J. S. Bristowe: Report on hospitals. Sixth annual report of the Med. Officer to the Privy Council, London 1863. – A treatise on surgery, its principles and practice, London 1875 (4. Aufl. 1886).

Lit.: BLÄ 1901, 772. – DNB 2. Aufl. Suppl. II (1912) 289f.

Holscher, Georg Philipp (* 10. 11. 1792 Münder, Ftm. Kalenberg, Hannover; † 30. 8. 1852 Wildbad, Schwarzwald)

Studium in Göttingen 1810–1813, anschließend Militärarzt (Frankreich, England). Danach Chir. und Augenarzt in Hannover, wo er 1819 eine Armen-Augenklinik errichtete und kgl. Hofchir. (1826 Leibchir.) wurde. 1821–1845 Lehrer für Chir. und Augenheilkunde an der Chir.-Schule Hannover. Ab 1826 Leiter des unzureichenden Stadtlazaretts, setzte er den Neubau des Stadt-KH durch, das 1833 bezogen werden konnte. Außerdem machte er sich um die Gründung eines Blindeninstituts verdient und war in der hannoveranischen Medizinalverwaltung tätig. Er gründete und redigierte 1836–1847 die *Hannöverschen Annalen für die gesamte Heilkunde.*

W.: (Übers.): B. C. Brodie: Krankheiten der Gelenke, 1821 (engl. 1818)

Lit.: BLÄ 1935 III 281f. – BEdM I 293.

Holt, Barnard (* 1816 London; † 27.2.1894 London)
Studium in London. 1847 FRCS. 1850 Chir., 1873 konsultierender Chir. und Mitglied des Council des RCS.
E.: *H.-Dilatator:* zum Aufbougieren von Harnröhrenstrikturen.
W.: On the immediate treatment of stricture of urethra by the employment of the stricture dilatator, London 1861 (2. Aufl. 1863).
Lit.: BLÄ 1901, 776f.

Holtzendorff, Ernst Konrad (* 27.9.1688 Berlin; † 17.2.1751 Gut Colbitz)
1706 als Regimentsfeldscher der Garde in Brabant. 1707 Studienreise durch Italien und Frankreich. 1716 erster Generalchir. der preußischen Armee und Leibchir. König Friedrich Wilhelms I. 1725 Mitglied des Oberkollegiums Medizin. Auf seine Initiative hin wurde 1713 das Theatrum anatomicum in Berlin eingerichtet, aus dem 1724 das Collegium medico-chirurgicum entstand, außerdem war er verantwortlich für zahlreiche Reformen des Militärsanitätswesens und der militärmed. Ausbildung. 1741 pensioniert.
Lit.: ADB 13 (1881) 12f. – BLÄ 1935 III 286. – Winau/ Vaubel 40.

Homans, John (* 1877 Boston; † 1954 Boston)
Studium in Boston (Harvard). Chir. WB in Boston, Baltimore und London. Ab 1912 Chir. am Peter Bent Brigham Hosp. in Boston, später Gastprof. in New Haven (Yale), im II. Weltkrieg wieder in Boston. Er beschrieb 1939 und 1944 das nach ihm benannte Zeichen und 1954 erstmals das Auftreten einer Unterschenkelvenenthrombose während eines langen Fluges.
E.: *H.-Zeichen:* Bei gestrecktem Knie wird bei Thrombophlebitis oder beginnender Thrombose der tiefen Unterschenkelvenen durch kräftige passive Dorsalextension des Fußes ein Schmerz in Wade und Kniekehle ausgelöst. – *H.-Op.:* Unterbindung der V. femoralis knapp unterhalb der Einmündung der V. profunda femoris als Emboliepropyhlaxe bei tiefer Unterschenkelvenenthrombose.
W.: Circulatory diseases of the extremities, New York 1939. – Diseases of the veins, New Engl. J. Med. 231 (1944) 51–60. – Thrombosis of the deep leg veins due to prolonged sitting, N. Engl. J. Med. 250 (1854): 148f.
Lit.: Leiber/Olbert 214. – W. F. Barker: J. H. 1877–1954, Ann. Surg. 134 (1999) 1019f.

Home, Sir Everard (* 6.5.1756 Kingston upon Hull; † 31.8.1832 London)
Studium in London und Cambridge und schließlich bei seinem Schwager → J. Hunter in London, den er bei anat. Forschungen unterstützte. 1778 Chir., war er zunächst am Marine-KH in Plymouth tätig. 1787 Chir. am St. George's Hosp. in London und 1821 am Chelsea Hosp. 1808 Wundarzt des Königs. 1787 Mitglied der Royal Society. 1813 geadelt.
W.: A dissertation on the proprieties of pus, London 1788. – Pactical observations of the treatment of stricture of the urethra, London 1795 (6. Aufl., I–III, 1822)
Lit.: DNB 27 (1891) 227f. – BLÄ 1935 III 288f.

Hopf, Anton (* 7.11.1910 Tauberbischofsheim; † 29.12.1994 Aachen)
Studium in Würzburg und München, dort 1938 Prom. 1939–1947 Kriegsdienst als Truppenarzt und Gefangenschaft. Danach orthop. WB in Heidelberg (→ S. Weil,; → Lindemann), dort 1957 Habil. 1960 CA der Orthop. Abt. am Städt. KH Aachen, 1966–1977 o. Prof. für Orthop. in Aachen. Danach noch weiter als Orthop. tätig. 1975 Gründung einer Krankengymnastik-Schule. 1973 Präsident der DGOOC.
W.: Osteomyelitis und leichtes Trauma, Mschr. Unfallheilkd. 64 (1961) 445–450. – Die Wirbelsäulenosteomyelitis nach spinalen Injektionen, Arch. orthop. Unfall-Chir. 53 (1961) 72–91.
Lit.: R. Kühl: Leitende Aachener Klinikärzte und ihre Rolle im „Dritten Reich", Kassel 2011 (= Studien des Aachener Kompetenzzentrums f. Wissenschaftsgesch., 11) 163f.

Hopkins, Harold Horace (* 6.12.1918 Leicester; † 22.10.1994 Reading, Berkshire)
Studium der Physik und Mathematik in Leicester. Danach in einer Optikfirma tätig, 1945 Prom. Ab 1947 wiss. Tätigkeit am Imperial College, London. 1967–1984 o. Prof. für Physik in Reading. In den 1950er Jahren verbesserte er die Bildübertragung durch Glasfasern, entwickelte mit Karl Storz das starre Endoskop mit Stablinsensystem (1959 patentiert) und brachte es zum klinischen Einsatz. 1973 Mitglied der Royal Society. 1979 Honorary FRCS.
W.: H. H. H., N. S. Kapany: A flexible fibrescope, using static scanning, Nature 173 (1954) 39–41.
Lit.: C. W. McCombie, J. C. Smith: H. H. H. 1918–1994, Biogr. Mems Fell. R. Soc. 44 (1998) 239–252.

Horne, Johannes van (* 1621 Amsterdam; † 5.1.1670 Leiden)
Studium in Leiden, Utrecht, Padua, Neapel, Basel, Montpellier und London. Dr. h.c. in Basel. Ab 1651 Demonstrator der Anat. und ao. Prof. in Leiden, dort 1653 o. Prof. für Anat. und Chir.
E.: *H.-Kanal:* Ductus thoracicus.
W.: Microtechne, id est brevissima chirurgiae methodus, Leiden 1663.
Lit.: BLÄ 1935 III 300.

Horner, Johann Friedrich (* 27.3.1831 Zürich; † 20.12.1886 Zürich)
Studium und Prom. (1854) in Zürich. Anschließend Studienreise nach Wien, Berlin (Albrecht v. Graefe) und Paris. 1856 Niederlassung als Augenarzt und Habil. für Ophthalmol. in Zürich. 1862 dort ao. Prof. und Dir. der Augenklinik, 1873–1885 o. Prof. Er wendete als erster die Antiseptik in der Augenheilkunde an.
E.: *H.-Trias:* Miosis, Ptosis, Enophthalmus bei Läsion des Halssympathikus.
W.: Über eine Form der Ptosis, (Zehenders) Klin. Mbl. Augenhk. 7 (1869) 193–198. – Die Antisepsis b. Augenop., Internat. Med. Kongr. 1881 London.
Lit.: BLÄ 1901 780f. – BLÄ 1935 III 302.

Horsley, Sir Victor Alexander Haden (* 14. 4. 1857 Kensington, London; † 16. 7. 1916 Amarah, Irak)
Studium und Prom. (1880) in London. 1881 Studienaufenthalt in Berlin, Ab 1881 chir. WB am University College Hospital in London, dort 1886 Assistant Surgeon und 1900–1906 Surgeon. Dabei Spezialisierung für Neurochir. 1886 Assistant Prof. für Chir. am National Hospital for Paralysed and Epileptic in London. 1887–1896 Prof. für Pathol., 1899–1902 für klin. Chir. am Univ. College Hospital London. Der Begründer der englischen Neurochir. führte 1887 nur ein Jahr nach → Macewen eine Laminektomie zur Entfernung eines Rückenmarkstumors durch, 1889 die Resektion eines Hypophysentumors, 1891 die erste präganglionäre Wurzeldurchschneidung bei Trigeminusneuralgie und gab die Blutstillung durch steriles Knochenwachs am Schädelknochen an. Weitere Schwerpunkte: Schilddrüsenfunktion, Frakturen und Karies der Halswirbelsäule, Alkoholabstinenz. 1902 geadelt. Er starb als Teilnehmer des I. Weltkriegs an einem Hitzschlag.
E.: *H.-Clarke-Apparat:* Zielgerät für stereotaktische Hirnoperationen (Robert H. Clarke, 1908)
W.: W. R. Gowers, V. A. H. H.: A case of tumour of the spinal cord. Removal: recovery, Med.-chir. Trans. 71 (1888) 377–430. – On the technique of operations on the central nervous system, Brit. Med. J. 1906 II 411–423. – Die chir. Behandlung d. intrakraniellen Geschwülste, Dtsch. Zschr. Nervenheilk. 41 (1911) 91.
Lit.: Kolle II 189–197. – Ärztelex. 169. – T. Keller: V. H.'s surgery for cervical caries and fracture. The Centennial Anniversary, Spine 21 (1996) 398–401. – EM 618. – EB 2016

Hotz, Gerhard (* 5. 11. 1867 Basel; † 1926 Basel)
Studium und Prom. (1905) in Basel. Chir. WB 1905–1907 in Basel und 1907–1913 in Würzburg (→ Enderlen), dort 1909 Habil. 1913–1918 CA der Chir. Abt. am Diakonissenhaus Freiburg i. Br. Im I. Weltkrieg Vertretung → Kraskes am Freiburger Lehrstuhl. 1918–1926 o. Prof. für Chir. in Basel. Schwerpunkte: Darmchir., Schilddrüse, Gefäßchir., Bluttransfusion. Er entwickelte ein Transfusionssystem und arbeitete an einem Verfahren der extrakorporalen Oxygenierung des Blutes mit CO_2-Eliminierung.
E.: *H.-Zeichen:* Bei geplanter Gefäßunterbindung wird die Arterie abgeklemmt und anhand der Stärke der Blutung aus peripheren Hautschnitten die ausreichende Kollateralisierung geprüft.
W.: Kriegsverwundungen, Freiburg 1916.
Lit.: CK 1926, 147. – Leiber/Olbert 215.– Killian 185. – Sachs IV 22.

Hounsfield, Sir Godfrey Newbold (* 28. 8. 1919 Newark-on-Trent, Nottinghamshire; † 12. 8. 2004 Kingston upon Thames)
Im II. Weltkrieg Elektronik- und Radartechniker. Danach Studium der Elektrotechnik in London, 1949 Diplom. Anschließend bei EMI in Hayes, Middlesex, für die Entwicklung von Radargeräten und Lenkwaffen zuständig sowie ab 1958 für die erste britische vollständig transistorisierte Großrechenanlage. Ab 1967 ohne Kenntnis der bereits seit 1917 bekannten Theorie der Bildrekonstruktion Entwicklung der Computertomographie, die 1971 erstmals klinisch am Gehirn eingesetzt wurde und für die er 1975 einen ersten Ganzkörpertomographen vorstellte. 1979 Nobelpreis für Med./Physiol. 1981 geadelt.
E.: *H.-Einheit:* Maß für die Signalabschwächung in verschiedenen Geweben.
W.: Computerized transverse axial scanning (tomography). Part I: Description of system, Brit. J. Radiol. 46 (1973) 1015–1022. – Part 2: Clinical application, Brit. J. Radiol. 46 (1973) 1023–1047.
Lit.: EM 630. – EB 2016.

Howry, Douglass Hamilton (* 25. 2. 1920 Butte, MT; † 23. 6. 1969 Boston)
Studium und Prom. (1947) in Denver, CO. Schon ab 1948 erforschte er intensiv die Anwendung von Ultraschallwellen zur Bildgebung der Weichgewebe des menschlichen Körpers zu. 1949–1952 radiol. WB in Denver, dort 1952–1958 Instruktor für Radiol., 1958-1962 Ass. Prof. 1962–1969 als Radiologe am Massachusetts General Hosp. in Boston. Seit der Erstpublikation 1952 war er maßgebend für die kontinuierliche Weiterentwicklung der Sonographie in der Med.
W.: D. H. H., W. R. Bliss: Ultrasonic visualization of soft tissue structures of the body, J. Lab. clin. Med. 40 (1952) 579–592.
Lit.: NN: D. H., J. clin. Ultrasound 1 (1973) 2–4.

Howse, Sir Henry Greenway (* 21. 12. 1841 Bath; † 15. 9. 1914 Sevenoaks)
Studium in London, 1868 FRCS. 1870 Dozent für Anat. und Ass.-Chir., 1875 Chir. am Guy's Hosp. und am Evelina Hosp. für Kinderkrankheiten, wo er die antiseptische Methode einführte und sich mit Kniechir. beschäftigte. 1901–1903 Präsident des RCS. 1902 geadelt.
W.: On results of excision of the knee-joint, Guy's Hosp. Rep. 1893.
Lit.: BLÄ 1901, 782.

Howship, John (* 1781; † 22. 1. 1841 London)
Dozent für Chir. am St. George's Hosp., später am Charing Cross Hosp. in London. Er untersuchte die physiol. und pathol. Vorgänge am Knochen. Hielt 1833 die Hunter-Vorlesung. Mitglied des Council des RCS.
E.: *H.-Lakunen:* bei der Knochenresorption durch Osteoklasten hervorgerufene Aushöhlungen der Knochensubstanz.
W.: On the natural and diseased state of the bones, London 1820.
Lit.: BLÄ 1935 III 315f. – EM 632.

Hua Tuo (* um 150 Peiguoqiao, Provinz Anhui, China; † um 220)
Der chinesische Chir. soll große Op. ausgeführt und dazu Betäubungsmittel und Akupunktur angewandt haben. Ihm wird auch die Erfindung von Entspannungstechniken zur Krankheitsvorbeugung zugeschrieben. Er behandelte eine Oberarmwunde des Generals Kuan Yü mittels Inzision mit dem Messer und Abschabung des Knochens, während er General Schach spielte. Die Verwendung von Hyoscyamin zur Schmerzbehand-

lung ist nachgewiesen, die von Opium noch nicht gesichert.
Lit.: Ärztelex. 170. – EM 632.

Huber, Paul (* 25. 5. 1901 Hall, Tirol; † 30. 12. 1975 Innsbruck)
Studium in Innsbruck und Wien, Prom. 1925 in Innsbruck. 1925/26 pathol. und med. WB, 1927–1932 chir. WB in Innsbruck (→ Ranzi) und 1932–1945 in Wien (Ranzi; → Schönbauer), dort 1937 Habil. 1945 ao. Prof. 1945–1956 Primararzt der Chir. Abt. am Kaiserin-Elisabeth-Spital Wien. 1956–1973 o. Prof. für Chir. in Innsbruck. Schwerpunkte: Schilddrüsenchir., Abdominalchir., Kinderchir., plast. Chir. Er initiierte den 1970 fertiggestellten Klinikneubau und die Verselbständigung von chir. Spezialfächern sowie der Anästh. 1964 Präsident der ÖGC.
W.: Chir. Erkrankungen des Magens u. Duodenums; Chir. Erkrankungen des Peritoneums u. d. Bauchwand, in: J. Kretz (Hg.), Therapie u. Praxis, I–II, Wien 1948/49. – Eingriffe am Hals, in: Brandt-Kunz-Nissen (Hgg.) Intra- u. postop. Zwischenfälle, I, Stuttgart 1967.
Lit.: CV 1969, 398–401. – H. Steiner: In memoriam P. H., Zbl. Chir. 101 (1976) 763f. – Killian 280f.

Hübner, Arthur (* 29. 8. 1887 Bernau b. Berlin; † 28. 3. 1961 Berlin)

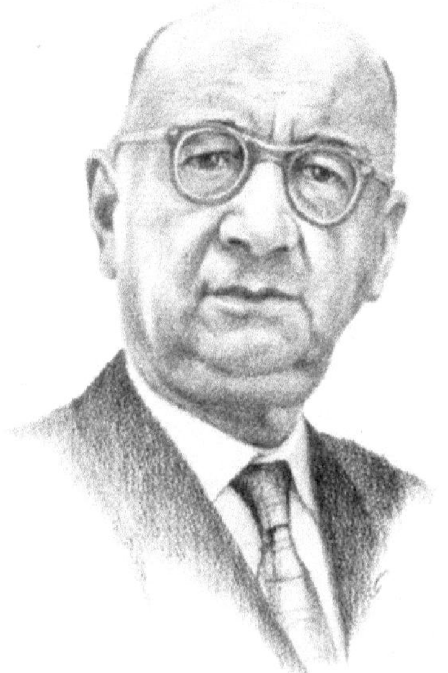

Studium und Prom. (1913) in Berlin. 1913–1919 Militär- und Kriegsdienst. 1920–1929 chir. WB in Berlin (→ Hildebrand), dort 1926 Habil., 1930 ao. Prof. 1930 Gründung und bis 1960 Leitung eines Unfallambulatoriums (BG-Durchgangsarzt) in Berlin. 1939–1945 Kriegsdienst als Lazarettleiter in Berlin, dort 1945–1952 CA der Chir. Abt. und ärztl. Dir. am KH Heerstraße. Schwerpunkte: Magen-, Blasen- und Nierenchir. Unfall- und Gelenkchir., Begutachtung. 1928–1961 Schriftleiter der Zeitschrift *Der Chirurg*, 1942–1961 der *Monatsschrift für Unfallheilkunde*. 1940–1949 Schatzmeister der DGCH, 1946–1960 deren Generalsekretär, 1946/47 zugleich Kongreßsekretär, 1958 deren Ehrenmitglied. 1954 Ehrenmitglied der DGU.
W.: Lehrbuch d. Gastroskopie, Jena 1928. – Frakturen und Luxationen, Berlin 1948. – (Hg.): CV 1958.
Lit.: BLÄ 1933 I CV 1958, 372f. – Bürkle de la Camp/Linder. – BLÄ 2002, 680.
Abb.: s. Abb.-Verzeichnis.

Hültl, Hümér (* 14. 7. 1868 Felsöbánya, Ungarn; † 18.1.1940 Budapest)
Studium und Prom. (1891) in Budapest. 1891–1900 chir. WB und chir. Ass. in Budapest, 1900 Leiter einer Poliklinik, 1905 CA der Chir. Abt. am St.-Istvan-KH, 1919 am St.-Rochus-Hospital (wo auch → Semmelweis tätig war) in Budapest, 1934 Prof. für Chir. Aufgrund seiner eleganten chirurgischen Technik bekam er den Beinamen „Paganini des Skalpells". Zusammen mit dem Instrumentenbauer Victor Fischer entwickelte er den ersten chir. Klammernahtapparat, den er 1908 erstmals anwendete und der ungarischen Ges. für Chir. vorstellte. Das Instrument wog ursprünglich 5 kg, später auf 3,5 kg reduziert, brachte es trotz seiner Unhandlichkeit zu einer weltweiten Verbreitung mit Patenten (Deutschland 1909, USA 1910).
W.: V. Fischer, H. Hültl: Chir. Naht-Instrument für Magen- u. Darmnaht, Budapest 1911.
Lit.: CK 1926, 148. – F. Robicsek: The birth of the surgical stapler, Surg. Gyn. Obstetr. 150 (1980) 579–583. – F. M. Steichen, M. M. Ravitch: Stapling in Surgery, Chicago - London 1984, 33–39. – F. Robicsek, I. Konstantinov: H. H.: the father of the surgical stapler, J. Med. Biography 9 (2002) 16–19.

Hueter, Carl Christian (* 27. 11. 1838 Marburg; † 12. 5. 1882 Greifswald)
Studium und Prom. (1859) in Marburg. Danach Studienreise nach Berlin und Wien, gefolgt von einem längeren Studienaufenthalt in Paris (Anat.). WB: 1863 Chir. in Marburg (→ Roser), 1863/64 Pathol. in Berlin (→ Virchow). Danach Truppenarzt im deutsch-dänischen Krieg. 1865–1868 chir. WB in Berlin (→ B. Langenbeck), dort 1865 Habil. 1868–1869 Prof. für Chir. in Rostock, 1869–1882 in Greifswald. Schwerpunkte: Wundbehandlung, Gelenkerkrankungen. Er war mit → Lücke Begründer und Herausgeber der *Deutschen Zeitschrift für Chirurgie*.
E.: *H.-Linie/Dreieck:* Die Verbindungslinie zwischen Epicondylus medialis und lateralis humeri bilden mit der Olecranonspitze bei rechtwinkliger Beugung des Ellenbogens ein gleichseitiges Dreieck und bei Streckung des Gelenkes eine Gerade; bei Fraktur oder Luxation ist die Geometrie verändert. – *H.-Methode:* Vorziehen der Zunge mit dem gekrümmten Finger beim Einlegen einer Magensonde. – *H.-Zeichen:* Bei Ruptur der langen Bizepssehne tritt der Muskelbauch nach distal, die Beugung des Ellenbogengelenks ist in Supination deutlich abgeschwächt. – *H.-Mayo-Op.:* Resektion des Metatarsale-I-Köpfchens und Interpositionsarthroplastik bei Hallux valgus.
W.: Zur Diagnose der Verletzungen des M. biceps brachii, Arch. Klin. Chir. 5 (1864), 321–323. – Klinik d. Gelenkkrankheiten m. Einschluss d. Orthop., I–II, Leipzig 1870/71 (2. Aufl. I–III, 1876–1878). – Grundriss d. Chir., I–II, Leipzig 1881 (3. Aufl. 1884/85).

Lit.: BLÄ 1901, 787–789. – Leiber/Olbert 217f. – Killian 158f. – Sachs III 228.

Hugo von Lucca s. Ugo Borgognoni

Hultén, Johan Olof [Olle] (* 11. 6. 1897 Nyköping; † 3. 9. 1984 Uppsala)
Studium und Prom. (= Habil.) 1930 in Uppsala. 1925–1928 radiol. und 1928–1937 chir. WB in Uppsala, dort 1936 Dozent. 1936–1942 Chir. am Akad. KH Uppsala, 1941 Militärchir. in Finnland und 1942–1964 Prof. für Chir. in Uppsala. Er war viele Jahre Berater im schwedischen medizinischen Foschungsrat. Schwerpunkt: chir. Radiologie.
E.: *H-Variante:* Verkürzung (Minus-) oder Verlängerung (Plus-) der Ulna gegenüber dem Radius entweder angeboren oder posttraumatisch.
W.: Anat. Variationen d. Handgelenkknochen, Acta radiol. (Stockholm) 9 (1928).
Lit.: CV 1958, 377f. – RLM III H 272.

Humphry, Sir George Murray (* 1820 Sudbury, Suffolk; † 24. 9. 1896 Cambridge)
Chir. Ausbildung in London (St. Bartholomew's), 1844 FRCS, ab 1842 Chir. am Addenbrooke's Hosp. in Cambridge, dort 1859 Prom. und 1866–1883 Prof. für Anat. in Cambridge, 1883 erster Prof. für Chir. in Cambridge. 1859 Mitglied der Royal Society. 1867 Gründer des *Journal of Anatomy and Physiology*. 1891 geadelt.
E.: *H.-Ligament:* inkonstantes Band an der Vorderseite des hinteren Kreuzbandes im Kniegelenk.
W.: A treatise on the human skeleton, including the joints, Cambridge 1858.
Lit.: BLÄ 1901, 790f. – DNB Suppl. 3 (1901) 11–13. – GM 419.

Hunter, John (* 13. 2. 1728 Long Calderwood, Lanarkshire, Schottland; † 16. 10. 1793 London)

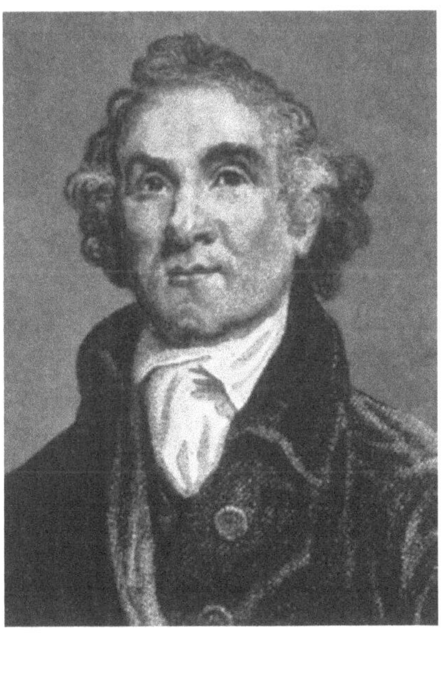

Der jüngerer Bruder von → W. Hunter war ab 1748 in London, wo er für diesen anat. Präparate anfertigte und eine Ausbildung zum Chir. durchlief (→ Cheselden; → Pott). Ab 1756 als Chir. am St. George's Hosp. tätig, war er 1761–1763 als Kriegschir. im Siebenjährigen Krieg in Nordfrankreich und Portugal tätig. Zurück in London, baute er sich eine ausgedehnte Praxis auf, führte wiss. Untersuchungen durch und lehrte ab 1768 Anat. und Chir. Er bildete mit seinem Bruder „das schottische Doppelgestirn am Chirurgenhimmel", leitete die Wende in der Chir. des 18. Jhs. ein und schuf mit seinen anat., embryol., physiol., botan. und experimentell-pathol. Arbeiten deren wiss. Fundament. Er entwickelte die moderne Basis der Entzündungslehre, lieferte wichtige Beiträge zur Zahnheilkunde (1771), zur Venerologie und zur vergleichenden Anat., beschrieb er erstmals den Zusammenhang zwischen Thrombose und Lungenembolie (1784), den Schock, die Phlebitis, die Pyämie und die Darminvagination. 1767 Mitglied der Royal Society. Er starb nach einem längeren Leiden an einem Angina-pectoris-Anfall.
E.: *H.-Addison-Anämie:* Im angloamer. Schrifttum für Anaemia perniciosa gebraucht. – *H.-Glossitis:* Zungenveränderungen bei perniziöser Anämie mit Entzündung bis zur totalen Atrophie.
W.: Treatise on the natural history of the human teeth, London 1771. – Treatise on blood, inflammation and gun-shot wounds, London 1794. – The works, hrsg. von J. F. Palmer, I–V, London 1835.
Lit.: BLÄ 1935 III 342–344. – Killian 27f. – R. Carter: J. H., 1728–1793, World J. Surg. 17 (1993) 563–565. – Ärztelex. 174. – Sachs III 180–188. – EM 644f. – BE 2016.
Abb.: s. Abb.-Verzeichnis.

Hunter, William (* 23. 5. 1718 Long Calderwood, Lanarkshire, Schottland, † 30. 3. 1783 London)
Studium in Edinburgh (→ A. Monro I.) und ab 1741 in London (William Smellie; → J. Douglas). Dort anschließend anat. und chir. WB. 1746 lehrte er Chir. und Anat. an einer Schule für Marinechirurgen. 1748 Studienreise nach Holland (Leiden) und Frankreich. 1750 Prom. in Glasgow. Danach wandte er sich der Gynäkologie und Geburtshilfe zu, ließ sich in London nieder und wurde zum Geburtshelfer am British Lying-in Hosp. ernannt. 1768 wurde er erster Prof. für Anat. an der neugegründeten Royal Academy. 1770 bezog er ein aus eigenen Mitteln errichtetes Inst. für Anat. mit anat. Theater und Museum für seine großen Sammlungen. An seinem wichtigsten Werk zur Anat. des graviden Uterus arbeitete er 20 Jahre, beschrieb die Eihäute, generierte den Begriff *Decidua* und entdeckte weitere Charakteristika der Schwangerschaft. Weitere anat. Untersuchungen betrafen Lymphgefäße, Tränendrüsen, Hoden und Venen. Er betonte den Wert der Anat. als Grundlage für jede Art von prakt. Medizin. 1764 Leibarzt der Königin, 1767 Mitglied der Royal Society.
W.: On the structure and diseases of the articulating cartilages, Philos. Transact. 1743. – The anatomy of the gravid human uterus, Birmingham 1774.
Lit.: DNB 28 (1891) 302–305. – BLÄ 1935 III 345f. – M. M. Ravitch, Invective surgery: W. H. versus Monro Primus, Monro Secundus, and Percival Pott, Bull. New

York Acad. Med., second series 50/7 (1974) 797–816. – Ärztelex. 174. – EM 645.

Hustin, Albert (* 15. 7. 1882 Ethe, Belgien; † 12. 9. 1967 Brüssel)

Studium und Prom. (med. 1906, chir. 1913) in Brüssel. 1908–1921 chir. WB in Brüssel (→ Depage), dort 1922 CA für Chir. 1927–1952 o. Prof. für chir. Pathol. Er entdeckte 1913 unabhängig von → Agote und → Lewisohn, daß Blut durch Natriumzitrat ungerinnbar gemacht werden kann, und übertrug erstmals am 27. 3. 1914 Zitratblut. Die Entdeckung, daß Blutkonserven durch Zugabe von Glukoselösung haltbar wurden, ermöglichte die Bevorratung mit Blutkonserven, was für die Notfallbehandlung im I. Weltkrieg einen großen Fortschritt bedeutete.

W.: Note sur une nouvelle méthode de transfusion, Bull. Soc. roy. sci. méd. Brux. 72 (1914) 104–111.

Lit.: BLÄ 1933 I 675. – BLÄ 2002, 689. – GM 2019.

Hutchinson, Sir Jonathan (* 23. 7. 1828 Selby, Yorkshire; † 23. 6. 1913 Haslemere, Surrey)

Studium in York und London (St. Bartholomew's), dort ab 1854 als Chir. tätig, 1859–1883 am London Hosp. 1862 FRCS. 1879–1883 Prof. für Chir. am RCS. Er operierte 1871 erstmals erfolgreich ein Kind an einer Darminvagination und machte sich v. a. durch seine Forschungen zur Syphilis verdient (H.-Zähne, H.-Trias usw.)

E.: *H.-Fraktur:* Fraktur des Proc. styloideus radii analog der Chauffeur-Fraktur

W.: Original Lectures: notes on some of the more rare forms of fractures and dislocations, Med. Times Gaz. 1866, 683f. – A successful case of abdominal section for intussusception, Med.-chir. Trans, 57 (1874) 31–75.

Lit.: BLÄ 1935 III 352f. – Hunter/Peltier/Lund 827.

Hybbinette, Oscar **Samuel** (* 31. 1. 1876; † 11. 2. 1939)

Studium in Stockholm, 1904 Lizentiat. 1904–1908 chir. WB in Stockholm, danach prakt. Tätigkeit. 1922 CA der Chir. Abt. am Sabbatsberg-KH in Stockholm. 1936 Prof. für Chir. Er war schwedischer Delegierter des Internationalen Komitees der ISS.

E.: *Eden-H.-[Lange-]Span:* Anlagerung eines Knochenspans am vorderen Rand der Schultergelenkpfanne rezidivierenden Schulterluxationen. – *H.-Katheter:* Gallengangsdrainage aus Weichgummi mit ovaler Gummischeibe statt T-Schenkel beim Kehr-Katheter.

W.: Transplantation d'un fragment osseux pour remédier aux luxations récidiv. de l'épaule, Acta chir. Scand 1932. – Traitement des fistules biliaires postopératoires complètes, Acta chir. Scand. 1932.

Lit.: CV 1938, 787. – RLM III H 284.

I

Ibn al-Quff [Abū l-Farağ ibn Ya'qūb ibn al-Quff] (* 1233 Karak, Syrien; † 1286)

Der Verfasser eines chir. Lehrbuchs (*Der Pfeiler zur Kunst der Chir.*), in dem einfache und zusammengesetzte Heilmittel sowie Kauterisationen und Operationen beschrieben sind, war im Krankenhaus des Türken Atabey Nureddin Zengi in Damaskus tätig.
Lit.: EM 1209f.

Idelberger, Karlheinz (* 16. 4. 1909 Barmen; † 29. 5. 2003 Kaarst b. Düsseldorf)

Studium in Würzburg, Greifswald, Innsbruck und München, dort 1936 Prom. 1937–1944 Orthop. WB in München (→ Bragard), dort 1941 Habil. 1944/45 Kriegsdienst und Gefangenschaft. 1945/46 CA eines Lazaretts auf Norderney. 1946/47 CA der Orthop. Abt. am Landes-KH Westerstede. 1947–1953 Leiter der Orthop. Abt. der Univ.-Klinik Göttingen (1950 apl. Prof.). 1953–1960 Prof. und Dir. der Orthop. Klinik in Gießen. 1960–1977 o. Prof. für Orthop. in Düsseldorf. Schwerpunkte: angeb. Fehlbildungen, Zwillingsforschung, Wirbelsäule, Schultergelenk, Knochenkonservierung.
W.: Die Zwillingspathologie des angeb. Klumpfußes, Stuttgart 1939. – Die Erbpathologie d. sog. angeb. Hüftverrenkung, München 1951. – Lehrbuch d. Orthop., Berlin 1970 (4. Aufl. 1984).
Lit.: N. V. Khalisi, Peter Pitzen (1886-1977). Sein Leben u. Wirken in Gießen u. Münster, med. Diss. Gießen 2006, 124.

Idezuki, Yasuo (* 4. 1. 1934 Tokio; † 1. 1. 2012 Tokio)

Studium und Prom. (1960 MD, 1966 PhD) in Tokio, dort auch chir. WB. 1966–1968 Studienaufenthalt in den USA (Minneapolis). Danach Prof. der Chir. in Tokio, 1984–1994 o. Prof. für Chir. und Chefchir. an der Univ. Tokio, 1994–2001 Prof. für Chir. in Kawagoe. Schwerpunkte: Portale Hypertension, Ösophagusvarizen, Pankreastransplantation. Er führte die endoskopisch assistierte Op.-Technik in Japan ein. Er war Mitglied des Herausgebergremiums des *American Journal of Surgery* und der *Annals of Surgery*. 1995–1997 Präsident der ISS.
Lit.: ISS 287f. – Y. Atomi: Remembering Dr. Y. I. ..., Am J. Surg. 206 (2013) 1.

Ilisarow, Gawriil Abramowitsch (* 5. 6. 1921 Białowieża, Polen; † 24. 6. 1992 Kurgan)

Studium und Examen (1944) in Simferopol, danach Arzt in Dolgovka, Sibirien. Ab 1949 als Orthop. am Gebiets-KH Kurgan, Westsibirien, wo er 1951 den weltberühmten nach ihm benannten Ringfixateur vorstellte und damit das Prinzip der geschlossenen belastungsstabilen Frakturbehandlung sowie die Knochenverlängerung durch Kallusdistraktion etablierte. 1971–1992 Dir. des für ihn errichteten Forschungsinstituts für Experimentelle und Klinische Orthop. und Traumatol. in Kurgan.
W.: G. A. I., A. A. Devyatov, V. K. Kamerin: Plastic reconstruction of longitudinal bone defects by means of compression and subsequent distraction, Acta Chir. Plast. 22 (1980) 32–41.
Lit.: D. Wolter, W. Zimmer (Hgg.): Die Plattenosteosynthese u. ihre Konkurrenzverfahren. Von Hansmann bis Ilisarow, Berlin - Heidelberg 1991. – V. H. F.: G. A. I. 1921–1992, J. Bone Jt. Surg. 75-B (1993) 333.

Imhäuser, Günter (* 18. 8. 1912 Olpe; † 17. 9. 1997 Köln)

Studium und Prom. (1938) in Hamburg. WB für Orthop. in Leipzig, dort Habil. 1943. 1952–1966 apl. Prof. und CA der Städt. Orthop. Klinik Hamburg. 1966–1978 o. Prof. und Dir. der Orthop. Univ.-Klinik Köln. Schwerpunkte: Fußdeformitäten, Beziehung zwischen Form und Funktion. 1967 Präsident der DGOOC, 1974 deren Ehrenmitglied.
E.: *I.-Op.:* dreidimensionale intertrochantere Femur-Korrekturosteotomie bei Epiphysiolysis capitis femoris mit temporärer Transfixation der Epiphysenfuge.
W.: Die jugendl. Hüftkopflösung b. steilem Schenkelhals, Zschr. Orthop. 91 (1959) 403. – Die Imhäuser-Osteotomie bei floridem Gleitprozeß. Bemerkungen zu der gleichlautenden Arbeit von B. G. Weber, Zschr. Orthop. 102 (1966) 327–329. – Der Fuß, Bruchsal 1979. – Die Behandlung des idiopath. Klumpfußes, Stuttgart 1984.
Lit.: BEdM I 301. – M. Hackenbroch: G. I. zum 60. Geburtstag, Zschr. Orthop. Grenzgeb. 110 (1972) 403–410.

Ingebrigtsen, Ragnvald (* 30. 11. 1882 Hammerfest, Norwegen; † 13. 1. 1975 Oslo)

Studium und Prom. (1907) in Oslo. WB 1908–1911 in Stavanger. 1911–1913 Studienaufenthalt in New York (Rockefeller Inst.). 1913–1920 pathol. und chir. WB in Stavanger, dort 1922–1928 CA der Chir. Abt. am Städt. KH. 1928–1954 o. Prof. für Chir. am Rikshospitalet Oslo. Schwerpunkte: Nerven- und Arterientransplantation. 1933 Mitglied der Norwegischen Akademie der Wissenschaften.
W.: Nordisk Lærebog i Kirurgie, I–II, Kopenhagen 1932–1934 (4. Aufl. I–III 1948/49; 9. Aufl. von P. Strömbeck 1969).
Lit.: BLÄ 1933 I 683. – BLÄ 2002, 698.

Innominatus, Anonymus (* 25. 8. 1612 Königsberg; † 10. 2. 1682 Straßburg)

Der berühmte Anatom nahm sich der bisher noch nicht mit klassischen Nomina anatomica benannten Strukturen an, die er analysierte, beschrieb und mit seinem Namen belegte.
E.: *Vena anonyma:* Vena brachiocephalica. – *Tuberculum innominatum:* Ansatzstelle des M. vastus lat. unterhalb des Trochanter major. – *Os innominatum:* Beckenknochen, Os coxae (os ilium, os ischii, os pubis).
W.: Nomenclatura anatomica ignota, obscura et incognita, Hilaritas Nigra 1682.
Lit.: N. A. Menlos: Das anatomische Vermächtnis des A. I., Oppidum Antiquum 1982.

C. Weißer, *Chirurgenlexikon*, https://doi.org/10.1007/978-3-662-59238-0_9

Insall, John Nevil (* 1930 Bournemouth, England; † 30. 12. 2000 New York)
Studium in Cambridge und London, dort 1956 Prom. Anschließend chir. und orthop. WB in London und Montreal. 1961–1963 in New York, 1963–1965 in England tätig, ab 1965 wieder in New York, wo er am Hosp. for Special Surgery den Bereich Kniechir. leitete. 1980–1996 Prof. für Orthop. Chir. in New York (Cornell Univ.). Ab 1970 arbeitete er an der Verbesserung von Knie-Endoprothesen, für die er eine Reihe von Modifikationen auf dem Weg zur modernen Prothesenform entwickelte. Die nach ihm benannte Prothese wurde 1978 erstmals implantiert. Er gilt als der Vater des modernen Kniegelenksersatzes.
E.: *I.-Burstein-Prothese:* dorsal stabilisierte Knie-Endoprothese.
W.: A midline approach to the knee, J. Bone Jt. Surg. 53-A (1971) 1584–1586. – Surgery of the knee, New York 1984.
Lit.: R. D. S.: J. N. I. 1930–2000, J. Bone Jt. Surg. 83-A (2001) 635. – G. R. Scuderi, W. N. Scott, G. H. Tchejeyan: The Insall legacy in total knee arthroplasty, Clin. Orthop. 392 (2001) 3–14.

Iselin, Marc Henri (* 15. 2. 1898 Paris; † 20. 11. 1987 Paris)
Nach freiwilliger Teilnahme im I. Weltkrieg Studium und Prom. (1923) in Paris, danach chir. WB bis 1926 in Paris. 1927 und 1929 Studienreisen in die USA, nach Kanada und Deutschland (→ Sauerbruch). Ab 1930 am Amerikanischen Hosp. in Neuilly zunächst hauptsächlich als Thoraxchir. tätig. Im II. Weltkrieg Chef eines Lazaretts. 1941–1965 CA der Chir. Abt. des Hôp. de Nanterre, wo er sich der Handchir. zuwandte, viele neue Op.-Methoden entwickelte und die Abt. zu einem handchir. Zentrum mit internat. Bedeutung machte. Er propagierte 1961 die „aufgeschobene Dringlichkeit" bei der Versorgung frischer Handverletzungen. 1978 Präsident der Académie de Chirurgie.
E.: *I.-Gips:* Gipsschiene mit eingearbeiteter Aluminiumschiene zur kons. Therapie von Metakarpale-Frakturen. – *I.-Methode:* Wundversorgung mit aufgeschobener Dringlichkeit (1961).
W.: Plaies et maladies infectieuses des mains, Paris 1928. – Chirurgie de la main, Paris 1938. – Le problème de la reparation des tendons flechisseurs, J. Intern. Coll. Surg. 31 (1959) 347–353. – M. I., L. Grosset, S. Boussard, D. Benoist: Atlas de technique opératoire. Chirurgie de la main, Paris 1958. – M. I., F. I.: Traité de la chirurgie de la main, Paris 1967.
Lit.: RLM III I 145f. – G. Loda: M. I., J. Hand Surg. 16-B (1991) 350–351. – Buck-Gramcko 123–125.

Isidor von Sevilla (* um 560 Cartagena; † 4. 4. 636 Sevilla)
Der Bischof von Sevilla, der „letzte abendländische Kirchenvater", faßte um 620 das – im Vergleich zur Antike lückenhafte – Wissen seiner Zeit in seinen 20 Bücher umfassenden *Origines sive etymologiae* zusammen, worin er im 4. Buch (*De medicina*) die Heilkunde behandelt. Unter den Heilmaßnahmen nimmt neben der *diaeta* und der *pharmacia* auch die *chirurgia*, der operative Eingriff mit Instrumenten (*ferramentorum incisio*) eine wichtige Rolle ein.
Lit.: EM 683f.

Israel, James Adolf (* 2. 2. 1848 Berlin; † 20. 2. 1926 Berlin)
Studium in Berlin, dort Prom. 1870. Nach Ausbildung in Wien ab 1872 Ass. am Jüdischen KH in Berlin (von → B. Langenbeck nebenamtlich geleitet). Nach einem Studienaufenthalt in England und Schottland (→ Lister) führte er die Antisepsis in Berlin ein. 1875 wurde er stellv. Dir., 1880–1917 Dir. der chir. Abt. am Jüdischen KH Berlin. Unter der Voraussetzung, daß er sich taufen ließe, wurde ihm ein Ordinariat angeboten, was er ablehnte. 1894 bekam er dennoch den Prof.-Titel (ohne Lehrauftrag) verliehen. Schwerpunkte: Aktinomykose, Nieren-, Lungen- Unterleibserkrankungen, plast. und Neurochir. 1911 nahm er die Resektion eines Leberkavernoms im linken Leberlappen vor. Er wurde zum Begründer der Nierenchir. und Wegbereiter des Fachgebietes Urol. Seine internationale Bedeutung läßt sich daran ablesen, daß er 1915 zur Behandlung des Sultans in die Türkei berufen wurde. Er gehört zu den jüdischen Ärzten, die die deutsche Med. der zweiten Hälfte des 19. Jhs. wesentlich mitgestaltet haben. 1886 Mitbegründer der Berliner Chir. Gesellschaft. 1924 Ehrenmitglied der DGCH.

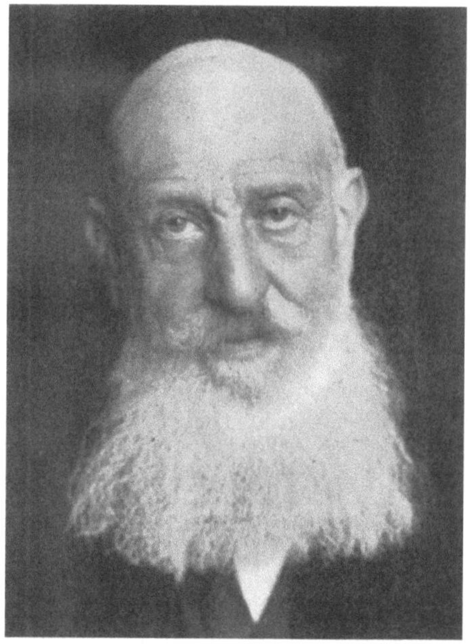

W.: Erfahrungen in der Nierenchir., Berlin 1894. – Zwei neue Methoden d. Rhinoplastik, Arch. klin. Chir. 53 (1896) 255–265. – Chir. Klinik d. Nierenkrankheiten, Berlin 1901. – J. I., W. Israel: Chir. der Niere u. des Harnleiters, Leipzig 1925.
Lit.: Winau/Vaubel 42. – Helfer/Winau 118. – BLÄ 1901 801–803. – BLÄ 1933 I 687f. – NDB 10 (1974) 200. – Sachs 228. – BEdM I 302.
Abb.: s. Abb.-Verzeichnis.

Ivy, Robert Henry (* 21. 5. 1881 Southport, England; † 22. 6. 1974 Skytop, PA)
Studium und Prom. (1902 Dr. med. dent.; 1907 Dr. med.) in Philadelphia, PA. 1907–1915 als Kieferchir. in Philadelphia sowie 1915–1917 in Milwaukee niedergelassen. Teilnahme am I. Weltkrieg in Frankreich. 1919–1951 o. Prof. für Kiefer- und Gesichtschir. in Philadelphia, wo er 1943 durch Umbenennung des Lehrstuhls das Fach „Plast. Chir." etablierte. Schwerpunkte: Gesichtsverletzungen, Lippen-Kiefer-Gaumenspalten. 1946 Gründer und bis 1974 Hg. der Zeitschrift *Plastic and Reconstructive Surgery*.
W.: Applied anatomy and oral surgery, Philadelphia 1911 (2. Aufl. 1917). – Essentials of oral surgery, St. Louis 1923 (4. Aufl. 1951). – A link with the past, Baltimore 1962.
Lit.: BLÄ 1933 I 689. – R. L. Harding: H. R. I. 1881–1974, Plast. Reconstr. Surg. 55 (1975) 122–125. – BLÄ 2002, 707.

J

Jaboulay, Mathieu (* 3. 7. 1860 Saint-Genis-Laval b. Lyon; † 4. 11. 1913 Paris)
Studium in Lyon, dort 1884 Prosektor der Anat., 1886 Dozent und 1892 Chir. 1902 Prof. für klin. Chir. in Lyon. Er unternahm seit 1896 Forschungen zur Technik der Gefäßnaht (→ Ollier), für die er evertierende Einzelknopfnähte angab. 1906 nahm er erstmals die Transplantation einer Schweineniere am Menschen vor. Der innovative Chir. entwickelte eine ganze Reihe neuer Op.-Methoden, er führte die Gastroduodenostomie ein, von ihm stammt die Erstbeschreibung der Hemipelvektomie (1894) und die erste Sympathektomie zur Behandlung von Gefäßerkrankungen (1900).
E.: *J.-Winkelmann-Op.*: Eröffnung der Zystenwand, Umstülpung der Hüllen des Proc. vaginalis auf die Rückseite von Hoden und Samenstrang bei Hydrocele testis. – *J.-Knopf:* Anastomosenknopf nach dem Murphy-Prinzip zur Seit-zu-Seit-Darmanastomiserung. – *J.-Op.:* Seit-zu-Seit-Gastroduodenostomie zur Umgehung einer Magenausgangsstenose (1892).
W.: De la gastro-duodéostomie, Arch. prov. Chir. 1 (1892) 551–554. – La désarticulation interilio-abdominale, Lyon méd. 75 (1894) 507–510. – M. J., E. Briau: Recherches expérimentales sur la suture et la greffe artérielles, Lyon méd. 80 (1896) 97–99. – Chirurgie du grand sympathique et du corps thyroide, Paris 1900.
Lit.: BLÄ 1933 I 691. – Viszeralchir. 492. – Sachs III 74. – EM 1049.

Jacobæus, Hans Christian (* 29. 5. 1879 Skarhult, Schweden; † 29. 10. 1937 Stockholm)
Studium in Lund und Stockholm, dort 1907 Prom. Internist. WB in Stockholm, dort 1908 Habil. 1916–1937 o. Prof. für klin. Med. am Karolinska-Inst. und CA der II. Med. Abt. am Serafimer-KH. Er setzte die von → Kelling angegebene „Coeliakoskopie", die Bauchhöhlenspiegelung mittels Zystoskop, in die Praxis um und gab ihr den Namen Laparoskopie, deren Technik er auch auf die Thorakoskopie (1911) anwandte und entsprechende Instrumentarien entwickelte.
E.: *J.-Op.:* thorakoskopische Lösung pleuraler Verwachsungsstränge (Pneumolyse) mittels Diathermie zur Komplettierung des (therapeutischen) Pneumothorax (1912).
W.: Über die Möglichkeit die Zystoskopie bei Untersuchungen seröser Höhlungen anzuwenden, Münch. med. Wschr. 57 (1910) 2090–2092. – Endopleurale Operationen unter der Leitung des Thorakoskops, Beitr. Klin. Tbk. 15 (1916) 1–35. – Surgery 34 (1922) 289.
Lit.: BLÄ 1933 I 692. – Viszeralchir. 675–677. – BLÄ 2002, 711.

Jacobson, Ludwig (* 4. 11. 1795 Königsberg; † 4. 3. 1841 Königsberg)
Studium in Königsberg, 1818 Prom., Appr. in Berlin. Danach Studienreise nach Paris und Würzburg. Anschließend chir. WB in Königsberg (→ Unger), dort 1822 Habil. Aus konfessionellen Gründen wurde ihm eine akad. Karriere versagt. In Königsberg gründete er ein orthop. Institut, das er 15 Jahre leitete, sowie einen israelit. Wohltätigkeitsverein und eine Armenschule für jüdische Kinder.
W.: Zur Lehre von den Eingeweidebrüchen. Zwei gekrönte Preisschriften, Königsberg 1837.
Lit.: BLÄ 1935 III 397. – BEdM I 304.

Jäger, Michael (* 10. 8. 1795 Würzburg; † 2. 2. 1838 Erlangen)
Studium und Prom. (1819) in Würzburg. Anschließend Studienreise nach Wien, Berlin und Hamburg. 1819 Armenarzt in Würzburg, daneben chir. WB (→ Kajetan v. Textor) und 1822 Habil. 1826 ao. Prof. für Chir. und Augenheilkunde in Erlangen sowie Ltg. der chir.-augenärztlichen Klinik, 1831 dort o. Prof. 1832 infolge Textors Versetzung nach Landshut vorübergehend in Würzburg, war er 1834–1838 wieder in Erlangen. Ab 1837 krankheitshalber durch → Ried vertreten. Schwerpunkte: Knochen- und Gelenkkrankheiten, Resektionen.
W.: W. Walter, M. J., J. Radius (Hgg.): Handwörterbuch d. gesammten Chir. u. Augenheilkunde, I–VI, Leipzig 1836–1840.
Lit.: BMC 220f., 275. – ADB 13 (1881) 654–657. – BLÄ 1935 III 407f. – Killian 308.

Jakob von Landshut (14./15. Jh.; † vor 1427)
Der jüdische Wundarzt ist 1368 als Leibarzt des Herzogs von Bayern in Landshut nachgewiesen. Er ist Autor von Rezepten gegen den Ohrwurm und Krebsgeschwüre, die z. T. bei → J. Schenk von Würzburg überliefert sind.
Lit.: VL IV 475f. – EM 688.

Janny, Gyula [Julius] (* 30. 3. 1842 Stuhlweißenburg, Ungarn; † 19. 5. 1916 Budapest)
Studium und Prom. (1867) in Wien. 1867–1869 chir. WB in Wien (→ Billroth). Danach Studienreise nach Berlin (→ B. Langenbeck), London, Kiel, Leipzig, Halle und Zürich. 1871 Niederlassung in Budapest und im öffentlichen Gesundheitsdienst tätig, ab 1878 Primarchir. an verschiedenen Budapester Spitälern. 1882 Habil. 1891 ungarischer Landessanitätsrat. 1895 ao. Prof. 1898 geadelt.
W.: Über die moderne Wundbehandlung, Budapest 1880.
Lit.: BLÄ 1901, 818f. – BLÄ 1933 I 701.

Jedlička, Rudolf (* 20. 2. 1869 Lissa a. d. Elbe; † 26. 10. 1926 Nový-Svět)
Studium und Prom. (1893) in Prag, anschließend chir. WB in Prag (→ Maydl), 1901 Habil. 1903 Vorstand der Chir. Poliklinik, 1907 ao., 1921 o. Prof. für chir. Pathol. und Therapie sowie 1922–1926 Vorstand der der II. Chir. Klinik in Prag. Mit der nach ihm benannten Op. führte er die interne Drainage der Pankreaspseudozysten ein.

 C. Weißer, *Chirurgenlexikon*, https://doi.org/10.1007/978-3-662-59238-0_10

E.: J.-Op.: Zystogastrostomie an der Magenhinterwand bei Pankreaspseudozyste (1921).
W.: Eine neue Op.methode d. Pankreascysten (Pancreato-gastrostomie), [Referat in:] Zbl. Chir. 50 (1923) 132.
Lit.: BLÄ 1933 I 707. – RLM J 11.

Jefferson, Sir Geoffrey (* 1886; † 1961)
Studium in Manchester und London, dort 1913 Master of Surgery. Danach Niederlassung als Chir. in Victoria, Brit. Columbia, Kanada. Im I. Weltkrieg als Militärchir. in Rußland und in Frankreich eingesetzt, erwachte aufgrund der Schädelverletzungen sein Interesse für die Neurochir. Nach dem Krieg am Salford Royal Hosp. in Manchester tätig, wo er 1925 die erste erfolgreiche Embolektomie in England durchführte. 1928 Neurochir. an einer neugeschaffenen Abt. am Manchester Royal Infirmary, wurde er 1939 Prof. für Neurochir. in Manchester auf dem ersten Lehrstuhl in Großbritannien. 1947 Mitglied der Royal Society.
E.: J.-Fraktur: Stauchungsbruch des ersten Halswirbels mit mehreren Fragmenten.
W.: Fracture of atlas vertebra: report of four cases and a review of those previously recorded, Brit. J. Surg. 7 (1920) 407–422.
Lit.: A. N. Guthkelch: G. J. (1886–1961), neurosurgeon, physiologist, philosopher, J. Neurosurg. 66 (1987) 642–647.

Jeger [Jerusalem], **Ernst** (* 9. 11. 1884 Wien; † 30. 8./13. 9. 1915, Lagerlazarett Kainsk, Bez. Tomsk, Sibirien)
Studium in Wien. 1908 Pathol. in Berlin. 1910 chir. WB in Wien (→ Eiselsberg). 1911 Studienreise in die USA (→ Carrel). 1912 am Jüdischen KH in Berlin (→ Israel), wo er (u. a. mit → Unger) ausgedehnte experimentelle Untersuchungen zur Gefäß- und Nervennaht durchführte. 1913 Ass. in Breslau (→ Küttner). 1914 gelang ihm während des Kriegseinsatzes die Revaskularisation eines durch Schußbruch subtotal abgetrennten Armes. 1915 geriet er in russ. Kriegsgefangenschaft und starb an Typhus. Der visionäre Gefäßchir. war mit seinen Ideen 1913 seiner Zeit weit voraus (Venenbypass).
W.: Die Chir. d. Blutgefässe u. des Herzens, Berlin 1913.
Lit.: Winau/Vaubel 43. – Sachs III 188–192.

Jeghers, Harold Joseph (* 26. 9. 1904 Jersey City; † 21. 9. 1990)
Studium und Prom. (1932) in Cleveland (Western Reserve Univ.). Med. WB, ab 1935 Lehrtätigkeit in Boston. 1946–1966 Prof. und Dir. des Departments für Innere Med. an der Georgetown Univ. in Washington, DC. 1966–1974 Prof. für Innere Med. in Boston (Tufts Univ.). 1949 veröffentlichte er eine umfassende Mitteilung über die nach → Peutz und ihm benannte Erkrankung, für die er einen autosomal-dominanten Erbgang postulierte.
E.: Peutz-J.-Syndrom: Lentigopolyposis. Pigmentstörungen der Haut sowie neuromuskuläre Darmpolypen mit malignem Entartungsrisiko.
W.: H. J. J., V. A. McKusick, K. H. Katz: Generalized intestinal polyposis and melanin spots of the oral mucosa, lips and digits: a syndrome of diagnostic significance, N. Engl. J. Med. 241 (1949) 993–1005.
Lit.: J. F. Kanne, C. A. Rohrmann, J. E. Lichtenstein: Eponyms in radiology of the digestive tract: Historical perspectives and imaging appearances. Part 2: Liver, biliary system, pancreas, peritoneum, and systemic disease, Radiographics 26 (2006) 465–480.

Jehn, Wilhelm (* 26. 10. 1883 Hadamar; † um 1934 Freitod nach Entziehungskur)
Prom. 1909. Danach internist. WB in Frankfurt und pathol. WB in Marburg. Chir. WB in Zürich (→ Sauerbruch). 1914–1918 Kriegsdienst. 1918–1926 in München (Sauerbruch), dort Habil. und ao. Prof. 1927–1934 CA der Chir. Abt. am Städt. KH Mainz (ab 1948 Univ.-Klinik), wo er viele Schüler hatte. Schwerpunkte: Thoraxchir. (Pleura, Mediastinum, Lungenverletzungen, Tuberkulose).
Lit.: CK 1926, 151f. – Sachs III 132, 347.

Jenner, Edward (* 17. 5. 1749 Berkeley, Gloucestershire; † 26. 1. 1823 Berkeley)
Nach wundärztlicher Ausbildung Vertiefung seiner chir. Kenntnisse 1770–1772 bei → J. Hunter in London. Anschließend Niederlassung als Wund- und Landarzt in Berkeley. Er erbrachte 1796–1798 den Nachweis, daß eine Impfung mit Kuhpocken-Erregern vor einer Infektion mit Pocken schützt. 1802/03 wieder in London, wo er mit staatlicher Hilfe das J.-Inst. errichtete, aus dem eine Impfanstalt für Arme hervorging.
W.: An inquiry into the causes and effects of the variolae vaccinae, a disease ... known by the name of cow-pox, London 1798.
Lit.: BLÄ 1935 III 428f. – Sachs III 186. – EM 695.

Jessen (Jessenius, Jessensky), **Johannes** (Jan) **von** (* 27. 12. 1566 Breslau; † 21. 6. 1621 Prag)
Studium ab 1583 in Wittenberg, Leipzig und Padua (→ Acquapendente), dort Prom. 1591. 1593 Niederlassung in Breslau, 1594 Prof. der Anat. und Chir. sowie sächs. Leibarzt in Wittenberg. Ab 1602 in Prag und 1609 als Hofarzt in Wien, 1614 wieder in Prag, wo er 1617 Rektor der Univ. wurde. In den Auseinandersetzungen zwischen Böhmen und dem österr. Kaiserhaus stand er auf der Seite der böhmischen Stände, wurde nach der Schlacht am Weißen Berg schließlich gefangengenommen und hingerichtet.
W.: Institutiones chirurgicae quibus universa manu medendi ratio ostenditur, Wittenberg 1601.
Lit.: Gurlt III 148–152. – BLÄ 1935 III 431. – Ärztelex. 179. – Klimpel 2001, 74–76. – BEdM I 310. – EM 696.

Jetter, Gottfried (* 1838 Tuttlingen; † 23. 4. 1903 Freiburg)
Nach Ausbildung als Messerschmied und Instrumentenmacher einschließlich Wanderschaft (→ J. F. Charrière; → Lüer; → Mathieu) 1867 Eröffnung einer eigenen Werkstatt in Tuttlingen, die sich rasch zu einer bedeutenden Fabrik entwickelte. 1887 machte er seine beiden Schwager zu Teilhabern und nannte die Firma Jetter & Scheerer, als Markenzeichen diente ein gekrönter Äskulapstab. Seit 1899 heißt die Firma Aesculap AG.
Lit.: Sachs II 277–279.

Joachimsthal, Georg (* 8. 5. 1863 Stargard, Pommern; † 28. 2. 1914 Berlin)
Studium in Berlin, Prom 1887. 1888 Niederlassung als prakt. Arzt, 1890 auch Ass. bei seinem Onkel → J. Wolff an der Univ.-Poliklinik für orthop. Chir. in Berlin. Nach Habil. (1898) gründete er 1900 eine orthop. Privatklinik. 1902 Tit.-Prof., übernahm er 1908 als ao. Prof. die Ltg. der Orthop. Poliklinik sowie des Caecilienheims für Knochen- und Gelenktuberkulose. 1901 Mitbegründer der DGOOC, 1910 deren Präsident, sowie ab 1907 Mitherausgeber der *Zeitschrift für orthop. Chir.*
W.: Die angeborenen Verbildungen der oberen Extremitäten, Hamburg 1900. – Die angeborenen Verbildungen der unteren Extremitäten, Hamburg 1902. – Handbuch der orthop. Chir., I–II, Jena 1905–1907.
Lit.: BLÄ 1933 I 713. – NDB 10 (1974) 442f. – BEdM I 311.

Jobert de Lamballe, Antoine-Joseph (* 17. 12. 1799 Matignon, Bretagne; † 25. 4. 1867 Paris)
Studium und Prom. (1828) in Paris. Ab 1827 Ass. in der Anat., 1828 Prosektor, 1829 Chir., 1830 Dozent, 1831 Chir. am Hôp. Saint-Louis in Paris und konsultierender Chir. König Ludwig Philipps. 1853 Chir. am Hôtel-Dieu und 1854 o. Prof. für Chir. in Paris. Der rastlose Chir. modifizierte 1824 die von → Ramdohr angegebenen Darmnaht, verbesserte sie 1829, und machte sich um die plast. Chir. und die Behandlung von Darmfisteln verdient. 1852 Leibchir. des Kaisers.
E.: *J.-Zeichen:* prähepat. Tympanie bei Ileus sowie als Frühzeichen einer traumat. Peritonitis. – *J.-Naht:* Invaginationsanastomose am Darm, bei der der zuführende Schenkel mittels vorgelegter Nähte in den abführenden, nach innen umgestülpten abführenden Schenkel eingezogen wird.
W: Recherches sur l'opération de l'invagination des intestins, Arch. Gén. Méd. 4 (1824) 71–80. – Mémoires sur les plaies du canal intestinal, Paris 1826. – Traité théorique et pratique des maladies chirurgicales du canal intestinal, I–II, Paris 1829. – Traité de chirurgie plastique, Paris 1849.
Lit.: BLÄ 1935 III 433–435. – P. F. Nockemann: Die Invaginationsoperation von Ramdohr u. ihre Bedeutung für die Entwicklung d. Intestinalnaht, Chirurg 71 (2000) 1296–1300.

Jochmann, Johann Ludwig (* 1787 Pernau; † 1814 Dorpat)
Chir. WB in Dorpat (→ Kauzmann), 1811 Dozent für Chir. und Augenheilkunde sowie Dir. der Chir. Klinik in Dorpat, 1813/14 o. Prof. Der Embryologe Karl Friedrich Burdach opponierte gegen die Berufung, da J. „faul und dem Trunke ergeben" sei.
Lit.: Sachs IV 52. – O. Riha, Th. Schmuck: Das Baltikum als Wiege der Embryologie, WmM 29 (2010) 209–240: 227.

Joël [Johel], **Franz I.** (* 1. 9. 1508 Szöllös, Deutsch-Ungarn; † 20. 10. 1579 Greifswald)
Studium der Naturwissenschaften und Arzneimittellehre in Wien. Ab 1526 als Apotheker in Wiener Neustadt. Ab 1538 Studium der Med. in Leipzig und Wittenberg. Danach für einige Jahre als Arzt in Berlin tätig, 1543 als Hofapotheker nach Güstrow berufen, aber im gleichen Jahr schon Stadtphysikus und Apotheker in Stralsund. Aufgrund religiöser Streitigkeiten 1549 als Stadtphysikus in Greifswald, wo er ab 1551 an der Univ. lehrte und 1559 Prof. für Botanik und Med. wurde. Im 6. Teil seiner posthum herausgegebenen Werke beschreibt er die Darmnaht über einem Holunder- oder Silberrohr.
W.: Opera medica, I–VI, Hamburg – Lüneburg – Rostock 1616–1630.
Lit.: ADB 14 (1881) 112–114. – Gurlt III 82–87. – BLÄ 1935 III

Joerdens, Christian Friedrich (* 24. 8. 1725 Hof / Saale; † 13. 1. 1791 Hof)
Studium in Leipzig und Erlangen, dort 1750 Prom. Nach WB in Straßburg 1754–1791 Stadtphysikus in Hof.
W.: Kern d. Chir., oder gründliche, deutliche u. vollständige Anweisung zur Wundarzneikunst, I–IV, 2. neubearb. Aufl. Hof 1786–1789.
Lit.: BLÄ 1935 III 436.

Jörg zu Pforzen (15./16. Jh.)
Von dem ostschwäbischen Wundarzt ist in einer Handschrift von etwa 1500 ein Rezept für ein Hornhaut-Ätzmittel überliefert
Lit.: VL IV (1983) 869f. – EM 698.

Johan van Seghen (15. Jh.)
Der niederdeutsche Wundarzt war wahrscheinlich Feldscher im Markgräflerkrieg und verfaßte ein Arzneibuch, das aus einer Vielzahl von Quellen schöpft und wundärztliche Kenntnisse vom Niederdt. ins Hochdt. und umgekehrt vermittelt.
W.: H. Alstermark: Das Arzneibuch des J. v. S., Stockholm 1977.
Lit.: VL 4 (1983) 743f. – EM 698.

Johann von Molsheim (14. Jh.)
Der elsässische Wundarzt ist 1380/81 und 1384 in Straßburg, wo er praktizierte, als Stadtratsmitglied nachweisbar. Von ihm stammt das Rezept für ein oral zu verabreichendes flüssiges Narkotikum auf Schlafmohn- und Pilzbasis, das noch von → J. Schenk überliefert wird.
Lit.: VL IV (1983) 682f. – EM 699.

Johann von Toggenburg (15. Jh.)
Der ausgebildete Wundarzt und Starstecher entfernte 1468 dem ungarischen König Matthias I. Corvinus (1443–1490) eine Pfeilspitze, worüber → Hieronymus Brunschwig berichtet. 1477 ließ er → Heinrichs v. Pfalzpaint *Wundarznei* abschreiben.
Lit.: VL IV (1983) 783f. – EM 700.

Johansson, Sven Christian (* 31. 1. 1880 Karlshamn; † 28. 10. 1959 Göteborg)
Studium in Lund und Stockholm, dort 1924 Prom. (= Habil.). Chir. WB in Stockholm. 1914–1924 leitender Arzt der Chir. Abt. am Kinder-KH in Göteborg, 1924–1945 CA der Chir. Abt. am Sahlgrenska-KH der Univ. Göteborg. 1936 Prof. Er entwickelte 1932 die Nagelung

der Schenkelhalsfraktur ohne Freilegung des Bruches und des Hüftgelenkes über Kirschnerdraht.
E.: *J.-Nagelung:* gedeckte Nagelung der Schenkelhalsfraktur nach geschlossener Reposition mittels längsdurchbohrten Dreilamellennagel, der über einen Führungsdraht eingeschlagen wird. – *Larsen-J.-Syndrom:* Osteopathia patellae juvenilis (1921/22). Aseptische Epiphyseonekrose des Apex patellae am Ursprung des Lig. patellae.
W.: Bisher anscheinend unbekannte Erkrankung d. Patella, Zbl. Chir. 51 (1924). – Technik d. Osteosynthese d. Fractura colli femoris, Zbl. Chir. 59 (1932) und 60 (1933).
Lit.: BLÄ 1933 I 715. – CV 1938, 789f. – E. Moberg: In memoriam S. Ch. J. 1880–1959, Nord. Med. 63 (1960) 397–400. – E. H. Kuner: Stationen eines erfolgreichen Implantates – der Marknagel, Mitt. DGCH 28 (1999) 29–41: 35. – BLÄ 2002, 733.

Jones, John (*1729 New York; † 23.6.1791)
Nach handwerkschir. Ausbildung in Philadelphia Studium in London (→ Cheselden; → W. Hunter; → P. Pott) und Reims, dort 1751 Prom. Anschließend Studienreise nach Rouen, Paris (→ Petit), Leiden und Edinburgh. Danach Niederlassung in New York. 1755 nahm er am Krieg zwischen Frankreich und England in den amerikanischen Kolonien teil und führte den ersten Steinschnitt in Amerika durch. Bei der Gründung der Univ. New York 1767 wurde er der erste Prof. für Chir. und führte europäische Lehrmethoden ein. 1774 an der Errichtung des New York Hosp. beteiligt, mußte er New York wegen des Unabhängigkeitskriegs verlassen, schloß sich 1776 den Revolutionstruppen an und ging 1778 nach Philadelphia, wo er 1780 am Pennsylvania Hosp. tätig und der Arzt von Benjamin Franklin und George Washington wurde. Seine Monographie zur Wund- und Frakturbehandlung war das erste med. Buch, das in den USA gedruckt wurde und in erster Linie für Kriegschir. gedacht war. Nachhaltige Bedeutung erlangte er durch die Etablierung eines strukturierten Chir.-Unterrichts in den USA.
W.: Plain concise practical remarks on the treatment of wounds and fractures, New York 1775.
Lit.: BLÄ 1935 III 449. – A. D. Griesemer, W. D. Wodmann, K. A. Forde, M. A. Hardy: J. J. Pioneer, patriot, and founder of american surgery, World. J. Surg. 34 (2010) 605–609.

Jones, Sir Robert (* 28.6.1857 Rhyl, Nord-Wales; † 14.1.1933 Bodynfoel Hall, Llanfechain, Montgomeryshire)
Studium und Prom. (1878) in Liverpool, dort anschließend chir. WB (Stanley Hosp.). 1887 Chir. am Royal Southern Hosp. und an anderen KH in Liverpool. Zusammen mit seinem Onkel → H. O. Thomas behandelte er bedürftige Bevölkerungsschichten kostenlos, 1888 organisierte er den ersten Unfalldienst Englands. Prof. für orthop. Chir. in Liverpool, war er ab 1907 vorwiegend am Shropshire Robert Jones and Agnes Hunt Orthopedic Hosp. in Oswestry tätig. Bereits weniger als zwei Monate nach deren Entdeckung wandte er Röntgenstrahlen zu diagnostischen Zwecken an. Die mit seinem Namen bezeichnete Fraktur zog er sich beim Tanzen selbst zu und berichtete darüber. Im I. Weltkrieg organisierte er den Sanitätsdienstes neu und trug durch seine prakt. Erfahrung zur kriegschir. Ausbildung einer ganzen Generationen bei. 1920–1925 Präsident der 1918 gegründeten Brit. Orthopaedic Association. 1929/30 Präsident der SICOT. 1931 Ehrenmitglied der DGOOC. 1917 geadelt.
E.: *J.-Fraktur:* Bruch des 5. Mittelfußknochens am Übergang von der Basis zum Schaft. Das E. wird häufig falsch verwendet für die weit häufigeren Abrißbrüche des Ansatzes der Peroneus-brevis-Sehne an der Basis des 5. Mittelfußknochens.
W.: R. J., O. Lodge: The discovery of a bullet lost in the wrist by means of the Roentgen rays, Lancet 1896/I [22.2.] 476–477. – Fracture of the fifth metatarsal bone, Liverpool Med. Chir. J. 22 (1902) 103–107. – Fracture of the base of the fifth metatarsal bone by indirect violence, Ann. Surg. 35 (1902) 697–700. – R. J., R. W. Lovett: Orthopaedic surgery, London 1923 (2. Aufl. 1929).
Lit.: BLÄ 1933 I 719. – M. Böhm: Sir R. J., Arch. orthop. Unfallchir. 33 (1933) 175f. – L. F. Peltier: Eponymic fractures: R. J. and J.'s fracture, Surgery 71 (1972) 522–526. – Hunter/Peltier/Lund 828. – BLÄ 2002, 737. – EM 704.

Jonghe Lanfranc (14. Jh.)
Flämisch-brabantischer Wundarzt, der in seinem Pseudonym wohl seine Achtung für → Lanfrank zum Ausdruck brachte und ein bis ins 16. Jh. wirkendes Werk zur Wundbehandlung und Geschwürslehre verfaßte.
W.: R. Müller: Der 'J. L.', med. Diss. Bonn 1968.
Lit.: VL IV (1983) 836–838. – EM 704.

Jonnesco, Thoma (* 13.9.1860 Ploieşti, Rumänien; † 28.3.1926 Bukarest)
Studium und Prom. (1892) in Paris. Chir. und anat. WB in Paris. 1894 Prof. für Chir. in Bukarest. Er gilt als Protagonist der modernen rumänischen Chir. Schwerpunkte: Anat. des Peritoneums, retroperitoneale Hernien, Lungenchir., Knochenchir., Spinalanästhesie. Er führte 1916 erstmals die zervikothorakale Sympathektomie zur Behandlung der Angina pectoris bei M. Basedow durch.
E.: *J.-Nadel:* gestielte halbkreisförmig gebogene Hohlnadel für die Drahtnaht.
W.: Hernies internes rétropéritonéales, Paris 1890. – La rachianesthésie, Paris 1919.
Lit.: BLÄ 1933 I 720.

Jordan, George L. (* 1921 Kinston, N. Car.; † 1994)
Studium in Philadelphia. Chir. WB in New Orleans (Tulane Univ.) und Rochester (Mayo-Klinik). 1952 holte ihn → DeBakey an das Baylor Coll. of Med. in Houston, wo sie in Klinik, Forschung und Lehre eng zusammenarbeiteten. Er war Leiter der chir. Departments an 3 großen Kliniken; am Ben Taub General Hosp. für 22 Jahre. Hier entwickelte er eine Reihe von Leitlinien für die Traumaversorgung (Notfallthorakotomie, Autotransfusion, Notfallarteriographie, Notfallversorgung von Herz-, Gefäß- und Abdominalverletzungen (Leber-*packing*, Colon-Versorgung) sowie das Prinzip der Chir. der Schadensbegrenzung (*damage control*).

E.: *J.-Op.*: Ausschaltung des Duodenums durch temporären Pylorusverschluß und Gastrojejunostomie bei Verletzungen von Duodenum und Pankreas.
W.: J. M. Graham, K. L. Mattox, ..., G. L. J.: Combined pancreaticoduodenal injuries, J. Trauma 19 (1979) 340–346. – J. M. Howard, G. L. J., H. A. Reber: Surgical diseases of the pancreas, Philadelphia 1987.
Lit.: A. Hirshberg, M. J. Wall, K. L. Mattox: G. L. J., Jr. (1921–1994). An american surgical legend, Dig. Surg. 18 (2001) 134–138.

Joseph, Eugen (* 26. 4. 1879 Bad Landeck [Lądek-Zdrój], Schlesien; † 24. 12. 1933 Berlin)
Studium in Greifswald, Berlin, Breslau und Heidelberg, dort 1902 Prom. Anschließend chir. WB in Heidelberg (→ Czerny) und Berlin (→ Bier), wo er sich der chir. Urol. zuwandte. 1910 Habil., 1913 ao. Prof. und Leiter der Urol. Abt. der Chir. Univ.-Kl. Berlin (Ziegelstraße). Seit 1927 Mit-Hg. der *Zeitschrift für Urologie.* Nachdem ihm wegen seiner jüd. Herkunft 1933 die Lehrbefugnis entzogen worden war, nahm er sich das Leben. Schwerpunkte: Entzündungslehre, Diagnostik der Harnwegserkrankungen (Mitentwicklung der Chromozystoskopie), Tuberkulose der Harnorgane.
W.: Lehrbuch der Hyperämiebehandlung akuter chir. Infektionen, Leipzig 1911. – Kystoskopische Technik, Berlin 1923 (2. Aufl. 1929). – Die Harnorgane im Röntgenbild, Leipzig 1926 (2. Aufl. 1931). – F. Voelcker, E. J.: Chromozystoskopie, Dtsch. med. Wschr. 30 (1904) 536–538.
Lit.: BLÄ 1933 I 722. – Winau/Vaubel 44. – BEdM 313. – BLÄ 2002, 741.

Joseph, Jacques [Lewin, Jakob] (* 6. 9. 1865 Königsberg i. Pr.; † 12. 2. 1934 Berlin)
Sohn eines Rabbiners. Studium in Berlin, Prom. 1890. Chir.-orthop. WB bei J. → Wolff. Ab 1896 als Orthopäde in Berlin in eigener Praxis niedergelassen, korrigierte er abstehende Ohren und ab 1898 Nasen, und war ab 1910–1922 Leiter der Abt. für Gesichtsplastik der HNO-Klinik, danach an einer Privatklinik in Wilmersdorf. Er war der erste Chir., der sich ausschließlich der plast. Chir. zuwandte, neue Op.-Methoden und Instrumente entwickelte und damit zum Wegbereiter des eigenständigen Fachgebietes wurde. Ein Ordinariat wurde ihm unter der Bedingung angeboten, daß er zum Christentum konvertiere, was er ablehnte. 1918 erhielt er den Titel Prof. Er trug zur Unterscheidung z. B. von → E. Joseph den Spitznamen „Nasenjoseph".
E.: *J.-Raspatorium:* rechtwinklig abgebogenes Raspatorium zur Op. in der Nase.
W.: Üb. die operative Verkleinerung d. Nase (Rhinomiosis), Berl. klin. Wschr. 40 (1898) 882–885. – Nasenplastik u. sonstige Gesichtsplastik nebst einem Anhang üb. Mammaplastik u. einige weitere Operationen aus dem Gebiet d. äußeren Körperplastik, Leipzig 1928 [2. Aufl. 1931; Neudruck Heidelberg 2004].
Lit.: BLÄ 1933 I 722 1968. – NDB 10 (1974) 625f. – Winau/Vaubel 45. – Schnell 25–28. – BEdM I 313. – BLÄ 2002, 741f. – R. D. Gerste: J. J. – Das Schicksal des großen plastischen Chirurgen u. die Geschichte d. Rhinoplastik, Heidelberg 2015.

Josephi, Johann Wilhelm (* 8. 3. 1763 Braunschweig; † 31. 8. 1845 Hohen-Sprenz, Mecklenburg)
Studium in Göttingen und Helmstedt, dort 1785 Prom. 1785 Prosektor der Anat. in Göttingen, dort 1786 Dozent. 1787 Studienreise durch Deutschland. 1788 Niederlassung in Braunschweig, danach in Peine, 1789 Prosektor und ao. Prof. in Rostock, dort 1792–1826 o. Prof. für Chir., Anat. und Geburtshilfe sowie Hebammenlehrer. Der Versuch, aus eigenen Mitteln in Rostock ein chir. Klinikum mit Lehrbetrieb zu schaffen, scheiterte, da eine öffentliche Förderung ausblieb. Zur Sicherung seiner Einkünfte wurde er 1805 Regimentschirurgus (1808 General-Chirurgus).
W.: Chir.-med. Beobachtungen, Rostock 1820. – Grundriss d. Militär-Staatsarzneikunde, Berlin 1829.
Lit.: BMC 284f. – ADB 14 (1881) 569f. – BLÄ 1935 III 456f. – Killian 148.

Jost von Unterwalden (15. Jh.)
Von dem Schweizer Wundarzt sind mehrere Verfahren zu Wundbehandlung mittels Kompressionsverband sowie Darmnähten überliefert.
Lit.: VL IV (1983) 880–882. – EM 705.

Jottkowitz, Paul (* 24. 7. 1868 Samotschin, Bez. Posen; † 26. 5. 1936 Berlin)
Studium und Prom. (1891) in Breslau. 1892–1896 chir. und orthop. WB in Königshütte (→ Wagner-Königshütte). Danach Niederlassung in Oppeln. Vor 1911 Leiter einer chir.-orthop. Privatanstalt in Berlin. Kriegsteilnahme am I. Weltkrieg als Truppenarzt. 1919 Austritt aus der jüdischen Gemeinde Berlin. Ab etwa 1920 Leiter der Orthop. Versorgungsstelle Berlin. 1930 Präsident der DGU.
W.: Zur Heilung von Pseudarthrosen, Dtsch. med. Wschr. 43 (1905) 1721–1722. – Wie hat sich das Sauerbruch-Verfahren für Armamputierte bewährt? Münch. med. Wschr. 69 (1922) 1212–1214. – Lehrbuch d. Unfallheilkunde, München 1928.
Lit.: CK 1926, 153. – J. Probst: Gedenken der jüdischen Mitglieder der DGU, Orthop. Unfallchir. Mitt. Nachr. 2013, 606–613: 610f.

Joubert, Laurent (* 16. 12. 1529 Valence, Dauphiné; † 21. 10. 1582 Lombet)
Studium ab 1550 in Montpellier, Paris, Turin, Padua und Bologna; Prom. erst nach weiteren Studienreisen 1558 in Montpellier, dort bereits 1559 komm., ab 1566 endgültig Prof. der Anat. und Chir., wurde er zu einem der bedeutendsten Vertreter der Schule von Montpellier im 16. Jh. 1569 zum obersten Chir. der königl. Armee ernannt, nahm er 1570 an einem Feldzug teil. 1573 war er Kanzler der Universität. 1579 wurde er zur Behandlung der Kinderlosigkeit König Heinrichs III. nach Paris gerufen. Dank seiner kriegschir. Erfahrungen schloß er sich in der Beurteilung der Schußwunden → Paré an. In einer Schrift zur Fieberlehre bekämpft er die Fäulnistheorie → Galens, er befaßte sich mit der Erforschung der Pest und gab auch die *Chirurgia magna* des → Guy de Chauliac heraus.
W.: Traicté des arcbusades, contenant la vraye essence du mal, et sa propre curation ..., Paris 1570. – Erreurs populaires au fait de la médicine et régime de santé, Bordeaux 1570.

Lit.: Gurlt II 793–801. – BLÄ 1935 III 458. – EM 705.

Judd, James Robert (* 20. 5. 1876 Honolulu; † 2. 6. 1947 San Francisco)
Studium in New Haven (Yale) und New York (Columbia). Chir. WB in Honolulu. Er diente im Spanisch-Amerikanischen Krieg sowie im I. und II. Weltkrieg als Arzt. 1946 behandelte er erstmals eine Ileumatresie des Neugeborenen durch Enterostomie beider Schenkel und sekundäre Anastomosierung mit Rückverlagerung.
W.: Reflections on gastroduodenal surgery, Ann. Surg. 114 (1941) 840–846. – Atresia of the ileum. First successful case cured by enterostomy alone, J. Pediatr. 30 (1947) 679–685.
Lit.: J. R. J.: With the American ambulance in France, Honolulu 1919.

Judet, Robert (* 1909 Paris; † 1980 Paris)
Studium und Prom. (1930) in Paris. Nach chir. WB Zuwendung zur Orthop. Für dieses Fach erhielt er 1953 den ersten Lehrauftrag in Frankreich. 1956 CA für Orthop. am Hôp. Raymond Poincaré in Garches, wurde er 1963 Prof. für Orthop. und Traumatol. Mit → Letournel Protagonist der Acetabulum-Chir. Mit seinem Bruder Jean J. ersetzte er ab 1946 den arthrotischen Hüftkopf durch eine Acrylprothese und entwickelte 1971 eine zementfreie Hüftgelenks-Totalendoprothese. Weitere Schwerpunkte: Pseudarthrosen, Knochentransplantation, Quadrizepsverlängerung, Knocheninfektionen, Beckenfrakturen.
E.: *J.-Letournel-Klassifikation:* Einteilung der Acetabulumfrakturen nach Lokalisation und Bruchverlauf. – *J.-Score:* Bewertungsschema von Hüftprothesen.
W.: R. J., J. Judet: Technique and results with the acrylic femoral head prosthesis, J. Bone Jt. Surg. 34-B (1952) 173–180. – R. J., J. Judet, E. Letournel: Fractures of the acetabulum: Classification and surgical approaches for open reduction, J. Bone Jt. Surg. 46-A (1964) 1615–1646, 1675.
Lit.: W. J. W. S.: R. J. 1909–1981, J. Bone Jt. Surg. 63-B (1981) 451f. – P. Boutelier: R. J., Chirurgie 120 (1994/95) 11–18

Judmaier, Fritz (* 12. 7. 1916 Leoben, Steiermark; † 8. 1. 2013 Klagenfurt)
Studium und Prom. (1940) in Innsbruck. Nach Kriegsdienst und Verwundung 1943–1961 chir. WB in Innsbruck (→ Breitner), dort 1964 Habil., mit Spezialisierung für Gefäßchir. 1961–1981 Primarius der Chir. Abt. am Landes-KH Klagenfurt, wo er die Neurochir. und die Herzchir. verselbständigte. Er war der Pionier der österr. Gefäßchir. und vertrat die gesamte Allgemeinchir. 1968 Präsident der ÖGC, 1987 deren Ehrenmitglied.
W.: Der akute Gefäßverschluß, Wien. klin. Wschr. 79 (1967) 617–620. – Leberläsionen bei Gallenblasenerkrankungen, Zbl. Chir. 98 (1973) 1201–1202.
Lit.: H. J. Böhmig: In memoriam F. J., https://oegch.at/wp-content/uploads/2018/04/nachruf_prof_judmaier.pdf [15. 6. 2018].

Jüngken, Johann Christian (* 12. 6. 1793 Burg b. Magdeburg; † 8. 9. 1875 Hannover)
Studium in Göttingen und Berlin, dort Prom. 1817. Bereits 1815 in Reservelazaretten (Brüssel) chir. tätig, 1816–1818 chir. WB in Berlin (→ Graefe), 1817 Habil. 1818 Studienreise nach Wien, Landshut, München und Italien. 1825 ao. Prof. Ab 1828 o. Prof. für Augenheilkunde an der neugegründeten Augenklinik der Charité, 1841–1868 auch für Chir. Mitbegründer der wiss. Ophthalmologie in Deutschland, führte 1847 die Chloroformnarkose bei Augenop. ein (erstmalige Anwendung an einem Bären).
W.: Die Lehre von den Augenoperationen, Berlin 1829. – Die Lehre von den Augenkrankheiten, Berlin 1832.
Lit.: BLÄ 1935 III 463–465. – Killian 334. – Winau/Vaubel 46. – BEdM I 313f. – Sachs IV 30.

Julliard, Charles (* 21. 11. 1876 Genf; † 19. 10. 1962 Genf)
Studium in Genf, Frankreich und Deutschland, 1900 Prom. in Genf. Danach chir. und zahnmed. WB in Genf, Paris, Breslau und Tübingen. 1910 Prof. am zahnärztlichen Inst. und 1927–1952 Prof. für Unfallheilkunde in Genf. Schwerpunkte: Gesichtsplastik, Wiederherstellungschir. 1929/30 Präsident der SGC.
W.: L'accoutumance aux mutilations, Paris 1916.
Lit.: BLÄ 1933 I 727. – BLÄ 2002, 747.

Jung, Carl Gustav (* 1. 9. 1794 Mannheim; † 11. 6. 1864 Basel)
Studium und Prom. (1816) in Heidelberg. Anschließend chir. WB in Berlin (→ Rust). Aus politischen Gründen in Haft, danach WB in Paris. 1822–1829 o. Prof. der Chir. und Geburtshilfe in Basel, ab 1823 auch Anat., ab 1830 für Anat. und Innere Med. Es gelang ihm, der wenig attraktiven Basler Med. Fak. wieder zu Ansehen zu verhelfen.
Lit: BLÄ 1935 III 468. – Killian 182f. – Sachs IV 26.

Junghanns, Herbert G. W. (* 15. 11. 1902 Zwickau; † 24. 2. 1986 Frankfurt)

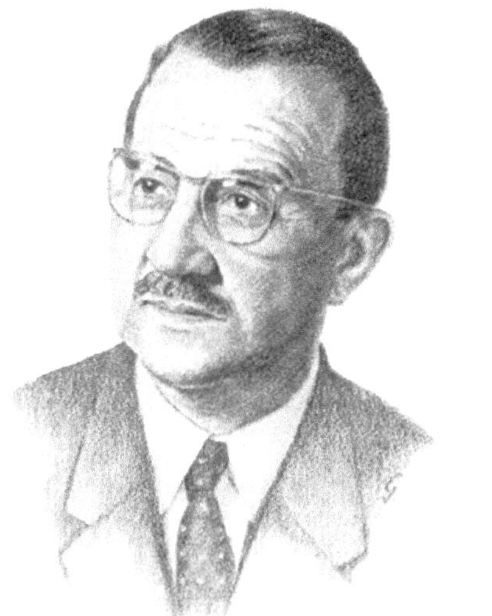

Studium in Greifswald und Leipzig, dort 1926 Prom. WB: Chir. 1926/27 in Leipzig (→ Payr), Pathol. 1927–1931 in Dresden (→ Schmorl), Chir. 1931–1945 in Frankfurt (→ Schmieden). 1935 Habil., 1940 ao. Prof. 1945–1962 CA der Chir. Abt. am Evang. KH in Oldenburg. 1962–1970 CA der Chir. Klinik am Berufsgenossenschaftlichen Unfall-KH Frankfurt a. M. Schwerpunkte: Wirbelsäule, Unfallchir., Begutachtung. Auf seine Initiative wurde 1962 die Arbeitsgemeinschaft der Wissenschaftlichen Medizinischen Fachgesellschaften (AWMF) gegründet. Er war Mitherausgeber des *Archivs für klin. Chir.* 1961 Präsident der DGCH, 1972 deren Ehrenmitglied, 1971–1981 Generalsekretär, 1980–1981 stellvertretender Kongreßsekretär. 1975 Ehrenmitglied der DGOOC. 1980 Verleihung der Ernst-von-Bergmann-Gedenkmünze in Gold. 1966 Präsident der DGU, 1972 deren Ehrenmitglied. 1982 Johann-Friedrich-Dieffenbach-Büste der DGU.

W.: H. J., Ch. G. Schmorl: Die gesunde u. die kranke Wirbelsäule in Röntgenbild u. Klinik, Leipzig 1932 (5. Aufl. 1968). – O. Diebold, H. J., L. Zukschwerdt (Hgg.): Klin. Chir. für die Praxis, I–IV + Registerbd., Stuttgart 1961–1967. – Aus meinem Leben. Rückblick und Ausblick, Med.hist. J. 6 (1971) 310–320. – (Hg.): CV 1980.

Lit.: CV 1980, 330–333 – Killian 409–411. – J. Probst: H. J. 1902–1986, DGU Mitt. Nachr. Nr. 46 (Okt. 2002) 15–17. – W. Hartel: Im Gedenken an den 100. Geburtstag von H. J., Mitt. DGCH 31 (2002) 457. – Sachs III 358. – Klimpel 2017, 154.

Abb.: s. Abb.-Verzeichnis.

Jurasz, Antoni Tomasz (* 11. 2. 1882 Heidelberg; † 19. 9. 1961 New York)

Studium und Prom. (1907) in Heidelberg. 1907 pathol. WB, 1908 Schiffsarzt. Chir. WB 1908 in London, 1909–1911 in Königsberg (→ Lexer), 1911–1915 in Leipzig (→ Payr). Im I. Balkankrieg nahm er an der Expedition des Roten Kreuzes nach Konstantinopel teil. 1915 CA der Chir. Abt. am St.-Maria-KH in Frankfurt a. M.; 1919 Prof. 1920–1939 Prof. für Chir. an der neugegründeten Univ. Posen, wo er eine neue Chir. Klinik einrichtete. Nach wiss. fruchtbaren Jahren schon zu Beginn des II. Weltkriegs aus deutscher Kriegsgefangenschaft über Frankreich nach England geflohen, wo er mit Unterstützung der polnischen Exilregierung 1941 an der Univ. Edinburgh eine polnische med. Fak. (bis 1949) und eine polnische Klinik einrichtete, für deren Ausbau er 1942 in den USA Spenden einwarb. Nach dem Krieg wurde ihm eine Rückkehr nach Polen unmöglich gemacht, deshalb wanderte er 1947 in die USA aus, wo er als Chir. praktizierte, aber Anfeindungen durch das kommunistische Regime in Polen ausgesetzt blieb.

E.: *J.-Anastomose:* Drainage-Op. von Pankreaspseudozysten durch Anastomosierung mit Magen oder Duodenum.

W.: Zur Frage der operative Behandlung der Pancreascysten, Arch. klin. Chir. 164 (1931) 272–279.

Lit.: A. Magowska: A doctor facing turbulent times: A. T. J., citizen of the world, World J. Surg. 35 (2011) 2167–2171.

K

Kader [Kadaras], **Bronisław** (* 6. 5. 1863 Wilna [Vilnius], Litauen; † 24. 10. 1937 Krakau)
Studium und Prom. (1891) in Dorpat. 1889/90 chir. WB in Dorpat (→ Wahl), 1891 in Berlin (→ Bergmann) und 1891–1898 in Breslau (→ Mikulicz), dort 1897 Habil. Anschließend Studienreise nach Österreich, Deutschland, Skandinavien und in die Schweiz. 1899–1928 o. Prof. für Chir. in Krakau, wo er die schlecht ausgestattete Klinik mit eigenen Mitteln modernisierte. Mit Beginn des I. Weltkriegs wurde seine Klinik Lazarett und er österr. Sanitätsoffizier. Eine intraoperative Schnittverletzung führte zu einer Sepsis, die er nur knapp überlebte. 1919 wurde ein Hypophysentumor diagnostiziert, der zweimal vergeblich operiert wurde und ihm zunehmend die Sehkraft raubte, so daß er 1923 die Klinikleitung niederlegte.
E.: *K.-Fistel:* Gastrostomie, bei der um einen Schlauch mehrere einstülpende Tabaksbeutelnähte in die Magenvorderwand gelegt werden, wodurch ein serosaausgekleideter Tunnel entsteht (vgl. → Witzel)
W.: Zur Technik d. Gastrostomie, Zbl. Chir. 23 (1896) 665–670. – Zur Frage des Circulus vitiosus bei d. Gastroenterostomie u. üb. die „prophylactische" Nahrungszufuhr während d. Op. b. den am Magen Operierten, Verh. Dtsch. Ges. Chir. 28 (1899) I 75–85.
Lit.: Sachs III 272. – A. Magowska: Surgery, fame, and misfortune: The life of B. K., World J. Surg. 36 (2012) 1998–2002.

Kaltschmied, Karl Friedrich (* 21. 5. 1706 Breslau; † 6. 11. 1769 Jena)
Studium und Prom. (1732) in Jena, dort 1735 Habil. 1736 Leibarzt der Herzöge. 1738 ao. Prof. 1742/43 Studienreise nach St. Petersburg. 1746–1759 o. Prof. für Chir., prakt. Med. und Gerichtsmed. in Jena. Er verfaßte eine frühe Beschreibung einer Hufeisenniere.
W.: Progr. quo ... et emendati instrumenti chirurgici Troicar dicti, schema cum curatione virginis hydropicae praemittit, Jena 1738.
Lit.: ADB 15 (1882) 48f. – BLÄ 1935 III 485. – Killian 238. – Sachs IV 125.

Kanavel, Allen Buckner (* 2. 9. 1874 Sedgwick, KS; † 27. 5. 1938 Mojave, CA)
Studium und Prom. (1899) in Chicago. Danach Studienreise nach Wien und chir. WB in Chicago, wo er sich für die Handchir. und bes. für die Infektionen der Hand zu interessieren begann und sich als Allgemeinchir. niederließ. Im I. Weltkrieg als Truppenarzt in Frankreich. 1919–1927 Prof. für Chir. in Chicago (Northwestern Univ.). 1909 beschrieb er erstmals den infranasalen transsphenoidalen Zugang zur Hypophyse. 1920 Gründung einer Neurochir. Abt., deren Vorstand er wurde. Gründungsmitglied des ACS, 1931/32 dessen Präsident. Seit 1935 Hg. von *Surgery, Gynecology and Obstetrics*. Er starb bei einem Autounfall.
E.: *K.-Zeichen:* Beugestellung des betroffenen Fingers, Druckschmerz entlang der befallenen Sehnenscheide, Dehnungsschmerz bei passiver Fingerstreckung, Schwellung des gesamten Fingers bei Beugesehnenphlegmone.
W.: An anatomical, experimental and clinical study of acute phlegmons of the hand, Surg. Gyn. Obstetr. 1 (1905). – Infections of the hand, Philadelphia - New York 1912 (5. Aufl. 1925).
Lit.: BLÄ 1933 I 736f. – Obituary, Surg. Gyn. Obstetr. 67 (1938) 1–15. – NN: Historical vignette: A. B. K., J. Hand Surg. 22-A (1997) 160f. – BLÄ 2002, 757.

Kapandji, Adalbert Ibrahim (* 17. 4. 1928 Paris)
Sohn von → M. I. K. Medizinstudium in Paris. Chir. WB 1951–1960 an verschiedenen Pariser Hospitälern, danach Ass. bei Pierre Moulanguet und Félix Poilleux. 1965 gründete er eine Privatklinik in Longjumeau, dort bis 2001 tätig. Er modifizierte die von seinem Vater entwickelte Operation, entwickelte eine spezielle Form der dynamischen Osteosynthese bei distalen Radiusfrakturen und wurde weltweit bekannt durch sein umfangreiches Werk zur Physiologie der Gelenke. 1997/98 Präsident der Französischen Gesellschaft für Handchir.
E.: *K.-Drahtung:* Dist. Radius („Körbchendrahtung") und prox. Humerus („Palmendrahtung").
W.: Anatomie fonctionelle, I–III, Paris 1963, 1965, 1971 [Übers. ins Engl., Dt. (6. Aufl. 2016) und in 7 weitere Sprachen). – Opération de Kapandji-Sauvé. Techniques et indications dans les affections non rhumatismales, Ann. Chir. Main 5 (1986) 181–193. – Dessins de Mains, Paris 1988. – Osteosynthesis using the palm tree nail technique in fractures of the surgical neck of the humerus, Ann. Chir. Main 8 (1989) 39–52.
Lit.: Buck-Gramcko 128–131.

Kapandji, Mehmet Ibrahim (* 8. 8. 1900 Saloniki, Türkei; † 1974 Paris)
Vater von → A. I. K. Kam als Student aus der Türkei nach Frankreich. Bei der von ihm entwickelten Operation mußte er seinem Chef den Vortritt bei der Publikation lassen.
E.: *K.-Sauvé-Op.:* Verblockung des Ellenkopfes mit dem distalen Radius (Schrauben-Arthrodese) und Wiederherstellung der Unterarmumwendbewegung durch Segmentresektion aus der distalen Elle.
W.: L. Sauvé, M. I. K.: Nouvelle technique de traitment chirurgical des luxations récidivantes isolées de l'extrémité inferieure du cubitus, J. Chir. 47 (1936) 589–594.
Lit.: Buck-Gramcko 129–131. – S. J. Sebastin, B. P. Larson, K. C. Chung: History and evolution of the Sauvé-Kapandji procedure, J. Hand Surg. 37-A (2012) 1895–1902.

Kaplan, Emanuel Boris (* 25. 4. 1894 Krementschuk, Ukraine; † 20. 9. 1980 New York)
Studium in Montpellier, Paris und Charkiw, dort 1916 Prom. Danach als Militärarzt bei der kaiserlich russischen, der Weißen und zuletzt der Roten Armee. 1924 in die USA emigriert. Orthop. WB am Hosp. for Joint Diseases in New York, an dem er bis 1976 tätig blieb.

C. Weißer, *Chirurgenlexikon*, https://doi.org/10.1007/978-3-662-59238-0_11

Er etablierte einen handchir. Bereich und zählte zu den führenden Handchir. und Orthopäden der USA.
W.: Functional and surgical anatomy of the hand, Philadelphia 1953 (3. Aufl. 1984). – Surgical approaches to the neck, cervical spine an upper extremity, Philadelphia 1966.
Lit.: R. B. K.: E. B. K. 1894–1980, J. Bone Jt. Surg. 63-A (1981) 1035. – Buck-Gramcko 133–135.

Kaposi, Moritz [Kohn, Moritz] (* 23. 10. 1837 Kaposvár, Ungarn; † 6. 3. 1902 Wien)
Studium und Prom. (1861) in Wien. Danach dermatol. WB in Wien, dort 1866 Habil. 1875 ao. Prof., 1879–1902 o. Prof. der Dermatologie in Wien. 1882 Mitglied der Leopoldina.
E.: *K.-Sarkom:* Pigmentsarkom der Haut und der Unterhaut.
W.: Idiopathisches multiples Pigmentsarcom d. Haut, Arch. Derm. Syph. 4 (1872) 265–278. – Pathologie u. Therapie d. Hautkrankheiten in Vorlesungen, Wien 1879 (5. Aufl. 1899).
Lit.: BLÄ 1935 III 487. – BEdM I 319. – J. F. Kanne, C. A. Rohrmann, J. E. Lichtenstein: Eponyms in radiology of the digestive tract: Historical perspectives and imaging appearances. Part 2: Liver, biliary system, pancreas, peritoneum, and systemic disease, Radiographics 26 (2006) 465–480.

Kappeler, Otto (* 18. 3. 1841 Frauenfeld; † 11. 5. 1909 Konstanz)
Studium und Prom. (1863) in Zürich, dort auch chir. WB (→ Billroth). 1864 Chir. am Kantonspital Münsterlingen. 1898–1909 CA der Chir. Abt. am KH Konstanz. Er verfaßte 1880 auf Bitten Billroths die erste deutschsprachige Anästhesie-Monographie. Seit 1889 Mitherausgeber der *Deutschen Zeitschrift für Chirurgie*.
E.: *K.-Handgriff:* Zur Freihaltung der Atemwege wird bei Bewußtlosigkeit der Unterkiefer durch Umfassen der Kieferwinkel nach vorne gezogen, wobei der Arzt vor dem Pat. steht.
W.: Anaesthetica, Stuttgart 1880 [S. 126].
Lit.: Leiber/Olbert 229f. – BLÄ 1933 I 738.

Kappis, Max (* 6. 10. 1881 Tübingen; † 5. 8. 1938 Würzburg)
Studium in Tübingen und Berlin, Prom. in Tübingen 1905. 1907–1922 chir. WB in Kiel (→ ANSCHÜTZ), dort 1913 Habil. 1914–1916 Teilnahme am I. Weltkrieg. 1918 ao. Prof. und OA. 1922–1935 Ltg. der Chir. Klinik am KH Nordstadt in Hannover. 1935–1938 o. Prof. für Chir. in Würzburg (Ernennung aufgrund seiner NSDAP-Mitgliedschaft ohne Berufungsverfahren). Schwerpunkte: prakt. Chir., Op.-Saal-Organisation, Regionalanästhesie, Sympathikuschir. Er führte 1923 die Kompressionsbehandlung bei Venenleiden ein. Er starb an einer akuten Pankreatitis.
W.: Über Leitungsanästhesie b. Nierenop. u. Thorakoplastiken überhaupt b. Op. am Rumpf, Zbl. Chir. 39 (1912) 249–252. – Zur Technik der Splanchnikusanästhesie, Zbl. Chir. 47 (1920) 98. – Allg. u. Spez. chir. Diagnostik, Berlin - Wien 1924 [2. Aufl. 1937] – Organisation u. Betrieb des chir. Operationssaales, Leipzig 1927. – Vorbeugung u. Bekämpfung der Operationsgefahren, Leipzig 1933.
Lit.: BLÄ 1933 I 738. – CV 1938 324–326. – Killian 131. – BLÄ 2002, 759f. – K. Noweck: M. K. (1881–1938) unter besonderer Berücksichtigung seiner Würzburger Jahre, med. Diss. Würzburg 2006.

Karewski, Ferdinand (* 5. 11. 1858 Stettin; † 31. 10. 1923 Berlin)
Studium und Prom. (1882) in Berlin. Anschließend chir. WB im Jüdischen KH in Berlin (→ Israel), später dort Ltg. der Chir. Poliklinik, ab 1917 der Chir. Abt. Schwerpunkte: Angeborene Hüftluxation, Arthrodese, Hernien, Phimose, Hydrozele.
W.: Neues Skoliosen-Korsett, Berlin. klin. Wschr. 1883. – Die chir. Krankheiten des Kindesalters, Stuttgart 1894.
Lit.: BLÄ 1901 842f. – BLÄ 1933 I 739.

Karitzky, Bruno Paul Ferdinand (*17. 2. 1907 Stralsund; † 7. 7. 1978 Freiburg i. Br.)
Studium in Greifswald und Berlin, Prom. 1930 in Greifswald. WB: 1930 Pathol. in Greifswald, 1930/31 Innere Med. in München, 1931 Chir. in Düsseldorf (→ E. K. Frey), 1931/32 Pathol. in Düsseldorf, 1932–1951 Chir. in Freiburg (→ E. Rehn), dort 1939 Habil., 1945 ao. Prof. Im II. Weltkrieg Lazarettarzt. 1951–1955 o. Prof. für Chir. in Rostock. 1955/56 CA der Chir. Klinik am Oldenburgischen Landes-KH Sanderbusch in Sande. 1956–1971 CA der Chir. Abt. am Rotkreuz-KH Bremen. Schwerpunkte: Kriegschir., Unfallchir., Krebsforschung, Pathophysiol., chir. Infektionen.
W.: Grundlagen d. Chir., Stuttgart 1950. – Verletzungen d. oberen Extremität, in: H. Bürkle de la Camp, M. Schwaiger: Handbuch d. ges. Unfallheilkunde, III, Stuttgart 1965. – Die symptomatische Behandlung d. Krebskrankheit. Stuttgart 1956.
Lit.: CV 1969, 441f. – Killian 152f.

Kasai, Morio (* 1922 Aomori; † 29. 9. 2008)
Studium und Prom. (1947) in Sendai, wo er 1949 Dozent wurde. Er führte nach Vorarbeiten, die er 1950 in Los Angeles vorgenommen hatte, 1955 in Japan die nach ihm benannte Op. bei Atresie der Gallengänge beim Neugeborenen ein. Da er jedoch nur auf japanisch publizierte, blieben seine Ergebnisse zunächst außerhalb Japans unbeachtet. Er konnte sie jedoch 1959 bei einem Studienaufenthalt in Philadelphia bekannt machen. 1963–1986 Prof. für Chir. und CA der II. Chir. Klinik in Sendai. Er machte sich auch um die Erforschung des Ösophaguskarzinoms verdient.
E.: *K.-Op.:* Hepatoporto-Enterostomie, Verbindung der Gallengänge in der Leberpforte mit einer ausgeschalteten Dünndarmschlinge.
Lit.: O. Berger, O. Muensterer, C. M. Harmon: Tales from previous times: important eponyms in pediatric surgery, Pediatr. Surg. Int. 30 (2014) 1–10. – A. V. Garcia, R. A. Cowles, T. Kato, M. A. Hardy: M. K. a remarkable impact beyond the K. procedure, J. Pediatr. Surg. 47 (2012) 1023–1027. – T. Miyano: M. K. 1922–2008, Pediatr. Surg. Int. 25 (2009) 307f.

Kaspar, Fritz (* 5. 1. 1885 Wien; † 8. 12. 1943 Wien)
Studium in Wien, Prom. 1909, danach Operationszögling und anat. Demonstrator. 1916 Ass. an der II. Chir.

Univ.-Klinik (→ Hochenegg). 1926 Habil., 1929 Dir. der Chir. Abt. des Kaiserin-Elisabeth-Spitals in Wien, das unter seiner Ltg. zu einem Zentrum der Strumachir. wurde. Schwerpunkte: Chir. Infektionen, Schilddrüsen-Chir.
Lit.: CV 1938 327. – BEdM I 319.

Katzenstein, Moritz (* 14. 8. 1872 Rotenburg / Fulda; † 23. 3. 1932 Berlin)
Studium in Freiburg und München, dort 1895 Prom. Chir. WB am KH der Jüd. Gemeinde Berlin (→ Israel). 1911 Habil., 1913 ao. Prof. Im I. Weltkrieg Militärchir. 1918 CA der Chir. Abt. des KH am Friedrichshain Berlin. Schwerpunkte: Experimentelle Chir., Magengeschwür, Op. des Kryptorchismus, Plast. Chir., Meniskusverletzungen (1900 Refixation eines abgerissenen Meniskus), Überdruckbeatmung.
E.: *K.-Methode:* Funktionsprüfung des Herzens. – *K.-Op.:* Vorübergehende Orchidopexie in einer Hauttasche am Oberschenkel.
W.: Op. d. Ectopia testis congenita, Dtsch. med. Wschr. 28 (1902). – Funktionsprüfung des Herzens, Dtsch. med. Wschr. 30 (1904). – Meniscusverletzungen am Kniegelenk, Berlin. klin. Wschr. (1908). – Einfacher Apparat z. künstlichen Atmung b. eröffnetem Thorax, Zbl. Chir. 35 (1908) 1399.
Lit.: CK 1926, 158f. – BLÄ 1933 I 744. – Winau/Vaubel 47. – H. H. Paessler, K. Franke, J. Gladstone: M. K.: the father of meniscus repair surgery, Arthroscopy 19 (2003) E39.

Kaufmann, Constantin (* 5. 6. 1853 Mümliswil, Solothurn; † 31. 12. 1933 Zürich)
Studium in Bern, Straßburg, Wien, Halle, Berlin, London und Paris, 1877 Prom. in Bern. 1876–1879 Chir. WB in Bern (→ Kocher), 1880 Habil. in Zürich. Dort bis 1930 als Unfallarzt mit Belegbetten tätig. Mitgründer und langjähriger Präsident der Schweizerischen Gesellschaft für Unfallmedizin und Berufskrankheiten.
W.: Handbuch d. Unfallverletzungen, I–II, Stuttgart 1893 (4./5. Aufl. u. d. T. Handb. d. Unfallmed. 1925/1932)
Lit.: BLÄ 1933 I 744. – CK 1926, 159. – BLÄ 2002, 766.

Kausch, Walter (* 17. 7. 1867 Königsberg i. Pr.; † 24. 3. 1928 Berlin)
Studium und Prom. (1891) in Straßburg. WB 1890–1892 Psych. und 1892–1896 Med. in Straßburg, 1896–1905 Chir. in Breslau (→ Mikulicz), hier 1899 Habil. (1902 Tit.-Prof.). 1905/06 komm. Leitung der Klinik. 1906–1928 erster Dir. der I. Chir. Abt. des am Auguste-Viktoria-KH in Berlin-Schöneberg. Er führte 1909 (25 Jahre vor → A. O. Whipple) nach penibler Vorbereitung und exakter Planung die erste erfolgreiche (zweizeitige) partielle Duodenopankreatektomie mit Duodenopankreatikostomie durch. Im I. Weltkrieg als Truppenarzt an der Ostfront eingesetzt und verwundet.
E.: *K.-Whipple-Op.:* partielle Duodenopankreatektomie.
W.: Das Carcinom d. Papilla duodeni u. seine radikale Entfernung, Bruns' Beitr. klin. Chir. 78 (1912) 439–486.
Lit.: CK 1926, 159–161. – BLÄ 1933 I 745. – G. Specht, K. Stinshoff: W. K. (1867–1928) u. seine Bedeutung für die Pankreaschir., Zbl. Chir. 126 (2001) 479–481. – Sachs I 223. – Sachs III 274.

Kauzmann, Michael Ehrenfried (* 25. 6. 1769 Schwabach; † 16. 7. 1816 Reval [Talinn])
Studium in Erlangen, anschließend als Truppenarzt bei der preußischen Armee und Niederlassung in Erlangen, 1802 Prom. Ab 1802 Prosektor an der neugegründeten Univ. Dorpat, 1805–1810 dort o. Prof. für Chir. Aus gesundheitlichen Gründen ausgeschieden, 1810–1813 niedergelassen in Dorpat sowie 1813–1816 in Riga.
W.: Diss. de novo trepanationis instrumento, Erlangen 1802.
Lit.: BLÄ 1935 III 492. – Sachs IV 52.

Kazda, Franz (* 21. 7. 1888 Wien; † nach 1958)
Studium und Prom. (1913) in Wien. Chir. WB 1913–1923 in Wien (→ Hochenegg), danach Ass. an der Chir. Abt. der Allg. Poliklinik Wien, 1928 Habil. 1937–1940 Primarius der Chir. Abt. am St.-Augustinus-KH in Wien (1938 ao. Prof.), 1940–1945 am KH Wieden.
E.: *K.-Zeichen:* bei rhythmischer Bauchpresse palpables Schwirren über einem Leistenaneurysma, nicht jedoch bei einer Schenkelhernie.
W.: Zur Differentialdiagnose d. Hernia cruralis u. des Varix aneurysmaticus, Zbl. Chir. 59 (1932) 1977–1980.
Lit.: CV 1958, 406f. – Leiber/Olbert 232.

Keen, William Williams (* 19. 1. 1837 Philadelphia; † 7. 6. 1932 Philadelphia)
Studium und Prom. (1862) in Philadelphia. 1861–1864 Militärarzt im Amerikanischen Bürgerkrieg. 1864–1866 Studienreise nach Europa: Paris (→ Velpeau; → Nelaton), Berlin (→ B. Langenbeck; → Gurlt), Wien und London. Danach Eröffnung einer Allgemeinpraxis in Philadelphia und (1866–1875) anat. Lehrtätigkeit. 1876–1890 Prof. für Anat. für Künstler an der Kunstakad. von Philadelphia. 1884–1907 o. Prof. für Chir. in Philadelphia. Schwerpunkte: Kriegschir., Neurochir. (Ventrikeldrainage, Hirntumoren). 1891 nahm er die erste Leberresektion in Amerika vor (gestieltes Cystadenom), war 1893 an der erfolgreichen Resektion eines Sarkoms am Unterkiefer des Präsidenten der USA beteiligt und entfernte als einer der ersten einen Hirntumor. Seine Beiträge zur Chir. fanden weltweit Beachtung. Auf der Suche nach Gleichgesinnten in Europa zur Gründung einer internationalen Chirurgengesellschaft scheiterte er in den 1890er Jahren, 1905 schloß er sich der ISS an. 1899 Präsident der ASA. 1902 Ehrenmitglied der DGCH. Kongreßpräsident der ISS 1920, 1929 deren Ehrenmitglied.
E.: *K-Zeichen:* Vergrößerter Knöchelumfang bei Frakturen des oberen Sprunggelenkes (Pott-Fraktur)
W.: S. W. Mitchell, G. R. Morehouse, W. W. K.: Gunshot wounds and other injuries of nerves, Philadelphia 1864. – American Text-Book of Surgery, Philadelphia 1899 (2. Aufl. 1903).
Lit.: ISS 169, 289–291.

Kehr, Hans (Johannes) Otto (* 27. 4. 1862 Waltershausen, Thüringen; † 20. 5. 1916 Berlin)
Studium in Jena, Halle, Freiburg und Berlin, Prom. 1885 in Jena. Chir. WB in Gotha, Wien und Berlin. 1888 Niederlassung als Chir. und Gründung einer Pri-

vatklinik in Halberstadt. 1895 Tit.-Prof. Ab 1910 in Berlin, widmete er sich ausschließlich der Chir. der Gallenwege (1890–1915 über 2600 Operationen), stellte sie auf eine wissenschaftliche Basis und nahm eine Vielzahl von Verbesserungen der Op.-Technik und des Instrumentariums vor. So führte er 1909 die T-Drainage des Gallenganges ein, resezierte erstmals den narbig verengten und karzinomatösen D. choledochus und machte als zweiter eine Cholangioenterostomie.
E.: *K.-Zeichen:* in die linke Schulter ausstrahlender Oberbauchschmerz mit Hyperästhesie der Haut als Zeichen einer Milzruptur.
W.: Zur Chir. d. Gallensteinkrankheit, Dtsch. Zschr. Chir. 38 (1894) 321–399. – Der erste Fall von erfolgreicher Unterbindung der Art. hepatica propria wegen Aneurysma, Münch. med. Wschr. 50 (1903) 1861–1867. – Die in meiner Klinik geübte Technik d. Gallensteinoperationen mit einem Hinweis auf die Indicationen u. die Dauererfolge, München 1906 (Lehmann's med. Handatlanten, 36). – Zur Verbesserung d. Hepaticusdrainage, Zbl. Chir. 39 (1912) 1017–1020. – Die Praxis d. Gallenwege-Chir. in Wort u. Bild, I–II, München 1913.
Lit.: BLÄ 1933 I 747f. – Winau/Vaubel 48. – V. Klimpel: Eine aufsehenerregende Op., Chirurg 62 (1991) 441f. – H. Wolff: Der Chir. H. K., Zbl. Chir. 123 (1998) Suppl. 2, 6–9. – B. Schneider: H. K. Sein Leben u. sein Werk, Zbl. Chir. 123 (1998) Suppl. 2, 10–12. – W. Röse: Ein anästhesiol. Rückblick auf den Chir. H. K., Zbl. Chir. 123 (1998) Suppl. 2, 13–18. – BEdM I 321.

Keith, Sir Arthur (* 5. 2. 1866 Aberdeen; † 7. 1. 1955 London)
Studium und Prom. (1888) in Aberdeen, danach chir. WB am Aberdeen Infirmary. Dozent für Anat. am London Medical College und Konservator des Hunterian Museum, 1908 Prof. für Anat. am RCS. Er beschrieb 1907 mit Martin Flack den Sinusknoten des Herzens.
E.: *K.-Flack-Knoten:* Nodus sinuatralis. Sinusknoten.
W.: A. K., M. Flack: The form and nature of the muscular connections between the primary divisions of the vertebrate heart, J. Anat. Physiol. 41 (1907) 172–189.
Lit.: BLÄ 1933 I 749.

Kelchen, Johann Heinrich (* 17. 11. 1722 Riga; † 1800 St. Petersburg)
Ausbildung zum Chir. in Berlin, danach in der russischen Armee tätig, wurde er 1767 Leibchir. der Zarin Katharina II. Er regte die Einrichtung einer chir. Lehranstalt in St. Petersburg an, deren Ltg. er bis 1799 innehatte, die aber 1796 als deutsche Abt. der Med.-chir. Akademie eingegliedert wurde.
W.: Grundriss d. Einrichtung d. kaiserlich-med.-chir. Schule u. einiger anderer Hospitäler in St. Petersburg, St. Petersburg 1786.
Lit.: BLÄ 1935 III 498. – BEdM I 321f.

Keller, William Lordan (* 4. 3. 1874 Connecticut; † 10. 7. 1959 Washington)
Studium und Prom. (1899) in Richmont, VA. Nach chir. WB 1899–1902 in Chicago (→ N. Senn) bis 1935 Militärarzt. Im I. Weltkrieg in Frankreich eingesetzt. Danach als Thoraxchir. und Master of Surgery am Walter Reed General Hospital in Washington tätig. Schwerpunkte: Pleuraempyem, Lungentuberkulose, Kriegschir.
E.: *K.-Op.:* Arthroplastik des Großzehengrundgelenkes nach Resektion der Basis der Grundphalanx I. Vorläufer der → *Brandes-Op.*
W.: The surgical treatment of bunions and hallux valgus, N. Y. Med. J. Philad. Med. J. 80 (1904) 741–741. – The treatment of chronic empyema where the recognized surgical procedures have failed to produce obliteration, Ann. Surg. 76 (1922) 549–580, 700–735.
Lit.: BLÄ 1933 I 750. – J. H. Wolf: Die Hallux-valgus-Op. nach Max Brandes u. ihre Vorläufervarianten nach Bernhard Riedel u. William Keller, Operat. Orthop. Traumatol. 10 (1998) 242–247. – BLÄ 2002, 773.

Kelling, Georg (* 7. 7. 1866 Dresden; † 14. 2. 1945 Dresden)
Studium in Leipzig und Berlin, 1891 Prom. in Leipzig. 1891–1897 internist. und physiol. WB in Berlin, 1898 Studienaufenthalt in Breslau (→ Mikulicz). Danach in Dresden als Spezialarzt für Magen-Darm-Erkrankungen niedergelassen. 1904 Habil., 1906 Prof. für Chir. am Augusta-Hospital. 1897 modifizierte er das Mikulicz-sche Gastroskop, indem der biegsam eingeführte Schaft für die Inspektion gestreckt und starr gemacht werden konnte. 1901 führte er am Hund eine erste „Coelioskopie" unter Luftinsufflation durch, die → Jacobæus später als Laparoskopie in die Praxis umsetzte.
W.: Ösophagoskop, Allg. med. Zentralztg. 1896. – Über Oesophagoskopie, Gastroskopie und Coelioskopie, Münch. med. Wschr. 49 (1902), S. 21. – Zur Frage d. Priorität für das Verfahren, die Bauchhöhle nach Luftfüllung mittels Kystoskops zu besichtigen, Berlin. klin. Wschr. 58 (1921) 891.
Lit.: BLÄ 1933 I 750f. – CV 1938, 331f. – G. Litynski, B. Schaeff, V. Paolucci: Vom Pneumoperitoneum bis zur Koelioskopie: G. K. (1866–1945) – d. Pionier d. Laparoskopie, Chirurg 67 (1996) 283–287. – BLÄ 2002, 773. – Sachs III 272f. – Klimpel 2017, 154f.

Kelly, Sir Robert Ernest (* 7. 4. 1879 Liverpool; † 16. 11. 1944 Liverpool)
Studium und Prom. (1921) in Liverpool, danach dort chir. WB. 1908 Ass. Surgeon. 1922–1939 o. Prof. für Chir. in Liverpool. Im II. Weltkrieg Beratender Chir. Schwerpunkte: Kreuzbandverletzungen, Anästhesieverfahren (1913 Äther-Narkoseapparat). Seit 1928 im Vorstand des RCS. 1939 geadelt.
W.: Intratracheal anaesthesia, Brit. J. Surg. 1 (1913) 90–95.
Lit.: BLÄ 1933 I 751. – GM 5699.2. – BLÄ 2002, 773.

Keminger, Kurt (* 27. 11. 1924 Wien; † 14. 11. 2006 Wien)
Nach Kriegsdienst im II. Weltkrieg Studium und Prom. (1950) in Wien. Anschließend Pathol. in Wien. Chir. WB ab 1953 in Wien (→ Huber; → Fuchsig). 1962 OA an der I. Chir. Univ.-Klinik Wien, 1964 Habil. 1972 ao. Prof. 1975–1977 komm. Klinikleiter als Krankheitsvertretung für Fuchsig. 1978–1990 Primarius am Kaiserin-Elisabeth-Spital Wien, 1990–1993 Leiter der Chir. Abt. des Privat-KH Confraternität. Schwerpunkte: Schilddrüse, Nebenschilddrüse, Trachea, Ösophagus, Magen,

Geschichte der Chir. 1992 Präsident der ÖGC. 1994 Ehrenmitglied der DGCH.
W.: Das Kropfspital in Rudolfsheim. Kaiserin Elisabethspital 1890–1990, Wien - München - Bern 1990. – W. Hartel, K. K., M. Rehner u. a. (Hgg.): Viszeralchirurgie. Quellen, Entwicklung, Status, Reinbek 2001. – 50 Jahre erlebte Chir., Mitt. DGCH 34 (2005) 269–271.
Lit.: W. Köle: Nachruf auf K. K., Chirurgie 1/2007, 51–52. – W. Hartel: Nachruf auf K. K., Mitt. DGCH 36 (2007) 79.

Kentmann, Johannes (* 21. 4. 1518 Dresden; † 14. 6. 1574 Torgau)
Studium in Leipzig (1545 Magister), Padua und Bologna, wahrscheinlich dort 1549 Prom. Ab 1550 Stadtarzt in Dresden, 1551 Schulphysikus an der Fürstenschule St. Afra in Meißen, ab 1554 Stadtarzt in Torgau. Von ihm stammt eine der frühesten bebilderten Beschreibungen des Gallensteinleidens.
W.: Calculorum qui in corpore ac membris hominum innascuntur genera duodecim, eorum descriptio et figura, Zürich 1565.
Lit: ADB 15 (1882) 603. – Gurlt III 88f. – BLÄ 1935 III 503.

Kerckring, Theodor (Dirk) (* 22. 7. 1638 Amsterdam; † 2. 11. 1693 Hamburg)
Studium in Leiden (ohne Abschluß). Danach in Amsterdam niedergelassen, wo er anat. Studien trieb und 1667 von Cosimo III. de' Medici besucht wurde. 1675–1678 Studienreise nach Italien. Ab 1678 in Hamburg tätig, wo er Gesandter von Cosimo wurde. Von ihm stammt die Beschreibung der nach ihm benannten (schon → Fallopio bekannten) Dünndarmfalten, die Erstbeschreibung der Vasa vasorum und der Venenklappen.
E.: *K.sche Falten:* Plicae circulares: quer zur Darmachse stehende Schleimhautfalten im Dünndarm.
W.: Spicilegium anatomicum, continens observationum anatomicarum rariorum centuriam unam ..., Amsterdam 1670.
Lit.: BLÄ 1935 III505f.

Kern, Ernst (* 13. 1. 1923 Gleisenau. Lkr. Haßberge, Unterfranken; † 14. 5. 2014 Zürich)
Nach Notabitur 4 Jahre Kriegsdienst als Gebirgsjäger an der Ostfront. Anschließend Studium in Erlangen, dort 1949 Prom. 1951/52 Ass. der Physiol. Erlangen (Ranke). Chir. WB 1953/54 in Würzburg (→ Wachsmuth) und 1954–1966 in Freiburg (→ Krauss), dort 1959 Habil., 1964 ao. Prof. Im Rahmen eines Studienaufenthaltes in Stockholm erlebte er 1954 die erste Op. am offenen Herzen unter Herz-Lungen-Maschinen-Einsatz in Europa (→ Crafoord) mit. Später folgte ein Studienaufenthalt in den USA (→ Longmire; → Zollinger). 1967–1969 CA der Chir. Abt. des Städt. KH Lörrach, 1969–1991 o. Prof. für Chir. in Würzburg. Schwerpunkte: Chir. Pathophysiologie, chir. Intensivmed., Gallen- und Pankreaschir, akutes Abdomen, Bauchtrauma, Ileus, Peritonitis, Bauchfellverwachsungen. Unter seiner Ägide verselbständigte sich die Urol. und die Herzchir. Bis 1990 Schriftleiter des *Chirurgen.* Daneben war er ein ausgezeichneter Pianist und Organist. 1977 Mitglied der Leopoldina.
W.: K. Wiemers, E. K.: Die postop. Frühkomplikationen, Stuttgart 1957 (2. Aufl. 1969). – (Red.): Ungelöste Probleme d. Chir. Festschrift Hermann Krauss, Stuttgart 1964. – Allgemeine Chirurgie, Berlin 1967. – H. G. Beger, E. K.: Akutes Abdomen, Stuttgart 1987. – Sehen – Denken – Handeln eines Chirurgen im 20. Jh., Landsberg/Lech 2000.
Lit.: Killian 133f. – CV 1990, 151. – R. Arbogast: Nachruf auf E. K., Mitt. DGCH 43 (2014) 137f.

Kern, Vincenz Ritter von (* 20. 1. 1760 Graz; † 16. 4. 1829 Wien)
Nach handwerkschir. Ausbildung in Graz als Gehilfe in Salzburg, Triest und Venedig tätig. Studium ab 1783 in Wien. 1784 Magister der Chir. und Geburtshilfe, 1790 Dr. chir., 1799 Dr. med. 1805–1823 o. Prof. für prakt. Chir. an der I. Chir. Klinik in Wien. Veranlaßte 1807 die Gründung des „k. k. Operationsinstituts", das bis zur Zeit Billroths Stammschule künftiger österreichischer Chirurgen blieb. 1824–1829 o. Prof. für theoret. Chir. Er war einer der letzten großen Lithotomisten in Konkurrenz zur aufkommenden Lithotripsie. Er leitete eine Reform der Wundbehandlung ein, indem er 1809 die „offene Wundbehandlung" inaugurierte, mit der er aber seiner Zeit voraus war, weshalb die Methode wieder in Vergessenheit geriet. 1825 geadelt.
W.: Avis aux Chirurgiens, pour les engager à adopter une méthode plus simple, plus naturelle et moins dispendieuse dans le pansement des blessés, Wien 1809. – Die Steinbeschwerden d. Harnblase, ihre verwandten Übel u. d. Blasenschnitt bei beiden Geschlechtern, Wien 1828.
Lit.: W. v. Brunn: V. v. K., Chirurg 1 (1929) 1020–1022. – NDB 11 (1977) 523. – Killian 68f. – BEdM I 323.

Kerr, Harry Hyland (* 30. 4. 1881 Winnipeg, Kanada; † 3. 8. 1963 Nantucket, NJ)
Studium und Prom. (1904) in Montreal. 1905 Niederlassung in Washington, dort Prof. für Chir., 1921 Prof. für Neurochir., schließlich 1930–1946 o. Prof. für Chir. und 1932–1945 Chefchir. am Garfield Hosp. in Washington. Dort organisierte er den Zusammenschluß verschiedener Kliniken zum Washington Hosp. Center. Schwerpunkte: Gefäß-, Neurochir., Magen-Darmchir., für die er eine Darmnahtmethode entwickelte.
W.: Intestinal anastomosis without open incisions by means of basting stitches, Bull. Hopkins Hosp. 19 (1908) 132.
Lit.: BLÄ 1933 I 754. – BLÄ 2002, 776f.

Kessler, Isidor (* 19. 8. 1926 Russe, Bulgarien; † 14. 3. 2007 Israel)
Studium und Prom. (1951) in Sofia. 1951 Auswanderung nach Israel, dort chir. und orthop. WB. Ab 1959 Chir. am Department Traumatologie der Zentralklinik Tel Aviv, wo sich sein Interesse für die Handchir. entwickelte. 1965/66 handchir. Studienaufenthalt in San Francisco. 1967–1991 Leiter einer handchir. Abt. in Rehovot, außerdem Prof. für Chir. an der Univ. Jerusalem.
E.: *K.-Naht:* Technik für Beugesehnennähte.
W.: I. K., F. Nissim: Primary repair without immobilization of flexor tendon division within the digital

sheath. An experimental and clinical study, Acta Orthop. Scand. 40 (1969) 587–601. – The „grasping" technique for tendon repair, Hand 5 (1973) 253–255.
Lit.: S. J. Sebastin, A. Ho, T. Karjalainen u. a.: History and evolution of the Kessler repair, J. Hand Surg. 38-A (2013) 552–561.

Key, Charles Aston (* 1798 London; † 23. 8. 1849 London)
Chir.-Ausbildung 1810 bei seinem Vater, später am RCS in London, 1815 bei → A. Cooper. 1821 Mitglied des RCS und Niederlassung in eigener chir. Praxis. 1823 Chir. am St. Guy's Hosp., wo er Dozent für Chir. wurde. Schwerpunkte: Lithotomie, Aneurysmen, Hernien.
E.: *Hodgkin-K.-Geräusch:* Auskultationsphänomen, das für die Aorteninsuffizienz mit Zerstörung der Klappe typisch ist.
W.: Th. Hodgkin: On the retroversion of the valves of the aorta, London Med. Gaz. 3 (1828/29) 433–443.
Lit.: BLÄ 1935 III 515f. – Leiber/Olbert 209.

Key, Einar (* 14. 12. 1872 Stockholm; † 11. 8. 1954 Stockholm)
Studium in Stockholm bis 1902, anschließend dort WB in Anat., Pathol. und Chir. 1907 Habil. 1911–1937 CA der Chir. Abt. an der Mariaklinik in Stockholm. 1923–1937 o. Prof. für Chir. am Karolinska Inst. in Stockholm. Schwerpunkte: Magen-Duodenalulkus, Aneurysmen, Thorakoplastik, Embolektomie. 1919–1954 Herausgeber der *Acta chirurgica Scandinavica.* Der renommierteste skandinavische Chir. seiner Zeit war 1945/46 Präsident der Schwedischen Akademie der Wissenschaften und Ehrenmitglied des RCS.
W.: Embolektomieoperationen auf Grund d. bisherigen Erfahrungen, Erg. Chir. Orthop. 22 (1929) 1–94. – E. K., H. C. Jacobaeus: Weitere Erfahrungen über Thorakoplastik bei Lungentuberkulose, Stockholm 1923.
Lit.: BLÄ 1933 I 756. – BLÄ 2002, 778.

Kienböck, Robert (* 11. 1. 1871 Wien; † 8. 9. 1953 Wien)
Studium und Prom. (1895) in Wien. Nach einer Studienreise nach Paris und London wandte er sich der jungen Radiologe zu und gründete 1899 ein privates Röntgeninstitut in Wien. 1904 Habil. und bis 1938 Leiter der Röntgenabt. der Wiener Allg. Poliklinik, 1915 Tit.-Prof., 1926 ao. Prof. Schwerpunkte: Knochendarstellung, Strahlentherapie, Messung der Strahlendosis.
E.: *Morbus K.:* aseptische Nekrose des Os lunatum am Handgelenk.
W.: Über acute Knochenatrophie b. Entzündungsprocessen an den Extremitäten (fälschlich sogenannte Inactivitätsatrophie d. Knochen) u. ihre Diagnose nach dem Röntgen-Bilde, Wien. med. Wschr. 51 (1901) 1346–1348. – Radiotherapie, Stuttgart 1907. – Über Luxationen im Bereiche d. Handwurzel, Fortschr. Röntgenstr. 16 (1910/11) 103–115. – Röntgendiagnostik d. Knochen- u. Gelenkkrankheiten, I–II, Berlin - Wien 1938–1943.
Lit.: BLÄ 1933 I 758. – L. F. Peltier : R. K. 1871–1953, Clin. Orthop. 149 (1980) 4. – BLÄ 2002, 780. – J. P. Wagner, K. C. Chung: A historical report on R. K. (1871–1953) and K.'s Disease, J. Hand Surg. 30-A (2005) 1117–1121. – EM 737.

Killian, Gustav (* 2. 6. 1860 Mainz; † 24. 2. 1921 Berlin)
Studium in Straßburg, Freiburg, Berlin und Heidelberg, Prom. 1884 in Freiburg. 1886/87 laryngo-rhinol. WB in Berlin. 1887–1889 Leiter der Poliklinik für Hals- und Nasenkranke in Freiburg. Dort 1888 Habil., 1894 Tit.-Prof. sowie 1899–1911 Dir. der Hals- und Nasenklinik (1900 o. Prof.). 1911–1921 o. Prof. und Dir. der Hals- und Nasenklinik der Univ. Berlin. Er erwarb sich bleibendes Verdienst durch die Entwicklung der (starren) Laryngo- und Bronchoskopie und die Einführung verschiedener Op.-Techniken in seinem Fachgebiet.
E.: *K.-Divertikel:* Pulsionsdivertikel des oberen Ösophagus (etwa 2 cm höher als das Zenker-Divertikel).
W.: Über direkte Bronchoskopie, Münch. med. Wschr. 45 (1898) 844–847. – Zur Geschichte d. Oesophago-Gastroskopie, Dtsch. Zschr. Chir. 58 (1901) 499–512. – Über den Mund der Speiseröhre, Mschr. Ohrenheilk. 55 (1908) 1–44.
Lit.: BLÄ 1933 I 758f. – Killian 174. – F. A. M. Herbella, J. Matone, J. C. Del Grande: Eponyms in esophageal surgery, part 2, Dis. Esophag. 18 (2005) 4–16.

Killian, Hans Franz Edmund (* 5. 8. 1892 Freiburg i. Br.; † 7. 3. 1982 Freiburg i. Br.)
Sohn von G. → Killian. Studium in Freiburg und München, unterbrochen durch den I. Weltkrieg. Prom. 1921 in Freiburg. Danach WB Inn. Med. München, Robert-Koch-Inst. Berlin, Pharmakol. München. Chir. WB 1925–1927 in Düsseldorf und 1927–1943 in Freiburg (→ E. Rehn), dort 1930 Habil., 1935 ao. Prof. 1941–1943 Beratender Chir. 1943–1945 o. Prof. für Chir. in Breslau. 1946 Chir. in Halle. 1947–1949 CA der Chir. Abt. am Städt. KH Baden-Baden, danach bis 1968 in Freiburg und Doaueschingen niedergelassen. Schwerpunkte: Unfallchir., Thoraxchir., Gefäßchir. Pionier des Narkosewesens und der Schmerzbekämpfung. Gründer des BDC, dessen erster Präsident er 1960/61 war. 1953 Mitbegründer der DGAI.
W.: Narkose zu operativen Zwecken, Berlin 1934. – Meister der Chirurgie und die Chirurgenschulen im gesamten deutschen Sprachraum, Stuttgart 1951 (2. Aufl. 1980). – H. K., H. Weese (Hgg.): Die Narkose. Ein Lehr- und Handbuch, Stuttgart 1954. – H. K., A. Dönhadt: Wiederbelebung, Stuttgart 1955. – Lokalanästhesie u. Lokalanästhetika, Stuttgart 1959.
Lit.: CV 1980, 352–355. – Killian 369–372. – Sachs IV 45f.

Kiloh, Leslie Gordon (* 20. 9. 1917 London; † 11. 4. 1997)
Studium in London. Im II. Weltkrieg im Mittleren Osten eingesetzt. Danach neurol. und psychiatr. WB in London und Newcastle-upon-Tyne. 1962–1982 Prof. für Psychiatrie in Sydney.
E.: *K.-Nevin-Syndrom:* Ausfall der Funktion des N. interosseus anterior (Beugung der Endgelenke von Daumen, Zeige- und Mittelfinger) am Unterarm.
W.: L. G. K., S. Nevin: Isolated neuritis of the anterior interosseous nerve, Brit. Med. J. 1952/I 850–851.

Kirchmayr, Ludwig (* 20. 7. 1873 Brünn)
Studium und Prom. (1898) in Wien. Chir. WB 1898–1907 in Wien (→ Büdinger). Primarius der Chir. Abt. am Stefaniespital Wien.
E.: *K.-Naht:* Zweistrang-Sehnennaht mit außenliegendem Knoten.
W.: Zur Technik der Sehnennaht, Zbl. Chir. 44 (1917) 906–907.
Lit.: CK 1926, 165.

Kirk, Norman Thomas (* 3. 1. 1888 Rising Sun, MD; † 13. 8. 1960 Washington)
Studium und Prom. (1910) in Baltimore. Anschließend dort chir. WB. Als Sanitätsoffizier 1919 an der Orthop. Abt. am Walter Reed General Hosp. in Washington. 1928 CA der Chir. Abt. am Sternberg General Hosp. in Manila, 1936 in San Francisco. 1941 CA der Chir. Abt. am Walter Reed General Hosp., 1942 Klinikaufbau in Battle Creek, MI. 1943 General Surgeon, danach wieder in Washington sowie auf verschiedenen Schauplätzen des II. Weltkriegs. 1945 Begleiter von Präsident Truman bei der Konferenz von Potsdam. Der hochdekorierte Offizier befand sich seit 1947 im Ruhestand.
W.: Amputations, Washington 1927.
Lit.: BLÄ 1933 I 762. – L. F. Peltier: N. Th. K., Clin. Orthop. 243 (1989) 3. – BLÄ 2002 784.

Kirklin, John Webster (* 5. 4. 1917 Muncie, IN; † 21. 4. 2004 Birmingham, AL)
Studium in Minneapolis, MN und Boston (Harvard), dort 1942 Prom. 1943/44 chir. und neurochir. WB in Rochester (Mayo Clinic), 1944–1946 Kriegseinsatz, 1946–1950 herzchir. WB in Boston. Anschließend wieder in Rochester, dort 1960 Prof. für Chir. und 1964 Dir. des Departments Chir. 1966–1982 Prof. für Chir. und Dir. der Chir. Klinik in Birmingham, AL, wo er ein Zentrum der Herzchir. schuf. Er entwickelte die Herz-Lungen-Maschine (→ Gibbon) weiter, die er ab 1955 bei Ops. am offenen Herzen einsetzte und sie zum Routineeinsatz brachte. Er entwickelte Op.-Methoden für diverse Einsatzgebiete der offenen Herzchir. Er war Herausgeber des *Journal of Thoracic and Cardiovascular Surgery*. 1958 Ehrenmitglied der DGCH.
W.: J. W. K., B. G. Barratt-Boyes: Cardiac surgery: morphology, diagnostic criteria, natural history, techniques, results, and indications, Chicago - London 1986 (4. Aufl. 2013).
Lit.: L. W. Stephenson: J. W. K., MD (1917–2004), J. Thorac. Cardiovasc. Surg. 134 (2007) 225–228. – J. S. Aldrete: Dr J. W. K. (1917–2004): a unique surgeon, Surgery 148 (2010) 1038f.

Kirsch, Richard (* 30. 4. 1915 Berlin; † 17. 6. 1971 Berlin)
Studium in Göttingen, Berlin und Würzburg, dort Prom. 1938. Chir. WB 1939–1941 in Wien (→ L. Böhler), Dresden und Rastenburg (heute Ketrzyn, Polen), 1941–1945 in Johannisburg, Ostpreußen (heute Pisz, Polen). 1945–1948 CA der Chir. Abt. am KH Sülzhayn (heute Stadt Ellrich, Thüringen), 1948–1950 in Stollberg/Erzgeb. 1950–1960 am Regierungs-KH in Ost-Berlin und an der Geschwulstklinik der Charité. 1952 Habil., 1956 ao. Prof. und 9 Monate Aufbau einer Klinik in Nordvietnam. 1960–1963 CA der Chir. Abt. am KH Berlin-Friedrichshain. 1963–1971 o. Prof. für Chir. an der Med. Akad. Dresden. Schwerpunkte: Tuberkulose, Krebsforschung, Sportmedizin, Berufspolitik. Er starb an einem Krebsleiden.
W.: Sportmassage, Berlin 1959. – Moskitos, Bambus und Bananen. Als Arzt in Vietnam, Berlin 1960.
Lit.: Killian 442f. – G. Klotzsche, B. Acker: R. K. Arzt und Kommunist, Dipl.arb. Dresden 1981. – Klimpel 2017, 155.

Kirschner, Martin (* 28. 10. 1879 Breslau; † 30. 8. 1942 Heidelberg)

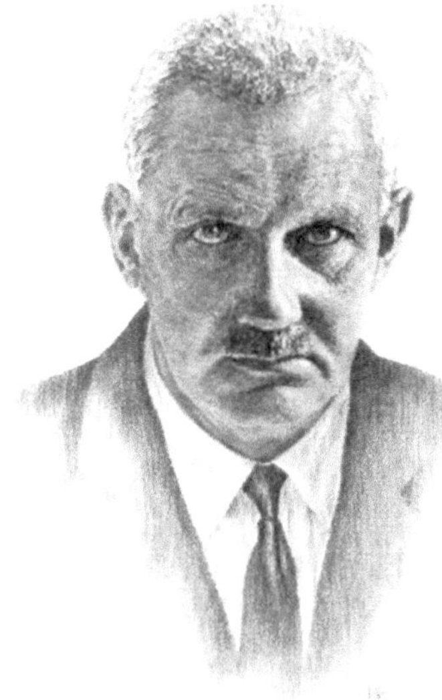

Studium (1899–1904) in Freiburg, Zürich, München und Straßburg, dort 1904 Prom. Zunächst internist. WB in Berlin, 1907 Militärdienst. 1908–1910 chir. WB in Greifswald (→ Payr), 1910–1914 in Königsberg (Payr; → P. L. Friedrich), 1911 Habil. Nach Kriegseinsatz im I. Weltkrieg 1915 komm., 1916–1927 o. Prof. für Chir. in Königsberg, 1927–1933 in Tübingen, 1933–1942 in Heidelberg. In allen von ihm geleiteten Kliniken plante und organisierte er grundlegende Um- oder Neubauten. Als einer der bedeutendsten deutschen Chir. der ersten Hälfte des 20. Jhs. war er Mitherausgeber fast aller chir. Fachblätter (*Der Chirurg* 1928–1942; *Archiv für klinische Chir.* 1933–1942; *Dtsch. Zeitschrift für Chir.* 1916–1942; *Bruns' Beiträge zur klinischen Chir.* 1917–1942) sowie Initiator und Mitarbeiter an den großen chir Standardwerken seiner Zeit. Er bereicherte nahezu alle Gebiete der Chir.: Anästh. (Hochdruck-Lokalanästh., segmentäre Spinalanästh., intravenöse Narkose mit Avertin), Ösophagusersatz durch Magenschlauchhochzug (1920), erstmalige erfolgreiche Durchführung der → Trendelenburg-Op. der Lungenembolie (1924), rotierender Bohrdraht zur Extension (mit Spannbügel) und Osteosynthese (1927), Richtlinien zur Peritonitisbehandlung (1926), synchrone abdominosakrale Op. des Rektumkarzinoms. Seine Forderung nach notärztl. Therapie am Notfallort (1937), im II. Weltkrieg erprobt und ausgebaut, revolutionierte das Rettungswesen und gilt bis heute. 1934 Präsident der

DGCH. 1938 Mitglied der Leopoldina. Er starb an einem Magenkarzinom.
E.: *K.-Draht:* Angespitzter Stahldraht, der durch Rotation in den Knochen eingebohrt wird und dort fest sitzt, ursprünglich zur Anbringung einer Extension, später dann auch für Zwecke der Osteosynthese verwendet. – *K.-Blutleere:* Modifikation der → Esmarch-Blutleere, wobei die Kompression durch eine aufblasbare Manschette erfolgt. – *K.-Subkutanverlagerung* des Samenstrangs bei Leistenherniotomie.
W.: Über Nagelextension, Beitr. klin. Chir. 64 (1909) 266–279. – Ein neues Verfahren d. Ösophagusplastik, Arch. klin. Chir. 114 (1920) 2–59. – Ein durch die Trendelenburgsche Op. geheilter Fall von Embolie d. Art. pulmonalis, Arch. klin. Chir. 133 (1924) 312–359. – Die Behandlung d. akuten eitrigen freien Bauchfellentzündung, Arch. klin. Chir. 142 (1926) 253–311. – Verbesserungen d. Drahtextension, Arch. klin. Chir. 148 (1927) 651–658. – Eine psycheschonende und steuerbare Form d. Allgemeinbetäubung, Chirurg 1 (1929) 673–682. – Eine in etwa 4500 Fällen verwendete Abart d. Bassinischen Leistenbruchop., Arch. klin. Chir. 175 (1933) 357–366. – Das synchrone kombinierte Verfahren bei d. Radikalbehandlung des Mastdarmkrebses, Arch. klin. Chir. 180 (1934) 296–308. – Die fahrbare chir. Klinik (Röntgen-, Operations- u. Schwerverletztenabteilung), Chirurg 10 (1938) 713–717. – M. K., O. Nordmann (Hgg.): Die Chir. Eine zusammenfassende Darstellung d. allg. u. d. spez. Chir., I–VI, Berlin - Wien 1926–1930. – M. K., Alfred Schubert (Hgg.): Allg. u. spez. chir. Op.lehre, I–V, Berlin 1927–1940.
Lit.: Killian 97–99. – M. Goerig, J. Schulte am Esch: M. K.: Anästhesist – Intensivmediziner – Schmerztherapeut, Anästhesiol. Intensivmed. Notfallmed. Schmerztherap. 29 (1994) 343–353. – J. H. Wolf: M. K. u. seine schrittweise technische Vollendung d. direkten Knochenzugmethodik bei Frakturen (Drahtextension), Operat. Orthop. Traumatol. 4 (1992) 293–299. – Ch. Weißer: M. K.s willkürlich begrenzte u. individuell dosierbare gürtelförmige Spinalanästhesie, WmM 10 (1992) 39–52. – Ch. Weißer: Die Knochenbruchbehandlung bei M. K. u. die Entwicklung des „Kirschnerdrahtes". Anm. zu einer genialen Idee in d. Chir., WmM 12 (1994) 5–18. – F. W. Hörmann: M. K. (1879–1942). Leben – Werk – Wirkung, med. Diss. Tübingen 2000. – BLÄ 2002, 784f. – Sachs III 191–204. – Sachs IV 110, 192. – F. W. Schildberg, G. O. Hofmann, M. H. Kirschner: Zum 125. Geburtstag von M. K., Chirurg 76 (2005) 69–74. – EM 753. – Steinau/Bauer 15–31.
Abb.: s. Abb.-Verzeichnis.

Kirstein, Alfred (* 25. 6. 1863 Berlin; † 2. 12. 1922 Berlin)
Studium in Freiburg, Straßburg und Berlin, dort 1886 Prom. Danach internist. WB in Jena, Köln und Berlin. 1896–1903 in Berlin niedergelassen. Er entwickelt 1895 den ersten Spatel zur Laryngoskopie.
W.: Autoskopie, Allg. Med. Zentr. Ztg. 1895, Nr. 34.
Lit.: BLÄ 1933 I 763.

Klapp, Rudolf (* 16. 2. 1873 Arolsen, Waldeck; † 15. 2. 1949 Marburg)
Studium in Würzburg, München und Kiel, dort Prom. 1898. Anschließend chir. WB in Greifswald (→ Bier), dort Habil. 1903. Ab 1904 in Bonn, dort 1905 Prof. 1907 ao. Prof. und Leiter der Chir. Univ.-Poliklinik in Berlin. 1927–1944 o. Prof. für Chir. in Marburg. Schwerpunkte: Resorption, Hyperämie, plast. Chir., Frakturbehandlung (1912 Drahtextension), Varizenchir. (Diszision, Ligatur), Kieferchir., Krankengymnastik, Rehabilitation. 1933 unterzeichnete er das Bekenntnis der Professoren an den deutschen Universitäten und Hochschulen zu Adolf Hitler.
E.: *K.-Kriechübungen:* Zur Behandlung der Skoliose empfohlenes Kriechen auf allen Vieren. – *K.-Repositionsgerät:* Rohrgestell zum Einhängen von Extensionsbügeln zur schonenden und dosierten Reposition von Frakturen.
W.: Die Saugbehandlung, Berlin 1906. – Über die Technik der Wundbehandlung, Berlin 1925. – R. K., W. Block: Die Knochenbruchbehandlung mit Drahtzügen, Berlin - Wien 1930. – R. K., W. Rückert: Die Drahtextension. Anleitung zum praktischen Gebrauch, Stuttgart 1937.
Lit.: BLÄ 1933 I 767. – CV 1938 344f. – A. Bier: R. K. zum 70. Geburtstage, Zbl. Chir. 70 (1943) 228–230. – Killian 228f. – Winau/Vaubel 49. – BLÄ 2002, 790. – Sachs III 39. – Sachs IV 151. – BEdM I 330

Klatskin, Gerald (* 1910 New York; † 27. 3. 1986 Hamden, Conn.)
Studium und Prom. (1933) in Ithaca, NY. Pathol. WB in New Haven (Yale) und med. WB in Rochester, NY. 1946–1974 Prof. für Med. an der Yale-Univ., New Haven. Während seines Einsatzes im II. Weltkrieg als Sanitätsoffizier in Kalkutta erwachte sein Interesse für Lebererkrankungen. Er brachte das Australia-Antigen mit der Hepatits B in Verbindung, er erkannte die Pankreatitis als Folge des Alkoholkonsums und entwickelte ab 1947 die Technik der Leberbiopsie. Der von ihm 1965 publizierte Tumor war schon 1957 beschrieben worden, worauf er jedoch hinweist.
E.: *K.-Tumor:* extrahepatisches Gallengangskarzinom an der Hepatikusgabel.
W: Adenocarcinoma of the hepatic duct at its bifurcation within the porta hepatis. An unusual tumor with distinctive clinical and pathological features, Amer. J. Med. 38 (1965), 241–256
Lit: J. F. Kanne, C. A. Rohrmann, J. E. Lichtenstein: Eponyms in radiology of the digestive tract: Historical perspectives and imaging appearances. Part 2: Liver, biliary system, pancreas, peritoneum, and systemic disease, Radiographics 26 (2006) 465–480. – L. F. Fenster: G. K., Yale J. Biol. Med. 52 (1979) 1–3.

Klaus von Matrei (* ~ 1440 Matrei am Brenner)
Der Tiroler Wundarzt nahm 1476/77 als Feldscher an den Burgunderkriegen teil, wo er sich auf die Versorgung von Schußwunden spezialisierte und → Hans von Gersdorff ausbildete. 1477 Leibarzt auf Lebenszeit der Tiroler Herzöge in Innsbruck. Er schloß 1488 sein *Arzneibuch* ab, in dem auch die Feldchir. abgehandelt ist.
W.: H. Ebel: D. 'Herbarius communis' des Hermannus de Sancto Portu u. das 'Arzneibüchlein' des Claus v. Metry[!], 1940.

Lit.: EM 754f. – R. Vollmuth: War Klaus von Matrei der Lehrer Hanns von Gersdorffs? Sudhoffs Arch. 80 (1996) 109–117.

Klaussner, Ferdinand (* 28. 6. 1857 München; † 9. 12. 1931 Miesbach)
Studium und Prom. (1880) in München. Danach anat. WB in München sowie 1884–1890 chir. WB (→ Nußbaum; → Angerer), 1886 Habil. 1891 ao. Prof. und bis 1922 Vorstand der Chir. Poliklinik in München. Im I. Weltkrieg Generalarzt und Leiter eines Lazaretts.
W.: Verbandlehre, München 1892 (4. Aufl. 1918).
Lit.: CK 1926, 167. – BLÄ 1933 I 768.

Klein, Adolf von (* 30. 9. 1805 Stuttgart; † 3. 4. 1892)
Studium und Prom. (1828) in Tübingen. Ab 1829 in Stuttgart als Chir. und Geburtshelfer niedergelassen. 1829 Regimentsarzt, 1846–1874 Generalstabsarzt der Württembergischen Armee.
Lit.: BLÄ 1901 865.

Kleinert, Harold Earl (* 7. 10. 1921 Sunburst, MT; † 28. 9. 2013)
Studium in Philadelphia (Temple Univ.) bis 1946. Chir. WB 1946–1953 in Detroit. 1954–1957 Instruktor für Chir. in Louisville, KY, wo sein Interesse für Handchir. erwachte und er ein bald weltberühmtes Zentrum für Handchir. errichtete. 1957 Assist. Prof., 1962 Associate Prof. und 1969 o. Prof. für Chir. in Louisville. 1976 Präsident der American Society for Surgery of the Hand.
E.: *K.-Naht:* Zweistrang-Sehnennahttechnik mit Plazierung des Knotens zwischen die Sehnenstümpfe (1981). – *K.-Nachbehandlung:* dynamische Nachbehandlung nach Beugesehnennähten zur Vermeidung narbiger Verklebungen.
W.: H. E. K., M. L. Kasdan, J. L. Romero: Small bloodvessel anastomosis for salvage of severely injured upper extremity, J. Bone Jt. Surg. 45-A (1963) 788–796. – H. E. K., J. E. Kutz, T. Ashbell u. a.: Primary repair of flexor tendons in no-man's-land, J. Bone Jt. Surg.49-A (1967) 577. – H. E. K., S. Schepel, T. Gill: Flexor tendon injuries, Surg. Clin. North Amer. 61 (1981) 267–286.
Lit.: Buck-Gramcko 139–141

Kleinschmidt, Otto (* 31. 7. 1880 Darmstadt; † 5. 6. 1948 Wiesbaden)
Studium in Berlin, Freiburg, München und Heidelberg, 1908 Prom. in Leipzig. Chir. WB 1910 in Königsberg und 1911–1927 in Leipzig (→ Payr), dort 1915 Habil. Im I. Weltkrieg Militärchir. 1920 ao. Prof. 1926–1948 CA der Chir. Klinik der Städt. Krankenanst. Wiesbaden. Er beschrieb 1927 die weltweit erste Mammographie. Mit → Kirschner und → Nordmann Herausgeber der Zeitschrift *Der Chirurg*.
W.: Peritoneum, Leipzig 1926. – Allgemeine u. spezielle chir. Op.-Lehre, Berlin 1940 (2./3. Aufl. u. d. T. Operative Chirurgie, 1943/1948). – O. K., J. Hohlbaum: Die Chir. des Darmes (Dünn- und Dickdarm, in: Kirschner-Nordmann, Die Chir., IV (1944) 475–676.
Lit.: Kürschner 1931, 1462. – BLÄ 1933 I 771f. – CV 1938, 346f. – BLÄ 2002, 795.

Klemm, Klaus (* 19. 5. 1932 Frankfurt a. M.; † 1. 8. 2001 Bad Vilbel)
Studium und Prom. (1958) in Frankfurt. Danach bis 1960 Studienaufenthalt in den USA. Chir. WB 1961/62 in Calw und 1962–1969 in Frankfurt (→ Junghanns). 1970–1997 Leiter der Abt. für Sept. Chir. an der BG-Unfallklinik Frankfurt. Entwickelte zusammen mit W.-D. Schellmann den von → Küntscher angegebenen „Detensor-Nagel" weiter zum Verriegelungsnagel für Trümmerbrüche und inaugurierte die antibiotikahaltigen Kugelketten zur Behandlung von Knocheninfektionen. 1995 Johann-Friedrich-Dieffenbach-Büste der DGU.
W.: K. K., W.-D. Schellmann: Dynamische und statische Verriegelung des Marknagels, Mschr. Unfallheilk. 75 (1972) 568–575. – Gentamicin-PMMA chains for the local antibiotic treatment of chronic osteomyelitis, Reconstr. Surg. Trauma 20 (1988) 11–35.
Lit.: V. Vecsei, R. Schnettler: Laudatio dedicated to the 65th anniversary of K. K., Osteosynth. intern. 5 (1997) S1f. – Mitt. DGCH 31 (2002) 75.

Klencke, Friedrich Philipp **Hermann** (* 16. 1. 1813 Hannover; † 11. 10. 1881 Hannover)
1827–1829 Ausbildung an der Chir.-Schule in Hannover. 1829–1831 preuß. Kompaniechir. in Minden, danach Studium in Leipzig. Ab 1834 als Chir. und Geburtshelfer in Hannover niedergelassen, 1837 in Leipzig, 1839 in Braunschweig. Ab 1855 in Hannover produktiver populärwiss. und Fachschriftsteller, der sich auch mit Kritik am preußischen Medizinalwesen nicht zurückhielt.
W.: Selbtbekenntnisse oder Vierzig Jahre aus dem Leben eines oft genannten Arztes, I–III, Leipzig 1854.
Lit.: ADB 16 (1882) 157f. – BLÄ 1935 III 543f.

Klingenstein, Percy (* 1896 New York; † 21. 5. 1996 New York)
Studium in New York (Columbia Univ.), dort anschließend pathol. und chir. WB (Mt. Sinai Hosp.), wo er 1922–1971 als Chir. tätig war, unterbrochen durch Kriegseinsatz im II. Weltkrieg in Nordafrika und Europa.
E.: *K.-Zeichen:* Durch pathologische Veränderungen der Appendices epiploicae hervorgerufene Symptome des akuten Abdomens.
W.: Some phases of the pathology of the appendices epiploicae, Surg. Gyn. Obstetr. 48 (1924) 376–382
Lit.: Leiber/Olbert 239. – New York Times 24. 5. 1996.

Klinner, Werner (* 28. 11. 1923 Neudorf, Kreis Glatz, Schlesien; † 2. 2. 2013 Neuried)
Studium in Breslau und Marburg, dort 1950 Prom. 1950/51 pathol. WB in Marburg, 1952–1958 chir. WB in Marburg (→ R. Zenker). 1957/58 Studienaufenthalt in den USA (→ Kirklin). 1958 Chir. Univ.-Klinik München (Zenker), dort 1960 Habil., 1967 Prof. 1966–1971 Leiter der herzchir. Abt., 1971–1989 o. Prof. und Dir. der Herzchir. Klinik der LMU München. Der Pionier der Herzchir. legte weltweit den ersten Blalock-Taussig-Shunt mit einer Prothese sowie den ersten rechtsventrikulären Ausflußtrakt an und führte 1969 mit → Sebening die erste Herztransplantation in Deutschland durch. 1971 Mitbegründer der DGTHG.

W.: Plastische Rekonstruktion d. insuffizienten Mitralklappe, Thoraxchir. Vask. Chir. 16 (1968) 577–582. – F. Sebening, E. Gams, W. Klinner u. a.: Zur Transplantation des Herzens, Arch. klin. Chir. 325 (1969) 731–739.
Lit.: CV 1980, 360. – B. Reichart: W. K. †. Pionier d. Herzchir., Dtsch. Ärztebl. 110 (2013) B-303. – F. W. Mohr: Nachruf auf W. K., Mitt. DGCH 42 (2013) 131.

Klippel, Maurice (* 30. 5. 1858 Mühlhausen, Elsaß; † 20. 7. 1942 Vevey, Schweiz)
Studium und Prom. (1889) in Paris, wo er sich seit 1884 für Innere Med. mit Schwerpunkt Neurol. und Psychiatrie spezialisierte. 1902–1924 Leiter der Abt. für Innere Med. am Hôp. Tenon in Paris, wo er eine Reihe von Krankheiten erstmals beschrieb.
E.: *K.-Trénaunay-Weber-Syndrom:* embryonale Entwicklungsstörung mit partiellem lokalisiertem angiektatischem Riesenwuchs.
W.: M. K., P. Trénaunay: Du naevus variqueux ostéohypertrophique, Arch. gén. Méd. (Paris) 3 (1900) 641–672.
Lit.: BLÄ 1933 I 775. – GM 4131. – BLÄ 2002, 799.

Klose, Heinrich (* 31. 8. 1879 Ibbenbüren, Westfalen; † 19. 11. 1968 Bad Eilsen)
Studium in Göttingen und Straßburg, dort 1903 Prom. Anschließend pathol. WB in Freiburg. 1914–1924 chir. WB in Frankfurt (→ L. Rehn; → Schmieden), dort 1916 Habil. 1916–1918 Kriegsdienst als Sanitätsoffizier. Ab 1925 CA der Chir. Abt. am Städt. KH Danzig, 1935–1945 dort erster und einziger dt. o. Prof. für Chir. 1946/47 CA der Chir. Abt. am Martin-Luther-KH in Berlin, 1947–1960 CA der Chir. Abt. am KH am Friedrichshain in Berlin, das unter seiner Ltg. wieder aufgebaut wurde. Er war ein klassischer Universalchir., der wertvolle Beiträge zur endokrinen und orthopäd. Chir. sowie zur Begutachtung lieferte.
W.: Die Chir. d. Basedowschen Krankheit, Stuttgart 1929. – Chir. Komplikationen d. Kriegsseuchen, Erg. Chir. Orthop. 13. – Arzt, Natur und Kunst, Berlin 1955.
Lit.: BLÄ 1933 I 775. – CV 1938, 348f. – Killian 428f. – Winau/Vaubel 50. – BLÄ 2002, 799f. – Sachs III 358.

Kluge, Karl Alexander Ferdinand (* 9. 9. 1782 Straußberg, Mittelmark; † 26. 5. 1844 Berlin)
Studium am med.-chir. Collegium in Berlin. 1804 Unterchir. 1806 Prom. in Erfurt. 1807 Oberchir. des Kronprinzen Friedrich Wilhelm. Ab 1809 Chir. an der med.-chir. Akademie (Pépinière). 1812 Studienreise durch Deutschland und Italien. 1814 ao. Prof. und 2. Dir. der Chir. Abt. an der Charité. 1821 o. Prof. an der Akademie, 1828–1844 neben → Rust Dir. an der Charité sowie zuständig für die Gebäranstalt und die Station für Geschlechtskrankheiten.
W.: Regulativ für die Anfertigung d. einfachen chir. Verbände, 2. Aufl. Berlin 1831.
Lit.: ADB 16 (1882) 250–253. – BLÄ 1935 III 552f.

(Dejerine)-**Klumpke, Augusta** (* 15. 10. 1859 San Francisco; † 5. 11. 1927 Paris)
Studium und Prom. (1889) als erste Frau gegen viele Widerstände in Paris. Mit ihrem Mann Joseph Jules Dejerine, mit dem sie seit 1888 verheiratet war, betrieb sie neurol. Forschungen und war an seinen Publikationen maßgeblich beteiligt. 1914/15 Präsidentin der Société de Neurologie de Paris.
E.: *K.-Lähmung:* untere Armplexuslähmung, kindliche Plexuslähmung (1885).
W.: Des polynévrites en général et des paralysies et atrophies saturnines en particulier, med. Diss. Paris 1889.
Lit.: L. F. Peltier: A. D. K. 1859–1927, Clin. Orthop. 263 (1991) 3. – B. O. Ulgen, H. Brumblay, L. J. Yang u. a.: Augusta Déjerine[!]-Klumpke, M. D. (1859–1927): a historical perspective on Klumpke's palsy, Neurosurgery 63 (2008) 359–366.

Kneip, Karl Kurt (* 1801; † 25. 2. 1842 Greifswald)
Studium und Prom. (1828) in Greifswald, dort 1832 Habil. und Lehrer an der Chirurgenschule sowie 1836 ao. Prof. und Dir. der chir.-augenärztlichen Klinik.
Lit.: BLÄ 1935 III 557. – Killian 157. – Sachs IV 96.

Knoch, Hans-Georg („Jurek") (* 19. 9. 1931 Oberglogau [Głogówek], Oberschlesien; † 7. 6. 2010 Lindthal-Rehain, Niederlausitz)
Studium in Posen. Chir. WB in Cosel (Koźle, Bez. Oppeln). Ab 1957 in der DDR, 1957 Prom. in Greifswald. Ab 1962 an der Med. Akad. 'Carl Gustav Carus' in Dresden (→ Kirsch), ab 1963 dort Leiter der Chir. Poliklinik, 1966 Habil. 1971 Dir. der Zentralen Hochschulpoliklinik, 1976 o. Prof. für Chir. 1977–1983 und 1989–1991 Rektor der Med. Akad. Dresden. Ab 1992 an einer Privatklinik tätig. Schwerpunkte: Krankenpflege, Knochentumoren, Proktologie, Ultraschall in der Knochenbruchheilung.
W.: Knochenbruchheilung mit Ultraschall, Berlin - Heidelberg 1990. – G. W. Dorniok, H.-G. K.: Knochengeschwülste u. geschwulstähnliche Knochenerkrankungen, Jena 1971 (3. Aufl. 1982). – H.-G. K., B. Dökert, K.-D. Kühne: Allg. Krankenpflege, Berlin 1985 (2. Aufl. 1987).
Lit.: Killian 443. – C.-P. Heidel, M. Lienert: Die Proff. d. Med. Fak. Carl Gustav Carus Dresden u. ihrer Vorgängereinrichtungen 1814–2004, München 2005, 134. – Klimpel 2017, 155f.

Koburger, Heinrich (15. Jh.)
Der ostfränkische Wundarzt (aus Forchheim?), der als Wanderarzt im südwestdt. Raum tätig war, ist durch seine Niederlassungsankündigung von 1450 bezeugt.
Lit.: VL IV (1983) 1280. – EM 767.

Koch, Andreas (* 1775 Freising; † 7. 4. 1846 München)
Studium und Prom. (1801) in Landshut, danach Niederlassung in München, wo er 1808 Wundarzt am Allg. KH und 1826–1827 Prof. für Chir. wurde. Bei Amputationen ligierte er die Gefäße nicht, sondern erreichte Blutstillung durch längere Kompression.
Lit.: BLÄ 1935 565. – Killian 377. – Sachs IV 154.

Koch, Wilhelm von (* 22. 12. 1842 Danzig; † um 1920)
Studium an verschiedenen Orten Deutschlands, Prom. 1866 in Berlin. Danach Studienreise nach Italien und Frankreich. Kriegsteilnahme 1866 und 1870/71. Chir.

WB in Dorpat (→ Wahl). 1879 ao. Prof. 1890–1905 o. Prof. für Chir. in Dorpat. 1897 vom Zaren geadelt.
W.: Die Entwicklungsgeschichte der Dickdarmbrüche (Zwerchfell-, Nabelschnur-, Leisten- u. Schenkelbruch), Leipzig 1899.
Lit.: BLÄ 1901, 876. – Sachs IV 52.

Kocher, Emil **Theodor** (* 25. 8. 1841 Bern; † 27. 7. 1917 Bern)

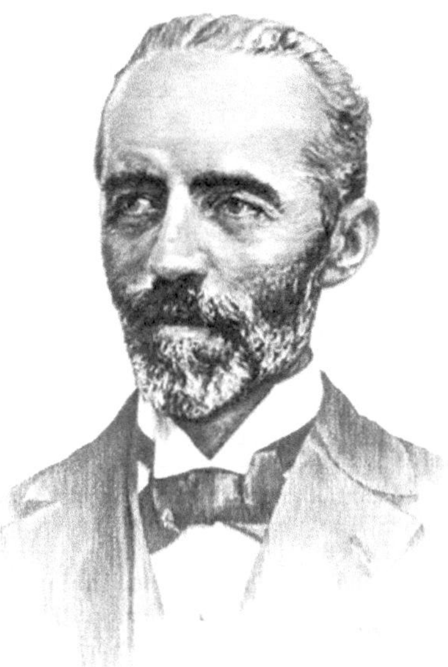

Studium in Bern, dort Prom. 1865. Nach kurzer internist. WB in Zürich Studienreise nach Berlin, London, Paris und Wien (→ Billroth). Chir. WB 1866 in Bern (→ Lücke), im gleichen Jahr Habil. 1869 eröffnete er eine Privatpraxis. 1872–1917 o. Prof. für Chir. in Bern. Sein rasch wachsendes internationales Ansehen brachte ihm Berufungen auf die Lehrstühle nach Prag, Bonn, Wien und Berlin ein, er blieb jedoch 45 Jahre lang in Bern, baute die Chir. im Inselspital auf und begründete die große Berner Chirurgenschule. Schwerpunkte: Infektionen, Schußwunden, Hernien (1895 Schenkelbruchpfortenverschluß), Magenchir., Gallenchir. (1878 zweizeitige Cholezystotomie; 1895 Choledochoduodenostomie zur Umgehung einer Papillenstenose), Verletzungen der Wirbelsäule, Schädeltrepanationen und v. a. Kropfoperationen sowie Studien über die Ursachen und Folgen der Kropferkrankung. Als Resultat dieser Forschungen beließ er ab 1883 zur Vermeidung der Hypothyreose einen daumengroßen Schilddrüsenrest. Als einer der ersten führte er die Antisepsis auf dem Kontinent ein und ging schon früh zur Asepsis über. Außerdem verpflanzte er als erster menschliches Gewebe: 1883 transplantierte er bei einer Thyreoidektomie Schilddrüsengewebe unter die Bauchhaut. Über seine Freundschaft mit → Halsted und → Cushing hatte er großen Einfluß auf die Entwicklung der US-amerikanischen Chir. 1902 Präsident der DGCH, 1903 deren Ehrenmitglied. 1905 Kongreßpräsident der ISS. 1909 erhielt er den Nobelpreis für Med. in Anerkennung seiner Forschungen zur Schilddrüse.

E.: *K.-Zeichen:* Augenlidphänomen bei Hyperthyreose und M. Basedow: Krampfhafte Retraktion des Oberlids bei Fixierung eines schnell nach oben und unten bewegten Gegenstandes. – *K.-Klemme:* Scharfe Arterienklemme mit feinen Häkchen. – *K.-Manöver* zur Reposition des luxierten Schultergelenkes. – *K.-Manöver* zur Mobilisation des Duodenums. – *K.-Kragenschnitt:* Schnittführung beim Zugang für Schilddrüsenoperationen. – *K.-Invaginationsmethode:* zur Versenkung des Bruchsackstumpfes bei der Op. der Leistenhernie. – *K.-(Langenbeck-)Zugang:* posterolateraler Zugang zum Hüftgelenk. – *K.-Schnitt:* lateraler parapatellarer Schnitt zur Kniegelenkseröffnung.
W.: Eine neue Reductionsmethode für Schulterverrenkung, Berlin. klin. Wschr. 7 (1870) 101–105. – Die Exstirpatio recti nach vorheriger Excision des Steißbeins, Zbl. Chir. 1 (1874) 145–147. – Zur Pathologie u. Therapie des Kropfes, Dtsch. Zschr. Chir. 4 (1874) 417–440. – Exstirpation einer Struma retrooesophagea, Korresp.bl. schweiz. Ärzte 8 (1878) 702–705. – Über Kropfexstirpation u. ihre Folgen, Arch. klin. Chir. 29 (1883) 254–337. – Ein Fall von Choledocho-Duodenostomia interna wegen Gallenstein, Korresp.bl. schweiz. Ärzte 25 (1895) 193. – Eine einfache Methode zur Erzielung sicherer Asepsis, Korresp.bl. schweiz. Ärzte 18 (1888) 3–20. – Zur Radicalcur d. Hernien, Korresp.bl. schweiz. Ärzte 22 (1892) 561–576. – Mobilisierung des Duodenum[!] u. Gastroduodenostomie, Zbl. Chir. 30 (1903) 33–40. – Chir. Operationslehre, Jena 1892 (5. Aufl. 1907).
Lit.: BLÄ 1933 I 787. – Leiber/Olbert 243. – Killian 399–402. – NDB 12 (1979) 282f. – U. Tröhler: Der Nobelpreisträger Th. K. 1841–1917. Auf dem Weg zur physiologischen Chir., Basel - Boston - Stuttgart 1984. – U. Boschung (Hg.): Th. K. 1841–1917. Beitr. zur Würdigung von Leben u. Werk, Bern - Stuttgart - Toronto 1991. – I. M. Modlin: Surgical triumvirate of Th. K., Harvey Cushing, and William Halsted, World J. Surg. 22 (1998) 103–113. – D. Liebermann-Meffert: Short story of Th. K.'s life and relationship to the International Society of Surgery, World J. Surg. 24 (2000) 2–9. – Sachs III 204–218. – BEdM I 337. – EM 768f.
Abb.: s. Abb.-Verzeichnis.

Kock, Nils G. (* 29. 1. 1924 Jakobstad, Finnland; † 24. 8. 2011 Göteborg)

Nach Kriegsdienst in der finnischen Armee im II. Weltkrieg Studium in Helsinki, Abschluß 1951. Chir. WB in Helsinki und Göteborg, dort 1959 Habil. und Ass.-Prof. 1974–1990 o. Prof. für Chir. und CA der Chir. Abt. am Sahlgrenska Sjukhuset in Göteborg. Er entwickelte in den 1960er Jahren einen kontinenten Harnblasenersatz aus Ileum und gab 1969 das nach ihm benannte Ileostomie-Verfahren nach Kolektomie an. 1991 Ehrenmitglied der DGCH.
E.: *K.-Pouch:* kontinente terminale Ileostomie mit intraabdminalem Stuhlreservoir.
W.: Intra-abdominal „reservoir“ in patients with permanent ileostomy: preliminary observations on a procedure resulting in fecal „continence“ in five ileostomy patients, Arch. Surg. 99 (1969) 223–231. – N. K., H. Myrold, L. Nilsson u. a.: Continent ileostomy. An account of 314 patients, Acta chir. Scand. 147 (1980) 67–72.

Lit.: M. L. Corman: N. G. K., Dis. Colon Rectum 37 (1994) 278. – Z. Cohen: A tribute to N. G. K., 1924–2011, Can. J. Surg. 55 (2012) 153f.

Koeberlé, Eugène (* 4. 1. 1828 Schlettstadt; † 13. 6. 1915 Straßburg)
Studium in Straßburg, 1855 Abschluß als Chir. und Prosektor der Anatomie, 1862–1870 o. Prof. für Anat. und Chir. in Straßburg, entwickelte er v. a. die Abdominalchir. und bes. die Eingriffe am Uterus weiter. 1862 exstirpierte er eine Ovarialzyste. 1863 gelang ihm die erste Uterusexstirpation wegen eines Fibroms, 1869 nahm er eine radikale Hysterektomie samt Adnexen vor. 1878 entfernte er erfolgreich Uterusmyome. Seine dank strenger Asepsis und exakter Blutstillung erfolgreichen Operationen am Uterus waren wegweisend für eine neue Epoche der gynäkologischen Chir. Er konstruierte eine Arterienklemme, wegen der es zu Prioritätsstreitigkeiten mit → Péan kam. Ab 1880 im Ruhestand, beschäftigte er sich mit archäologischen Forschungen.
W.: Opérations de l'ovariotomie, Mém. de l'Acad. de méd. 1864. – Résultats statistiques de l'ovariotomie. Compte rendu des opérations pratiqués depuis ... 1862 jusqu' ... 1766, Paris 1869.
Lit.: Killian 217. – BLÄ 1901, 880. – Sachs IV 186f. – EM 770.

Köhler, Alban (* 1. 3. 1874 Petsa b. Rositz, Thüringen; † 26. 2. 1947 Niederselters)
Studium in Berlin, Erlangen und Tübingen, dort 1897 Prom. 1898–1902 pathol. WB in Dresden (→ Schmorl) und chir. WB in Wiesbaden (→ F. Cramer), 1903 dort Niederlassung als Radiologe. Er war 1905 Mitbegründer der Deutschen Röntgengesellschaft.
E.: *Morbus K.:* **I:** Osteochondrose (asept. Nekrose) des Os naviculare b. Jugendlichen. **II:** Osteochondrose (asept. Nekrose) des 2. (seltener 3. oder 4.) Metatarsaleköpfchens bei weibl. Jugendlichen.
W.: Grenzen des Normalen u. Anfänge des Pathologischen im Röntgenbilde, Hamburg 1910 (6. Aufl. 1931). – Über eine häufige, bisher anscheinend unbekannte Erkrankung einzelner kindlicher Knochen, Münch. med. Wschr. 55 (1908) 1923–1925. – Eine typische Erkrankung des 2. Metatarsophalangealgelenkes, Münch. med. Wschr. 67 (1920) 1289–1290.
Lit.: BLÄ 1933 I 788. – J. Freyschmidt, A. K., Fortschr. Röntgenstr. 163 (1995) 463–468. – EM 770f.

Köhler, Albert Georg Friedrich (* 29. 10. 1850 Zellerfeld, Harz; † 5. 12. 1936 Berlin)
Studium an der Med.-chir. Akad. in Berlin, dort 1873 Prom. 1884 Eintritt in den Militärdienst, ab 1884 an der Militärärztlichen Akad. in Berlin tätig und daneben 1885–1895 Ass. an der Charité (→ Bardeleben). 1895 Leiter der chir. Nebenabt., die er zu einer unfallchir. Klinik ausbaute. 1893 Tit.-Prof., 1901 Habil., 1904–1918 Prof. an der Friedrich-Wilhelms-Akad., 1921 ao. Prof. an der Univ. Schwerpunkte: Kriegs- und Unfallchir., Asepsis, Geschichte der Militärmedizin. 1901–1902 Zweiter Schriftführer der DGCH, 1903–1933 Schatzmeister der DGCH.
W.: Kriegschirurgen und Feldärzte Preußens und anderer deutscher Staaten, I–III, Berlin 1899–1904. – Erste ärztl. Hilfe bei Unfallverletzten, Berlin 1909. – Taschenbuch für Kriegschir., Berlin - Wien 1914.
Lit.: BLÄ 1933 I 788. – Winau/Vaubel 51. – BLÄ 2002, 810. – BEdM I 337.

Köhler, Paul (* 30. 12. 1864 Zwickau; † 26. 5. 1940)
Studium 1885–1889 in Leipzig, anschließend WB für Orthop. in Wien. Anschließend Gründung eines Sanatoriums für Orthop. und Physikal. Heilmethoden in Aue, 1897 einer orthop. Privatklinik mit Spezialisierung für Unfallheilkunde in Zwickau und 1904 des Kurmittelhauses und eines Sanatoriums in Bad Elster, das zu einem der bedeutendsten in Deutschland wurde. Außerdem errichtete er Heilanstalten für Kinder mit Tuberkulose und orthop. Leiden sowie 1928 für Rheumabehandlung. Er war Herausgeber der *Zschr. f. Rheumaforschung*.
W.: Übungstherapie bei rheumat. Erkrankungen, Dresden - Leipzig 1938.
Lit.: BEdM I 337f.

Köhler, Rudolph Albrecht (* 22. 12. 1841 Berlin; † 4. 7. 1911 Berlin)
Studium und Prom. (1866) in Berlin. 1874–1880 chir. WB in Berlin (→ Bardeleben). 1883–1896 Leiter der Chir. Poliklinik der Charité und Prof. für Kriegsheilkunde an der Friedrich-Wilhelm-Akad. Generalarzt des preuß. Sanitätskorps. 1886 Mitbegründer der Berliner Chir. Gesellschaft.
W.: Über Morel-Lavallée's décollement traumatique de la peau et des couches sous-jacentes, Dtsch. Zschr. Chir. 29 (1888/89) 44–96.
Lit.: BLÄ 1901, 883f. – BLÄ 1933 I 789.

Köle, Wolfgang (* 18. 11. 1919 Obdach, Steiermark; † 15. 4. 2018 Graz)
Studium in Graz und Wien, 1940–1945 Kriegsdienst, Prom. (1945) in Innsbruck. 1945–1961 chir. WB in Graz (→ Winkelbauer; → Spath). 1951 Studienaufenthalte in Oslo, Stockholm (→ Crafoord) und Zürich (→ A. Brunner). 1965 Habil. in Graz, 1962 ao. Prof., 1981 o. Prof. 1961–1985 Primarius der II. Chir. Abt. des Landes-KH Graz. Schwerpunkte: Abdominal-, Ösophagus-, Thoraxchir., Osteosynthese. 1980 Ehrenmitglied der DGCH.
W.: G. Heberer, W. K., H. Tscherne: Chirurgie. Lehrbuch f. Studierende d. Med. u. Ärzte, Berlin - Heidelberg - New York 1977 (5. Aufl. 1986).
Lit.: CV 1980, 371–373. – CV 1990, 162. – H. Bauer: Abschiedsrede für W. K., Passion Chir. 8 (2018) II 99f.

Kölliker, Hans **Theodor** Alfons (* 28. 5. 1852 Würzburg; † 10. 7. 1937 Leipzig)
Sohn des berühmten Würzburger Anatomen Rudolf Albert v. Koelliker. Studium in Würzburg und Göttingen, 1876 Prom. in Würzburg. 1877/78 Militärdienst. Chir. WB in Basel (→ Socin) und Halle (→ R. Volkmann), orthop. WB in Leipzig (→ Schildbach), dort 1881 Habil. und ab 1885 Ltg. der Orthop. Univ.-Poliklinik. 1891 ao. Prof., 1922/23 o. Prof. für Orthop. Chir. in Leipzig. 1909–1924 CA des Leipziger Krüppelheims. 1914 Präsident der DGOOC, 1922 deren Ehrenmitglied. 1895 Mitglied der Leopoldina.

W.: Die Verletzungen u. chir. Erkrankungen d. peripherischen Nerven, Stuttgart 1890. – Die Amputation u. Exartikulation unter bes. Berücksichtigung des Kunstgliederbaues, Leipzig 1925.
Lit.: BLÄ 1933 I 789. – F. Schede: Th. K., Arch. orthop. Unfallchir. 31 (1932) I–V. – BLÄ 2992, 811.

Kömm, Johann Nicolaus
Lebensdaten konnten nicht ermittelt werden. 1808–1850 Prof. für Chir. und (bis 1811) Geburtshilfe an der Med.-Chir. Lehranstalt und Primarchir. am Allg. KH in Graz.
Lit.: Killian 247. – Sachs IV 92.

König, Franz (* 16. 2. 1832 Rotenburg an der Fulda; † 12. 12. 1910 Berlin-Grunewald)

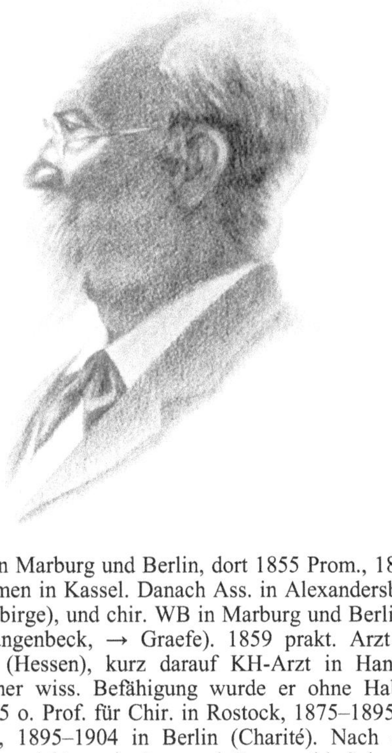

Studium in Marburg und Berlin, dort 1855 Prom., 1856 Staatsexamen in Kassel. Danach Ass. in Alexandersbad (Fichtelgebirge), und chir. WB in Marburg und Berlin (→ K. Langenbeck, → Graefe). 1859 prakt. Arzt in Homberg (Hessen), kurz darauf KH-Arzt in Hanau. Dank seiner wiss. Befähigung wurde er ohne Habil. 1869–1875 o. Prof. für Chir. in Rostock, 1875–1895 in Göttingen, 1895–1904 in Berlin (Charité). Nach der Emeritierung lebte er in Jena und Grunewald. Schwerpunkte: Lungenverletzungen, Herz- und Gefäßkrankheiten, Knochen- und Gelenktuberkulose. Er legte 1882 erstmals eine Gallenfistel an, nahm im selben Jahr eine erste planmäßige abdominoperineale Rektumexstirpation vor, setzte erstmals eine Trachealkanüle ein und führte die Herzmassage bei Herzstillstand ein. 1887 führte er den Begriff „Osteochondritis dissecans" ein. In Göttingen (1889) und Berlin (1904) war er maßgeblich am Neu- bzw. Umbau der Kliniken beteiligt. 1893 Präsident der DGCH, 1902 deren Ehrenmitglied. 1902 bei der Gründung der DGO(O)C aus diplomatischen Gründen neben → Bergmann zu deren Ehrenmitglied ernannt.
W.: Lehrbuch d. speziellen Chir., Berlin 1876 (6. Aufl. 1894). – Über freie Körper in den Gelenken, Dtsch. Zschr. Chir. 27 (1887) 90–109. – Lehrbuch d. allgemeinen Chir., Berlin 1889. – Die Tuberkulose d. Knochen u. Gelenke, Berlin 1906. – Lebenserinnerungen, Berlin 1912.
Lit.: BLÄ 1901, 887–889. – NDB 12 (1979) 331. – Killian 335f. – Winau/Vaubel 52. – U. Paul: F. K. (1832–1910). Weg u. Wandel d. Chir. seiner Zeit, Zbl. Chir. 108 (1983) 1451–1456. – Sachs III 228. – BEdM I 338.
Abb.: s. Abb.-Verzeichnis.

König, Fritz (* 30. 5. 1866 Hanau; † 16. 8. 1952 Würzburg)

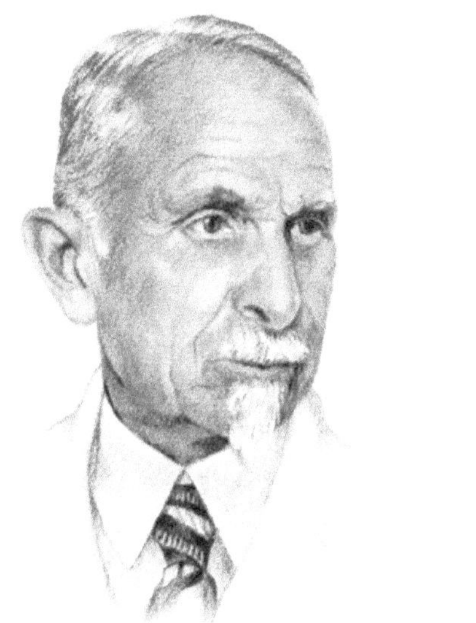

Sohn von → Franz König. Studium in Marburg, Leipzig und Göttingen, dort Prom. 1890. Danach 2 Jahre pathol. WB, dann chir. WB in Berlin (→ Bergmann), dort Habil. 1898. 1899 heiratete er die Schwester seines Mit-Ass. → E. Lexer. 1900 Prof., im selben Jahr Dir. der Chir. Abt. des Städt. KH Altona. 1910 o. Prof. für Chir. in Greifswald, 1911 in Marburg, 1918–1934 in Würzburg, danach bis 1937 noch Unterricht in der Krebslehre. In Würzburg übernahm er die nach dem Weggang von → Enderlen vakant gewordene Leitung des 1912 begonnenen Klinikneubaus, welcher durch den Ersten Weltkrieg ins Stocken geraten war. Er richtete an seiner Klinik 1933 erstmals in Deutschland eine selbständige Abteilung für Neurochir. ein, die er → W. Tönnis übertrug. Schwerpunkte: Unfallheilkunde, Osteosynthese, Tuberkulosetherapie, Krebsforschung. 1909 Mitbegründer der Vereinigung Nordwestdeutscher Chirurgen, 1912 der Mittelrheinischen Chirurgenvereinigung. 1928 Präsident der DGCH, 1935 deren Ehrenmitglied, 1934 Vorsitzender und Ehrenmitglied der DGU. 1919–1944 Mit-Hg. der Zeitschrift *Archiv f. Orthopädische u. Unfall-Chir.*
W.: Operative Chir. d. Knochenbrüche, I: Operationen am frischen u. verschleppten Knochenbruch [mehr nicht erschienen], Berlin 1931. – F. K., G. Magnus: Handbuch der gesamten Unfallheilkunde, I–IV, Stuttgart 1932–1934. – F. K., E. Seifert: Wesen, Erkennung u.

Behandlung d. Krebskrankheit, Stuttgart 1937 (= Neue Dtsch. Chir., 57). – Krebsproblem u. prakt. Chir., Stuttgart 1942. – Erinnerungen, Erlebnisse, Beobachtungen u. Gedanken eines Arztes, Chirurgen u. Menschen, Privatdruck Würzburg 1952.
Lit.: BLÄ 1933 I 791. – NDB 12 (1979) 331f. – H. Körner: Leben u. Werk des Chirurgieprofessors F. K. (1866–1952), med. Diss. München (TU) 1980. – J. Bülthoff: F. K. (1866–1952). Zur Geschichte d. Chir., med. Diss. Marburg a. d. Lahn 1981. – Killian 130f. – Winau/Vaubel 53. – Ch. Weißer: F. K. (1866–1952) u. seine Verdienste um die Entwicklung d. Osteosynthese, WmM 16 (1997) 93–114. – BLÄ 2002. 813. – Sachs III 29f. – BEdM I 338f.
Abb.: s. Abb.-Verzeichnis.

Körte, Werner (* 21. 10. 1853 Berlin; † 3. 12. 1937 Berlin)

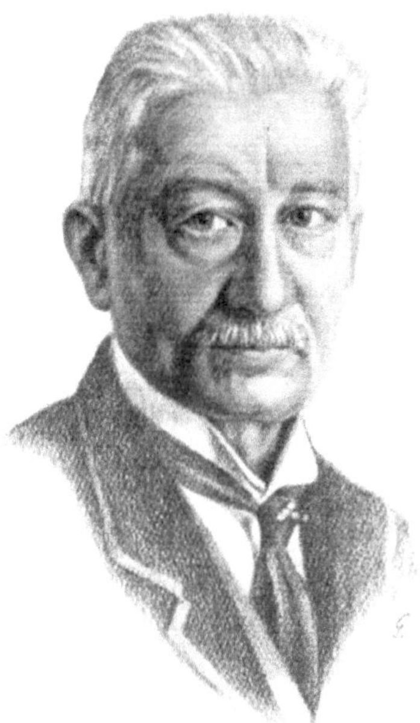

Studium in Berlin, Bonn und Straßburg; dort 1875 Prom. Chir. WB 1874–1876 in Straßburg (→ Lücke) und 1877–1880 in Berlin (→ R. Wilms), 1880–1881 komm. Leiter der Chir. am KH Bethanien. Danach 8 Jahre als prakt. Arzt tätig. 1889–1924 Dir. der Chir. Abt. des KH am Urban in Berlin. 1905 lehnte er einen Ruf nach Königsberg als Nachfolger → Garrès ab. Im I. Weltkrieg Beratender Chir. als Generalarzt. Ab 1921 Vorsitzender des Zentralkomitees für das ärztliche Fortbildungswesen in Preußen. Schwerpunkte: Abdominalchir. (Gallen- und Pankreaschir.: Anhänger der Früh-Op. bei der akuten Pankreatitis), Lungenchir. (1907 erste erfolgreiche Lobektomie: Resektion des rechten Lungen-Unterlappens). Führte 1900 die erste terminale Ileostomie bei Colitis ulcerosa durch. Bis 1934 Mitherausgeber des *Archivs für klinische Chirurgie.* 1906 und 1926 Präsident der DGCH, 1899–1929 deren Schriftführer, 1920 Ehrenmitglied, 1930 Ehrenpräsident.

E.: *K.-Spatel:* Biegsamer Spatel zur Retraktion des Darmes bei Abdominaleingriffen.
W.: Über die Chir. d. Gallenwege u. d. Leber, Leipzig 1892. – Die chir. Krankheiten u. die Verletzungen des Pankreas, Stuttgart 1898. – Über Lungenresektion wegen bronchiektatischer Cavernen, Verh. Berl. med. Ges. 39 (1908/09) 5–9.
Lit.: BLÄ 1933 I 794f. – NDB 12 (1979) 395f. – Killian 356. – Winau/Vaubel 54. – BLÄ 2002, 816.
Abb.: s. Abb.-Verzeichnis.

Kohler, Ottmar (* 19. 6. 1908 Gummersbach; † 18. 7. 1979 Idar-Oberstein)
Studium und Prom. (1934) in Köln. Chir. WB 1933–1935 in Wilhelmshaven, 1935–1939 in Köln-Mülheim. 1939–1954 Kriegsdienst und Gefangenschaft. 1954–1957 OA Köln-Merheim (→ Dick; → Schwaiger). 1957–1973 CA der Chir. Abt. am Städt. KH Idar-Oberstein. 1978 Ehrenmitglied der DGCH.
Lit.: CV 1969, 482f.

Kolesow, Valeri Iwanowitsch (* 24. 9. 1904 Martianowskaja, Oblast Wologda; † 2. 8. 1992 St. Petersburg)
Studium in St. Petersburg, Abschluß 1931. Nach Tätigkeit als Betriebsarzt in einer Metallfabrik im Ural 1934–1938 chir. WB in St. Petersburg. Im II. Weltkrieg Sanitätsoffizier im eingeschlossenen St. Petersburg. 1945–1953 kardiovask. WB noch im Militärdienst, 1946 Habil. 1953–1976 CA des Dept. Chir. am I. Med. Inst. in St. Petersburg. 1964 legte er erstmals erfolgreich eine Anastomose zwischen A. thoracica interna und Koronararterie („Mammaria-Bypass“) zur Myokardrevaskularisation an, wobei er ab 1967 spezielle Anastomosen-Klammernahtgeräte verwendete. Er war der führende Herzchir. der Sowjetunion.
W.: Mammary artery-coronary artery anastomosis as method of treatment for angina pectoris, J. Thorac. Cardiovasc. Surg. 54 (1967) 535–544; 70 (1976) 909–917.
Lit.: I. E. Konstantinov: V. I. K. A surgeon to remember, Tex. Heart Inst. J. 31 (2004) 349–358.

Koller, Carl (* 3. 12. 1857 Schüttenhofen [Sušice], Böhmen; † 22. 3. 1944 New York)
Studium und Prom. (1882) in Wien. Nach ophthalmol. WB in Wien 1885 wegen antisemitischer Anfeindungen Emigration. Nach Stationen in Utrecht und London 1888 Niederlassung als Augenarzt in New York, wo er am Mount Sinai- und am Montefiori-Hosp. Augen-Op. vornahm. 1884 entdeckte er die Wirkung des Kokains als Oberflächenanästhetikum am Auge.
W.: Vorläufige Mittheilung über locale Anaesthesierung am Auge, Klin. Mbl. Augenheilk. 22 (1884), Beil., 60–63. – Historical notes on the beginning of local anaesthesia, J. Amer. med. Ass. 90 (1928) 1742.
Lit.: BLÄ 1933 I 798. – NDB 12 (1980) 465. – BLÄ 2002, 820f.

Koncz, Josef (* 30. 10. 1916 Velka/Ungarn; † 7. 11. 1988 Göttingen)
Studium und Prom. (1941) in Prag. 1941–1945 Kriegsdienst und Gefangenschaft. 1946–1959 chir. WB in Göttingen (→ Hellner), dort 1953 Habil. 1953 und 1960

Studienaufenthalte in England bzw. USA. 1959 ao. Prof. und Leiter der von ihm gegründeten Abt. für Thorax-, Herz- und Gefäßchir. (der ersten in Deutschland, die diese Fachgebiete vereinte), Aufbau des Herzzentrums Göttingen und Einsatz der Herz-Lungen-Maschine. 1968–1982 o. Prof. für Chir. und Dir. der Klinik für Thorax-, Herz- und Gefäßchir. in Göttingen. 1971 Mitbegründer der DGTHG, 1982 deren Ehrenmitglied.
E.: *K.-Rastan-Op.*: Aortoventrikuloplastik zur Erweiterung der verengten linksventrikulären Ausflußbahn.
W.: Portocavale Anastomosen, Archiv klin. Chir. 289 (1958) 598–602. – Behandlungsergebnisse d. akuten Oesophagusvarizenblutung, Stuttgart 1974. – H. Rastan, J. K.: Plast. Erweiterung d. linken Ausflussbahn. Eine neue Op.methode, Thoraxchir. Vask. Chir. 23 (1975) 169–175.
Lit.: CV 1980, 374. – [Zum 70. Geburtstag] Dtsch. Ärztebl. 83 (1986) A-3046. – C. Tjindra: J. K. (1916–1988). Sein Leben u. sein Werk, med. Diss. Hannover 2005.

Konjetzny, Georg Ernst (* 26. 4. 1880 Gleiwitz, Oberschlesien; † 10. 2. 1957 Hamburg)
Studium und Prom.(1906) in Breslau. WB: 1906/07 Inn. Med. in Gleiwitz, 1907/08 Pathol. in Chemnitz, 1908–1929 in Kiel (→ Anschütz), hier 1913 Habil. und OA. 1917/18 Beratender Chir. 1918 Tit.-Prof., 1920 ao. Prof. 1929/30 CA der Chir. Abt. des Städt. KH Chemnitz, 1930–1934 CA der Chir. Klinik der Städt. Krankenanstalten Dortmund, 1934/35 o. Prof. für Chir. in Greifswald, 1935–1950 in Hamburg. Als „Pathologe unter den Chirurgen" vertrat er seit 1923 die These einer bakteriell-entzündlichen Genese des Gastroduodenalulkus, wodurch er sich zeitlebens zum Gegner der peptischen Ulkusgenese machte, die bis zur Entdeckung des *Helicobacter pylori* durch die Australier Barry James Marshall und John Robin Warren 1984 vorherrschte (die Entzündungstheorie geht jedoch bereits auf Jean Baptiste Cruveilhier [1791–1874] zurück).
E.: *K.-Steinmann-Zeichen* (Steinmann I): Nachweis einer Meniskusverletzung durch Rotationsbewegung des Unterschenkels im Kniegelenk (Dehnungsschmerz). – *K.-Syndrom* (Linitis plastica): kleinzelliges Magenkarzinom mit sek. Schrumpfung, Verdickung und Starre der Magenwand.
W.: Chronische Gastritis u. Duodenitis als Ursache des Magenduodenalgeschwürs, Beitr. path. anat. allg. Path. 71 (1923) 595–618. – Die entzündliche Grundlage d. typischen Geschwürsbildung im Magen u. Duodenum, Berlin 1930. – G. E. K., E. Heitz: G. A. Neuber u. die Asepsis. Eine historische Studie, Stuttgart 1950.
Lit.: CV 1958, 442–446. – Leiber/Olbert 243f. – Killian 416. – Sachs III 218–222. – F. Stelzner: G. E. K. (1880–1957), Min. invas. Chir. 15 (2006) 53–56.

Konrad von Bontenbach (15. Jh.)
1423 als Stadtwundarzt in Frankfurt a. M. angestellt, ab 1424 in Basel, danach als Wanderarzt in Süddeutschland tätig und 1636 erneut in Frankfurt niedergelassen.
W.: O. Feis: Gesuch eines mal. Arztes um Wiederanstellung, Sudhoffs Arch. 20 (1928) 178f.
Lit.: VL V (1985) 145f. – EM 773.

Konrad von Schamoppia (15. Jh.)
Fünf Rezepte des oberdt. Wundarztes, der vielleicht in Regensburg oder München praktizierte, sind von → Hans Seyff überliefert.
Lit.: VL V (1985) 251. – EM 776.

Koob, Ewald (* 30. 3. 1924, Kiel; † 2005)
Studium in Berlin, Prag und Kiel (unterbrochen 1945 durch Kriegsdienst und Gefangenschaft), dort 1949 Prom. 1950–1956 chir. WB in Kiel (→ A. W. Fischer). 1956 Schiffsarzt. 1957–1959 am Unfall-KH Duisburg-Buchholz, 1959–1961 an der Oststadt-Klinik Mannheim. 1961 Studienaufenthalt in Göteborg (→ Moberg). 1961–1969 Aufbau und Leitung einer handchir. Abt. an der BG-Unfallklinik Frankfurt, 1969–1988 Aufbau und Leitung einer handchir. Abt. an der Orthop. Univ.-Klinik Essen (→ Schlegel), dort 1972 Habil., 1975 Prof. 1988–1996 Ltg. einer handchir. Abt. am St.-Josef-Spital in Essen-Kupferdreh. 2003 Ehrenmitglied der DGH.
W.: Chir. Behandlung von Beugeabnormitäten des Daumens, Handchir. 2 (1970) 168–170. – K. H. Bergk, E. K., P. Thümler: Langzeitergebnisse mit einer neuen Lunatumprothese, Handchir. 12 (1980) 109–112.
Lit.: D. Wessels: E. K. zum 75. Geburtstag, Handchir. 32 (2000) 4f. – E. B.: E. K. 64, Dt. Ärztebl. 86 (1989) A-186.

Korotkow, Nikolai Sergejewitsch (* 26. 2. 1874 Kursk; † 14. 3. 1920 St. Petersburg)
Studium in Charkiw und Moskau, Abschluß 1898. 1898–1900 chir. WB in Moskau. Danach als Militärarzt mit der russ. Armee im Boxeraufstand in China eingesetzt. 1903/04 Chir. an der Militärakad. St. Petersburg. 1904/05 Lazarettleiter im Russ.-Japan. Krieg. 1908/09 und 1911/12 Chir. in Sibirien. 1910 Prom. in St. Petersburg. Im I. Weltkrieg erneut Lazarettleiter. Danach CA der Chir. Abt. am Metschnikow-KH in St. Petersburg.
E.: *K.-Geräusch:* Auskultationsphänomen bei der Manschetten-Blutdruckmessung als Strömungsgeräusch beim Beginn des Blutflusses beim Nachlassen des Manschettendruckes. – *K.-Zeichen:* Wird nach Kompression einer Arterie peripher davon noch ein arterieller Blutdruck von 30 mmHg gemessen, so ist ein ausreichender Kollateralkreislauf vorhanden, der das endgültige Unterbinden der Arterie (z. B. bei Aneurysma-Op.) erlaubt.
W.: Über Methoden zum Studium des Blutdruckes, Izvest. imp. Voyenno-Med. Acad. (St. Petersburg) 11 (1905) 365 [engl. Übers.: Bull. N. Y. Acad. Med. 17 (1941) 877–879]. – Versuch einer Bestimmung der Kraft der arteriellen Kollateralen, med. Diss. St. Petersburg 1910 (russ.).
Lit.: Leiber/Olbert 245. – I. E. Konstantinov: N. S. K. A story of an unknown surgeon with an immortal name, Surgery 123 (1998) 371–381.

Korteweg, Johannes Adrianus (* 13. 8. 1851 s'-Hertogenbosch; † 30. 3. 1930 Bergen, Nordholland)
Studium und Prom. (1877) in Leiden. 1877–1879 chir. WB in Leiden. 1979 Chir. am Israelit. KH in Amsterdam. 1887–1889 Prof. für Chir. in Groningen, 1889–1899 in Amsterdam, 1899–1914 in Leiden. Danach Berater bei der Reichsversicherungsanstalt. Er bekämpfte das Wolffsche Transformationsgesetz.

W.: Neue Beiträge über Brucheinklemmung, Zbl. Chir. 5 (1878). – Algemeene heelkunde, Haarlem 1898 (5. Aufl. 1921).
Lit.: BLÄ 1901, 902f. – BLÄ 1933 II 805.

Koslowski, Leo (* 29. 11. 1921, Liebstadt, Ostpreußen; † 13. 10. 2007 Tübingen)
Studium (von Kriegsdienst und Verwundung mehrfach unterbrochen) in Königsberg, Breslau, Würzburg, München, 1950 Prom. in Hamburg. WB 1945/46 Staatl. Versehrten-KH Bad Tölz (→ M. Lange), 1946–1948 Luisenhospital Aachen (→ Borchers), 1948/49 Pathol. Inst. Univ. Göttingen, 1949–1956 Chir. Univ.-Klinik Göttingen (→ Hellner; Okonek), 1956–1967 in Freiburg (→ Krauss), dort 1958 Habil., 1963 apl. Professor. 1967/68 CA an der neueröffneten BG-Unfallklinik Ludwigshafen, für deren Planung er verantwortlich war. 1968–1987 o. Prof. für Chir. in Tübingen. Schwerpunkte: Magenchir., Unfallchir., Osteosynthese, Verbrennungen, Schädel-Hirn-Trauma, Katastrophenmed., Ethik. Er verselbständigte die Herz-, Thorax-, und Gefäßchir. sowie Transplantationschir. 1984 Präsident DGCH, 1988 Senator der DGCH auf Lebenszeit. 1978 Ernst-von-Bergmann-Plakette der Deutschen Ärzteschaft.

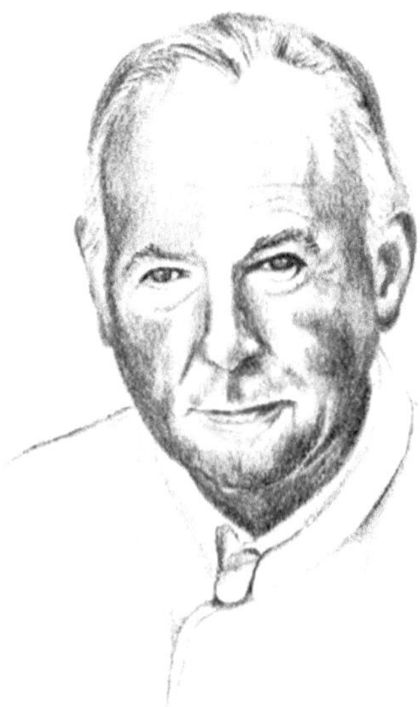

W.: Zur Pathogenese u. Therapie d. Verbrennungs-Krankheit, in: Ungelöste Probleme d. Chir. Festschrift H. Kauss, Stuttgart 1964, 31–36. – L. K., W. Irmer, K. A. Bushe (Hgg.): Lehrbuch d. Chir., Stuttgart - New York 1978 (3. Aufl. 1987). – Chirurgie 1945 bis 2000: ein Weg durch viele Schulen, Stuttgart - New York 2001.
Lit.: Killian 212f. – CV 1990, 165. – W. Hartel, G. Kieninger: Laudatio zum 80. Geburtstag von L. K., Mitt. DGCH 31 (2002) 124–128. – Hartel/Siewert 30f.
Abb.: s. Abb.-Verzeichnis.

Kothe, Werner (* 15. 9. 1919 Chemnitz; † 5. 10. 2010 Leipzig)
Studium und Prom. (1945) in Leipzig. 1945/46 internist. WB in Chemnitz, 1946–1952 dort chir. WB (→ Kuntzen), 1952–1962 OA Chir. Univ.-Klinik Leipzig (→ Uebermuth), dort 1957 Habil., 1961 Prof. 1962–1967 o. Prof. für Chir. in Greifswald, 1967–1985 in Leipzig (Chirurgie I). Schwerpunkte: gastroenterale Chir., Vagotomie, Ösophagusersatz. Mitherausgeber des *Zentralblattes für Chirurgie.* 1978/79 Präsident der Gesellschaft für Chir. der DDR.
W.: Indikation, Technik und Ergebnisse der totalen Gastrektomie und Cardiaresektion bei Magencarcinom, Leipzig 1958.
Lit.: CV 1958, 449. – Killian 144. – Kiene/Reding/Senst 361. R. Reding: In memoriam W. K., Mitt. DGCH 40 (2011) 85.

Kotzenberg, Wilhelm (* 20. 8. 1873 Frankfurt a. M.; † 23. 1. 1940 Hamburg)
Studium in Heidelberg und Würzburg, dort 1899 Prom. Danach Ass. und Prosektor am Anat. Inst. Würzburg. 1903/04 internist. WB in Hamburg (→ Lenhartz), dort 1904–1909 chir. WB (→ Kümmell), ab 1909 Leiter der Poliklinik des KH Eppendorf und Zuwendung zur Orthop., deren Loslösung von der Chir. er betrieb. 1921 Habil., 1922 ao. Prof. für Orthop. Er war maßgeblich an der Gründung der Hamburger Orthop. Univ.-Klinik beteiligt, die er bis 1933 leitete, daneben aber ltd. Chir. der KH Bethlehem und Jerusalem. Er erfand eine nach ihm benannte Armprothese.
W.: Prothese m. direktem Muskelanschluß ohne operative Veränderungen des Stumpfes, Med. Klinik 15 (1919). – Eine neue Kraftquelle für bewegl. Hände, Arch. orthop. Unfallchir. 18 (1920) 178–197.
Lit.: CV 1938, 366f. – Schotte: W. K. †, Arch. orthop. Unfallchir. 40 (1940) 383–385.

Kovács, Josef (* 1832 Tengelicz; † 6. 8. 1897 Budapest)
Studium in Wien, 1858 Prom. in Wien und Budapest. 1859–1863 Chir. WB in Budapest, dort 1862 Habil. für chir. Op.-Lehre, 1869 für chir. Pathol. und Therapie der Beckenorgane. 1866 Primarius am Militärhosp. Budapest, 1870 o. Prof. für Chir. in Budapest. 1874/75 Rektor der Univ. Er war verantwortlich für Organisation der neuen Chir. Klinik.
W.: Über Harnblasensteine, Wiener Klinik 1883. – Über Tumoren des Uterus u. seiner Adnexe, Wiener med. Presse 1884.
Lit.: BLÄ 1901, 905f. – ADB 51 (1906) 355. – BLÄ 1935 III 595.

Kozuschek, Waldemar Aloisius (* 10. 5. 1930 Gleiwitz, Oberschlesien; † 10. 8. 2009 Witten)
Studium 1949–1954 in Breslau. Chir. WB 1955–1966 am Josef-KH Breslau; Prom. 1964. 1965 Studienaufenthalt in den USA. 1966–1970 Ass. und OA an der Chir. Univ.-Klinik Breslau, dort an der ersten Nierentransplantation in Polen (Wiktor Bross) beteiligt. Habil. trotz politischer Widerstände 1970 in Kattowitz. Anschließend Flucht in die BRD. 1970–1975 Ass. und OA in Bonn (→ Gütgemann). 1975 apl. Prof. und bis 1996 CA

der Chir. Abt. des Knappschaftskrankenhauses Bochum-Langendreer. Im Rahmen des „Bochumer Modells“ 1978 o. Prof. Schwerpunkte: Ösophagus, Pankreas und Leber, Unfall- und Gefäßchir., Organtransplantation.
W.: Experimenteller Oesophagusersatz durch freie homologe u. autologe Darmtransplantate, Arch. klin. Chir. 331 (1972) 119–130. – Duodeno-Kephalopankreatektomie mit Pyloruserhaltung, Zbl. Chir. 114 (1989) 745–754.
Lit.: CV 1990, 166–167. – R. Viebahn: Nachruf auf W. K., Mitt. DGCH 38 (2009) 404–405.

Krackowizer, Ernst Nepomuk (* 3. 12. 1821 Spital am Pyhrn, Oberösterreich; † 23. 9. 1875 New York)
Studium in Wien und Pavia, Prom. in Wien 1845. Chir. WB zunächst in Wien (→ Schuh), und da er Wien aus politischen Gründen verlassen mußte, ab 1848 in Tübingen (→ V. v. Bruns). Über Kiew Emigration in die USA (1850). Praktizierte zunächst in Williamsburg, ab 1857 Chir. am Brooklyn City Hospital in New York, am German Dispensary und schließlich an dem von ihm mitgegründeten German Hospital. War Vorsitzender der Pathological Society und der 'Medical Society of the County of New York'. Führte 1858 den Kehlkopfspiegel in den USA ein.
W.: Maschine für die Heilung des Bruchs d. Clavicula, Nordamer. Mschr. 3 (1851).
Lit.: BLÄ 1935 III 597. – BEdM I 343.

Krämer, Jürgen (* 5. 3. 1939 Berlin; † 7. 10. 2011 Bochum)
Studium und Prom. (1864) in Berlin. Chir. WB 1964–1967 in Berlin. 1967–1980 orthop. WB in Düsseldorf, dort 1972 Habil. 1981–2007 o. Prof. für Orthop. in Essen, wo er eine neue Orthop. Klinik aufbaute, die 2003 mit der Unfallchir. zusammengelegt wurde. Schwerpunkte: Rückenbeschwerden, Biomechanik, Schmerztherapie, Orthesen, Op.-Instrumentarium. 1997 Mitglied der Leopoldina. 1995/96 Präsident der DGOOC, 2006 deren Ehrenmitglied.
W.: Dynamic characteristics of the vertebral column, effects of prolonged loading, Ergonomics 28 (1985) 95–97. – J. K., J. Ludwig, U. Bickert u. a.: Lumbar epidural perineural injection: a new technique, Eur. Spine J. 6 (1997) 357–361. – Orthopädie, Berlin - Heidelberg - New York 1983 (ab 8. Aufl. u. d. T. Orthopädie, Unfallchir. 2007; 9. Aufl. hrsg. von J. Grifka 2013)
Lit.: J. Grifka: J. K. †. Sensus orthopaedicus, Dtsch. Ärztebl. 109 (2012) B-91. – J. Grifka: Nachruf für J. K., DGOU Mitt. Nachr. 2011, 226f.

Kraft-Kinz, Julius (* 13. 12. 1925 Innsbruck; † 31. 5. 2018 Graz)
Studium und Prom. (1951) in Innsbruck, unterbrochen durch Kriegsdienst. 1951–1953 pathol. WB in Innsbruck, 1953–1955 und 1956 chir. WB in Düren, 1956 internist. und chir. WB in München (→ E. K. Frey), 1956–1971 in Graz (→ Spath), dort 1964 Habil., 1970 ao. Prof. 1966 Studienreise in die USA (→ Cooley; → DeBakey; → Gerbode; → Longmire; → C. W. Lillehei). 1970–1996 o. Prof. für Chir. in Graz. Er verselbständigte die chir. Spezialgebiete in einem Departmentsystem. Schwerpunkte: Unfallchir., Herzchir., Thoraxchir., Gefäßchir., gastrointestinale Chir., Ösophaguschir. 1977 und 1984 Präsident der ÖGC 1995 Ehrenmitglied der DGCH.
W.: J. K.-K. u. a.: Komplikationen b. d. Korrektur einer Atresie d. Aorta, Wien. klin. Wschr. 77 (1965) 410. – J. K. K. u. a.: Erfahrungen bei d. chir. Behandlung des Ösophaguskarzinoms, Arch. klin. Chir. 324 (1969) 285.
Lit.: CV 1980, 385–387. – Killian 251–253. – K. H. Tscheliessnig: Nachruf auf J. K.-K., Passion Chir. 8 (2018) III 74.

Kraske, Paul (* 2. 6. 1851 Berg b. Muskau, Oberlausitz; † 15. 6. 1930 Freiburg i. Br.)
Studium in Halle und Leipzig, Prom. 1874 in Halle. 1875–1883 chir. WB in Halle (→ R. Volkmann), dort 1878 Habil. 1883–1919 o. Prof. für Chir. in Freiburg. Hier wurde 1888 unter seiner Ltg. eine neue Chir. Klinik eröffnet. 1915–1919 Kriegsteilnahme als Generalarzt. Er erwarb sich besondere Verdienste auf dem Gebiet der Mastdarmoperation, für die er 1885 die sakrale Amputation entwickelte.
E.: *K.-Op.:* Sakrale Rektumexstirpation mit Resektion von Kreuz- und Steißbein und Anus praeter sacralis.
W.: Zur Exstirpation hochsitzender Mastdarmkrebse, Arch. klin. Chir. 33 (1886) 563–578. – Die sacrale Methode d. Exstirpation von Mastdarmkrebsen u. die Resectio recti, Berl. klin. Wschr. 24 (1887) 899–904. – Erfahrungen über den Mastdarmkrebs, Leipzig 1897.
Lit.: BLÄ 1933 II 814. – Killian 173f. – Sachs III 375f.

Krause, Fedor (* 10. 3. 1857 Friedland, Krs. Waldenburg, Schlesien; † 22. 9. 1937 Bad Gastein)

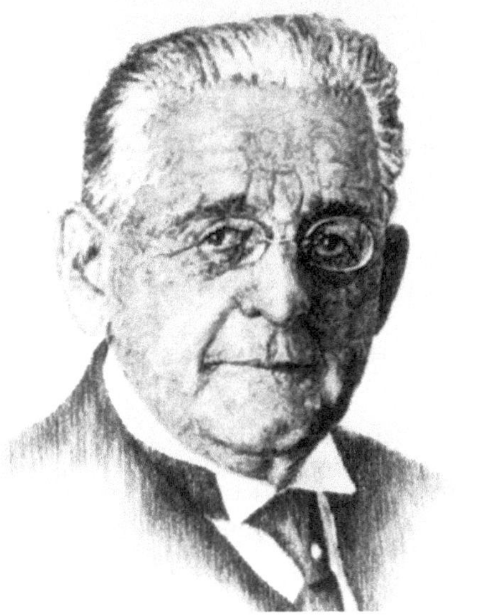

Studium in Berlin, Frankfurt a. M. und Halle, Prom. in Berlin 1879. WB in Ophthalmol., Pathol., Bakteriol. (R. Koch) sowie 1883–1889 Chir. (→ R. Volkmann). 1887 Habil. in Leipzig, 1889 ao. Prof. 1892 Ltg. der Chir. Abt. des Städt. KH Altona, 1900–1923 CA der Chir. Abt. am Augusta-Hospital in Berlin (1914 o. Hon.-Prof.). Schwerpunkte: Knochen- und Gelenktuberkulose, Trigeminusneuralgie, Chir. des Gehirns und des

Rückenmarks. Er führte 1893 die erste Exstirpation des Ganglion Gasseri zur Behandlung der Trigeminusneuralgie und 1906 einen Daumenersatz aus der Großzehe durch. Er gilt als Begründer der deutschen Neurochir. 1930 Mitglied der Leopoldina.
E.: *K.-Plastik (Wolfe-K.-Lappen):* Deckung eines Hautdefekts mit freiem Kutislappen.
W.: Über die Transplantation grosser ungestielter Hautlappen, Verh. dt. Ges. Chir. 22 (1893) II 46–51. – Ersatz des Daumens aus der grossen Zehe, Berlin. klin. Wschr. 43 (1906) 1527–1528. – Die Chir. des Gehirns u. Rückenmarks, Berlin - Wien 1911. – Spezielle Chir. der Gehirnkrankheiten, I–III, Stuttgart 1930–1941 (Neue Dtsch. Chir. 48–50).
Lit.: BLÄ 1933 II 816f.. – Kolle III 199–206. – Killian 414. – Winau/Vaubel 55. – H. Collmann, E. Halves, H. Arnold: Neurochir. in Deutschland von 1880 bis 1932, in: H. Arnold u. a. (Hgg.): Neurochir. in Deutschland: Geschichte u. Gegenwart. 50 J. Deutsche Ges. für Neurochir., Berlin - Wien 2001, 25–77, hier: 39–52. – Sachs III 376. – BEdM I 346.
Abb.: s. Abb.-Verzeichnis.

Krause, Karl Christian (* 1716 Delitzsch, Sachsen; † 26. 4. 1793 Leipzig)
Nach handwerkschir. Ausbildung in Halle und Hamburg Studium und Prom. (1753) in Leipzig. 1762–1793 o. Prof. für Anat. und Chir. in Leipzig. Als Iatrophysiker war er Gegner der Hallerschen Irritabilitätslehre. Er machte sich auch als Herausgeber einer Celsus-Gesamtausgabe (Leipzig 1767) verdient.
W.: Dissertatio de homine non machina, Leipzig 1752. – Abhandlung von den Blutflüssen u. ihrer Behandlung, Leipzig 1783.
Lit.: BMC 314. – BLÄ 1935 III 606f. – Killian 137

Krause, Wilhelm Johann Friedrich (* 12. 7. 1833 Hannover; † 4. 2. 1910 Berlin)
Studium in Göttingen, Berlin, Wien und Zürich, Prom. 1854 in Göttingen. 1860 ao. Prof. für Anat. in Göttingen, 1892 als Laborvorstand ans Anat. Inst. Berlin berufen.
E.: *K.sche Endkörperchen:* Corpuscula bulboidea. Kälterezeptoren v. a. in der Tunica propria der Schleimhäute.
W.: Die terminalen Körperchen d. einfach sensiblen Nerven, Hannover 1860.
Lit.: BLÄ 1901, 911.

Krauss, Hermann (* 20. 3. 1899 Calw; † 27. 6. 1971 Freiburg)
Studium in Tübingen und München; 1923 Prom. in Tübingen. 1924–1927 Chir. WB in Göppingen (Carl Theodor Pfeiffer), 1927–1929 in Mainz (→ Jehn). 1929–1930 OA in Göppingen (Pfeiffer), 1930–1940 Ass. und OA in Berlin (→ Sauerbruch), dort 1934 Habil. 1934 Leibarzt Hindenburgs in dessen letzten Lebenstagen. 1939 ao. Prof. Im II. Weltkrieg Beratender Chir. 1940–1945 CA der Chir. Abt. des KH am Urban in Berlin. Nach Kriegsende interniert. 1948–1952 CA der Chir. Abt. des KH in Göppingen. 1952–1967 o. Prof. für Chir. in Freiburg. Als frühes deutsches Mitglied der AO setzte er sich für deren Ideen in Deutschland ein. Schwerpunkte: Thorax- und Abdominalchir., Ösophagus, Tuberkulose, Unfallchir., Wehr- und Katastrophenmed. Er verselbständigte die Anästhesie unter → Wiemers. Mitherausgeber der *Deutschen medizinischen Wochenschrift* und der *Neuen Deutschen Chirurgie.* 1965 Präsident der DGCH.

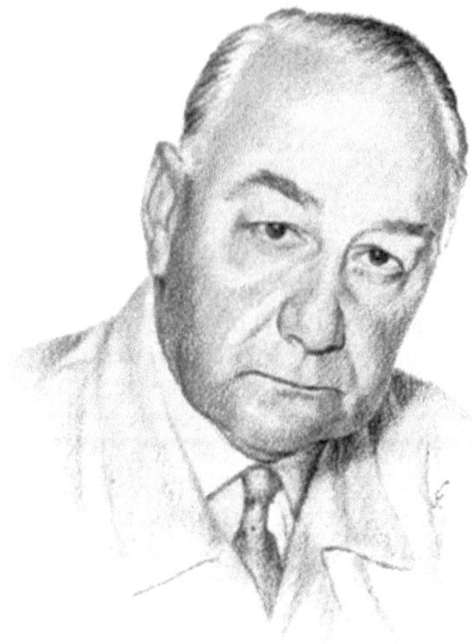

W.: Brustkorb, Lunge, Zwerchfell, in: H. Bürkle de la Camp, M. Schwaiger (Hgg.), Handbuch d. ges. Unfallheilkunde, II, 2. Aufl. Stuttgart 1955 (3. Aufl. 1966). – Die Marknagelung von Ober- u. Unterschenkelbrüchen, Dtsch. med. Wschr. 90 (1965).
Lit.: CV 1969, 499–501. – Killian 178f. – Nissen 329–331. – Sachs III 348.
Abb.: s. Abb.-Verzeichnis.

Krayenbühl, Hugo (* 3. 12. 1902 Zihlschlacht, Kt. Thurgau; † 9. 1. 1985 Zürich)
Studium in Genf, Kiel und Zürich, dort 1929 Prom. Anschließend neurochir. WB in Zürich sowie in London. 1939 Leitung der neu eingerichteten Neurochir. Abt. am Neumünsterspital in Zürich, die 1951 ins Kantonsspital verlegt wurde. 1941 Habil., 1948 ao. Prof., 1963 o. Prof. für Neurochir. in Zürich. Schwerpunkte: operative Epilepsiebehandlung, stereotakt. Chir., neurovaskuläre Chir., Mikroneurochir. Er bildete mit Gazi Yaşargil das „Weltzentrum der Neurochir." in Zürich.
W.: H. K., M. G. Yasargil: Ergebnisse d. stereotakt. Op. bei Parkinsonismus, insbesondere d. beidseitigen Op., Dtsch. Zschr. Nervenheilkd. 182 (1961) 530–541. – H. K., R. Siebenmann: Small vascular malformations as a cause of primary intracerebral hemorrhage, J. Neurosurg. 22 (1965) 7–20.
Lit.: B. Rüttimann: K. H., in: Hist. Lexikon der Schweiz.

Kremer, Karl (* 21. 11. 1915 Düsseldorf; † 25. 7. 2009 Schwaz, Österreich)
Studium in München, Leipzig, Wien und Innsbruck, 1942 Prom. in München. 1942–1945 Kriegsdienst als Truppenarzt. Med. WB 1946–1948 in Berlin und Potsdam. Chir. WB 1948–1956 in Berlin (→ Gohrbandt), 1956–1961 in Düsseldorf (→ Derra), dort 1957 Habil.,

1962 ao. Prof. 1961 CA der Chir. Klinik der Städt. Krankenanstalten Essen, 1962–1970 dort o. Prof. für Chir., 1970–1986 in Düsseldorf. Schwerpunkte: Ösophagus, Magen, Darm, Gefäßchir., Thoraxchir. 1959 ersetzte er erstmals in Europa einen Aortenbogen. Er setzte sich für Ethik und das Arzt-Patienten-Verhältnis in der Chir. ein. Er war Herausgeber der *Aktuellen Chirurgie*. 1976 Präsident der DGCH, 1982 deren Senator auf Lebenszeit, 1990 Ehrenmitglied.

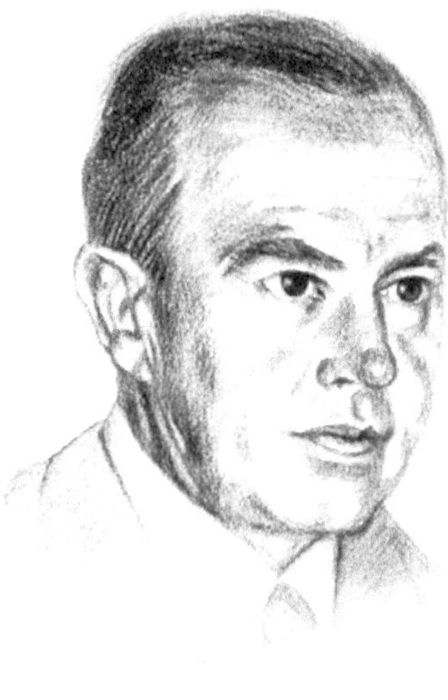

W.: Chir. d. Arterien, Stuttgart 1959. – H.-E. Grewe, K. K.: Chir. Operationen, I–II, Stuttgart 1963–1964 (2. Aufl. 1977). – Kunststoffe in d. Chir., Opladen 1981. – K. K., E. Müller: Die chir. Poliklinik, Stuttgart - New York 1984 (2. Aufl. 1988). – K. K., W. Lierse, W. Platzer, H. W. Schreiber, S. Weller (Hgg.): Chirurgische Operationslehre, I–X, Stuttgart - New York 1990–1999.
Lit.: Killian 425f. (445). – CV 1980, 390–394. – Hartel/Siewert 14f. – B. Ulrich: Nachruf auf K. K., Mitt. DGCH 38 (2009) 401.
Abb.: s. Abb.-Verzeichnis.

Kreuz, Lothar (* 9. 9. 1888 Berlin; † 24. 1. 1969 Stuttgart)
Studium in Berlin und Halle, Appr. 1914, danach Kriegsteilnahme als Truppenarzt. WB in Berlin (→ Gocht), dort 1920 Prom., 1924 Habil., 1930 ao. Prof. für Orthop., ab 1935 in Königsberg. 1938–1945 o. Prof. für Orthop. in Berlin und Dir. des Oskar-Helene-Heims sowie der letzte Rektor der Friedrich-Wilhelms-Univ. Berlin. Der hohe SS-Repräsentant (Standartenführer) war 1945–1947 in Arrest und wurde 1948 im Spruchkammerverfahren als „entlastet" eingestuft. 1948 OA der Orthop. Abt. der Univ. Tübingen, 1952–1963 dort o. Prof. für Orthop. und Gründung der BG-Unfallklinik Tübingen. Schwerpunkte: Fußdeformitäten, Versorgung von Ohnhändern (im II. Weltkrieg Gründung eines Speziallazaretts), Etablierung eines (noch heute gültigen) Konzeptes für die Versorgung und Rehabilitation von Kriegs- und Unfallopfern unter Einbeziehung der Krankengymnastik, Annäherung zwischen Orthop. und Chir. bezüglich der Konkurrenzsituation in der Traumatologie (Ettlinger Beschlüsse mit → K. H. Bauer). 1936 und 1958 Präsident der DGOOC, 1958 deren Ehrenmitglied. 1954 Präsident der DGU, 1959 deren Ehrenmitglied.
W.: Kriegsorthop. Erfahrungen u. Erfolge in d. Verwundetenfürsorge, Stuttgart 1941. – Begegnungen mit Aphrodite. Eine psychologische Studie zur Genetik des Schönen, Stuttgart 1966.
Lit.: CV 1958 460f. – NDB 13 (1982) 30f. – BEdM I 348.

Krimer, Johann Franz **Wenzel** (* 12. 9. 1795 Datschitz, Mähren; † 22. 11. 1834 Aachen)
Studium ab 1810 in Wien und Halle, dort nach Unterbrechungen durch Einsatz als Truppenarzt in und nach den Befreiungskriegen 1818 Prom. Danach in Bonn, dort 1820 Habil. und 1822 Niederlassung in Aachen. Schwerpunkte: Lungenabszesse, Versorgung von Gaumenspalten, Muskelphysiologie.
W.: Untersuchungen üb. die nächsten Ursachen des Hustens ..., Leipzig 1819. – Anleitung zu einer zweckmässigen u. sichern Hülfsleistung bei Vergiftungen, Aachen 1824.
Lit.: BMC 316. – ADB 17 (1883) 171f. – BLÄ 1935 III 614. – BEdM I 348f.

Krömer, Karl (* 26. 6. 1902 Liekwegen, Nienstedt, Schaumburg-Lippe)
Studium und Prom. (1932) in Wien. 1932–1935 chir. WB in Wien (→ L. Böhler), 1935–1940 OA, 1941 Habil. 1941–1943 Kriegsdienst. Ab 1943 chir.-orthop. Facharztpraxis und Privatklinik in Hamburg.
E.: *K.-Zeichen:* Beim Umfassen des Kniegelenkspaltes zwischen Daumen und Zeigefinger („Zangengriff") ist je nach dem Ort der Verletzung der vordere oder hintere Teil des Gelenkes druckschmerzhaft.
W.: Der verletzte Meniscus, Wien 1940 (3. Aufl. 1955).
Lit.: CV 1969, 505f. – Leiber/Olbert 249.

Krönlein, Rudolf Ulrich (* 19. 2. 1847 Stein am Rhein; † 27. 10. 1910 Zürich)
Studium in Zürich und Bonn, Prom. 1872 in Zürich. 1870/71 Truppenarzt, anschließend chir. WB bis 1873 in Zürich (→ Rose) und 1874–1878 in Berlin (→ B. Langenbeck), 1874 Habil. 1878/79 vertretungsweise Ltg. der Chir. Univ.-Klinik in Gießen, 1879 wieder in Berlin. 1881–1910 o. Prof. für Chir. in Zürich. Schwerpunkte: Gehirnchir. (Kraniometer zur Lokalisation intrazerebraler Blutungen), Thoraxchir. (1883 Lungenlappenteilresektion wg. Sarkom), Peritonitis (1884 die erste Appendektomie bei Perforationsperitonitis in Europa). 1905 Präsident der DGCH.
E.: *K.-Punkte:* Trepanationspunkte zur Unterbindung der A. meningea media bei epiduralen Blutungen nach Schädel-Hirn-Trauma. – *K.-Op.:* Modifikation der Magenresektion nach Billroth II als Gastrojejunostomia terminolateralis oralis totalis.

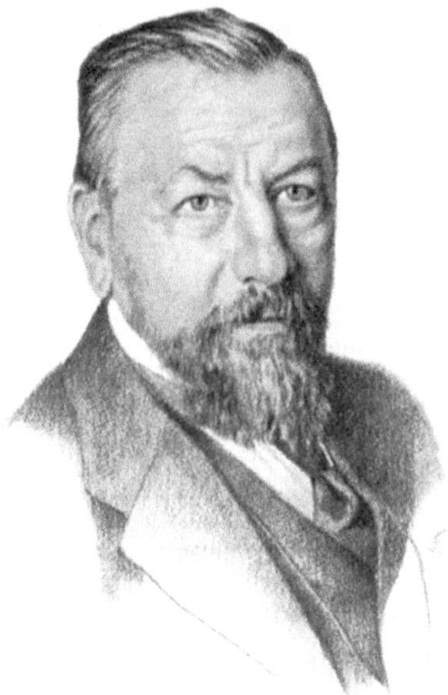

W.: Die Lehre von den Luxationen, Stuttgart 1882. – Über Lungenchir., Berlin. klin. Wschr. 21 (1884) 129–132. – Hirnchir., Stuttgart 1899. – Weitere Bemerkungen üb. die Lokalisation d. Hämatome d. Art. meningea media u. deren operative Behandlung, Beitr. klin. Chir. 13 (1895) 66–74.
Lit.: BLÄ 1901, 916f. – BLÄ 1933 II 824. – Leiber/Olbert 250. – Killian 390. – Winau/Vaubel 56. – NDB 13 (1982) 64f. – Sachs III 228. – BEdM I 349.
Abb.: s. Abb.-Verzeichnis.

Kronberger, Leo (* 22.6.1927 Graz; † 7.3.2008 Graz)
Studium und Prom. (1953) in Graz. Chir. WB in Graz (→ Spath). 1962 Studienaufenthalt in Zürich (→ A. Brunner). 1964 Habil., 1971 ao. Prof. Weitere Studienaufenthalte folgten 1972 in den USA (→ Nyhus; → Longmire), 1976 in Leeds (→ Goligher) sowie 1977, 1986 und 1988 in London. 1973–1992 Leiter des Dept. für Exp. Chir. in Graz. Schwerpunkte: Endoskopie, Thoraxchir., Proktologie, gastrointestinale Chir. 1989 Präsident der ÖGC, 1992 deren Ehrenmitglied.
W.: Chir. Therapie des peptischen Magengeschwürs, Zbl. Chir. 104 (1979) 545–550. – Der schwierige Duodenalstumpfverschluß, Chirurg 58 (1987) 277–281.
Lit.: H. Hauser, H. J. Mischinger, K. H. Tscheliessnig: Nachruf auf L. K., Mitt. DGCH 37 (2008) 392f.

Krukenberg, Friedrich Ernst (* 1.4.1871 Halle; † 20.2.1946 Halle)
Bruder von → Hermann K. Studium in Halle und Marburg, dort 1896 Prom. über den nach ihm benannten Tumor. Ophthalmol. WB ab 1896 in Marburg und ab 1901 Rostock (Theodor Axenfeld). Später in Halle niedergelassen.
E.: *K.-Tumor:* „Abtropf"-Metastasen von Magen-Darm-Tumoren in den Ovarien.
W.: Über das Fibrosarcoma ovarii mucocellulare (carcinomatodes), Arch. Gynäkol. 50 (1896) 287–321 (med. Diss. Marburg).
Lit.: EM 811.

Krukenberg, Hermann (* 21.6.1863 Calbe / Saale; † 3.10.1935 Wernigerode/Harz)
Bruder von → Friedrich K. Studium in Bonn, Heidelberg und Straßburg, Prom. 1886 in Bonn. Chir. WB 1886–1888 in Bonn (→ Trendelenburg) und 1890–1892 in Hamburg (→ M. Schede), dazwischen neurol. und internist. WB. 1892 Ltg. der Privatklinik → R. Volkmanns in Halle, 1899 Dir. des Städt. KH Liegnitz und CA der Chir. Abt., schließlich 1907 Eröffnung einer Privatklinik in Elberfeld (Wuppertal). 1934 Ehrenmitglied der DGOOC.
E.: *K.-Arm:* Bildung einer Greifzange aus dem radialen und dem ulnaren Anteil des Unterarms nach Handamputation.
W.: Eine neue osteoplast. Amputationsmethode des Oberschenkels, Zbl. Chir. 44 (1917) 578. – Über plastische Umwertung von Amputationsstümpfen, Stuttgart 1917.
Lit.: NDB 13 (1982) 119f. – BEdM I 351.

Ktesias von Knidos (* 2. H. 5. Jh. v. Chr.; † 1. H. 4. Jh. v. Chr.)
Als Zeitgenosse des Xenophon nahm er 401 v. Chr. an der Schlacht bei Kunaxa teil, wurde von Artaxerxes II. gefangengenommen, heilte diesen von seiner Verletzung und blieb als Hofarzt. Von seinen med. Schriften sind Fragmente zur Reposition von Frakturen und zur Pharmakologie des Helleborus überliefert.
Lit.: Gurlt I 303. – BLÄ 1935 III 623. – Pauly III 365–367. – Leven 542f.

Kühn, Karl Gottlob (* 12.7.1754 Spergau b. Merseburg; † 19.6.1840 Leipzig)
Studium und Prom. (1783) in Leipzig. 1785 ao. Prof. der Med. 1802 o. Prof. für Heilkunde, 1812–1820 für Chir. (und Anat.), 1820–1840 Physiol. und Pathol. Er war literarisch überaus produktiv, sowohl im Bereich der die aktuellen Medizin als auch der Geschichte der Medizin als Herausgeber antiker Schriften (Galens gesammelte Schriften), aber kaum praktisch tätig.
W.: Die Kuhpocken, ein Mittel gegen die natürlichen Blattern, Leipzig 1801 (2. Aufl. 1816). – (Hg.): Claudii Galeni Opera Omnia, I–XX, Leipzig 1821–1833.
Lit.: BLÄ III 626. – NDB 13 (1982) 196f. – Sachs IV 142. –

Kümmell, Hermann (* 22.5.1852 Korbach, Waldeck; † 19.12.1937 Hamburg)
Studium in Marburg, Würzburg, Straßburg und Berlin, dort 1875 Prom. Chir. WB in Berlin und Hamburg (→ M. Schede). Ab 1883 CA der Chir. Abt. des Marien-KH in Hamburg, wurde er 1895 CA der Chir. Abt des Eppendorfer KH, in dem er als Mitbegründer der Hamburger Univ. 1919–1923 erster Ordinarius für Chir. war. Schwerpunkte: Antisepsis und Asepsis, Abdominalchir. (1884 erste Choledochotomie mit Konkremententfernung, 1890 erste Intervall-Op. bei chron. rezidiv. Appendizitis), Urol., Thoraxchir. 1903–1908 Zweiter Schriftführer der DGCH, 1909 Präsident der DGCH,

1924 deren Ehrenmitglied. 1907 Mitbegründer der Deutschen Gesellschaft für Urologie, 1909 der Vereinigung Norwestdeutscher Chirurgen. Geh. San.-Rat.

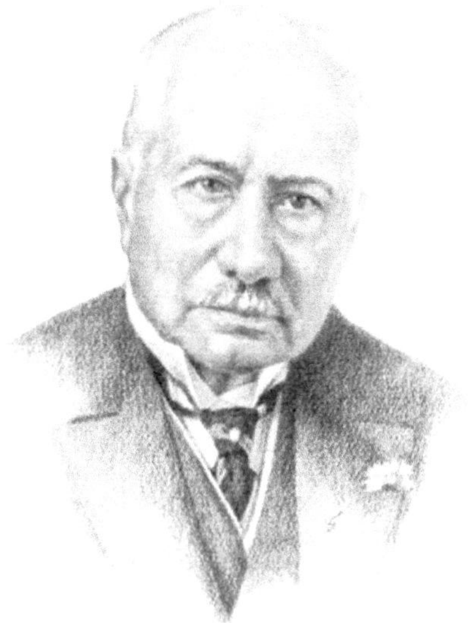

E.: *K.-Punkt:* Druckschmerzhafter Punkt bei Appendizitis auf der Verbindungslinie zwischen Nabel und Spina iliaca anterior superior 2 cm vom ersteren entfernt und 2 cm unterhalb dieser Linie. – *K.-Krankheit:* Gibbusbildung in der Folge einer Wirbelfraktur.
W.: Z. Chir. d. Gallenblase, Dtsch. med. Wschr 16 (1890) 237–239. – Traumatische rarefizierende Ostitis, Verh. Dtsch. naturf. Ärzte 1891, 282–285. – Wodurch setzen wir die Mortalität d. Appendizitis herab u. verhüten Abszesse u. Peritonitiden? Arch. klin. Chir. 92 (1910) 371–414. – [Autobiogr.], in: Die Medizin der Gegenwart in Selbstdarstellungen I, Leipzig 1923, 25–58. – A. Bier, H. Braun, H. K.: Chir. Op.lehre, I–III, Leipzig 1912–1914 (5. Aufl. in 5 Bd. 1922–1923).
Lit.: P. Sudeck: H. K. zu seinem 80. Geburtstag, Chirurg 4 (1932) 393–397. – BLÄ 1933 II 832f. – Leiber/Olbert 250. – NDB 13 (1982) 214f. – Killian 414f. – BEdM I 353.
Abb.: s. Abb.-Verzeichnis.

Kümmerle, Fritz (* 14. 2. 1917 Göppingen; † 6. 5. 2014 Mainz)
Studium in Tübingen, Königsberg, Wien und München, Prom. 1942 in Tübingen. 1942–1945 Kriegsdienst. 1945–1952 Chir. WB in Göppingen (C. Th. Pfeiffer, → Krauss) und 1952–1962 in Freiburg (Krauss), dort 1954 Habil., 1958 ao. Prof. 1963–1985 o. Prof. für Chir. in Mainz. Schwerpunkte: Viszeralchir., Schilddrüse, Leber und Gallenwege, Pankreas, Dünndarm, kolorektale Chir. Er führte 1963 die offene Herzchir. mit Herz-Lungen-Maschine in Mainz ein. Unter seiner Ägide wurde die Unfallchir., die Urol., die Kinderchir. und die kardiovaskuläre Chir. verselbständigt. 1974 Präsident der DGCH, 1980 Senator auf Lebenszeit, 1990 Ehrenmitglied. 2009 Verleihung der Paracelsus-Medaille der Deutschen Ärzteschaft. 1982 Mitglied der Leopoldina.

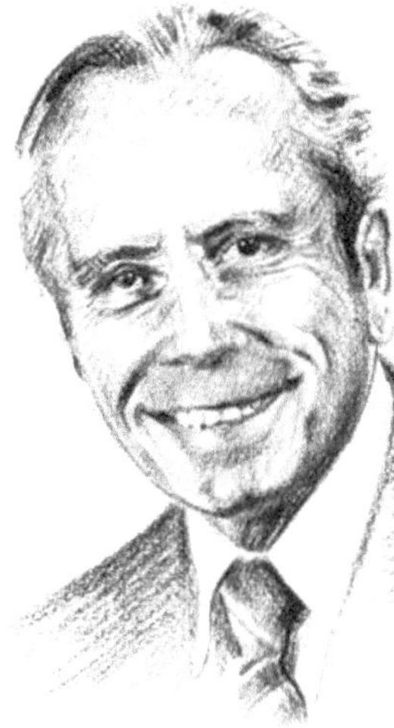

W.: Die chir. Erkrankungen des Dünndarms, Stuttgart 1963. – F. K., V. Lenner (Hgg.): Erkrankungen d. Nebennieren, Stuttgart - New York 1985.
Lit.: CV 1990, 173f. – Killian 200–202. – Hartel/Siewert 10f. – M. Rothmund: In memoriam F. K. (1917–2014), Mitt. DGCH 43 (2014) 135f.
Abb.: s. Abb.-Verzeichnis.

Küntscher, Gerhard (* 6. 12. 1900 Zwickau; † 17. 12. 1972 Glücksburg)
Studium in Würzburg, Hamburg und Jena, 1925 Prom. Anschließend WB in Freiberg, Jena (Med.) und Kiel (Chir.; → Anschütz, → A. W. Fischer), dort 1936 Habil. 1942 ao. Prof. 1941–1945 als Chir. in Kriegslazaretten an der Ostfront eingesetzt. 1946 CA der Chir. Abt. des KH Schleswig, 1957–1965 Dir. des Hafen-KH Hamburg. Im Ruhestand noch am KH Flensburg tätig. Sein Name ist untrennbar mit der internen Stabilisierung von Frakturen langer Röhrenknochen („Nagelung“, erstmals 1939) verbunden, für die er (mit → Pohl) zahlreiche Anwendungsmöglichkeiten sowie Instrumente (Markraumbohrer, Innensäge) entwickelte. 1965 Ehrenmitglied der DGU; 1969 Ehrenmitglied der DGCH.
E.: *K.-Nagel:* Stahlnagel mit V- oder Kleeblattprofil zur internen Schienung von Röhrenknochen nach Aufbohrung des Markraums. – *K.-Syndrom:* aseptische Nekrose der Epiphyse des Os cuneiforme intermedium.
W.: Die Marknagelung von Knochenbrüchen, Arch. klin. Chir. 200 (1940) 443–455. – G. K., R. Maatz: Technik d. Marknagelung, Leipzig 1945. – Praxis d. Marknagelung, Stuttgart 1962. – Das Kallus-Problem, Stuttgart 1970 (Praktische Chir., 86).
Lit.: Killian 273f. – NDB 13 (1982) 227–229. – W. Lentz: Die Geschichte d. Marknagelung. Ein kurzer Rückblick, Chirurg 61 (1990) 474–480. – L. Schroeder, W. Wolfers: G. K. Leben u. Werk, in: R. H. Gahr u. a. (Hgg.): D. Gamma-Nagel. Standortbestimmung ..., Reinbek 1998, 14–22. – BEdM I 353. – EM 813.

Küßwetter, Wolfgang (* 27. 7. 1940 München; † 11. 11. 1998 Tansania)
Studium in München und Innsbruck, 1966 Prom. in München. Nach Medizinalassistentenzeit 1969–1971 unfallchir. WB in Linz (→ J. Böhler). 1971–1974 orthop. WB in München (→ Witt), dort 1974–1977 Ass. und OA, 1977 Habil. 1978–1986 Ltd. OA in Würzburg (→ Rütt), 1980 Prof. 1986–1998 o. Prof. für Orthop. in Tübingen. Schwerpunkte: Wirbelsäulenchir., Endoprothetik, Tumor- und Rheumaorthop. Er kam bei einem Flugzeugabsturz ums Leben.
W.: A supplementary instrumentation for posterior fusion of spine on scoliosis, Arch. Orthop. Trauma Surg. 96 (1980) 69–72. – Morphologie u. Biomechanik d. Membrana interossea antebrachii, Stuttgart - New York 1981.
Lit.: CBV 1990, 175.

Küster, Ernst Georg Ferdinand (* 2. 11. 1839 Kalkofen, Insel Wollin, Pommern; † 19. 4. 1930 Berlin)
Studium in Bonn, Würzburg und Berlin, 1863 Prom., danach Militärdienst. Chir. WB ab 1866 am KH St. Hedwig und 1868–1870 am KH Bethanien in Berlin (→ R. Wilms); 1866 und 1870/71 kriegschir. Einsatz. 1871–1890 Leitender Chir. am Barackenlazarett Berlin, dem späteren Augusta-Hospital. 1875 Habil. in Berlin. 1876 Studienaufenthalt in Edinburgh (→ Lister). 1878 ao. Prof. 1890–1907 o. Prof. für Chir. in Marburg. Schwerpunkte: Chir. der Harnwege, Antisepsis, Asepsis, Thoraxchir., Hernien, Abdominalchir., Hals-Nasen-Ohren-Chir. 1882 Mitglied der Leopoldina. 1886 Mitbegründer der Berliner Chir. Gesellschaft. 1903 Präsident der DGCH, 1922 deren Ehrenmitglied, 1883–1896 Schatzmeister der DGCH.

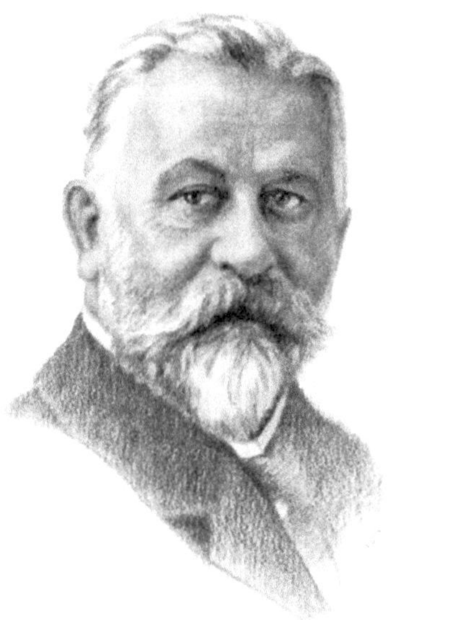

E.: *K.-Hernie:* interparietale, evtl. bilokuläre Leistenhernie mit Bruchsack zwischen Subkutanfaszie und Aponeurose des M. obliquus externus. – *K.-Zeichen:* Abschwächung der Bauchwandvorwölbung beim Einatmen bei Appendizitis.
W.: Beiträge zur Lehre von den Hernien, Verh. Dtsch. Ges. Chir. 15 (1886) II, 291–310. – Über die Grundsätze d. Behandlung von Eiterungen in starrwandigen Höhlen, m. bes. Berücksichtigung des Empyems d. Pleura, Dtsch. med. Wschr. 15 (1889) 185–187. – Die Chir. d. Nieren, d. Harnleiter u. d. Nebennieren, I–II, Berlin 1896–1902. – Geschichte des Augusta-Hospitals, Berlin 1911. – Geschichte d. neueren deutschen Chir., Stuttgart 1915.
Lit.: BLÄ 1901 926f. – CK 1926 187f. – L. Heidenhain: Ernst Küster zum Gedächtnis, Chirurg 2 (1930) 480–482. – Killian 227. – NDB 13 (1982) 236. – Winau/Vaubel 57. – BEdM I 354.
Abb.: s. Abb.-Verzeichnis.

Küttner, Hermann (* 10. 10. 1870 Berlin; † 10. 10. 1932 München)
Studium der Zoologie, dann der Med. in Tübingen, Erlangen und Kiel, Prom. 1894 in Tübingen. Danach chir. WB in Tübingen (→ P. v. Bruns), 1897 Habil. Als Delegierter des Deutschen Roten Kreuzes 1897 Lazarettleiter im Türkisch-Griechischen Krieg, 1899/1900 im Burenkrieg und 1900/01 im Boxer-Aufstand in China. 1900 ao. Prof., wurde er 1904 nach Marburg berufen, war 1907 dort und 1907–1932 in Breslau o. Prof. für Chir., wo er mit → O. Foerster die deutsche Neurochir. begründete. Schwerpunkte: Chir. des Schädels, Röntgendiagnostik in der Kriegschir., Gefäßchir., plast. Chir., orthop. Chir., zahlreiche operative Neuerungen. 1908 Mitbegründer der Breslauer Chir. Gesellschaft, 1913 der Südostdeutschen Chirurgenvereinigung. Mitherausgeber von *Bruns' Beitr. klin. Chir.* sowie *Ergebnisse der Chir. u. Orthop.* 1927 Präsident der DGCH.

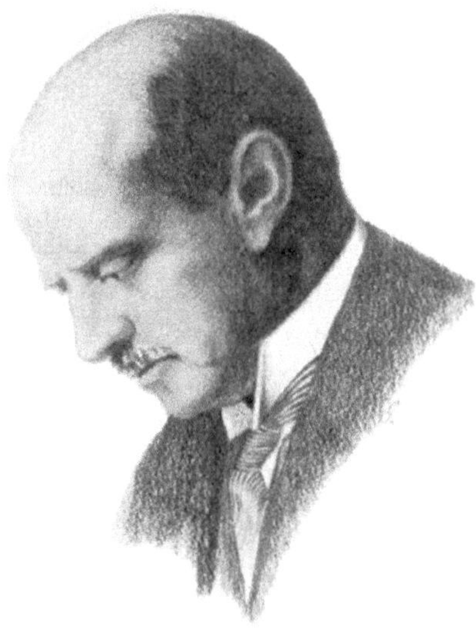

E.: *K.-Methode:* Deckung eines Schädeldefektes durch einen freien Knochenspan mit dem Periost nach innen.
W.: Unter dem Roten Kreuz im Südafrikanischen Kriege, Leipzig 1900. – Verletzungen des Gehirns, I–III, Stuttgart 1916–1920.
Lit.: CK 1926 188f. – BLÄ 1933 II 835. – O. Kleinschmidt; H. K. zum Gedächtnis, Chirurg 4 (1932) 971–

973. – Killian 368. – NDB 13 (1982) 241f. – Sachs III 63. – Sachs IV 42–44. – BEdM I 354.
Abb.: s. Abb.-Verzeichnis.

Kuh, Johann Karl Christian (* 24. 6. 1804 Breslau; † 21. 12. 1872 Breslau)
Studium in Breslau und Berlin, dort 1827 Prom. Anschließend in Ratibor niedergelassen. 1837 Prof. der Chir., Augenheilkunde und chir. Klinik an der med.-chir. Akademie sowie 1841–1857 Dozent an der Univ. in Breslau. Er gründete eine Taubstummenanstalt in Ratibor und förderte als Grubenbesitzer das Eisenbahnwesen in Oberschlesien.
Lit.: BLÄ 1935 III 630.

Kuhl, Karl August (* 31. 7. 1774 Baalsdorf; † 21. 8. 1840 Leipzig)
Studium in Leipzig, unterbrochen 1800 von einen Studienreise nach Kopenhagen (→ H. Callisen), 1803 Prom. in Leipzig. Weitere Studienaufenthalte in Wien 1808 und 1811 zur WB in der Augenheilkunde und der Lithotomie. Ab 1812 während der Befreiungskriege Ltg. der Militärhospitäler in Leipzig. Nach Studienaufenthalten 1816/17 in London (→ A. Cooper) und Paris 1817 ao. Prof., 1824–1840 o. Prof. für Chir. und Augenheilkunde in Leipzig. Schwerpunkte: Arterienligatur bei Aneurysmen, Steinschnitt.
Lit.: ADB 17 (1883) 318–320. – BLÄ 1935 III 630f. – Killian 138.

Kuhlendahl, Hans (* 2. 7. 1910 Brieg, Schlesien; † 24. 2. 1992 Düsseldorf)
Studium und Prom. (1936) in Breslau. 1936–1945 neurol., chir. und neurochir. WB (→ O. Foerster) in Breslau und Hindenburg, Oberschlesien, unterbrochen 1939–1945 durch Kriegsdienst. 1945/46 in Braunschweig niedergelassen. Unter seiner Leitung wurde ab 1947 die neurochir. Abt. an der Chir. Klinik der Med. Akad. Düsseldorf (→ Derra) auf- und ausgebaut. 1954 Habil., 1959 ao. Prof. und Dir. der nun verselbständigten Neurochir. Klinik, 1961–1978 o. Prof. für Neurochir. in Düsseldorf. Schwerpunkte: lumbale Bandscheibensyndrome, Neurotraumatologie, Neuroonkologie. 1980 Ehrenmitglied der DGCH.
W.: H. K., H. Richter: Morphologie u. funktionelle Pathologie d. Lendenbandscheiben (unter Berücksichtigung klinischer Beziehungen), Arch. klin. Chir. 272 (1952) 519–547. – H. K., H. Felten: Die chronische Rückenmarkschädigung spinalen Ursprungs, Arch. klin. Chir. 283 (1956) 96–128.
Lit.: CV 1969, 473. – Arnold/Bock/Bushe 488.

Kuhn, Franz (* 12. 10. 1866 Aschaffenburg; † 28. 3. 1929 Berlin)
Studium in Würzburg, Berlin und München, Prom. 1891 in Würzburg. 1891–1897 med. und chir. WB (→ Bose) in Gießen. 1897 Studienreise in die USA, wo er die Intubationsnarkose nach O'Dwyer kennenlernte. 1899–1913 Chir. am Elisabeth-KH in Kassel, 1913–1929 Dir. des St. Norbert-KH Berlin. Er entwickelte 1902 einen flexiblen Trachealtubus zu Narkosezwecken (Vorläufer: → Macewen 1880, Joseph P. O'Dwyer 1885: flexible/starre Tuben zur Therapie der Diphtherie) sowie in Zusammenarbeit mit Dräger in Lübeck einen Überdruck-Narkoseapparat (Kuhn-Dräger-Apparat). Die Intubationsnarkose bei Operationen am offenen Thorax konnte sich in Deutschland zunächst nicht durchsetzen, da es → Sauerbruch durch seinen großen Einfluß gelang, sein Unterdruckkammer-Prinzip für derartige Eingriffe zu favorisieren. Zusammen mit dem Apotheker Carl Braun entwickelte er das erste wirklich sterile Catgut für chir. Zwecke (steriles Catgut Kuhn), das 1908 eingeführt wurde, wodurch sich das Unternehmen B. Braun in Melsungen von einer Apotheke und einem Handelshaus zu einem industriell produzierenden Betrieb wandelte. Er starb an einem Bronchialkarzinom
W.: Die perorale Intubation, Zbl. Chir. 28 (1901) 1281–1285. – Die Überdrucknarkose mittels peroraler Intubation, Zbl. Chir. 31 (1904) 1175–1180. – Katgut vom gesunden Schlachttier, Münch. Med. Wschr. 53 (1906) 2018–2020. – Die perorale Intubation. Ein Leitfaden zur Erlernung u. Ausführung d. Methode mit reicher Kasuistik, Berlin 1911. – Das Steril-Katgut, Klin. Vortr. Chir. 181/82 (1912) 533–596.
Lit.: CK 1926 184. – BLÄ 1933 II 836. – B. Sweeney: F. K. His contribution to anaesthesia, Anaesthesia 40 (1984) 1000–1005. – M. Goerig: F. K. (1866–1929) zum 125. Geburtstag, Anästh. Intensivmed. 26 (1991) 416–424. – U. A. Dietz, F. Kehl, W. Hamelmann, Ch. Weißer: On the 100th anniversary of sterile catgut Kuhn: F. K. (1866–1929) and the epistemology of catgut sterilization, World J. Surg. 31 (2007) 2275–2283.

Kulenkampff, Diedrich Gustav Adolf (* 1. 9. 1880 Bremen; † 1. 6. 1967 Überlingen)
Studium in Tübingen, Heidelberg und Leipzig, 1907 Prom. in Heidelberg. Chir. WB in Hamburg, Basel (→ M. Wilms) und Zwickau (→ H. Braun), dort 1920 Tit.-Prof. und 1928–1946 sowie 1949–1952 Dir. der Chir. Abt. am Staatl. Krankenstift Zwickau. Er führte 1911 die supraklavikuläre Plexus-brachialis-Anästhesie ein.
E.: *K.-Plexusanästhesie:* supraklavikuläre Leitungsanästhesie des Plexus brachialis.
W.: Die Anaesthesierung des Plexus brachialis, Zbl. Chir. 38 (1911) 1337–1340 [auch in: Bruns' Beitr. klin. Chir. 79 (1912)]. – Allgemeine Chir., 3. Aufl. Leipzig 1918 (8. Aufl. 1949).
Lit.: BLÄ 1933 II 837. – CV 1958, 475f. – V. Klimpel: Die Zwickauer Chir. von K. H. Karg bis F. O. Mayer, Chirurg 69 (1998) 105–108.

Kunlin, Jean (* 10. 7. 1904 Schiltigheim, Elsaß; † 11. 9. 1991 Paris)
Studium und Prom. (1932) in Straßburg. 1928/29 Militärdienst. 1930–1933 chir. WB in Straßburg (→ Leriche). 1934–1939 CA der Chir. Abt. am Hôtel-Dieu in Mont-St.-Martin, Lothringen. 1942/43 am Hôp. Léopold-Belian sowie 1943–1969 am Hôp. Américain in Paris (Leriche). 1963–1972 auch am Centre Méd.-Chir. Foch in Suresnes. Er legte 1948 erstmals einen Venen-Bypass femoro-popliteal bei art. Verschlußerkrankung an. 1974 korresp. Mitglied der DGCH.
W.: Le traitement de l'arterite oblitérante par la greffe veneuse, Arch. Mal. Coeur 42 (1949) 371–372. – Le traitement de l'ischémie artéritique par la greffe veineuse longue, Rev. Chir. 70 (1951) 206–235.
Lit.: J. Testart: J. K. (1904–1991), Ann. Vasc. Surg. 9 suppl. (1995) S1–S6. – Sachs III 250.

Kuntzen, Heinrich (* 11. 1. 1893 Hann. Münden; † 9. 5. 1977 Jena)

Studium und Prom. (1920) in Rostock. 1920–1922 Pathol. in Rostock und Leipzig (W. Hueck). Chir. WB 1922/23 an der Chir. Poliklinik (E. Sonntag) sowie 1923–1937 der Chir. Klinik in Leipzig (→ Payr). 1929 Habil., 1936 ao. Prof. 1937 Ltg. der Chir. Klinik des Stadt-KH Zschopauer Straße in Chemnitz. Im II. Weltkrieg beratender Chir. Ab 1945 am Stadt-KH am Küchenwald in Chemnitz. 1951–1961 o. Prof. für Chir. in Jena. Schwerpunkte: nahezu alle Gebiete der op. Chir. einschließlich Thorax-, Neuro-, Abdominal-, Gefäß-, Unfall-, Plast. Chir., Urol. 1949 führte er die Intubationsnarkose ein; er verselbständigte Urol. und Orthop. 1947 Mitbegründer der Thüringischen Gesellschaft für Chir. 1964 Ehrenmitglied der DGCH. 1958 Mitglied der Leopoldina.
E.: *K.-Op.:* transpleurale Versorgung einer kongenitalen para- oder retrosternalen Zwerchfellhernie.
W.: M. Gülzow, K. A. Koelsch, H. K. (Hgg.): Gastroenterologie, Jena 1969 (2. Aufl. 1974).
Lit.: CV 1969 523–525. – Nissen 332. – Killian 242f. – H. Seyfarth, K. H. Herzog: In memoriam H. K., Zbl. Chir. 118 (1993) 372f. – Kiene/Reding/Senst 346.

Kunz, Hubert (* 23. 9. 1895 Welz, Oberösterreich; † 8. 3. 1979 Wien)

Studium in Wien und Innsbruck, dort Prom. 1920. Danach chir. WB in Wien (Rudolfstift; → Ranzi), ab 1922 OA. 1925–1927 gynäkol. WB, anschließend an der I. Chir. Univ.-Klinik Wien (→ Eiselsberg). 1928 Wechsel nach Graz (→ Denk), dort Habil. 1930. 1932 zurück in Wien, war er 1933–1942 Prim. am Wilhelminenspital und 1943–1957 am KH Lainz, schließlich 1957–1967 o. Prof. für Chir. an der II. Chir. Univ.-Klinik in Wien. Auf allen Gebieten des Faches operativ und literarisch sehr produktiv. Schwerpunkte: Abdominal-, Kinder-, Thorax- und Herzchir. 1960 und 1961 Präsident der ÖGC. 1963 Ehrenmitglied der DGCH, 1957 der ISS.
W.: Das akute Abdomen, Wien 1948 (2. Aufl. 1960). – Die chir. Erkrankungen des Thorax, Wien 1958. – G. Brandt, H. K., R. Nissen (Hgg.): Intra- u. postoperative Zwischenfälle. Ihre Verhütung u. Behandlung, I–IV, Stuttgart 1965–1974. – H. K. (Hg.): Operationen im Kindesalter, I–II, Stuttgart 1973–1975.
Lit.: CV 1969 525–527. – Killian 81f. – BEdM I 356.

Kussmaul, Adolf (* 22. 2. 1822 Graben b. Karlsruhe; † 28. 5. 1902 Heidelberg)

Studium in Heidelberg. 1848 Teilnahme am Feldzug in Schleswig-Holstein als Feldarzt. 1850–1853 Arzt in Kandern b. Lörrach. Danach internist. WB in Würzburg. 1855 Habil. in Heidelberg, dort 1857 ao. Prof. 1859–1863 o. Prof. für Innere Med. in Erlangen, 1863–1876 in Freiburg, 1876–1886 in Straßburg. Er machte 1868 erste Versuche zur Ösophago-Gastroskopie mit einem (starren) Zystoskop von → Desormeaux und führte 1869 die Magenpumpe ein.
W.: Über die Behandlung der Magenerweiterung durch eine neue Methode, Freiburg i. Br. 1869.
Lit.: G. Killian: Zur Geschichte d. Oesophago-Gastroskopie, Dtsch. Zschr. Chir. 58 (1901) 499–512. – BLÄ 1935 III 636f.

Kux, Erhard (* 11. 6. 1905 Olmütz, Mähren)

1940–1945 CA der Chir. Abt. am KH Grimmenstein. In den 1950er Jahren Dozent und Leiter der Abt. für Sympathikus-Chir. an der Chir. Univ.-Klinik Innsbruck (→ Breitner). Seine offensichtlich guten Erfolge veranlaßten den ‘Spiegel’ zu einem überschwenglichen Bericht.
E.: *K.-Op.:* thorakoskopische Durchtrennung des N. sympathicus (1948).
W.: D. endoskopische transpleurale Zugang zum autonomen Nervensystem d. Brustorgane u. seine therapeutische Bedeutung, Ars Med. 11 (1948) 676–679. – Thorakoskopische Eingriffe am Nervensystem, Stuttgart 1954.
Lit.: NN: Revolution in der Chirurgie, Spiegel Nr. 14 (1955) 35–37.

L

Labbé, Léon (* 29. 9. 1832 Merlerault, Orne; † 21. 3. 1916 Paris)
Studium und Prom. (1861) in Paris. Danach chir. WB. 1863 Dozent der med. Fak., 1864 Hospitalchir. und in verschiedenen Pariser Hospitälern tätig, ab 1889 am Hôp. Beaujon. 1892–1916 auch Senator für das Départment Orne.
E.: *L.-Dreieck:* Region zwischen linkem Rippenbogen und linkem Leberlappen, in der die Magenwand der Bauchdecke direkt anliegt.
Lit.: BLÄ 1901, 936.

Lachman, John W. (* 18. 9. 1919 Philadelphia; † 22. 9. 2007 Juno Beach, FL)
Studium in Philadelphia, dort auch orthop. WB. 1956–1998 Prof. für Orthop. und Vorstand des Orthop. Departments an der Temple Univ. Philadelphia. Der nach ihm benannte Test wurde von seinem Schüler Joseph S. Torg beschrieben und evaluiert.
E.: *L.-Test:* Nachweis einer „vorderen Schublade" bei Ruptur des vorderen Kreuzbandes des Kniegelenkes.
Lit.: J. S. Torg, W. Conrad, V. Kalen: Clinical Diagnosis of Anterior Cruciate Ligament Instability in the Athlete, Amer. J. Sports Med. 4 (1976) 84–91. – J. S. Torg: Who is J. L.? Contemp. Orthop. 20 (1990) 145–154. – H. H. Paessler, D. Michel: How old is the L. test? Amer. J. Sports Med. 20 (1992) 95–98.

Ladd, William Edwards (* 8. 9. 1880 Milton, MA; † 15. 4. 1967 Massachusetts)
Studium und Prom. (1906) in Boston (Harvard). Danach chir. WB in Boston an verschiedenen Häusern. 1912 Ass. an der Harvard Medical School. 1927–1947 chir. CA am Boston Children's Hosp. Neben seinen Erfahrungen mit intestinaler Malrotation gelang ihm erstmals die Korrektur einer Atresie der Gallenwege. Von ihm stammt das erste moderne kinderchir. Lehrbuch. Er gilt als Vater der US-amerikanischen Kinderchir., aus dessen Schule viele bedeutende Kinderchir. hervorgingen.
E.: *L.-Op.:* Durchtrennung von Adhäsionen zwischen Kolon und hinterer Bauchwand in der Duodenalgegend (*L.-Bänder*) bei Malrotation. – *L.-Syndrom:* Malrotation mit ausgebliebener Fixation des Mesenteriums an der hinteren Bauchwand.
W.: Congenital obstruction of the bile ducts, Ann. Surg. 102 (1935) 742–751. – W. E. L., R. E. Gross: Abdominal surgery of infancy and childhood, 1941.
Lit.: O. Berger, O. Muensterer, C. M. Harmon: Tales from previous times: important eponyms in pediatric surgery, Pediatr. Surg. Int. 30 (2014) 1–10.

Läwen, Georg **Arthur** (* 6. 2. 1876 Waldheim, Sachsen; † 31. 1. 1958 Hermannsburg b. Celle)
Studium in Rostock, Freiburg, München und Leipzig, dort 1900 Prom. 1900–1904 chir. WB in Leipzig (Diakonissen-KH; → H. F. W. Braun), 1904–1912 an der Chir. Univ.-Klinik Leipzig (→ Trendelenburg, → Payr), 1908 Habil., 1913 ao. Prof. Im I. Weltkrieg Stabsarzt und Beratender Chir. 1919–1927 o. Prof. für Chir. in Marburg, 1927–1945 in Königsberg. Im II. Weltkrieg Beratender Chir. und Generalarzt. 1945–1949 ärztl. Tätigkeit in Hamburg, Lüneburg, Seversloh. Literarisch ungemein produktiver Chir. Schwerpunkte: Lokalanästhesie (1908 Sakralanästhesie, Versuche mit Curare zur intraop. Muskelentspannung), Herz-, Thorax- und Abdominalchir., Vereisung des N. ischiadicus. 1943 Präsident der DGCH, 1950 deren Ehrenmitglied. 1940 Mitglied der Leopoldina.

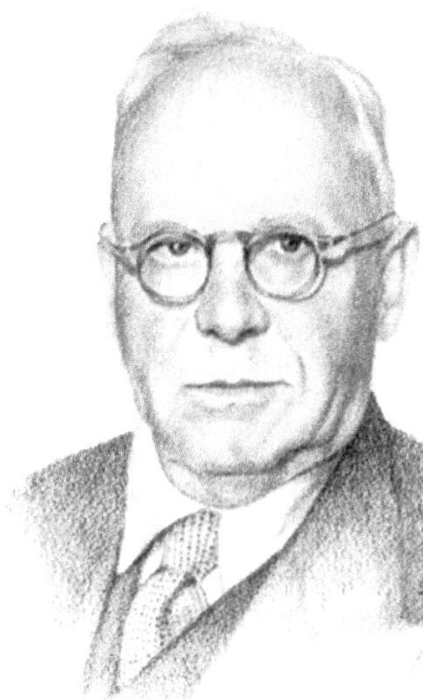

E.: *Büdinger-Ludloff-L.-Syndrom:* Knorpelschaden der Kniescheibenrückseite (Chondromalacia patellae).
W.: Die Chirurgie des Wurmfortsatzes, Berlin 1927. – Der Schmerz u. neue Wege seiner chir. Bekämpfung, Halle 1933. – Zur Kriegschir. in den vorderen Sanitätseinheiten, Berlin 1943.
Lit.: CV 1958, 481–484. – Killian 236. – Sachs IV 151. – BEdM I 359. – Steinau/Bauer 183–198.
Abb.: s. Abb.-Verzeichnis.

Lahey, Frank Howard (* 1. 6. 1880 Haverhill, Massachusetts; † 17. 6. 1953 Boston)
Studium und Prom. (1904) in Boston (Harvard). Anschließend chir. WB in Boston, unterbrochen durch den Kriegseinsatz im I. Weltkrieg in Frankreich. Danach Niederlassung in Boston und Planung der 1923 gegründeten und nach ihm benannten Klinik in Boston, die der Ausbildung junger Chir. aus der ganzen Welt diente. Schwerpunkte: Schilddrüse, Ösophagus, Magen, Gallenwege, Colon. Er propagierte das Prinzip der zweizeitige Op. z. B. für die Thyreotoxikose, Ösophagusdivertikel, intraabdominale Abszesse, Kolondivertikulitis, Pankreas- und Rektumkarzinom, letztere wurde erst in den 1940er Jahren wieder verlassen. Er starb an einem Herzinfarkt im Op.-Saal.
E.: *L.-Methode:* Untersuchungstechnik zur Beurteilung der Ausdehnung des vergrößerten Schilddrüsen-Seiten-

C. Weißer, *Chirurgenlexikon*, https://doi.org/10.1007/978-3-662-59238-0_12

lappens. – *L.-Op.:* zweizeitige abdominoperineale Rektumexstirpation.
W.: Two-stage abdominoperineal removal of cancer of the rectum, Surg. Gyn. Obstetr. 51 (1930) 692–699.
Lit.: Leiber/Olbert 253. – RLM L 16. – M. L. Corman: F. H. L. 1880–1953, Dis. colon rectum 24 (1981) 569.

Lallemand, Claude François (* 26. 1. 1790 Metz; † 23. 7. 1854 Marseille)
Nach militärchir. Ausbildung in Metz als Feldarzt im Spanien-Feldzug eingesetzt. Danach Studium in Paris und Prosektor bei → Dupuytren, wo er die Gehirnphysiol. und -pathol. untersuchte. 1818 Prom. 1819–1823 und 1824–1845 Prof. für Chir. in Montpellier sowie Chir. am Hôp. Saint-Éloi (neben → Delpech). Schwerpunkte: Krankheiten des Nerven- und des Urogenitalsystems, plast. Chir., öffentliches Bildungswesen. Nach Delpechs Tod 1832 war er der führende Chir. in Südfrankreich; sein großer Ruf zog Studenten wie Patienten an. Nach Ernennung zum Mitglied der Pariser Akademie der Wissenschaften 1845 ließ er sich in Paris nieder, wo er sich mit Philosophie beschäftigte.
E.: *L.-Körper:* zylindrische Eiweißkörper im koagulierten Samenblasensekret
W.: Recherches anatomico-pathologiques sur l'encéphale et ses dépendances, I–III, Paris 1827–1834. – Des pertes séminales involontaires, I–III, Paris 1835–1845.
Lit.: BLÄ 1935 III 651f. – EM 820. – J. Poirier: C. F. L. (1790–1854), J. Neurol. 257 (2010) 681f.

La Martinière, Germain Pichault de (* 27. 9. 1697 Argenton-l'Église; † 19. 10. 1783 Bièvres b. Paris)
Nach chir. Ausbildung und Studium in Paris ab 1728 Mitglied der Pariser Chir.-Gilde und Militärchir. 1733–1747 Feldchir. in mehreren Feldzügen, 1747 erster Chir. des französischen Königs Ludwig XV. In dieser einflußreichen Eigenschaft befreite er die Chir. von dem Diktat der Pariser med. Fak. und gründete eine Reihe von chir. Schulen u. a. in Bordeaux, Montpellier, Marseille, Rouen, Orléans, Tours, Lille und Toulouse. Er war 36 Jahre lang Präsident der Académie royale de chir.
Lit.: BLÄ 1935 III 654. – EM 819.

Lamballe s. Jobert de Lamballe

Lambotte, Albin (* 3. 7. 1866 Brüssel; † 1. 8. 1955 Antwerpen)
Studium in Brüssel, Abschluß 1891. Danach am Spital de Stuyvenberg in Antwerpen, wo er sich 1891 bei einer Cholera- und 1893 bei einer Diphtherie-Epidemie (72 Tracheotomien) bewährte. 1894 führte er seine erste Gastrektomie durch. 1900–1935 dort CA der Chir. Abt. In seiner eigenen Werkstatt entwickelte er Instrumente und Implantate für die von ihm erstmals 1907 so genannte *ostéo-synthèse*. Hierzu war eine peinliche Asepsis erforderlich. 1902 setzte er erstmals einen *fixateur externe* ein. Neben → Danis, → L. Böhler und → Küntscher zählt er zu den Pionieren der Unfallchir. Er gründete 1921 die *Belgische Gesellschaft für Orthopädische Chirurgie*.
E.: *L.-Meißel:* Flachmeißel zur Osteotomie. – *L.-Knochenhaltezange:* Sperrbare Zange zur Fragmentadaptation mit variabler Maulweite und geradem oder abgewinkeltem Maul.
W.: L'intervention opératoire dans les fractures récentes et anciennes ..., Brüssel 1907. – La prothèse perdue dans le traitement des fractures, Presse méd. 37 (1907). – Chirurgie opératoire des fractures, Paris 1913.
Lit.: NN: A. L. 1866–1955, J. Bone Jt. Surg. 38-A (1956) 464–466. – R. de Marneffe, Albin Lambotte, pionnier de l'ostéosynthèse moderne, Rev. Med. Brux. 3 (1982) 493–495. – R. Baumgartner: Die Osteosynthesen von L. zwischen 1895 u. 1907, in: L. Zichner, M. A. Rauschmann, K.-D. Thomann (Hgg.): Gesch. d. op. Verfahren an den Bewegungsorganen, Darmstadt 2000, 21–29. – EM 821.

La Motte, Guillaume Mauquest de (* 27. 6. 1655 Valognes, Manche; † 27. 6. 1737 Valognes)
Nach Studium und fünfjähriger WB am Hôtel-Dieu in Paris Niederlassung als Chir. und Geburtshelfer in seiner Vaterstadt, wo er über 50 Jahre erfolgreich wirkte und immense Erfahrung sammeln konnte.
W.: Traité complet de chir., I–III, Paris 1722 (3. Aufl. 1771).
Lit.: BLÄ 1935 III 657. – EM 819.

Landerer, Albert Sigmund (* 8. 4. 1854 Tübingen; † 21. 8. 1904 Gargellen, Vorarlberg)
Studium in Tübingen und Leipzig, dort Prom. 1878. Nach Tätigkeit in der Anat. 1879–1883 chir. WB in Leipzig (→ Thiersch; Nebentätigkeit in Physiol- und Pathol.), 1882 Habil., 1889 ao. Prof. 1894 OA am Karl-Olga-KH in Stuttgart; 1902 Ltg. des neugegründeten Auguste-Viktoria-KH in Berlin. Er führte 1881 die erste perkutane intravenöse Injektion beim Menschen und die erste intravenöse Infusion durch.
W.: Handbuch der allg. chir. Pathol. u. Therapie, Wien - Leipzig 1890 (2. Aufl. 1898). – Chir. Diagnostik, Wien - Leipzig 1895.
Lit.: BLÄ 1933 II 854f. – BEdM I 360.

Landi, Pasquale (* 14. 11. 1817 Porrona; † 4. 8. 1895 Pisa)
Studium und Prom. (1841) in Siena. Danach WB in Florenz, 1843 dort niedergelassen. 1849 Chir. am Arcispedale in Florenz, 1852 Studienreise nach Paris und London, 1854 Dir. eines Choleralazaretts, 1857 Ass. an der Chir. Klinik Florenz (→ Ranzi). 1860 o. Prof. für Chir. in Siena, 1865 in Bologna und 1868–1893 in Pisa, wo er seinen Ruf durch die erste erfolgreiche Ovariotomie 1868 in Italien festigte und sich auf allen Gebieten der Chir. betätigte, u. a. der Rhinoplastik.
W.: Lezioni di chirurgia operatoria, I–II, Bologna 1866/67.
Lit.: BLÄ 1935 III 660. – DBI 63 (2004).

Landois, Felix (* 9. 11. 1879 Greifswald; † 1. 5. 1945 Berlin)
Studium und Prom. (1905) in Greifswald. Pathol. Allg. WB 1905/06 in Tübingen und 1906–1908 in Greifswald. Chir. WB 1908–1919 in Breslau (→ Küttner), dort 1913 Habil. 1914 Studienaufenthalt in Baltimore (→ Halsted). Im I. Weltkrieg Lazarettarzt. 1918 ao. Prof. 1920–1945 CA der Chir. Abt. am Elisabeth-KH in Berlin. Schwerpunkte: Muskelerkrankungen, Schußverletzungen, Thoraxverletzungen. 1942–1945 Zweiter Schriftführer der DGCH

W.: F. L., H. Küttner: Die Chir. d. quergestreiften Muskulatur, Stuttgart 1913. – Die Chir. d. Pleura. Die Chir. des Zwerchfells u. des N. phrenicus, in: Kirschner-Nordmann, Die Chir., 2. Aufl., V, Berlin - Wien 1942, 197–340.
Lit.: CV 1938, 389f. – Winau/Vaubel 58. – H. Coenen: F. L. 1879–1945, Chirurg 20 (1949) 255–256. – K. Hempel: Ein Briefwechsel zwischen Landois (Breslau) und Halsted (Baltimore), Chirurg BDC 31 (1992) 1–9, 17–28, 46–50.

Landsteiner, Karl (* 14. 6. 1868 Wien; † 26. 6. 1943 New York)
Studium und Prom. (1891) in Wien. Anschließend Studienaufenthalte an der 2. Med. Klinik Wien, in Würzburg, München und Zürich. 1894/95 chir. WB in Wien (→ E. Albert). Danach Ass. am Hygiene-Inst., 1897–1908 am Pathol. Inst. Wien. 1903 Habil. für Pathol., 1911 ao. Prof. 1908 Prosektor am Wilhelminenspital in Wien, 1919–1922 in Den Haag. 1922–1939 (und weiter bis an sein Lebensende) am Rockefeller Inst. for Medical Research in New York. 1900 erschien in einer Fußnote ein erster Hinweis auf die Tatsache, daß die Agglutination des Blutes ein physiologischer Vorgang sei. 1901 beschrieb er die Blutgruppen A, B und 0, und noch 1941 gelang ihm die Identifikation des Rhesusfaktors. Darüber hinaus machte er prägende Entdeckungen auf dem Gebiet der Immunologie (Haptene) und der Infektiologie (Syphilisübertragung, Virusätiologie der Poliomyelitis). 1927 Mitglied der Leopoldina. 1930 Nobelpreis für Med./Physiol.
W.: Zur Kenntnis d. antifermentativen, lytischen u. agglutinierenden Wirkungen des Blutserums u. der Lymphe, Zbl. Bakteriol. 27 (1900) 357–362. – Über Agglutinationserscheinungen normalen menschlichen Blutes, Wien. klin. Wschr. 14 (1901) 1132–1134. – Die Spezifität d. serologischen Reaktionen, Berlin 1933.
Lit.: BLÄ 1933 II 856f. – NDB 13 (1982) 521–523. – E. Bäumler: Sein Ruhm kam erst in d. Neuen Welt. K. L. entdeckte nicht nur die Blutgruppen, Herz + Gefäße 13 (1993) 85–87. – BEdM I 360f. – EM 822.

Lane, Sir William Arbuthnot (* 4. 7. 1856 Fort George, Inverness, Schottland; † 16. 1. 1943 London)
Studium in London, 1882 FRCS, 1883 Master of Surgery. Chir. am Guy's Hospital, am Hospital for Sick Children sowie am French Hospital. Als Lehrer für Chir. des RCS zog er viele Schüler an. Der äußerst innovative Chir. entwickelte zahlreiche Op.-Methoden und gilt insbes. als Pionier der Osteosynthese. So begann er 1892, geschlossene Frakturen mit Schrauben und Draht zu stabilisieren, führte 1894 die erste blutige Reposition mit Verschraubung der Tibia durch und entwickelte ab 1903 Metallplatten zur Osteosynthese. Er etablierte die Asepsis und die *no touch technique*, die das Berühren des Gewebes mit den Händen vermeidet.
E.: *L.-Platten:* Osteosyntheseplatten (gerade, Y-Form, verschiedene Größen). – *L.-Zange:* Knochenhaltezange mit kräftigem, an der Spitze doppelt gezähntem, stark gerieftem Maul. – *L.-Op.:* Ausschaltung des Kolons durch Anastomosierung des Zoekums mit dem Rektum.
W.: Manual of operative surgery, London, 1886. – On the advantage of the steel screw in ununited fractures, Lancet 1893 II 1500f. – A method of treating simple oblique fractures of the tibia and fibula more efficient than those in common use, Trans. clin. Soc. London 27 (1894) 167–175. – The operative treatment of chronic constipation. London 1909 [4. Aufl. 1918]. – Cleft palate and hare lip, 3. Aufl. London 1916. – The operative treatment of fractures, London 1914.
Lit.: BLÄ 1933 II 858. – EM 1083f. – A. R. Jones: Sir W. A. L., J. Bone Jt. Surg. 34-B (1952) 478–482. – T. B. Layton: Sir W. A. L., BT. An enquiry into the mind and influence of a surgeon, Edinburgh – London 1956.

Lanfrank von Mailand [Lanfranchi, Guido, da Milano] (* um 1245 Mailand; † vor 1306 Paris)
Nach med. und chir. Ausbildung in Bologna (→ Wilhelm v. Saliceto) ließ er sich um 1270 in Mailand nieder. 1290 aus Mailand verbannt, wirkte er in Lyon, schrieb dort 1294 seine *Chirurgia parva.* 1295 in Paris in die „Confrèrie (Collège) de Saint-Côme" aufgenommen, unterrichtete er an der zugehörigen Chir.-Schule eine große Zahl von Schülern und verfaßte 1296 die *Chirurgia magna*, in der er die Einheit von wiss. Theorie und chir. Praxis herausstellt. Er transferierte die italienische Chir. nach Norden und sicherte Paris die chir. Führungsrolle im 13. Jh. Seine Werke waren aufgrund ihrer regelhaften Terminologie und didaktisch geschickter Darstellung bis ins 16. Jh. maßgeblich für den chir. Unterricht und wurden in viele Landessprachen übersetzt.
W.: Chirurgia parva, 1294 (Druck Venedig 1489). – Chirurgia magna, 1296 (Druck Venedig 1490).
Lit.: Gurlt I 765–791. – BLÄ 1935 663. – Ärztelex. 196. – EM 822f.

Lange, Fritz (* 21. 6. 1864 Dessau; † 19. 11. 1952 Wackersberg b. Bad Tölz)
Studium in Jena, Leipzig und München, dort Prom. 1889. 1890–1895 med. und chir. WB in Rostock und Straßburg (→ Madelung) sowie für Orthop. in Wien (→ Adolf Lorenz). 1896 Habil. für orthop. Chir. in München und Eröffnung eines orthop. Ambulatoriums, 1903 ao. Prof. 1908–1934 o. Prof. für Orthop. in München und ab 1913 Leiter der ersten staatl. orthop. Klinik in Deutschland. Schwerpunkte: Hüftdysplasie, Schiefhals, Skoliose, Poliomyelitisfolgen. Mit-Hg. der *Münchener medizinischen Wochenschrift.* 1909 Präsident der DGOOC, 1930 deren Ehrenmitglied. 1925 Mitglied der Leopoldina.
W.: F. L., H. Spitzy: Chir. u. Orthop. im Kindesalter, Leipzig 1910 (3. Aufl. 1930). – Lehrbuch d. Orthop., Jena 1914 (3. Aufl. 1928). – Die Behandlung d. Knochenbrüche, München 1925.
Lit.: CV 1938, 390. – P. Pitzen, Zschr. Orthop. 78 (1949) 425–431 [mit Werkverzeichnis]. – P. Pitzen, Nachruf, Zschr. Orthop. 83 (1953) 177–183. – NDB 13 (1982) 557. – BEdM I 361. – W. Caro, W. Locher, J. Grifka: Die Entwicklung d. Orthop. in München in d. Ära von F. L., in: Zichner/Rauschmann/Thomann 135–

Lange, Max (* 28. 7. 1899 Dessau; † 23. 10. 1975 München)
Neffe von → F. L. Nach Kriegsdienst im I. Weltkrieg Studium in Jena und Leipzig, dort 1923 Prom. 1924–1937 orthop. WB in München (F. L.; → Lexer), dort 1929 Habil. 1937–1939 als Orthop. niedergelassen.

1939–1943 Leiter d. Orthop. Abt. am Reservelazarett München, 1944/45 am Reserve-Lazarett Bad Tölz. 1946–1954 CA des Versorgungs-KH in Bad Tölz. 1954–1967 o. Prof. für Orthop. LMU München. Schwerpunkte: Wiederherstellungschir., Kriegsorthop., mechanische Orthop., Rehabilitation. Ab 1947 Herausgeber der *Zeitschrift für Orthop. und ihre Grenzgebiete*. 1947 und 1962 Präsident der DGOOC, 1966 deren Ehrenmitglied.
E.: *Eden-Hybbinette-[L.-]Op.*: Hebung des unteren Pfannenrandes der dysplastischen Schultergelenkspfanne durch Einschlagen eines autogenen Knochenspans in eine vorher gefertigte Nut (1962).
W.: Kriegsorthop., Stuttgart 1943. – Unfallorthop., Stuttgart 1949.
Lit.: CV 1938 391f. – CV 1969 532f. – A. N. Witt: Nachruf für M. L., Zschr. Orthop. 114 (1976) 145f.

Langenbeck, Bernhard Rudolf Konrad **von** (* 8. 11. 1810 Padingbüttel b. Bremerhaven; † 29. 9. 1887 Wiesbaden)

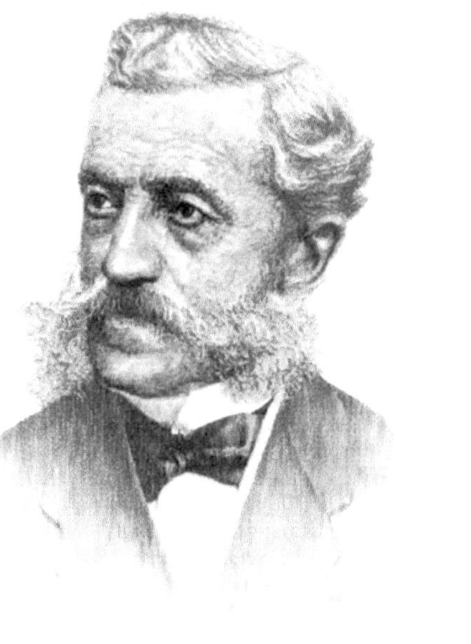

Neffe von → Konrad L. Studium in Göttingen, dort 1835 Prom. 1836–1838 Studienreise nach Frankreich, England (mit → A. Cooper befreundet), Holland und Belgien. 1838 Habil. in Göttingen (K. L.). 1841 dort ao. Prof. 1842–1848 o. Prof. für Chir. in Kiel, 1848–1882 auf dem I. Lehrstuhl für Chir. in Berlin (Ziegelstraße). Bereits 1848 in kriegschir. Einsatz im Krieg gegen Dänemark, förderte er als preuß. Generalarzt in den Kriegen von 1864, 1866 und 1870/71 die Kriegschir. und das Militärsanitätswesen. Außerdem war 1864 er maßgeblich an der Ausarbeitung der Genfer Konvention beteiligt. Schwerpunkte: Kriegschir. (Schußverletzungen), Gelenkresektionen, Osteoplast. Resektion des Oberkiefers, plast. Chir., Augenheilkunde, Schraubenosteosynthese bei Schenkelhalsfraktur (1858). L. ist der Begründer einer auf Forschung gegründeten wiss. Chir. in Deutschland, was ihm eine international herausragende Stellung als Chir. und Lehrer der Chir. verschaffte und eine chir. Schule etablierte, deren Vielzahl von Schülern die von ihm initiierte rasante Entwicklung der modernen Chir. weitertrugen. 1872 Initiator und Gründungsmitglied sowie bis 1885 Vorsitzender der DGCH, 1886 deren Ehrenpräsident. 1864 als Generalarzt geadelt. Er war 1860 Begründer und zusammen mit → Billroth und → Gurlt Redakteur des *Archivs für klinische Chir.* (ab 1948 *Langenbecks Archiv* ...),
E.: *L.-Haken:* Wundhaken mit rechtwinklig zum Stiel gebogenem Blatt, das am Ende leicht aufgebogen ist, für die Abdominalchir. – *L.-Nadelhalter:* nicht sperrbarer Nadelhalter. – *L.-Einzinker:* spitzer Knochenhaken. – *L.-Zange:* gerade nicht sperrbare Knochenhaltezange mit jeweils einem Zahnpaar an jeder Greifbacke. – *L.-Op.:* Verschluß der Lippenspalte mit gerader Schnittführung. – *L.-Rhinoplastik:* Nasenrekonstruktion mittels gestieltem Stirnhautlappen („indische Methode") einschließlich Periost. – *L.-Hämorrhoidektomie:* basale Abquetschung und Abtragung des vorgezogenen Knotens mittels Thermokauter.
W: Die Uranoplastik mittelst Ablösung des mucösperiostalen Gaumenüberzuges, Arch. klin. Chir. 2 (1862) 205–287. – Über eine neue Methode d. totalen Rhinoplastik, Berl. klin. Wschr. 1 (1864) 13–14. – Über die Schußfrakturen d. Gelenke u. ihre Behandlung, 1868. – Über Zungenamputation mittelst des Thermokauters, Verh. Dtsch. Ges. Chir. 10 (1881) II 176–193. – Vorlesungen über Akirurgie, Berlin 1888.
Lit.: BLÄ 1935 III 669–671. – Th. Gluck: B. v. L., Chirurg 2 (1930) 25–32. – Killian 348f. – NDB 13 (1982) 580–582. – Winau/Vaubel 59. – H. Wolff, Zum Gedenken an B. v. L., den Wegbereiter d. naturwissenschaftlich orientierten Chir., Zbl. Chir. 113 (1988) 637–650. – Schmiedebach/Winau/Häring 162, 165. – B. Schnell: Geschichte der Plast. Chir., in: S. Krupp (Hg.): Plast. Chir.. Klinik u. Praxis, I-1, Landsberg/Lech 1995, 17–20. – Ärztelex. 197. – Sachs III 222–230. – BEdM I 362. – EM 824.
Abb.: s. Abb.-Verzeichnis.

Langenbeck, Konrad Johann Martin (* 5. 12. 1776 Horneburg b. Stade; † 24. 1. 1851 Göttingen)
Studium und Prom. (1798) in Jena. Danach Studienreise nach Wien und Niederlassung in seiner Heimatstadt. 1799 erneute Studienreise nach Wien und Würzburg (→ K. K. v. Siebold, → F. K. Hesselbach) mit intensiver Ausbildung in Chir., Anat., Augenheilkunde und Geburtshilfe. Ab 1802 in Göttingen, dort 1802 Habil. und Anstellung als Wundarzt am akadem. Hospital. 1804 ao. Prof. Wegen Unverträglichkeit mit → Himly gründete er 1807 ein eigenes klinisches Institut für Chir., das mehrfach vergrößert wurde. 1814–1848 o. Prof. für Anat. und Chir. in Göttingen, gleichzeitig Generalchir. der Hannoveraner Armee. In dieser Eigenschaft 1815 Kriegsteilnahme. Initiierte 1826 die Errichtung des „Neuen anatomischen Theaters" in Göttingen. Als Bonmot ist von ihm überliefert: „Die Menschen zerfallen in solche, welche operieren, und solche, welche sich operieren lassen." Schwerpunkte (gegründet auf Anatom. und Physiol.): Amputationstechnik, Steinschnitt, Hernienchir., Arterienligatur, Uterusexstirpation.
W.: Chir. Abhandlung üb. eine einfache u. sichere Methode des Steinschnitts, Würzburg 1802. – Bibliothek für die Chir. u. Ophthalmol., I–IV, Göttingen

1806–1813. – Neue Bibliothek für Chir. u. Ophthalmol., I–IV, Hannover 1815–1828. – Abhandlung von den Leisten- u. Schenkelbrüchen, Göttingen 1821. – Nosologie u. Therapie der chir. Krankheiten ..., I–V, Göttingen 1822–1844.
Lit.: BMC 62, 325. – BLÄ 1935 III 667f. – Killian 301. – Sachs IV 88. – BEdM I 362.

Langenbuch, Carl Johann August (* 20. 8. 1846 Kiel; † 9. 6. 1901 Berlin)
Studium in Kiel und Berlin, Prom. 1869 in Kiel. 1870/71 Kriegsteilnahme. 1871–1873 chir. WB in Berlin (KH Bethanien), 1873–1901 CA der Chir. Abt. am Lazarus-KH Berlin. Er führte 1877 die erste Nephrektomie wegen Malignom, 1882 die weltweit erste Cholezystektomie bei Cholelithiasis und 1887 die erste elektive Resektion (eines „Schnürlappens") der Leber durch. 1886 Mitbegründer der Berliner Chir. Gesellschaft.
W.: Eine eigenthümliche Nierenexstirpation, Berlin. klin. Wschr. 14 (1877) 337–340. – Ein Fall von Exstirpation der Gallenblase wegen chronischer Cholelithiasis; Heilung, Berlin. klin. Wschr. 19 (1882) 725–727. – Ein Fall von Resection eines linksseitigen Schnürlappens der Leber. Heilung, Berlin. klin. Wschr. 25 (1888) 37–38.
Lit.: BLÄ 1901, 956–958. – BLÄ 1933 II 861. – Winau/ Vaubel 60. – Schmiedebach/Winau/Häring 5, 13.

Lanz, Otto (* 14. 10. 1865 Steffisburg bei Thun / Schweiz; † 23. 2. 1935 Amsterdam)
Studium in Bern, Genf, Basel, München, Leipzig, Berlin und London, 1889 Prom. in Bern. 1890–1897 chir. WB (→ Kocher), 1893 Habil. 1897 Eröffnung einer Privatklinik.1902–1935 o. Prof. für Chir. Univ. Amsterdam. Schwerpunkte: Schilddrüse, Appendizitis, plast. Chir., Asepsis.
E.: *L.-Punkt:* Druckschmerzpunkt bei Appendizitis auf dem rechten Drittelpunkt der Verbindungslinie der beiden Spinae iliacae anteriores superiores. – *L.-Zeichen:* Abschwächung oder Aufhebung des Kremasterreflexes bei Appendizitis (unspezifisch).
W.: Der McBurney'sche Punkt, Zbl. Chir. 35 (1908) 185–190.
Lit.: Leiber/Olbert 257f. – BLÄ 1901, 960. – BLÄ 1933 II 865. – Sachs III 210.

Lapeyronie, François Gigot **de** (* 15. 1. 1678 Montpellier; † 25. 4. 1747 Versailles)
Nach handwerkschir. Ausbildung in Montpellier chir. WB in Paris (→ Mareschal). 1697–1714 Lehrer für Anat. und Chir. sowie Chir. am Hôp. Saint-Éloi in Montpellier. 1704 Chir. bei der Armee. Ab 1714 in Paris, wurde er Chir. an der Charité. 1736 Erster Chir. des Königs. Er beschrieb eine Darmnahttechnik und die nach ihm benannte Krankheit. Er reorganisierte mit Mareschal durch Einsetzung von Demonstratoren die chir. Schulen (Collège de St. Côme), außerdem kämpfte er für die Gleichstellung der Chir. mit der Med. 1731 Begründer der Académie royale de Chirurgie sowie Mitglied der Académie des sciences. 1721 geadelt.
E.: *L.-Krankheit:* Induratio penis plastica.
W.: Mémoire sur quelques obstacles qui s'opposent à l'éjaculation naturelle de la sémence, Mém. Acad. Roy. Chir. (Paris) 1 (1743) 425–434.
Lit.: BLÄ 1935 III 677f. – W. D. Dunsmuir, R. S. Kirby: François de LaPeyronie (1678–1747): the man and the disease he described, Brit. J. Urol. Intern. 78 (1996): 613–622. – EM 826.

Largiadèr, Felix (* 18. 12. 1930 Flawil; † 4. 7. 2018 Erlenbach, Schweiz)
Studium in Genf, München und Zürich, dort 1959 Prom. 1961/62 und 1965–1970 chir. WB in Zürich (→ A. Brunner; → Senning), 1963–1965 Studienaufenthalt in Minneapolis (→ Wangensteen; → R. C. Lillehei). 1967 Habil. in Zürich. 1970–1974 Leiter der chir. Forschungsabt. in Zürich, 1973 Tit.-Prof., 1974 ao. Prof. 1980–1985 o. Prof. für Transplantationschir. in Zürich, 1985–1998 o. Prof. für Chir. Schwerpunkte: Organtransplantation (Niere, Leber, Pankreas), Organkonservierung, gastrointestinale Chir, Pankreaschir., Bronchial-Ca. 1964 beschrieb er erstmals ein funktionierendes Pankreastransplantat im Tierexperiment. 1973 führte er die erste Pankreastransplantation beim Menschen in Europa durch. 1975 Begründer und langjähriger Mitherausgeber der Buchreihe *Checklisten der aktuellen Med.* 1985 Mitbegründer von Swisstranplant. 1992 Gründer und bis 1995 Präsident der Schweizerischen Gesellschaft für Viszeralchir. 1988 Mitglied der Leopoldina. 1995–1997 Präsidiumsmitglied der DGCH, 1999 deren Ehrenmitglied.
W.: Organ-Transplantation, Stuttgart 1966. – Checkliste Viszerale Chir., Stuttgart 1975 (11. Aufl. 2016). – Transplantation von Organen: von d. Mythologie bis z. erlebten Gegenwart, Basel 2010. – F. L., E. Kolb, U. Binswanger: A long-term functioning human pancreatic islet allotransplant, Transplantation 29 (1980) 76–77.
Lit.: CV 1980, 409–413. – W. Hartel: Nachruf auf F. L., Passion Chir. 8 (2018) III 76.

Larrey, Félix Hippolyte, Baron (* 18. 9. 1808 Paris; † 8. 10. 1895 Paris)
Sohn von → Jean Dominique L. Nach militärchir. Ausbildung in Paris ab 1829 als Unterchir. in Straßburger Lazaretten. 1832 Prom. in Paris. Ab 1835 an der Med. Fak. Dozent für Kriegschir. und chir. Klinik. 1841 Prof. für Chir. an der Militärakademie in Paris. 1845–1850 Chir. am Hôp. Gros-Caillou, ab 1852 am Hôp. Val-de-Grâce. 1858 Leiter des Sanitätsdienstes der kaiserl. Garde. 1859 während des italienischen Krieges CA der Armee. Zusammen mit seinem Vater führte er einige Inspektionsreisen nach Algier durch. 1850 Mitglied, 1863 Präsident der Académie de médicine.
W.: Traitement des fractures du col du femur, Paris 1835.
Lit.: BLÄ 1901 961f. – BLÄ 1935 III 681f. – Sachs III 237. – EM 826.

Larrey, Jean Dominique, Baron (* 8.7.1766 Beaudéan; † 25.7. oder 1.8.1842 Lyon)
Chir. Ausbildung bei seinem Onkel in Toulouse sowie in Paris (→ Desault), 1787 unterbrochen durch einen Einsatz als Marinechir. 1792–1794 Kompaniechir. der Rheinarmee, danach Chefchir. der 4. Armee in Nizza und Katalonien. 1796 Prof. an der militärärztlichen

Schule Val-de-Grâce (1803 Prom.). 1797–1815 Teilnahme an allen Feldzügen Napoleons (Ägypten, Italien, Deutschland, Rußland), ab 1805 als Generalinspekteur des Sanitätsdienstes bzw. Chefchir. der Grande armée und Leibarzt Napoleons. Er plädiert für eine schnelle Versorgung von Verwundeten schon auf dem Schlachtfeld, führte 1792/93 die „fliegenden Ambulanzen" (*Ambulances volantes*, Feldambulanzen, später auch fliegende Lazarette) sowie die frühe Amputation bei schweren Extremitätenverletzungen ein, da eine Wundinfektion den nahezu sicheren Tod bedeutete. Er war ein sicherer und schneller Operateur, entwickelte Methoden der Hüft- und Schulterexartikulation, führte 1810 eine Perikardiozentese und 1820 eine Rhinoplastik durch und empfahl den Verschluß offener Thoraxverletzungen. Der Pionier der neueren Kriegschir. reorganisierte dank seiner immensen Erfahrung das Militärsanitätswesen und blieb auch nach Napoleons Verbannung in seinen militärischen Ämtern. 1809 geadelt. 1829 Mitglied der Med. Akademie.

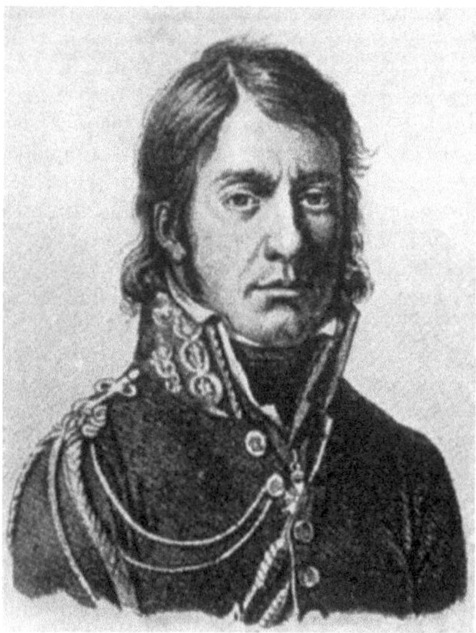

E.: *L.-Spalte:* Trigonum sternocostale. – *L.-Hernie:* postembryonal auftretende parasternale Zwerchfellhernie (vgl. → Morgagni). – *L.-Symptom:* Starke Schmerzreaktion bei raschem Absitzen vom Pferd bei „Ischias".
W.: Mémoire sur les amputations des membres à la suite des coups de feu ..., Paris 1797. – Mémoires de chirurgie militaire, et campagnes ..., I–IV, Paris 1812–1818 (Dt.: Med.-chir. Denkwürdigkeiten ..., I–II, Leipzig 1813–1819). – Clinique chirurgicale, exercée particulièrement dans le camps et les hôpitaux militaires, depuis 1792 jusqu'en 1829, I–V, Paris 1829–1836.
Lit: BLÄ 1935 III 680f. – Leiber/Olbert 258. – Ärztelex. 197f. – Killian 30f. – Helfer/Winau 49. – Sachs III 236–246. – EM 826.
Abb.: s. Abb.-Verzeichnis.

Lasègue, Ernest Charles (* 5. 9. 1816 Paris; † 20. 3. 1883 Paris)
Studium und Prom. (1847) in Paris. 1848 als französischer Delegierter zur Erforschung einer Choleraepidemie in Rußland. Danach internist. WB in Paris. 1853 Dir. des Archives générales de médicine. Ab 1853 Dozent für Innere Med. in Paris, 1869–1883 o. Prof. für med. Klinik mit Schwerpunkt Neurol. am Hôp. Necker in Paris. Die Erstbeschreibung des von ihm entdeckten Zeichens stammt von einem Schüler.
E.: *L.-Zeichen:* bei passiver Beugung des gestreckten Beines im Hüftgelenkes des liegenden Pat. Schmerzauslösung in Gesäß und Oberschenkel bei radikulären oder peripheren Läsionen des N. ischiadicus. – *L.-Phänomen:* Sensibilitätsstörungen und Kribbelgefühl als Zeichen der neurol. Beteiligung bei Bandscheibenvorfall.
W.: J. J. Forst: Contribution à l'étude clinique de la sciatique, med. Diss. Paris (Thèse Nr. 33) 1881.
Lit.: BLÄ 1935 III 683f. – Leiber/Olbert 258.

Latarjet, André Raphaël (* 20. 8. 1877 Dijon; † 4. 5. 1947 Lyon)
Studium und Prom. (1906) in Lyon. 1910 dort Habil., 1921–1945 Prof. für Anat. in Lyon. Daneben aber auch als Chir. tätig. Er erforschte die Vaskularisation und sympathische Innervation der Verdauungsorgane, insbesondere des N. vagus, und entwickelte eine Technik der trunkulären Vagotomie zur Ulkustherapie, zu deren Ergänzung er eine Drainage-Op. empfahl. Die Methode wurde jedoch zugunsten der Magenresektion zunächst wieder verlassen.
E.: *L.-Nerven:* Trunci vagales ant. et post. – *L.-Vene:* V. praepylorica.
W.: Préliminaire de l'innervation et l'énervation de l'estomac, Lyon Méd. 130 (1921) 166. – Résection des nerfs de l'estomac. Technique opératoire. Résultats cliniques, Bull. Acad. Méd. 87 (1922) 681–691.
Lit.: BLÄ 1933 II 869. – J.-G. Damizet: La vie et l'œuvre du Professeur A. L. (1877–1947), med. Diss. Lyon 1997.

Lauenstein, Carl (* 4. 7. 1850 Fallersleben; † 26. 7. 1915 Hamburg)
Im Krieg 1870/71 Einjährig-Freiwilliger. Danach Studium in Göttingen und Würzburg, Prom. 1874 in Göttingen. Anschließend Ass. an der Prov.-Irrenanstalt Göttingen. 1875–1879 chir. WB am Allg. KH Hamburg. 1879 Chir. am Diakonissenhaus Bethesda, dort seit 1886 Leiter der chir. Abt.; seit 1880 auch Chir. am Seemanns-KH Hamburg. 1900–1915 CA der Chir. Abt. am neuerbauten Hafen-KH Hamburg. Vielseitig interessierter Chir. mit Schwerpunkten in der Allg.- und Unfallchir. sowie Arztausbildung.
E.: *L.-Aufnahme:* Röntgenaufnahme des Schenkelhalses mit maximal außenrotiertem und in Hüft- und Kniegelenk gebeugten Bein (1901). – *L.-Anastomose:* nach Gastroenterostomie zur Verhinderung des Rückflusses von Darminhalt aus der zuführenden Schlinge in den Magen angelegte Seit-zu-Seit-Verbindung zwischen Jejunum und einer weiteren Dünndarmschlinge (ähnlich der Fußpunktanastomose nach → H. Ch. Braun). – *L.-Op.:* subperiostale Resektion des Ulnakopfes bei fehlverheilter und mit Einschränkung der Unterarmumwendbewegung einhergehender distaler Radiusfraktur.
W.: Zur Behandlung d. nach karpaler Vorderarmfraktur zurückbleibenden Störung der Pro- u. Supinationsbewegung, Zbl. Chir. 14 (1887) 433–435. – Zur

Indication, Anlegung und Function der Magendünndarmfistel, in: Fschr. Meyer-Göttingen, Hamburg 1891.
Lit.: BLÄ 1901, 964f. – BLÄ 1933 II 871. – Sachs I 210.

Lauge Hansen, Niels (* 1899; † 1976)
Der dänische Arzt machte in den frühen 1940er Jahren in Kopenhagen Leichenversuche zur Entstehung von Knöchelbrüchen mit definierten Richtungen der Krafteinwirkung und entwickelte daraus seine „genetische Klassifikation". 1959–1961 war er in Seoul, Südkorea, tätig und wurde Ehrenmitglied der Koreanischen Ärztevereinigung.
E.: *L.-H.-Klassifikation:* Einteilung der Knöchelbrüche nach Entstehungsmechanismus.
W.: Ankelbrud i genetisk diagnose og reposition: experimental-chirurgiske og radiografiske undersøgelser. Repositionsforsøg i kliniken, Kopenhagen 1942. – Fractures of the ankle. Analytic-historical survey as the basis of new experimental, roentgenological and clinical investigations, Arch. Surg. 56 (1948) 259–317.
Lit.: Hunter/Peltier/Lund 828.

Lauterbur, Paul Christian (* 6. 5. 1929 Sidney, OH; † 27. 3. 2007 Urbana, IL)
Studium der Chemie in Cleveland und Pittsburgh, dort 1962 Prom. 1969–1985 Prof. für Chemie in New York, 1985–1990 in Urbana, IL. Auf Grundlage des seit 1945 bekannten Phänomens der spezifischen magnetischen Resonanz von Atomkernen mit magnetischem Dipolmoment erfand er die Magnetresonanztomographie als bildgebendes Verfahren. 1992 Mitglied der Leopoldina. 2003 Nobelpreis für Physiol./Med.
W.: Image formation by induced local interactions: Examples of employing nuclear magnetic resonance, Nature 242 (1973) 190–191.
Lit.: EM 733. – K. Chang: P. C. L., 77, dies; Won Nobel Prize for M.R.I., New York Times 28. 3. 2007.

Lawler, Richard H. (* 1896; † 26. 7. 1982 Evergreen Park, Ill.)
Der Abdominal- und Kinderchir. war 1932–1979 am Little Company of Mary Hosp. in Evergreen Park, IL, sowie 1940–1979 am Cook County Hosp. in Chicago tätig. Er lehrte an der Cook County School of Medicine und war ao. Prof. für Chir. an der Loyola University of Chicago. 1950 führte er die erste erfolgreiche Nierentransplantation vor der Ära der Immunsuppression durch. Die Transplantatniere wurde zwar nach 10 Monaten abgestoßen, die Patientin überlebte dennoch 5 Jahre, da sich in dieser Zeit ihre eigene Nierenfunktion wieder gebessert hatte.
W.: R. H. L., J. W. West, P. H. McNulty u. a.: Homotransplantation of the kidney in the human, J. Amer. med. Ass. 144 (1950) 844–845. – R. H. L., J. W. West, P. H. McNulty u. a.: Homotransplantation of the kidney in the human; supplemental report of a case, J. Amer. Med. Assoc. 147 (1951) 45f.
Lit.: New York Times vom 27. 7. 1982.

Lawrence, Sir William (* 16. 7. 1783 Cirencester, Gloucestershire; † 5. 7. 1867 London)
Chir. Ausbildung am St. Bartholomew's Hosp. bei → Abernethy in London, dort 1802–1813 Prosektor, 1813 dort Ass. Surgeon. 1815 Chir. an den Hospitälern Bridewell und Betlehem sowie Prof. für Anat. und Chir. beim RCS. 1827–1865 Chefchir. am St. Bartholomew's Hosp. 1846 und 1855 Präsident des RCS. 1867 geadelt.
W.: Treatise on hernia, London 1807 (5. Aufl. 1838).
Lit.: BLÄ 1935 III 699f.

Leber, Ferdinand Josef Edler von (* 31. 12. 1727 Wien; † 14. 10. 1808 Wien)
Wundarztausbildung, anschließend Wundarztstudium in Wien, 1751 Mag. chir. Danach Hospitalarzt in Breitenfurt, NÖ. 1752 am Bürgerspital in Wien tätig. Ab 1757 „Folterarzt", ist es seiner Initiative zu verdanken, daß die Folter 1776 abgeschafft wurde. Seit 1761 Prof. für Anat. und Chir., 1786–1808 o. Prof. für theoret. Chir. in Wien (neben → V. v. Kern für prakt. Chir.). Ab 1776 Leibchir. Maria Theresias. 1778 geadelt.
W.: Abhandlung von d. Nutzbarkeit des Schierlings in d. Wundarzneikunst, Wien 1762. – Vorlesungen üb. die Zergliederungskunst, Wien 1777.
Lit.: BMC 329. – ADB 18 (1883) 93f. – BLÄ 1935 III 704f. – Killian 67f. – BEdM I 366. – Sachs IV 195f.

Lebsche, Max (* 11. 9. 1886 Glonn b. Grafing; † 22. 9. 1957 München)
Studium in München und Würzburg, Prom 1911 in München. 1912–1918 chir. WB in München (→ Angerer, → Sauerbruch), Habil. 1922. 1928 ao. Prof. und Leiter der Chir. Poliklinik der Univ. München. 1936 aus politischen Gründen seines Amtes enthoben, war er weiterhin Leiter des Maria-Theresia-KH sowie im II. Weltkrieg Lazarettleiter in München. Schwerpunkte: Herz-, Thorax- und Gefäßchir., Handchir.
W.: Versuch über Ausschaltung und Ersatz der Aorta, Leipzig 1925.
Lit.: CV 1958 494. – Nissen 334. – Killian 384. – Klimpel 2001, 87. – BEdM I 367. – L. Beer: D. Chir. Prof. Dr. med. M. L. (1886–1957). Leben u. Werk, med. Diss. Regensburg 2015.

Ledderhose, Georg (* 15. 12. 1855 Bockenheim; † 1. 2. 1925 München)
Studium und Prom. (1880) in Straßburg. Dort chir. WB (→ Lücke) und 1891 ao. Prof. für Chir. 1892–1899 Dir. einer neu eingerichteten Rehabilitationsklinik für Unfallverletzte. Später in München tätig.
E.: *Morbus L.:* Fibrose der Plantarfaszie (analog der → Dupuytren-Kontraktur).
W.: Die ärztliche Untersuchung u. Beurteilung d. Unfallfolgen, Wiesbaden 1898. – Über Zerreissungen d. Plantarfascie, Arch. klin. Chir. 48 (1894) 853–856.
Lit.: BLÄ 1933 II 787f.

Le Dentu, Jean-François-Auguste (* 21. 6. 1841 Basse-Terre, Guadeloupe; † 26. 10. 1926 Paris)
Studium und Prom. (1868) in Paris. 1867 Prosektor der Anat., wurde er 1869 Dozent und 1872 Chir. des Bureau central. 1890–1909 o. Prof. für klin. Chir., war er 1890–1904 am Hôp. Necker und 1904–1909 am Hôtel-Dieu tätig. 1889 Mitglied der Académie de médecine.
W.: Clinique chirurgicale, Paris 1904.
Lit.: BLÄ 1933 II 879.

Le Dran, Henri-François (* 13. 10. 1685; † 17. 10. 1770)
Nach chir. Ausbildung 1707 Magister der Chir. in Lazaretten in Flandern tätig. Ab 1713 in Paris, dort Chir. an der Charité, wo er als Demonstrator der Anat. eine bedeutende anat. Schule aufbaute (→ Haller). Er beschrieb die Zeichen des Empyems, vereinheitlichte die Behandlung des Krebses und von Kopfverletzungen, verbesserte die Technik des seitl. Steinschnittes und empfahl das Anlegen einer doppelläufigen Enterostomie bei inkarzerierten Leistenhernien mit nekrotischem Darm. 1710 führte er zusammen mit → Morand die erste Schultergelenksexartikulation durch. 1751 Dir. der Académie de chirurgie.
W.: Parallèle des différentes manières de tirer la pierre hors la vessie, Paris 1730. – Traité des opérations de chirurgie, Paris 1742.
Lit.: BLÄ 1935 III 715. – Sachs I 63.

Le Fort, Léon Clément (* 5. 12. 1829 Lille; † 19. 10. 1893 Ménestreau-en-Villette)
Studium und Prom. (1858) in Paris. 1859 Teilnahme am 2. italienischen Krieg. 1861 Prosektor der Anat., 1865–1872 Chir. an verschiedenen Pariser Hosp. Im Krieg 1870/71 Lazarettarzt in Metz. 1873–1893 o. Prof. für Chir. in Paris und Chir. am Hôtel-Dieu. Schwiegersohn von → Malgaigne. Schwerpunkte: Gelenkresektionen (Hüfte, Knie), Schädeltrepanation, Aneurysmen, Asepsis, Kriegschir. Er entdeckte die direkten Verbindungen zwischen Bronchial- und Pulmonalgefäßen, entwickelte eine Op.-Methode für den Uterus-Prolaps und gehört damit zu den bedeutendsten frz. Chir. des 19. Jhs.
E.: *L.-F.-Fraktur [des Knöchels]:* vertikal verlaufende Abrißfraktur des fibularen Ansatzes der vorderen Syndesmose am oberen Sprunggelenk.
W.: Nouveau procédé pour la guérison du prolapsus utérin, Bull. Gén. Thérap. 92 (1877) 337–344. – Note sur une variete non-decrite de fracture verticale de la malleole externe par arrachement, Bull. Gén. Thér. 110 (1886) 193–199.
Lit.: BLÄ 1901, 530f. – Hunter/Peltier/Lund 829. – EM 830.

Le Fort, René (* 30. 3. 1869 Lille; † 30. 3. 1951 Lille)
Neffe von → Léon L. F. Er war Militärchir. in Lille und Spezialist für Knochenbrüche.
E.: *L.-F.-Klassifikation:* Einteilung der Frakturen des Mittelgesichts (*L. F.-Frakturen*) in drei Typen nach typischen Lokalisationen.
W.: Étude experimentale sur les fractures de la mâchoire supérieure, Rev. Chir. 23 (1901) 208–227.
Lit.: R. L. F., H. B. Tilson, A. S. McFee, H. P. Soudah [Überss.]: The maxillo-facial works of Rene Le Fort, Houston 1972. – Hunter/Peltier/Lund 828f.

Legg, Arthur Thornton (* 1874; † 8. 7. 1939 Boston)
Studium und Prom. (1900) in Boston (Harvard). 1902–1939 als Orthop. tätig, widmete er sich v. a. behinderten Kindern am Children's Hosp. in Boston. Daneben als konsultierender Chir. an mehreren KH Neuenglands verpflichtet sowie ass. Prof. für orthop. Chir. an der Harvard Medical School.
E.: *Morbus L.-Calvé-Perthes:* aseptische Osteonekrose des Hüftkopfes (Osteochondropathia deformans coxae juvenilis). – *L.-Plastik:* Ersatz der gelähmten Mm. glutaei medius und minimus durch den mit einer Knochenschuppe am Ursprung abgelösten und nach dorsal verlagerten M. tensor fasciae latae (1934).
W.: An obscure affection of the hip-joint, Boston med. surg. J.162 (1910) 202–204.
Lit.: NN: A. T. L., J. Bone Jt. Surg. 21 (1939) 1054.

Lehman, Edwin Partridge (* 9. 6. 1888 Germantown, PA; † 27. 5. 1954 Charlottesville, VA)
Studium und Prom. (1914) in Boston (Harvard). 1914–1920 chir. WB in Boston und St. Louis. Dort 1921–1926 Instruktor für Chir., 1926/27 Dozent, 1927/28 ao. Prof. 1928–1954 o. Prof. für Chir. und Dir. der Chir.-Gynäkol. Abt. der Univ. von Virginia in Charlottesville.
E.: *L.-Klassifikation:* Einteilung von Verbrennungen (in Anlehnung an → Dupuytren) nach dem Schweregrad in drei Gruppen, die auch therapeutische Konsequenzen berücksichtigen.
W.: Th delayed classification of burns, Surgery 12 (1942) 651–653.
Lit.: Leiber/Olbert 260. – RLM L

Lehmann, Johann Karl (* 7. 2. 1885 Rostock; † 16. 6. 1950 Rostock)
Studium in Heidelberg, Berlin und Rostock, dort Prom. 1910. Chir. WB in Rostock (→ Wilhelm Müller). Im I. Weltkrieg Lazarettarzt. 1919 Habil. und OA in Rostock, 1923 ao. Prof. 1929–1933 CA der Chir. Abt. am Clementinenhaus Hannover, 1933–1935 CA der Chir. Abt. am Allg. KH Lübeck, 1935/36 CA der Chir. Abt. am Städt. KH I Hannover. 1936–1945 und 1947–1950 o. Prof. für Chir. und Orthop. in Rostock (wegen NSDAP-Mitgliedschaft 1945 entlassen, bis 1947 komm. Dir.). Im II. Weltkrieg Beratender Chirurg. Schwerpunkte: Neurochirurgie, Röntgendiagostik und -therapie in der Chir., Echinokokkenkrankheit, Urologie, Unfallchir.
W.: Die Technik der Röntgenaufnahmen, Bonn 1925. – Allg. Pathologie u. Klinik d. Echinokokkenkrankheit, 1928. – Lanesche Schiene oder Drahtumschlingung? Arch. klin. Chir. 139 (1930).
Lit.: CV 1938, 396f. – Killian 151f. – Sachs IV 174.

Lehndorff, Hans Graf von (* 14. 3. 1910 Graditz b. Torgau / Elbe; † 4. 9. 1987 Bonn)
Studium in München, Königsberg und Göttingen, 1937 Appr. in Berlin, 1950 Prom. Göttingen. Chir. WB 1937 in Berlin (→ Nordmann), 1938–1945 Insterburg; 1945–1947 Allgemeinarzt in Ostpreußen. Ab 1950 in Göttingen (→ Hellner) und Bonn. 1954–1970 CA der Chir. Abt. am KH Bad Godesberg.
W.: Ostpreußisches Tagebuch, München 1961 (Übers. in viele Sprachen; 21. Aufl. 1993). – Menschen, Pferde, weites Land, München 1980 (Autobiographie).
Lit.: CV 1958 540. – BEdM I 367.

Lejars, Félix (* 1863 Unverre, Eure-et-Loire; † 1932 Paris)
Studium und Prom. (1888) in Paris. 1889 Studienreise durch Europa. 1891 Hospitalchir., 1892 ao. Prof. für Chir. an der Med. Fakultät in Paris, später o. Prof. für klin. Chir. am Hôp. St. Antoine. 1924 Mitglied der Académie de Médecine.
W.: Traité de chirurgie d'urgence, Paris 1899 (9. Aufl. 1930).
Lit.: BLÄ 1933 II 886.

Lembcke, Werner (* 1. 6. 1909 Rostock; † 10. 8. 1989 Schönebeck / Elbe)
Studium in Jena, Rostock und München; Prom. 1935 in Jena. WB 1934 Chir. in Lübeck, 1934 Med. in Hannover, 1935–1938 Neurochir. in Jena, 1938–1940 Chir. in Rostock (→ Lehmann), 1940–1945 Kriegsdienst, 1945–1953 Chir. in Rostock (Lehmann; → Karitzki), dort 1949 Habil. und 1952 ao. Prof. 1954–1974 o. Prof. für Chir. in Magdeburg. Schwerpunkte: Hirnverletzungen, Hirntumoren, Blutstillung, Schock, Magenchir., Frakturbehandlung. Er nahm 1960 den ersten Notarztwagen der DDR in Betrieb. 1968 Mitglied der Leopoldina.
W.: Stumpfe Hirnverletzungen, Chirurg 20 (1949) 327. – Tibiakopffrakturen, Arch. klin. Chir. 276 (1953) 256.
Lit.: CV 1958, 498f. – Killian 438f. – H. Wendt: W. L. in memoriam, Zbl. Chir. 115 (1990) 453

Lembert, Antoine (* 19. 4. 1802 Nancy; † 1851 Paris)
Studium und Prom. (1828) in Paris. Schüler von → Dupuytren. Anschließend Seuchenarzt für das Seine-Département. Für eine Preisarbeit erhielt er 1828 5000 Francs von der Académie des sciences. International bekannt wurde er v. a. durch die von ihm 1826 empfohlene Darmnaht. Diese Technik wurde die Grundlage für viele anderen Nahtmethoden am Darm, fand durchgängig Eingang in die chir. Literatur des 19. Jhs. und wurde z. B. 1848 von → Dieffenbach aufgegriffen.
E.: *L.-Naht:* einreihige invertierende mehrschichtige sero-seröse Naht für Dünn- und Dickdarm-Anastomosen.
W.: Mémoire sur l'entéroraphie, avec la description d'un procédé nouveau pour pratiquer cette opération chirurgicale, Rép. gén. anat. physiol. pathol. 2 (1826) 100–107 [u. Taf. V]
Lit.: BLÄ 1935 III 734. – Sachs I 169f. – EM 838f.

Lengemann, Fritz (* 25. 6. 1910 Bremen)
Studium und Prom. (1937) in München. 1937–1949 chir. WB in München (1937/38 ltd. Arzt KH Grafenau; 1939–1945 Kriegsdienst als Militärarzt) (→ Bronner), 1950–1952 urol. WB in München. Danach als Chir. in München niedergelassen.
E.: *L.-Naht:* Sehnennahttechnik bes. für Strecksehnen mit perkutan ausziehbarem Draht.
W.: Neue Drahtnaht für Sehnen, Zbl. Chir. 76 (1951) 964.
Lit.: CV 1958 500.

Lenggenhager, Karl (* 19. 4. 1903 Chur, Schweiz; † 25. 7. 1989 Bern)
Studium und Prom. (1928) in Bern. Danach Studienaufenthalte in Lausanne, London und an deutschen Kliniken. Chir. WB in Bern (→ Quervain), 1939 Habil., 1941 ao. Prof. 1942–1971 o. Prof. für Chir. in Bern. Schwerpunkte: Blutgerinnung (1935 „Miniheparinisierung" zur Thromboseprophylaxe), Gelenkchir., Pathophysiol. der Atmung. Er vertrat noch das Gesamtgebiet der Chir.
W.: Über die Entstehung, Erkennung u. Vermeidung d. postop. Fernthrombose, Leipzig 1941 (2. Aufl. 1948). – Neue Vorstellungen über die Pro- u. Supinationsachse des Vorderarmes, Basel 1944.
Lit.: Killian 403f. – Sachs IV 38.

Lenhartz, Hermann Albert Dietrich (* 20. 12. 1854 Landbergen, Westfalen; † 20. 4. 1910 Hamburg)
Studium in Marburg, Göttingen und Leipzig, 1877 Prom. Danach internist. WB sowie prakt. Arzt in Leipzig, 1886 Habil., 1893 ao. Prof. und Leiter der Poliklinik. 1895–1901 CA der Inneren Abt. am KH St. Georg in Hamburg, 1901–1910 am KH Eppendorf. Der Spezialist für Lungenkrankheiten fand keinen Chir., der seine Fälle operativ anzugehen wagte, und führte deshalb (wie sein Nachfolger → Brauer) die notwendigen Eingriffe selbst durch.
W.: Krankheiten d. Luftröhre, Bronchien u. Lungen, in: Ebstein-Schwalbes Handbuch d. prakt. Med., Stuttgart 1898 (2. Aufl. 1905).
Lit.: BLÄ 1933 II 888. – Killian 413.

Lennander, Karl Gustaf (* 20. 5. 1857 Christianstad; † 15. 3. 1908 Uppsala)
Nach Studium in Uppsala und Stockholm Studienreise nach Österreich, Deutschland und England sowie pädiatr., chir. und gynäkol. WB in Stockholm. 1888 Habil. in Uppsala, dort 1899–1908 o. Prof. für Chir. Schwerpunkte: Abdominalchir., gynäkol. Chir.
E.: *L.-Op.:* radikale Ausräumung der Leistenlymphknoten unter temporärer Ablösung des Leistenbandes vom Beckenkamm. – *L.-Schnitt:* Zugang zum Abdomen durch eine Rektusscheide.
W.: Bauchschnitt durch eine Rektusscheide, Zbl. Chir. 25 (1898) 90.
Lit.: BLÄ 1933 II 889.

Leonidas (Leonides) **von Alexandria** (Ende 1. Jh. n. Chr.)
Der Pneumatikerschule zugehörig, weist er sich durch sein Hauptwerk *Cheirourgoumena*, das sich auf die alexandrinischen Chir. des 1. Jh. v. Chr. (→ Philoxenos) stützt, als erfahrener Chir. aus, dessen Schrift jedoch nur in Fragmenten bei späteren Autoren überliefert ist (Caelius Aurelianus; → Aetios; → Paulos). Er beschreibt die Eröffnung des Tonsillenabszesses, die Kauterisierung des Mastdarmvorfalls, die Rektoskopie in Verbindung mit der Exzision von Mastdarmfisteln, die konservative Hernienbehandlung, die Exzision von Atheromen und Lipomen, die Resektion des Brustkrebses.
Lit.: Gurlt I 486–492. – BLÄ 1935 III 745. – EM 840f.

Leriche, René (* 12. 10. 1879 Roanne, Loire; † 28. 12. 1955 Cassis sur mêr, Côte d'Azur)
Studium und Prom. (1906) in Lyon. Danach Studienreise durch Europa. Chir. WB in Lyon (→ Poncet). 1910 Habil. und OA in Lyon. 1913/14 Studienreisen in die USA (→ W. Meyer; → Murphy; → E. A. Graham;

→ Carrel; → Halsted). Im I. Weltkrieg Militärchir. an verschiedenen Lazaretten. 1919–1924 Chir. am Hospital Saint-Francois-d'Assise in Lyon. 1924–1931 und 1933–1938 o. Prof. für Chir. in Straßburg, dazwischen Prof. für chir. Pathol. in Lyon. 1938–1950 versah er die bedeutende (theoretische) Professur der Med. am Collège de France in Paris. Schwerpunkte: Gefäßchir., Chir. des vegetativen Nervensystems, Chir. des Schmerzes, Magenchir., Knochen- und Gelenkchir., chir. Pathophysiol., exp. Chir. 1933 führte er die lumbale Sympathektomie zur Durchblutungsverbesserung der Beine ein und prägte er den Begriff „postoperative Krankheit" (*maladie postopératoire*). Der bedeutendste französische Chir. der ersten Hälfte des 20. Jhs. trat für ein behutsames und schonendes Operieren ein und postulierte die Pathophysiol. als Grundlage der Chir. 1951 Kongreßpräsident und Ehrenmitglied der ISS.
E.: *L.-Syndrom:* Aortenbifurkationssyndrom; Obliteration der Aortengabelung. – *L.-Op.:* **1.** Lumbale Sympathektomie bei Durchblutungsstörungen der Beine. **2.** Resektion des Ganglion stellatum. – *L.-Klemme:* feine schlanke gerade oder leicht gebogene, quer geriefte Gefäßklemme.
W.: R. L., P. Strickler: L'arteriectomie dans les arterities obliterantes, Paris 1933. – R. L., R. Fontaine: Techniques desdiverses sympathectomies lombaires, Presse méd. 41 (1933) 1819–1822. – La philosophie de la chirurgie, Paris 1951 [dt.: Philosophie d. Chir., Zürich 1954]. – Bases de la chirurgie physiologique, Paris 1955 [dt.: Grundlagen einer physiol. Chir., Stuttgart 1958].
Lit.: Nissen 336. – Killian 219f. – Sachs III 246–253.

Leroy, Jean-Jacques Joseph (* 5. 4. 1798 Paris; † 22. 8. 1860 Paris)
Studium und Prom. (1824) in Paris. Schon 1822 konstruierte er einen ersten Lithotriptor zur Blasensteinzertrümmerung, den er in den folgenden Jahren immer weiter verbesserte und damit zu einem Protagonisten dieser Technik wurde (→ Amussat), die den Steinschnitt zunehmend ablöste. Dazu war allerdings ein langwieriger Kampf gegen Fachkollegen nötig. Er erfand darüber hinaus eine Reihe von chir. Instrumenten und experimentierte mit der Muskelkontraktion, Bluttransfusion, dem Lufteintritt in Venen, der Anwendung von elektr. Strom.
W.: Exposé des divers procédés employés jusqu' à ce jour pour guérir la pierre sans avoir recours à l'opération de la taille, Paris 1825.
Lit.: BLÄ 1935 III 751.

Leser, Edmund (* 1. 5. 1853 Münster; † 11. 12. 1916 Frankfurt a. M.)
Nach Jurastudium und Kriegsteilnahme 1870/71 zunächst Artillerieoffizier. Ab 1876 Studium und Prom. (1880) in Leipzig. 1880–1889 chir. WB in Halle (→ R. Volkmann), dort 1884 Habil. 1894 Tit.-Prof. Als Chir. in Halle, später in Frankfurt a. M. niedergelassen. 1893 Mitglied der Leopoldina.
E.: *L.-Trélat-Zeichen:* eruptive senile Angiome, pigmentierte seborrhoische Warzen und Altersflecken als Hinweise auf ein Neoplasma des Intestinums.
W.: Lehrbuch d. spec. Chir. in 50 Vorlesungen, I–II, Jena 1890–1906 (9. Aufl. 1909).
Lit.: BLÄ 1933 II 896.

Lesser, Ladislaus Leo von (* 28. 7. 1846 Warschau; † 8. 1. 1925 Leipzig)
Studium und Prom (1869) in Berlin. Anschließend chir. WB in Wien. Nach Teilnahme am Krieg 1870/71 Ass. an der Chir. Klinik Greifswald (→ Hueter). Danach Studienreise nach England und Frankreich, anschließend Niederlassung in Berlin. 1878 Habil. in Leipzig, wo er eine Privatklinik gründete. 1874 zusammen mit → M. Schede und → Tillmanns Begründer des *Zentralblattes für Chirurgie*.
E.: *L.-Dreieck:* von der Zwischensehne des M. digastricus und dem N. hypoglossus begrenztes Dreieck im Trigonum caroticum.
W.: Die chir. Hilfsleistungen b. dringender Lebensgefahr, Leipzig 1880.
Lit.: BLÄ 1933 II 898.

Letournel, Émile (* 4. 12. 1927 Saint-Pierre-et-Miquelon, frz. Überseegebiet; † 16. 8. 1994 Paris)
Studium in London und Paris, dort 1960 Prom. Chir. WB in Garches (→ R. Judet). Von seinem Lehrer übernahm er das Interesse für Beckenverletzungen und wurde mit ihm zum Protagonisten der Acetabulumchir., für die er zur internationalen Autorität wurde. 1960 Habil., 1970–1993 Prof. für Chir. und Leiter der Orthop. Abt. am Hôp. de la Port de Choisy in Paris.
E.: *L.-Zugang:* ilioinguinaler Zugang zur Versorgung von Acetabulumfrakturen. – *Judet-L. Klassifikation:* Einteilung der Acetabulumfrakturen nach Lokalisation und Bruchverlauf.
W.: Les fractures du cotyle, étude d'une série de 75 cas, J. chir., Paris 82 (1961) 47–87. – Les fractures du cotyle, Paris 1974 (engl. Aufl. 1981 und 1993). – R. Judet, J. Judet, É. L.: Fracture of the acetabulum. Classification and surgical approaches for open reduction, J. Bone Jt. Surg. 46-A (1964) 1615–1646.
Lit.: L. F. Peltier, E. E. Johnson: E. L., Clin. Orthop. 305 (1994) 5. – E. E. Johnson, J. M. Matta, K. A. Mayo u. a.: A tribute to E. L. (1927–1994), Clin. Orthop. 310 (1995) 281f.

Leveling, Heinrich Maria von (* 22. 3. 1766 Trier; † 21. 1. 1828 München)
Sohn von → H. P. v. L. 1788 Prom. Im gleichen Jahr ao. Prof. in Ingolstadt. 1807–1824 o. Prof. für Anat., Operationslehre und Physiol. in Landshut.
W.: Introductio anatomica, Ingolstadt 1790. – Anat. des Menschen, I–II, Erlangen 1794.
Lit.: BLÄ 1935 III 763f. – Killian 375.

Leveling, Heinrich Palmatius von (* 1742 Trier; † 9. 7. 1798 Ingolstadt)
Studium in Pont-à-Mousson, Trier und Straßburg, dort Prom. ca. 1765. Danach Prof. der Med. in Trier. 1771–1798 o. Prof. für Chir., Anat. und Physiol. in Ingolstadt. Während seiner Amtszeit wurde am Militärlazarett Ingolstadt eine Chirurgenschule eröffnet. Er gab die Originalabbildungen der Vesalschen Anatomie (1543) mit eigenen Erklärungen neu heraus. 1790 geadelt.
W.: Anat. Erklärung d. Original-Figuren von Andreas Vesal samt einer Anwendung der Winslowischen Zergliederungslehre, Augsburg 1783.
Lit.: BLÄ 1935 III 763. – Killian 374. – Sachs IV 153.

Leveling, Peter Theodor (* 20. 7. 1767 Trier; † 1822 Göggingen b. Augsburg)
Sohn von → H. P. v. L. 1788 Prom. 1788–1790 ao. Prof. für Chir. in Ingolstadt. 1790–1793 Leibarzt des Fürstbischofs von Speyer, 1793–1805 o. Prof. für Chir. in Ingolstadt/Landshut als Nachfolger seines Vaters. 1805–1822 Landgerichtsarzt in Göggingen.
Lit.: BLÄ 1935 III 764. – Killian 375. – Sachs IV 112.

Levy, Richard (* 29. 7. 1882 Mannheim; † 1935 Hamburg)
Studium in Würzburg, Berlin und Heidelberg, dort 1906 Prom. Nach Ausbildung in Anat., Innere Med., Bakteriol. ab 1907 chir. WB in Breslau (→ Garrè, → Küttner). 1919 Tit.-Prof., wurde er 1924 CA der Chir. Abt. des Israelitischen KH Hamburg. Er führte die Strahlentherapie der Aktinomykose ein.
W.: Beiträge zur Frage der Coxitis, Coxa vara u. sog. Osteoarthritis deformans juvenilis (richtiger Coxa vara capitalis), Dtsch. Zschr. Chir. 109 (1911) 205–237.
Lit.: CK 1926 197. – BEdM I 374.

Lewis, Floyd **John** (* 26. 11. 1916; † 20. 9. 1993 Santa Barbara, CA)
Chir. WB in Minneapolis (→ O. H. Wangensteen), 1954 ao. Prof. für Chir. mit Spezialisierung für Herz- und Thoraxchir. 1956–1976 ao. Prof. für Chir. in Chicago. Da er bei der Lehrstuhlnachfolge nicht berücksichtigt wurde, ging er in den Ruhestand nach Santa Barbara. Schwerpunkte: Physiol. des Herzens, Herzchir., Hypothermie. Führte 1952 unter Hypothermie die erste erfolgreiche Op. am offenen Herzen bei einem Vorhofseptumdefekt durch.
W.: F. J. L., M. Taufic: Closure of atrial septal defects with the aid of hypothermia; experimental accomplishments and the report of one successful case, Surgery 33 (1953) 52–59. – Hypothermia in surgery, J. Nat. Med. Ass. 48 (1956) 317–322. – An electronically controlled respirator for the experimental laboratory, J. Thorac. Cardiovasc. Surg. 38 (1959) 408–411.
Lit.: N. E. Shumway: F. J. L. 1916–1993, Ann. Thorac. Surg. 61 (1996) 250f. – Ders.: C. Walton [Lillehei] and F. John [Lewis], Ann. Thorac. Surg. 68 (1999) S34–S36.

Lewis, Ivor (* 3. 10. 1895 Llanddeusant, North Carmarthenshire; † 11. 9. 1982 Cefn Meiriadog)
Studium in Cardiff und London, das er 1920 abschloß. Chir. WB in London und Newport. 1924 Prom. 1930 Ltd. Chir. am City Hosp. Plymouth, 1931–1951 in gleicher Position am North Middlesex Hosp. in London, wo er sich mit der Thoraxchir. beschäftigte. Hier gelang ihm 1938 die erste Lungenarterienembolektomie in Großbritannien. 1944 führte er den rechtsthorakalen Zugang zur Resektion von Ösophagustumoren im mittleren Drittel ein. 1951–1960 Chir. am KH in Rhyl, Nordwales, war dort noch bis 1970 chir. tätig.
E.: *L.-Op.:* zweizeitige Resektion des unteren bis mittleren Ösophagus einschließlich Kardia (Laparotomie als 1. Sitzung) und intrathorakale Ösophagogastrostomie
W.: Trendelenburg's operation for pulmonary embolism, Lancet 1939 I 1037–1041. – Carcinoma of the oesophagus. Radical resection with oesophagogastrostomy for a midthoracic growth by a right transpleural approach, J. Roy. Soc. Med. 38 (1945) 482–483. – The surgical treatment of carcinoma of the oesophagus with special reference to a new operation for growths of the middle third, Brit. J. Surg. 34 (1946) 18–31.
Lit.: G. Morris-Stiff, L. E. Hughes: I. L. (1895–1982). Welsh pioneer of the right-sided approach to the oesophagus, Dig. Surg. 20 (2003) 546–553.

Lewisohn, Richard (* 12. 7. 1875 Hamburg; † 11. 8. 1961 New York)
Studium und Prom. (1899) in Freiburg. Anschließend pathol. WB in Frankfurt a. M. und 1904–1906 chir. WB in Heidelberg (→ Czerny). 1906 Auswanderung nach New York, wo er sich als Gastroenterologe und Chir. spezialisierte. 1928–1936 CA für Chir. am Mt. Sinai Hosp. in New York. Unabhängig von → Hustin und → Agote untersuchte er 1915 die für die Ungerinnbarkeit des Blutes erforderliche Natriumzitrat-Dosis. 1922 führte er als erster in den USA eine Magenresektion bei peptischem Ulcus durch, nachdem er zuvor bei → Haberer die Technik studiert hatte. Ab 1937 konsultierender Chir. und in der Krebsforschung tätig.
W.: The citrate method of blood transfusion after ten years. A retrospect, Boston Med. Surg. J. 190 (1924) 733–742.
Lit.: P. Klemperer, M. Lewisohn: R. L., 1875–1961, J. Mt. Sinai Hosp. New York 29 (1962) 1–4.

Lexer, Erich (* 22. 5. 1867 Freiburg; † 4. 12. 1937 Berlin)

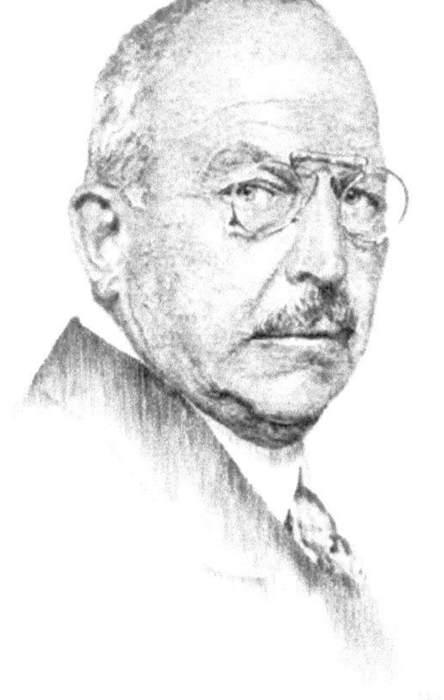

Sohn des Altgermanisten Matthias v. Lexer. Studium und Prom. (1889) in Würzburg. 1891 anat. WB in Göttingen, ab 1892 chir. WB in Berlin (→ Bergmann), dort 1898 Habil., 1902 ao. Prof.; 1904 Leiter der Chir. Poliklinik. 1905–1910 o. Prof. für Chir. in Königsberg, 1910–1919 in Jena, 1919–1928 in Freiburg, 1928–1936 in München. Nach Zwangsemeritierung 1936/37 CA der Chir. Abt. des Städt. KH München-Schwabing. Schwer-

punkte: Wiederherstellungschir. (plast. Operationen der Weichteile sowie der Knochen und Gelenke), Arthroplastik des Hüftgelenkes durch Gewebeinterposition, Wund- und Knocheninfektionen (Wundausschneidung). Er gilt als der Hauptvertreter der Plast. Chir. in Deutschland in der ersten Hälfte des 20. Jhs., für die er ungemein innovativ neue Op.-Techniken inaugurierte. Hier kam ihm seine künstlerische Begabung sehr entgegen. 1907 führte er die erste autologe Venentransplantation nach Aneurysma-Resektion durch. 1919 erkannte er als erster die genetische Übereinstimmung als Voraussetzung für ein Anwachsen von Transplantaten. 1923 und 1936 Präsident der DGCH, 1931 deren Ehrenmitglied. 1936 Mitglied der Leopoldina.
E.: *Henle-L.-Coenen-Zeichen:* Blutet es nach zentraler und peripherer Ligatur des Aneurysmasackes aus dem distalen Gefäßstumpf, besteht ausreichende Kollateralisierung. – *L.-Schere:* leicht gebogene Schere mit schmalen, aber stumpfen Branchenenden. – *L.-Meißel:* Knochenmeißel mit kräftigem Griff und unterschiedlich geformten Klingen. – *L.-Lappen:* gestielte Fernlappenplastik als Wanderlappen mit „Zwischenstation". – *L.-Naht:* fortlaufende Naht zur Versenkung z. B. des Appendixstumpfes. – *L.-Span:* kräftiger periostgedeckter autologer Knochenspan zur Überbrückung eines Knochendefektes. – *L.-Op.:* **1.** Mammareduktionsplastik; **2.** Gesichtshautstraffung mit ante- und retroaurikulärer Schnittführung; **3.** Arthroplastik mit Fettlappeninterposition; **4.** Tibiakopf-Korrekturosteotomie bei Genu recurvatum; **5.** Resektion von vernarbter Haut und der Palmaraponeurose bei M. → Dupuytren.
W.: Lehrbuch d. Allg. Chir., I–II, Stuttgart 1904 (20. Aufl. 1934; 22. Aufl. 1957 von E. Rehn). – Die ideale Operation des arteriellen u. des arteriell-venösen Aneurysma, Arch. klin. Chir. 83 (1907) 459. – Wiederherstellungschir., I–II, Leipzig 1919–1920 (2. Aufl. 1931). – C. Garrè, H. Küttner, E. L. (Hgg., Bearbb.): Handbuch d. praktischen Chir., I–VI, 5. Aufl. Stuttgart 1921–1924 (6. Aufl. 1926–1931). – Die freien Transplantationen, I–II, Stuttgart 1919–1924.
Lit.: CV 1938, 401–403. – Killian 174–176. – Winau/Vaubel 61. – NDB 14 (1985) 420f. – Schnell 20–25. – G. Gleißner: Das Wirken E. L.s als Chirurg, Klinikdir. u. Lehrstuhlinhaber in München (1928–1937), med. Diss. München 1996. – Sachs III 29. – BEdM I 375. – EM 848. – E. M. Dittmann: Der Chirurg E. L. (1867–1937). Untersuchungen zu seiner Person, seiner Wirkung u. seinem Nachruhm, Heidelberg 2007. – Steinau/Bauer 75–107.
Abb.: s. Abb.-Verzeichnis.

Lezius, Albert (* 5. 1. 1903 Dessau; † 19. 11. 1953 Hamburg)
Studium in Tübingen und München, Prom. 1932. Chir. WB 1928–1934 in Mainz (→ Jehn; 1934 OA), 1935–1939 in Heidelberg (→ Kirschner), dort 1937 Habil. 1939 CA der Chir. Abt. am Bürgerhospital Frankfurt a. M. 1940–1944 Kriegsdienst als Leiter eines Lazaretts, 1944 ao. Prof. 1944–1946 Gefangenschaft. 1947–1950 CA für Chir. am Städt. KH Lübeck. 1950–1953 o. Prof. für Chir. in Hamburg. Schwerpunkte: Thoraxchir. (Lungenabszesse, Lungengangrän), Herzchir. (Klappenfehler), Intubationsnarkose, Unfallchir. Er starb an einem Herzinfarkt.
E.: *L.-Nagel:* leicht gebogener Marknagel zur Osteosynthese. – *L.-Op.:* Myokardiopexie als Kardiopneumopexie zur Verbesserung der Myokarddurchblutung.
W.: Die anatomischen u. funktionellen Grundlagen d. künstlichen Blutversorgung des Herzmuskels durch die Lunge bei Coronararterienverschluß, Berlin 1937. – Die Lungenresektionen, Stuttgart 1953. – A. L., R. Nissen: Thoraxchirurgie, Stuttgart 1953.
Lit.: CV 1938, 403. – Nissen 338f. – Killian 416f. –

Lichtenstein, Irving Lester (* 21. 2. 1920 Philadelphia; † 11. 6. 2000 Marina del Rey, CA)
Studium und Prom. in Philadelphia. Später Lehrtätigkeit in Los Angeles sowie am Cedars-Sinai Medical Center, wo er um 1960 nach experimentellen Vorarbeiten eine neue Technik der Leistenbruch-Op. entwickelte, die ambulant und in Lokalanästhesie durchzuführen ist und die er 1964 vorstellte. 1982 beendete er wegen einer Parkinson-Erkrankung seine chir. Tätigkeit. 1984 gründete er das L. Hernia Institute in Los Angeles.
E.: *L.-Op.:* Modifikation der Bassini-Op. unter spannungsfreier anat. Adaptation der Bauchdeckenschichten und Verstärkung durch ein Kunststoffnetz.
W.: Local anesthesia for hernioplasty. Immediate ambulation and return to work: A preliminary report, Calif. Med. 100 (1964) 106–109.
Herniorrhaphy: a personal experience with 6321 cases, Amer. J. Surg. 153 (1987) 553–559.
Lit.: I. L., Pioneer in hernia surgery, dies at 80, New York Times vom 25. 6. 2000.

Liek, Erwin (* 13. 5. 1878 Löbau, Westpreußen; † 12. 2. 1935 Berlin)
Studium in Freiburg und Königsberg, dort Prom. 1902. Nach Tätigkeit als Schiffsarzt, in Greifswald und Wiesbaden eröffnete er 1909 in Danzig eine Privatklinik für Chir. und Gynäkol., ab 1932 im Ruhestand. Mit seinen Publ. zur med. Ethik wurde er zum Wegbereiter der „Neuen Deutschen Heilkunde" zur Verbesserung und Erhaltung der „Volksgesundheit", und sprach sich z. B. für die Auslese der Starken auf Kosten der Schwachen aus.
W.: Der Arzt u. seine Sendung, München 1925 (9. Aufl. 1934). – Das Wunder in d. Heilkunde, München 1929 (4. Aufl. 1940). – Im Bannkreis des Arztes, Dresden 1935.
Lit.: BLÄ 1933 II 915. – BEdM I 378. – EM 854f.

Lilienthal, Howard (* 9. 1. 1886 Albany, NY; † 1946)
Studium und Prom. (1887) in Boston (Harvard). Ab 1888 Dozent für Chir. in New York. Er spezialisierte sich für Thoraxchir. und war ab 1892 Chir. am Mt. Sinai Hosp., 1909 am Bellevue Hosp. und 1917 Prof. für klin. Chir. in Ithaca, NY (Cornell Univ.). Er führte 1933 (kurz nach → E. A. Graham) eine Pneumonektomie wegen Sarkom der Lunge durch.
E.: *L.-Op.:* retropleurale Resektion beim thorakalen Ösophaguskarzinom.
W.: Carcinoma of thoracic esophagus: extrapleural resection and plastic, Ann. Surg. 74 (1921) 259–279. – Thoracic surgery, Philadelphia - London 1925. – Pneumonectomy for sarcoma of the lung in a tuberculous patient, J. thorac. Surg. 2 (1933) 600–615.

Lit.: BLÄ 1933 II 916. – J. G. Scannell: H. L. (1861–1946), J. thorac. cardiovasc. Surg. 11 (1996) 1681.

Lillehei, Clarence Walton (* 23. 10. 1918 Minneapolis; † 5. 7. 1999 St. Paul, Minn.)
Studium und Prom. (1942) im Minneapolis. 1942–1945 Kriegseinsatz in Europa. Danach chir. WB in Minneapolis (→ Wangensteen), 1949 Dozent für Chir. 1950 unterzog er sich erfolgreich der Behandlung eines Lymphosarkoms. 1951–1967 Prof. für Chir. in Minneapolis, 1967–1975 in Ithaca, NY (Cornell Univ.), danach wieder in Minneapolis, jedoch wegen der Folgen der Strahlentherapie nicht mehr als Chir. tätig. Als Herzchir. war er 1952 an der ersten Op. am offenen Herzen unter Hypothermie (→ F. J. Lewis) beteiligt, führte ab 1954 Herz-Op. mittels *Cross circulation* durch, bei der der Kreislauf eines Angehörigen über Schläuche mit demjenigen des Patienten verbunden war und für die Sauerstoffversorgung sorgte, entwickelte und implantierte 1958 den ersten Herzschrittmacher, und war an der Weiterentwicklung der Herz-Lungen-Maschine (*Bubble Oxygenator*) sowie künstlicher Herzklappen beteiligt.
W.: Controlled cross circulation for direct-vision intracardiac surgery; correction of ventricular septal defects, atrioventricularis communis, and tetralogy of Fallot, Postgrad. Med. 17 (1955) 388–396. – C. W. L., H. E. Warden, R. A. Dewall u. a.: Cardiopulmonary bypass in surgical treatment of congenital or acquired cardiac disease; use in three hundred five patients, Arch. Surg. 75 (1957) 928–945. – W. L. Weirich, M. Paneth, V. L. Gott, C. W. L.: Control of complete heart block by use of an artificial pacemaker and a myocardial electrode, Circ. Res. 6 (1958) 410–415.
Lit.: S. Black, R. M. Bolman: C. W. L. and the birth of open heart surgery, J. Card. Surg. 21 (2006) 205–208. – D. A. Goor: The Genius of C. W. L. and the true history of open heart surgery, New York 2007.

Lillehei, Richard Carlton (* 10. 12. 1927 Minneapolis; † 1. 4. 1981 Sanibal Island, FL)
Studium und Prom. (1948) in Minneapolis. Anschließend chir. WB in Minneapolis (→ Wangensteen). 1960 Dozent und Prof. für Chir. in Minneapolis. Er war ein Pionier der Schockforschung, der Organkonservierung und -transplantation; so nahm er 1966 erstmals eine Pankreas-Nieren-Transplantation und 1967 erstmals eine Dünndarmtransplantation vor. Er starb an einem Herzinfarkt.
W.: The intestinal factor in irreversible hemorrhagic shock, Surgery 42 (1957) 1043–1054. – R. C. L., J. K. Longerbeam, B. Goott u. a.: Gastrointestinal transplantation, Surg. Clin. North Amer. 42 (1962) 1191–1217. – R. C. L., W. G. Manax, J. H. Bloch u. a.: In vitro preservation of whole organs by hypothermia and hyperbaric oxygenation, Cryobiology 1 (1964) 181–193. – W. D. Kelly, R. C. L., F. K. Merkel u. a.: Allotransplantation of the pancreas and duodenum along with the kidney in diabetic nephropathy, Surgery 61 (1967) 827–837.
Lit.: L. H. Toledo-Pereyra, D. E. R. Sutherland: Richard Carlton Lillehei: Transplant and shock surgical pioneer, J. Investig. Surg. 24 (2011) 49–52.

Limberg, Alexander Alexandrowitsch (* 24. 1. 1894 St. Petersburg; † 28. 12. 1974 St. Petersburg)
Studium der Zahnmed. und Med. sowie Prom. (1919) in St. Petersburg. Dort anschließend zahnärztliche und kieferchir. WB. 1924–1950 Prof. für Gesichts- und Kieferchir. in St. Petersburg.
E.: *L.-Lappen* (Rhomboid-Lappen): lokaler Transpositionslappen zur Deckung rautenförmiger Defekte.
W.: Mathematische Grundlagen der Lokallappenplastik an der Oberfläche des menschlichen Körpers [russisch], Leningrad 1946. – Planimetrie und Stereometrie d. Hautplastik; Theorie u. Praxis für Chirurgen, Jena 1967 (russ. Originalausg. St. Petersburg 1963).
Lit.: BLÄ 1933 II 917. – S. A. Wolfe: A. A. L. 1894–1974, Plast. Reconstr. Surg. 56 (1975) 239f.

Lindemann, Kurt (* 31. 7. 1901 Berlin; † 9. 4. 1966 Heidelberg)
Studium in Berlin, dort Prom. 1927. Danach chir. WB in Kiel (→ Anschütz), orthop. WB in Dortmund (→ Brandes) und Kiel. Dort 1932 Habil. für Orthop. 1936 Leiter der Heil- und Pflegeanstalt Annastift in Hannover, daneben Dozent und 1940 Prof. an der Univ. Göttingen. Im II. Weltkrieg Beratender Orthop. 1954 ao., 1955–1967 o. Prof. für Orthop. an der Univ. Heidelberg und Dir. der Orthop. Klinik Schlierbach, die er wesentlich erweiterte. Schwerpunkte: Hüft- und Wirbelsäulenanomalien, Dysmelie, Rehabilitation Querschnittsgelähmter, Körperbehindertenfürsorge. 1959 Präsident der DGOOC. 1960 Mitglied der Leopoldina.
W.: Kurzgefaßtes Lehrbuch d. orthop. Krankheiten, 1936 (9. Aufl. 1969). – (Hg.): Lehrbuch der Krankengymnastik, I–IV, Berlin 1959. – 50 Jahre Körperbehindertenfürsorge in Deutschland, Stuttgart 1960.
Lit.: CV 1958 507f. – H. Mau: Kurt Lindemann +, Zschr. Orthop. 101 (1966) 518–530 [mit Bibliographie]. – BEdM I 378.

Lindenschmidt, Otto Theodor (* 3. 10. 1917 Freudenberg, Sauerland; † 25. 1. 1982 Hamburg)

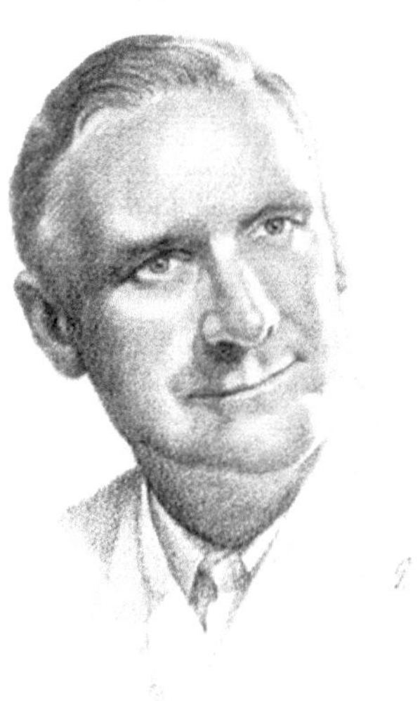

Studium in Freiburg, Rostock und Hamburg, dort 1944 Prom., anschließend Kriegsdienst. 1945–1947 internist. WB in Hamburg, ab 1948 chir. Weiterbildung an der Chir. Univ.-Klinik Hamburg (→ Konjetzny, → Lezius, → Zukschwerdt). 1953 Habil., 1959 apl. Prof., 1959–1982 CA der 2. Chir. Abt. des Allg. KH Barmbeck in Hamburg. 1969–1982 Herausgeber und Schriftleiter der Zeitschrift *Der Chirurg*. Schwerpunkte: gastroenterol. Chir., Stoffwechselerkrankungen. Er war Wegbereiter des pathophysiol. Denkens in der Chir. 1970 Präsident der DGCH.
W.: Pathophysiol. Grundlagen d. Chir., Stuttgart 1958 (2. Aufl. 1975).
Lit.: Bürkle de la Camp/Linder. – CV 1980, 425. – Sachs III, 220.
Abb.: s. Abb.-Verzeichnis.

Linder, Fritz Karl (* 3. 1. 1912 Breslau; † 10. 9. 1994 Heidelberg)

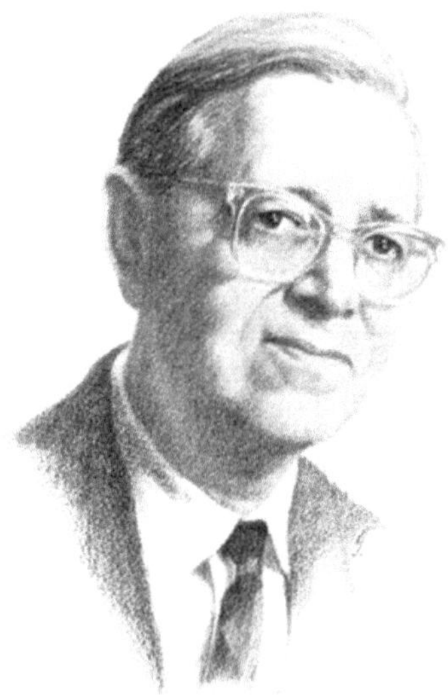

Studium in Freiburg, Bristol (England) und Breslau, 1937 Prom. 1936–1938 Pathol. und Innere Med. in Breslau und Frankfurt, ab 1938 chir. WB in Breslau, 1939–1945 unterbrochen durch Kriegsdienst als Truppenarzt, und ab 1945 in Heidelberg (→ K. H. Bauer). 1948 Habil. 1951–1962 o. Prof. auf dem neuen Lehrstuhl für Chir. an der FU Berlin am KH Westend. 1962–1980 Dir. der Chir. Univ.-Klinik Heidelberg. In Berlin Aufbau eines Zentrums für Herz- und Gefäßchir. (seit 1958 mit Herz-Lungen-Maschine). 1953 Gastprof. an der Univ. Los Angeles (→ W. Longmire). In Heidelberg Verselbständigung der Spezialgebiete Neurochir., Urol., Anästh. Schwerpunkte: Traumatologie, viszerale, pulmol. und kardiovask. Chir., Onkologie. Mitherausgeber vieler chir. Zschr. 1972 Präsident der DGCH, 1979 deren Ehrenmitglied. 1973–1975 Präsident der ISS, 1981 deren Ehrenmitglied. 1979 Präsident der Deutschen Krebsgesellschaft. 1963 Mitglied der Leopoldina.
W.: D. Stand d. chir. Therapie in d. modernen Krebsbehandlung, Berlin 1978. – (Hg.): Maligne Tumoren u. Systemerkrankungen. Empfehlungen zur Diagnostik, Therapie u. Nachsorge, Köln 1989.
Lit.: CV 1958 508–510. – Killian 101f. – Winau/Vaubel 62. – CV 1990 187. – ISS 299–301. – BEdM I 379. – A. Encke: An outstanding ISS/SIC surgeon: F. L., World J. Surg. 27 (2003) 495–497. – M. Trede: In memoriam: Zum 100. Geburtstag von F. L. (1912–1994), Mitt. DGCH 41 (2012) 89–91.
Abb.: s. Abb.-Verzeichnis.

Ling, Pehr Henrik (* 15. 11. 1776 Södra Ljunga, Småland; † 3. 5. 1839 Stockholm)
Studium der Theologie in Uppsala, das er 1797 abschloß. Ab 1799 Studienreise durch Dänemark, England, Frankreich und Deutschland, wo er das neu aufgekommene Turnen kennenlernte. 1801 war er als Marineoffizier an der Seeschlacht von Kopenhagen beteiligt. 1804 lernte er in Kopenhagen Fechten und war ab 1805 Fechtmeister an der Univ. Lund sowie Dozent für europäische Sprachen. Er entwickelte die „schwedische Heilgymnastik" und gründete 1813 mit staatlicher Unterstützung ein Gymnastisches Zentralinstitut, dessen Leiter er bis an sein Lebensende blieb. Er gilt neben → Hoffa als Begründer der Krankengymnastik und der Massage.
W.: Gymnastikens allmänna grunder, Stockholm 1840.
Lit.: A. Brauchle: Die schwedische Gymnastik u. Massage. D. Dichter Per Henrik Ling, in: Geschichte der Naturheilkunde in Lebensbildern, 2. Aufl. Stuttgart 1951, 191–194.

Linhart, Wenzel von (* 6. 6. 1821 Seelowitz, Mähren; † 22. 10. 1877 Würzburg)
Studium in Wien, dort 1844 Prom. Ab 1845 Ass. bei → Wattmann und → Dumreicher sowie 1847 Sekundärchir. am Allg. KH Wien. 1856 Habil. in Wien. 1856–1877 o. Prof. für Chir. in Würzburg. Schwerpunkte: Hernien, Traumatologie, chir. Infektionen. Er war ein geschickter Operateur und betrieb die Chir. strikt auf anat. und physiol. Grundlage. 1867 in Anerkennung seiner Verdienste im Krieg 1866 geadelt. 1870/71 Bayerischer Generalarzt.
W.: Compendium d. chir. Operationslehre, Wien 1856 (4. Aufl. 1874). – Vorlesungen üb. Unterleibshernien, Würzburg 1866.
Lit.: ADB 18 (1883) 711–713. – BLÄ 1901 1015f. – Killian 129. – BEdM I 379.

Liniger, Hans (* 23.4. 1863 Jülich; † 11. 11. 1933 Frankfurt a. M.)
Appr. 1891. 1891–1902 Chir. WB in Bonn (→ Oskar Witzel), 1902 Habil. 1903–1906 Dir. der Unfallabt. am KH der Barmherzigen Brüder in Bonn (neben Witzel). 1906 Landesmedizinalrat in Düsseldorf, dort bei der Eröffnung der Akad. für Prakt. Med. Prof. für Unfallheilkunde. 1914–1931 CA der Frankfurter Allg. Versicherungs-AG. In dieser Eigenschaft wurde er zum vielgefragten Sachverständigen in Unfallversicherungsfragen und zum Mentor der deutschen Unfallheilkunde. Frankfurt a. M. Mitbegründer und Gründungspräsident der DGU, Präsident der DGU 1922–1929, 1929 deren Ehrenmitglied. Ein von der DGU gestifteter Preis trägt seinen Namen.

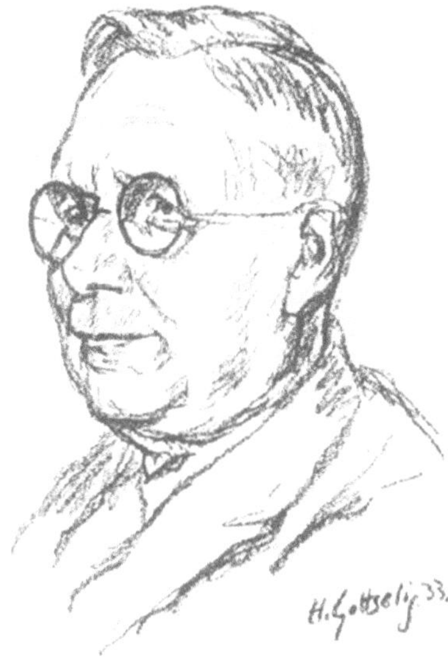

W.: D. Rentenmann, Leipzig 1920 (16. Aufl. 1967). – D. Unfallmann, Leipzig 1928 (9. Aufl. 1974).
Lit.: M. zur Verth, R. Weichbrodt: H. L. zum 70. Geburtstag [hier auch S. 161 Originalabdruck der Porträtzeichnung von H. Gottselig), Mschr. Unfallheilkunde 40 (1933) 161f. – NN: [Nachruf], Mschr. Unfallheilkunde 41 (1934) 64.
Abb.: s. Abb.-Verzeichnis.

Lisfranc de Saint Martin, Jacques (* 2. 4. 1790 Saint-Paul-Jarrest, Loire; † 13. 5. 1847 Paris)

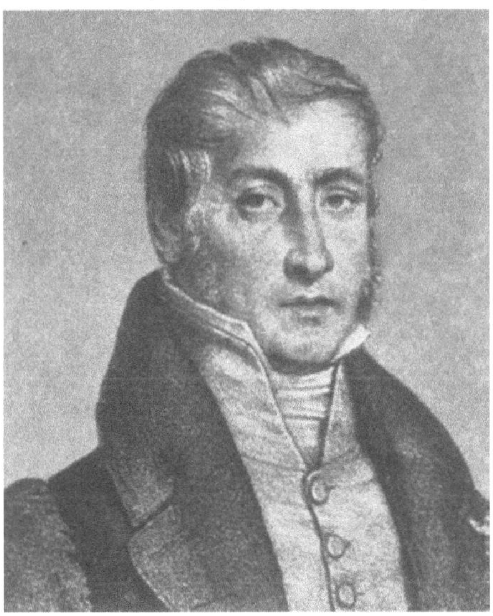

Studium in Lyon und Paris (→ Dupuytren), 1813 Prom. 1813/14 Militärarzt, anschließend Chir. 1824 Prof. agrégé und 1826–1847 Chir. am Hôp. de la Pitié, wo er auch Vorlesungen hielt. Er wurde durch seine Exartikulationstechniken bekannt (Schultergelenk 1815, Vorfuß 1815, Finger 1823, Hüftgelenk 1823). 1826 führte er die erste perineale Rektumexstirpation durch. Der äußerst geschickte Operateur war bestrebt, die Chir. zu einer medizinischen Wissenschaft zu machen und Neuerungen einzuführen. So schlug er vor, das gerade entwickelte Stethoskop zur Frakturdiagnostik zu verwenden. Er fühlte sich von seinem Lehrer Dupuytren hintergangen, geriet in Streit mit ihm sowie weiteren Fachkollegen, was zu langdauernden öffentlich ausgetragenen Auseinandersetzungen führte.
E.: *L.-Gelenk:* Articulatio tarsometatarsea. – *L.-Op.:* **1.** Exartikulation im L.-Gelenk. **2.** perineale Rektumamputation mit Anlage eines Anus praeter perinealis. – *L.-Tuberkel:* Tuberculum m. scaleni anterioris.
W.: Nouvelle méthode operatoire pour l'amputation partielle du pied dans son articulation tarso-metatarsienne: méthode précédée des nombreuses modifications qu'a subies celle de Chopart, Paris 1815. – Observation sur une affection cancereuse du rectum guérie par l'excision, Rev. Med. Franc. Étrang. 2 (1826) 380. – Cancer de l'extremité inferieur du rectum, ablation, Gaz. Hôp. Paris 1 (1828) 362. – Sur l'excision de la partie inférieure du rectum devenue carcinomateuse, Mém. Acad. Méd. 3 (1833) 291–302.
Lit.: BLÄ 1935 9′802f. – W. H. Cassebaum: L. fracture-dislocations, Clin. Orthop. 30 (1963) 116–128. – Helfer/Winau 56. – EM 857.
Abb.: s. Abb.-Verzeichnis.

Lister, Lord Joseph (* 5. 4. 1827 Upton, Essex; † 10. 2. 1912 Walmer, Kent)
Studium 1848–1852 in London, danach Resident am Univ. College Hospital, 1852 Mitglied des RCS. 1854 Ass. am Royal Infirmary in Edinburgh (→ Syme). 1855 Dozent für Chir. in Edinburgh. 1860 Prof. für Chir. in Glasgow (1861 Chir. am Glasgow Royal Infirmary), 1869 in Edinburgh. 1877–1893 Prof. für klin. Chir. am King's College in London, ab 1891 Leiter des nach dem Vorbild des Pariser Institut Pasteur gegründeten British Institute of Preventive Medicine, das später nach ihm benannt wurde. Aufbauend auf Louis Pasteur erkannte er, daß die Wundinfektionen durch Mikroorganismen und nicht durch Gewebequetschung oder „Miasmen" verursacht werden. Folgerichtig versuchte er ab 1865, die Keime aus der Umgebung der Wunde fernzuhalten, was durch Desinfektion von Wundfläche, Luft, Instrumenten und Verbandsmaterial mit Karbolsäure in Verbindung mit desinfizierenden Okklusivverbänden gelang. Dies propagierte er ab 1867 als „antiseptisches Prinzip", das sich aufgrund der deutlichen Reduktion der postoperativen Mortalität innerhalb weniger Jahre international durchsetzte. 1875 triumphale Demonstrationsreise durch Deutschland, 1876 weniger erfolgreich in die USA. Die Rufannahme in London erfolgte, um auch die zögernden englischen Chirurgen von seiner Methode zu überzeugen. Die dort am 26. 10. 1877 erstmals durchgeführte und komplikationslos verheilte offene Drahtnaht einer geschlossenen Patellafraktur begann auch die Kritiker zu überzeugen. 1895–1900 Präsident der Royal Society. 1885 Ehrenmitglied der DGCH. 1883 Baronet, 1897 Baron.

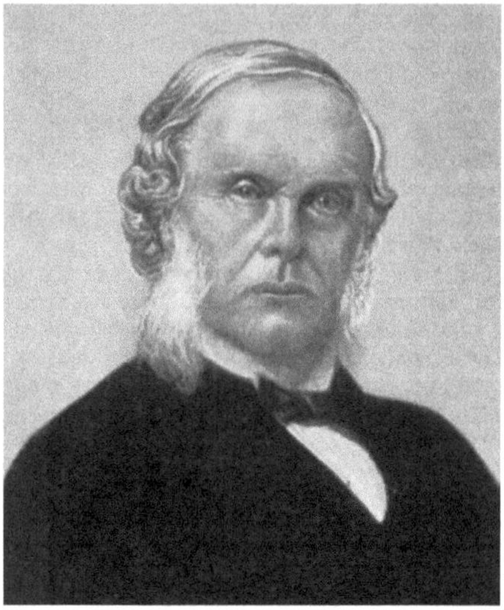

W.: On a new method of treating compound fracture, abscess, etc. with observations on the conditions of suppuration, Lancet 1867/I 326–329, 357–359, 387–389, 507–509, II 95f. – On the antiseptic principle in the practice of surgery, Lancet 1867/II 353–356, 668f. – The collected papers of J. L., I–II, Oxford 1909.
Lit.: BLÄ 1935 III 803–805. – A. R. Jones: Lister, J. Bone Jt. Surg. 30-B (1948) 196–199. – W. Genschorek: Wegbereiter d. Chir.: J. L., Ernst von Bergmann, Leipzig 1984. – Engelhardt/Hartmann II 234–246. – Sachs III 253–260. – Ärztelex. 203f. – EM 857. – EB 2016.
Abb.: s. Abb.-Verzeichnis.

Liston, Robert (* 28. 10. 1794 Parochie Ecclesmachan, Linlithgow (West Lothian, Schottland); † 7. 12. 1847 London)
Studium in Edinburgh. Bis 1814 Prosektor der Anat. in Edinburgh, anschließend chir. WB am Royal Infirmary. 1816 Studienaufenthalt in London (→ Abernethy). 1818 Niederlassung in Edinburgh, dort ab 1822 Chir. am Royal Infirmary. 1833–1847 erster Prof. für klin. Chir. am University College London. Er war ein begabter Chir. und ein angesehener Lehrer, der als Spezialist für die Lithotomie galt, Aneurysmen, diverse Tumoren, Hasenscharten und Nasendefekte (mittels Rhinoplastik) operierte, sich für die Kehlkopfspiegelung einsetzte, komplizierte Oberschenkelhalsbrüche behandelte und am 21.12.1846 die erste Operation in Äthernarkose in Europa durchführte. Auf ihn geht die „Bulldog-Klemme", eine feine Gefäßklemme, zurück.
E.: *L.-Zange:* scharfe Knochenzange zum Durchtrennen kleinerer Knochen. – *L.-Messer:* feststehendes gerades Amputationsmesser.
W.: Elements of surgery, I–II, London 1830 (2. Aufl. 1840). – Practical Surgery, London 1837.
Lit.: BLÄ 1935 III 805f. – EM 858.

Little, William John (* 7. 8. 1810 London; † 7. 7. 1894 West Mailing, Kent).
Studium in London, ab 1833 in Berlin bei Johannes Müller. Da er an einem Klumpfuß litt, ließ er 1836 in Hannover von → G. F. L. Stromeyer eine subkutane Tenotomie der Achillessehne durchführen. Zurück in Berlin, konnte er durch den eigenen guten Erfolg den vorher ablehnenden → Dieffenbach für die Methode gewinnen, operierte ab 1836 selbst etwa 30 Klumpfüße und machte dies zu seinem Prom.-Thema (1837). Zurück in England, gründete er 1838 eine orthop. Klinik, die ab 1843 als Royal Orthopaedic Hospital firmierte. Er wurde dann Ass. am London Hosp., wandte sich 1844 der Inneren Medizin zu, wurde 1845 Physician, lehrte bis 1863 und setzte sich 1884 zur Ruhe. Ihm gebührt das Verdienst, die Tenotomie durch sein eigenes Beispiel in England bekannt gemacht und verbreitet zu haben.
E.: *L.-Syndrom, -Krankheit:* angeborene spastische Erhöhung des Muskeltonus als Folge eines Geburtstraumas (infantile spastische Zerebralparese).
W.: Symbolae ad talipedem varum cognoscendum. Pars I: Genesis, med. Diss. Berlin 1837. – Treatise of club-foot and analogous distortions, London 1839. – Course of lectures on the deformities of the human frame. Lecture IX, Lancet 1843/44 I 350–354. – On spinal weakness and spinal curvatures, their early recognition and treatment, London 1868.
Lit.: BLÄ 1901, 1024f. – BLÄ 1935 III 806f. – A. R. Jones: W. J. L., J. Bone Jt. Surg. 31-B (1949) 123–126. – I. M. Siegel: Little big man: the life and genius of W. J. L. (1810–1894), Orthop. Rev. 17 (1988) 1156, 1161–1166.

Littler, James William (* 7. 10. 1915 Manlius, NY; † 27. 2. 2005 Providence, RI)
Studium und Prom. (1942) in Durham, NC (Duke Univ.). 1942/43 chir. WB in Boston (Johns Hopkins Hosp.), anschließend Kriegsdienst in orthop. Hosp. bei Boston, wo sein Interesse für die Handchir. entstand. 1947–1949 für die Versorgung verletzter Hände an einem Army-Hosp. in Phoenixville, PA, zuständig. 1949/50 plast. chir. WB in New York. 1952–1988 Dir. des Hand Surgery Service am Roosevelt Hosp. in New York. Er entwickelte viele Prinzipien der Handchir. Spezialgebiet: Daumenrekonstruktion. 1946 Mitbegründer der American Society for Surgery of the Hand.
W.: The neurovascular pedicle method of digital transposition for reconstruction of the thumb, Plast. Reconstr. Surg. 12 (1953) 303–319. – On making a thumb: One hundred years of surgical effort, J. Hand Surg. 1 (1976) 35–51.
Lit.: Buck-Gramcko 163–166.

Littré, Alexis (* 21. 7. 1658 Cordes; † 3. 2. 1726 Paris)
Studium in Montpellier und Paris, dort anschließend 15 Jahre Dozent für Anat., 1690 Lic. med., 1691 Prom. 1699 Mitglied der Académie des sciences. L. war ein ungemein fleißiger Anatom (1684 führte er über 200 Sektionen aus) und ein geschickter, weithin berühmter Chirurg an der Salpêtrière in Paris, der 1710 bei intestinaler Obstruktion die Kolostomie empfahl.
E.: *L.-Hernie:* Hernie mit → (J. F.) Meckel-Divertikel im Bruchsack. – *L.-Drüsen:* Glandulae urethrales urethrae masculinae.
W.: Observation sur une nouvelle espèce de hernie, Hist. Acad. roy. Sci. 1709, 300–310. – Description de l'urèthre de l'homme, Paris 1700. – Diverses observati-

ons anatomiques, Hist. Acad. roy. Sci. (1710) 1732, 36–37. – Sur une hernie rare, Hist. Acad. Roy. Sci. 1714, 200.
Lit.: BLÄ 1935 III 808. – H. Lauschke u. a.: Geschichte u. Klinik d. L.-Hernie, Chirurg 70 (1999) 953–956. – EM 858f.

Lob, Alfons Maria (* 7. 11. 1900 Duisburg; † 31. 12. 1977 Murnau)
Studium und Prom. (1924) in Bonn. 1926/27 chir. und internist. WB in Duisburg, 1927/28 pathol. WB in Düsseldorf, 1928–1930 chir. WB in Aachen, 1930–1939 in München (→ Lexer; → Magnus), dort 1938 Habil., 1944 ao. Prof. Im II. Weltkrieg Lazarettleitung. 1946/47 CA am KH Burg auf Fehmarn. 1948–1955 CA der Chir. Abt. des Oldenburgischen Landes-KH Sanderbusch in Sande. 1955–1969 Dir. der BG-Unfallklinik Murnau. Schwerpunkte: Wirbelsäulenverletzungen, Osteosynthese, Rehabilitation, Begutachtung. 1961 Präsident der DGU, 1970 deren Ehrenmitglied.
W.: Wirbelsäulenverletzungen u. ihre Ausheilung, Stuttgart 1941 (2. Aufl. 1954).
Lit.: CV 1969, 554–556. – J. Probst: A. L. 1900–1977, DGU Mitt. Nachr. Nr. 42 (2000) 13f.

Lobstein, Johann Friedrich d. Ä. (Jean Frédéric) (* 30. 5. 1736 Lampertheim b. Straßburg; † 11. 10. 1784 Straßburg)
Studium und Prom. (1760) in Straßburg. Anschließend Studienreise nach Frankfurt, Leiden und Paris zur Vertiefung der anat. und chir. Kenntnisse. 1762 Niederlassung in Straßburg und Habil. 1764 Prosektor am anat. Theater. Als mitreißender Dozent und kundiger Anatom wurde er so berühmt, daß die Studenten (1770 auch Goethe) von weither kamen. 1778–1784 o. Prof. für Anat. und Chir. Op.-Techniken konnten nur an der Leiche demonstriert werden, da kein akadem. Hospital zur Verfügung stand. Dennoch beherrschte er Katarakt- und Steinschnittoperationen. Er erfand ein neues Messer für den Starstich. Die Publikation seiner Ideen erfolgte durch Dissertationen seiner Schüler.
W.: J. Nonnemann: De hernia congenita, in qua intestinum in contactu testis est, Straßburg 1771. – J. G. Pfähler: De calculis vesicae urinarinae cysticis, Straßburg 1774
Lit.: BLÄ 1935 III 812f. – NDB 14 (1985) 737f. – BEdM I 381. – Sachs IV 185f. – Sachs V 87–92. – EM 859.

Locher-Zwingli, Heinrich (* 11. 7. 1800 Wigoldingen, Kt. Thurgau; † 21. 9. 1865 Zürich)
Studium in Zürich (Med.-chir. Inst.) und Göttingen, dort 1822 Prom. Anschließend Studienreise nach Berlin, Holland, Belgien, Paris, Lyon, Montpellier und Genf. 1823 Niederlassung in Zürich. 1833–1859 ao. Prof. für Chir. an der neugegründeten Med. Fak. der Univ. und Dir. der Chir. Abt. am KH in Zürich. Er war ein eleganter Operateur, gefragter Lehrer und gesuchter Arzt.
Lit.: BLÄ 1935 III 816. – Killian 389. – Sachs IV 214.

Lockhart-Mummery, Sir Hugh Evelyn (* 28. 4. 1918 London; † 24. 6. 1988 Hannington)
Sohn von → J. P. L.-M. Studium in London, Abschluß 1942. 1943 FRCS, 1956 Prom. 1943–1946 Militärchir. im II. Weltkrieg. 1946–1950 chir. WB in London (Westminster Hosp.). 1950–1978 Chir. am St. Mark's Hosp. sowie an anderen Kliniken, 1960–1982 auch konsultierender Chir. am St. Thomas' Hosp. in London. Schwerpunkte: kolorektale Chir., Proktologie, entzündliche Darmerkrankungen, Polyposis coli. Er propagierte die sphinktererhaltende Rektumchir. sowie die totale mesorektale Exzision bei tiefer Rektumresektion und sprach sich für die Verwendung von Klammernahtgeräten aus.
W.: H. E. L.-M., C. E. Dukes: The surgical treatment of malignant rectal polyps, Lancet 1952/II 751–755. – O. J. McAnena, R. J. Heald, H. E. L.-M.: Operative and functional results of total mesorectal excision with ultralow anterior resection in the management of carcinoma of the lower one-third of the rectum, Surg. Gyn. Obstetr. 170 (1990) 517–521.
Lit.: http://livesonline.rcseng.ac.uk/biogs/E007434b.htm [20. 6. 2018].

Lockhart-Mummery, John Percy (* 14. 2. 1875 London; † 24. 4. 1957 Hove)
Studium in Cambridge und London, 1900 FRCS. Anschließend Chir. am St. George's Hosp. und anderen KH in London, 1903–1935 Chir. am St. Mark's Hosp. in London, aus dem unter seiner Leitung aus einem kleinen KH ein bedeutendes Zentrum für kolorektale Chir. und Proktologie wurde. Er entwickelte bereits 1904 ein elektrisch beleuchtetes Sigmoidoskop, führte 1918 eine Kolektomie bei multiplen Adenomen des gesamten Kolons durch und inaugurierte 1925 die perineale Rektumexstirpation, außerdem initiierte er ein Register von Fällen familiärer Polyposis.
E.: *L.-Op.:* **1.** Längsexzision des Hämorrhoidalknotens. **2.** Inzision eines prolabierten Hämorrhoidalknotens bis auf eine schmale Brücke und Unterbindung. **3.** perineale Fixierung eines Rektumprolapses mittels Einlage von Gazestreifen und Sekundärheilung.
W.: Case of complete resection of the large bowel for multiple adenomata, Proc. Roy. Soc. Med. 12 (1919) 43f. – Rectal prolapse, Brit. Med. J. 1939/I 345–347.
Lit.: http://livesonline.rcseng.ac.uk/biogs/E005549b.htm [20. 6. 2018].

Loder, Justus Christian von (* 28. 2. 1753 Riga; † 4. 4. 1832 Moskau)
Studium und Prom. (1777) in Göttingen. 1778–1803 o. Prof. für Anat., Chir. und Geburtshilfe in Jena; 1781 Sachsen-Weimarischer Leibarzt. In Jena setzte er die Gründung eines med.-chir. Instituts durch. 1803–1806 o. Prof. für Anat. und Chir. in Halle. Anschließend in Königsberg (1808 königl. Leibarzt). 1809 Leibarzt in St. Petersburg, 1813–1817 Ltg. eines Hospitals in Moskau und Vorlesungstätigkeit. Er gab 1797–1803 das *Journal für Chir., Geburtshilfe und gerichtliche Arzneikunde* heraus. 1809 geadelt.
W.: Anfangsgründe d. Chir., Jena 1800.
Lit.: BLÄ 1935 III 819. – Killian 238f. – NDB 15 (1987) 7–10. – Sachs IV 103, 125f.

Löbker, Karl (* 15. 9. 1854 Coesfeld, Westfalen; † 9. 10. 1912 Bochum)
Studium und Prom. (1877) in Greifswald. Dort 1879–1882 chir. WB (→ Hueter) und 1882 Habil. (1891 Tit.-

Prof.). 1889–1912 Leiter der neu gegründeten ersten BG-Klinik „Bergmannsheil" Bochum. Schwerpunkte: Knochenerkrankungen, Berufskrankheiten, Standespolitik, öffentl. Hygiene.
W.: Über die Continuitätsresection d. Knochen behufs secundärer Sehnen- und Nervennaht, Zbl. Chir. 11 (1884). – Chir. Op.-Lehre, Wien - Leipzig 1885 (3. Aufl. 1893)
Lit.: BLÄ 1901 1029f. – BLÄ 1933 II 929.

Loeffler, Friedrich (* 13.9.1885 Berlin; † 28.4.1967 Berlin)
Studium in Würzburg und Greifswald, dort 1911 Prom. Nach Tätigkeit als Schiffsarzt 1912–1914 orthop. WB in Halle (→ Gocht), 1914–1923 chir. WB in Halle (→ Schmieden; → Voelcker) und ab 1916 Aufbau einer Abt. für Orthop. Dort 1919 Habil., 1923 ao. Prof. Ab 1921 Leitung der von Gocht gegründeten orthop. Privatklinik sowie der Orthop. Bezirksheilanstalt in Halle. 1951–1957 o. Prof. für Orthop. in Berlin (Charité), wo er das Auguste-Viktoria-KH als orthop. Klinik ausbaute. 1950–1953 auch Prof. für Orthop. in Halle und 1953–1955 in Leipzig, um dort die Orthop. Kliniken zu reorganisieren. Schließlich 1957–1961 Aufbau und Ltg. der Städt. Orthop. Klinik Berlin-Kaulsdorf. 1953 Mitbegründer und erster Präsident der Gesellschaft für Orthop. der DDR. 1955 Ehrenmitglied der DGOOC.
E.: *L.-Op.:* **1.** Fesselung des Humeruskopfes bei habitueller Schulterluxation durch Faszienstreifen. **2.** Einheftung des Trochanter major in den längsgespaltenen Tractus ilitibialis bei lähmungsbedingter Rotationsfehlstellung des Beines. **3.** subtrochantere Femurverkürzung bei angeb. Hüftluxation bei älteren Kindern.
W.: Behandlung. d. habituellen Schulterluxation durch Bildung eines extraartikulären Hemmungsbandes, Dtsch. med. Wschr. 46 (1920). – F. L., B. Blencke: Allg. Orthop., Leipzig 1964
Lit.: CV 1958, 527f. – H.-R. Matiner: Nachruf für F. L., Arch. Orthop. Unfall-Chir. 62 (1967) 269–272.

Löffler, Leonhard (* 16.12.1906 Würzburg; † 23.10.1991 Bamberg)
Studium und Prom. (1932) in Würzburg. 1933–1938 chir. WB in Berlin (→ Sauerbruch) und 1938–1945 in Leipzig (→ W. Rieder), dort 1943 Habil. 1947 Umhabil. nach Erlangen, dort 1951 ao. Prof. 1946–1971 CA der Chir. Klinik am Städt. KH Bamberg. Er machte sich verdient um die Entwicklung der Herzkatheterisierung und der Kontrastdarstellung der Herzhöhlen und der Lungengefäße, die er 1942 erstmals erfolgreich durchführte. 1990 Ehrenmitglied der DGCH.
W.: Arteriographie d. Lunge u. Kontrastdarstellung d. Herzhöhlen am lebenden Menschen. Klin. u. tierexperimentelle Studie, Leipzig 1946 (2. Aufl. 1955).
Lit.: CV 1958, 518f. – F. Stelzner: Unser Ehrenmitglied L. L. ist in Bamberg verstorben, Mitt. DGCH 21 (1992) 26.

Löhr, Berthold (* 20.11.1920 Kiel; † 14.11.1984 Toronto)
Nach Kriegsdienst 1939/40 Studium und Prom. (1945) in Göttingen. Med. WB 1946/47 in Göttingen, chir. WB 1947–1955 Heidelberg (→ K. H. Bauer), 1955–1963 in Düsseldorf (→ Derra), dort Habil. 1956. Studienaufenthalte in Stockholm (→ Crafoord), Groningen, mehrfach USA (→ Kirklin). 1963–1978 o. Prof. für Chir. in Kiel. Schwerpunkte: Chir. Pathophysiol., Thorax- und Kardiochir., Herz-Lungen-Maschine. Er verselbständigte die Anästh., Neurochir. (1971), Urol. (1972), Herzchir. (1975), Unfallchir. (1978).
W.: Erste Erfahrungen mit der extrakorporalen Zirkulation bei Herzoperationen, Dtsch. med. Wschr. 84 (1959). – E. Derra, B. L.: Probleme in d. Chir. d. Herzklappenerkrankungen, in: E. Kern (Red.): Ungelöste Probleme d. Chir., Stuttgart 1964, 165–178.
Lit.: CV 1969, 557–559. – Killian 275f.

Löhr, Joachim (Jochen) (* 21.10.1951 Heidelberg; † 5.6.2009 Wien)
Sohn von → B. Löhr. Studium und Prom. (1977) in Kiel, anschließend Wehrdienst. Orthop. WB 1979/80 in Zürich, 1981 in Toronto und bis 1991 in Ottawa, dort Ass. Prof. 1991–1995 OA in Würzburg (Eulert), dort 1993 Habil. 1995–2001 CA an der Schulthess-Klinik Zürich. 2001/02 o. Prof. für Orthop. in Lübeck, anschließend Dir. der Endo-Klinik Hamburg. 2008/09 an der Hirslanden-Klinik Zürich. Schwerpunkte: Schulter-, Hüftchir. Er starb während eines Kongresses in Wien.
W.: A. Katzer, F. Sickelmann, K. Seemann, J. L.: Two-year results after exchange shoulder arthroplasty using inverse implants, Orthopedics 27 (2004) 1165–1167. – A. Katzer, A. Ince, J. Wodtke, J. L.: Component exchange in treatment of periprosthetic femoral fractures, J. Arthroplasty 21 (2006) 572–579.
Lit.: V. Ewerbeck, D. Kohn: Abschied von J. L., Orthopäde 38 (2009) 589.

Lösch, Günter Maria (* 27.1.1931 Meran; † 21.2.2017 Lübeck)
Studium und Prom. (1956) in Rom. WB: 1957–1959 Plast. Chir. in Mailand, 1959–1963 Kieferchir. in Hamburg, 1964/65 Anat. in Hamburg, 1965/66 Handchir. in Hamburg (→ Buck-Gramcko), 1966–1968 Chir. in Hamburg (→ Zukschwerdt). 1969–1974 in Lübeck (→ Remé), dort 1969 Habil., 1972 Prof. und Aufbau einer Abt. für Plast. Chir., 1974–1979 deren Leiter und 1979–1996 o. Prof. und Dir. der neugeschaffenen Klinik für Plast. Chir. der Med. Hochschule Lübeck (eine der ersten in Deutschland). 1984 Gründung eines Verbrennungszentrums. 1968 Mitbegründer der Vereinigung der Deutschen Plastischen Chirurgen.
W.: Plastische Chirurgie. Ästhetik – Ethik – Geschichte. Kulturgeschichte eines medizinischen Fachgebiets, Berlin - Heidelberg - New York 2014.
Lit.: CV 1980, 439f. – F. Stang: Nachruf, Passion Chir. 7 (2017) II 96.

Long, Crawford Williamson (* 3.11.1815 Danielsville, GA; † 6.6.1878 Athens, GA))
Studium in Philadelphia, 1839 graduiert. Er entfernte bereits am 30.3.1842 einen zystischen Halstumor unter Ätherbetäubung und führte in den folgenden Jahren noch weitere Op. mit Hilfe dieser Narkoseform durch. Da er seine Methode jedoch nicht publizierte, galt → W. Th. G. Morton lange als der Entdecker der Äthernarkose.

W.: An account of the first use of sulphuric ether by inhalation as an anaesthetic in surgical operations, South. med. surg. J. 5 (1849) 705–713.
Lit.: BLÄ 1935 III 833. – Keys 40–43.

Longmire, William Polk **Jr.** (* 14. 9. 1913 Sapulpa, OK; † 9. 5. 2003 Los Angeles)
Studium und Prom. (1938) in Baltimore (Johns Hopkins). Dort anschließend chir. WB (→ Blalock, dem er ab 1944 bei der nach ihm benannten Op. assistierte). 1948–1984 o. Prof. für Chir. in Los Angeles (Univ. of California) sowie dort 1948–1976 Dir. des Departments für Chir. 1952–1954 Gastprof. an der FU Berlin, wo er den Aufbau eines Herzzentrums am Klinikum Westend (→ Linder) unterstützte. Der Ausnahmechir. war in allen Bereichen der Allgemein-, Viszeral-, Gefäß- und Herzchir. innovativ. So inaugurierte er 1978 die pyloruserhaltende partielle Duodenopankreatektomie. 1958 Ehrenmitglied der DGCH. 1968 Präsident der ASA. 1978 Mitglied der Leopoldina. 1991 Ehrenmitglied der ISS.
E.: *L.-Op.:* **1.** intrahepatische Cholangiojejunostomie bei hilusnahem extrahepatischem Gallenwegsverschluß. **2.** Ersatzmagenbildung nach Gastrektomie durch Interposition einer Jejunumschlinge. **3.** Ösophagusersatz durch freies Dünndarmtransplantat.
W.: W. P. L., M. M. Ravitch: A new method for constructing an artificial esophagus, Ann. Surg. 123 (1946) 819–834. – W. P. L., M. C. Sanford: Intrahepatic cholangiojejunostomy with partial hepatectomy for biliary obstruction, Surgery 24 (1948) 264–276. – W. P. L., J. M. Beal: Construction of a substitute gastric reservoir following total gastrectomy, Arch. Surg. 135 (1952) 637. – L. W. Traverso, W. P. L.: Preservation of the pylorus in pancreaticoduodenectomy, Surg. Gyn. Obstetr. 146 (1978) 959–962. – Manual of liver surgery, Berlin 1981.
Lit.: Winau/Vaubel 63. – M. Trede: Nachruf auf W. P. L. (1913–2003), Mitt. DGCH 32 (2003) 439f.

Longmore, Sir Thomas (* 10. 10. 1816 London; † 30. 9. 1895 Swanage, Dorset)
Nach chir. Ausbildung im Guy's Hosp. in London bis 1876 Militärchir. mit Einsätzen auf den Ionischen Inseln, in der Karibik, in Kanada, im Orientkrieg 1854/55 sowie 1857–1859 in Indien. 1860 Prof. für Militärchir. an der Army Medical School in Chatham. 1864 Mitbegründer der Genfer Konvention. 1886 geadelt.
W.: Gunshot injuries, their history, characteristics, features ..., London 1877.
Lit.: BLÄ 1935 III 834f.

Looser, Emil (* 13. 1. 1877 Istanbul; † 14. 1. 1936 Winterthur)
Studium in Zürich, Kiel und Berlin, 1902 Prom. in Zürich. 1902–1904 pathol. WB in Leipzig (→ Marchand), 1904/05 chir. WB in Bern (→ Kocher), 1905–1911 in Heidelberg (→ Czerny; → Narath; → M. Wilms). 1911 Niederlassung in Zürich. 1915/16 Leitung eines Kriegslazaretts in Heidelberg. 1917–1922 Sekundararzt und OA in Zürich (→ Sauerbruch; → Clairmont), dort 1918 Habil. 1922–1936 CA der chir. Abt. am Kantonsspital Winterthur; 1930 Tit.-Prof. Er lieferte wichtige Beiträge zur Systematisierung der Knochenerkrankungen.
E.: *L.-Umbauzonen:* Im Röntgenbild sichtbare streifenförmige Kalkminderungen als Ausdruck einer pathologischen Kallusbildung nach Infraktionen bei Rachitis oder Osteoporose.
W.: Über pathologische Formen von Infraktionen u. Callusbildungen b. Rachitis u. Osteomalacie u. anderen Knochenerkrankungen, Zbl. Chir. 97 (1920) 1470–1474. – Über Spätrachitis u. Osteomalacie. Klin., röntgenol. u. pathol.-anat. Untersuchungen, Dtsch. Zschr. Chir. 152 (1920) 210–357.
Lit.: CK 1926, 203. – Leiber/Olbert 275f. – J. Kis: Der Knochenpathologe Emil Looser (1877–1936), med. Diss. Zürich 1982 (= Zürcher med.gesch. Abh., N. R. 149).

Lorenz, Adolf (* 21. 4. 1854 Weidenau, Österr.-Schlesien; † 12. 2. 1946 Altenberg b. Greifenstein, NÖ)
Studium in Wien, Prom. 1880. Danach chir. WB in Wien (→ Dumreicher, → E. Albert). Wegen Karbolunverträglichkeit Hinwendung zur (kons.) Orthop. und Eröffnung einer Praxis. 1884 Habil. für Chir. Anschließend Aufbau eines orthop. Ambulatoriums. 1889 ao. Prof. und bis 1924 Leiter der orthop. Abt. Wien (erst 1941 selbständig). Anschließend praktizierte er bis 1936 im Sommer in New York, im Winter in Wien. Schwerpunkte: Skoliose, Fußdeformitäten, Knochen- und Gelenktuberkulose, angeborene Hüftgelenksluxation. Er entwickelte die Gipsruhigstellung bei Wirbelsäulenaffektionen und zur Behandlung der Hüftdysplasie, die er ab 1904 international demonstrierte. Er war ein Pionier der modernen Orthopädie und 1901 Mitbegründer der DGOOC, 1906 deren Präsident, 1918 deren Ehrenmitglied.
E.: *L.-Gips:* von den Brustwarzen bis zum Knöchel reichender Gipsverband zur Einhaltung der L.-Stellung. – *L.-Reklinationsbett:* Gipsbett zur reklinierenden Lagerung bei (tuberkulöser) Spondylitis. – *L.-Stellung:* „Frosch"-Stellung der Beine (jeweils 90° Beugung, Außendrehung und Abspreizung im Hüftgelenk bei gebeugtem Kniegelenk) zur Behandlung der Hüftdysplasie.
W.: Pathol. u. Therapie d. seitlichen Rückgratverkrümmung (Scoliosis), Wien 1885. – Pathol. u. Therapie d. angeb. Hüftverrenkung auf Grundlage v. 100 operativ behandelten Fällen, Wien - Leipzig 1895. – Üb. die unblutige chir. Behandlung d. angeb. Hüftgelenkverrenkung mittelst d. funktionellen Belastungsmethode, Leipzig 1896. – A. L. (Wien) [Autobiogr.], in: Die Medizin der Gegenwart in Selbstdarstellungen, III, Leipzig 1924, 89-120.
Lit.: BLÄ 1933 II 941f. – NDB 15 (1987) 174–177. – Ärztelex. 205f. – BEdM I 385. – EM 864.

Lorenz, Albert (* 2. 9. 1885 Wien; † 23. 7. 1970 Wien)
Sohn von → Adolf L. Studium in Wien, Prom. 1910. Chir. WB in Wien (→ Hochenegg). Ab 1913 Einrichtung einer orthop. Station an der II. Chir. Klinik. Im I. Weltkrieg Sanitätsdienst. Ab 1919 Ass. seines Vaters, den er auf dessen Reisen begleitete. 1938/39 Leitung der orthop. Abt. der Allg. Poliklinik in Wien. 1943

Habil.; 1945–1951 Ltg. der orthop. Station der I. Chir. Klinik. Schwerpunkte: Amputation und Prothesenversorgung, Schenkelhalsfraktur, Fußdeformitäten, Hüftpfannenplastik.
W.: Richtlinien praktischer Orthop., Wien 1939. – Moderne Kriegsorthop., Stuttgart 1941. – Orthop. für den prakt. Arzt, Wien 1949. – Wenn der Vater mit dem Sohne. Erinnerungen an Adolf Lorenz, Wien 1952.
Lit.: K. Chiari: Nachruf für A. L., Zschr. Orthop. 108 (1971) 544. – BEdM I 385.

Lorenz, Hans (* 26. 3. 1873 Wien; † 17. 12. 1934 Wien)
Studium und Prom. (1896) in Wien. Chir. WB 1898–1903 I. Chir. Klinik Wien (→ E. Albert; → Eiselsberg), 1904–1910 II. Chir. Klinik Wien (→ Hochenegg), dort 1907 Habil. 1910 Primarius der Chir. Abt. am KH der Wiener Kaufmannschaft. 1914 Tit.-Prof. Er war ein ausgezeichneter Operateur und betrieb eine große Praxis. Schwerpunkte: Abdominalchir., Kinderchir.
Lit.: BLÄ 1933 II 942f. – BEdM I 385.

Lorenz, Wilfried (* 28. 5. 1939 Eschenbach; † 24. 10. 2014 Sulzbach-Rosenberg)
Studium in Würzburg, Tübingen und München, dort 1965 Prom. 1967–1970 WB am Inst. für Klin. Chemie und Klin. Biochemie in München, hier 1967 Habil. 1970 Prof. und Leiter des Inst. für Experimentelle Chir., 1981–2004 Dir. des von ihm initiierten Inst. für Theoretische Chir. in Marburg. Schwerpunkte: Gastroenterol., Blutersatzmittel, Op.-Risiko, intestinale Ischämie, Ileus. 1999–2004 Vorsitzender der Ständigen Kommission Leitlinien der AWMF, die er wesentlich prägte. 2005 Ehrenmitglied der DGCH.
W.: W. L., H. Hamelmann, H. Troidl: Marburg experiment on surgical research: A five-years' experience on the cooperation between clinical and theoretical surgeons, Klin. Wschr. 54 (1976) 927–936. – W. L., H. Rohde: Prospektive kontrollierte Studien in d. Chir. Kontroverse Standpunkte zur Motivierung u. Durchführung, Klin. Wschr. 57 (1979) 301–310.
Lit.: CV 1990, 190. – E. A. M. Neugebauer: In Memoriam W. L. (1939–2014), Mitt. DGCH 44 (2015) 57f.

Loreta, Pietro (* 1831 Ravenna; † 20. 7. 1889 Bologna)
Studium (unterbrochen durch Militärdienst) und Prom. (1858) in Bologna. Danach bis 1861 als Landarzt tätig, 1861–1865 Prosektor der Anat. in Bologna, 1865/66 Lehrstuhlvertretung für Chir. (→ Rizzoli), 1866 Garibaldi-Freiwilliger in Tirol, danach Primararzt für Chir. in Fermo. 1868–1889 o. Prof. für Chir. in Bologna. Er nahm 1882 die erste Pyloroplastik vor.
E.: *L.-Op.:* manuelle oder instrumentelle Dilatation des stenosierten Pylorus (oder Kardia) am eröffneten Magen.
W.: Le fratture del cranio e la commotione cerebrale ..., Bologna 1872. – Intorno alla divulsione del pilore; osservazione cliniche, Mem. reale Accad. Sci. Ist. Bologna 4. ser. 4 (1882) 353–375.
Lit.: BLÄ 1935 III 841. – RLM III L 160.

Lorinser, Friedrich Wilhelm (* 13. 2. 1817 Niemes, Böhmen; † 27. 2. 1895 Wien)
Studium der Chir. in Prag und Wien. Ab 1839 Ausbildung im Op.-Institut in Wien. 1841 Wundarzt im Allgemeinen KH, 1843 im KH Wieden. Prom. 1848 zum Dr. chir., 1851 zum Dr. med. 1850 Errichtung eines orthop. Institutes, das er 1853 nach Unter-Döbling verlegte. 1871 Dir. des Wiedener KH, 1880 Vors. des Niederösterreichischen Landessanitätsrates. Er entdeckte die schädliche Wirkung von Phosphordämpfen auf das Skelett und entwickelte eine Streckmaschine zur Therapie von Gelenkkontrakturen. Er war insofern ein Vorläufer der „Quengelmethode“ (→ Mommsen).
W.: Necrose d. Kieferknochen in Folge d. Einwirkung von Phosphordämpfen, Oesterr. med. Jb. 1845. – Üb. die Behandlung u. Heilung d. Contracturen im Knie- u. Hüftgelenke, Wien 1849.
Lit.: BLÄ 1901, 1047. – BEdM I 385.

Lorthioir, Paul (* 15. 6. 1898 Brüssel; † 1982)
Studium und Prom. (1923) in Brüssel. Danach kinderchir. und orthop. WB an der Univ. Brüssel, dort OA der Orthop. Klinik sowie 1951–1959 CA am Hôp. Brugmann sowie Prof. für Kinderchir. und Orthop. Schwerpunkte: Unfallchir., Orthop., Kinderchir., Mißbildungen des Verdauungstraktes bei Neugeborenen. Er führte 1931 die Tibio-tarsale Arthrodese ein. 1969–1973 Präsident der ISS, 1929–1969 deren Schatzmeister, 1975 Ehrenmitglied. 1929 Gründungsmitglied der SICOT.
Lit.: E. van der Elst: P. L. (1898–1982), Internat. Orthop. 7 (1983) 145–147. – ISS 302f.

Lossen, Hermann Friedrich (* 7. 11. 1842 Wiesbaden; † 27. 8. 1909 Heidelberg)
Studium in München, Würzburg, Berlin und Wien, Prom. 1866 in Würzburg. Danach chir. WB in Halle (→ R. Volkmann) und Heidelberg (→ Simon). 1872 Habil. in Heidelberg; 1894 ao. Prof. an der Univ. Heidelberg, 1894 o. Hon.-Prof.
E.: *L.-Regel:* Vererbungsweg der Hämophilie.
W.: Die Bluterfamilie Mampel aus Kirchheim bei Heidelberg, Dtsch. Zschr. Chir. 7 (1877) 358. – Die Verletzungen d. unteren Extremitäten, Stuttgart 1880. – (Hg., Bearb.): C. Hueter., Lehrbuch d. allg. u. spec. Chir. (2.–7. Aufl. [1896]). – Lehrbuch d. allg. Chir., Leipzig 1896. – Grundriss d. Fracturen u. Luxationen, Stuttgart 1897.
Lit.: BLÄ 1933 II 943. – BEdM I 386.

Lotheißen, Georg Gerhard Robert Aimé (* 14. 9. 1868 Genf; † 23. 10. 1941 Wien)
Studium und Prom. (1892) in Wien. 1891–1894 pathol., 1894/95 chir. WB in Wien (→ Billroth; → Gussenbauer), 1895–1902 1. Assistent der Chir. Klinik Innsbruck (→ Hacker), dort 1899 Habil. 1902–1935 Primararzt der chir. Abt. am Kaiser-Franz-Joseph-Spital in Wien, 1915 ao. Prof. Schwerpunkte: Ösophaguschir., Narkosetechnik, Op.-Methode der Schenkelhernie.
E.: *L.-Op.:* Verschluß der Bruchpforte einer Schenkelhernie durch Vereinigung von M. transversus und obliquus internus mit Leistenband und Schambeinperiost.
W.: Zur Radikaloperation d. Schenkelhernien, Zbl. Chir. 25 (1898) 548–550. – Über die Narkose mit Aethylchlorid, Arch. klin. Chir. 57 (1898). – V. v. Hacker, G.

L.: Chir. d. Speiseröhre, Stuttgart 1926 (= N. Dtsch. Chir., 34).
Lit.: BLÄ 1933, II, 944. – CV 1938 415f. – BEdM I 386.

Louis, Antoine (* 13. 2. 1723 Metz; † 20. 5. 1792 Paris)
Nach chir. Ausbildung bei seinem Vater 1743 als Feldchir. in die Armee eingetreten, machte in Paris Karriere und wurde 1746 Mitglied der Académie de chirurgie. 1749 Maître de chir. und Prof. für Physiol (bis 1789). 1757–1760 Chir. an der Charité. 1760 wieder Feldchir. und Teilnahme an Feldzügen der Rheinarmee. 1764–1792 Sekretär der Acad. royale de chir. Er vereinfachte eine Reihe chir. Instrumente und beschäftigte sich mit chir. Themen (Steinschnitt, Kopfverletzungen, Schußwunden) sowie als Protagonist der Rechtsmed. mit den Todeszeichen, der Schwangerschaftsdauer und der Unterscheidung von Mord und Selbstmord.
W.: Dictionnaire de chir., I–II, Paris 1772. – Oeuvres diverses de Chir., I–II, Paris 1788.
Lit.: BLÄ 1935 III 847f. – EM 867.

Lowe [Low], **Peter** (* um 1550 Errol [?], Schotttland; † 1610 Glasgow)
Studium in Paris ab 1556, danach in Frankreich und Flandern tätig. 1589/90 war er Chirurgien major des Spanischen Regiments in Paris. Danach 6 Jahre als Feldchir. im Heer König Heinrichs IV. von Frankreich eingesetzt. 1596–1598 wieder in London tätig, ließ er sich 1598 in Glasgow nieder, wo er 1599 eine Schule für Med. und Chir. gründete. Während seines langen Aufenthalts in Frankreich übernahm er vieles aus der franz. Chir. (→ Paré; → Franco), das er in seinen Schriften wiedergab.
W.: A discourse on the whole course of chyrurgery ..., London 1596.
Lit.: DNB 34 (1893) 196. – Gurlt III 371–377. – BLÄ 1935 III 851.

Lower, Richard (* 1631 Tremeer, Cornwall; † 17. 1. 1691 London)
Studium und Prom. (1665) in Oxford. 1666 Niederlassung in London, wo er bald so berühmt wurde, daß er Patienten von weit her anzog und nach dem Tod von → Willis 1675 zum bedeutendsten Arzt Londons und Leibarzt von König Karl II. wurde. 1685 wegen seines protestantischen Bekenntnisses bei der Thronbesteigung des katholischen Königs Jakob II. 1685 in Ungnade gefallen. In seinem *Tractatus de corde* vertiefte und ergänzte er die Lehren → Harveys zum Blutkreislauf, errechnete den Blutdurchsatz des Herzens und erklärte die unterschiedliche Farbe von arteriellem und venösem Blut durch den Sauerstoffgehalt. Er führte als einer der ersten Versuche zur Bluttransfusion durch und demonstrierte sie 1667 öffentlich (Direkttransfusion von Mensch zu Menschen). 1667 Mitglied der Royal Society.
W.: Tractatus de corde, item de motu et colore sanguinis et chyli in eum transitu, Amsterdam 1669.
Lit.: BLÄ 1935 III 851. – A. J. Donovan: R. L., M. D., physician and surgeon (1631–1691), World J. Surg. 28 (2004) 938–945. – EM 867f.

Lucas-Championnière, Just Marie Marcellin (* 15. 8. 1843 St. Léonard; † 22. 10. 1913 Paris)
Studium und Prom. (1870) in Paris. 1869 Studienaufenthalt in Glasgow (→ Lister). Chir. WB an verschiedenen Hospitälern in Paris. 1874–1906 Prof. für Chir. am Hôtel-Dieu in Paris. Er förderte ab 1870 die Einführung der antiseptischen Wundbehandlung in Frankreich, entwickelte 1872 eine neue Methode der Herniotomie, standardisierte die Appendektomie, präzisierte de Frakturbehandlung, für die er unter der Parole *Le mouvement c'est la vie* eine funktionelle Therapie propagierte, und studierte 1878 die Möglichkeiten der Trepanation zur Behandlung der Epilepsie und von Hirntumoren. Von ihm stammt die Erstbeschreibung der sog. „Chauffeur-Fraktur" am distalen Radius. Er war Chefredakteur des *Journal de médecine et de chirurgie pratiques*. 1911 Kongreßpräsident der ISS.
W.: Chirurgie antiseptique, Paris 1876 (2. Aufl. 1880). – Cure radicale des hernies, Paris 1887. – Traitement des fractures par la mobilisation, Paris 1895. – Fractures du radius dues au retour de manivelle d'automobile, Bull. Acad. Nat. Med. 75 (1904) 209–211.
Lit.: BLÄ 1935 III 855. – ISS 304f.

Ludington, Nelson Amos (* 1879)
Chir. in New Haven, CT. Biographische Daten waren nicht zu ermitteln.
E.: *L.-Zeichen:* bei Ruptur der langen Bizepssehne ist sie bei beidseitiger isometrischer Bizeps-Anspannung auf der verletzten Seite nicht mehr zu tasten.
W.: Rupture of the long head of the biceps flexor cubiti muscle, Ann. Surg. 77 (1923) 358–363
Lit.: RLM III L 163. – Leiber/Olbert 277.

Ludloff, Karl Rudolf (* 7. 6. 1864 Gundersleben, Thüringen; † 26. 9. 1945 Frankfurt a. M.)
Studium in Jena, Würzburg, München und Straßburg, Prom 1894 in Jena. 1892–1896 physiol, 1896–1902 chir. WB in Königsberg (→ Eiselsberg, → Garrè), 1900 Habil. 1902–1914 OA der orthop. Abt. der Chir. Klinik Breslau, 1906 Tit.-Prof. 1914–1930 Dir. der Orthop. Klinik Friedrichsheim in Frankfurt a. M., 1919 o. Prof. Schwerpunkte: angeborene Hüftluxation, Infektionen der Knochen und Gelenke, Korrekturosteotomien. 1915–1918 Präsident der DGOOC.
E.: *L.-Zeichen:* **1.** klinisches Hinweiszeichen auf Abrißfraktur des Trochanter minor femoris. **2.** Querfortsatzfraktur. **3.** *L.-(G.) Hohmann-Z.:* Bei Hüftluxation kann bei gebeugtem und außenrotiertem Hüftgelenk das Kniegelenk vollständig gestreckt werden. – *L.-Fleck:* kreissektorförmige Aufhellung durch Spongiosaauflockerung auf dem Röntgenbild der Femurepiphyse des Jugendlichen. – *L.-Krankheit:* Chondromalacia patellae.
W.: A. v. Eiselsberg, K. L.: Atlas klinisch wichtiger Röntgen-Photogramme, Berlin 1900. – Pathogenese und Therapie d. angeb. Hüftluxation, Jena 1902. – Chronische Entzündungen d. Knochen ..., in: F. Lange (Hg.): Lehrbuch d. Orthop., Jena 1913 (3. Aufl. 1928).
Lit.: Hannemüller: Das L.sche Zeichen bei d. isolierten Abrißfraktur des Trochanter minor, Bruns' Beitr. Klin. Chir. 70 (1910) 905–911. – CV 1938, 418f. – Leiber/Olbert 277. – BEdM I 388.

Ludwig, Christian Friedrich (* 19.5.1751 Leipzig; † 8.7.1823 Leipzig)
Sohn von → Ch. G. L. Studium und Prom. (1779) in Leipzig. Danach Studienreise durch Deutschland, Holland, England und Frankreich. 1782 ao. Prof. in Leipzig. 1786 o. Prof. der Naturgeschichte. 1788 Amtsphysikus. 1796 o. Prof. für Pathol., 1812 für Therapie und 1820–1823 auch für Chir. in Leipzig. Er war in vielen Gebieten umfangreich wissenschaftlich tätig.
W.: Primae lineae anatomiae pathologicae sive de morbosa partium corporis humanii fabrica libellus, Leipzig 1785.
Lit.: BLÄ 1935 IV 859f. – Killian 138. – Sachs IV 142

Ludwig, Christian Gottlieb (* 30.4.1709 Brieg, Schlesien; † 7.5.1773 Leipzig)
Studium und Prom. (1736) in Leipzig, unterbrochen 1731–1733 durch eine naturwiss. Studienreise nach Nordafrika, die er im Auftrag des Kurfürsten begleitete. 1740 ao. Prof., 1748 o. Prof. für Anat. und Chir., 1758 auch für Pathol. in Leipzig.
W.: Institutiones chirurgicae, Leipzig 1764. – Anfangsgründe d. Wundarzneikunst, Leipzig 1966.
Lit.: BLÄ 1935 III 859. – Killian 137.

Ludwig, Wilhelm Friedrich (* 16.9.1790 Uhlbach b. Stuttgart; † 14.12.1865)
Nach handwerkschir. Ausbildung Studium und Prom. (1811) in Tübingen. 1812–1814 als Feld- und Lazarettarzt Teilnahme am Russischen Feldzug Napoleons. 1814/15 o. Prof. für Chir. und Geburtshilfe in Tübingen, trat jedoch seine Stelle nicht an, sondern machte eine Studienreise und wurde 1816 Hofmedikus in Stuttgart. 1844 Dir. des Medizinalkollegiums. Den größten Teil seines Vermögens vermachte er als Stiftung für ein neues KH für arme Württemberger, dessen Bau 1869 begonnen wurde.
E.: *L.-Angina:* Mundbodenphlegmone (1836).
Lit.: BLÄ 1935 II 860. – Killian 206. – Sachs IV 192.

Lücke, Albert Georg (* 4.6.1829 Magdeburg; † 20.2.1894 Straßburg)
Studium in Heidelberg, Halle und Göttingen, Prom. 1854. Anschließend chir. WB in Halle (→ Blasius) und Berlin (→ B. Langenbeck). 1865–1872 o. Prof. für Chir. in Bern und 1872–1894 in Straßburg. Dort wurde er an der neugegründeten deutschen Kaiser-Wilhelms-Universität Begründer einer angesehenen chir. Schule. Schwerpunkte: Schilddrüsenchir., Kriegschir., Knochen- und Gelenkinfektionen. Er war mit → Hueter Begründer und Herausgeber der *Deutschen Zeitschrift für Chir.*
W.: Kriegschir. Aphorismen aus dem 2. schleswig-holsteinischen Kriege im Jahre 1864, Berlin 1865. – Die Krankheiten d. Schilddrüse, in: Pitha-Billroth (Hgg.): Handbuch d. allg. u. spec. Chir., III.1, Erlangen 1867. – Kriegschir. Fragen u. Bemerkungen, Bern 1871.
Lit.: BLÄ 1901 1059f. – W. Körte: A. L. Zur 100. Wiederkehr seines Geburtsjahres, Chirurg 1 (1929) 433–436. – Killian 217f. – BEdM I 389. – Sachs III 227f.

Lüdeke, Heinrich Georg Wilhelm (* 23.5.1909 Hannover; † Tegernsee)
Studium und Prom. (1935) in Berlin. Pathol. WB 1934–1937 in Berlin, chir. WB 1937–1943 in Düsseldorf sowie 1943–1945 in München (→ E. K. Frey). 1945–1948 CA der Chir. Abt. des Staatl. Versehrten-KH Tegernsee. 1948–1957 OA an der Chir. Univ.-Klinik München (Frey), dort 1952 Habil. 1958–1976 o. Prof. für Chir. in Homburg/Saar. Schwerpunkte: Thoraxchir., Anästhesieverfahren, Abdominalchir., Schilddrüse. Er etablierte 1972 den dritten Lehrstuhl für Unfallchir. in Deutschland.
W.: Erfahrungen mit dem Narkoticum „Penthotal-Sodium“, Dtsch. med. Wschr. 77 (1951). – Differentialdiagnostik der Geschwülste der Pleurakuppel, Arch. klin. Chir. 273 (1951) 526. – Unheilbare Krankheiten in d. Sicht des Chir., Med. Klinik 51 (1955).
Lit.: CV 1958, 526. – Killian 432.

Lüer, Georg Wilhelm Amatus [Georges Guilleaume Amatus] (* 6.4.1802 Braunschweig; † 1883 Paris)
Nach entsprechender Lehre 1830–1837 Instrumentenmacher bei → J. F. Charrière, danach eröffnete er eine eigene Firma für chir. Instrumente in Paris. Er stellte um 1882 auch die ersten → Kocher-Klemmen her. Sein Schwiegersohn Hermann Adolf Wülfing übernahm die Firma, entwickelte die Glasspritzen und erwarb 1904 ein Patent auf das Lüer-Spritzenkonus-System.
E.: *L.-Knochenzange:* Hohlmeißelzange zum Abtragen von Knochen. – *L.-Spritze:* Metallfreie Glasspritze mit eingeschliffenem Glaskolben. – *L.-Ansatz:* Genormte Form des Ansatzkonus bei Injektionsspritzen und -kanülen. – *L.-Lock:* mit Schraubansatz. – *L-Kanüle:* Doppel-Trachealkanüle mit beidseitig gefensterter Führungsplatte.
Lit.: RLM III L 165. – Sachs II 284f.

Luke, James (* 1798 Exeter; † 15.8.1881 High Wycombe, Buckinghamshire)
Chir. Ausbildung in London (→ Abernethy; → A. Cooper). 1823 Dozent für Anat., 1825 für Chir. 1833–1861 Chir. am London Hosp. Er machte sich verdient um die Op. der Schenkelhernien. 1852 Hunter-Vorlesung. 1853 und 1862 Präsident des RCS.
W.: Operation for strangulated hernia, Lond. med. Gaz. 28 (1841) 863–866.
Lit.: BLÄ 1935 III 864f.

Luschka, Hubert von (* 27.7.1820 Konstanz; † 1.5.1875 Tübingen)
Nach Apothekerlehre Studium in Freiburg und Heidelberg, 1845 Prom. in Freiburg. Danach prakt. Arzt in Meersburg und Konstanz sowie chir. WB in Freiburg (→ G. F. L. Stromeyer) und Studienreise nach Paris, Wien und Oberitalien. 1849 Prosektor und ao. Prof. für Anatomie in Tübingen, dort 1855–1875 o. Prof. für Anat. Er gehört zu den bedeutendsten Anatomen des 19. Jhs. und machte sich durch zahlreiche Entdeckungen verdient. Er beschrieb 1861 erstmals die Polyposis coli. Unter seinem Namen werden fälschlicherweise akzessorische Gallengänge im Gallenblasenbett verstanden. 1853 Mitglied der Leopoldina.

E.: *L.-Drüsen:* Glandulae mucosae biliosae. – *Foramen L.e*: Apertura lateralis ventriculi quarti.
W.: Über polypöse Vegetationen d. gesammten Dickdarmschleimhaut, Virchows Arch. 20 (1861) 133–142. – Die Anat. des Menschen in Rücksicht auf das Bedürfnis d. prakt. Heilkunde, I–III, Tübingen 1862–1867. – Die Anatomie des menschlichen Kopfes, Tübingen 1867.
Lit.: BLÄ 1935 III 868. – BEdM I 390. – EM 874. – E. A. Boonstra, K. Lorenz, R. J. Porte: The quest for L.'s duct: an eponym leading a life of its own? Dig. Surg. 31 (2014) 104–107.

Lynn, William (* 1753; † 27.6.1837 London)
Chir. Ausbildung in London (→ J. Hunter). Später Chir. am Westminster Hosp. in London. Er beschäftigte sich mit Steinschnitt, Schädelbrüchen, Aneurysmen, Schnittwunden.
Lit.: BLÄ 1935 III 872. – Sachs III 186.

M

Maas, Hermann (* 3. 1. 1842 Stargard, Pommern; † 23. 7. 1886 Würzburg)
Studium in Greifswald und Breslau, dort Prom. 1865. 1866–1876 chir. WB in Breslau (→ Middeldorpf; → H. Fischer). 1869 Habil. In den Kriegen 1866 und 1870/71 Stabsarzt der preußischen Armee. 1876 ao. Prof. 1877–1883 o. Prof. für Chir. in Freiburg und 1883–1886 in Würzburg. Der rastlose Chir. starb an einer Lungenembolie.
W.: Kriegschir. Beiträge aus dem Jahre 1866, Breslau 1870. – Über die Regeneration d. Röhrenknochen. – Die galvanokaustische Behandlung d. Angiome. – Die Krankheiten d. Harn- u. Geschlechtsorgane, in: Franz König, Lehrbuch d. spec. Chir., II, Berlin 1877 (6. Aufl. 1894).
Lit.: BLÄ 1901, 1067. – Killian 130, 173. – Sachs III 264.

Maaßen, Werner (* 17. 10. 1920 Düsseldorf; † 7. 4. 2009 Essen)
Studium in Marburg, Bonn und Düsseldorf, dort 1948 Prom. 1949/50 med. WB Ruhrlandklinik Essen, 1950/51 med. WB Düsseldorf, 1951/52 chir. WB Düsseldorf (→ Derra). 1953–1966 Ass. und OA, 1967–1985 CA der Ruhrlandklinik Essen. 1966 Habil. (Essen/Münster), 1972 Prof. (Essen/Bochum). Schwerpunkte: Pneumonologie, Bronchologie, Thoraxchir., Weiterentwicklung der Bronchoskopie und ab 1962 Entwicklung der Mediastinoskopie. 1979/80 Präsident der DGTHG.
W.: Die Mediastinoskopie, eine neue diagnostische Methode b. Thoraxerkrankungen, Dtsch. med. Wschr. 87 (1964) 2004. – R. Hatakenaka, W. M.: Atlas d. Thoraxchir, München-Deisenhofen 1989
Lit.: CV 1990, 192. – N. Konietzko: W. M. wird 80 Jahre, Pneumonologie 54 (2000) 478.

Maatz, Richard Friedrich Franz (* 19. 8. 1905 Kiel; † 25. 4. 1989 Bad Schwartau)
Studium und Prom. (1932) in Kiel. 1933–1955 chir. WB in Kiel (→ Anschütz; → A. W. Fischer; → Wanke), dort mit → Küntscher Erarbeitung der biomechanischen Grundlagen der Marknagelung, 1939 Habil. Im II. Weltkrieg als Marinechir. auf Lazarettschiffen tätig. 1956–1971 CA der Chir. Abt. am Auguste-Viktoria-KH in Berlin. Er entwickelte verschiedene Nagelformen, u. a. Spreiznägel zur besseren Ausfüllung der Markhöhle.
E.: M.-Federosteosynthese: Schrauben- oder Spiralfedern, die in den Markraum von Röhrenknochen eingebracht werden, sich dort verspreizen und dadurch interfragmentäre Kompression erzeugen.
W.: G. Küntscher, R. M.: Technik der Marknagelung, Leipzig 1945. – Pseudarthrosenbehandlung durch die Markfeder, Arch. klin. Chir. 270 (1951) 446–448. – (Hg.): Die Marknagelung und andere intramedulläre Osteosynthesen, Stuttgart 1983
Lit.: CV 1980, 451f. – Winau/Vaubel 64.

MacCormac, Sir William (* 17. 1. 1836 Belfast; † 4. 12. 1901 Bath)
Studium in Belfast, Dublin und Paris. Ab 1857 Chir. in Belfast. Im Krieg 1870/71 Leiter der anglo-amerikanischen Ambulanz bei Sedan. Ab 1871 in London und FRCS. 1876 Teilnahme am türkisch-serbischen Krieg. 1881–1901 Chir. am St. Thomas' Hosp. in London. 1874 Mitglied der DGCH. 1881 geadelt. 1896–1900 Präsident des RCS.
W.: Notes and recollections of an ambulance surgeon, London 1871.
Lit.: BLÄ 1901, 1068. – EB 1911, XVII.

Macewen, Sir William (* 22. 6. 1848 Port Bannatyne, Isle of Bute, UK; † 22. 3. 1924 Glasgow)
Studium und Prom. (1872) in Glasgow, anschließend Studienreise und Niederlassung in Glasgow. 1877 Chir. am Royal Infirmary Glasgow, 1881 dort Prof. der Chir. 1892 o. Prof. für Chir. an der Univ. Glasgow. Schwerpunkte: Neurochir. (1879 Entfernung eines Tumors der Dura des Schädels; 1886 Resektion eines Rückenmarktumors mittels Laminektomie), Orthopädie (1878 Osteotomie bei Genu valgum), Knochentransplantation, Leistenherniotomie, Anästhesie (1878 endotracheale Narkose über Metalltubus). 1902 geadelt. 1923 Kongreßpräsident der ISS.
W.: On osteotomy, London 1880. – Clinical observations on the introduction of tracheal tubes by the mouth instead of performing tracheotomy or laryngectomy, Brit. med. J. 1880/II 122–124, 163–165. – On the radical cure of oblique inguinal hernia by internal abdominal peritoneal pad, and the restoration of the valved form of the inguinal canal, Ann. Surg. 4 (1886) 89–119. – On some points in the surgery of the lung, Brit. med. J. 1906 II 1–7.
Lit.: BLÄ 1933 II 961f. – A. K. Bowman: Life and teaching of Sir W. M., London 1942. – A. R. Jones, Sir W. M., J. Bone Jt. Surg. 34-B (1952) 123–128. – ISS 306–308. – H. White: An outstanding ISS/SIC surgeon: W. M., World J. Surg. 27 (2003) 509f.

Mach, Johann (* 2. 12. 1934 Deutsch-Gießhübl [Vyskytná nad Jihlavou], Tschechien; † 19. 6. 1999 Rostock)
Studium und Prom. (1959) in Rostock. 1961–1978 orthop. WB in Rostock (→ Seyfarth), 1967 OA, 1970 Habil., 1978–1982 Dozent, 1982 ao. Prof. 1986 Studienaufenthalt in den USA. 1992–1999 o. Prof. für Orthop. in Rostock. Schwerpunkte: Osteoporose, M. Bechterew, Rheumatologie, Hüft- und Knieendoprothetik.
W.: Die Inaktivitätsosteoporose, Berlin 1971. – Von Aussätzigen u. Heiligen: die Medizin in d. mal. Kunst Norddeutschlands, Rostock 1995.
Lit.: http://cpr.uni-rostock.de/resolve/id/cpr_person_00002289 [14. 6. 2018]

Machol, Alfred (* 24. 1. 1875 Edesheim, Rheinpfalz; † 18. 1. 1937 Naumburg)
Studium in Freiburg, München, Berlin und Straßburg, dort Prom. 1898. Chir. WB 1900/01 in Heidelberg (→ Czerny), 1901–1905 in Breslau (→ Mikulicz) und

 C. Weißer, *Chirurgenlexikon*, https://doi.org/10.1007/978-3-662-59238-0_13

1905–1914 in Bonn (→ Garrè), dort Habil. und 1911 ao. Prof. 1914–1933 CA der Chir. Abt. am Städt. KH Erfurt. Er plante den 1928 eröffneten Neubau der Chir. Klinik, der die Voraussetzung für die Med. Akademie war. Wegen seiner jüdischen Abstammung des Amtes enthoben.
Lit.: CK 1926, 208. – W. Usbeck, L. Kaiser: A. M., Zbl. Chir. 101 (1976) 1254f.

MacLeod, Sir George Husband Baird (* 1828 Campsie, Stirlingshire, Schottland; † 31. 8. 1892 Glasgow)
Studium in Glasgow, London, Paris, Berlin und Wien, Prom. 1853 in Glasgow. Nach mehreren Kriegseinsätzen als Militärchir. 1857 FRCS Edinburgh und prakt. Tätigkeit in Glasgow, dort 1859–1892 Prof. für Chir.
W.: Notes on the surgery of war, London 1858. – Outlines of surgical diagnosis, London 1864.
Lit.: BLÄ 1935 IV 18.

Madelung, Otto Wilhelm (* 15. 5. 1846 Gotha; † 22. 7. 1926 Göttingen)
Studium in Bonn, Berlin und Tübingen, 1869 Prom. in Bonn. Chir. WB 1869–1871 an der Heilanstalt in Siegburg und im Reservelazarett in Diez an der Lahn 1871–1873 in Bonn (→ Busch), dort 1873 Habil., danach pathol. Ausbildung. 1874 Studienreise nach England und in die USA. 1874–1881 wieder Ass. an der Chir. Klinik in Bonn. 1881 ao. Prof. 1881/82 Lehrstuhlvertreter in Bonn. 1882–1894 o. Prof. für Chir. in Rostock, 1894–1918 in Straßburg. Schwerpunkte: Frakturen und Luxationen, Darmchir. (Anastomosentechnik). 1885–1888 Zweiter Schriftführer der DGCH
E.: *M.-Deformität:* angeborene Fehlentwicklung des Handgelenkes mit Subluxation der Hand nach palmar und Bewegungseinschränkung. – *M.-Zeichen:* Temperaturdifferenz rektal-oral um > 0,5 °C bei Appendizitis. – *M.-Fetthals:* diffuse Zunahme des subkutanen Fettgewebes am Hals und oberen Rücken.
W: Die spontane Subluxation d. Hand nach vorne, Verh. Dtsch. Ges. Chir. 7 (1878) 259–276. – Über circuläre Darmnaht u. Darmresektion, Arch. klin. Chir. 27 (1882) 277. – Über den Fetthals (Diffuses Lipom des Halses), Arch. klin. Chir. 37 (1888).
Lit.: CK 1926, 208f. – BLÄ 1901, 1073–1075. – Killian 218. – BEdM I 392. – L. F. Hollender, J. Roethinger: O. W. M. 1848–1926. Ein großer Chirurg u. Humanist, Chirurg 81 (2010) 937–940.

Madlener, Max d. Ä. (* 9. 1. 1868 Memmingen; † 17. 5. 1951 Kempten)
Studium in Tübingen, München, Berlin und Kiel, Prom. 1892 in München. 1892–1896 WB in Gynäkol. und Chir. (→ Angerer) in München. 1896 Niederlassung in Kempten, 1900–1938 Ltg. der Chir. Abt. des KH Kempten, das er zu einem führenden KH des gesamten Allgäus entwickelte. Schwerpunkte: Magen-Duodenalulkus, Dickdarmkarzinom, Struma, gynäkol. Chir., chir. Nahtmaterial. Daneben war er Bergsteiger und machte sich um die Einführung des Skilaufs in Mitteleuropa verdient.
E.: *M.-Op.:* **1.** distale Magenresektion (Pylorusresektion) als Palliativ-Op. bei pylorusnahem Magenulkus. **2.** Sterilisation der Frau durch Tubenquetschung und Umstechungsligatur.
W.: Pylorektomie als indirekte Ulkusop., Zbl. Chir. 51 (1924). – Sterilisierung durch Tubenquetschung, Zbl. Gynäkol. 50 (1926) 219.
Lit.: BLÄ 1933 II 970. – CV 1938, 423f.

Madlener, Max d. J. (* 13. 11. 1898 Kempten; † 28. 8. 1989 Berlin)
Neffe des gleichnamigen Chirurgen. Ab 1916 Kriegsdienst im I. Weltkrieg. Studium und Prom. (1924) in München. Chir. WB in Köln (→ Frangenheim) und ab 1930 in Düsseldorf (→ E. K. Frey), 1934 Habil. 1940 ao. Prof. Im II. Weltkrieg Lazarettarzt, ab 1941 Beratender Chir. 1943–1945 komm. o. Prof. für Chir. an der Med. Akad. und CA des Städt. KH in Düsseldorf. 1945 seiner Ämter enthoben. Danach Landarzttätigkeit. 1947 zur Unterstützung → Sauerbruchs nach Berlin gerufen, 1948 dessen 1. OA. 1949 komm. Ltg. der Chir. Klinik der Charité Berlin. 1950–1964 CA der Chir. Abt. am KH am Urban, Berlin.
Lit.: CV 1969, 576. – Winau/Vaubel 65. – Killian 341.

Magati, Cesare (* 14. 7. 1579 Scandino b. Reggio, Emilia; † 9. 9. 1647 Bologna)
Studium und Prom. (1597) in Bologna. Danach prakt. WB in Bologna sowie in Rom (KH S. Maria della Consolazione). Dort lernte er eine neue Methode der Wundbehandlung kennen. Ab 1610 in Ferrara tätig, war er dort 1612–1618 Prof. für Chir. Aufgrund eines Steinleidens zog er sich in ein Kloster zurück, blieb aber weiterhin chir. tätig und operierte in vielen Städten Italiens. Er empfahl eine eher abwartende Wundbehandlung (auch bei Schußwunden) mit weniger häufigen und schonenderen Verbänden, die lediglich feucht gehalten werden sollten. Er starb an den Folgen eines Steinschnittes. M. gilt als einer der bedeutendsten Chir. an der Wende vom 16. zum 17. Jh.
W.: De rara medicatione vulnerum seu de vulneribus raro tractandis libri II, Venedig 1616.
Lit.: Gurlt II 530–537. – BLÄ 1935 IV 27f. – Killian 22. – EM 878. – DBI 67 (2006).

Magendie, François (* 6. 10. 1783 Bordeaux; † 7. 10. 1855 Sannois b. Paris)
Studium und Prom. (1808) in Paris. Bereits ab 1803 Demonstrator der Anatomie, 1808 Prosektor mit Vorlesungstätigkeit für Anat. und Physiol. 1816 Hospitalarzt, 1826 Arzt an der Salpêtrière. 1836 Prof. der Physiol. und Pathol. am Collège de France sowie Arzt am Hôtel-Dieu. Er gilt als Begründer der experimentellen Physiol., Pathol. und Pharmakol. 1837 Präsident der Académie des sciences.
E.: *Foramen M.i:* Apertura mediana ventriculi quarti. Liquorabflußöffnung im Bereich der Rautengrube.
W.: Anatomie des systèmes nerveux des animaux à vertèbres, Paris 1825.
Lit.: BLÄ 1935 IV 28f.

Maggi [Maggius, Magius], **Bartolomeo** (* 1516 Bologna; † 1552 Bologna)
Prof. für Anat. und Chir. in Bologna, von dort von Papst Julius III. nach Rom berufen. 1551 als Feldchir. der päpstlichen Truppen Teilnahme an der Belagerung von

Parma und Mirandola. Sein Hauptwerk behandelt die Kriegschir., in dem er die Schußverletzungen durch Feuerwaffen und eine Extraktionszange für Projektile beschreibt, aber auch einen stabilen Verband zur Schienung von Knochenbrüchen. Entgegen dem Zeitgeist vertrat er (wie → Paré) die moderne Auffassung, Schußwunden seien weder verbrannt noch vergiftet.
W.: De vulnerum sclopetorum, et bombardarum curatione tractatus, Bologna 1552.
Lit.: Gurlt II 314–322. – BLÄ 1935 IV 25f.

Magill, Sir Ivan Whiteside (* 23. 7. 1888 Larne, Nordirland; † 25. 11. 1986)
Studium in Belfast, Abschluß 1913. Danach prakt. Kliniktätigkeit in Liverpool. 1914–1918 als Militärarzt Teilnahme am I. Weltkrieg. Danach am Queen Mary's Hosp., 1923 am Brompton Hosp. sowie ab 1924 am Westminster Hosp. für die Anästhesie zuständig. Die Unmöglichkeit, bei Op. im Kiefer-Gesichtsbereich, die kriegsbedingt vermehrt anfielen, die gängige Äther- oder Chloroform-Tropfnarkose anzuwenden, führte ihn 1920 zusammen mit → Rowbotham zur Weiterentwicklung der Intubationsnarkose als Standardmethode, für die er weitere Hilfsmittel entwickelte. 1935 etablierte er einen Ausbildungsgang für Anästhesisten.
E.: *M.-Zange:* an den Griffbranchen abgebogene Faßzange mit O-förmigen Haltebranchen zum Einführen eines Trachealtubus oder Magenschlauches. – *M.-Tubus:* gekrümmter Trachealtubus zur blinden nasalen Intubation.
W.: E. S. Rowbotham, I. W. M.: Anesthetics in the plastic surgery for face and jaws, Proc. roy. Soc. Med. 14 (1921) 17–27.
Lit.: K. B. Thomas: Sir I. W. M. A review of his publications and other references to his life and work, Anaesthesia 33 (1978) 628–634.

Magnus, Georg (* 28. 7. 1883 Berlin; † 22. 12. 1942 Berlin)

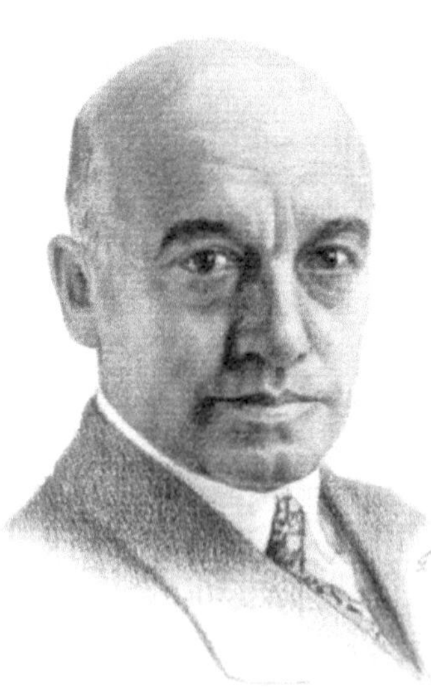

Studium in Berlin, Kiel, München und Greifswald; dort 1907 Prom. Chir. WB 1911–1925 in Marburg und Jena (→ P. L. Friedrich; → Fritz König; → Guleke). 1913 Habil. in Marburg. 1925–1933 CA der Chir. Abt. am KH Bergmannsheil in Bochum. 1928 ao. Prof., 1931 Hon.-Prof. 1933–1936 o. Prof. in Berlin (I. Chir. Univ.-Klinik) und 1936–1942 in München, jeweils unter NS-Protektion. Ab 1937 ständig begleitender Chir. von Adolf Hitler im Generalsrang. Schwerpunkte: Unfallheilkunde, Frakturenbehandlung, Wundheilung, Kriegschir. 1932 Präsident der DGU, 1935 Präsident der DGCH. Seit 1937 Herausgeber der *Münchener medizinischen Wochenschrift* und ab 1938 des *Zentralblattes für Chir.*
E.: *M.-Methode:* funktionelle Behandlung von Wirbelbrüchen ohne Rückenmarksbeteiligung und ohne Gibbus.
W.: Frakturen u. Luxationen, Berlin 1923. – F. König, G. M. (Hgg.): Handbuch d. gesamten Unfallheilkunde, I–IV, Stuttgart 1932–1934.
Lit.: CV 1938 424–426. – F. König: G. M. †, Arch. orthop. Unf.chir. 42 (1943) 329–332. – Winau/Vaubel 66. – Killian 378f. – BEdM I 392. – Steinau/Bauer 33–62.
Abb.: s. Abb.-Verzeichnis.

al-Maǧūsī → Haly Abbas

Mahler, Charlotte (* 4. 11. 1894 Krippehna, Sachsen; † 12. 6. 1973 Frankfurt a. M.)
Studium und Prom. (1921) in Halle. Danach chir. WB in Halle (→ Voelcker) und Frankfurt (→ Schmieden), 1929 OÄ. 1945–1946 komm. Leiterin der Chir. Univ.-Klinik Frankfurt a. M. 1946 Habil. 1947–1964 erste Chefärztin Deutschlands für Chir. am Bürgerhospital Frankfurt. Schwerpunkte: Abdominalchir., Kinderchir., bes. Lippen-Kiefer-Gaumenspalten.
W.: Über Behandlung und Verlauf gelenknaher tuberkulöser Knochenherde, Arch. klin. Chir. 178 (1933). – Entwicklung d. plast. Chir. d. Lippen-Kiefer-Gaumenspalten an Hand von 1635 in den Jahren 1947–1961 operierten Kindern, Münch. med. Wschr. 105 (1963).
Lit.: CV 1969 576f. – Sachs III 358. – BEdM I 392f.

Mahorner, Howard Raymond (* 1903)
Studium und Prom. (1925) in Philadelphia. 1926–1930 chir. WB in Rochester (Mayo Clinic). 1932–1946 Ass. Prof. für Chir. in New Orleans (Tulane Univ.). Dort bis 1950 Prof. für Chir. (Louisiana State Univ.).
E.: *M.-(Alton) Ochsner-Test*: Ergänzung des → Perthes-Tests bei Beinvarikose.
W.: H. R. M., A. Ochsner: A new test for evaluating circulation in the venous system of the lower extremity affected by varicosities, Arch. Surg. 33 (1936) 479–492.
Lit.: RLM IV M 19. – Leiber/Olbert 281.

Maimonides (ben Maimon)**, Moses** (* 30. 3. 1135 Córdoba; † 13. 12. 1204 Fustat b. Kairo)
Der jüdische Religionsphilosoph mußte 1148 Córdoba wegen religiöser Verfolgungen verlassen, lebte 1160–1165 in Marokko, ab 1166 in Alexandria, dann in Fustat, und praktizierte aus finanziellen Gründen etwa ab 1170 als Arzt. Gleichzeitig war er religiöses Oberhaupt der Juden um Kairo. Er verfaßte Kommentare zu → Hippokrates und → Galen sowie Texte zur ärztlichen Therapie, zur Diätetik und zur Pflanzenheilkunde.

Bekannt ist insbesondere sein Traktat über Hämorrhoiden. In seinen Schriften versuchte er, Wissenschaft, Ethik, Hygiene und Religion rational miteinander zu verbinden.
W.: A. Weiss (Hg.): Moses ben Maimon. Führer der Unschlüssigen, I–III, Berlin 1923/24.
Lit.: R. Kroner: Die Haemorrhoiden in d. Med. des XII. u. XIII. Jhs. An d. Hand einer med. Abhandlung des M. über Haemorrhoiden..., Janus 16 (1911) 441–456, 645–718. – BLÄ 1935 I 180f. – H. Schipperges: M., in: Engelhardt/Hartmann I 57–68. – EM 885.

Maisonneuve, Jacques Gilles Thomas (* 10. 11. 1809 Nantes; † 9. 4. 1897 Missillac)
Studium in Nantes und ab 1829 in Paris (→ Dupuytren; → Récamier), dort 1835 Prom. Als Prosektor der Anat. hielt er Operationskurse, wurde 1842 Chirurg des Bureau central und war anschließend an den Hospitälern Bicêtre, Cochin, Pitié sowie seit 1862 am Hôtel-Dieu tätig. Er war ein kühner Operateur mit umfangreichem Oeuvre, dessen Name in der von ihm erstmals beschriebenen Form der Sprunggelenksfraktur weiterlebt.
E.: *M.-Fraktur:* Sonderform der Sprunggelenksbrüche: hohe Fibulafraktur verbunden mit Zerreißung der Membrana interossea und der distalen tibiofibularen Syndesmose, meist auch mit einer Fraktur des Innenknöchels oder einer Ruptur des Lig. deltoideum. – *M.-Op.:* Seit-zu-Seit-Enteroanastomose ohne Resektion als Umgehung einer Stenose. – *M.-Verband:* Verband mit gipsimprägniertem Tuch, das durch Binden fixiert wird; Vorläufer des Gipsverbandes.
W.: Recherches sur la fracture du perone, Arch. Gen. Méd. 7 (1840) 165–187, 433–473.
Lit.: BLÄ 1935 IV 39f. – GM 4168. – Hunter/Peltier/Lund 830. – EM 885.

Makkas, Mathaeus (* 19. 7. 1879 Athen; † 6. 12. 1965)
Studium und Prom. (1902) in Wien. Anschließend chir. WB 1904–1907 in Breslau (→ Mikulicz) und 1907–1913 in Bonn (→ Garrè), dort 1912 Habil. 1914–1930 CA der Chir. Abt. am KH Evangelismos in Athen, 1930–1953 o. Prof. und Dir. der chir. Klinik am KH des Roten Kreuzes in Athen.
E.: *M.-Op.:* **1.** Ersatzblasenbildung durch Zökum und Colon ascendens mit Implantation der Ureteren und Urinableitung über Appendikostoma. **2.** Herdausräumung und Plombierung des Defektes durch Fettgewebelappen bei chron. Osteomyelitis.
W.: Behandlung d. Blasenektopie, Zbl. Chir. 37 (1910) 1073. – Plombierung von Knochenhöhlen, Bruns' Beitr. klin. Chir. 77 (1912). – R. Stich, M. M.: Fehler u. Gefahren b. chir. Operationen, Jena 1923 (3. Aufl. 1954).
Lit.: CV 1958, 536. – Sachs III 274.

Malgaigne, Joseph-François (* 14. 2. 1806 Charmes-sur-Moselle, Vogesen; † 17. 10. 1865 Paris)
Studium und militärmed. Ausbildung in Nancy und Paris (Hospital Val-de-Grâce). 1831 Prom. an der Univ. Paris. 1831 als Divisionsarzt in Polen. 1835 Prof. agrégé. Danach als Chir. an verschiedenen Pariser Hospitälern. 1846 Mitglied der Med. Akademie, der er am 12. 1. 1847 seine guten Erfahrungen mit der Äthernarkose berichtete. 1850 o. Prof. für Chir. Der innovative Chir. beschrieb in einer Vielzahl von Veröffentlichungen u. a. die Behandlung von Arterienverletzungen, Tränenfisteln, Lippenspalten, Hernien, Frakturen sowie Luxationen von Kniescheibe, Schultergelenk, Rippen. In orthop. Schriften wandte er sich gegen J. → Guérin. Sein Werk zur Frakturbehandlung war das erste umfassende Buch zu diesem Thema. 1841 gründete er das *Journal de Chirurgie*. 1843 Mitbegründer der Société de la Chirurgie. Nebenbei beschäftigte er sich auch mit der Gesch. der Chir.
E.: *M.-Stachel:* Metallspitze zur Retention von Rohrenknochenfrakturen. – *M.-Handgriff:* zur Feststellung von Lageveränderungen des Femurkopfes. – *M.-Fraktur:* instabile ipsilaterale Fraktur des vorderen (Os pubis) und hinteren Beckenringes (Os sacrum, Os ilium; 1847). – *M.-Haken:* Instrument zur Fragmentadaptation bei Patellafraktur. – *M.-Amputation:* Exartikulation des Fußes zwischen Talus und Calcaneus. – *M.-Hernie:* angeb. Leistenbruch mit persistierendem Proc. vaginalis peritonei als Bruchsack.
W.: Manuel de médecine opératoire, Paris 1834 (8. Aufl. 1877). – Histoire de la chirurgie en occident depuis de VIe jusqu'au XVIe siècle, et histoire de la vie et des travaux d'Ambroise Paré, Paris 1840. – Traités des fractures et des luxations, I–II, Paris 1847–1855.
Lit.: BLÄ 1935 IV 44f. – L. F. Peltier: J. F. M. and M.'s fracture, Surgery 44 (1958) 777–784. – Keys 53. – R. W. Bucholz: The pathological anatomy of M. fracture-dislocations of the pelvis, J. Bone Jt. Surg. 63-A (1981) 400–404. – EM 887.

Mallory, George Kenneth (* 14. 2. 1900 Boston, Mass.; † 1986)
Studium und Prom. (1926) in Boston (Harvard). Anschließend pathol. WB an dem von seinem Vater gegründeten Mallory Institute of Pathology am Boston City Hosp., dessen Dir. er 1951 wurde. 1948–1966 Prof. für Pathol. an der Boston Medical School. Schwerpunkte: Nieren- und Lebererkrankungen
E.: *M.-Weiss-Syndrom:* Einriß der Schleimhaut von Kardia und Ösophagus, oft bis in die Muskularis, mit Blutung, durch akute Druckerhöhung verursacht.
W.: G. K. M., S. Weiss: Hemorrhage from laceration of the cardiac orifice of the stomach due to vomiting, Amer. J. Med. Sci. 178 (1929) 506–514.
Lit.: J. P. Kanne, C. A. Rohrmann, J. E. Lichtenstein: Eponyms in radiology of the digestive tract: Historical perspectives and imaging appearances. Part 1: Pharynx, esophagus, stomach, and intestine, Radiographics 26 (2006) 129–142.

Mandl, Felix (* 8. 11. 1892 Brünn; † 15. 10. 1957 Wien)
Studium und Prom. (1919) in Wien. Danach chir. WB in Wien (→ Hochenegg; → Denk), 1928 Habil. 1933 CA der chir. Abt. am S. Cannings Childs-Spital in Wien. 1938 aus rassischen Gründen seines Amtes enthoben, emigrierte er nach Israel, wo er 1939–1947 CA der II. chir. Abt. des Hassadah-KH in Jerusalem war, 1940 Prof. für Chir. an der Univ. 1947–1957 Primarius der Chir. Abt. am Kaiser-Franz-Josef-Spital in Wien, 1948 ao. Prof. Er entdeckte 1925 den Zusammenhang zwischen der Ostitis fibrosa cystica generalisata (M. Recklinghausen) und einer Epithelkörperchen-Überfunktion

(Hyperparathyreoidismus), resezierte den Tumor und stellte die Regeln des op. Vorgehens bei Nebenschilddrüsen-Adenomen auf, wodurch er weltweit bekannt wurde.
W.: Chir. d. Sportunfälle, Berlin 1925. – Therapeutischer Versuch b. Ostitis fibrosa generalisata mittels Exstirpation eines Epithelkörperchentumors, Wien. klin. Wschr. 38 (1925) 1343–1344. – Hyperparathyroidism; a review of historical developments and the present state of knowledge on the subject, Surgery 21 (1947) 394–440. – Der Kampf gegen die Krebskrankheit, Wien 1950.
Lit.: CK 1926, 210. – J. Bauer-Merinsky: Die Auswirkungen d. Annexion Österreichs durch das Deutsche Reich auf die med. Fak. d. Univ. Wien im Jahre 1938: Biographien entlassener Professoren u. Dozenten, phil. Diss. Wien 1980, 150–152. – BEdM I 394. – R. Roka: Eine kurze Geschichte d. Chir. in Österreich, Mitt. DGCH 40 (2011) 340–346.

Mandt, Martin Wilhelm (* 6. 8. 1800 Beyenburg a. d. Wipper, † 20. 11. 1858 Frankfurt / Oder)
Nach wundärztlicher Grundausbildung bei seinem Vater 1816 Lazarettchirurg in Aachen (→ K. F. Graefe), 1817 in Thionville, 1819 in Berlin. Dort ab 1820 Studium, 1821 unterbrochen durch eine Reise als Schiffsarzt mit einem Walfänger nach Grönland und Spitzbergen. 1822 Prom, 1825–1830 Kreisphysikus in Küstrin. 1830–1836 o. Prof. für Chir. in Greifswald, wo er 1833 eine Chir. Klinik und eine Chirurgenschule einrichtete. 1832 Studienreise durch Deutschland. Ab 1836 Leibarzt der Großfürstin Helene von Rußland, 1840–1855 des Zaren Nikolaus I. 1841–1855 Vorlesungstätigkeit an der Petersburger med.-chir. Akademie (neben → Pirogow) neben einer umfangreichen chir. Praxis. 1839 geadelt.
W.: Kurzer Umriss d. Geschichte d. Chir. bis zum Anfang unseres Jahrhunderts, Greifswald 1833. – Leibarzt in Petersburg, in: B. und G. Albrecht: Der Eid des Hippokrates. Ärzteerinnerungen, Berlin 1967, 281–293.
Lit.: ADB 20 (1884) 180–182. – BLÄ 1935 IV 53f. – Killian 157.

Mannerfeldt, Lennart Gustaf Mansson (* 9. 8. 1923 Stockholm; † 16. 7. 2005)
Nach Militärdienst Studium in Uppsala, Abschluß 1954. Anschließend handchir., chir. und orthop. WB in Göteborg (→ Moberg), Borås und Lund, dort 1965 als OA Leiter der Abt. für Handchir. an der Orthop. Univ.-Klinik Lund, 1966 Habil. Ab 1972 in Deutschland, war er 1973–1988 CA der Abt. für Handchir. am Goldenbühl-KH in Villingen. 1988–1998 handchir. Praxis in Bad Dürrheim. Er förderte die Rheumachir. der Hand und stärkte die ambulante Handchir.
E.: M.-Arthrodese: Handgelenksarthrodese bei rheumatoider Arthritis.
W.: [New technique for arthrodesis of the wrist in the treatment of rheumatoid arthritis. Technic not requiring external immobilization], Rev. Chir. Orthop. Reparat. Appar. Mot. 58 (1972) 471–480.
Lit.: Ch. Ludwig: L. M. 1923–2005, Handchir. Mikrochir. Plast. Chir. 37 (2005) 293f.

Manninger, Jenő (* 30. 10. 1918 Rácbóly, Ungarn; † 3. 10. 2008 Budapest)
Studium und Prom. (1942) in Pécs. 1942–1948 Kriegsdienst und Gefangenschaft als Lazarettarzt. Ab 1948 am Unfall-KH in Budapest tätig, aus dem 1956 das Zentralinstitut für Traumatologie entstand. Dort 1962 Leiter einer traumatologischen Abt., 1972 Prof., 1978–1989 o. Prof. für Traumatol.
Lit.: D. Buck-Gramcko: J. M. zum 80 Geburtstag, Handchir. Mikrochir. Plast. Chir. 30 (1998) 287f.

Manteuffel, Werner Zoege von s. Zoege v. Manteuffel

Marchand, Felix (* 22. 10. 1846 Halle; † 4. 2. 1928 Leipzig)
Studium und Prom. (1870) an der militärchir. Akademie in Berlin. Danach als Militärchir. tätig. 1876–1879 pathol. WB in Halle, dort 1879 Habil. 1879–1881 Dozent in Breslau. 1881–1883 o. Prof. für Pathol. in Gießen, 1883–1900 in Marburg, 1900–1921 in Leipzig. 1922 Ehrenmitglied der DGCH.
W.: D. Prozess d. Wundheilung, Stuttgart 1901 (Neue Dt. Chir., 16).
Lit.: BLÄ 1933 II 987.

Marchetti, Pietro de (* 1589 Padua; † 16. 4. 1673 Padua)
Prof. für Chir. in Padua, 1652–1661 für Anat., danach wieder für Chir. Sein Werk enthält viele wertvolle Beobachtungen zur Chir.
W.: Observationum medico-chirurgicarum rariorum sylloge, Amsterdam 1665.
Lit.: BLÄ 1935 IV 72.

Mareschal, Georges (* 8. 4. 1658 Calais; † 13. 12. 1736 Schloß Bièvres)
Chir. Ausbildung in Paris, 1688 Magister der Chir. Ab 1684 an der Charité tätig, 1692 dort Oberwundarzt. Ab 1703 Erster Chir. Ludwigs XIV, ab 1715 Ludwigs XV. Er war mit → Lapeyronie 1731 Begründer der Académie royale de Chirurgie, die 1743 der Med. Fakultät gleichgestellt wurde. Außerdem gelang es ihm zusammen mit L., durch Anstellung von Demonstratoren für Anat. und Chir. den Erhalt des Collège de St. Côme zu sichern. 1707 geadelt.
Lit.: BLÄ 1935 IV 77. – EM 892.

Marfan, Antoine Bernard Jean (* 23. 6. 1858 Castelnaudary, Aude; † 11. 2. 1942 Paris)
Studium in Toulouse und Paris, dort 1887 Prom. 1889–1891 internist. WB. 1892 KH-Arzt am Hôp. des Enfants Malades, dort 1901 Leiter der Diphtherieabt. 1908 Prof. für Therapie, 1914–1928 o. Prof. auf dem neugegründeten Lehrstuhl für Hygiene und Klinik des Kleinkindesalters. Er gilt als Begründer der modernen Pädiatrie in Frankreich. 1914 Mitglied der Académie de Médecine.
E.: M.-Syndrom: angeborenes Mißbildungssyndrom mit Hyperplasie der Wachstumsfugen, asthenischem Habitus, Arachnodaktylie, Überstreckbarkeit der Gelenke, Trichterbrust, Wirbelsäulenverkrümmung, blauen Skle-

ren u. a. (vollständige Beschreibung 1931 durch Weve, Utrecht).
W.: Un cas de déformation congénitale des quatre membres, plus prononcée aux extrémités, charactérisée par l'allongement des os avec un certain degré d'amincissement, Bull. Mém. Soc. méd. Hôp. Paris 3 sér., 13 (1896) 220–226.
Lit.: BLÄ 1933 II 990f. – GM 4365.1, 6372.1. – Leiber/Olbert 283.

Mariano Santo s. Santo, Mariano

Marjolin, Jean Nicolas (* 6. 12. 1780 Ray-sur-Saône; † 4. 3. 1850 Paris)
Studium und Prom. (1808) in Paris. Ab 1809 Lehrtätigkeit für Anat. und Chir. Bei der Bewerbung um den chir. Lehrstuhl in Paris unterlag er 1812 → Dupuytren, wurde aber 1818 neben diesem Zweiter Chir. am Hôtel-Dieu. Dort 1819–1850 Prof. für chir. Pathol. 1828 wechselte er an das Hôp. Beaujon. Er war bereits in deren Gründungsjahr Mitglied der Académie de Médecine. Er beschrieb 1828 das nach ihm benannte Ulkus im *Dictionnaire de Médecine*, dessen Mitarbeiter er war, ohne daß er dessen malignen Charakter erkannte.
E.: *M.-Ulkus:* Plattenepithel-Ca. auf dem Boden alter Verletzungen, chronisch infizierter Wunden (Brandwunden, venöse oder osteomyelitischer Ulzera), Narben oder durch Bestrahlung veränderter Haut.
Lit.: BLÄ 1935 IV 83f. – EM 893.

Markart, Georg Anton (* 11. 5. 1775 Würzburg; † 27. 1. 1816 Würzburg)
Nach Wundarzt-Ausbildung in Würzburg akadem. WB in Wien, Berlin und Göttingen, dort 1800 Prom. Danach Niederlassung in Würzburg, dort 1804 Dozent, 1806 ao. Prof., 1807 Prof. für theoret. Chir. 1814–1816 o. Prof. für Chir. und Oberwundarzt am Juliusspital. Hier führte er → J. G. Heines neu erfundenen Extensions- und Repositionsapparat für Beinbrüche ein. Während seiner Lebererkrankung Vertretung durch → F. K. Hesselbach.
Lit.: Killian 127. – Sachs IV 208.

Marquardt, Wolfgang (* 19. 1. 1909 Metz, Lothringen; † 8. 10. 2000 Stuttgart)
Studium in Tübingen, Berlin und München, 1935 Prom. Chir. und orthop. WB in Stuttgart, Tübingen (→ Usadel), Gießen (→ Pitzen) und München (→ Bragard), dort 1941 Habil. Im II. Weltkrieg Lazarettarzt und Gefangenschaft. 1946 Niederlassung in Stuttgart. 1952–1978 CA der Orthop. Klinik Paulinenhilfe in Stuttgart. 1971 Prof. Schwerpunkte: angeb. Hüftluxation, Fußfehlbildungen, Bandscheibenerkrankungen, Skoliose, Amputationen, techn. Orthop. (Schuhmacherei). 1965 Präsident der DGOOC, 1981 deren Ehrenmitglied.
W.: Gliedmaßenamputationen u. Gliedersatz, Stuttgart 1950. – Die theoret. Grundlagen d. Orthopädieschuhmacherei, Geislingen 1951 (2. Aufl. 1965). – Die orthopädische Fußerkrankungen, Dtsch. med. Wschr. 83 (1958) 2229–2231, 2279–2285.
Quelle: Lebenslauf W. M., überlassen von Dr. Karl Ferdinand Marquardt, Stuttgart.

Marquart von Stadtkyll (15. Jh.)
Der wahrscheinlich jüdische Wundarzt beendete 1438 die dt. Bearbeitung eines chir. Textes des → Rhazes, die neben einer *signa mortis*-Fassung in einer Heidelberger Handschrift erhalten ist.
Lit.: EM 893.

Marshall, John (* 11. 9. 1818 Ely; † 1. 1. 1891 London)
Nach chir. Ausbildung in Wisbech Studium in London. 1849 dort FRCS. 1845 Demonstrator der Anat. Ab 1847 als Hosp.-Chir. tätig. 1866–1890 Prof. für Chir. am Univ. College. Er erforschte die chir. Anwendung des elektrischen Stroms, exzidierte variköse Venen, und beschäftigte sich zeit seines Lebens mit Physiol. 1857 Mitglied der Royal Society. 1883 Präsident des RCS.
Lit.: DNB 36 (1893) 241f. – BLÄ 1935 IV 88.

Martens, Max (* 7. 3. 1869 Christinenhof b. Malchin; † 23. 3. 1932 Potsdam)
Studium und Prom. (1891) in Berlin. 1893–1903 chir. WB in Berlin (→ Bardeleben; → Franz König), unterbrochen 1897 durch einen Aufenthalt in Göttingen. 1901 Habil. 1903–1932 CA der Chir. Abt. am KH Bethanien in Berlin. 1904 Tit.-Prof., 1920 ao. Prof. Im I. Weltkrieg beratender Chir. und Generaloberarzt.
E.: *M.-Zange:* weiche sperrbare Appendixfaßzange mit ovalären gefensterten Greifbranchen.
W.: Bau u. Einrichtung moderner Operationsräume, Berlin 1909.
Lit.: CK 1926, 212. – Winau/Vaubel 67

Martin, Paul (* 13. 10. 1891 Dour, Belgien; † 1968)
Studium in Brüssel, unterbrochen durch den I. Weltkrieg, in dem er als Sanitäter eingesetzt war; Prom. 1920. 1920–1922 Studienaufenthalt in New Haven und Boston, USA (→ Cushing). Dort wurde sein Interesse auf die Neurochir. gelenkt. 1923–1930 weiter chir. WB (→ Verhoogen). 1929/30 erneut Studienaufenthalt in Boston. 1930 ao. Prof. und 1930–1937 OA am Hôp. St.-Jean, Brüssel (→ R. Danis). 1938/39 Agrégé. Im II. Weltkrieg Chef eines Lazaretts. 1944–1961 o. Prof. an der Univ.-Klinik Brüssel, 1948 Gründung der ersten selbständigen Abt. für Neurochir. in Belgien, die gegen viele Widerstände durchsetzen mußte. Schwerpunkte: Neurochir., radiologische Lokalisation von Hirntumoren, Osteosynthese (mit Danis). 1955 Mitbegründer der Zeitschrift *Neurochirurgie*. 1957–1965 Generalsekretär der ISS, 1965–1968 deren Präsident.
Lit.: ISS 309f. – J. Noterman: P. M. (1891–1968) ..., Neurochir. 53 (2007) 356–360.

Martini, Ludwig Sebastian (* 21. 1. 1805 Biberach; † 4. 4. 1878 Augsburg)
Studium und Prom. (1827) in Tübingen. Chir. WB in Wien. Niederlassung in Biberach, dort Hospital- und Oberamtswundarzt bis 1870. Er lieferte sich eine polemische Auseinandersetzung mit dem Gynäkol. Felix v. Niemeyer.
W.: Die Unfruchtbarkeit des Weibes, Erlangen 1860 (2. Aufl. 1864). – Die Anschwellungen u. Verhärtungen d. Gebärmutter sind nicht unheilbar, Augsburg 1871 (4. Aufl. 1876).

Lit.: ADB 20 (1884)513f. – BLÄ 1935 IV 101. – BEdM I 398.

Mason, Mark L.

Orthop. Chir. in Canterbury. Biographische Angaben konnten nicht ermittelt werden.
E.: M.-Klassifikation: Einteilung der Radiuskopffrakturen nach dem Ausmaß der Dislokation.
W.: Some observations on fractures of the head of the radius with a review of one hundred cases, Brit. J. Surg. 42 (1954) 123–132.

Matas, Rudolph (* 12. 9. 1860 New Orleans; † 24. 9. 1957 New Orleans)

Studium und Prom. (1880) in New Orleans, anschließend chir. WB am Charity Hospital in New Orleans, dort 1886–1927 Chir. 1895–1927 Prof. für Chir. an der Tulane-Univ. New Orleans. 1888 führte er erstmals seine Methode der Aneurysmen-Op. (Aneurysmorrhaphie), die erste Thyreoidektomie bei Malignom in den USA sowie die Infusion von Salzlösung bei Volumenmangel durch. 1898 gelang ihm eine erste Op. am offenen Thorax unter Verwendung der Intubationsnarkose; er führte 1898 die Leitungsanästhesie und 1899 die Lumbalanästhesie ein. 1902 behandelte er Aneurysmen durch Endoaneurysmorrhapie und rekonstruierte die Arterienwand unter Verwendung eines Gummischlauchs als Überbrückung ohne Medikamente zur Beeinflussung der Blutgerinnung. Er gehört mit → A. Carrel und → R. Leriche zu den drei großen Pionieren der Gefäßchir. 1910 Präsident der ASA. 1924/25 Präsident des American College of Surgeons. 1938 Kongreßpräsident der ISS, 1947 deren Ehrenmitglied.
E.: M.-Test: Okklusionstest zur Überprüfung der ausreichenden arteriellen Kollateralisierung bei Gefäßoperationen.
W.: An operation for the radical cure of aneurysm based upon arteriorrhapy, Ann. Surg. 37 (1903) 161. – The suture in the surgery of the vascular system, Montgomery 1906. – Test to determine the efficiency of the collateral circulation before attempting the permanent occlusion of the great surgical arteries, Ann. Surg. 52 (1910) 126–130.
Lit.: BLÄ 1933 II 1003. – Leiber/Olbert 285f. – A. R. Cordell: A lasting legacy: the life and work of R. M., J. Vasc. Surg. 4 (1985) 613–619. – S. G. Friedman, M. S. Friedman: M., Antyllus, and endoaneurysmorrhaphy, Surgery 105 (1989) 761–763. – Dictionary of American National Biography, New York 1999, 679–680. – G. R. Hamilton, T. F. Baskett: The resuscitation greats: R. M. and the development of intralaryngeal intubation and artificial respiration in thoracic surgery, Resuscitation 51 (2001) 221–224.

Matev, Ivan B. (* 26. 5. 1925 Burgas, Bulgarien; † 4. 5. 2012 Sofia)

Studium und Prom. (1950) in Sofia. Danach dort chir. WB, 1952 am Inst. für Wiederherstellungschir. 1956 Leitung der neu eingerichteten Abt. für Handchir. Obwohl politisch nicht angepaßt, wurde er 1983 Prof. und war 1986–1990 Dir. der Orthop.-Traumatol. Univ.-Klinik in Sofia. Er wurde international als Pionier der Handchir. bekannt, der die Daumenrekonstruktion mittels kontinuierlicher Distraktion etablierte.
W.: Surgical treatment of spastic „thumb-in-palm" Deformity, J. Bone Jt. Surg. 45-B (1963) 703–708. – Transposition of the lateral slips of the aponeurosis in treatment of long-standing „boutonniere deformity" of the fingers, Brit. J. Plast. Surg. 17 (1964) 281–286. – Thumb reconstruction through metacarpal bone lengthening, J. Hand Surg. 5-A (1980) 482–487. – (Hg.): Complications and errors in hand surgery, Sofia 2006.
Lit.: Buck-Gramcko 173–176.

Mathews, Joseph McDowell (* 29. 5. 1847 New Castle, KY; † 21. 12. 1928 Los Angeles)

Studium und Prom. (1867) in Louisville, KY. Nach mehrjähriger auswärtiger Tätigkeit nach Lousville zurückgekehrt, begann er sich für die Erkrankungen von Colon und Rektum zu spezialisieren, für die er nach einem Studienaufenthalt 1878 am St. Mark's Hosp. in London zur nationalen Autorität wurde. 1879–1912 Prof. für chir. Pathol. in Louisville mit ausgedehnter Praxis.
W.: A treatise on diseases of the rectum, anus, and the sigmoid flexure, New York 1893. – How to succeed in the practice of medicine, Philadelphia 1905. – Advancement in proctology, Kentucky J. Med. 8 (1911) 1294–1299.
Lit.: M. L. Corman: J. M. M. 1847–1928, Dis. Colon Rectum 29 (1986) 434.

Mathieu, Louis Joseph (* 9. 10. 1817 Belgrade b. Namur; † 16. 1. 1879 Paris)

Neben → J. F. Charrière und → Lüer der dritte bedeutende Instrumentenmacher in Paris im 19. Jh.
E.: M.-Nadelhalter: sperrbarer Nadelhalter mit spitzoval auslaufenden Haltebacken und bogenförmigen Handgriffen.
Lit.: RLM IV M 63 [hier falsche Lebensdaten]. – Sachs II 285.

Mathijsen, Antonius (* 4. 11. 1805 Budel, Niederlande; † 15. 6. 1878 Hamont, Belgien)

Militärchir. Ausbildung in Brüssel, Maastricht und Utrecht, Abschluß 1828. Danach in verschiedenen Garnisonen stationiert. 1831 Teilnahme an einem Feldzug in Belgien. 1837 Prom. in Gießen. Während seiner Stationierung in Haarlem entwickelte er 1851 den Gipsbindenverband (Gipspulver in Mullbinden, die erst unmittelbar vor Gebrauch angefeuchtet werden). 1868 pensioniert. Er konnte seine Erfindung 1876 auf der Weltausstellung in Philadelphia demonstrieren, wodurch sie weltweit bekannt wurde.
W.: Nieuwe wyze van aanwending van het gypsverband by beenbreuken. Eeene bijdrage tot de militaire chirurgie, Haarlem 1852. – Du bandage plâtré et de son application dans le traitement des fractures, Lüttich 1854.
Lit.: BLÄ 1935 IV 115. – J. v. Assen, H. W. Meyerding: A. M., the discoverer of the plaster bandage, J. Bone Jt. Surg. 30-A (1948) 1018f.

Matthes, Theodor (* 15. 7. 1909 Freiberg, Sachsen; † 12. 3. 2006 Berlin)

Studium in Jena, Wien und Freiburg, dort 1936 Prom. 1937/38 pathol. und internist. WB. 1938–1949 chir. WB in Dresden. 1950 OA und Leiter der chir.-onkol. Poliklinik der Geschwulstklinik (ab 1960 Robert-Rössle-

Klinik) Berlin-Buch. 1958 Prof. 1973–1975 Ltg. der Chir. Abt. der Klinik.
Lit.: W. Seifart: Nachruf auf Th. M., Mitt. DGCH 35 (2006) 245–247. – Kiene/Reding/Senst 375–377.

Matthias von Straßburg (15. Jh.)
Oberrheinischer Wundarzt, Autor eines Rezeptes zur Herstellung und chir. Anwendung einer stark alkalischen Lauge sowie weiterer Anweisungen.
Lit.: VL V (1985) 197f. – EM 896f.

Matthiaß, Hans-Henning (* 4. 5. 1925 Kiel; † 29. 10. 2007 Münster)
Studium in Tübingen und Kiel, dort 1949 Prom. 1949–1954 chir. und orthop. WB in Kiel (→ Wanke; → Hepp). Ab 1955 in Münster (Hepp), dort 1961 Habil., 1964 ao. Prof. 1958–1991 o. Prof. für Orthop. in Münster. Schwerpunkte: Skoliose, Spondylolisthese, Fußdeformitäten, infantile Zerebralparese. 1980 Präsident der DGOOC, 1992 deren Ehrenmitglied. 1989 Mitglied der Leopoldina.
W.: Untersuchungstechnik u. Diagnose d. infantilen Zerebralparese im Säuglings- und Kindesalter, Stuttgart 1966 (2. Aufl. 1988).
Lit.: CV 1990. – W. Winkelmann: Nachruf für H.-H. M., Orthop. Praxis 44 (2008) 320.

Matthis, Florian (* um 1540; † 1610 Prag)
Nach handwerkschir. Ausbildung und Gesellenzeit ließ er sich als Meister der Wundarznei nach Erwerb des Bürgerrechtes 1565 in Prag nieder, wo er sich so verdient machte, daß er zum *primarius chirurgus regni et urbis* (erster Chir. des Königreiches und der Stadt Prag) avancierte. 1602 entfernte er einem Bauernknecht ein versehentlich verschlucktes Messer mittels Gastrotomie, nachdem er sich bei → J. v. Jessen Rat geholt hatte.
Lit.: Gurlt III 151. – L. Krafft: F. M., Zbl. Chir. 116 (1991) 487–492. – Sachs I 199.

Matti, Hermann (* 10. 11. 1879 Thun, Schweiz; † 23. 3. 1941)
Studium und Prom. (1904) in Bern. 1904–1909 chir. WB in Bern (→ Kocher), 1909 Habil. 1909–1912 Ass. bei Tavel am Inselspital Bern. 1919 ao. Prof. für Chir. am Jenner-Kinderspital sowie CA der Chir. Abt. des Ziegler-Spitals Bern. 1938–1940 o. Prof. für Chir. in Bern. Er war Mitbegründer der modernen Unfallchir. Schwerpunkte: Knochenbrüche, Pseudarthrosen, Magenkarzinom, Physiologie und Pathologie des Thymus, Mechanismus der Analsphikteren.
E.: *M.-Russe-Plastik:* Behandlung der Pseudarthrose des Kahnbeins der Hand durch Knochenspanverpflanzung. – *M.-Schema:* Schema zur Projektion der Hirnwindungen auf die Schädeloberfläche.
W.: Über die Behandlung von Pseudarthrosen mit Spongiosatransplantation, Arch. orthop. Unfallchir. 31 (1932) 218–231. – Die Knochenbrüche und ihre Behandlung, I–II, Berlin 1918–1922 (2. Aufl. 1931).
Lit.: BLÄ 1933 II 1005. – CV 1938, 804f. – Killian 402. – Sachs III 211.

Matzen, Peter-Friedrich (* 11. 10. 1909 München; † 28. 11. 1986 Leipzig)
Studium in Berlin, Greifswald, Königsberg und München, dort 1934 Prom. 1934–1939 chir., urol. gynäkol. WB in Berlin (→ Sauerbruch). Danach Kriegsteilnahme, zuletzt als Korpsarzt, und Gefangenschaft. 1946–1952 WB in Halle (→ Wagner, → Budde), dort 1951 Habil. und 1953–1955 o. Prof. und Dir. der von ihm aufgebauten Orthop. Univ.-Klinik in Halle. 1955–1975 o. Prof. für Orthop. in Leipzig. Schwerpunkte: angeb. Hüftluxation, Skoliose, Gelenkplastik, Kunststoffe beim Gelenkersatz, orthop. Technik. 1957 und 1967 Präsident der Gesellschaft für Orthopädie der DDR, später deren Ehrenmitglied. 1959 Mitglied der Leopoldina. 1976 Ehrenmitglied der DGOOC.
W.: (Hg.): Lehrbuch d. Orthop., I–II, Berlin 1959 (3. Aufl. 1982). – P.-F. M., H. K. Fleissner: Orthop. Röntgenatlas, Stuttgart 1969 (2. Aufl. 1980). – P.-F. M., P. Felix Matzen: Prakt. Orthop., Leipzig 1988 (3. Aufl. 2002).
Lit.: CV 1969 588–590. – K.-H. Schüler: P. F. Matzen zum 65. Geburtstag, Zschr. Orthop. 112 (1974) 1180f. – NDB 16 (1990) 420f. – BEdM I 400.

Mau, Carl (* 31. 7. 1890 Flensburg; † 26. 7. 1958 Hamburg)
Studium in Tübingen. München und Kiel, 1914 Prom. Nach Kriegsteilnahme chir. und orthop. WB in Kiel (→ Anschütz), 1923 Habil. für Orthop. Bis 1928 Leitung der Orthop. Abt., danach ao. Prof. und Landesmedizinalrat. 1934 ao. Prof. und bis 1958 Dir. der Orthop. Univ.-Klinik Eppendorf in Hamburg, die er aus kleinen Anfängen zu einer modernen Klinik aufbaute. Dort 1950 pers. Ordinarius und 1956 o. Prof. Schwerpunkte: Erkrankungen der Wirbelsäule, Knochen- und Gelenktuberkulose, Fußmißbildungen, angeb. Hüftluxation. 1944 und 1955 Präsident der DGOOC. 1956 Mitglied der Leopoldina.
E.: *M.-Op.:* **1.** Deltoideusplastik durch Transposition des M. pectoralis minor und M. trapezius. **2.** Klumpfußkorrektur durch horizontale Calcaneus-Osteotomie und Lateralisierung des distalen Anteils (Achillessehnenansatz).
W.: Grundriß d. Orthop., Hamburg 1947.
Lit.: CV 1938, 435f. – NDB 16 (1990) 423f. – BEdM I 400.

Mau, Hans (* 15. 1. 1921 Kiel; † 14. 2. 2012 Tübingen)
Sohn von → Carl M. Studium in Tübingen, Kiel und Hamburg, dort 1947 Prom. 1949/50 chir. WB in Hamburg, 1951–1954 orthop. WB in Hannover. 1954/55 Studienaufenthalt in den USA. Anschließend in Heidelberg (→ Lindemann), dort 1957 Habil., 1962 ao. Prof. 1963–1986 o. Prof. für Orthop. in Tübingen. Schwerpunkte: Wirbelsäulendeformitäten, Kinderorthop. (Skoliose, Hüftluxation). Von ihm stammt die exakte Definition des Begriffs „Dysostose“ für verschiedene Gelenke. 1975 Präsident der DGOOC, 1989 deren Ehrenmitglied. 1979 etablierte er ein Reisestipendium für deutschsprachige Nachwuchs-Orthop. in angloamerikanische Länder. 1968 Mitglied der Leopoldina.

W.: D. Formenkreis d. enchondralen Dysostosen, Zschr. Orthop. 88 (1957) 392–396. – Die ischämischen Kontrakturen d. unteren Extremitäten u. das Tibialis-anterior-Syndrom, Stuttgart 1969.
Lit.: CV 1980, 461–464. – J. Eulert, H.-W. Springorum: Nachrufe für H. M., Orthop. Unfallchir. Mitt. Nachr. 2/2012, 182f.

Mauchart (Mauchard), **David Burkhard** (* 19. 4. 1696 Marbach; † 11. 4. 1751 Tübingen)
Nach handwerkschir. Ausbildung Studium ab 1712 in Tübingen, ab 1717 in Altdorf, danach in Straßburg und Paris (→ Petit), dort vor allem Anat. und Chir. 1722 Lic. med. in Tübingen, 1726–1751 o. Prof. für Anat. und Chir. in Tübingen (1729 Dr. med.). 1727 Hofmedikus der Herzöge von Württemberg. Er war der erste Prof. der Chir., der auch praktisch tätig war.
W.: Ch. F. v. Reuss (Hg.): Dissertationes medicae selectae Tubingenses, oculi affectus medico-chir. considerantes sistentes, I–III, Tübingen 1783–1786.
Lit.: BLÄ 1935 IV 121f. – Killian 204. – Sachs IV 190.

Mauermann, Franz Joseph (* 1788 Friedland, Böhmen; † 8. 3. 1859 Innsbruck)
Chir. Ausbildung in Wien (→ V. v. Kern), 1817 Magister der Chir. und komm. Prof. für Augenheilkunde und Gerichtliche Med. 1825–1859 Prof. für Chir. am Lyzeum in Innsbruck.
Lit.: Killian 278. – Sachs IV 120.

Maurer, Georg (* 29. 5. 1909 München; † 4. 7. 1980 Garmisch-Partenkirchen)

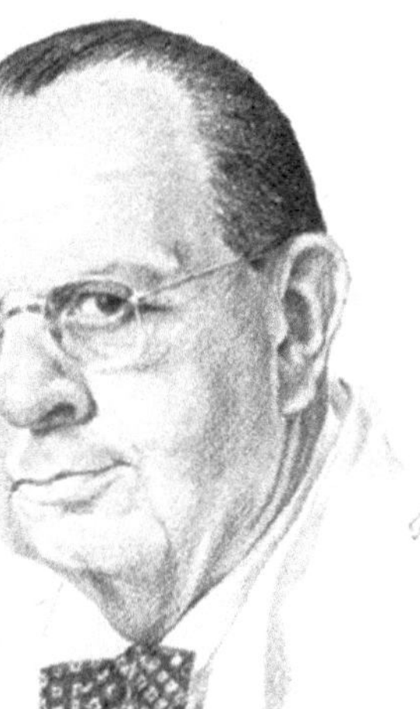

Studium und Prom. (1932) in München. 1932/33 WB Med. Klinik und Frauenklinik in München. 1934–1946 chir. WB in München (→ Lexer; → Magnus; → E. K. Frey), dort 1939 Habil. 1939–1942 Lazarettchir. 1948 ao. Prof. 1946–1953 CA der Chir. Abt. am KH München-Perlach. 1953–1967 CA der Chir. Abt. und Dir. des Städt. KH München rechts der Isar. 1967–1980 o. Prof. und Dir. der Chir. Klinik und des Klinikums der Med. Fakultät der TU München, für deren Gründung und Ausbau er sich maßgeblich eingesetzt hatte. Schwerpunkte: Bluttransfusion und Blutkonservierung, Nervenverletzungen, Sudeck-Syndrom, Pankreatitis, Gasödem, Unfallchir., Kriegschir., Rettungswesen, Katastrophenmed., chir. Pathophysiol. 1955–1980 Kongreßsekretär der DGCH, 1974 deren Ehrenmitglied. 1972 Präsident der DGU.
W.: Wetter u. Jahreszeit in d. Chir., Stuttgart 1938. – (Hg.): Chir. im Fortschritt. Fschr. H. Bürkle de la Camp, Stuttgart 1965. – Spez. klinische Pharmakologie in d. prae- u. postop. Phase, in: H. P. Kümmerle, Klin. Pharmakol. u. Pharmakotherapie, München - Berlin - Wien 1971 (2. Aufl. 1973).
Lit.: CV 1980, 465–467. – Killian 386f. – J. Probst: G. M. zum Gedenken, DGU Mitt. Nachr. Nr. 59 (2009) 84.
Abb.: s. Abb.-Verzeichnis.

Maurer, Gustav (* 1895; † 1956)
Der Schweizer Chir. an der Lungenheilstätte Davos beschrieb in den 1930er Jahren eine verbesserte Technik zur Lösung von Verwachsungen der Pleura von der Thoraxwand (Ausschälungsthorakokaustik) mittels Elektrokoagulation sowie die nach ihm benannte offene Kavernendrainage.
E.: *M.-Kavernendrainage:* Kavernostomie (Speleostomie) zur offenen Behandlung einer Lungenkaverne bei Tuberkulose (1945).
W.: B. Hudson, G. M.: Thoracoscopy and cauterization, Brit. Med. J. 1929/I 849. – Die unblutige breite Caverneneröffnung und ihre therapeutischen Aussichten, Schweiz. Med. Wschr. 78 (1948) 345–349.
Lit.: Chronik 428

May, Robert (* 7. 11. 1914 Klagenfurt; † 1984 Innsbruck)
Studium und Prom. (1938) in Innsbruck. 1938–1945 Kriegsdienst. WB: 1945–1947 Orthop. in Seefeld, 1947/48 Anat. in Innsbruck, 1948 Pathol. in Innsbruck, 1949 Chir. in Paris (→ Leriche), 1951 in Bad Nauheim, 1952–1955 in Wien (→ Mandl). Danach Niederlassung in Innsbruck als Chir. und Phlebologe sowie Belegarzt. Er gilt als Begründer der modernen Phlebographie, die zur Standarddiagnostik der Venenleiden wurde, und Pionier der wiss. Phlebologie.
W.: R. M., R. Nißl: Die Phlebographie d. unteren Extremität, Stuttgart 1959 (2. Aufl. 1973).
Lit.: CV 1958, 550. – W. Hach, V. Hach-Wunderle: R. M. (1914–1984). Das wiss. Werk, Zbl. Chir. 126 (2001) 429–432.

Maydl, Karel (* 10. 3. 1853 Rokytnic, Böhmen; † 8. 8. 1903 Dobřichovic))
Studium und Prom. (1876) in Prag. Chir. WB in Prag (→ W. H. Heine), dann bis 1881 in Innsbruck sowie 1881–1885 in Wien (→ Albert), dort 1883 Habil., 1886 ao. Prof. und Abteilungsvorstand der Poliklinik. 1891–1903 o. Prof. für Chir. an der tschechischen Univ. Prag und Primarius des Allg. KH Er beschrieb eine spezielle Technik der Kolostomie sowie eine Op. der Blasenekstrophie.
E.: *M.-Operation:* Transposition des harnleitertragenden Trigonums der Harnblase in den rektosigmoidalen Übergang bei Blasenekstrophie. – *M.-Hernie:* retrogra-

de Hernie (*Hernie en W*), mit zwei in der Bruchpforte sich überkreuzenden Darmschlingen.
W.: Zur Technik der Kolostomie, Zbl. Chir. 15 (1888) 433–439. – Über die Radikaltherapie d. Ectopia vesicae urinariae, Wien. med. Wschr. 44 (1894) 1113–1115, 1169–1172, 1209f., 1256–1258, 1297–1301.
Lit.: BLÄ 1933 II 1009. – V. Klimpel, Ein großer Lehrer und „redlicher Nachbar". Eduard Albert zum 100. Geburtstag, Zbl. Chir. 123 (2000) 768–771. – Sachs IV 166. – M. Büsing, Eine Begegnung mit Prof. Dr. Ferdinand Sauerbruch. Reeingriff 75 Jahre nach „Maydl-Operation" an der Charité, Berlin, Mitt. DGCH 40 (2011), 347–349.

Mayer, Joseph Anton (* 28. 10. 1798 Haßfurt; † 19. 9. 1860 Würzburg)
Studium in Würzburg, Prom. 1825 in Gießen. Anschließend Hilfsarzttätigkeit in Würzburg (→ Kajetan v. Textor). 1826 Eröffnung einer orthop. Heilanstalt in Würzburg in Konkurrenz zu der von → B. Heine geführten, die er 1859 resignierend aufgab. Schwerpunkte: Tenotomie, Osteotomie bei Gliedmaßenverkrümmungen und Gelenkversteifungen mit dem von Heine entwickelten Osteotom (erstmals in Deutschland 1832 ohne Kenntnis von → J. R. Barton, Entwicklung von Op.-Technik und Indikationen), Steinschnitt.
W.: Die Erkenntniß u. Heilung des Schenkelbeinhalsbruches, Würzburg 1826. – Die Osteotomie. Ein Beitrag zur op. Orthopädik, Illustr. med. Ztg. 1853.
Lit.: ADB 21 (1885) 119f. – BLÄ 1935 IV 131. – BEdM I 401.

Mayer, Léopold Alexandre (* 21. 5. 1877 Brüssel; † 27. 8. 1955 Brüssel)
Studium und Prom. (1901) in Brüssel. Danach chir. WB in Brüssel (→ Depage). CA der Chir. Abt. am Hospital de Willebroeck und 1911–1947 ao. Prof. für Chir. in Brüssel. Schwerpunkte: Krebsforschung, Magen-, Leber-, Rektum-, Thoraxchir. Er war Chefredakteur des *Bruxelles Médical*. 1912–1938 Generalsekretär der ISS, 1947 deren Kongreßpräsident und Ehrenmitglied.
Lit.: BLÄ 1933 II 1010. – ISS 314f.

Mayer, Ludwig (* 10. 3. 1839 Regensburg; † 24. 7. 1878 München)
Studium in München, Prom. 1862. Chir. WB in München (→ Nußbaum); 1863 Studienreise nach Würzburg und Berlin. Danach Leibarzt der herzogl. Bayerischen Familie. Habil. 1867 und Vorstand der Chir. Poliklinik. 1870 Leiter der Chir. Abt. des KH Rechts der Isar. 1870/71 zusätzlich Tätigkeit in Münchner Lazaretten.
W.: Die Wunden d. Leber u. Gallenblase, München 1872. – Über Lister's Wundbehandlung, München 1875.
Lit.: ADB 21 (1885) 124f. – BLÄ 1935 IV 135. – BEdM I 402.

Mayo, Charles Horace (* 19. 7. 1865 Rochester, MN; † 26. 5. 1939 Rochester, MN)
Studium und Prom. (1888) in Evanston, IL. Danach Niederlassung als Chir. in Rochester, wo er mit seinem Vater → W. W. Mayo und seinem Bruder → W. J. Mayo 1889 das St. Mary's Hospital gründete, das in kurzer Zeit als Mayo Clinic Weltruf erlangte. Wie sein Bruder wurde er zu einem führenden Chir. der USA mit Spezialisierung auf Schilddrüse und Augen. Er führte den Begriff „Hyperthyreose" (*hyperthroidism*) ein, gilt als der Vater der amerikanischen Schilddrüsenchir. und resezierte 1926 erstmals ein Phäochromozytom (wie → C. Roux). 1915 gründete er zusammen mit seinem Bruder die Mayo Foundation for Medical Education and Research in Rochester, wo er als Prof. für Chir. wirkte. 1932 Präsident der ASA.
E.: *M.-Tubus:* Oropharyngealtubus mit spiralförmiger Drahtverstärkung.
W.: Ch. H. M., W. J. Mayo: Surgery of the liver, the gall-bladder and the biliary ducts, Philadelphia - London 1908 (Keen's Surgery, 3). – Ligation and partial thyroidectomy for hyperthyroidism, Collected Papers by the Staff of St. Mary's Hospital, Mayo Clinic, 1910, 476. – Anterior geastroenterostomy for carcinoma of the pylorus, Troy 1913. – The thyroid gland, St. Louis 1925.
Lit.: BLÄ 1933 II 1012.

Mayo, William James (* 29. 6. 1861 Le Sueur, MN; † 28. 7. 1939 Rochester, MN)
Bruder von → Ch. H. M. Studium und Prom. (1883) in Ann Arbor, MI. Danach Niederlassung als Chir. in Rochester, wo er mit seinem Vater → W. W. Mayo und seinem Bruder 1889 die Mayo Clinic (St. Mary's Hosp.) gründete, die in kurzer Zeit Weltruf erlangte. 1915 gründete er zusammen mit seinem Bruder die Mayo Foundation for Medical Education and Research in Rochester. 1914 Präsident der ASA.
E.: *M.-Fasziendoppelung:* Op-Methode bei Bauchwandbrüchen mit Doppelung der Rektusscheide. – *M.-Op.:* **1.** mod. B II-Magenresektion. **2.** Magenresektion als Schlauchresektion der kleinen Kurvatur. **3.** extraluminale distale Exhairese der V. saphena magna nach Ligatur der Seitenäste. **4.** *Hueter-M.-Op.:* Teilresektion des Metatarsale-I-Köpfchens und Interpositionsarthroplastik bei Hallux valgus. – *M.-Vene:* V. gastrica dextra.
W.: Malignant diseases of the stomach and pylorus, Trans. Amer. surg. Ass. 18 (1900) 97–123. – An operation for the radical cure of umbilical hernia, Ann. Surg. 34 (1901) 276–280. – Cholecystotomy, with removal of gall stone – Gastrojejunostomy, Troy 1910. – Removal of the rectum for cancer: statistical report of 120 cases, Ann. Surg. 51 (1910) 854–862. – W. J. M., Ch. H. Mayo: A collection of papers, I–II, Philadelüphia - London 1912. – Subtotal gastrectomy, carcinoma of the pylorus, Troy 1913.
Lit.: BLÄ 1933 II 1012.

Mayo, William Worrall (* 31. 5. 1819 Manchester; † 6. 3. 1911 Rochester, MN)
Studium der Chemie und Physik in Manchester. 1845 in die USA ausgewandert, war er als Apotheker und Schneider tätig, bevor er in La Porte, IN, Med. studierte, 1850 Prom. Nach verschiedenen nicht-med. Tätigkeiten ließ er sich 1863 als Arzt in Rochester nieder und bildete sich 1869 in New York und Pennsylvanien als Chir. weiter. Er war der erste Chir. in Amerika, der Bauchchir. betrieb. Nachdem ein Tornado die Stadt Rochester 1883 schwer geschädigt hatte, sammelten die Franziskaner-Schwestern die nötigen Geldmittel für den Bau einen neuen Klinik (St. Mary's Hospital), und

übertrugen ihm die Planung. 1889 erfolgte die Gründung, die Leitung übertrug er seinen Söhnen → Ch. H. Mayo und → W. J. Mayo. Es entstand der Prototyp für eine neue Form der privaten KH-Organisation, charakterisiert durch die Kooperation verschiedener Spezialisten. Von Anfang an wurden neue Methoden der Anästhesie, der Anti- und der Asepsis angewendet. Die in der Umgegend konkurrenzlose Klinik gewann schnell an Bedeutung und gelangte bald auf Universitätsniveau.
Lit.: BLÄ 1935 IV 138.

Mayo-Robson, Sir Arthur William (* 17. 4. 1853 Filey, Yorkshire; † 12. 10. 1933 London)
Studium in Leeds, London, Edinburgh und Paris. Ab 1876 Demonstrator der Anat. in Leeds. 1879 FRCS. 1884–1902 Chir. am General Hosp. und 1888–1902 Prof. für Chir. in Leeds, danach in London. Im I. Weltkrieg als Chir. in Frankreich, Ägypten und der Türkei eingesetzt. Er war ein Pionier der Gallen- und der orthop. Chir. 1908 geadelt.
E.: *M.-R.-Punkt:* Schmerzpunkt am Übergang vom mittleren zum unteren Drittel der Verbindungslinie zwischen rechter Brustwarze und Nabel bei Cholezystitis. – *M.-R.-Zeichen:* Druckschmerz am linken Kostovertebralwinkel bei Pankreatitis. – *M.-R.-Lagerung:* Rückenlagerung mit überstreckter Wirbelsäule am thorakolumbalen Übergang (Sandsack) bei Gallen-Op.
W.: The surgery of the gall bladder and bile duct with brief notes of 78 cases, Brit. Med. J. 1 (1894) 901–904. – Ruptured crucial ligaments and their repair by operation, Ann. Surg. 37 (1903) 716–718. – The pancreas, its surgery and pathology, London 1907. – Gall-stones, their complications and treatment, London 1909. – A. W. M.-R., B. G. A. Moynihan: Diseases of the stomach and their surgical treatment, London 1901.
Lit.: BLÄ 1933 II 1308f. – Leiber/Olbert 363. – N. N., B. Moynihan: Obituary, Brit. Med. J. 1933/II 761f.

McBurney, Charles (* 17. 2. 1845 Roxbury, MA; † 7. 11. 1913 Brookline, MA)
Studium und Prom. (1870) in Boston (Harvard). Anschließend Studienreise nach Wien, London und Paris. 1871 prakt. chir. Tätigkeit an verschiedenen Kliniken in New York, wo er 1889–1897 Prof. für Chir. am New York College of Surgeons war. Danach nur noch Privatpraxis und Kliniktätigkeit. Nach einem Besuch bei → Halsted führte er in seinem Bereich Gummihandschuhe ein. 1892 konnte er dank einer Stiftung ein technisch modernst ausgestattetes Operationshaus errichten, das alle Forderungen der Asepsis erfüllte. Er wurde bes. durch seine Appendixoperationen bekannt, für die er 1889 die Früh-Op. (auch vor Perforation) empfahl, publizierte aber auch über Pylorusstenose, Gallensteine (1892 Choledochoduodenostomie zur Behebung einer Papillenstose), Leistenhernien und Schulterluxation.
E.: *McB.-Punkt:* typischer Druckschmerz am lateralen Drittelpunkt zwischen Nabel und Spina iliaca anterior superior bei akuter Appendizitis.
W.: Experience with early operation interference in cases of disease of the vermiform appendix, New York med. J. 47 (1888) 57–61, 50 (1889) 676–684. – The indications for early laparotomy in appendicitis, Ann. Surg. 13 (1891) 233–254. – Removal of biliary calculi from the common duct by duodenal route, Internat. med. Mag. 3 (1892) 300.
Lit.: BLÄ 1933 II 958f. – Leiber/Olbert 286f. – Sachs III 260–263. – O. Berger, O. Muensterer, C. M. Harmon: Tales from previous times: important eponyms in pediatric surgery, Pediatr. Surg. Int. 30 (2014) 1–10.

McDowell, Ephraim (* 11. 11. 1771 Virginia; † 25. 7. 1830 Danville, KY)
Nach handwerkschir. Ausbildung 1793/94 Studium in Edinburgh (→ John Bell). 1795 Niederlassung in Danville, KY, wo er erstmals 1809 erfolgreich eine Ovarektomie (10 kg schwere Ovarialzyste) durchführte, was ihm später bei 13 derartigen Ops. noch achtmal gelang. Der Vorwurf, er habe überwiegend farbige Sklavinnen auf Betreiben von deren Besitzern zur Erhaltung ihrer Arbeitskraft operiert, konnte entkräftet werden.
W.: Three cases of extirpation of diseased ovaria, Eclect. Repert. Analyt. Rev. 7 (1817) 242–244.
Lit.: BLÄ 1935 II 303f. – EM 899f.

McIndoe, Sir Archibald Hector (* 4. 5. 1900 Dunedin, Neuseeland; † 11. 4. 1960 London)
Studium und Prom. in Otago, Neuseeland. 1925–1927 Studienaufenthalt in Rochester, USA (Mayo Clinic). Ab 1930 in London, dort plast.-chir. WB an verschiedeneen Hosp., u. a. am St. Bartholomew's Hosp. Im II. Weltkrieg plast. Chir. am Queen Victoria Hosp. in East Grinstead, Sussex, wo er sich auf die Versorgung von Gesichtsverletzungen und Verbrennungen spezialisierte. Nach dem Krieg wieder in plast.-chir. Praxis tätig. Er entwickelte den Rundstiel-Wanderlappen. 1947 geadelt.
E.: *McI.-Kriterien:* allgemeine und spezielle Symptome sowie Formen der Milzruptur.
W.: Delayed hemorrhage following traumatic rupture of the spleen, Brit. J. Surg. 20 (1932) 249–268.
Lit.: Leiber/Olbert 289f. – H. O. C.: In memoriam A. H. M., J. Bone Jt. Surg. 42-B (1960) 844f. – D. Tolhurst, Sir A. H. M, in: Pioneers in plastic surgery, Berlin - Heidelberg - New York 2015, 93–98.

McLaughlin, Harrison L. (* 1906 Cumberland, Ontario, Kanada; † 1970)
Studium und Prom. (1933) in Ottawa. Anschließend chir. WB in New York (Presbyterian Hosp.; → Darrach). Später dort Leiter der Unfallchir. und Prof. für orthop. Chir. an der Columbia Univ. 1959–1964 Vorsitzender des Traumakomitees der American Association for the Surgery of Trauma.
E.: *McL.-Cerclage:* Drahtschlinge durch Patella und Tuberositas tibiae zur Neutralisierung der Zugkräfte im Lig. patellae.
W.: Repair of ruptures through the larger tendons by removable staple suture, Arch. Surg. 52 (1946) 547–556. – H. L. McL., K. C. Francis: Repair of major tendon rupture by buried or removable suture, Amer. J. Surg. 74 (1947) 758–764. – H. L. McL., K. C. Francis: Operative repair of injuries to the quadriceps extensor mechanism, Amer. J. Surg. 91 (1956) 651–653.
Lit.: L. F. Peltier: H. L. McL., Clin. Orthop. 304 (1994) 3

McLean, Jay (* 1890 San Francisco; † 1957)
Entdeckte 1916 bei Studien im Labor des Physiologen William Henry Howell an der Johns Hopkins Univ. in Baltimore das Heparin als gerinnungshemmende Substanz in der Hundeleber.
Lit.: J. McL. (1890–1957) discoverer of heparin, J. Amer. med. Ass. 201 (1967) 770. – D. Wardrop, D. Keeling: The story of the discovery of heparin and warfarin, Brit. J. Haematol. 141 (2008) 757–763.

McMurray, Thomas Porter (* 5. 12. 1888 Belfast; † 16. 11. 1949)
Studium in Belfast, Abschluß 1910. Orthop. WB in Liverpool (→ R. Jones). Im I. Weltkrieg Militärchir. 1924–1938 erneut als Dozent bei R. Jones, dem er 1938–1949 als Dir. am Royal Liverpool Children's Hosp. und erster Prof. für orthop. Chir. in Liverpool folgte. Der ungemein geschickte Operateur organisierte die orthop. WB in Liverpool.
E.: *McM.-Zeichen:* Nachweis einer Meniskusverletzung durch Rotation des maximal gebeugten Kniegelenkes nach außen oder innen.
W.: The semilunar cartilages, Brit. J. Surg. 28 (1942) 407–414.
Lit.: B. McF., R. W.-J.: In memoriam T. P. McM., J. Bone Jt. Surg. 31-B (1949) 618f. – Leiber/Olbert 290f.

McVay, Chester Bidwell (* 1. 8. 1911 Yankton, SD; † 1. 10. 1987 Yankton)
Studium und Prom. (1938) in Chicago. 1938–1943 chir. WB in Ann Arbor, MI. 1943–1946 Kriegsdienst in europäischen Lazaretten. 1946–1974 ao. Prof. für Anat. und klin. Chir. in Yankton, SD, dort 1974–1977 Prof. für Chir. und Dir. des Departments für Chir. 1946–1980 CA für Chir. an der Yankton Clinic. Schwerpunkt: Anatomie der Leistenregion und Hernienreparation.
E.: *McV.-Op.:* Leistenherniotomie mit Naht der Aponeurose des M. transversalis abdominis an das Lig. Cooperi.
W.: An anatomic error in current methods of inguinal herniorrhaphy, Ann. Surg. 113 (1941) 1111–1112. – Inguinal and femoral hernioplasty; anatomic repair, Arch. Surg. 57 (1948) 524–530.
Lit.: B. F. Herzog: C. B. McV.: Small-town surgeon, world-famous herniologist, Surgery 141 (2007) 119f.

Meckel, Johann Friedrich d. J. (* 17. 10. 1781 Halle; † 31. 10. 1833 Halle)
Studium in Halle und Göttingen, 1802 Prom. in Halle. Danach Studienreise nach Würzburg, Wien und Paris. Zusammenarbeit mit Alexander v. Humboldt. 1803 Rückkehr nach Halle und Übernahme der umfangreichen anatom. Sammlung seines plötzlich verstorbenen Vaters → Ph. F. Th. Meckel. 1805 ao. Prof., 1808 o. Prof. für Anat., Chir. und Geburtshilfe, ab 1810 nur noch für Anat. M. beschrieb das nach ihm benannte Divertikel zwar nicht als erster, aber dank seiner exakten Beschreibung der Ätiologie erhielt es seinen Namen. 1831 krankheitshalber emeritiert. Er gab 1815–1832 das *Archiv für Anatomie und Physiologie* heraus.
E.: *M.-Divertikel:* Divertikel des Dünndarms am Übergang vom Jejunum zum Ileum als Rest des Ductus omphaloentericus. – *M.-Knorpel:* erste. vorübergehende Anlage des Unterkiefers (Mandibulare).
W.: Über die Divertikel am Darmkanal, Arch. Physiol. 9 (1809) 421–453. – Handbuch der menschl. Anat., I–IV, Halle 1815–1820.
Lit.: BLÄ 1935 IV 145f. – Ärztelex. 215f. – Leiber/Olbert 291. – NDB 16 (1990) 585f. – H. Lauschke u. a.: Geschichte u. Klinik d. Littré-Hernie, Chirurg 70 (1999) 953–956. – BEdM I 403. – J. P. Kanne, C. A. Rohrmann, J. E. Lichtenstein: Eponyms in radiology of the digestive tract: Historical perspectives and imaging appearances. Part 1: Pharynx, esophagus, stomach, and intestine, Radiographics 26 (2006) 129–142.

Meckel, Philipp Friedrich Theodor (* 30. 4. 1756 Berlin; † 18. 3. 1803 Halle)
Studium in Berlin, Göttingen und Straßburg, 1777 Prom. Nach Studienreisen nach Frankreich, England und Schottland 1779–1803 o. Prof. für Anat. und Chir. in Halle. 1795 und 1797 wurde er zu Entbindungen am Zarenhof in St. Petersburg zugezogen.
W.: Neues Archiv der praktischen Arzneykunde für Ärzte, Wundärzte und Apotheker, I–III, Leipzig 1789–1795.
Lit.: BLÄ 1935 IV 144f. – BEdM I 403.

Mederer, Matthäus, Edler von Wuthwehr (* 6. 7. 1739 Wien; † 26. 5. 1805 Wien)
Nach handwerkschir. Ausbildung in Graz Truppenarzt und Vorlesungsbesuch in Wien, 1762 Mag. chir., danach Regimentsarzt. 1773 Dr. chir. in Wien und 1773–1795 o. Prof. für Chir. und Geburtshilfe in Freiburg (1796 Dr. med. h.c.). 1795 Oberst-Feldarzt aller österreichischen Armeen in Wien. Er verbesserte das Feldspitalwesen und bekämpfte die Tollwut. 1802 Dir. des Tierarznei-Instituts in Wien. Er setzte sich für die Akademisierung der Chir. ein. 1789 geadelt. Der Adelstitel erinnert an seine Verdienste um die Tollwut-Bekämpfung.
W.: Zwei Reden von d. Nothwendigkeit, beyde Medicinen, die chir. u. die clinische, wieder zu vereinigen, Freiburg i. Br. 1782. – Über die vernünftige Wirthschaft mit Arzneimitteln in Feldspitälern ..., Frankfurt a. M. 1796.
Lit.: BMC 367. – Killian 169. – BEdM I 403. – Sachs IV 75f.

Meges aus Sidon (2. H. 1. Jh. v. Chr.)
M. lebte kurz vor → Celsus und war einer der bedeutendsten alexandrinischen Chir. in Rom. Wo er seine chir. Ausbildung erfuhr, ist unbekannt. Von seinen zahlreichen Büchern sind nur Fragmente bei anderen antiken Autoren überliefert, sie geben aber Auskunft über sein breites Spektrum: Blasensteinschnitt („in einem Schnitt" mit einem sichelförmigen Messer), Fadenbehandlung von Analfisteln, Entzündungs- und Geschwulstlehre, Knieluxation. Celsus würdigt seine chir. Geschicklichkeit.
W.: C. A. v. Bokelmann; De Megetis fragmentis, Greifswald 1844. – M. Michler: Die Alexandrinischen Chirurgen. Eine Sammlung und Auswertung ihrer Zeugnisse, Wiesbaden 1968.
Lit.: Gurlt I 332f. – BLÄ 1935 IV 149f. – EM 962f.

Meißner, Fritz Oskar (* 31. 10. 1920 Naunhof, Krs. Grimma; † 16. 1. 2004 Leipzig)
Studium und Prom. (1945) in Leipzig. 1945/46 pädiatr. WB in Leipzig, dort 1947–1959 chir. WB (→ Heller; → Uebermuth), 1956 Habil. 1959–1986 Leiter der Klinik für Kinderchir. in Leipzig, 1961 o. Prof. (erster Lehrstuhl des Faches in Deutschland). 1964 Gründung und bis 1972 Leitung der Sektion Kinderchir. der Gesellschaft für Chir. der DDR. Ab 1985 Präsident der Ges. für Kinderchir. der DDR. 1970 Mitglied der Leopoldina. 1990 Ehrenvorsitzender der Deutschen Ges. für Kinderchir.
W.: Kindlicher Analprolaps, Zbl. Chir. 79 (1954) 465–468. – Zur postoperativen Behandlung, Berlin 1961.
Lit.: CV 1958, 554. – N. Gündog: Die Kinderchirurgie an d. Univ. Leipzig unter bes. Berücksichtigung von Leben u. Werk v. F. M., med. Diss Leipzig 2003. – Dtsch. Ärztebl. 101 (2004) B-309.

Meissner, Georg (* 18. 11. 1829 Hannover; † 30. 3. 1905 Göttingen)
Studium und Prom. (1852) in Göttingen. 1855–1857 Prof. für Anat. und Physiol. in Basel, 1857–1860 Prof. für Physiol. und Zool. in Freiburg. 1860–1901 Prof. für Physiol. in Göttingen.
E.: *M.-Tastkörperchen:* Corpuscula tactus in den Bindegewebsspalten der Lederhaut. – *M.-Plexus:* Plexus submucosus. Teil des vegetativen Nervengeflechts in der Wand des Intestinaltraktes. – *M.-Ganglien:* in den Plexus submucosus eingeschaltete Ganglienzellen.
W.: Über das Vorhandensein bisher unbekannter eigenthümlicher Tastkörperchen (Corpuscula tactus) in den Gefühlswärzchen der menschl. Haut ..., Nachr. Georg-August-Univ. Kgl. Ges. Wiss. (Göttingen) 1852, 17–32
Lit.: BLÄ 1935 IV 155. – EM 964.

Ménard, Maxime (* 1872 Saint Mihiel; † 7. 8. 1926 Paris)
Studium in Paris, anschließend am Elektrotherapeutischen Laboratorium der Charité tätig, wo er sich der Radiologie zuwandte, sowie Präparator. 1909 Leiter der Radiologischan Abt. am Hôp. Cochin. Der ausgezeichnete Radiologe war auch als Rechtsmediziner bekannt. Er starb an der Folgen der Röntgenstrahlen.
E.: *M.-Shenton-Linie:* bogenförmige Linie im Röntgenübersichtsbild des Beckens an der Unterkante des Schenkelhalses und des oberen Schambeinastes.
W.: Le bassin normal en radiographie, Paris 1908.
Lit.: BLÄ 1933 II 1021.

Ménétrier, Pierre-Eugène (* 7. 12. 1859 Paris; † 22. 8. 1935 Lisieux)
Studium in Paris. Bald nach seinem Studienabschluß Prof. für Pathol. in Paris. Er erkannte als einer der ersten die maligne Transformation benigner Neoplasien, worauf er in seiner Beschreibung der nach ihm benannten Erkrankung hinwies. 1930 war er Präsident der Académie Française de Médecine. Er starb an den Folgen eines Verkehrsunfalles.
E.: *Morbus M.:* Gastropathia hypertrophica gigantea (Riesenfaltengastritis, exsudative Gastroenteropathie).
W.: Des polyadénomes gastriques et de leurs rapports avec le cancer de l'estomac, Arch. . Physiol. norm. pathol. 32 (1888) 32–55, 236–262.
Lit.: J. P. Kanne, C. A. Rohrmann, J. E. Lichtenstein: Eponyms in radiology of the digestive tract: Historical perspectives and imaging appearances. Part 1: Pharynx, esophagus, stomach, and intestine, Radiographics 26 (2006) 129–142.

Mercadier, Maurice Paul (* 21. 1. 1917 Rignac, Aveyron, Frankreich; † 9. 4. 2002 Paris)
Studium in Paris, unterbrochen durch Kriegseinsatz als Sanitäter und Sanitätsoffizier. 1947 Prom. Danach chir. WB an Pariser Hospitälern (Jacques Hepp). 1953 Studienreise in die USA (Boston, New York, Rochester). 1955 Chir., 1958 ao. Prof., 1970–1982 o. Prof. für Chir. in Paris und ab 1966 Leiter der Chir. Abt. des Hôp. Pitié-Salpêtrière, wo er eine herzchir. Abt. einrichtete. Schwerpunkte: Gastrointestinale und hepatobiliäre Chir. Er entwickelte neue Op.-Techniken für die Anastomosierung von Pankreas- und Gallengang. Er war Mitherausgeber des *World Journal of Surgery.* 1982/83 Präsident der ISS, 1991 deren Ehrenmitglied. 1995 Präsident der Académie nationale de médecine.
W.: J. Caroli, M. M.: Les dyskinésies biliaires, Paris 1949.
Lit.: ISS 316f. – J. Moreaux: M. M. (1917–2002), Bull. Acad. Nat. Méd. 187 (2003) 1041–1049.

Merke, Franz (* 4. 2. 1893 Basel; † 6. 6. 1975 Basel)
Studium und Prom. (1918) in Basel. Nach pathol. und internist. WB in Lausanne 1920–1928 chir. WB in Basel (→ Hotz; → Henschen), 1927 Habil. 1929–1963 CA der Chir. Abt. am St.-Clara-Spital in Basel. Schwerpunkte: Knieverletzungen, Transfusion, Schilddrüsenerkrankungen, Kropfprophylaxe.
E.: *M.-Zeichen:* Torsionsschmerz bei gestrecktem und belastetem Bein und fixiertem Fuß bei Meniskusverletzung.
W.: Die chirurgische Behandlung der Hyperthyreosen, Basel 1944. – Geschichte u. Ikonographie des endem. Kropfes u. Kretinismus, Bern 1971.
Lit.: CV 1958, 557. – Nissen 340f.

Merkel, Friedrich Siegismund (* 5. 4. 1845 Nürnberg; † 28. 5. 1919 Göttingen)
Studium in Erlangen, Greifswald und Göttingen, 1869 Prom. in Erlangen. Anschließend dort Prosektor der Anatomie, 1870 Habil. 1872–1883 o. Prof. für Pathol. in Rostock, 1883–1885 in Königsberg, 1885–1919 in Göttingen. Schwerpunkte: topograph. Anat., mikroskopische Technik, Entwicklungsgesch. 1880 Mitglied der Leopoldina.
E.: *M.-Tastscheiben:* Menisci tactus. Scheibenförmig angeordnete Zellgruppen im Epithel mit intrazellulären Nervengeflechten.
W.: Über die Endigungen d. sensiblen Nerven in d. Haut d. Wirbeltiere, Rostock 1880.
Lit.: BLÄ 1933 II 1026. – NDB 17 (1994) 145f.

Merle d'Aubigné, Robert (* 23. 7. 1900 Neuilly-sur-Seine; † 11. 10. 1989 Paris)
Studium in Paris. 1923–1935 chir. WB am Hôp. de Vaugirard und 1927 Zuwendung zur Orthop. 1930

Studienaufenthalte in Wien (→ L. Böhler) und Bologna (→ Putti). Im II. Weltkrieg Militärchir. sowie in der Résistance. Nach Kriegsende für die Reorganisation des Sanitätsdienstes beauftragt. 1944 Studienreise nach England (→ Watson-Jones). Danach am Zentrum für Wiederherstellungschir. der Armee am Hôp. Leopold Bellan und am Hôp. Foch. 1948–1970 CA der Clinique chirurgicale orthopédique et réparatrice am Hôp. Cochin. Er war an der Erstbeschreibung einer motorischen Mehrsehnenersatzplastik bei Radialisparese beteiligt, entwickelte ein Bewertungsschema der Hüftgelenksfunktion und bewertete in einer großen Untersuchung die Leistungsfähigkeit der Judet-Acryl-Femurkopfprothese. 1962 Ehrenmitglied der DGOOC. 1969–1972 Präsident der SICOT.

E.: *M. d'A.-Klassifikation:* Bewertung der Hüftgelenksfunktion nach den Kriterien Schmerz, Bewegungsausmaß, Gang. – *M. d'A.-Op.:* Verlagerung des dorsalen Deltoideusanteils auf den gelähmten M. Triceps zur Wiederherstellung einer aktiven Ellenbogenstreckung.

W.: R. M. d'A., J. Cauchoix, J. V. Ramadier: Evaluation chiffrée de la fonction de la hanche, Rev. chir. orthop. 35 (1949) 541–548. – Treatment of residual paralysis after injuries of the main nerves; superior extremity, Proc. Roy. Soc. Med. 42 (1949) 831–835. – R. M. d'A., M. Postel: Functional results of hip arthroplasty with acrylic prothesis, J. Bone Jt. Surg. 36-A (1954) 451–475.

Lit.: I. Kempf: In memoriam R. M. d'A., Zschr. Orthop. 128 (1990) 336f. – K. I. N.: In memoriam R. M. d'A., J. Bone Jt. Surg. 72-B (1990) 730f. – D. J. Biau, R. A. Brand: R. M. d'A., 1900–1989, Clin. Orthop. 467 (2009) 2–6.

Merrill, John Putnam (* 10. 3. 1917 Hartfort, Conn.; † 4. 4. 1984 Hope Town, Bahamas)

Studium und Prom. (1942) in Boston. Danach med. WB am Peter Bent Brigham Hospital in Boston. Kriegseinsatz als Fliegerarzt. 1950–1956 Forscher am Howard Hughes Medical Institute in Boston, wo er sich mit der Dialyse befaßte. 1970–1984 o. Prof. an der Harvard-Univ. Er war der wiss. Leiter der 1954 von → J. E. Murray durchgeführten ersten Nieren-Lebend-Transplantation. Im Rahmen seiner Transplantationsforschungen inaugurierte er 1959 die Ganzkörperbestrahlung des Empfängers zur Reduzierung der Immunabwehr.

W.: J. P. M., J. E. Murray u. a.: Successful homotransplantation of the human kidney between identical twins, J. Amer. med. Ass. 160 (1956) 277–282. – J. E. Murray, J. P. M. u. a.: Study on transplantation immunity after total body irradiation: clinical and experimental investigation, Surgery 48 (1960) 272–284.

Lit.: L. K. Altman: J. M. Transplant Pioneer, dies in boating mishap, The New York Times 10. 4. 1984

Méry, Jean (* 6. 1. 1645 Vatan, Indre; † 3. 11. 1722 Paris)

Ab 1663 chir. Ausbildung am Pariser Hôtel-Dieu. 1681 Wundarzt von König Ludwig XIV. 1683 Wundarzt am Invalidenhaus. 1684 Wundarzt des Herzogs von Burgund und konsiliarisch in Portugal und Spanien tätig, später auch in England. Ab 1700 erster Chir. am Hôtel-Dieu in Paris. Er legte 1700 den ersten künstlichen Darmausgang an. 1684 Mitglied der Académie royale des sciences.

Lit.: BLÄ 1935 IV 178. – Chronik 203.

Metzenbaum, Myron Firth (* 1. 4. 1876 Cleveland, OH; † 25. 1. 1944 Cleveland)

Studium und Prom. (1900) in Cleveland. 1901 Studienreise nach Wien, Budapest und Berlin. 1902–1910 chir. und otolaryngol. WB in Cleveland. 1910 machte er sich in eigener Praxis selbständig, wurde zum angesehenen Spezialisten für Gaumenspalten und Nasenrekonstruktionen und war 1937 Gründungsmitglied des American Board of Plastic Surgeons. Die nach ihm benannte Schere wurde ursprünglich für die Tonsillektomie entwickelt, kam jedoch schnell als Weichgewebe-Präparierschere allgemein in Gebrauch.

E.: *M.-Schere:* Präparierschere mit langen Griffen und kurzen, stumpfen, leicht gebogenen Klingen; heute meist mit Hartmetalleinlagen versehen.

W.: Nasal reconstruction by means of auto and isografts, Laryngoscope 38 (1928) 197–205. – Nasal reconstruction by means of bone and cartilage existing within old traumatized nose: illustrated by plaster models and lantern slides of preoperative and postoperative cases, Laryngoscope 40 (1930) 488–494.

Lit.: R. Metson: M. F. M.: innovative surgeon, caring physician, Otolaryng. Head Neck Surg. 110 (1994) 477–481.

Meyer, Willy (* 24. 7. 1854 Minden; † 25. 2. 1932 New York)

Studium und Prom. (1880) in Bonn. Chir. WB 1881–1884 in Bonn (→ Busch; → Trendelenburg). 1884 nach New York ausgewandert, wo er 1886–1892 Prof. für klin. Chir. am Women's Medical College und 1892–1919 Prof. an der New York Post Graduate School sowie 1887–1923 Dir. des German Hosp. (1857 Mitgründer: → Krackowizer; später: Lenox Hill Hosp.) war. Schwerpunkte: Zystoskopie (Durchführung einer der ersten Untersuchungen in den USA), Mammakarzinom, Thoraxchir. Baute in New York zwei modifizierte Sauerbruch-Unterdruckkammern (1909, 1911), in denen er während des I. Weltkriegs thoraxchir. Eingriffe vornahm und → F. Torek 1913 die erste Ösophagektomie durchführte. Der Pionier der Thoraxchir. gründete 1917 die American Association for Thoracic Surgery.

W.: W. M., V. Schmieden: Bier's hyperemic treatment in surgery, medicine and the specialties, Philadelphia - London 1908 (2. Aufl. 1909). – Cancer, New York 1931.

Lit.: BLÄ 1933 II 1036.

Meyerding, Henry William (* 5. 9. 1884 St. Paul, MN; † 27. 8. 1969 Rochester, MN)

Studium und Prom. (1909) in Minneapolis, MN. Dort auch WB in orthop. Chir. bis 1918. 1918–1954 als Orthop. an der Mayo-Klinik in Rochester, MN. 1937 o. Prof. für orthop. Chir. Schwerpunkte: ischämische Kontraktur, Rückenschmerz, Spondylolisthese, spinale Fusion. 1929 Gründungsmitglied der SICOT.

E.: *M.-Klassifikation:* Einteilung der Spondylolisthese in 4 Schweregrade. – *M.-Retraktor:* selbsthaltender Wundspreizer für die Hemilaminektomie.

W.: Spondylolisthesis, Surg. Gyn. Obstetr. 54 (1932) 371–377. – Spondylolisthesis, J. Bone Jt. Surg. 13 (1931) 39–48.
Lit.: I. P. Wright: Who was Meyerding? Spine 28 (2003) 733–735.

Michaelis, Christian Friedrich (* 13. 5. 1754 Göttingen; † 17. 2. 1814 Marburg)
Studium in Göttingen und Groningen, 1776 Prom. in Straßburg. Anschließend als Arzt im Generalstab des hessischen Armeecorps Teilnahme am amerikanischen Unabhängigkeitskrieg. Nach Rückkehr 1784 Prof. für prakt. Med. in Kassel, 1786 o. Prof. für Anat. in Marburg, 1803 Dir. des neugegründeten Institutum chirurgicum Gulielminum, 1813 Dir. der Chir. Anstalt im neueröffneten Akad. KH Schwerpunkte: Nervenregeneration, Tracheotomie bei Croup, Tenotomie bei Klumpfuß.
W.: Über die Regeneration von Nerven, Kassel 1785.
Lit.: BLÄ 1935 IV 198. – Killian 224f. – BEdM I 411. – Sachs IV 150.

Michon, Jacques (* 22. 1. 1921 Nancy; † 9. 3. 1989 Nancy)
Studium in Nancy, unterbrochen 1945/46 durch Militärdienst, 1948 Prom. Chir. WB in Nancy und Paris (→ Merle d'Aubigné). 1958 Habil. 1970 gründete er am Hôp. Jeanne d'Arc in Nancy eine Abt. für orthop., plast. und rekonstruktive Chir. in der er die Handchir. etablierte. Er führte 1963 die mikrochir. Nervenrekonstruktion in Europa ein. 1963 Mitbegründer der Groupe de l'Étude de la Main (GEM)
W.: C. Verdan, J. M.: Le traitment des plaies des tendons flechisseurs des doigts, Rev. Chir. Orthop. Rep. 47 (1961) 285–325. – J. M., P. Masse: Le moment optimum de la suture nerveuse dans les plaies du membre supérieur, Rev. Chir. Orthop. Rep. App. Mot. 50 (1964) 205–212. – Panaris, Ann. Chir. 28 (1974) 255–257.
Lit.: P. Vichard: J. M. (1921–1989), Rev. Chir. Orthop. Reparatrice App. Mot. 75 (1989) 578f. – Buck-Gramcko 183–185.

Middeldorpf, Albrecht Theodor (* 3. 7. 1824 Breslau; † 29. 7. 1868 Breslau)
Studium in Breslau und Berlin, 1846 Prom. Danach Ass. an der Chir. Abt. des Allerheiligen-Hospitals Breslau (→ Remer). Studienreisen führten ihn nach Paris und Wien. Habil. 1852, ao. Prof. 1854. 1856–1868 o. Prof. für Chir. und Augenheilkunde in Breslau. Im Krieg 1864–1866 leitete er ein Hospital des Johanniterordens in Schleswig, später als Generalarzt in böhmischen Lazaretten tätig. Er starb an einer Peritonitis nach perforierter Appendizitis. Schwerpunkte: Galvanokaustik, Abdominalchir., Frakturbehandlung. Er resezierte 1857 erstmals einen Ösophagustumor und operierte 1859 erstmals eine Magenfistel.
E.: *M.-Triangel:* Dreieckskonstruktion aus Cramer-Schienen zur Ruhigstellung des gebeugten Arms in Abduktion.
W.: Beiträge zur Lehre von den Knochenbrüchen, Breslau 1853. – Die Galvanokaustik. Ein Beitrag zur op. Medizin, Breslau 1854. – De polypis oesophagi atque de tumore ejus generis primo prospere exstirpato, Breslau 1857. – Commentatio de fistulis ventriculi externis et chirurgica earum sanatione, Breslau 1859. – H. Haeser, A. Th. M. (Hgg.): Buch der Bündth[!]-Ertznei von Heinrich von Pfolsprundt[!], Bruder des deutschen Ordens, 1460, Berlin 1868.
Lit.: ADB 21 (1885) 708–710. – BLÄ 1935 IV 204f. – Killian 366. – H. Sudermann: A. Th. M. (1824–1868) u. die Anfänge d. Elektrochirurgie (Galvanokaustik), med. Diss. Frankfurt a. M. 1998. – Sachs III 263–265. – Sachs V 92–95. – BEdM I 412. – EM 987.

Mieg, Johann Jakob (* 7. 9. 1794 Basel; † 1. 7. 1870 Basel)
1829–1864 o. Prof. für Chir. und Geburtshilfe in Basel. Unter seiner Ltg. entstand 1842 ein neues Spital in Basel.
Lit.: BLÄ 1935 IV 207. – Killian 183. – Sachs IV 22.

Mikulicz-Radecki, Johannes von (* 16. 5. 1850 Czernowitz, Bukowina; † 14. 6. 1905 Breslau)

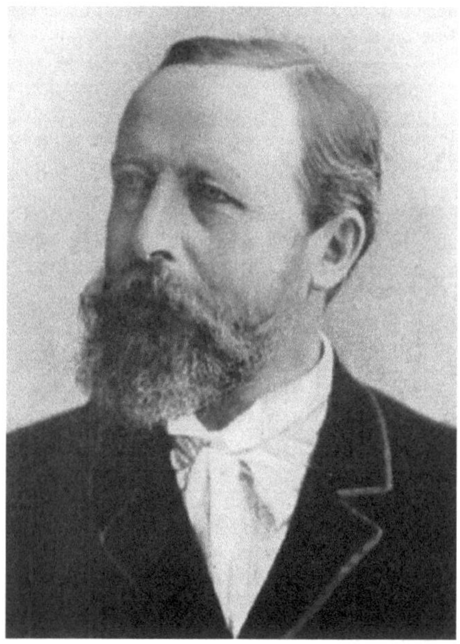

Studium und Prom. (1875) in Wien, danach dort chir. WB (→ Billroth). 1880 Habil. 1881 Niederlassung in Wien. 1882–1887 o. Prof. für Chir. in Krakau, 1887–1890 in Königsberg und 1890–1905 in Breslau. Hier 1891 Bezug eines Neubaus, den er mit einem modernen Op.-Saal ausstattete. Sein besonderes Interesse galt der Anti- und Asepsis; er vereinheitlichte die Haut- und Händedesinfektion (→ Blumberg), führte 1896 Mundschutz und Zwirnhandschuhe ein, nach einem Besuch bei → Halsted Gummihandschuhe. Weitere Schwerpunkte: Anästhesiemethoden, Strumachir., Magen-Darm-Chir. (1880 erste Übernähung eines perforierten Magenulkus), Pyloroplastik (1887 erstmals ausgeführt, 11 Monate nach → W. H. Heineke), Knochen- und Gelenkerkrankungen. Von ihm stammt das erste brauchbare Verfahren zur Ösophago-Gastroskopie (1881), 1889 führte er die erste Enterozystoplastie durch, 1902 gab er ein Resektionsverfahren für Dickdarmtumoren beweglicher Darmabschnitte mit Vorverlagerung vor

die Bauchwand, Tumorresektion nach Einheilung und schließlich Kontinuitätswiederherstellung durch Spornquetsche an. Die Unterdruckkammer zur Durchführung von Operationen im Thoraxbereich wurde unter ihm von → Sauerbruch entwickelt. Er begründete mit Bernhard Naunyn die *Mitteilungen aus den Grenzgebieten der Medizin und der Chirurgie*. 1901 Mitbegründer der DGOOC, 1905 deren Präsident sowie Ehrenmitglied. Der ungemein innovative Chirurg gehört zu den bedeutendsten Vertretern der wiss. Chir. des 19. Jhs.
E.: *M.-Klemme:* Peritonealklemme mit leicht gebogenenen, quer geriefte Branchen, an der Spitze gezähnt. – *M.-Krankheit:* **1.** Schwellung der Tränen- und Mundspeicheldrüsen. **2.** Ostitis fibrosa localisata: epiphysennahe Zyste in Röhrenknochen. – *M.-Linie:* Geometrische Längsachse und Traglinie des Beines jeweils durch die Mitte von Hüftkopf, Knie- und Sprunggelenk auf einer Rontgen-Ganzbeinaufnahme. – *M.-Naht:* Einstülpende Dreischichtnaht am Gastrointestinaltrakt. – *M.-Op.:* **1.** Modifizierte Billroth-II-Magenresektion: Gastrojejunostomia anterior oralis partialis inferior isoperistaltica. **2.** *Heineke-M.-Op.*: Pyloroplastik mittels Längsdurchtrennung der Vorderwand von Magenausgang und Duodenumanfangsteil sowie quere Vernähung. – *M.-Tamponade:* Streifentamponade. – *M.-Zellen:* für das Rhinosklerom typische große Rundzellen mit rel. kleinem Kern und geblähter, wabenartiger Struktur des Protoplasmas.
W.: Die seitlichen Verkrümmungen am Knie und deren Heilmethoden, Arch. klin. Chir. 23 (1879) 561–629, 671–766. – Über das Rhinosklerom (Hebra), Arch. klin. Chir. 20 (1876) 485–534. – Über Gastroskopie und Oesophagoskopie, Wien. med. Presse 22 (1881) 1405–1408, 1437–1443, 1473–1475, 1505–1507, 1537–11541, 1573–1577, 1629–1631. – Ein Fall von Resection des carcinomatösen Ösophagus mit plastischem Ersatz des excidierten Stückes, Prag. med. Wschr. 11 (1886) 93–94. – Zur Op. d. angeb. Blasenspalte, Zbl. Chir. 26 (1889) 641–643. – Über Versuche, die aseptische Wundbehandlung zu einer wirklich keimfreien Methode zu vervollkommnen, Dtsch. med. Wschr. 24 (1897).
Lit.: BLÄ 1901, 1140–1142. – G. Kraft: Erinnerungen an J. v. M. u. Karl Schönborn. Aus den Jugendtagen d. modernen Chir., Leipzig 1926. – Leiber/Olbert 300. – Killian 366–368. – NDB 17 (1994) 498f. – Ärztelex. 220. – P. Gorecki, W. Gorecki: J. M.-R. (1850–1905). The creator of modern european surgery, Dig. Surg. 19 (2002) 313–320. – BEdM I 413. – Sachs II 151–159. – Sachs III 265–283.
Abb.: s. Abb.-Verzeichnis.

Milch, Henry (* 20. 12. 1895 New York; † 3. 3. 1964 New York)
Nach Kriegsdienst im I. Weltkrieg Studium in New York (Columbia Univ.). 1923–1960 als orthop. Chir. am Hosp. for Joint Diseases tätig, wo er sich dem Studium von Verletzungen mit Gelenkbeteiligung widmete. 1929–1956 auch Dozent für Anat. in New York.
E.: *M.-Op.:* treppenförmige Verkürzungsosteotomie der Ulna bei in Verkürzung ausgeheilter distaler Radiusfraktur.
W.: Cuff resection of the ulna for malunited Colles' fracture, J. Bone Jt. Surg. 23 (1941) 311–313.
Lit.: J. E. M.: H. M. 1895–1964, J. Bone Jt. Surg. 46-A (1964) 1358f.

Miles, William Ernest (* 13. 1. 1869 Uppingham, Ruthland; † 24. 9. 1947 London)
Studium in London (St. Bartholomew's), FRCS 1894. Danach Chir. am Cancer Hosp. und am Gordon Hosp. in London sowie am Royal Hosp. in Richmond. Im I. Weltkrieg in Lazaretten in Belgien und Frankreich eingesetzt. Der bedeutende Koloproktologe befaßte sich bes. mit der Pathol. und Therapie der Hämorrhoiden, gab eine Klassifikation der perianalen Fisteln an, deren Behandlung er meisterhaft beherrschte, und perfektionierte die Rektumexstirpation (1907 abdominoperineale Rektumexstirpation).
E.: *M.-Op.:* einzeitige abdominoperineale Rektumexstirpation mit Entfernung des gesamten intrapelvinen Kolons und Anlage eines abdominellen Kolostomas. – *M.-Klassifikation:* Einteilung der perianalen Fisteln in 6 Gruppen.
W.: A method of performing abdomino-perineal excision for carcinoma of the rectum and of the terminal portion of the pelvic colon, Lancet 1908, II, 1812–1813. – Ano-rectal fistulæ, Proc. Roy. Soc. Med. 25 (1932) 1649–1678. – W. E. M., D. H. Goodsall: Diseases of the anus and rectum, I–II, London 1900–1908.
Lit.: BLÄ 1933 II 1044f. – M. L. Corman: W. E. M., Dis. Colon Recctum 23 (1980) 202f.

Millesi, Hanno (* 24. 3. 1927 Villach; † 28. 4. 2017 Wien)
Studium und Prom. (1951) in Innsbruck. Danach pathol. und internist. WB in Wien. 1953–1961 chir. und plast.-chir. WB in Wien (→ Schönbauer; E. Winkler), 1961 Ltg. der Abt. für Plast. Chir. an der I. Chir. Univ.-Klinik Wien. 1967 Habil. 1972 ao. Prof. 1982–1995 o. Prof. und 1993–1995 Leiter der Abt. für Plast. Chir. am Neuen Allg. KH Wien. Danach bis 2010 Dir. der Wiener Privatklinik. Schwerpunkte: Dupuytren-Kontraktur, Chir. der peripheren Nerven, Nerventransplantation, Rekonstruktion des Plexus brachialis, Fehlbildungen der Hand. Die Pionier der Mikrochir. war u. a. Mitbegründer und 1978–1982 Präsident der Deutschsprachigen Arbeitsgemeinschaft für Mikrochirurgie der peripheren Nerven und Gefäße. 1969–1995 Mitherausgeber der Zeitschrift *Handchirurgie*. 1978 Korrespondierendes (Ehren-)Mitglied der DGCH. 1992 korrespondierendes Mitglied der Österreichischen Akademie der Wissenschaften.
W.: Chirurgie der peripheren Nerven, München 1992. – H. Nigst, D. Buck-Gramcko, H. M. (Hgg.): Handchir., I–II, Stuttgart - New York 1981–1983.
Lit.: CV 1980, 482–494. – H. Piza-Katzer: H. M. zum 70. Geburtstag, Handchir. Mikrochir. Plast. Chir. 29 (1997) 58f. – dies.: H. M. (1927–2017). Zum Ableben eines Mannes mit Eigenschaften, Handchir. Mikrochir. Plast. Chir. 39 (2017) S. 222f.

Milligan, Edward Thomas Campbell (* 23. 6. 1886 Waterloo, Australien; † 4. 1. 1972 London)
Studium und Prom. (1912) in Melbourne. Im I. Weltkrieg ab 1914 mit dem australischen Expeditionskorps in Frankreich, wo er Wunden radikal debridierte, bevor dies allgemeiner Standard wurde. 1919 FRCS und

Niederlassung in London, wo er an mehreren Hosp. (u. a. St. Mark's) als konsultierender Chir. tätig war. Hier wurde er zum Spezialisten für die Krankheiten des Analkanals und die abdominoperineale Rektumexstirpation.
E.: *M.-Morgan-Op.:* Hämorrhoiden-Op. mit Resektion der die Knoten bedeckenden Schleimhaut.
W.: E. T. C. M., C. N. Morgan, L. F. Jones, R. Officer: Surgical anatomy of the anal canal, and the operative treatment of haemorrhoids, Lancet 1937
Lit.: M. L. Corman: E. T. C. M. 1886–1972, Dis. Colon Rectum 28 (1985) 620.

Mirizzi, Pablo Luis (* 25. 1. 1893 Córdoba, Argentinien; † 28. 8. 1964 Córdoba, Argentinien)
Studium und Prom. (1916) in Córdoba. Nach chir. WB dort und Studienreisen in die USA und nach Europa 1926–1954 o. Prof. und Dir. der Chir. Klinik der Univ. Córdoba. Schwerpunkte: Hepatobiliäre Chir. Er beschrieb 1932 erstmals die intraop. Röntgendarstellung der Gallenwege und 1939/40 das nach ihm benannte Syndrom. 1959 Kongreßpräsident der ISS, 1961 deren Ehrenmitglied.
E.: *M.-Syndrom:* Entzündliche Stenose des Ductus hepaticus mit Cholangitis oder Cholezystitis.
W.: La colangiografia durante las operaciones de las vias biliares, Bol. Soc. cir. B. Aires 16 (1932) 1133. – Functional disturbances of choledochus and hepatic bile duct, Arch. Surg. 41 (1940) 1325–1330. – Sindroma del conducto hepatico, J. Intern. Cir. 88 (1948) 737. – Lithiase de la voie biliaire principale, Paris 1957 [S. 116].
Lit.: W. Hess: Operative Cholangiographie. Technik, Diagnostik, Praxis, Stuttgart 1955. – ISS 318f.

Mixter, William Jason (* 5. 12. 1880 Wien; † 14. 3. 1958 Woods Hole, MA)
Studium in Boston (Harvard), Abschluß 1906. Ab 1907 in der Praxis des Vaters tätig. 1911/12 Studienreise nach London (→ Horsley). Im I. Weltkrieg zunächst 1915 als ziviler Chir. in Frankreich, später als Militärarzt. Bis 1920 als Allgemeinchir. tätig, wandte er sich der Neurochir. zu und war 1933–1946 Leiter der Neurochir. am Massachusetts General Hosp. (1938 eigene Abt.) sowie Prof. für Chir. an der Harvard-Univ. Er behandelte ab 1923 den Hydrozephalus durch endoskopische Drainage des 3. Ventikels, wies 1934 radiologisch den Bandscheibenvorfall als Ursache für das „Ischiassyndrom" nach und behandelt ihn ab 1936 durch Laminektomie. Er war 1920 mit → Cushing Gründer der Society of Neurological Surgeons.
W.: W. J. M., J. S. Barr: Rupture of the intervertebral disc with involvement of the spinal canal, New Engl. J. Med. 211 (1934) 210–214.
Lit.: H. T. Ballantine: W. J. M. 1880–1956, Surg. Neurol. 15 (1983) 315–317.

Miyake, Hayari (* 18. 3. 1867 Tokushima, Japan; † 29. 6. 1946 Okayamie, Japan)
Studium in Tokio. Ab 1891 dort chir. WB und als prakt. Arzt niedergelassen. 1898–1900 chir. WB in Breslau (→ Mikulicz). Danach Instruktor an der Medzinschule in Osaka. 1903/04 erneuter Studienaufenthalt in Deutschland. 1904–1927 Prof. für Chir. an der Univ. Fukuoka. Er gab in Japan eine *Deutsche Zeitschrift für Chir.* heraus.
Lit.: BLÄ 1933 II 1051f. – Sachs III 274.

Moberg, Erik (* 5. 1. 1905 Lund; † 14. 2. 1993 Göteborg)
Studium in Lund, Abschluß 1932. 1932/33 Arzt und Betreuer an einer iranischen Pulverfabrik. Danach pathol. bakteriol., radiol. und schließlich chir. und orthop. WB in Lund und Stockholm. 1936 Habil. in Lund. Ab 1942 am Sahlgrenska Sjukhuset in Göteborg, dort nach Studienaufenthalt in USA (→ Bunnell) 1947 Aufbau einer handchir. Abt. Ab 1957 Leiter der Klinik für orthop. Chir. 1958–1971 Prof. für Handchir. Schwerpunkte: Wiederherstellung von Sensibilität und Greiffunktion der Hand, Verbesserung der op. Technik in nahezu allen Bereichen der Handchir., Tetraplegie., Rheumachir. Als Handchir. genoß er weltweites Ansehen.
E.: *M.-Test:* Ninhydrin-Test zur objektiven Beurteilung von Sensibilitätsstörungen im Bereich der Hand mit Hilfe der Schweißsekretion.
W.: Objective methods for determining the functional value of sensibility in the hand, J. Bone Jt. Surg. 40 (1958) 454–476. – Dringliche Handchirurgie, Stuttgart 1964 (2. Aufl. 1968).
Lit.: Leiber/Olbert 302f. – F. M. Howard, A. B. Swanson: In memoriam E. M. 1905–1993, J. Hand Surg. 18-A (1993) 548–546. – Buck-Gramcko 193–195.

Moeller, Julius Otto Ludwig (* 7. 6. 1819 Königsberg; † 28. 8. 1887 Königsberg)
Studium in Königsberg, Berlin, Halle und Wien, 1840 Prom. Ab 1841 in Königsberg als Arzt tätig und bis 1863 ao. Prof. für prakt. Med. und Dir. der Med. Poliklinik.
E.: *M.-Barlow-Krankheit:* Vit. C-Mangelerkrankung der Kinder unter dem Bild einer hämorrhag. Diathese, „kindlicher Skorbut".
W.: Über akute Rachitis, Königsb. med. Jb. 1 (1859) 377; 3 (1862) 135.
Lit.: BLÄ 1935 IV 227.

Mörl, Franz (* 6. 11. 1899 Kostenblatt/Kostomlaty, Böhmen; † 30. 5. 1979 Halle)
Nach Teilnahme am Ersten Weltkrieg Studium in Graz und Prag, dort 1925 Prom. Chir. WB in Prag (→ Schloffer). 1935–1942 CA am KH Saaz (Zatec) an der Eger, 1942–1945 CA der Chir. Abt. des KH Brüx (Most). Ab 1945 Ass. am Städt. KH St. Georg in Leipzig. 1946 OA an der Chir. Univ.-Klinik Leipzig (→ Heller). 1948 Habil. 1949–1956 Ltg. der Chir. Abt. des KH St. Georg in Leipzig. 1956–1965 o. Prof. für Chir. in Halle. 1960 Mitinitiator der Pflichtimpfung gegen Tetanus in der DDR. Schwerpunkte: Gefäß-, Thorax-, Mamma-, Kolon-, Unfallchir. 1947 Mitbegründer der Thüringischen Gesellschaft für Chir. 1959 Mitglied der Leopoldina.
W.: Lehrbuch d. Unfallchir., Berlin 1964 (2. Aufl. 1968).
Lit.: Killian 293f. – NDB 17 (1994) 677f. – BEdM I 416. – Kiene/Reding/Senst 341f.

Mohrenheim, Joseph Jakob von (* 1759; † 17. 11. 1799 St. Petersburg)
Magister der Chir., Geburtshilfe und Augenheilkunde in Wien, dort zweiter Wund- und Augenarzt an der med.-chir. prakt. Lehranstalt. 1783 als Prof. der prakt. Chir. an die Hebammenschule nach St. Petersburg berufen.
E.: *M.'sche Grube:* Trigonum deltoideopectorale.
W.: Wienerische Beyträge zur Arzneykunde, Wundarzneykunst und Geburtshilfe, I–II, Wien 1781, Dessau 1783. – Beobachtungen verschiedener chir. Vorfälle, I–II, Wien 1780, Dessau 1783.
Lit.: ADB 22 (1885), 75. – BLÄ 1935 IV 229.

Moier, Johann Christian (* 10. 3. 1786 Reval [Talinn]; † 1. 4. 1858 Bonino, Bez. Orjol, Rußland)
Studium in Dorpat, Göttingen und Pavia, 1813 Prom. in Dorpat. Danach Niederlassung in Reval. 1814–1836 o. Prof. für Chir. in Dorpat. Aus gesundheitlichen Gründen ausgeschieden. Er stiftete ein Armenhaus in Dorpat und zog sich auf die Güter seiner Frau zurück.
Lit.: BLÄ 1935 IV 230. – Sachs IV 52.

Mojsisovics, Georg, Edler von Mojisvár (* 20. 4. 1799 Ivánka, Slowakei; † 10. 3. 1861 Wien)
Studium in Wien und Budapest, Prom. 1826, danach Ausbildung am Operationsinstitut in Wien. 1828 Ass. an der Chir. Univ.-Klinik, 1832 Primar-Wundarzt am Allg. KH Wien. Er entwickelte eine spezielle Therapieform der Oberschenkelbrüche. 1858 geadelt.
W.: Darstellung d. Äquilibrial-Methode zur sicheren Heilung d. Oberschenkelbrüche ohne Verkürzung, Wien 1882. – Darstellung einer sichern u. schnellen Heilmethode der Syphilis durch Jodpräparate, Wien 1845.
Lit.: BMC 385. – ADB 22 (1885) 82f. – BLÄ 1935 IV 231f. – BEdM I 416.

Mommsen, Friedrich (* 5. 4. 1885 Meldorf, Holstein; † 1967)
Studium in München, Kiel, Leipzig und Berlin, 1911 Prom. in Kiel. 1912/13 orthop. WB in Halle (→ Gocht) und 1914/1915–1919 in Berlin (→ Biesalski). Im I. Weltkrieg Truppenarzt, 1919/20 Lazarettarzt in Berlin. 1920–1930 OA, 1930–1934 Leiter des Oskar-Helene-Heims in Berlin, danach niedergelassener Orthop. in Berlin. Im II. Weltkrieg wieder Lazarettarzt. 1950–1952 o. Prof. für Orthop. in Leipzig. Schwerpunkte: Kontrakturen, Prothesenversorgung, Kinderlähmung. Er entwickelte (mit Biesalski) die „Quengel-Methode" zur Beseitigung von Gelenkkontrakturen mittels kontinuierlich angreifender kleiner Kräfte.
W.: Dauerwirkung kleiner Kräfte b. d. Kontrakturbehandlung (Quengelmethode), Zschr. Orthop. 42 (1922). – Künstliche Glieder, I–II, Stuttgart 1932. – Orthop. u. Kinderlähmung, Stuttgart 1938.
Lit.: CV 1938, 453f. – Professorenkatalog Univ. Leipzig.

Monaldi, Vincenzo (* 16. 4. 1899 Monte Vidon Combatte, Fermo, Italien; † 7. 11. 1969 Rom)
Studium und Prom. (1925) in Rom. 1925–1931 am Inst. für Physiol. in Rom und internist. WB in Rom mit Spezialisierung als Tuberkulose- und Lungenarzt. 1931–1945 am Ospedale Forlani, danach Prof. und Dir. des Sanatoriums Principe di Piemonte in Neapel. Er gründete 1946 das *Archivio di tisiologia e malattie dell'apparato respiratorio* (heute *Monaldi Archives of Chest Disease*). Daneben machte er Karriere in der Politik, war 1948 Senator und 1958/59 erster Gesundheitsminister Italiens.
E.: *M.-Drainage:* intrapulmonale dünnlumige Kavernensaugdrainage zur Tuberkulosetherapie (1938).
W.: Elementi di fisiopatologia dell'apparato respiratorio nella tubercolosi polmonare, Rom 1934 (4. Aufl. 1956). – Endocavitary aspiration; its practical applications, Tubercle 28 (1947) 223–228.
Lit.: DBI 71 (2011).

Mondeville, Henri de s. Henri de Mondeville

Monnier, Charles **Edouard** (* 3. 1. 1875 La Chaux-de-Fonds; † 10. 2. 1940 Zürich)
Studium in Zürich und Berlin, Prom. 1898. Danach Ass. und OA in Zürich (1907 Habil.). Ab 1909 CA der Chir. Abt. des Kinderspitals Zürich. Schwerpunkt: Lippen-Kiefer-Gaumenspalten.
Lit.: BEdM I 417.

Monro, Alexander I. (* 8. 9. 1697 London; † 10. 7. 1767 Edinburgh)
Nach chir. Ausbildung in London (→ Cheselden) 1718 Studienreise nach Holland (→ Boerhaave) und Frankreich. Ab 1719 Prosektor in Edinburgh, ab 1720 Vorlesungstätigkeit für Anat. und Chir. 1721–1759 Prof. für Anat. in Edinburgh. Er war der führende Anat. und Chir. seiner Zeit; er mehrte das Ansehen der Schule von Edinburgh.
W.: Osteology, or a treatise on the anatomy of bones. To which are added a treatise of nerves, etc., Edinburgh 1726 (6. Aufl. 1758).
Lit.: BLÄ 1935 IV 242f. – M. M. Ravitch, Invective surgery: William Hunter versus M. Primus, M. Secundus, and Percival Pott, Bull. New York Acad. Med., second series 50/7 (1974) 797–816.

Monro, Alexander II. (*10. 3. 1733 Edinburgh; † 2. 10. 1817 Edinburgh)
Sohn des vorigen. Studium und Prom. (1755) in Edinburgh. Danach dort Lehrtätigkeit für Anat. und Chir. sowie bis 1758 Studienreise nach London, Paris und Berlin (→ J. F. Meckel d. Ä.). 1759–1801 auf dem Lehrstuhl seines Vaters Prof. für Anat. und Chir., hielt er noch bis 1809 Vorlesungen. Der begabte Anatom erforschte den Bau von Gehirn, Nervensystem und Sinnesorganen, untersuchte den Einfluß von Opium auf das Nervensystem, beschrieb die Schleimbeutel des Menschen und betrieb Studien zur vergleichenden Anatomie. Das berühmteste Mitglied der Familie M. konnte die Einrichtung eines eigenen Lehrstuhls für Chir. verhindern.
E.: *M.-Kellie-Doktrin:* Die Volumina von Gehirn, Rückenmark, Liquor und intrakraniellem Blut sind aufgrund der starren Umkleidung von Dura und Knochen wenig variabel. – *Foramen M.i:* Foramen interventriculare zw. Seitenventrikel und drittem Ventrikel. – *M.-Zysten:* das Foramen M.i blockierende Ependymzysten. – *M.-Punkt:* Einstichstelle für die Aszitespunktion.

W.: Observations on the structure and functions of the nervous system, Edinburgh 1783. – A description of all the bursae mucosae of the human body, Edinburgh 1788.
Lit.: BLÄ 1935 IV 243. – EM 1005f. – Mark M. Ravitch, Invective surgery: William Hunter versus Monro Primus, Monro Secundus, and Percival Pott, Bull. New York Acad. Med., second series 50/7 (1974) 797–816.

Monro, Alexander III. (* 5. 11. 1773; Edinburgh; † 10. 3. 1859 Edinburgh)
Sohn des vorigen. Studium und Prom. (1797) in Edinburgh. Anschließend Studienreise nach London und Paris. Ab 1800 zusammen mit seinem Vater, 1817–1846 allein Prof. für Anat. und Chir. Auch er hatte bedeutende Schüler.
W.: Observations on crural hernia. To which is prefixed an account of the other varieties of hernia, Edinburgh 1803.
Lit.: BLÄ 1935 IV 243f.

Monteggia, Giovanni Battista (* 8. 8. 1762 Laveno, Lago Maggiore; † 17. 1. 1815 Mailand)
Handwerkschir. Ausbildung am Ospedale Maggiore in Mailand, ab 1790 chir. Gehilfe und Prosektor der Anat., 1791 Gefängnisarzt, 1795–1815 Prof. der Anat. und Chir.; 1800 erster Wundarzt am Hosp. in Mailand. Der bedeutendste ital. Chir. des beginnenden 19. Jhs. studierte den Krankheitsverlauf der Syphilis und beschrieb als einer der ersten die Poliomyelitis.
E.: *M.-Fraktur:* Fraktur des proximalen Drittels des Ulnaschaftes mit Luxation des Radiuskopfes nach vorn (1814).
W.: Istituzioni chirurgiche, Mailand 1802–1805 (zahlreiche Neuauflagen).
Lit.: L. F. Peltier: Eponymic fractures: Giovanni Battista Monteggia and Monteggia's fracture, Surgery 42 (1957) 585–591. – J. L. Bado: The Monteggia lesion, Clin. Orthop. 50 (1967) 71–86. – Hunter/Peltier/Lund 830. – DBI 76 (2012).

Moore, Edward Mott (* 1814 Rathway, NJ; † 1902 Rochester, NY)
Studium in New York und Philadelphia, dort 1838 Prom. Danach Niederlassung als Chir. in Rochester, NY. 1842–1854 Prof. für Chir. in Woodstock, VT, 1855 in Berkshire, MA, 1857 in Columbus, OH, und 1859–1883 in Buffalo, NY. 1857–1902 Chefchir. am St. Mary's Hosp. in New York. 1883 Präsident der ASA, 1890 der AMA.
E.: *M.-Fraktur:* dist. Radiusfraktur mit gleichzeitiger Luxation des Ulnakopfes nach distal.
Lit.: New York Times v. 5. 3. 1902, S. 9.

Morand, Sauveur-François (* 2. 4. 1697 Paris; † 21. 7. 1773 Paris)
Nach chir. Ausbildung in Paris wurde er 1724 Demonstrator der Chir. am Jardin du Roi und 1730 Chir. an der Charité sowie Oberwundarzt bei den Garden. Er war Mitbegründer der Académie de Chirurgie und gilt als einer der bedeutendsten Chirurgen seiner Zeit mit dem Ziel, die Operationstechniken zu vereinfachen. Er befaßte sich mit dem suprapubischen Steinschnitt (nach → Cheselden), der Hüftexartikulation sowie der Blutstillung. 1710 führte er zusammen mit → Le Dran die erste Schultergelenksexartikulation durch und operierte 1752 einen temporosphenoidalen Abszeß. Von ihm stammt auch die Erstbeschreibung der Dysostosis cleidocranialis.
W.: Sur un enfant auquelil manquoit les deux clavicules, le sternum et les cartilages, qui dans l'état naturel l'attachentaux côtes, Hist. Acad. roy. Sci. Paris (1766) 47f. – Opuscules de chirurgie, I–II, Paris 1768–1772.
Lit.: BLÄ 1935 IV 207. – EM 1007.

Morawek, Adolph (* 11. 11. 1816 Prag; † 11. 11. 1855 Würzburg)
Studium und Prom. (1843) in Prag, anschließend WB an verschiedenen Abt. des Allg. KH Prag, dort auch 1848–1852 chir WB (→ Pitha). 1853/54 Studienreise nach Deutschland, Frankreich und England. 1854–1855 o. Prof. der Chir. in Würzburg. Er war bei Schülern und Patienten äußerst beliebt. Er litt an einer chron. Darmerkrankung.
Lit.: BLÄ 1935 IV 258. – Killian 128.

Morel-Lavallée, Victor-Auguste-François (* 24. 8. 1811 Bion; † 29. 4. 1865 Paris)
Studium und Prom. (1842) in Paris, 1851 Chirurgien des hôpitaux. Er bewarb sich mehrfach vergeblich um eine akademische Laufbahn und starb wahrscheinlich an einem Aortenaneurysma.
E.: *M.-L.-Syndrom:* großflächiges subkutanes Decollement im Becken-Hüft-Lumbalbereich durch z. B. Überrolltrauma.
W.: Traumatismes fermés aux membres inférieurs, Paris 1848. – Decollements traumatiques de lapeau et des couches sous-jacentes, Arch. Gén. Med. 1 (1863) 20–38, 172–200, 300–332.
Lit.: BLÄ 1935 IV 263.

Morestin, Hippolyte (* 1. 9. 1869 Basse-Pointe, Martinique; † 12. 2. 1919 Paris)
Studium und Prom. (1894) in Paris, dort 1892 Prosektor, 1898 Hospitalchir. und 1904 Dozent. 1914 CA der Abt. für Plast. Chir. am Hôp. St. Louis. Der Pionier der Plast. Chir. war ein Spezialist für die rekonstruktive maxillofaziale Chir. Er starb an den Folgen der Grippeepidemie 1918/19.
E.: *M.-Resektion:* Resektionsarthrodese des Kniegelenkes mit Beinverkürzung um 3–4 cm. – *M.-Methode:* Technik der Otoplastik.
W.: Affections chirurgicales de la face: tumeurs et malformations, Paris 1911.
Lit.: BLÄ 1933 II 1067. – B. O. Rogers: H. M. (1869–1919). Part I: A brief biography, Aesthet. Plast. Surg. 6 (1982) 141–147.

Morgagni, Giovanni Battista (* 25. 2. 1682 Forli; † 5. 12. 1771 Padua)
Studium und Prom. (1701) in Bologna. Danach als Anatom (→ Valsalva) und Kliniker am Hosp. Santa Maria della Morte. 1707–1709 Studien in Venedig. 1709 Niederlassung in Forlì. 1711 Prof. für Med., 1715–1771 Prof. für Anat. in Padua (Lehrstuhl von → Fabrici d'Aquapendente und → Vesal). Er war ein Meister des

subtilen anat. Präparierens und Begründer der Pathol. Anat., die die Krankheitsursache in den Organen sucht.
E.: *M.-Hernie:* Anteromediale Zwerchfellhernie im Trigonum sternocostale.
W.: Adversaria anatomica prima, Bologna 1706. – Nova institutionum medicarum idea, Padua 1706. – De sedibus et causis morborum per anatomen indagatis, I–II Venedig 1761.
Lit.: BLÄ 1935 IV 264f. – L. Premuda: G. B. M., in: Engelhardt/Hartmann I 231–244. – EM 1007f. – O. Berger, O. Muensterer, C. M. Harmon: Tales from previous times: important eponyms in pediatric surgery, Pediatr. Surg. Int. 30 (2014) 1–10.

Morgan, John (* April 1820 Bath; † Nov. 1891 London)
Studium in London (King's Coll.), dort 1845 Niederlassung als Chir., wo er in einem wohlhabenden Viertel in der Nähe des Hyde-Parks eine renommierte Praxis etablierte und am St. George's Hosp. operierte. Er entwickelte 1869 die für 100 Jahre für die ambulante Praxis als Standard geltende Injektionsbehandlung der Hämorrhoiden.
W.: Varicose state of saphena veins, erectile tumor of the forehead, external hemorrhoids treated successfully by the injection of tincture of persulphate of iron, Med. Press Circ. 1869, 29f.
Lit.: M. L. Corman: J. M. 1820–1891, Dis. Colon Rectum 24 (1981) 491–492.

Morris, Robert Tuttle (* 14. 5. 1857 Seymour, CT; † 1945)
Studium un Prom. (1882) in New York. Dort 1889–1898 Instruktor und 1898–1918 Prof. für Chir. an der New York Post Graduate Medical School. Er war ein in vieler Hinsicht innovativer Chir.
E.: *M.-Punkt:* Druckpunkt zur differentialdiagnostischen Abgrenzung zwischen Erkrankungen der Appendix und des Beckenraumes auf der Linie Nabel – Spina iliaca anterior superior ca. 4 cm lateral des Nabels.
W.: McBurney's point and another point in appendix diagnoses, J. Amer. Med. Ass. 50 (1908) 278.
Lit.: BLÄ 1933 II 1071f. – Leiber/Olbert 305f.

Morscher, Erwin Walter (* 25. 12. 1929 Basel; † 28. 4. 2008 Basel)
Studium und Prom. (1955) in Basel. 1954–1956 kinderchir. WB in Basel. Orthop. WB 1957/58 in Stockholm, 1958–1961 in Zürich (→ Francillon). 1962–1966 OA in Basel (→ Chapchal), 1966 Habil., 1967–1970 Leiter der Traumatologie. 1970 komm., 1971–1995 o. Prof. für Orthop. in Basel. 1990 Gründer und langjähriger Leiter des „Laboratoriums für Orthop. Biomechanik" in Basel. Schwerpunkte: Arthroskopie, Skoliose, Hüftendoprothetik, Wirbelsäulen-Chir. 1972–1997 Mit-Hg. der Zeitschrift *Der Orthopäde* und bis 2002 der *Archives of Orthopaedic and Trauma Surgery*. 1979 Präsident der DGOOC, 1997 deren Ehrenmitglied. 1982–1984 Präsident der SGOT. 1986 Mitglied der Leopoldina.
W.: Die intertrochantere Osteotomie b. Coxarthrose, Bern - Stuttgart - Wien 1971. – (Hg.): Die zementlose Fixation von Hüftendoprothesen, Berlin - Heidelberg - New York 1983. – (Hg.): Endoprothetik, Berlin - Heidelberg - New York 1995.
Lit.: W. D., R. P.: E. W. M. 1930[!]–2008, J. Bone Jt. Surg. 90-A (2008) 1809. – L. Jani: Nachruf auf E. M., DGU Mitt. Nachr. Nr. 58 (2008) 63.

Morton, Thomas George (* 8. 8. 1835 Philadelphia; † 20. 5. 1903 Philadelphia)
Studium und Prom. (1856) in Philadelphia. Ab 1857 chir. WB am Pennsylvania Hosp. 1859–1874 auch Chir. am Wills Eye Hosp. 1862–1865 leitete er während des Bürgerkriegs mit → Agnew das größte Kriegshosp. der USA. 1876 publizierte er die erste vollständige Beschreibung der nach ihm benannten, aber bereits vorher bekannten Affektion. Er war 1887 unter den ersten, die eine planmäßige Appendektomie einer perforierten Appendizitis (Fallbericht von Woodbury) und 1888 bereits vor Perforation durchführten.
E.: *M.-Metatarsalgie:* heftige unilaterale paroxysmale Neuralgien im Bereich des Metatarsale-IV-Köpfchens mit Ausstrahlung in die Nachbarzehen.
W.: A peculiar and painful affection of the fourth metatarso-phalangeal articulation, Amer. J. med. Sci 71 (1876) 37–45. – F. Woodbury: Cases of exploratory laparotomy followed by appropriate remedial operation, Trans. Coll. Phys. Philad. 9 (1887) 183. – The diagnosis of pericaecal abscess and its radical treatment by removal of the appendix vermiformis, J. Amer. med. Ass. 10 (1888) 733.
Lit.: BLÄ 1935 IV 271f. – M. R. U.: T. G. M., Clin. Orthop. 142 (1979) 4.

Morton, William Thomas Green (* 9. 8. 1819 Charlton, MA; † 15. 7. 1868 New York)

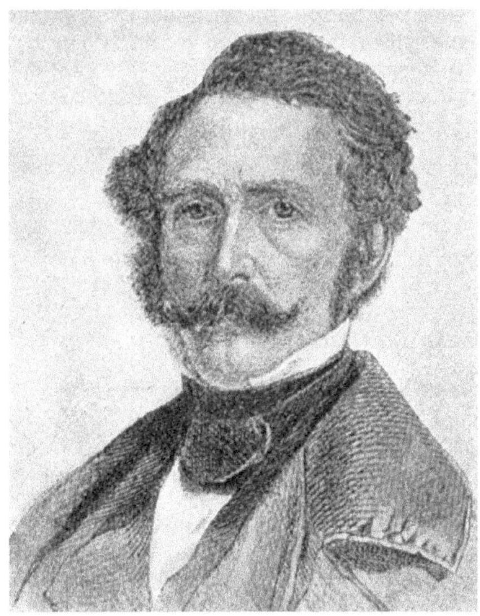

Studium der Zahnmed. in Baltimore, danach ab 1842 in Baltimore als Zahnarzt tätig. Die Zusammenarbeit mit dem Chemiker Charles T. Jackson ermöglichte ihm die Erprobung des Schwefeläthers als Anästhetikum. Am 30. 9. 1846 zog er unter Äthernarkose schmerzlos einen Backenzahn und demonstrierte seine Methode mit einem eigens konstruierten Inhalationsapparat erstmals öffentlich am 16. 10. 1846 („Ether Day") bei der Entfernung eines Tumors am Unterkiefer durch den Chirurgen

→ J. C. Warren am Massachusetts General Hosp. in Boston. Die sensationelle Nachricht (Erstbeschreibung durch → Bigelow) verbreitete sich in kürzester Zeit um die Welt; das Zeitalter der modernen Anästhesie war angebrochen. 1849 Ehrenprom. in Baltimore. 1852 erhielt er zusammen mit Jackson den Montyon-Preis der Pariser Akademie. Mitbedingt durch den langen und erbittert geführten Prioritätsstreit mit Jackson starb M. verarmt in New York.
W.: Morton's Letheon, Boston 1846. – Remarks on the proper mode of administering sulphuric ether by inhalation, Boston 1847.
Lit.: BLÄ 1935 IV 271. – Schott 628. – Ärztelex. 225f. – EM 1011f.
Abb.: s. Abb.-Verzeichnis.

Moser, Franz Xaver (*22. 11. 1753 Rottweil; † 8. 9. 1833 Heidelberg)
Nach Tätigkeit als Regimentsarzt in Heidelberg aufgrund seiner großen Erfahrung in der Wundarzneikunst 1792 Demonstrator der Chir. und Anat.; 1795 ao. Prof. 1799–1805 o. Prof. für Anat. und Chir., 1805–1821 für Chir. in Heidelberg. Er galt als vorzüglicher Praktiker.
W.: Solutio calculi in vesica urinaria lithotomiae praeferenda, Heidelberg 1799.
Lit.: BLÄ 1935 IV 273. – Killian 87. – Sachs IV 110

Mosetig, Albert, Ritter von Moorhof (* 26. 1. 1838 Triest; verschollen 25. 4. 1907 Wien)
Studium in Wien, Prom. 1861. Danach bis 1870 chir. WB in Wien (→ Dumreicher; Habil. 1866) und 1871 Primararzt in der Rudolfstiftung, 1872 am KH Wieden. Als Militärchir. in den Kriegen 1866, 1870/71 und 1878 eingesetzt. 1881 an der Gründung der „Wiener freiwilligen Rettungsgesellschaft" beteiligt, wurde er 1882 deren Chefchir. 1875 ao. Tit.-Prof., 1898 ao. Prof. mit Titel o. Prof. 1891–1906 Ltg. der II. Chir. Abt. am Wiener Allg. KH Schwerpunkte: Jodoformanwendung. Geadelt 1872.
W.: Der Jodoform-Verband, Samml. klin. Vortr. 1882: 211, 1811–1864. – Handbuch d. chir. Technik bei Operationen u. Verbänden, Wien 1885. – Die Jodoformknochenplombe, Dtsch. Zschr. Chir. 71 (1904).
Lit.: BLÄ 1935 IV 274. – NDB 18 (1997) 207f. – BEdM I 420f.

Moszkowicz, Ludwig (* 2. 4. 1873 Krakau; † 1945)
Studium und Prom. (1897) in Wien. Chir. Ausbildung am Rudolfinerhaus in Wien (→ Wertheim; → Gersuny), dessen Primarius er später wurde. 1929 Habil. Pionier der modernen endokrinol. und Varizen-Chir.
E.: *M.-Zeichen:* Prüfung der arteriosklerotischen Ausfallbezirke der Extremitäten durch Beobachtung der reaktiven (bzw. fehlenden) Hyperämie nach fünfminütiger Ischämie.
W.: Krampfadern, Wien - Berlin 1930. – Kleine Chir., Wien 1932.
Lit.: BLÄ 1933 II 1075.

Mouret, Philippe (* 29. 9. 1938 Lisieux; † 20. 6. 2008 Sainte-Euphémie)
Studium und chir. WB in Lyon. Er verwendete ab 1968 die Zölioskopie zu diagnostischen Zwecken. Ab 1970 in Lyon als Chir. mit Belegbetten niedergelassen, führte er auf laparoskopischem Weg 1972 die erste Bridenlösung bei Ileus, 1983 die erste Appendektomie und 1987 die erste Cholezystektomie durch, die ihm fälschlich als erste weltweit zugeschrieben wird (vgl. jedoch → Mühe: 1985).
W.: Chirurgie coelioscopique. Évolution ou révolution? Chirurgie 116 (1990) 829–832.
Lit.: https://fr.wikipedia.org/wiki/Philippe_Mouret [7. 9. 2017]

Moynihan, Lord Berkeley George Andrew (* 2. 10. 1865 Malta; † 7. 9. 1936 Leeds)
Studium bis 1887 in Leeds und London. Danach am Leeds General Infirmary zunächst als House- und Resident Surgeon, 1896–1906 Ass. Surgeon, 1907–1927 Surgeon, 1927–1936 Consulting Surgeon. Daneben 1910–1927 o. Prof. f. Klin. Chir. an der Univ. Leeds. Befaßte sich mit allen Aspekten der Abdominalchir. Hielt 1927 die Hunter-Vorlesung. 1929 geadelt. 1926–1932 Präsident des Royal College of Surgeons of England.
E.: *M.-Verschluß:* Blindverschluß des Darmlumens, bes. am Duodenum, nach scharfer Durchtrennung entlang einer Darmquetsche, durch fortlaufende sero-seröse Naht.
W.: Abdominal operations, Philadelphia - London 1905 (4. Aufl. 1926). – Duodenal ulcer, Philadelphia - London 1910 (2. Aufl. 1912)
Lit.: BLÄ 1933 II 1078.

Mühe, Erich (* 23. 5. 1938 Bad Windsheim; † 20. 11. 2005 Böblingen)
Studium und Prom. (1966) in Erlangen. Chir. WB in Erlangen (→ Hegemann; → Gall), dort 1973 Habil., 1977 ltd. OA, 1979 ao. Prof. 1982–2002 CA der Chir. Abt. am Städt. KH Böblingen. Dort nahm er am 12. 9. 1985 die weltweit erste laparoskopische Cholezystektomie vor. Die neue Technik wurde zunächst nicht wahrgenommen, verbreitete sich dann aber schnell international.
W.: Laparoskopische Cholezystektomie – Spätergebnisse, Arch. klin. Chir. Kongreßband 1991, 416–423.
Lit.: CV 1980, 489. – H. Troidl: in memoriam E. M., Min. invas. Chir. 15 (2006) 6f.

Mühry, Adolf (* 4. 9. 1810 Hannover; † 13. 6. 1888 Göttingen)
Studium in Göttingen, Prom. 1833, anschließend als Wundarzt im Militärdienst sowie Lehrer an der chir. Schule. Lebte nach längeren Reisen in Hannover, ab 1854 in Göttingen. Ausgehend von der med. Geographie und Bioklimatologie wandte er sich später der allg. Meteorologie und der Naturphilosophie zu.
W.: Darstellungen u. Ansichten zur Vergleichung d. Med. in Frankreich, England u. Deutschland, Hannover 1836. – Die geographischen Verhältnisse d. Krankheiten, oder Grundzüge d. Noso-Geographie, Leipzig - Heidelberg 1856.
Lit.: BLÄ 1935 IV 282f. – NDB 18 (1997) 295f. – BEdM I 421f.

Müller, Maurice Edmond (* 28. 3. 1918 Biel, Schweiz; † 10. 5. 2009 Bern)
Studium in Neuchâtel, Lausanne und Bern, unterbrochen durch Militärdienst, Prom. 1944. 1944/45 orthop. WB in Zürich (Balgrist), 1946/47 als Allgemeinchir. in Äthiopien tätig. 1947/48 orthop. WB in Liestal. 1949/50 Studienaufenthalte bei → M. Lange, → G. Hohmann, → Pauwels, → Merle d'Aubigné und → Danis. Abschluß der WB 1951–1956 in Zürich, dort 1957 Habil. 1960 CA der Orthop. Klinik in St. Gallen, 1963–1981 o. Prof. für Orthop. in Bern. Am 6. 11. 1958 Mitbegründer der 'Arbeitsgemeinschaft für Osteosynthesefragen' (AO) in Biel. Für die Hüftchir. entwickelte er ein Prothesenmodell und Osteotomietechniken. Er inaugurierte die inzwischen international als Standard geltende „AO-Klassifikation der Frakturen" der langen Röhrenknochen. Mit seinem Namen verbunden sind auch die „AO-Kurse", in denen angehende Chirurgen die Grundlagen der Osteosynthesetechnik und die Prinzipien der AO lernen, und das AO-Forschungszentrum in Davos. 1968–1971 Präsident der SGOT. 1972 Ehrenmitglied der DGU. 1981–1984 Präsident der SICOT. 1992 Ehrenmitglied der DGOOC.
W.: M. E. M., M. Allgöwer, H. Willenegger: Technik der operativen Frakturenbehandlung, Berlin - Göttingen - Heidelberg 1963. – Diess.: Die Gemeinschaftserhebung d. Arbeitsgemeinschaft für Osteosynthesefragen, Arch. klin. Chir. 304 (1963) 808–817.
Lit.: Th. Schlich: Surgery, science and industry. A revolution in fracture care, 1950s–19900s, Houndmills - New York 2002. – EM 1014. – E. H. Kuner: Nachruf auf M. E. M., DGU Mitt. Nachr. Nr. 60 (Okt. 2009) 75f.

Müller, Walther (* 6. 5. 1888 Waldenburg, Sachsen; † 7. 4. 1949 Waldenburg)
Studium und Prom. (1913) in Leipzig. Chir. WB 1914–1919 in Leipzig, 1920–1927 in Marburg (→ Läwen), dort 1921 Habil., 1925 ao. Prof. Ab 1927 OA in Königsberg (Läwen). 1938–1945 o. Prof. und Dir. der Orthop. Klinik in Königsberg. 1945 Flucht. Danach CA der Orthop. Klinik Glauchau. Der „Knochenmüller" betrieb grundlegende Forschungen zur Knochen- und Gelenkphysiologie.
W.: Die normale u. pathol. Physiol. des Knochens, Leipzig 1924. – Biologie d. Gelenke, Leipzig 1929. – Pathol. Physiol. d. Wirbelsäule, Leipzig 1932. – Die Überanstrengungsschäden des Knochens ..., Leipzig 1944.
Lit.: BLÄ 1933 II 1087. – W. Koch: W. M., Clin. Orthop. 258 (1990) 4.

Müller, Wilhelm (* 3. 6. 1855 Mirador, Mexiko; † 28. 6. 1937 Weimar)
Studium in Heidelberg, Leipzig, Würzburg und Göttingen; dort 1879 Prom. WB: 1878/79 Pathol. (Orth), 1879/80 Innere Med., 1881–1888 Chir. in Göttingen (→ Franz König). 1884 Habil. für Chir. 1888 Ltg. der Chir. Abt. des Luisenhospitals in Aachen. 1901–1928 o. Prof. für Chir. in Rostock, wo er den Klinikneubau plante und leitete. Kriegseinsatz 1914/18 als Generalarzt. Schwerpunkte: Osteomyelitis, Knochentuberkulose, Aktinomykose der Speicheldrüsen, Sehnenübertragung. 1914 Präsident der DGCH, 1926 deren Ehrenmitglied. 1909 Mitbegründer der Vereinigung Nordwestdeutscher Chirurgen.
W.: Verletzungen u. Krankheiten d. oberen Extremität, Leipzig 1922.

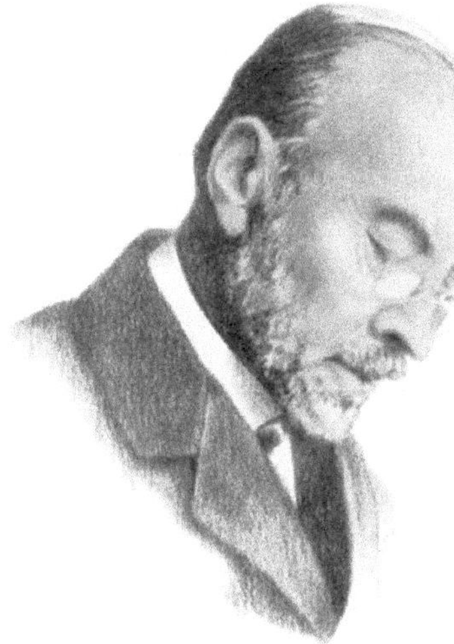

Lit.: CK 1926 228f. – Killian 150f. – V. Klimpel, Zeugnisse chir. Vergangenheit, Zbl. Chir. 112 (1987) 202–209. – BEdM I 424. – Döhler/Schröder/Debus 234f.
Abb.: s. Abb.-Verzeichnis.

Müller-Osten, Wilhelm (* 1. 8. 1910 Breslau; † 15. 8. 1995 Bühl, Baden)
Studium in Innsbruck, Wien und Breslau, Prom. 1935 in Kiel. Chir. WB 1933–1943 in Berlin (→ Nordmann) und 1944 in Straßburg (→ Zukschwerdt). Kriegsdienst als Schiffsarzt und Leiter chir. Marinelazarette. 1945–1950 OA und komm. Leiter des Allg. KH Hamburg-Harburg. 1951–1973 Niederlassung als Chir. in Hamburg. 1979 Prof. 1960 Gründungsmitglied des BDC, dessen Präsident er 1961–1982 war und den er formte und inspirierte. 1982 Ehrenpräsident des BDC. 1963–1983 im Präsidium der DGCH, 1982 deren Ehrenmitglied. Er war Träger der Ernst-von-Bergmann-Plakette der Bundesärztekammer.
W.: D. Beruf des Chirurgen, Berlin 1970. – (Hg.): Deutsche Chirurgie. Kliniken, Krankenhäuser u. Praxen in d. Bundesrepublik Deutschland, Erlangen 1982 (7. Aufl. 1996). – Der Chirurg heute, Berlin 1986.
Lit.: CV 1980 491f. – F. Stelzner: W. M.-O. Präsident des Berufsverbandes d. Deutschen Chirurgen, Heidelberg 1999. – K. Hempel: 40 Jahre Berufsverband d. Deutschen Chirurgen, Landsberg / Lech 2000. – BEdM I 425.

Muralt (Muralto), **Johannes von** (* 18. 2. 1645 Zürich; † 12. 1. 1733 Zürich)
Studium in Basel, Leiden, Oxford, London, Paris und Montpellier, 1671 Prom. in Basel. Die anschließende Niederlassung in Zürich als Chir. und Geburtshelfer brachte ihn in Konflikt mit der örtlichen Wundärztezunft. Nach Einigung ab 1677 Vorlesungen über Anat. 1686 Gründung und bis 1724 Ltg. eines anat. Kollegiums zur Ausbildung der Wundärzte. 1688 Stadtarzt

und ab 1691 auch Prof. der Physik am Collegium Carolinum. 1681 Mitglied der Leopoldina.
W.: Curationes medicae observationibus et experimentis anatomicis mixtae, Amsterdam 1688. – Schriften von d. Wundarzney, Basel 1691.
Lit.: BLÄ 1935 IV 302f. – U. Boschung: J. v. M., Zürich 1983. – BEdM I 427

Murphy, John Benjamin (* 21. 12. 1857 Appleton, WI; † 11. 8. 1916 Mackinac Island, MI).

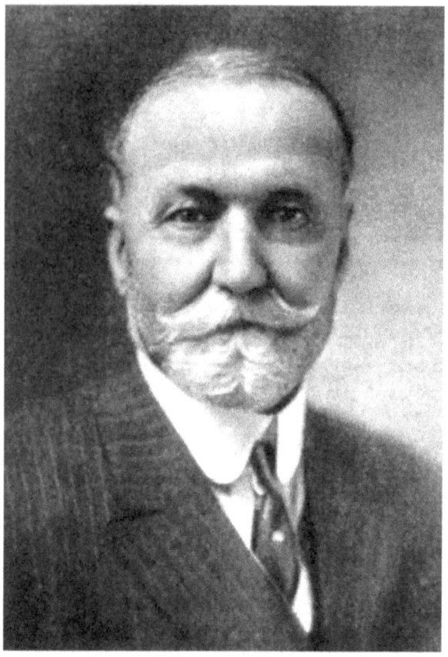

Studium und Prom. (1879) in Chicago (Rush Medical College). Anschließend pathol. WB und kurze prakt. Tätigkeit in Chicago. 1882–1884 Studienaufenthalte in Wien (→ Billroth), Berlin und Heidelberg. Ab 1884 Lehrer für Chir. am Rush Medical College in Chicago. 1892–1901 Prof. für Chir. am College of Physicians and Surgeons in Chicago, 1901–1916 abwechselnd an der Northwestern University Medical School und am Rush Medical College. Gleichzeitig 1895–1916 Chefchir. am Mercy Hospital in Chicago. Der Abdominalchir. von internationalem Rang lieferte neben der Erfindung des nach ihm benannten Anastomosen-Knopfes für den Magen-Darm-Kanal wichtige Beiträge zur Behandlung der Appendizitis, für die er eine Reihe von Frühsymptomen für die Indikation zur dringlichen Appendektomie beschrieb. Er konkurrierte bei der Früh-Operation mit → McBurney und → H. B. Sands um die erste Appendektomie bei nicht perforiertem Wurmfortsatz, die er nach eigenen Angaben erstmals am 2. 3. 1889 am Cook County Hospital durchgeführt habe. Weitere Schwerpunkte: Peritonitis, Knochen- und Gelenkinfektionen, Lungen- und Nervenchir. Er hatte schon vor → Carrel Versuche mit der Arteriennaht unternommen. So versorgte er 1896 erfolgreich eine Schußwunde der Leiste mit Gefäßverletzung durch Invaginationsanastomose der A. femoralis. Unabhängig von → Forlanini führte er 1898 den künstlichen Pneumothorax in die Tuberkulose-Therapie ein. 1914 entdeckte er die Rolle der Lymphozyten für die Abstoßung fremden (transplantierten) Gewebes und erwog die Möglichkeit immunsuppressiver Maßnahmen.
E.: *M.-Zeichen:* Druckschmerz bei tiefer Palpation im rechten Oberbauch bei entzündlichen Erkrankungen der Gallenblase. – *M.-Knopf:* aus zwei halbkugelförmigen Teilen zusammensteckbares mechanisches Nahtinstrument mit zentraler Öffnung für Darmanastomosen. – *M.-Lane-Hebel:* schuhlöffelförmiger Knochenhebel. – *M.-Sequenz:* Schmerzbeginn am Nabel, verbunden mit Übelkeit und Erbrechen, und Schmerzwanderung in den rechten Unterbauch bei Appendizitis.
W.: Cholecysto-intestinal, gastro-intestinal, entero-intestinal anastomosis, and approximation without sutures, Med. Rec. (N. Y.) 42 (1892) 665–676. – Resection of arteries and veins injured in continuity: end-to-end suture. Experimental and clinical research, Med. Rec. (N. Y.) 51 (1897) 73–88. – General Surgery, Chicago 1911. – Surgical clinics of John B. Murphy 1 (1912).
Lit.: BLÄ 1933 II 1093. – Leiber/Olbert 308f. – L. Davis: J. B. M. Stormy petrel of surgery, New York 1938. – C. F. Kittle: The development of academic surgery in Chicago, Surgery 62 (1967) 1–11. – RLM M 208. – R. L. Schmitz, T. T. Oh (Hgg.): The remarkable surgical practice of J. B. M., University of Illinois Press 1993. – Ch. Weißer: 100 Jahre Murphy-Knopf: Entstehung, Verbreitung u. Weiterentwicklung, Chirurg 64 (1993) 359–363.
Abb.: s. Abb.-Verzeichnis.

Murray, Gordon Donald Walter (* 29. 5. 1894 Ontario; † 7. 1. 1976 Toronto)
Studium (unterbrochen durch Militärdienst im I. Weltkrieg) und Prom. (1921) in Toronto. Chir. WB in London, 1926 FRCS. Ab 1927 Chir. am Toronto General Hosp. Er entdeckte 1937 den Wert des Heparins zur Thrombosebehandlung sowie als Antikoagulans für die Gefäßchir. Nach Vorstudien stellte er 1945/46 ein erstes Modell einer künstlichen Niere, 1952/53 ein zweites vor; beide kamen jedoch nicht über das Prototypen-Stadium hinaus und wurden lediglich als letztes Mittel bei urämischen Patienten angesehen. Danach verlegte er sich auf die Herzchir. 1956 implantierte er erstmals eine Leichen-Aortenklappe.
W.: G. D. M., Ch. H. Best: The use of heparin in thrombosis, Ann. Surg. 108 (1938) 163–177. – G. M., E. Delorme, N. Thomas: Development of an artificial kidney; experimental and clinical experiences, Arch. Surg. 55 (1947) 505–522. – Homologous aortic-valvesegment transplants as surgical treatment aortic and mitral insufficiency, Angiology 7 (1956) 466–471. – W. G. Bigelow, J. K. Yao, ..., G. D. M.: Clinical homograft valve transplantation, J. Thorac. Cardiovasc. Surg. 48 (1964) 333–345.
Lit.: Sh. McKellar: G. M. and the artificial kidney in Canada, Nephrol. Dial. Transplant. 14 (1999) 2766–2770. – Dies.: Surgical limits. The life of G. M., Toronto 2003.

Murray, Joseph Edward (* 1. 4. 1919 Milford, MA; † 26. 11. 2012 Boston))
Studium und Prom. (1943) in Boston (Harvard). Im II. Weltkrieg als Chir. eingesetzt, wo er erste Transplantationserfahrungen mit Hautverpflanzungen bei Verbrennungen machte. Ab 1947 plast.-chir. WB in Boston (Peter Bent Brigham Hosp.), dort 1956–1966 Leiter des

Laboratoriums für chir. Forschung (der Harvard-Univ.) und 1964–1986 Leiter der Plast. Chir. Daneben 1972–1985 Leiter der Plast. Chir. am Children's Hosp. in Boston. 1970–1986 Prof. für Chir. an der Harvard Medical School. Er transplantierte 1954 erstmals erfolgreich eine Niere bei eineiigen Zwillingen, was er mehrmals wiederholen konnte. Seit 1962 konnte er unter medikamentöser Suppression des Immunsystems auch bei genetisch nicht verwandten Individuen Nieren transplantieren und begründete damit nach langer Vorgeschichte (→ Carrell) das Zeitalter der Organtransplantation. Er bekam 1990 den Nobelpreis für Med./Physiol. für seine Transplantationsforschung.
W.: J. H. Harrison, J. P. Merrill, J. E. M.: Renal homotransplantation in identical twins, Surg. Forum 6 (1956) 432–436. – J. E. M., D. E. Reid, J. H. Harrison u. a.: Successful pregnancies after human renal transplantation, N. Engl. J. Med. 269 (1963) 341–343. – J. E. M., J. P. Merrill, J. H. Harrison u. a.: Prolonged survival of human-kidney homografts by immunosuppressive drug therapy, Ann. Plast. Surg. 12 (1984) 70–83. – The 50th anniversary of the first successful human organ transplant, Rev. Invest. Clin. 57 (2005) 118f.
Lit.: EM 1018. – EB 2016.

Mursinna, Christian Ludwig (* 17. 12. 1744 Stolp, Hinterpommern; † 18. 5. 1823 Berlin)

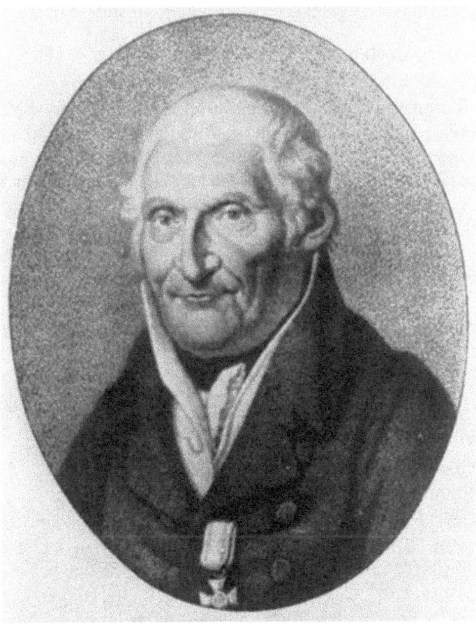

Nach Wundarzt-Ausbildung in Kolberg 1760–1763 in preußischen und russischen Feldlazaretten tätig, ab 1761 im Militärdienst. Danach WB am Collegium medico-chirurgicum in Berlin, 1765 dort Kompaniechir., 1767 Kompaniechir. in Potsdam. 1772 Pensionärschir. an der Charité, 1775 „vorstehender Wundarzt". 1776 Regimentschir. in Bielefeld, 1778 Teilnahme am bayerischen Erbfolgekrieg. 1787–1818 dirigierender Wundarzt an der Charité und Prof. der Chir. an der Med.-chir. Lehranstalt Pépinière sowie III. Generalchir., 1796–1816 II. Generalchir. 1798 Dr. med. h. c. in Jena. Teilnahme an den Feldzügen gegen Österreich (1790), Polen (1795) und Frankreich (1805/06). 1809 von seinen militärchir. Aufgaben entpflichtet, war er bis 1820 in der Lehre tätig. 1806 richtete er in den Napoleonischen Kriegen Lazarette in Halle und Erfurt ein und versorgte eine Vielzahl von Verwundeten. Er gründete und redigierte das 1800–1820 erscheinende *Journal für die Chir., Arzneykunde u. Geburtshilfe.*
W.: Med.-chir. Beobachtungen, nebst einigen Anmerkungen darüber, I–II, Berlin 1784–1786. – Neue med.-chir. Beobachtungen, Berlin 1796.
Lit.: ADB 26 (1883) 81–84. – BLÄ 1935 IV 307–309. – Winau/Vaubel 69. – Killian 332f. – Sachs IV 277f. – Sachs V 218f.
Abb.: s. Abb.-Verzeichnis.

N

Naegeli, Theodor Rudolf (* 3. 9. 1886 Zürich; † 14. 6. 1971 Zürich)
Studium in Zürich, Tübingen, Kiel und Berlin, Prom. 1912 in Zürich. 1911/12 Ass. in der Pathol. Halle, chir. WB 1912–1914 in Zürich (→ Sauerbruch), 1914/15 Straßburg (→ Guleke), 1915/16 Greifswald (→ Pels-Leusden) und Bonn (1917/18 Johanniter-Spital und 1919–1938 Univ.-Klinik, → Garrè; → Redwitz). 1922 Habil., 1925 ao. Prof. 1946–1955 o. Prof. für Chir. in Tübingen. Schwerpunkte: exp. Chir., Milz-, Leber-, Zwerchfellerkrankungen, Thoraxchir.
W.: Th. N., C. Garrè: Schematische Skizzen zur Einführung in die Chir., Leipzig 1928. – (Bearb.): Pathol. Physiol. chir. Erkrankungen, Berlin 1938. – Die thromboembolischen Erkrankungen und ihre Behandlung, Stuttgart 1955 (2. Aufl. 1960).
Lit.: CV 1958, 576. – CV 1969, 626. – Killian 211. – BEdM I 430.

Nakayama, Komei († 20. 6. 2005 Tokio)
Studium und Prom. (1935) in Tokio. Prof. für Chir. in Tokio. Er erwarb sich eine weltweit einmalige Erfahrung bei der Op. von Ösophaguskarzinomen. 1954 stellte er eine vereinfachte Modifikation des Petzschen Klammernahtapparates vor, 1961 entwickelte er das Konzept der Ausschaltung des Glomus caroticum zur Behandlung des Asthma und 1962 einen Nahtapparat für kleine Gefäßanastomosen. 1956 korrespondierendes Mitglied der DGCH, nach Satzungsänderung 2001 Ehrenmitglied.
E.: *N.-Gefäßnähapparat:* Anastomosenapparat für kleine Blutgefäße mittels Tantalringen. – *N.-Methode:* Ersatzmagenbildung durch U-förmig gefaltetes Jejunumsegment mit End-zu-Seit-Verbindung des kürzeren Schenkels mit dem „Passageschenkel".
W.: Simplification of the Billroth I gastric resection, Surgery 35 (1954) 837-843. – Chirurgie des Glomus caroticum beim Asthma bronchiale, Münch. med. Wschr. 203 (1961) 181–186. – Persönliche Erfahrungen in d. Ösophaguschir., Arch. klin. Chir. 316 (1966) 308–311. – K. N., K. Yamamoto, T. Tamiya: A new simple apparatus for anastomosis of small vessels. Preliminary report, J. Int. Coll. Surg. 38 (1962) 12–26.

Nancrède, Charles Beylard Gérard **de** (* 30. 12. 1847 Philadelphia; † 12. 4. 1921 Detroit)
Studium und Prom. (1869) in Philadelphia. Danach chir. WB in Philadelphia, dort 1883 zweiter Doktortitel (Jefferson Medical College). 1889–1917 Prof. für Chir. an der Univ. von Michigan in Ann Arbor und Chir. am Univ. Hospital, das er technisch der Höhe der Zeit anpaßte, was für großen Zulauf sorgte. Er war ein vielseitiger Chir., der orthop., urol., ophthalmol. sowie viszeral-, gefäß- und neurochir. Eingriffe vornahm, und zu einem der prominentesten Chir. seiner Zeit wurde. Er war einer der ersten in den USA, die die Antisepsis und später die Asepsis einführten, was ihn in Konflikt mit → S. D. Gross brachte.
W.: Essentials of anatomy, Philadelphia 1888 (7. Aufl. 1907). – Lectures on the principles of surgery, Philadelphia 1899 (2. Aufl. 1905).
Lit.: BLÄ 1933 II 1100. – D. A. Bloom, G. Uznis, D. A. Campbell Jr.: Ch. B. G de N.: Academic surgeon at the fin de siècle, World J. Surg. 22 (1998) 1175–1181.

Narath, Albert (* 13. 9. 1864 Wien; † 15. 8. 1924 Heidelberg)
Studium und Prom. (1890) in Wien. 1889–1891 anat. WB in Wien (Emil Zuckerkandl), dort 1891–1895 auch chir. WB (→ Billroth; → Gussenbauer). 1896 o. Prof. für Chir. in Utrecht, 1906–1910 in Heidelberg. Nach krankheitsbedingter Emeritierung Hauptschriftleiter der *Deutschen Zeitschrift für Chirurgie.* Schwerpunkte: Magen-Darmchir., Hernien, Gefäßchir., Knochen- und Gelenkerkrankungen.
E.: *N.-Hernie:* atypische retrovaskuläre Femoralhernie, Bruchsack in der Lacuna vasorum. – *N.-Op.:* Befestigung des großen Netzes am subkutanen Fettgewebe zur Induktion eines Umgehungskreislaufs bei Pfortaderhochdruck.
W.: Beiträge zur Therapie der Luxatio coxae congenita, Wien - Leipzig 1903.
Lit.: BLÄ 1933 II 1101. – Killian 93. – Sachs III 50

Nasse, Dietrich (* 5. 11. 1860 Bonn; † 1. 9. 1898 Pontresina, Schweiz)
Studium in Bonn, Tübingen und Berlin, Prom. 1882 in Bonn. Zunächst. pathol. Ausbildung in Genf und Göttingen, danach ab 1887 chir. WB in Berlin (→ Bergmann), dort 1893 Habil. 1896 ao. Prof. und Leiter der Chir. Poliklinik. Kriegseinsatz 1897 in Konstantinopel. Schwerpunkte: Bakteriologie, Knochentumoren. Er entwickelte eine Methode zur Amputation des Armes einschließlich Schulterblatt und Schlüsselbein. Er wurde Opfer eines alpinen Unfalls.
W.: Chir. Erkrankungen d. unteren Extremitäten, Stuttgart 1897. – Über multiple cartilaginäre Exostosen und multiple Enchondrome, Leipzig 1895.
Lit.: BLÄ 1901 1189f. – NDB 18 (1997) 742 f. – BEdM I 431.

Nast-Kolb, Dieter (* 8. 3. 1954; † 26. 7. 2015 Pliening)
Chir. WB in München (→ Schweiberer), dort auch Habil. 1998–2012 o. Prof. für Unfallchir. und Dir. der Klinik für Unfallchir. in Essen. Schwerpunkte: Polytraumaforschung, Qualitätssicherung, Unfallforschung. 1993 war er maßgeblich an der Etablierung des Traumaregisters der DGU beteiligt. Als Studiendekan hatte er großen Anteil an der Reform des Med.-Studiums in Essen.
W.: D. N.-K., Ch. Waydhas, M. Jochum u. a.: Biochemische Faktoren als objektive Parameter bei der Beurteilung der Prognose beim Polytrauma, Unfallchirurg 95 (1992) 59–66. – Ch. Waydhas, D. N.-K., A. Trupka u. a.: Posttraumatic inflammatory response, secondary operations, and late multiple organ failure, J. Trauma. 40 (1996) 624–630.

 C. Weißer, *Chirurgenlexikon*, https://doi.org/10.1007/978-3-662-59238-0_14

Lit.: W. Mutschler, C. Krettek: Nachruf zum Tod von D. N.-K., Unfallchirurg 118 (2015) 820. – Ch. Waydhas: Nachruf auf D. N.-K., Orthop. Unfallchir. Mitt. Nachr. 37 (2015) 474.

Navrátil, Johann (* 26. 1. 1909 Melk, NÖ; † 17. 6. 1992 Wien)
Studium und Prom. (1934) in Brünn. Ab 1936. Chir. WB in Brünn, dort 1946 Habil. 1953 Vorstand der II. Chir. Univ.-Klinik Brünn (1954 o. Prof.), dort Aufbau einer Abt. für Herzchir. 1967–1979 o. Prof. der Chir. an der II. Chir. Univ.-Klinik in Wien, dort ebenfalls Etablierung der Herzchir. Schwerpunkte: exp. Chir., Herzchir. 1966 Mitglied der Leopoldina. 1975 Präsident der ÖGC.
W.: Die chir. Korrektur von Herzfehlern im offenen Herzen, Wien 1963.
Lit.: CV 1969, 630. – CV 1980 499. – Killian 82f. – BEdM I 432.

Nebel, Christoph Ludwig (* 30. 8. 1738 Nidda, Hessen; † 2. 6. 1782 Gießen)
Studium in Gießen und Straßburg, Prom. 1761 in Gießen. 1760/61 als Feldarzt im Siebenjährigen Krieg tätig. 1766 Prosektor am anat. Theater, 1771 ao. Prof., 1775–1782 o. Prof. für Chir. und Geburtshilfe in Gießen. Er unternahm vergeblich den Versuch, eine eigene Entbindungsanstalt zu errichten. 1773 führte er die erste Pockenschutzimpfung in Gießen an seinen eigenen Kindern durch.
W.: Abhandl. von d. Schädlichkeit des Mutterkorns ..., Jena 1772
Lit.: BLÄ 1935 IV 333. – Killian 255. – Sachs IV 81.

Nebel, Ernst Ludwig Wilhelm (* 6. 2. 1772 Gießen; † 30. 5. 1854)
Sohn des vorigen. Studium und Prom. (1793) in Gießen. Danach Niederlassung in Gießen. 1794 Prosektor am anat. Theater. 1795/96 Studienreise nach Wien, Ungarn, Prag, Dresden, Berlin und Göttingen. 1798–1805 o. Prof. für Chir. in Gießen.
W.: Pr. aditiale specimen nosologiae brutorum cum hominum morbis comparatae sist., Gießen 1798.
Lit.: BLÄ 1935 IV 333. – Killian 255f. – Sachs IV 81f.

Neer, Charles S. (* 1917 Vinita, OK; † 2011)
Studium und Prom. in Philadelphia. Chir. WB am Columbia-Presbyterian Hosp. in New York, unterbrochen durch Kriegsdienst (Lazarett-Einsatz in England und der Normandie, Chef der Orthopädie in Allg. KH in Japan). 1943–1990 Vorstand des Shoulder Service am Columbia-Presbyterian Hospital, New York. Wegen schlechter Ergebnisse der Versorgung komplizierter Frakturen entwickelte er 1951 eine erste Schulterprothese, 1973 die Neer-II-Prothese (erste Totalprothese) und schließlich 1999 die Neer-III-Prothese. Er entwarf das Konzept der erworbenen Schulterinstabilität durch wiederholte Mikrotraumen, beschrieb als erster den unteren „Kapselshift" zur Behandlung der multidirektionalen Instabilität und führte 1972 die Akromioplastik ein. Mitbegründer des *Journal of Shoulder and Elbow Surg.*
E.: *N.-Klassifikation:* Einteilung der Humeruskopffrakturen. – *N.-Prothese:* Schulterkopf- bzw. Totalendoprothese in drei Versionen.
W.: Articular replacement for the humeral head, J. Bone Jt. Surg. 37-A (1955) 215–228. – Displaced proximal humerus fractures. Part I: Classification and evaluation, J. Bone Jt. Surg. 52-A (1970) 1077–1089. – Anterior acromioplasty for the chronic impingement syndrome in the shoulder: a preliminary report, J. Bone Jt. Surg. 54-A (1972) 41–50. – C. S. N., C. R. Foster: Inferior capsular shift for involuntary inferior and multidirectional instability of the shoulder: a preliminary report, J. Bone Jt. Surg. 62-A (1980) 897–908. – Shoulder reconstruction, Philadelphia 1990.
Lit.: R. A. Brand, L. U. Bigliani: Biographical Sketch: Ch. S. N., II, MD (1917–2011), Clin. Orthop. 469 (2011) 2407f.

Nélaton, Auguste (* 17. 6. 1807 Paris; † 21. 9. 1873 Paris)
Studium und Prom. (1836) in Paris. 1839 Dozent, 1851–1867 Prof. der klin. Chir. und Chirurg am Hôpital St.-Louis (mit → Malgaigne), später am Hôpital des Cliniques. 1863 Mitglied der Académie de médicine. Schwerpunkte: Nasenplastik, Steinschnitt, Nasen-Rachen-Polypen, Hydrozele retrouterina, Ileus, Aneurysmen. Bei Blutungen ligierte er beide Arterienenden. Er war ein kompetenter Chir., als Arzt und Lehrer außerordentlich beliebt, und galt als der beste frz. Chir. seiner Zeit. Mit Hilfe der N.-Sonde konnte er bei Giuseppe Garibaldi, der einen Steckschuß am Innenknöchel erlitten hatte, das Geschoß orten und entfernen.

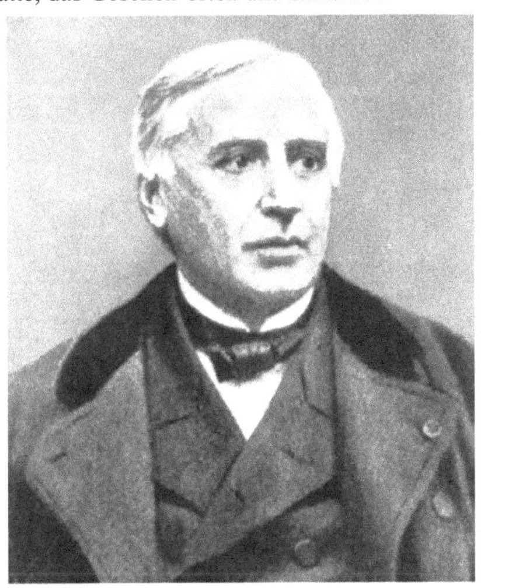

E.: *(W.) Roser-N.-Linie:* Verbindungslinie zwischen Spina iliaca anterior superior und Tuber ossis ischii bei gebeugtem Hüftgelenk des auf der Seite liegenden Patienten, unterhalb derer die Spitze des Trochanter major femoris im Normalfall liegt. – *N.-Katheter:* Weichgummi-Blasenkatheter ein- oder zweilumig (1860). – *N.-Sonde:* Sonde mit Porzellan-Spitze zur Lokalisation von Geschossen. – *N.-Syndrom:* Erbliche Gefühlsstörungen der Beine, die zu Ulzerationen der Haut und Destruktion der darunterliegenden Knochen führen. – *N.-Tumor:* Zentral sitzender Knochentumor. – *N.-Ulkus:* Perforierendes trophisches Plantarulkus.

W.: Éléments de pathologie chirurgicale, I–V, Paris 1844–1860. – De l'influence de la position dans les maladies chirurgicales, Paris 1851.
Lit.: BLÄ 1901, 1197f. – Leiber/Olbert 36f. – Ärztelex. 229f. – EM 1030.
Abb.: s. Abb.-Verzeichnis.

Nell, Walter (* 24. 7. 1900 Osthofen, Rheinhessen; † 25. 7. 1982 Bückeburg)
Studium in Heidelberg, München, Göttingen und Gießen, dort Prom. 1925. Danach WB in Radiol. und Pathol., 1928–1931 Chir. in Frankfurt a. M. (→ Schmieden), 1931–1951 in Göttingen (→ Stich; → Hellner), dazwischen Militärdienst als Beratender Chir. 1947 Habil., 1951 apl. Prof. 1951–1966 CA der Chir. Abt. am KH Bückeburg, 1966–1979 dort chir. Praxis. Schwerpunkte: Abdominal- und Unfallchir., Entwicklung der bildschirmgestützten Röntgendurchleuchtung
W.: Röntgendurchleuchtung b. Tageslicht u. ihre Anwendung in d. Chir., Chirurg 22 (1951).
Lit.: CV 1969, 633. – CV 1980 499f. – BEdM I 433.

Neubauer, Johann Ernst (* 1742 Gießen; † 30. 11. 1777 Jena)
Studium in Straßburg und Gießen, dort Prom. 1767. 1769/1771–1777 o. Prof. für Anat. und Chir. in Jena. Sein verzögerter Amtsantritt und sein früher Tod wurden durch eine schwere Lungenerkrankung bedingt. Die A. thyreoidea ima wurde vorübergehend nach ihm benannt.
W.: Descriptio anatatomica arteriae innominatae et thyreoideae imae, Jena 1772.
Lit.: ADB 23 (1886) 470. – BLÄ 1935 IV 344. – Killian 238. – Sachs IV 125.

Neuber, Gustav Adolf (* 24. 6. 1850 Tondern, Schleswig-Holstein; † 13. 4. 1932 Kiel)
Studium in Halle, Tübingen und Kiel, dort 1875 Prom. Danach chir. WB. in Kiel, 1878 Habil. Da er sich mit seinem Lehrer → Esmarch überworfen hatte, gründete er 1884/85 eine Privatklinik in Kiel (heute Elisabeth-KH), die er bis in alle Einzelheiten nach aseptischen Gesichtspunkten plante und die über den ersten aseptischen Op.-Saal in Deutschland verfügte. Er entwickelte die Antisepsis zielstrebig zur Asepsis weiter (Keimfreimachung der Luft, Verbandsmaterial, Instrumente und Operationskleidung, sterile Handschuhe etc.). Schwerpunkte: Asepsis, Knochen- und Gelenktuberkulose, Abdominalchir. (gab 1884 eine Darmnahttechnik an). 1924 Ehrenmitglied der DGCH.
W.: Anleitung zur Technik d. antiseptischen Wundbehandlung und des Dauerverbandes, Kiel 1883. – Über Hüft- und Kniegelenksresectionen, Verh. Dtsch. Ges. Chir. 13 (1884) 52–55. – Die aseptische Wundbehandlung in meinen chir. Privat-Hospitälern, Kiel 1886. – Kurze Beschreibung der aseptischen Wundbehandlung, Kiel 1892.
Lit.: CK 1926 233. – BLÄ 1933 II 1108. – Killian 271f. – G. E. Konjetzny, E. Heits: G. A. N. u. die Asepsis, Stuttgart 1950. – H. Schadewaldt, Hospitalinfektionen im Wandel, Zbl. Bakt. Hyg. B 183 (1986) 91–102. – Sachs III 227. – BEdM I 434. – EM 1031.

Neudörfer, Ignaz Josef (* 15. 3. 1825 Hlinik, Trentschiner Komitat, Ungarn; † 22. 5. 1898 Abazzia)
Studium in Wien, Prom. 1855. Danach chir. Ass. am Allg. KH in Wien, 1857/58 Vertretung des chir. Lehrstuhls an der Med.-Chir. Lehranstalt Olmütz. Ab 1858 Militärarzt, mit Kriegseinsätzen 1859 und 1864, ging mit der österr. Armee Kaiser Maximilians nach Mexiko, wo er das Sanitätswesen aufbaute. 1866 wieder in der österr. Armee, zunächst in Prag, 1867 in Wien. 1869 Habil., wurde er 1874 Stabsarzt und Mitglied des Militärsanitätskomitees; Corps-Sanitätschef 1882 in Wien-Josefstadt, 1886 in Preßburg. 1887 als Generalstabsarzt pensioniert, war noch einige Jahre Vorstand der chir. Abt. der Wiener Poliklinik.
W.: Handbuch d. Kriegschir. u. Operationslehre, I–III, Wien 1864–1876. – Gegenwart u. Zukunft d. Antiseptik u. ihr Verhältnis zur Bakteriologie, Wien 1888.
Lit.: BLÄ 1935 IV 347f. – BEdM I 434.

Nevin, Samuel (* 8. 9. 1905 Belfast; † 13. 9. 1979 London)
Studium und Prom. (1930) in Belfast. Neurol. WB in London. 1941 FRCP, konsultierender Neurologe am King's College und Dir. des psychiatr. Forschungslabors am Maudsley Hosp. und Prof. für Psychiatrie in London.
E.: Kiloh-N.-Syndrom: Ausfall der Funktion des N. interosseus anterior am Unterarm.
W.: L. G. Kiloh, S. N.: Isolated neuritis of the anterior interosseous nerve, Brit. Med. J. 1952/I 850f.

Nicaise, Edouard (*10. 5. 1838 Port-a-Binson, Marne; † 31. 7. 1896 Paris)
Studium in Reims und Paris, dort 1866 Prom. Dort auch chir. WB und 1872 Prof. für Chir. Danach war er an verschiedenen Pariser Hospitälern chir. tätig. 1894 Mitglied der Acad. de Médecine. Er publizierte viele Arbeiten zur prakt. Chir, außerdem gab er die Texte der alten französischen Chir. (→ Henri de Mondeville; → Guy de Chauliac; → Pierre Franco) heraus.
W.: Note sur la fracture intracapsulaire du col du fémur avec pénétration, Paris 1877. – L'antisepsie dans la pratique de la chirurgie journalière, Paris 1896.
Lit.: BLÄ 1935 IV 355f.

Nicoladoni, Carl (* 23. 4. 1847 Wien; † 4. 12. 1902 Graz)
Studium und Prom. (1871) in Wien. Anschließend chir. WB in Wien (→ Dumreicher), 1876 Habil. 1881–1895 o. Prof. für Chir. in Innsbruck (Klinikneubau unter seiner Ägide), 1895–1902 in Graz. Schwerpunkte: Skoliose, Knochen- und Gelenkerkrankungen, Röntgendiagnostik, rekonstruktive Chir. (Sehnennahttechniken; 1881 erstmals Transposition eines gesunden Muskels auf eine gelähmte Sehne; 1897 Brusthautlappen zum Weichteilersatz am Daumen; 1900 gestielte Zehenverpflanzung zur Daumenrekonstruktion), Abdominalchir. (1877 erste op. Entfernung eines Ösophagusdivertikels; Gastroenterostomie), Kryptorchismus (eigene Methode).
E.: N.-Operation: Daumenersatz durch gestielte Transplantation der 2. Zehe auf das Metacarpale I. – *N.-Is-*

rael-Branham-Zeichen: Pulsverlangsamung und Blutdruckanstieg bei Angioma racemosum der Extremitäten.
W.: Die Torsion d. skoliotischen Wirbelsäule, Stuttgart 1882. – Anatomie u. Mechanismus d. Skoliose, Stuttgart 1904.
Lit.: BLÄ 1901 1206. – BLÄ 1933 II 1115. – E. Payr: C. N., Chirurg 8 (1936) 325–331. – Killian 248. – BEdM I 438.

Nicolaysen, Julius (* 31. 7. 1831 Bergen; † 25. 12. 1909 Oslo)
Studium in Oslo, Abschluß 1856. Nach Tätigkeit in Oslo, Kragerø und Møre wurde er Militärchirurg in Stockholm (1857–1860) und Oslo (1862). Ab 1863 im Rikshospitalet Oslo angestellt, war er dort 1870–1908 Prof. und CA mit bes. Interesse für Chir. und Zahnmed. N. gilt als der erste wissenschaftl. Chir. in Norwegen, der 1866 die erste Ovarektomie, 1882 die erste Kniegelenksresektion, 1885 die erste Darmresektion in Norwegen sowie 1894 als erster eine geschlossene Nagelung einer Schenkelhalsfraktur durchführte.
W.: Tumor cysticus ovarii sinistri, Ovariotomi med heldigt Udfald, Norsk Mag. Laegevidensk. 1866, 889–900. – Myosarcoma intestini tenuis; Extirpation ved Tarmresektion, Helbredelse, Norsk Mag. Laegevidensk. 1886, 12–17. – Pyonefrosis; Nefrektomi; Helbredelse, Norsk Mag. Laegevidensk. 1890, 203–210. – Lidt om Diagnosen og Behandlingen af Fr. colli femoris. Festband, Nord. med. ark. 16 (1897) 1–19. – Om Lårhalsfrakturens Behandling med Nagling, Nord. med. ark. 29 (1899) 1–12.
Lit.: Dahl H.: Operativ behandling av fractura colli femoris. Et 100-årsjubileum, Tskr. Nor. Lægeforen. 114 (1994) 3600–3603. – Holck P.: Julius Nicolaysen, in: Norsk Biografisk Leksikon 2009.

Niederecker, Kaspar (* 2. 1. 1894 Tarjan, Ungarn; † 1969 Würzburg)
Studium und Prom. (1921) in Budapest. Orthop. WB in Budapest und Graz, chir. WB in Fünfkirchen, Ungarn. 1933–1946 Primarius am Barmherzigenspital in Budapest. 1946–1962 o. Prof. für Orthop. in Würzburg, wo er bis 1948 den Wiederaufbau der zu 80 % zerstörten Orthop. Klinik leitete. Von ihm stammt eine Methode der Hallux-valgus-Korrektur sowie eine Technik der Kreuzbandrekonstruktion mittels Meniskustransposition. 1959 Gründung des Deutschen Orthop. Geschichts- und Forschungsmuseums. Im selben Jahr Präsident der DGOOC.
E.: *N.-Op.:* Verlagerung des Ansatzes der Tibialis-anterior-Sehne auf das Os naviculare zur Hebung des Fußgewölbes
W.: Über Entstehen, Behandlung und Endausgang des Genu valgum-„X"-Beines, sowie des Genu varum-„O"-Beines auf Grund des Anstaltsmateriales von 10 Jahren, Arch. orthop. Unfall-Chir. 33 (1933) 595–607. – Einfaches Verfahren zum Ersatz der Kreuzbänder durch einen Meniskus, Arch. klin. Chir. 276 (1953) 459–462. – Wiederherstellende Op. b. schlecht geheilten angeb. Hüftverrenkungen u. anderen angeborenen Hüftleiden, Arch. klin. Chir. 282 (1955) 656–664.
Lit.: CV 1958, 585f. – F. Delitalia: K. N., Chir. Organi Mov. 58 (1969) 269f.

Niehans, Paul (* 6. 2. 1848 Bern; † 28. 11. 1912 Bern)
Studium und Prom. in Bern. Nach Studienreise nach Paris, Wien, Halle (→ R. Volkmann), Berlin (→ B. Langenbeck) chir. WB in Bern (→ Lücke). Teilnahme am Krieg 1870/71 mit Lücke. 1871/72 Studienaufenthalte in Schweden (Massage) und Edinburgh (→ Lister). Ab 1872 OA bei → Kocher. 1888 Habil., 1902 Tit.-Prof. 1880–1909 CA der Chir. Abt. am Inselspital Bern. Schwerpunkte: Knochen- und Gelenkchir. (Hüftgelenksresektion, Meniskusverletzungen, Behandlung suprakondylärer Humerusfrakturen durch „Annagelung"), Bruchpfortenverschluß durch Periostlappen. Er führte die Massage als wiss. Behandlungsmaßnahme in der Schweiz ein und nahm 1889 erstmals eine offene Herzdruckmassage bei einem intraop. Chloroformkollaps vor.
W.: Zur Fracturbehandlung durch temporäre Annagelung, Arch. klin. Chir. 73 (1904) 167–178.
Lit.: D. G. Zesas: P. N. Ein Nachruf, Dtsch. Zschr. Chir. 120 (1913) 597–600. – BLÄ 1933, II, 1118.

Niehans, Paul (* 21. 11. 1882 Bern; † 1. 9. 1971 Montreux))
Sohn des vorigen. Studium in Neuchâtel, Oxford, Berlin und Bern, Prom. 1912 in Zürich. Danach im Balkankrieg 1912/13 und im I. Weltkrieg im Auftrag des Roten Kreuzes ärztlich tätig. Danach als Chir. und Frauenarzt in versch. KH der Schweiz tätig. Im II. Weltkrieg wieder im Auftrag des Roten Kreuzes tätig, Einsatz für Kriegsgefangene. In den 1920er Jahren Entwicklung von Drüsentransplantationen sowie der „Zellulartherapie" („Frischzellentherapie"), bei der Zellen aus menschlichen Embryonen und jungen Tieren injiziert wurden.
W.: Das Altern, seine Beschwerden u. die Verjüngung, Bern 1937. – Beiträge zur Zellulartherapie, München 1952. – 42 Jahre Zell-Therapie, Bern 1969.
Lit.: CV 1958 587. – BEdM I 439.

Nigst, Henry (* 6. 7. 1919 Biel; † 22. 6. 2008 Basel)
Studium und Prom. (1945) in Basel. Chir WB in Basel (→ Henschen; → Schürch; → Nissen), dort 1955 Habil. 1952/53 Studienaufenthalt in London (→ Seddon), dort Kontakt mit Hand- und Nervenchir., der er weiterhin treu blieb. 1956–1967 Ltg. der Traumatol.-Orthop. Abt. an der Chir. Univ.-Klinik Basel, 1967–1985 der Abt. für Chir. der Hand und der peripheren Nerven. Bis 1967 auch Aufbau des Schweizerischen Paraplegiker-Zentrums. Konsiliarische Op.-Tätigkeit noch bis 1999.
W.: Die Chir. d. peripheren Nerven, Stuttgart 1955. – H. N., D. Buck-Gramcko, H. Millesi (Hgg.): Handchir., I–II, Stuttgart - New York 1981–1983. – Kompressionssyndrome des Nervus medianus im Ellenbogenbereich, Operat. Orthop. Traumatol. 5 (1993) 40–47.
Lit.: Buck-Gramcko 201–204. – D. Buck-Gramcko: Nachruf auf H. N., Handchir. Mikrochir. Plast. Chir. 40 (2008) 348.

Niketas (etwa 10. Jh.)
Der am byzantinischen Hof wirkende Arzt verfaßte eine Sammlung von chir. Texten des → Hippokrates, → Apollonios, → Rufus, → Galen, → Soranos, → Oreibasios, → Paulos u. a., die als Lehr- und Handbuch konzi-

piert war und 1544 ins Lat. übersetzt, illustriert und gedruckt wurde. Die Handschr. wurde 1495 für die Biblioteca Laurenziana in Florenz angekauft, wo sie sich heute noch befindet.
W.: Florenz, Bibl. Laurenziana, Cod. Laur. 76.4
Lit.: BLÄ 1935 IV 373. – Ärztelex. 232.

Niklas von Morchingen (15. Jh.)
Zwei Rezepte und ein Rezepttraktat des ostfränkischen Wundarztes mit großer pflanzenheilkundlicher Erfahrung sind in Hartmann Schedels *Rezeptbuch* überliefert.
Lit.: EM 1051

Nikolaus von Mumpelier (Monpolir, Montpellier) (14. Jh.)
Schlesischer Wundarzt, der unter pseudoepigraphischer Verfasserschaft ein nach Krankheitsformen (nicht anat.) gegliedertes chir. Rezeptbuch mit dem Titel *Hübsch Chirurgia* zusammenstellte, wobei er aus einer → Roger-Glosse schöpfte.
Lit.: EM 1051f.

Nikolaus von Rotenhaslach (15. Jh.)
Von dem oberdt. Wundarzt ist eine Anweisung zur Massage- und transdermalen Alkoholtherapie geschlossener Verletzungen durch stumpfe Gewalteinwirkung überliefert.
Lit.: EM 1052f.

Nissen, Rudolf (* 9. 9. 1896 Neisse, Oberschlesien; † 22. 1. 1981 Riehen b. Basel)

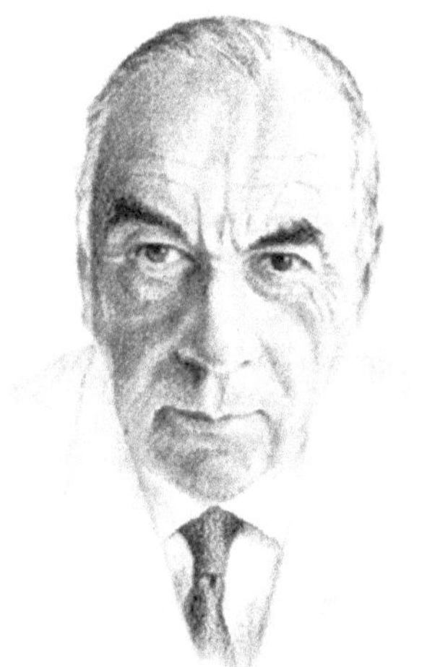

Studium in Breslau, München und Marburg, Prom. 1920 in Breslau. Anschließend 1921–1927 chir. WB in München (→ Sauerbruch; Habil. 1926), ab 1928 OA in Berlin (Charité; Sauerbruch), 1930 ao. Prof. Wegen seiner jüdischen Abstammung emigrierte er 1933 und war zunächst 1933–1939 Dir. der Chir. Univ.-Klinik Istanbul, 1940/41 Research Associate am Massachusetts General Hospital in Boston, 1941–1952 Ltg. verschiedener New Yorker Kliniken (Brooklyn, Jewish Hosp., Maimonides Hosp., West Side Hosp.), ab 1948 zugleich Prof. am Long Island College of Med. in New York. 1952–1967 o. Prof. für Chir. in Basel. Er verselbständigte die Anästhesie und die Neurochir. Schwerpunkte: Thoraxchir. (1931 erste Pneumonektomie), Ösophagus- (1948 erstmals Ersatz des gesamten Ösophagus durch Magenhochzug und zervikale Anastomose), Magen- und Darmchirurgie (Erfinder der Fundoplicatio), Neurochir., Extremitätenchir., Plast. Chir. Er war Verfasser bzw. Mitverfasser wichtiger chirurgischer Werke. 1964 Präsident der DGCH, 1967 deren Ehrenmitglied. 1963 Mitglied der Leopoldina. 1971 Ehrenmitglied der ISS. 1974 Verleihung der Ernst-von-Bergmann-Gedenkmünze in Gold.
E.: *Fundoplicatio n. N.-Rossetti:* Einengung des unteren Ösophagusendes durch aus Vorder- und Hinterwand des Magenfundus gebildeter Manschette bei Insuffizienz des unteren Ösophagusverschlusses. – *N.-Op.:* **1.** atypischer Duodenalkstumpfverschluß bei tiefsitzendem kallösem Ulkus. **2.** Umstechung extraösophagealer Venenstränge ohne Ösophagotomie bei Ösophagusvarizen.
W.: Exstirpation eines ganzen Lungenflügels, Zbl. Chir. 58 (1931) 3003–3006. – Über die neuere Entwicklung d. Behandlung d. Lungentuberkulose, Berlin - Wien 1932. – F. Sauerbruch, R. N.: Allgemeine Operationslehre, Leipzig 1933. – R. N., M. Rossetti: Die Resektionsbehandlung von Lungenerkrankungen, Basel 1957. – R. N., M. Rossetti: Die Behandlung d. Hiatushernien u. Reflux-Oesophagitis mit Gastropexie u. Fundoplicatio. Indikation, Technik u. Ergebnisse, Stuttgart 1959 (2. Aufl. 1981). – Helle Blätter – dunkle Blätter. Erinnerungen eines Chirurgen, Stuttgart 1969. – Fünfzig Jahre erlebter Chir., Stuttgart - New York 1978.
Lit.: CV 1980 504–507. – Killian 188–191. – W. Wachsmuth, In memoriam R. N., in: ders.: Reden u. Aufsätze 1930–1984, Berlin - Heidelberg - New York 1985, 195–198. – D. Liebermann-Meffert, M. Rossetti: Zum 100. Geburtstag von R. N., Chirurg 67 (1996) 1053–1059. – Schott 629f. – NDB 19 (1999) 289. – Winau/Vaubel 71. – BEdM I 440. – Sachs III 348. – EM 1054.
Abb.: s. Abb.-Verzeichnis.

Nittner, Konrad (* 23. 8. 1921 Neupaka; † 6. 8. 1994 Köln.
Studium in Marburg, Prom. 1948. Habil. 1963 in Köln, 1969 apl. Prof. Ab 1970–1987 Leiter der Abt. für Stereotaxie an der Univ. Köln (1980 erster Lehrstuhl für Stereotaxie in Deutschland).
W.: Klinik u. Therapie symptomatischer Anfallsleiden, Stuttgart 1959.
Lit.: BEdM I 440.

Nitze, Maximilian (* 18. 9. 1848 Berlin; † 22. 2. 1906 Berlin)
Studium in Heidelberg, Würzburg und Leipzig, Prom 1874. Während seiner Ass.-Zeit am Stadt-KH Dresden beschäftigte er sich mit dem Ziel der Blasenspiegelung mit der Verbesserung der Beleuchtbarkeit innerer Körperhöhlen. Zu diesem Zweck ging er 1878 nach Wien und verband sich mit dem Instrumentenmacher Josef Leiter; 1879 konnten sie ein funktionsfähiges Zystoskop demonstrieren. Zurück in Deutschland verbesserte er seine Methode weiter. 1889 Habil. in Berlin, 1900 ao.

Prof. für Urol. Mit einem neuen Operationszystoskop begründete er 1891 die endoskopische Chir.
W.: Eine neue Beobachtungs- u. Untersuchungsmethode für Harnröhre, Harnblase u. Rectum, Wien. med. Wschr. 29 (1879) 649–652, 688–690, 713–716, 776, 782, 506–810. – Lehrbuch d. Kystoskopie, Wiesbaden 1889 (2. Aufl. 1907). – Das Operationskystoskop, Zbl. Chir. 18 (1891) 993–997. – Kystophotographischer Atlas, Wiesbaden 1894.
Lit.: BLÄ 1901 1209f. – BLÄ 1933 II 1123. – W. G. Mouton, J. R. Bessell, G. J. Maddern: Looking back to the advent of modern endoscopy: 150th birthday of M. N., World J. Surg. 22 (1998). 1256–1258. – Ärztelex. 233. – BEdM I 440. – EM 1054.
Noble

Noble, Thomas Benjamin (* 1898; † 1958)
Biographische Daten konnten nicht ermittelt werden.
E.: *N.-Op.:* Darmplikatur in vertikal gelegten Schlingen mit adaptierenden Serosa-Einzelnähten bei rezidivierendem Adhäsionsileus (1937)
W.: Plication as prophylaxis against adhesions of small bowel, Amer. J. Surg. 25 (1937) 41–44. – Intestinal suturing and plication, J. Internat. Coll. Surg. 22 (1954) 174–180. – Evaluation of plication in the treatment of peritonitis and its aftermath of intestinal adhesions, J. Internat. Coll. Surg. 31 (1959) 286–293.
Lit.: NN: T. B. N. 1895–1958, J. Internat. Coll. Surg. 31 (1959) 47 [die Angabe in PubMed konnte nicht verifiziert werden].

Nordmann, Otto Wilhelm Carl (* 14. 9. 1876 Bad Harzburg; † 26. 5. 1946 Holzminden)

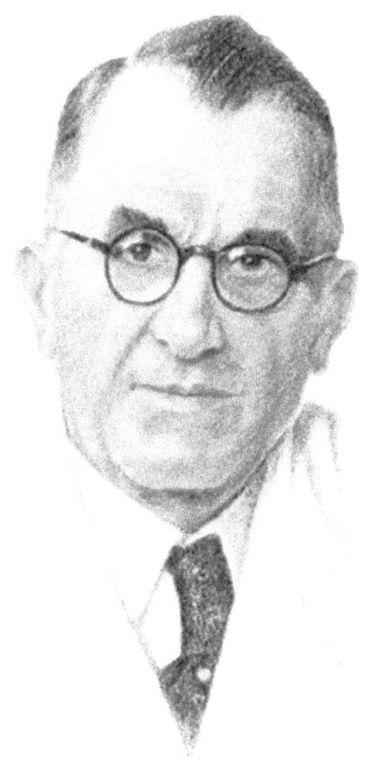

Studium in Freiburg, Berlin und Göttingen; dort 1901 Prom. 1901/02 Pathol., 1902–1906 chir. WB in Berlin (→ Körte). 1906 OA der I. Chir. Abt. am Augusta-Victoria-KH in Berlin-Schöneberg (→ Kausch), 1909–1933 CA der II. Chir. Abt., 1918 Prof. Wegen NS-kitischer Haltung gab er diese Stellung „unter dem Druck der Verhältnsse" auf und war während der NS-Herrschaft CA für Chir. am Martin-Luther-KH Berlin, nach dessen Schließung 1944–1945 CA am Ev. KH Holzminden. Schwerpunkte: Allg. Chir., Thorax- und Viszeralchir. 1939 Präsident der DGCH, 1934–1940 Schatzmeister, 1940–1946 Generalsekretär. Mitherausgeber der Zschr. *Chirurg* seit Gründung bis 1946.
W.: Praktikum d. Chir., Wien 1914 [7. Aufl. 1953]. – M. Kirschner, O. N.: Die Chirurgie, I–VI, Berlin 1925–1930 (2. Aufl. I–VII, 1940–1948).
Lit.: BLÄ 1933 II 1128f. – CV 1938, 479. – Killian 356f. – Winau/Vaubel 72. – Steinau/Bauer 131–149. – BEdM I 442.
Abb.: s. Abb.-Verzeichnis.

Nowak, Walter (* 14. 4. 1938 Ruhland, Lausitz; † 26. 11. 1992 Erfurt)
Studium in Leipzig und Berlin, dort 1962 Prom. Chir. WB 1964–1976 in Greifswald (→ Kothe; Reding). 1976/77 OA in Rostock (Reding), 1977–1984 in Halle (→ Reichmann; → Gläser). 1984/85 CA der Chir. Abt. am Bezirks-KH Halle-Dölau. 1985–1992 o. Prof. für Chir. an der Med. Akademie Erfurt, wo er die Verselbständigung der Spezialfächer Unfallchir., Kinderchir. und Anästhesie sowie den Übergang in das Gesundheitssystem der Bundesrepublik organisierte. Schwerpunkte: Magenphysiologie, Kurzdarmsyndrom, Thromboseprophylaxe.
W.: R. Reding, W. N., H. Bibergeil: Chir. u. Diabetes mellitus, Leipzig 1974.
Lit.: Mitt. DGCH 22 (1993) 28. – Kiene/Reding/Senst 337–339.

Nuboer, Jan [Johannes Franciscus] (* 6. 2. 1900 Batavia, Java; † 26. 6. 1979 Zeist, Niederlande)
Studium und Prom. (1928) in Utrecht (Appr. 1922). Dort 1923–1925 pathol. sowie 1925–1935 chir. WB, 1933 Habil. 1935 CA der Chir. Abt. im KH 's-Hertogenbosch. 1943–1970 Dir. der Chir. Univ.-Klinik Utrecht. Schwerpunkte: extrahepat. Gallenwege, Ösophagus-, Thorax-, Herzchir. 1969 Ehrenmitglied der ISS. 1975 Ehrenmitglied der DGCH.
E.: *N.-Op.:* Hepatikojejunostomie mit Einführung einer intestinalen Mukosamanschette in den Ductus hepaticus.
W.: One-stage resection of the thoracic oesophagus for carcinoma localized above the aortic arch, followed by subpharyngeal oesophago-gastrostomy, Arch. Chir. Neerl. 3 (1951) 57–67. – Segmentresektion der Lunge bei Tuberkulose, Zbl. Chir. 77 (1952) 2463–2470.
Lit.: CV 1958, 596–599. – E. Derra: J. F. N. zum 70. Geburtstag, Zbl. Chir. 95 (1970) 761f.

Nuhn, Anton (* 21. 6. 1814 Schriesheim; † 28. 7. 1889 Heidelberg)
Studium und Prom. (1838) in Heidelberg. Dort anat. WB, 1841 Habil., 1849 ao. Prof. für Anat., 1872 Hon.-Prof. am Inst. für Anat.
E.: *N.sche Drüse:* Glandula lingualis inferior. Schleimdrüsen an der Unterseite der Zungenspitze.
W.: Über eine bis jetzt noch nicht näher beschriebene Drüse im Innern der Zungenspitze, Mannheim 1845.
Lit.: BLÄ 1935 IV 391.

Nussbaum, Adolf (* 4. 8. 1885 Bonn; † 17. 3. 1962 Bonn)
Studium und Prom. (1910) in Bonn. Chir. 1910–1926 chir. WB in Bonn (→ Garrè), 1919 Habil. 1922 ao. Prof. der Chir. und Orthop. Als Nichtarier 1933 entlassen, wurde ihm 1938 auch seine Approbation aberkannt. 1944 ins Lager Köln-Müntersdorf deportiert, konnte er nach 1945 seine Professur wieder übernehmen und war bis 1951 in versch. Bonner KH als Orthop. tätig.
W.: Magenklemme, Zbl. Chir. 40 (1913). – Knochennaht, Bruns' Beitr. Chir. 142 (1928).
Lit.: CV 1958 599f. – BEdM I 443.

Nußbaum, Johann Nepomuk Ritter von (* 2. 9. 1829 München; † 31. 10. 1890 München)
Studium und Prom. (1853) in München. Anschließend Studienaufenthalte in Paris (→ Nélaton; → Chassaignac; → Jobert; → Maisonneuve), Berlin (→ B. Langenbeck) und Würzburg (→ Kajetan Textor). Habil. in München 1857. 1859 lehnte er einen Ruf nach Zürich ab, 1859 o. Prof. an der II. Chir. Klinik München (bis 1890; 1871 Zusammenlegung beider Kliniken). 1870/71 als Generalarzt im Kriegseinsatz. Schwerpunkte: Ovariotomien, Knochentransplantationen, Gelenkresektionen, Krebsoperationen, Verband- und Nahttechnik. Er führte 1874 die antiseptische Wundbehandlung ein, außerdem empfahl er die präop. Morphininjektion zur Reduzierung des Narkosemittelverbrauchs während der Op. Er war als begabter und allseits beliebter Chir. weit bekannt.

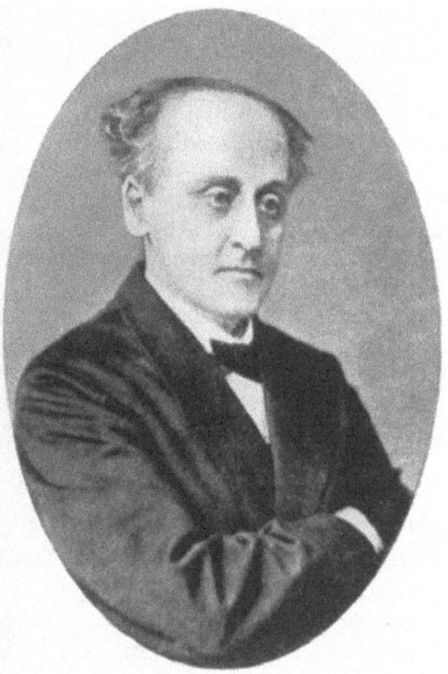

W.: Einige Bemerkungen zur Kriegschir., München 1877. – Leitfaden zur antiseptischen Wundbehandlung, Stuttgart 1878 (5. Aufl. 1889). – Die Verletzungen des Unterleibes, Stuttgart 1889.
Lit.: BLÄ 1935 IV 394f. – Killian 377. – K. L. Schober: Johann von Nußbaum, Zbl. Chir. 106 (1981) 45–48. – NDB 19 (1999) 379f. – BEdM I 443. – Sachs IV 154. – EM 1061.
Abb.: s. Abb.-Verzeichnis.

Nusshard, Franz Willibald (* 7. 7. 1785 Bischofteinitz, Böhmen;† 30. 5. 1847 Prag)
Studium in Prag, 1803 Mag. chir., danach Chirurgengehilfe am Allg. KH in Prag, anschließend 1813–1816 Ass. an der Chir. Klinik. Prom. 1812 (Chir.) und 1815 (Med.). Ab 1816 Dozent für die Chir.-Ausbildung, 1825 Prof., zugleich (bis 1832) 1. Arzt am Allg. KH Prag. 1836 kaiserl. Rat, 1843 Generaldir. sämtlicher Krankenanstalten Prags.
W.: Theoretische Medizin für Wundärzte, I–II, Prag 1824–1826.
Lit.: BLÄ 1935 IV 395. – BEdM I 443.

Nyhus, Lloyd Milton (* 14. 6. 1923 Mt. Vernon, WA; † 15. 12. 2008 Northfield, IL)
Studium und Prom. (1947) in Birmingham, AL. Anschließend chir. WB in Seattle. 1955/56 Studienaufenthalte in Lund (Philip Sandblom) und Glasgow (Charles Illingworth). 1957–1967 Prof. für Chir. in Seattle, 1967–1989 Prof. für Chir. und Dir. der Chir. Univ.-Klinik in Chicago, wo er 1968 eine Transplantationseinheit einrichtete. Schwerpunkte: Gastrointestinale Chir., Ulkuschir., Hernien, intraop. Sonographie. 1972 Ehrenmitglied der DGCH. 1991 Kongreßpräsident der ISS.
W.: Surgery of the stomach and duodenum, London 1962 – Hernia, Philadelphia 1964 (2. Aufl. 1978). – Mastery in surgery, Boston 1984.
Lit.: ISS 320-322. – Mitt. DGCH 38 (2009) 168.

O

Obaliński, Alfred (* 15. 12. 1843 Brzezany, Galizien; † 19. 7. 1898 Krakau)
Studium und Prom. (1868) in Krakau, dort chir. WB. 1870 Primarius im St. Lazar-Spital. 1881 Habil., 1881/82 kommissarische Leitung der Chir. Univ.-Klinik Krakau. 1883 Tit.-Prof., 1888 ao. Prof., 1897–1898 o. Prof. für Chir. in Krakau. Er beschrieb eine Technik der Fußwurzelresektion sowie der Korrektur der Sattelnase und empfahl die Laparotomie bei Ileus.
Lit.: BLÄ 1901, 1217. – BLÄ 1933 II 1135.

Oberdalhoff, Hans (* 21. 6. 1909 Münster; † 1988)
Studium und Prom. (1934) in Münster. Chir. WB in Bochum-Langendreer, Mülheim/Ruhr (K. Kleinschmidt); 1937/38 Radiol., 1938–1951 Chir. in Heidelberg (→ Kirschner; → K. H. Bauer), dort 1944 Habil., 1950 ao. Prof. 1951–1972 CA der Chir. Klinik der Städt. Krankenanstalten Mannheim, ab 1964 o. Prof. der neugegründeten Med. Fak. Mannheim der Univ. Heidelberg. Schwerpunkte: Radiologie, Onkolog. Chir., Unfallchir.
W.: H. O., O. Ewald: Die Röntgen- u. die Radiumstrahlen in d. Chir., in: Kirschner-Nordmann, Die Chir., II (1940), 177–265. – Experimentelle u. klin. Studien z. Frage d. Knochenregeneration. Ein Beitrag z. Pseudarthrosenbildung, Arch. klin. Chir. 260 (1947) 109–150. – Klin. Röntgendiagnostik chir. Erkrankungen, I–II, Berlin - Göttingen - Heidelberg 1959.
Lit.: CV 1969 650f. – Killian 103. – A. W. Bauer: Vom Nothaus zum Mannheimer Universitätsklinikum. Krankenversorgung, Lehre u. Forschung im med.hist. Rückblick, Ubstadt-Weiher 2002.

Oberländer, Felix Martin (* 8. 1. 1851 Dresden; † 2. 10. 1915 Dresden)
Studium in Halle, Leipzig und Greifswald, dort Prom. 1874. Danach Studienaufenthalt in Wien und Paris, 1875–1878 Ass. für Chir. am Stadt-KH Dresden. Anschließend Niederlassung in Dresden als Spezialarzt für Urol. und Gründung einer Privatklinik. Er erlangte in seinem Fach große Bedeutung und war ein Pionier der Urol. als eigenständiges Fach. Schwerpunkte. Harnröhrenerkrankungen, Schleimhautveränderungen. Er war Mitherausgeber der *Zeitschrift für Urologie* und des *Zentralblattes für die Krankheiten des Harn- u. Sexualapparates*.
W.: Lehrbuch d. Urethroskopie, Leipzig 1890. – F. M. O., W. Zülzer: Klinisches Handbuch der Harn- u. Sexualorgane, Leipzig 1894.
Lit.: BLÄ 1933 II 1135. – NDB 19 (1999) 391. – BEdM I 444.

Obermayer, Johann Leonhard (* 5. 11. 1721 Wemding; † 5. 3. 1759 Ingolstadt)
Studium in Leiden, Göttingen, Paris und Heidelberg, dort 1751 Prom. 1751–1752 und 1754–1759 Prof. für Chir., Physiologie und Anatomie in Ingolstadt (zwischenzeitlich kurfürstlicher Leibarzt in München), wo er viele Studenten anzog.
Lit.: BLÄ 1935 IV 400. – Killian 373f. – Sachs IV 153. – BEdM I 445.

Oberniedermayr, Anton (* 31. 10. 1899 Bamberg; † 23. 7. 1986 Starnberg)
Nach Teilnahme am I. Weltkrieg Studium in München. Münster und Leipzig; Prom. 1925 in München. Danach zunächst Pathol. in Leipzig, dann Orthop. in München (→ F. Lange), schließlich Chir. WB 1926–1930 in Würzburg (→ Fritz König), 1931–1935 OA an der Kinderchir. in München, 1936–1945 Ltg. der Chir. und Orthop. Abt. der Münchner Univ.-Kinderklinik, 1939/40 Kriegsdienst, 1940 apl. Prof. 1945 aller Ämter enthoben, ließ er sich 1946 in Ohlstadt als prakt. Arzt nieder und war 1948–1953 Dir. des von ihm gegründeten privaten Kinder-KH in Oberammergau. 1954 wieder Leiter der kinderchir. Abt. der Univ. München, 1959 planmäßiger ao. Prof., 1966–1969 o. Prof. Schwerpunkte: neurochir., urol., orthop., plast.-chir. Eingriffe (Contergan-Dysmelie) des Kindesalters. Der Mitbegründer der modernen deutschen Kinderchir. machte sich um die Einführung neuer Op.-Methoden verdient und förderte den Anschluß an den internationalen Standard. 1963 Gründung der Deutschen Gesellschaft für Kinderchir. Mitherausgeber der *Deutschen Zeitschrift für Kinderchir.*
W.: (Hg.): Lehrbuch der Chir. u. Orthop. des Kindesalters, I–III, Berlin 1959.
Lit.: BEdM I 445. – CV 1969 651–653. – CV 1980 410. – NDB 19 (1999) 397–399.

Oberst, Maximilian (* 6. 10. 1849 Regensburg; † 18. 11. 1925 Halle)
Studium in München und Erlangen, 1874 Appr., 1876 Prom. 1875–1877 chir. WB am KH Augsburg, 1877–1889 in Halle (→ R. Volkmann), dort 1881 Habil., 1884 ao. Prof. 1894–1920 Chefarzt am Knappschafts-KH Bergmannstrost in Halle. Entwickelte die von → Halsted stammende Idee der Leitungsblockade weiter. Schon vor ihm hatte in Wien → Hochenegg Finger und Zehen schmerzfrei gemacht.
E.: *O.-Leitungsanästhesie:* Nervenblockade an Finger- oder Zehenbasis für kleinere Eingriffe.
W.: Die Amputationen unter dem Einflusse d. antiseptischen Behandlung, Leipzig 1881. – Beiträge zur Behandlung d. subcutanen, in die Gelenke penetrierenden u. d. paraartikulären Knochenbrüche, Leipzig 1888. – Leitungsanästhesie, Dtsch. med. Wschr. 16 (1890) 287. –
Lit.: BLÄ 1933 II 1135f. – Sachs III 375. – BEdM I 445.

Oberth, Julius (* 27. 12. 1862 Mediasch, Siebenbürgen; † 15. 6. 1946 Mediasch)
Studium in Graz, Berlin und Wien, Prom. 1887, anschließend in Wien Volontär-Ass. in Gynäkol., Derma-

C. Weißer, *Chirurgenlexikon*, https://doi.org/10.1007/978-3-662-59238-0_15

tol., Nervenheilk. 1888/89 Op.-Ausbildung (→ Billroth), 1889/90 Ass. an der Gynäkol. Klinik Wien. 1891–1896 am Franz-Joseph-Spital in Hermannstadt, 1896–1926 Dir. am Komitatspital Schäßburg (Siebenbürgen). Vater des Raumfahrtpioniers Hermann O.
Lit.: BEdM I 446.

Ochsner, Albert John (* 3.4.1858 Baraboo, Sauk County, WI; † 25.7.1925 Chicago)
Studium und Prom. (1886) in Chicago, danach WB im Rahmen einer Studienreise nach Wien, Berlin und London. Anschließend Niederlassung in Chicago und Zuwendung zur Chir. 1900–1925 o. Prof. für Chir. am Illinois College of Medicin in Chicago. Er machte sich um die Frühoperation der Appendizitis verdient und berichtete 1907 über regelmäßige Bestrahlung nach Mastektomie bei Mammakarzinom.
W.: The cause of diffuse peritonitis complicating appendicitis and its prevention, J. Amer. med. Ass. 36 (1901) 1747–1754. – A handbook of appendicitis, Chicago 1902. – Treatise on surgical diagnosis and treatment, I–IV, Philadelphia 1920–1922.
Lit.: BLÄ 1933 II 1137.

Ochsner, Edward William **Alton** (* 4.5.1896 Kimball, SD; † 3.10.1981 New Orleans)
Neffe von → Albert O. Studium in Vermillion, SD, und Washington, dort 1920 Prom. 1921/22 WB in St. Louis, anschließend in Chicago, wo er sich mit Bluttransfusion beschäftigte; danach fünfjähriger Studienaufenthalt in Europa (Zürich: → Clairmont; Frankfurt a. M.: → Schmieden), wo er seine Erfahrungen mit der Transfusion einbringen konnte. 1927–1938 Prof. für Chir. in New Orleans (Tulane Univ.), 1938–1956 Prof. und Dir. des Departments für Chir. der Tulane Univ. New Orleans, 1956–1961 dort weiter Prof. für klin. Chir. Daneben 1942–1966 Dir. der Chir. Abt. der Ochsner-Klinik in New Orleans. Schwerpunkte: Thoraxchir. (Bronchialkarzinom, Pleuraempyem, Lungenmetastasen), Gastrointestinalchir., Gefäßchir. Bereits 1936 hatte er den Zusammenhang zwischen Rauchen und Lungenkrebs erkannt, was ihn zu einem Kreuzzug gegen das Rauchen veranlaßte. Der vielgeachtete Chirurg war 1951/52 Präsident des American College of Surgeons. 1955 Kongreßpräsident der ISS, 1967 deren Ehrenmitglied.
E.: *Mahorner-O.-Test:* Ergänzung des → Perthes-Tests bei Beinvarikose.
W.: Die Bluttransfusion nach Percy, Wien. klin. Wschr. 36 (1923) 697–712. – H. R. Mahorney, A. O.: A new test for evaluating circulation in the venous system of the lower extremity affected by varicosities, Arch. Surg. 33 (1936) 479–492. – A. O., M. DeBakey: Primary pulmonary malignancy, Surg. Gyn. Obstetr. 68 (1939) 433–451. – The relationship of smoking and cancer of the lung, Amer. Surg. 21 (1955) 517–532.
Lit.: M. E. DeBakey, C. R. Hanlon, J. D. Hardy, J. L. Ochsner: In memoriam A. O., J. Thorac. Cardiovasc. Surg. 84 (1982) 1–10. – ISS 322–326.

Oddi, Ruggero Ferdinando Antonio Guiseppe Vincenzo (* 20.7.1864 Perugia; † 22.3.1913 Tunis)
Studium in Perugia. 1888/89 physiol. WB in Bologna, 1889–1893 in Florenz. 1894–1900 Prof. und Dir. des Physiol. Inst. der Univ. Genua. Wegen einer Erbschaftsangelegenheit mußte er zurücktreten und lebte bis 1911 in Brüssel, unterbrochen 1901/02 von einem Aufenthalt als Arzt in der belgischen Kolonie Kongo. 1906 geriet er wegen des übermäßigen Verkaufs einer Panazee (Vitalina) erneut in Schwierigkeiten. Ab 1911 wieder in Perugia. Er starb verarmt in Tunis, als er sich der Fremdenlegion anschließen wollte. Der von ihm beschrieben Ringmuskel war schon von → Glisson entdeckt worden.
E.: *Sphincter O.:* Musculus sphincter ampullae hepatopancreaticae (Sphincter ampullae).
W.: Di una speciale disposizione a sfintere dello sbocco del coledoco, Arch. Ital. Biol. 8 (1887) 317–322.
Lit: DBI 79 (2913). – J. F. Kanne, C. A. Rohrmann, J. E. Lichtenstein: Eponyms in radiology of the digestive tract: Historical perspectives and imaging appearances. Part 2: Liver, biliary system, pancreas, peritoneum, and systemic disease, Radiographics 26 (2006) 465–480. – M. Loukos, G. Spentzouris, R. S. Tubbs u. a.: R. F. A. G. V. O., World J. Surg. 31 (2007) 2260–2265.

Oehlecker, Franz (* 19.12.1874 Hamburg; † 16.11.1957 Hamburg)
Studium in Leipzig, Tübingen, Kiel, Berlin und Straßburg, 1903 Prom. in Berlin. Chir. WB in Berlin (→ Körte) und Hamburg (→ Kümmell), dort 1919 Habil. (1923 Tit.-Prof.). 1914–1946 CA der Chir. Abt. des KH Hamburg-Barmbeck. Er machte sich um die Einführung der Bluttransfusion verdient und entwickelte die sog. Kreuzprobe. 1950 Ehrenmitglied der DGCH.
E.: *Oe.-Probe*: Verträglichkeitsprüfung vor einer Bluttransfusion, bei der fraktioniert erst 10–20, dann 20–50 ml Blut i.v. appliziert werden und jeweils 2 Min. abgewartet wird, ob Unverträglichkeitsreaktionen auftreten.
W.: Weitere Erfahrungen aus über 400 direkten Bluttransfusionen von Vene zu Vene, Zbl. Chir. 51 (1924) 2346–2349. – Ist die Bluttransfusion völlig ungefährlich, wenn vorher eine Blutgruppenbestimmung gemacht worden ist? Med. Klin. 24 (1928) 1421–1424. – Die Bluttransfusion, Berlin 1933 (2. Aufl. 1940).
Lit.: BLÄ 1933 II 1138f. – CV 1938 481f. – Leiber/Olbert 322f. – Killian 414. – BEdM I 446.

Öttinger [Oettinger] **Johann Peter** (* 23.2.1666 Orendelsall, Hohenlohe; † 9.3.1746 Künzelsau)
Nach handwerkschir. Lehre und Chir.-Prüfung (1688) in Amsterdam als Schiffschir. bei der „Kurfürstl.-brandenburgischen-afrikanisch-amerikanischen Kompagnie", worüber er Tagebuch führte. 1696–1746 als Barbier und Ratsvorsitzender in Künzelsau.
W.: P. Oettinger: Unter kurbrandenburgischer Flagge. Deutsche Kolonial-Erfahrungen vor 200 Jahren. Nach dem Tagebuche des Chir. J. P. Oe. ... hrsg., Berlin 1886.
Lit.: Sachs III 283–285.

Ogilvie, Sir William Heneage (* 14.7.1887 Valparaiso, Chile; † 15.4.1971)
Studium in Oxford und London, 1920 dort FRCS. Er verbrachte den größten Teil seiner Karriere im St. Guy's Hosp. in London, wo er große Berühmtheit als gewandter Operateur bes. in der gastrointestinalen und orthop. Chir. erlangte. Sein Dienst als Chir. in drei Kriegen (Balkankrieg, I. und II. Weltkrieg; 1942 Gene-

ralmajor) förderte sein Interesse für die Kriegschir. So forderte er bei Kolonverletzungen grundsätzlich die Anlage einer Kolostomie. 1946 geadelt.
E.: *O.-Syndrom:* Akute intestinale Pseudoobstruktion. – *O.-Klassifikation:* Einteilung der Schockursachen in hämatogene, neurogene und vasogene Auslöser.
W.: Abdominal wounds in the western desert, Surg. Gyn. Obstetr. 78 (1944) 225–238. – Large-intestine colic due to sympathetic deprivation. A new clinical syndrome, Brit. Med. J. 1948/II 671–673.
Lit.: P. H. Kowalcik: W. H. O 1887–1971, Dis. Colon Rectum 30 (1987) 984.

Ogston, Alexander (* 19. 4. 1844 Aberdeen; † 1. 2. 1929 Aberdeen)
Studium in Aberdeen, Wien, Prag und Berlin, 1866 Prom. in Aberdeen. Dort zunächst Ass. seines Vaters am Inst. für Rechtsmed. 1868–1870 außerdem Augenarzt und 1870–1898 Chir. am Royal Infirmary, wo er die antiseptische Wundbehandlung einführte. 1882 Prof. für Chir. in Aberdeen. Er etablierte 1880 die Bezeichnung „Staphylokokken" in der Bakteriol. Die Teilnahme am Ägyptischen und am Burenkrieg machten ihn zu einem gefragten Kriegschir.
E.: *O.-Op.:* **1.** Korrektur des durch Verkürzung des lateralen Femurkondylus entstandenen Genu valgum durch Proximalisierung des medialen Kondylus (1876). **2.** talonavikuläre Keilarthrodese zur Korrektur des Pes valgus (1884).
W.: Über Abscesse, Arch. klin. Chir. 25 (1880).
Lit.: BLÄ 1901, 1226f. – BLÄ 1933 II 1142.

Olivecrona, Herbert Axel (* 11. 7. 1891 Visby; † 15. 1. 1980 Stockholm)
Studium in Uppsala und Stockholm, Prom. 1918, danach chir. WB in Leipzig (→ Payr). 1919 Studienaufenthalt am Johns Hopkins Institute in Baltimore (→ Cushing). Ab 1920 Ass. und OA am Serafimer-Hospital in Stockholm. 1922 Habil., 1924 ao. Prof. 1929 erneut Studienaufenthalt in Boston (Cushing). 1930 Einrichtung einer Neurochir. Abt. unter seiner Ltg. 1935–1960 erster Ordinarius für Neurochir. in Europa, bereicherte das Fach um zahlreiche neue Operationsmethoden. Er entfernte 1951 erstmals einen Hypophysentumor, entwickelte spezielle Op.-Techniken für die Exstirpation von Akustikusneurinomen, die Stirnlappenresektion, arteriovenöse Mißbildungen und Aneurysmen. 1960 richtete er eine neurochir. Einheit in Kairo ein. 1955 Mitglied der Königl. schwedischen Akad. der Wissenschaften.
W.: E. Lysholm, H. O., B. Ostertag (Bearbb.): Krause-Schum, Die spezielle Chir. d. Gehirnkrankheiten, I–III, 2. Aufl. Stuttgart 1941. – R. Luft, H. O.: Experiences with hypophysectomy in man, J. Neurosurg. 10 (1953) 301–316. – H. O., W. Tönnis (Hgg.): Handbuch d. Neurochir., I–VII, Berlin - Heidelberg - New York 1954–1969.
Lit.: B. Ljunggren: H. O.: founder of swedish neurochirurgy, J. Neurosurg. 78 (1998) 142.

Oliver, William Silver (* 1836 Kilfinane; † 27. 4. 1908 Farnborough)
Kanadischer Chir., der 1857 in den Militärdienst eintrat, vorwiegend in Indien tätig war und bei seinem Ausscheiden 1883 zum Generalchir. aufgestiegen war.
E.: *O.-Cardarelli-Zeichen:* pulssynchrones Abwärtsneigen des Schildknorpels bei angehobenem Kinn bei hohem Aortenaneurysma, Mediastinaltumoren oder bei Verwachsungen zw. Aorta und Trachea.
W.: Physical diagnosis of thoracic aneurysm, Lancet 1878/II 406.
Lit.: BLÄ 1933 II 1145. – Leiber/Olbert 324.

Ollier, Louis Xavier Edouard **Léopold** (* 2. 12. 1830 Vans, Ardèche; † 26. 11. 1900 Lyon)
Studium und Prom. (1857) in Paris. Nach chir. WB 1860 Chefchir. am Hôtel-Dieu in Lyon, 1877–1900 o. Prof. für Chir. Beim deutschen Einmarsch 1870 in Frankreich Leiter des Lazaretts von Lyon. Als am Tag seiner Ernennung zum Kommandeur der Ehrenlegion 1894 Präsident Carnot (* 1837) einem Mordanschlag zum Opfer fiel und er ihn trotz sofortiger Op. nicht retten konnte, regte dies → Jaboulay und → Carrel an, sich mit der Gefäßnaht zu beschäftigen. Der innovative Chir. modifizierte die Behandlung komplizierter Knochenbrüche (1858), erforschte die Knochenregeneration (1867), untersuchte die Transplantation von Knochen (wie → Macewen) und prägte die Begriffe *autogen, allogen* und *xenogen.* 1872 entwickelte er seine Methode der Hauttransplantation, die später von → Thiersch verbessert wurde. Als sorgfältiger und gründlicher Chir. erlangte er internationale Berühmtheit und führte als einer der ersten eine Art Qualitätskontrolle seiner Op. ein. Er gilt als einer der Begründer der französischen Orthopädie. 1890 Ehrenmitglied der DGCH.
E.: *O.-Schicht (1858):* innere, direkt dem Knochen aufliegende Schicht des Periosts. – *O.-Thiersch-Transplantat (1872 / 1874):* freie Transplantation eines Spalthaut-[Epidermis-Corium]-Lappens zur Deckung von Hautdefekten. – *O.-Syndrom (1889):* Hemichondrodystrophie (Mißbildungssyndrom mit halbseitig gestörtem Längenwachstum der Knochen und daraus folgenden Extremitätenverkürzungen).
W.: Des moyens chirurgicaux de favoriser la reproduction des os après les résections, etc., Gaz. hebd. méd. chir. 5 (1858) 572–577, 651–653, 733–736, 769–770, 853–857, 890, 899–905. – Traité expérimental et clinique de la régénération des os et de la production artificielle du tissu osseux, I–II, Paris 1867. – Greffes cutanées ou autoplastiques, Bull. Acad. méd. Paris 2. sér., 1 (1872) 243–250. – Exostoses multiples, Mém. Soc. sci. méd. Lyon 29 (1889) 2, 12. – Traité des résections et des opérations conservatrices qu' on peut pratiquer sur le système nerveux, Paris 1885–1898.
Lit.: BLÄ 1935 IV 426 1228. – G. de Mourgues: L. O. (1830–1900). Père de la Chirurgie Orthopedique, Rev. Clin. Orthoped. 65 (1979) 25. – J. C. Sournia: L. O. (1830–1900), Hist. Sci. Med. 28 (1994) 109–114. – V. Brébant: L. X. L. Edouard O. (1830–1900). Leben und Werk eines Wegbereiters der plastischen Chirurgie, med. Diss. Regensburg 2007 [2008]

Ombrédanne, Louis (* 5. 3. 1871 Paris; † 4. 11. 1956 Paris)
Studium und Prom. (1900) in Paris. Ab 1902 Chir. an Pariser Hospitälern. Am Hôp. des Enfants Malades in Paris als Kinderchir. tätig, 1906 Agrégé, seit 1921–1940 Prof. der Kinderchir. und der Orthop. sowie CA der Abt. für Kinderchir. am Hôpital Necker. Neben seinem Hauptarbeitsgebiet, für das er Op.-Methoden der kindlichen Hasenscharte, der transskrotalen Orchidopexie sowie der Hypospadie entwickelte, beschäftigte er sich auch mit der Verbesserung der Narkosetechnik, für die er 1908 einen Ätherverdampfer konstruierte, der weite Verbreitung genoß. 1929 gab er eine frühe Beschreibung der malignen Hyperthermie. Er begründete mit seinem Lehrbuch die französische kinderchir. Schule. 1929 Gründungsmitglied der SICOT, 1933–1948 deren Präsident. 1938 Ehrenmitglied der DGOOC.
E.: *O.-Linie:* Senkrechte auf die → Hilgenreiner-Linie durch den Pfannenerker. Die Lage des kindlichen Hüftkopfkerns in dem entstehenden Koordinatensystem gibt Hinweise auf eine angeborene Hüftluxation. – *O-Syndrom:* **1.** Blässe-Hyperprexie-Syndrom. **2.** Ulcera am behaarten Kopf des Neugeborenen, kombiniert mit Verstümmelung der Fingerphalangen, teilw. Syndaktylie, Skeletthypoplasie, WS-Verkrümmungen und Fußdeformierung.
W.: Un appareil pour l'anesthésie par l'éther, Gaz. Hôp. civ. mil. 81 (1908) 1095–1100. – Chirurgie réparative et orthopédique, Paris 1920. – Précis clinique et opératoire de chirurgie infantile. Paris 1923 (3. Aufl. 1933).
Lit.: BLÄ 1933 II 1146f. – Ch. Weißer: Der O.sche Äther-Inhalator. Ein Beitrag zur Geschichte der Äther-Apparatnarkose, Anaesthesist 32 (1983) 51–54. – Leiber/Olbert 324. – RLM O 37f. – EM 1069.

Ong, Guan Bee (* 20. 9. 1921 Sarawak, Malaysia; † 20. 1. 2004)
Studium in Hongkong und (kriegsbedingt) Shanghai, 1947 Rückkehr nach Hongkong und chir. WB, 1951/52 Studienaufenthalte in Edinburgh und London, 1956 in Boston und New York. 1957–1963 Chir. am Kowloon Hosp. in Hongkong und 1964–1982 o. Prof. für Chir. und Dir. des Departments für Chir. am Queen Mary Hosp. der Univ. Hongkong. Schwerpunkte: Hepatobiliäre und gastrointestinale Chir., kardiovaskuläre Chir., urogenitale Chir. Er führte 1966 die erste Op. am offenen Herzen in Hongkong durch. 1955 Gründung der Hong Kong Surgical Society. 1983–1985 Präsident der ISS, 1993 deren Ehrenmitglied.
Lit.: ISS 327f. – J. Parry: G. B. O., Brit. med. J. 328 (2004) 771.

Opitz, Gustav (* 17. 12. 1863 Stettin; 25. 12. 1909 Stettin)
Studium in Jena, Greifswald, Erlangen und München, Prom. 1893 in Greifswald. Danach chir., orthop. und radiol. Ausbildung in Hamburg und Würzburg (→ Hoffa). 1898 Eröffnung einer orthop. Anstalt in Stettin, wo er sich besonders mit der Röntgendiagnostik befaßte. Ihm gelangen als erstem Hüftaufnahmen, außerdem konnte er arteriosklerotische Gefäße darstellen. An Leichenpräparaten untersuchte er die Gefäßdarstellung. Er starb an Strahlenschäden.
W.: Fortschr. Röntgenstr. 1 (1897/98) 70.
Lit.: BLÄ 1933 II 1148. – BEdM I 449.

Oreibasios v. Pergamon (* ~325 Pergamon; † nach 395)
Nach Ausbildung in Alexandria als Leibarzt des späteren byzantin. Kaisers Julian Apostata in Gallien und Konstantinopel tätig. Verfaßte als Kompilation der Werke → Galens und anderer antiker Autoren (deren Werke z. T. nur durch die Exzerpte des O. bekannt sind) eine *Medizinische Sammlung (iatrikai synagogai)*, von deren ursprünglich 70 Büchern noch 25 vorhanden sind. Konservative Maßnahmen dominieren die Therapie; Operationen werden dem Notfall vorbehalten; ausführlich werden Luxationen und Frakturen abgehandelt.
W.: I. Raeder: Oribasii collectionum medicarum reliquiae. Synopsis ad Eustathium. Libri ad Eunapium, reliquiae, I–V, Leipzig 1926–1933 (= Corpus medicorum Graecorum, 6, 1–3).
Lit.: Gurlt I 527–544. – Pauly IV 334f. – EM 1076f. – Leven 660f.

Ortolani, Marino (* 25. 7. 1904 Altedo b. Bologna; † 1983 Ferrara)
Studium und Prom. (1929) in Bologna. 1929–1933 pädiatr. WB in Ferrara, dort 1938–1972 Dir. der Kinderklinik Brefotrofio, die unter seiner Leitung zu einem Zentrum der angeb. Hüftluxation sowie der Beta-Thalassämie wurde. An seiner Kinderklinik führte er die Mitaufnahme von Eltern sowie einen Schulunterricht für Langzeitpatienten ein.
E.: *O.-Zeichen:* Fühlbares Einschnappen des Hüftkopfes in die Pfanne bei der Untersuchung der Säuglingshüfte bei angeb. Hüftluxation
W.: La lussazione congenita dell'anca. Nuovi criteri diagnostici e profilattico-correttivi, Bologna 1948. – Frühdiagnose u. Therapie d. kongenitalen Hüftluxation, Kinderärztl. Praxis 19 (1951) 404–407.
Lit.: S. Stanisavljevic: Tribute to M. O., Clin. Orthop. 119 (1976) 4f. – C. Vullo, H.-R. Wiedemann: Pioneers of pediatric medicine. M. O. (1904–1983), Eur. J. Pediatr. 147 (1988) 340.

Ortolf von Baierland (Anf. 13. Jh. wahrscheinlich im Weiler Bayerland bei Bischofsheim/Rhön; † um 1300 vermutlich Würzburg)
Nach akadem. Ausbildung war er Wundarzt in Würzburg, wo er wohl an der Domschule lehrte. Sein um 1280 verfaßtes wundärztlich ausgerichtetes *Arzneibuch* in deutscher Sprache wurde für 150 Jahre der führende Text in der deutschsprachigen Medizin, der den akademischen Unterricht wie auch die ärztliche Praxis beeinflußte. Als Grundlage für den chir. Teil diente das damals bekannte akadem. Wissen. Um 1350 wurde der chir. Teil von Ortolfs Werk ins Lateinische „zurück"-übersetzt
W.: J. Follan (Hg.): Das Arzneibuch O.s v. B. Nach der ältesten Handschrift (14. Jh.), Stuttgart 1963. – O. Riha (Hg.): Das Arzneibuch O.s v. B., Wiesbaden 2014.
Lit.: O. Riha: O. v. B. u. seine lateinischen Quellen, Wiesbaden 1992. – NDB 19 (1999) 605f. – BEdM I 451. – EM 1079f.

Osgood, Robert Bayley (* 6. 7. 1873 Salem, MA; † 2. 10. 1956 Boston)
Studium und Prom. (1899) in Boston (Harvard). Danach Chir. an der Orthop. Abt. des Massachusetts General Hosp., ab 1912 CA am Children's Hosp. und Prof. für orthop. Chir. an der Harvard Medical School. Der hervorragende Bostoner Orthop. war wesentlich am Erfolg der amerikanischen orthop. Chir. im I. Weltkrieg beteiligt und maßgebend bei der Gründung der British Orthopaedic Association (→ R. Jones).
E.: *Morbus O.-Schlatter:* aseptische Nekrose der Apophyse der Tuberositas tibiae am Ansatz des Lig. patellae.
W.: Lesions of the tibial tubercle occurring during adolescence, Boston Med. Surg. J. 148 (1903) 114–117. – The evolution of orthopaedic surgery, St. Louis 1925.
Lit.: BLÄ 1933 II 1155. – J. P. Cole: A study of O.-Schlatter disease, Surg. Gyn. Obstetr. 65 (1937) 55–67. – E. Uhry: O.-Schlatter disease, Arch. Surg. 48 (1944) 406–414. – P. D. W.: R. B. O. 1873–1956, J. Bone Jt. Surg. 39-A (1957) 726–733. – I Schwarz: Morbus O.-Schlatter – eine Erkrankung d. Röntgenära? in: Zichner/Rauschmann/Thomann 63–79.

Osler, Sir William Bart. (* 12. 7. 1849 Bond Head, Ontario, Kanada; † 29. 12. 1919 Oxford)
Studium in Toronto und Montreal, 1872 Prom. Anschließend Studienreise nach London, Berlin, Leipzig und Wien. 1874–1884 Prof. für Physiol. und Pathol. in Montreal, 1884–1889 Prof. für Med. in Philadelphia, 1889–1904 in Baltimore (Johns Hopkins), wo er die med. Ausbildung nach europäischem Vorbild einschließlich der Lehre am Krankenbett etablierte. 1904–1919 Prof. für Med. in Oxford. Das Verdienst des bekanntesten Mediziners seiner Zeit liegt in der Verbindung von klin. mit pathol. Tätigkeit, gepaart mit ausgeprägtem med.-historischem Interesse.
E.: *O.-Knötchen:* rötliche, leicht erhabene, 2–5 mm große Hautknoten an Finger- und Zehenkuppen bei Endocarditis lenta.
W.: Chronic infectious endocarditis, Quart. J. Med. 2 (1908/09) 219–230. – The principles and practice of medicine, New York 1892.
Lit.: BLÄ 1933 II 1156f. – Ärztelex. 237f. – EM 1080f.

Oswald, Johann Benjamin (* 30. 7. 1753 Nimmersatt b. Bolkenhain, Niederschlesien; † 20. 6. 1825 Karlsruhe)
Nach handwerklicher Chir.-Lehre 1772/73 Feldscher, studierte 1773–1774 in Breslau und 1774–1778 in Berlin, wurde 1775 Lazarettchir. und 1779 Oberchir., 1784 Prom. in Frankfurt a. d. O. 1784–1799 Stadtphysikus Schmiedeberg. 1799–1825 Hof- und Leibarzt des Herzoges v. Württemberg in Karlsruhe. 1805 Hofrat.
Lit.: BLÄ 1935 IV 455. – BEdM I 452.

Meister Oswald (15. Jh.)
Der wahrscheinlich als Feldscher im Ersten Markgrafenkrieg (Albrecht Achilles von Ansbach) tätige Wundarzt hinterließ zwei von Hartmann Schedel in seinem *Rezeptbuch* überlieferte Anweisungen für die Behandlung frischer Wunden.
Lit.: EM 1085.

Otis, George Alexander (* 12. 11. 1830 Boston; † 23. 2. 1881)
Studium und Prom. (1851) in Philadelphia. Danach Studienreise nach Europa. 1852–1854 in Richmond, VA, und 1854–1861 in Springfield, MA, niedergelassen. 1861 in den Militärdienst eingetreten, 1866 nach Beendigung des Krieges Ass. des Generalchir. Sein Verdienst ist die akribische wissenschaftliche Aufarbeitung der Leistungen des Sanitätswesens im amerikanischen Bürgerkrieg.
W.: A report of surgical cases treated in the Army of the United States from 1865 to 1871, Philadelphia 1871.
Lit.: BLÄ 1901, 1238–1240.

Otto, Wilhelm (* 9. 9. 1859 Hermannstadt; † 20. 2. 1932 Hermannstadt)
Studium in Innsbruck und Wien, 1883 Prom. 1885–1887 Op.-Ausbildung in Wien (→ Billroth), anschließend Sekundararzt am Rudolfinum in Wien. 1887 Primararzt am Franz-Josef-Bürgerspital in Hermannstadt, 1910–1924 Dir. der Anstalt. Er führte moderne Op.-Methoden sowie Anti- und Asepsis in Hermannstadt ein. Schwerpunkt: Magenchir.
Lit.: BEdM I 452.

Outerbridge, Ralph Edward (* 19. 9. 1911 Kobe, Japan; † 8. 8. 1990 New Westminster, Kanada)
Studium und Prom. (1936) in Toronto. Danach WB in Montreal. 1938–1946 Verwaltungsdir. verschiedener Hosp. der Canadian West China Mission in der Provinz Sichuan. 1946–1948 chir. WB in Toronto. 1948–1951 erneut als Lehrer für Kinderchir. in China. 1951 Niederlassung in New Westminster (bis 1986) und Eintritt ins Royal Columbian Hosp., wo er die Orthop. Abt. aufbaute und für die Traumaversorgung verantwortlich war.
E.: *O.-Klassifikation:* Schweregrad des Knorpelschadens bei Chondromalazie der Gelenke.
W.: The etiology of chondromalacia patellae, J. Bone Jt. Surg. 43-B (1961) 752–757.
Lit.: H. K. Outerbridge: R. E. O., Clin. Orthop. 389 (2001) 5.

Overholt, Richard Hollis (* 1901 Ashland, NE; † 16. 7. 1990 Boston)
Nach pädagogischer Ausbildung und Tätigkeit als Grundschullehrer Studium bis 1926. Anschließend chir. WB in Philadelphia, wo sein Interesse für die Thoraxchir. erwachte. 1931 Wechsel nach Boston (→ Lahey). Dort weitere Spezialisierung, beginnend mit einer großen Zahl von Thorakoplastiken über Lobektomien bis zur 1933 erstmals erfolgreich durchgeführten rechtsseitigen Pneumonektomie, deren Technik er weiter verbesserte. 1938 Niederlassung in Boston, wo er später die Overholt Thoracic Clinic gründete. Seit den 1930er Jahren trat er auch leidenschaftlich für die von ihm ins Leben gerufene Antiraucherkampagne ein.
E.: *O.-Lagerung:* Bauchlagerung mit frei schwebendem Oberkörper, 20° zur kranken Seite geneigt, für thorakale Operationen mit dorsalem Zugang. Erleichtert die Pulmonektomie. – *O.-Klemme:* leicht gebogene Ligaturklemme, auch zum Fassen von Präpariertupfern.

W.: The total removal of the right lung for carcinoma. Report of a successful case, J. Thorac. Cardiovasc. Surg. 4 (1934) 196–210. – R. H. O., F. M. Woods: The prone position in thoracic surgery, J. internat. Coll. Surg. 10 (1947) 216. – A new technique for pulmonary segmental resection, Surg. Gyn. Obstetr. 84 (1947) 257–261.

Lit.: Leiber/Olbert 327. – R. L. Berger, R. F. Dunton, M. M. Ashraf u. a.: Thoracic Surgery and the War Against Smoking: R. H. O., Ann. Thorac. Surg. 53 (1992) 719–725. – Sachs II 123f.

P

Pacchiotti, Giacinto (* 15. 10. 1820 San Cipriano b. Voghera; † 14. 5. 1893 Turin)
Studium in Oneglia und Turin, dort 1841 Prom. 1846–1891 CA der Chir. Abt. am Ospedale Valdese in Turin. 1862 o. Prof. für Chir. in Turin. Er gründete 1850 die Associazione medica degli Stati Sardi, aus der 1860 die Associazione medica Italiana entstand. 1880 Senator.
W.: Sulle deformità congenite dello scheletro, Turin 1856. – Sulla flebite, Turin 1862.
Lit.: BLÄ 1935 IV 468f.

Pacini, Filippo (* 25. 5. 1812 Pistoia; † 9. 7. 1883 Florenz)
Studium in Pistoia. 1840 Ass. der Anat. in Pisa. 1947 o. Prof. der Anat., 1849–1883 der topograph. Anat. in Florenz. Schon während seines Studiums präsentierte er 1835 die wiederentdeckten Tastkörperchen, was jedoch nicht wahrgenommen wurde. Erst 1840 erfolgte die endgültige Publikation mit Abb.
E.: *Vater-P.-Tastkörperchen:* Corpora lamellosa, Druckrezeptoren im Unterhautgewebe bes. von Handfläche und Fußsohle.
W.: Nuove organi scoperti nel corpo umano, Pistoia 1840.
Lit.: BLÄ 1935 IV 469–471. – DBI 80 (2014).

Padgett, Earl Calvin (* 8. 7. 1893 Greenleaf, Kansas; 2. 12. 1946 Kansas City)
Studium in Kansas City und St. Louis, dort 1918 Prom. 1918/19 am Ende des I. Weltkriegs in einem Lazarett in Rouen eingesetzt. Anschließend chir. und plast. chir. WB in St. Louis. Ab 1926 als Plast. Chir. in Kansas City, 1926–1945 Prof. für Oralchir. und 1936–1945 Prof. für Plast. Chir. in Kansas City. 1939 erfand er ein Dermatom zur Gewinnung von gleichmäßig dicker Spalthaut zur Transplantation.
W.: E. C. P., K. L. Stephenson: Plastic and Reconstructive Surgery, Springfield, IL, 1948.

Paessler (Pässler) **Hans Wolfgang** (* 10. 9. 1903 Leipzig; † 16. 12. 2001 Leverkusen)
Studium in Heidelberg, München, Leipzig und Königsberg, dort 1929 Prom. 1930/31 pathol. WB in Dresden (→ Schmorl). 1931/32 chir. WB in Frankfurt (→ Schmieden), 1933 Berlin (→ Sauerbruch), 1934–1937 Heidelberg (→ Kirschner) und 1937–1939 in Leipzig (→ Rieder), dort 1939 Habil. Wegen regierungskritischer Äußerungen fristlos entlassen. Im II. Weltkrieg Lazarettleiter in Paris. 1946–1948 CA der Chir. Abt. am Ev. KH Gelsenkirchen, 1948/49 am Amts-KH Hemer, 1950–1970 am Städt. KH Leverkusen. 1956 ao. Prof. 1970–1990 an seinem Inst. für Angiologie in Leverkusen tätig. Der Nestor der dt. Gefäßchirurgie gründete 1962 die Dt. Arbeitsgemeinschaft für Arterienerkrankungen, die 1965 in Dt. Gesellschaft für Angiologie umbenannt wurde. 1994 Ehrenmitglied der Dt. Gesellschaft für Gefäßchir.
W.: Die Angiographie zur Erkennung, Behandlung und Begutachtung peripherer Durchblutungsstörungen, Stuttgart 1952. – Schlagaderverschlußerkrankungen, Köln 1967.
Lit.: CV 1980, 516f. – H. Hess: H.-W. P. zum 95. Geburtstag, Mitt. DGCH 28 (1999) 63. – U. Gottstein: Nachruf auf H.-W. P., Mitt. DGCH 31 (2002) 246f.

Paget, Sir James (*11. 1. 1814 Great Yarmouth, Norfolk; † 30. 12. 1899, London)
Studium und chir. Ausbildung am St. Bartholomew's Hosp. in London, dem er lebenslang verbunden blieb. 1936 Mitglied des RCS. Danach Studienreise nach Paris. 1837 Kurator der Sammlungen von St. Bartholomew's, was ihm ausgiebige Literaturstudien und die Katalogisierung der histologischen Präparate ermöglichte. 1843 FRCS und Lehrer für Physiol. 1847 Chir. am St. Bartholomew's und Prof. für Anat. und Chir. 1851 reduzierte er die klinische Tätigkeit und führte neben seiner Lehrtätigkeit eine chir. Praxis. Er war einer der Begründer der wiss. Pathol. und kommt → Virchow gleich in der Bewertung des Mikroskops als unabdingbares Hilfsmittel der chir. Histologie, gleichermaßen erachtete er Anat. und Physiol. als wesentliche Grundlagen. 1871 geadelt. 1875 Präsident des RCS. 1885 Ehrenmitglied der DGCH. Hielt 1877 die Hunter-Vorlesung.
E.: *P.-Krebs:* Dermatitis (papillaris) maligna, intradermales Mammakarzinom der Mamille. – *Morbus P.:* Ostitis deformans, Dystrophie einzelner oder mehrerer Knochen (Becken, Schädel). – *P.-v.-Schroetter-Syndrom:* akute Achselvenenthrombose (V. axillaris, V. subclavia).
W.: On gouty and some other forms of phlebitis, St. Barth. Hosp. Rep. 2 (1866) 82–92. – On disaese of the mammary areola preceding cancer of the mammary gland, St. Barth. Hosp. Rep. 10 (1874) 87–89. – On a form of chronic inflammation of bones (osteitis deformans), Med. chir. Transact. 60 (1877) 37–64, 65 (1882) 225–236. – Memoirs and Letters, London - New York 1901. – Lectures on surgical pathology, 3. Aufl. London 1870.
Lit.: BLÄ 1935 IV 475. – A. R. Jones: Sir J. P., J. Bone Jt. Surg. 33-B (1951) 446–451. – Ärztelex. 239f. – EM 1088. – EB 2016.

Palfijn, Johannes (* 28. 11. 1650 Kortryk, Westflandern; † 21. 4. 1730 Gent)
Nach chir. Ausbildung und Studien in Gent, Paris, Holland und England ab 1683 in Ypern, dort 1686 Chir.-Examen und Niederlassung als Handwerkschir. 1699 Stadtchir. in Gent. 1708–1726 dort Prof. für Anat. und Chir. Der „erste Chirurg" Belgiens schlug bei Darmwunden die Anheftung der Darmwundränder an die Serosa der Bauchdecken vor, um durch Verklebung Heilung zu erzielen. 1721 stellte er als erster der französischen Akad. der Wissenschaften eine von ihm erfundene Geburtszange vor, die 1724 als erstes Exemplar eines solchen Instruments von → Heister abgebildet wurde. Die von ihm angegebene Schlingennaht wurde für stabiler als die weitverbreitete fortlaufende Kürschnernaht gehalten.

C. Weißer, *Chirurgenlexikon*, https://doi.org/10.1007/978-3-662-59238-0_16

W.: Nieuwe osteologie ofte waare en zeernauwkeurige Beschrijving der Beenderen van 's Menschen Lichnam, Gent 1701. – Van de voornaemste Handwerken der Heelkonst, Leiden 1710.
Lit.: BLÄ 1935 IV 479f.

Pallas, August Friedrich (* 7. 9. 1731 Berlin; † 5. 5. 1812 Berlin)
Nach Studium und Prom. in Leiden 1754 war der Sohn von → Simon P. ebenfalls Prof. am Collegium medico-chirurgicum in Berlin sowie bekannter Chir.
W.: Chir., oder Abhandlung von äusserlichen Krankheiten, worin vornämlich auch die neueren Erfindungen in dieser Wissenschaft ..., Berlin 1764 (2. Aufl. 1776).
Lit.: BMC 422. – BLÄ 1935 IV 481.

Pallas, Simon (* 1694 Berlin; † 24. 7. 1770 Berlin)
1740–1770 Prof. der Chir. am Collegium medico-chirurgicum und erster Wundarzt an der Berliner Charité, war als geschickter Operateur bekannt, der sich um die Verbesserung des Blasensteinschnitts, die Indikation zu Trepanationen und Kaiserschnitt sowie um die Behandlung von Frakturen und Luxationen verdient machte.
W.: Anleitung zur praktischen Chir., Berlin 1763 (2. Aufl. 1777). – Praktische Anleitung, die Knochenkrankheiten zu heilen, Berlin 1770.
Lit.: BMC 422. – ADB 25 (1887) 98. – BLÄ 1935 IV 481. – Killian 331. – BEdM I 454.

Pallucci, Guiseppe Natalis (* 1719 Florenz; † 1797 Wien)
Nach Studium in Florenz und anschließender WB in Paris war er so bekannt als Steinschneider und Starstecher, daß er zur Förderung der Qualität der chir. Ausbildung Mitte des 18. Jhs. von Gerard van Swieten nach Wien (I. Wiener med. Schule) berufen wurde.
W.: Storia dell'operazione di cateratta fatta a sei soldati infermi, Paris 1750. – Nuove considerazioni sulla litotomia ultimamente perfezionata, Wien 1757. – Sulla cura della pietra, Florenz 1768.
Lit.: Killian 67. – L. Schönbauer: Das med. Wien, Berlin - Wien 1944, 116.

Pancoast, Henry Khunrath (* 26. 2. 1875 Philadelphia; † 20. 5. 1939 Merion, PA)
Studium und Prom. (1898) in Philadelphia. Dort zunächst chir. WB, ab 1902 Zuwendung zur Radiol., für die er sich spezialisierte. 1912 erster Prof. für Radiol. in den USA. 1912 Präsident der Amer. Roentgen Ray Society und 1919 der Amer. Radium Society, 1933 war er der Präsident des ersten amer. Radiologiekongresses.
E.: *P.-Tumor:* peripher lokalisierte Form des Bronchialkarzinoms, der vom oberen Lungensulkus ausgeht. – *P.-Syndrom:* Schulterschmerz, Horner-Syndrom, Handmuskelatrophien, Destruktion der 1. bis 3. Rippe bei P.-Tumor.
W.: Pneumoconiosis (silicosis), New York 1926. – Superior pulmonary sulcus tumor. Tumor charcterized by pain, Horner's syndrome, destruction of bone and atrophy of hand muscles. J. Amer. med. Ass. 99 (1932) 1391–1396.
Lit.: BLÄ 1933 II 1168. – E. P. Pendergrass: In memoriam H. K. P. (1875–1939), Radiology 33 (1939) 526.

Pancoast, Joseph (* 23.11.1905 Springfield, NJ; † 6.3.1882 Philadelphia)
Studium und Prom. (1828) in Philadelphia, 1831 dort Habil. 1839–1841 Prof. für Chir. am Jefferson Medical College in Philadelphia, 1841–1874 Prof. für Anat. 1854–1864 Chir. am Philadelphia Hosp. Er interessierte sich für Plast. Chir., beschrieb 1846 den Nasenersatz aus einem gestieltem Stirnlappen, 1859 die erste erfolgreiche Op. bei Blasenekstrophie und 1871 die op. Behandlung der Trigeminusneuralgie.
E.: *P.-Naht:* „Schwalbenschwanznaht" als Wundverschluß. – *P.-Op.:* Exhairese des 3. Astes bei Trigeminusneuralgie durch die Fossa pterygopalatina.
W.: Treatise on operative surgery, Philadelphia 1844 (3. Aufl. 1852). – Illustration of operative surgery, Philadelphia 1846. – Plastic operation for exstrophy of the bladder in the male; reported by D. Gross, N. Amer. med.-chir. Rev. 3 (1859) 710f. – New operation for the relief of persistent facial neuralgia, Philad. med. Times 2 (1871/72) 285–287.
Lit.: BLÄ 1935 IV 488f.

Pancoast, William H. (* 16. 10. 1835 Philadelphia; † 5. 1. 1897 Philadelphia)
Sohn von → J. P. Studium und Prom. (1856) in Philadelphia (Jefferson Medical College). Anschließend Studienreise nach London, Paris und Wien. 1859–1862 Chir. am Charity Hosp. in Philadelphia, 1862–1874 Demonstrator der Anat. am Jefferson Medical College, 1874–1886 Prof. für Anat., 1886–1897 Prof. für Anat. und Chir. an dem von ihm gegründeten Philadelphia Med. Chir. Coll. Er ist bekannt durch seine Beschreibung der siamesischen Zwillinge Millie und Chrissie Smith (1851–1912).
W.: The Carolina twins, Photogr. Rev. Med. Surg. 1 (1870/71), 5, 43–57
Lit.: BLÄ 1901, 1255. – BLÄ 1935 IV 489.

Pannike, Alfred (* 7. 11. 1933 Essen; † 29. 4. 2009 Dreieich)
Studium und Prom. (1960) in München. Chir. WB in München (→ R. Zenker), dort 1965–1969 Leiter der Abt. für Handchir. 1969–1974 als OA in Tübingen (→ Koslowski) Aufbau einer unfallchir. Abt., 1971 Habil. 1974–2001 o. Prof. für Unfallchir. in Frankfurt a. M. Schwerpunkte: Handchir., Etablierung von Mikrochir. und Plast. Chir. in der Wiederherstellungschir., Berufspolitik, Fort- und Weiterbildung. 1979–1992 Sekretär der Deutschen Sektion der AO. 1990 Präsident der DGU, 1996 deren Ehrenmitglied.
W.: Osteosynthesen in d. Handchir., Berlin - Heidelberg - New York 1972. – Anmerkungen zu Struktur u. Aufgaben von Orthop. u. Unfallchir., Unfallchir. 24 (1998) 191–193.
Lit.: CV 1980, 518f. – U. Rueger, H. Siebert, J. Windolf: Nachruf: In memoriam A. P., DGU Mitt. Nachr. Nr. 60 (Okt. 2009) 74f.

Paracelsus [Aureolus Philippus Theophrastus Bombastus von Hohenheim] (* 10. 11. 1493 Einsiedeln, Kanton Schwyz; † 24. 9. 1541 Salzburg)

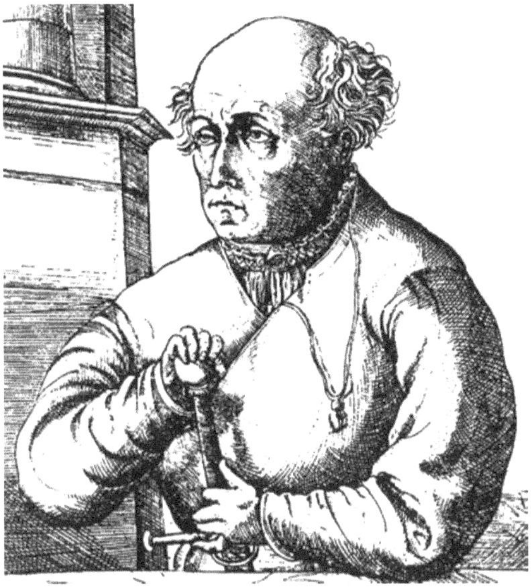

Mit seinem Vater, bei dem er Einblicke in Med., Bergbau und Metallurgie bekam, zog er 1502 nach Villach in Kärnten. Studium wohl in Wien und Ferrara, Prom. um 1515/16, nicht gesichert. Anschließend auf Wanderschaft durch Italien, Spanien, Frankreich, Dänemark, Polen und Ungarn sowie als Feldarzt Teilnahme an mehreren Kriegen. 1524 Niederlassung in Salzburg, 1526 in Straßburg und 1527–1528 als Stadtarzt in Basel, wo er an der Univ. Vorlesungen in deutscher Sprache hielt und sich nicht den klassischen med. Autoritäten, sondern eigenen Erfahrungen und Überlegungen verpflichtet fühlte, was zu Zerwürfnissen mit Ärzteschaft, Fakultät und dem Magistrat führte. Als „Außenseiter" erneut unstet, ist er zunächst in Colmar und Eßlingen, dann 1529 in Nürnberg, 1530 in Beratzhausen b. Regensburg, 1531 in St. Gallen, 1534 in Sterzing, 1535 in Bad Pfäfers, 1536 in Augsburg, 1538 in Wien und Villach sowie 1540 wieder in Salzburg nachweisbar. Ab etwa 1530 nannte er sich „Paracelsus". Die drei in seinem (1531 geschriebenen) *Opus Paramirium* als Substanzen beschriebenen Prinzipien (*tria prima*) *sulphur* (Schwefel), *mercurius* (Quecksilber) und *sal* (Salz) erlangten in den folgenden 150 Jahren große Popularität im Kontext des „Paracelsismus", der maßgeblich die Entwicklung der naturwissenschaftlichen Medizin auf chemischer Grundlage beeinflußte. In seiner *Großen Wundarznei*, der wohl wichtigsten zu seinen Lebzeiten erschienene Schrift, formuliert er sein Anliegen, Med. und Chir. miteinander zu verbinden. Er entwirft einen Krankheitsbegriff, nach dem jede Krankheit durch einen spezifischen „Krankheitssamen" verursacht sei, wendet sich damit gegen die klassische Krankheitslehre und nimmt moderne Krankheitsvorstellungen vorweg. Neben seinen zahlreichen med. verfaßte er auch naturphilosophische, astronomische und theologische Schriften, die meist erst nach seinem Tod gedruckt wurden. P. ist eine der wirkungsmächtigsten und zugleich umstrittensten Gestalten der Med.-Geschichte. Für Entwicklung die pakt. Chir. hat P. dagegen keine Bedeutung.

W.: Grosse Wundartzney von allen Wunden, Stich, Schüsß, Bränd, Bisß, Beynbrüch, und alles was die Wundartzney begreifft, Augsburg 1536.

Lit.: Gurlt III 214–233. – H. Schipperges, P., in: Engelhardt/Hartmann I 95–112. – V. Zimmermann (Hg.): P. Das Werk – die Rezeption. Beitr. des Symposiums zum 500. Geburtstag von ... P. ... an der Univ. Basel ... 1993, Stuttgart 1995. – U. Benzenhöfer: P., Reinbek 1997. – NDB 20 (2001) 61–64. – BEdM I 456f. – EM 1101–1105. – P. Meier: P., Zürich 2013.

Abb.: s. Abb.-Verzeichnis.

Paré, Ambroise (* um 1510 Bourg-Hersent b. Laval, Mayenne; † 20. 12. 1590 Paris)

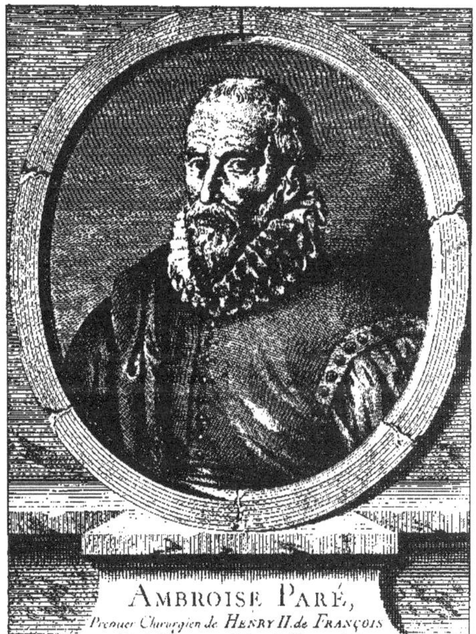
AMBROISE PARÉ,
Premier Chirurgien de HENRY II. de FRANÇOIS II. de CHARLES IX. et de HENRY III.

Kam nach handwerkschir. Ausbildung um 1529 nach Paris zur chir. WB und zum Studium der Anat. ans Hôtel-Dieu. Ab 1536 Militärchir., nahm er zwischen 1537 und 1569 an verschiedenen Feldzügen teil; daneben war er Prosektor an der Pariser Med. Fakultät. Dank seines großen Ruhms wurde er 1552 Leibchir. von König Heinrich II, später auch seiner Nachfolger Franz II., Karl IX. und Heinrich III. 1554 wurde er gegen den Widerstand der Fakultät in das Collège de St. Côme aufgenommen, und 1563 wurde er Oberwundarzt am Hôtel-Dieu. Die Chir. verdankt ihm wichtige Neuerungen. So entdeckte er 1545, daß Schußwunden nicht vergiftet sind und von einer milden Behandlung anstelle des Ausgießens mit siedendem Öl profitieren. 1552 führte er zur Blutstillung bei Amputationen statt der Kauterisation die vergessene Gefäßligatur wieder ein. Er entwickelte neue Operationstechniken und erfand orthopädische Hilfsmittel (bewegliche Hand- und Beinprothesen). Er verbesserte die Trepanation und die Behandlung von Frakturen und Verrenkungen, außerdem entwickelte er einen Kompressionsmechanismus, um Extremitäten bei der Amputation schmerzunempfindlich zu machen. Von ihm stammt auch die Erstbeschreibung der klinischen Symptome der Schenkelhalsfraktur. Der bedeutendste französische Chir. der frühen Neuzeit gilt als „Vater der wissenschaftlichen Chir.“, dem es zu verdanken ist, daß Frankreich während mehrerer Jahrhunderte auf diesem Gebiet führend blieb.

W.: La méthode de traicter les playes faictes par les harquebuses et aultres bastons à feu, Paris 1545. – Dix livres de la chirurgie, Paris 1564 [deutsch von Peter Uffenbach: Wundt-Artzney, oder Artzney-Spiegell..., Frankfurt a. M. 1601, 2. Aufl. Frankfurt a. M. 1635]. – F.-J. Malgaigne: Oeuvres complètes d'Ambroise Paré, Paris 1840–1841.

Lit.: Gurlt II 688–785. – BLÄ 1935 IV 592–594. – Ärtelex. 240–242. – Killian 19f. – A. Mahlfeld: A. P. Leben u. Werk, Zbl. Chir. 116 (1991) 1033–1036. – Sachs III 286–296. – EM 1107.

Abb.: s. Abb.-Verzeichnis.

Parkinson, James (* 11.4.1755 Hoxton, Middlesex, London; † 21.12.1824 London)

Studium in London, Abschluß 1784. Danach Übernahme der väterlichen Praxis und Weiterstudium (→ J. Hunter). Mitglied des RCS. 1812 erkannte er erstmals eine perforierte Appendizitis als Todesursache und beschrieb 1817 die nach ihm benannte Erkrankung. Außerdem stammen von ihm mehrere für Laien gedachte med. „Hausbücher“. Er war politisch interessiert und verfaßte eine Reihe von regierungskritischen Aufsätzen. Außerdem beschäftigte er sich mit Paläontologie.

E.: *Morbus P.:* Paralysis agitans, „Schüttellähmung“ durch Mangel an Dopamin.

W.: Case of diseased appendix vermiformis, Med. chir. Trans. 3 (1812) 57–59. – An essay on the shaking palsy, London 1817.

Lit.: BLÄ 1935 IV 509f. – EM 1108.

Parks, Sir Alan Guyatt (* 19.12.1920; † 3.11.1982 London)

Studium in Oxford und Baltimore (Rockefeller-Stipendium), dort 1947 Prom. Anschließend chir. WB am Guy's Hosp. in London, 1949 FRCS. Nach einer Periode als Chir. im fernen Osten 1953–1959 Ass. und OA am Guy's Hosp. 1954 Master of Surgery. 1959 Consultant Surgeon am St. Mark's und am London Hosp. Er betrieb intensive Forschungen zur Anat. des Analkanals und des Beckenbodens, woraus die nach ihm benannte Technik der schleimhautschonenden Hämorrhoidektomie sowie die Klassifikation der Analfisteln resultierte. Auf den innovativen Kolorektalchir. gehen auch die ileoanale Pouch-Anastomose nach Proktokolektomie bei Colitis ulcerosa sowie eine Reihe von Instrumenten zurück. Seine Erfolge brachten ihm weltweite Ehrungen ein. 1980–1982 Präsident des Royal College of Surgeons of England. 1977 geadelt. Er starb an den Folgen eines Herzinfarktes.

E.: *P.-Einteilung der Analfisteln:* nach Lage bezügl. der Sphinkteren: Intersphinktär (Typ 1), Transsphinktär (Typ 2), Suprasphinktär (Typ 3), Extrasphinktär (Typ 4). – *P.-Op.:* Modifikation der Milligan-Morgan-Op. mit submuköser Präparation der Hämorrhoidalknoten.

W.: The surgical treatment of haemorrhoids, Brit. J. Surg. 43 (1956) 337–351. – A. G. P., P. H. Gordon, J. D. Hardcastle: A classification of fistula-in-ano, Brit. J. Surg. 63 (1976) 1–12. – A. G. P., R. J. Nicholls: Proctocolectomy without ileostomy for ulcerative colitis, Brit. Med. J. 1978/II 85–88.

Lit.: R. M.: Sir A. P., Brit. Med. J. 285 (1982) 1434. – M. L. Corman: A. G. P. 1920–1982, Dis. Colon Rectum 31 (1988) 826.

Partsch, Karl (* 1.1.1855 Josefinenhütte b. Schreiberhau, Schlesien; † 6.9.1932 Breslau)

Studium und Prom. (1880) in Breslau. Anschl. chir. WB in Breslau (→ H. E. Fischer), dort 1884 Habil. 1888 konsultierender Chir. am israelitischen Fränkelschen Hosp., 1890–1895 CA der Chir. Abt. am Kinderhosp. St. Anna. 1890 ao. Prof. für Chir. und Leitung des neugegründeten zahnärztl. Inst. der Univ. Breslau. 1895–1920 CA für Chir. am KH der Barmherzigen Brüder in Breslau. 1921–1923 o. Prof. für Mund- und Kieferchir., der erste Ordinarius dieses Faches in Deutschland. 1909 Mitbegründer der Breslauer Chir. Gesellschaft.

W.: Chir. Erkrankungen des Mundes u. d. Kiefer, Berlin 1912. – Kieferkrankheiten, Leipzig 1925.

Lit.: BLÄ 1933 II 1176. – Rühland/Eigler 254f. – BEdM I 457.

Passavant, Gustav (* 28.1.1815 Frankfurt a. M.; † 28.8.1893 Frankfurt a. M.)

Studium in Berlin und Wien, dort 1840 Prom. 1843–1847 als prakt. Arzt in Frankfurt niedergelassen, 1847–1885 CA für Chir. am Bürgerhospital Frankfurt. Der erfolgreiche Operateur befaßte sich neben Gaumenplastik, Tracheotomie und Kriegschir. auch mit Fragen der öffentlichen Hygiene.

W.: Über die Op. d. angeborenen Spalten des harten Gaumens u. d. Hasenscharte, Arch. physiol. Heilkde. (1862). – D. Luftröhrenschnitt b. diphtherischem Croup, Dtsch. Zschr. Chir. (1884)

Lit.: BLÄ 1901, 1261f. – BLÄ 1935 IV 520.

Patin, Guy (* 31.8.1601 Hodenc-en-Bray, Oise; † 30.3.1672 Paris)

Studium und Prom. (1627) in Paris. 1634 leitender Chir. der Fakultät, 1646 Prof. für Chir. 1650–1652 Dekan der Fakultät. 1655–1672 Prof. für Med. am Collège Royal. Er bekämpfte die Lehren des → Paracelsus und der Iatrochemiker, wandte sich gegen den Gebrauch von Antimon, Tees sowie Chinarinde, glaubte nicht an den Blutkreislauf (→ Harvey) und propagierte – sogar bei Säuglingen – den Aderlaß. Berühmtheit erlangte er durch die posthume Veröffentlichung seiner humorvollen, mit beißendem Spott und Gesellschaftskritik gespickten Briefe.

W.: Traité de la conservation de la santé, Paris 1932.

Lit.: BLÄ 1935 IV 525. – EM 1115.

Patiño, José Felix (* 15.2.1927 San Cristobal, Venezuela)

Studium in Bogota und New Haven, dort Prom. 1952. 1953–1958 chir. WB in New Haven. 1958–1962 und

1968–1993 Prof. für Chir. und Dir. des Chir. Departments am Hospital de la Samaritana in Bogota. 1962–1964 Gesundheitsminister von Kolumbien, 1964–1968 Rektor der Univ. Bogota. Schwerpunkte: Portale Hypertension, Schilddrüse, Divertikulitis, Verbrennungen, Melanom. 1989–1991 Präsident der ISS, 1997 deren Ehrenmitglied.
Lit.: ISS 329f.

Patruban, Karl von (* 31. 1. 1816 Wien; † 2. 10. 1880) Wien)
Studium in Wien, Prom. 1839. Anatom. Ausbildung in Wien. 1842 Prof. für Physiol. und Anat. in Innsbruck, später für Physiol. in Prag. 1848 aus politischen Gründen zurückgetreten, wurde er in Wien dank vieler erfolgreicher Behandlungen (Unterbindung der A. carotis, Nervenresektionen) zum gefragten Chir. Er war jahrelang Redakteur der *Österreichischen Zeitschrift für prakt. Heilkunde.*
W.: Über die Einmündung eines Lymphaderstammes in die linke Vena anonyma, Müllers Arch. Anat. Physiol. wiss. Med. 1845.
Lit.: ADB 25 (1887) 237. – BLÄ 1935 IV 536. – BEdM I 458.

Paulos von Aegina (7. Jh.)
Ausbildung und ärztliche Praxis in Alexandria, wo er 641 das Eindringen der Araber erlebte. Der letzte bedeutende Arzt der Antike gilt als wesentliches Bindeglied zwischen spätantiker (byzantinischer) und arabischer Heilkunde. Er verfaßte eine *Erinnerungsschrift* (*Hypomnema*) in 7 Büchern, die sich vorzugsweise auf → Oreibasios stützt. Das ausführliche (6.) Buch über die Chir. ist die einzige Quelle für die seit → Celsus gemachten Fortschritte; er wird deshalb auch als „Vater der Chir." bezeichnet. Beschrieben wird der Luftröhrenschnitt, die Exstirpation von Atheromen, der Gynäkomastie, die Laparozentese bei Aszites, die Blasenkatheterisierung, der Blasensteinschnitt, die Operation der Hydrocele, die Herniotomie, die Ligatur der Hämorrhoiden und der Varizen. Ein ausführl. Abschnitt behandelt das Ausziehen der Pfeile. Breiten Raum nimmt auch die Beschreibung von Frakturen und Luxationen ein.
W.: J. L. Heiberg: Hypomnema, Leipzig - Berlin 1921–1924 (= Corpus Medicorum Graecorum, 9, 1–2)
Lit.: Gurlt I 558–590. – Pauly IV 567f. – EM 1116. – Leven 681f.

Pauwels, Friedrich (* 23. 5. 1885 Aachen; † 19. 1. 1980 Aachen)
Studium und Prom. (1911) in Freiburg. 1911–1913 orthop. WB in Dresden (→ Schanz), Berlin und Wien (→ Adolf Lorenz). Im I. Weltkrieg Leiter eines Reservelazaretts in Aachen und Etablierung einer Prothesenwerkstatt. 1924–1933 CA der Orthop. Abt. am Luisenhosp. in Aachen. 1934–1960 CA der Orthop. Klinik der Städt. Krankenanstalten Aachen. Schwerpunkte: Schenkelhalsfraktur, Biomechanik, funktionelle Anatomie. 1954 Ehrenmitglied der DGOOC. 1960 Mitglied der Leopoldina.
E.: *P.-Klassifikation:* Einteilung der Schenkelhalsfrakturen nach der Steilheit der Frakturfläche. – *P.-Gesetz:* Gesetz der funktionalen Anpassung des Knochens durch Längenwachstum. – *P.-Op.:* „Aufrichtungsosteotomie" bei Schenkelhalsfraktur zur Umwandlung der Scher- in Druckkräfte.
W.: Der Schenkelhalsbruch. Ein biomechanisches Problem. Grundlagen des Heilungsvorganges, Prognose und kausale Therapie, Stuttgart 1935 (= Beilagehefte zur Zschr. Orthop. 63). – Gesammelte Abhandlungen zur funktionellen Anatomie des Bewegungsapparates, Berlin - Heidelberg - New York 1965. – Atlas zur Biomechanik d. gesunden u. kranken Hüfte. Prinzipien, Technik u. Resultate einer kausalen Therapie, Berlin - Heidelberg - New York 1973.
Lit.: CV 1938 493. – M. Hackenbroch: F. P. Bedeutung für die heutige Orthop. [Zum 85. Geburtstag], Zschr. Orthop. Grenzgeb. 108 (1971) 545–547. – R.-M. Weigmann: F. P. (1885–1980). Leben u. Werk, med. Diss. Aachen 1990. – NDB 20 (2001) 141.

Pavlik, Arnold (* 1902 Slavko [Austerlitz]; † Feb. 1962 Olmütz)
Studium und Prom. (1930) in Brünn. Ab 1932 orthop. WB in Brünn (Bedrich Frejka). 1939–1962 CA der Orthop. Klinik in Olmütz, wo er 1944 die funktionelle Therapie der angeborenen Hüftdysplasie mit seiner Bandage entwickelte, die er 1946 in Prag der tschechischen orthop. Gesellschaft vorstellte und ab den 1950er Jahren mehrfach tschechisch publizierte. 1947 mit der Wiedergründung der Univ. Olmütz Prof. für Orthop.
E.: *P.-Zügel:* Hüftriemenbandage zur Frühbehandlung der angeborenen Hüftdysplasie.
W.: Die funktionelle Behandlungsmethode mittels Riemenbügel als Prinzip d. kons. Th. b. angeb. Hüftgelenksverrenkungen d. Säuglinge, Zschr. Orthop. 89 (1957) 341–352.
Lit.: L. F. Peltier: A. P. (1920–1965), Clin. Orthop. 281 (1992) 4. – S. J. Mubarak, V. Bialik: P.: The man and his method, J. Pediatr. Orthop. 23 (2003) 342–346.

Payr, Erwin (* 17. 2. 1871 Innsbruck; † 6. 4. 1946 Leipzig)

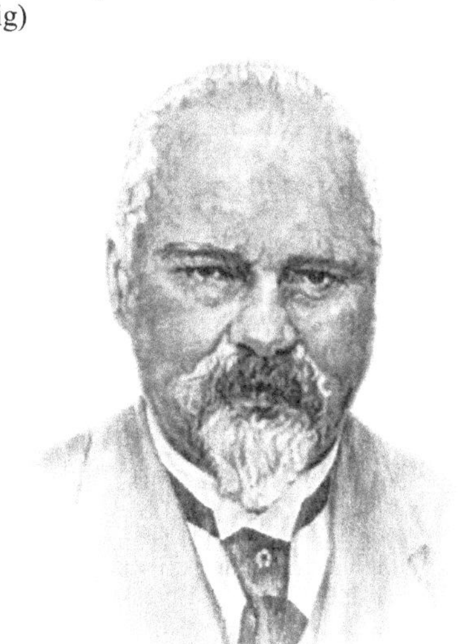

Studium in Wien und Innsbruck, dort 1894 Prom. 1895 Operationszögling in Wien (→ Albert), hier experimentelle Studien über die explorative Punktion des Gehirns. Dazwischen Ass. in der Pathol. Ab 1897 Ass. in Graz (→ Nicoladoni), dort 1899 Habil., 1902 ao. Prof. 1906 Primarius der Chir.-gynäkol. Abt. des Städt. KH Graz. 1907 o. Prof. für Chir. in Greifswald, 1910 in Königsberg, 1911–1936 in Leipzig. Schwerpunkte: Arthroplastik, Hirn-, Bauch-, Gefäß-, Neuro- und Plast. Chir. 1929 Präsident der DGCH, 1940 deren Ehrenmitglied. 1930 Mitglied der Leopoldina.

E.: *P.-Zeichen:* **1.** Bei Innenmeniskusläsionen besteht im Schneidersitz am inneren Kniegelenkspalt ein Schmerz, der verstärkt wird, wenn das Knie in Richtung auf die Unterlage gedrückt wird. **2.** Druckschmerz an der Fußinnenseite bei Beinvenenthrombose. – *P.-Doppelflinte:* paralleles Nebeneinanderliegen von Colon transversum und descendens an der Flexura lienalis. – *P.-Schnitt:* bogenförmiger Schnitt medial der Kniescheibe zur Eröffnung des Kniegelenkes. – *P.-Plastik:* Kreuzbandplastik mittels Faszienzügel durch einen Bohrkanal im lateralen Femurkondylus. – *P.-Darmklemme:* darmwandschonende weiche Klemme mit doppelter Übersetzung. – *P.-Kanüle:* zur nahtlosen Gefäßanastomose. – *P.-Sonde:* leicht gebogene Halbrohr-Sonde.

W.: Über ein einfaches u. schonendes Verfahren zur beliebigen u. breiten Eröffnung des Kniegelenkes, Zbl. Chir. 44 (1917) 921–926. – Gelenksteifen u. Gelenkplastik, Berlin 1934. – J. Hochenegg, E. P. (Hg.): Lehrbuch d. speziellen Chir., Berlin - Wien 1918 (2. Aufl. 1927). – [Autobiogr.]: Die Medizin der Gegenwart in Selbstdarstellungen III, Leipzig 1924, 121–164. – Am Wege. Erinnerungen und Betrachtungen eines Chirurgen, Leipzig - Berlin - Heidelberg 1994.

Lit.: CV 1938 493–497. – M. Kirschner: E. P. zum 17. Februar 1941, Chirurg 13 (1941) 97–101. – Leiber/Olbert 334f. – Th. Becker: E. P. zum Gedächtnis, Zbl. Chir. 106 (1981) 1563–1568. – Killian 141. – NDB 20 (2001) 148f. – BEdM I 459.

Abb.: s. Abb.-Verzeichnis.

Peacock, Thomas Bevill (* 28. 12. 1812 York; † 30. 5. 1882 London)

Nach chir. Lehre ab 1833 Studium in London. 1835/36 Ceylon-Reise und Studienaufenthalt in Paris. 1838 Chir. am KH in Chester. 1841–1843 in Edinburgh, dort 1842 Prom. Ab 1843 als Arzt am Aldergate Street Dispensary und am Royal Free Hosp., ab 1849 am St. Thomas' Hosp. in London, wo er Arzneimittellehre und Pathol. lehrte. 1850 FRCP. Er verfaßte das erste umfassende Werk über Herzfehler, in dem er auch mehrere Fälle der später von → Fallot beschriebenen Mißbildung erwähnt, und stellte alle bisher beschriebenen Aneurysmen zusammen.

E.: *P.-Anomalie:* Fallot-Tetralogie (1858).

W.: [Cases], Edinb. med. surg. J. 60 (1843) 276–302. – On malformations, etc., of the human heart, London 1858.

Lit.: BLÄ 1935 IV 538f. – EM 1119.

Péan, Jules Émile (* 1830 Marboué; † 30. 1. 1898 Paris)

Studium und Prom. (1860) in Paris, danach Prosektor der med. Fakultät. 1865 Chir. des Bureau central, 1866 des Hôp. des Enfants assistés, 1867 der Lorcine, und 1872–1892 Chir. am Hôp. St.-Louis. Danach errichtete er das private Hôp. International, das er bis zu seinem Tod leitete. Schwerpunkte: Bauchchir., gynäkol. Operationen (vaginale Uterusexstirpation, Morcellement von Uterustumoren). Er nahm 1864 die erste Ovariotomie in Europa vor und führte 1879 die erste Pylorusresektion bei maligner Magenausgangsstenose durch (Überlebenszeit 4 Tage). Mit der von ihm entwickelten Arterienklemme erzielte er Blutstillung mittels „Forcipressure“ (zeitweiliges Komprimieren der offenen Gefäßstümpfe) und gilt als Erfinder der exakten Blutstillung. 1894 beschrieb er den prothetischen Ersatz des Schultergelenkes. Henri de Toulouse-Lautrec hielt mehrere Operationsszenen des innovativen Chirurgen zeichnerisch fest.

E.: *P.-Klemme:* Stumpfe Arterienklemme.

W.: De la forcipressure ou de l'application des pinces à l'hémostasie chirurgicale, Paris 1874. – De l'ablation des tumeurs de l'estomac par la gastrectomie, Gaz. Hôp. 52 (1879) 473–475. – Des moyens prothétiques destinés à obtenir la réparation des parties osseuses, Gaz. Hôp. 67 (1894) 289–292.

Lit.: BLÄ 1901, 1265–1267. – BLÄ 1935 IV 539. – Sachs II 111. – Sachs V 158. – EM 1119.

Peiper, Herbert (* 1. 11. 1890, Greifswald; † 1. 9. 1952 Mainz)

Studium in Greifswald und Freiburg i. Br., 1914 Prom. Chir. WB 1918 in Halle und Frankfurt a. M. (→ Schmieden), dort Habil. 1926. Studienreise in die USA 1922/23. 1928 OA, 1930 ao. Prof. 1934 CA der Chir. Klinik am KH Charlottenburg in Berlin. 1946–1952 o. Prof. der Chir. in Mainz. Schwerpunkte: Schädelverletzungen, Unfallchir. 1924 führte er die Myelographie in die Neuroradiologie ein. Er gilt als einer der Pioniere der Neurochir. in Deutschland. 1952 Mitglied der Leopoldina.

W.: Die Behandlungen von Schußverletzungen des Gehirns, insbes. d. orbitalen Basisschüsse, Stuttgart 1944. – Die Chir. des Rückenmarks u. seiner Häute, Berlin 1948.

Lit.: CV 1938 497f. – A. W. Fischer: H. P., Chirurg, 23 (1952) 496. – Killian 199. – Sachs III 358f. – BEdM I 460.

Pellegrini, Augusto (* 26. 6. 1877 Fucecchio b. Florenz; † 1958)

Studium in Florenz, anschließend chir. WB in Florenz. 1910 Prof. für Chir. und Dir. der Chir. Univ.-Klinik in Perugia. 1913 Dir. der Klinik Mellinbo Mellini in Chiari b. Brescia. Neben der Beschreibung des nach ihm benannten Schattens (1905) stammt von ihm eine Methode der kineplastischen Armprothese. Er war Befürworter der Frühoperation bei der akuten Appendizitis.

E.: *P.-Stieda-Schatten:* Ossifikation des proximalen Anteils des medialen Kollateralbandes des Knies als Folge einer früheren Verletzung.

W.: Ossificazione traumatica del ligamento collaterale tibiale dell'articolazione del ginocchio sinistra, Clin. Moderna 11 (1905) 433–439.
Lit.: M. Ritvo, J. Resnik: P.-Stieda's disease, Amer. J. Roentgenol. Rad. Ther. 32 (1934) 189–195. – Hunter/Peltier/Lund 830f.

Pelletan, Philippe Jean (* 5. 5. 1747 Paris; † 26. 9. 1829 Bourg-la-Reine, Île de France)
Studium in Paris (→ Sabatier; → Tenon). Danach Dozent für Chir. und Sekretär der Acad. royale de chirurgie sowie Chir. am Hôtel-Dieu in Paris, dort 1795 Chefchir. (Nachfolger → Desaults) und Prof. für Chir. 1815 o. Prof. für operative Medizin, 1818–1823 o. Prof. für Geburtshilfe. 1823 im Rahmen der Neustrukturierung der Fakultät zum Hon.-Prof. degradiert, trat er in den Ruhestand. Er war weniger als hervorragender Operateur denn als glänzender Lehrer mit außergewöhnlicher rhetorischer Begabung europaweit berühmt.
W.: Clinique chirurgicale, , ou mémoires et observations de chirurgie clinique ..., I–III, Paris 1810–1811.
Lit.: BLÄ IV 546. – EM 119f.

Pels-Leusden, Friedrich (* 12. 8. 1866 Willich b. Krefeld; † 16. 3. 1944 Mehlem b. Bonn)
Studium in Marburg, Freiburg i. Br. und Würzburg, 1891 Prom. in Marburg. Ab 1891 Ass. in der Pathol. in Marburg. Chir. WB 1896–1899 in Göttingen (→ H. Ch. Braun), 1899–1904 OA in Berlin (→ Franz König), dort 1900 Habil. 1904 Ltg. der Chir. Poliklinik an der Charité (→ Hildebrand). 1911–1934 o. Prof. für Chir. in Greifswald. 1914–1919 Teilnahme am I. Weltkrieg. Schwerpunkte: Knochen- und Gelenkerkrankungen, Abdominal- und Neurochir., Sympathektomie.
W.: Chir. Operationslehre, Berlin - Wien 1910 (4. Aufl. 1925, 5. Aufl. bearb. von O. Kingreen 1952).
Lit.: CV 1938, 499. – Winau/Vaubel 73. – Killian 161. – BEdM I 460.

Pemberton, Oliver (* 16. 8. 1825 Birmingham; † 7. 3. 1897 Whitacre b. Birmingham)
Nach chir. Lehre Studium in Birmingham und London. Ab 1847 am Birmingham General Hosp. als Ass., 1852–1891 als Chir. und ab 1892 als beratender Chir. tätig, war er 1853–1858 Prof. für Anat. und 1867–1892 Prof. für Chir. am Queen's Coll. in Birmingham. 1878 FRCS. Er behandelte Aneurysmen durch Ligatur, Exzision oder Kompression.
W.: Excision of the knee-joint, London 1859.
Lit.: BLÄ 1901, 1269. – BLÄ 1935 IV 549f.

Penrose, Charles Bingham (* 1. 2. 1862 Philadelphia; † 27. 2. 1925 Washington)
Studium und Prom. (1884) in Philadelphia, parallel dazu Studium der Physik in Boston (Harvard). Anschließend chir. WB in Philadelphia, 1888–1893 Chir. an der Poliklinik des Pennsylvania Hosp. und des Philadelphia Dispensary sowie 1890–1892 am Deutschen KH in Philadelphia. In seiner Praxis wandte er sich der Gynäkol. zu und gründete 1887 das erste gynäkol. KH in Philadelphia. 1893–1899 Prof. für Gynäkol. in Philadelphia. Wegen einer 1890 akquirierten Tuberkulose beendete er seine prakt. Tätigkeit.
E.: *P.-Drainage:* dünnwandiger flexibler Gummischlauch mit eingezogenem Gazestreifen zur offenen Drainage von Wundhöhlen durch Kapillarwirkung.
W.: Drainage in abdominal surgery, J. Amer. med. Ass. 14 (1890) 264.
Lit.: S. Romm: The persons behind the name: Ch. B. P., Plast. Reconstr. Surg. 70 (1982) 397–399. – J. L. Powell: Ch. B. P. 1862–1925, J. Pelvic Surg. 8 (2002) 129–130.

Percy, Pierre François, Baron (* 28. 10. 1754 Montagney, Franche-Comté; † 18. 2. 1825 Paris)
Studium und Prom. (1775) in Besançon. Danach chir. Ausbildung in Paris (→ Louis) und 1776 Eintritt in die Armee. 1782 Oberchir., 1792 leitender Arzt der Nord-Armee. Während des Französischen Konsulats (1799–1804) einer der 6 Generalinspekteuren des Militärsanitätswesens. Bis 1815 Teilnahme an zahlreichen Feldzügen. 1815–1820 Prof. an der miltärmed. Schule. Er bereicherte die Kriegschir. u. a. durch ein Instrument zur Geschoßausziehung, setzte sich 1800 für die Neutralität der Sanitätstruppe und der Lazarette ein und beschleunigte den Transport von Sanitätspersonal und -material zur Versorgung von Verwundeten auf dem Schlachtfeld durch speziell ausgestattete Fuhrwerke (die jedoch nicht dem Verwundetentransport dienten). 1809 von Napoleon geadelt.
W.: Manuel du chirurgien d'armée, Paris 1792.
Lit.: BLÄ 1935 IV 552f. – Killian 30. – EM 1121.

Perkins, George (* 22. 9. 1892 Staines, Middlesex; † 22. 10. 1980 Oxford)
Studium in Oxford, Abschluß 1916. Danach Teilnahme am I. Weltkrieg und deutsche Kriegsgefangenschaft. 1918–1921 chir. WB in Oxford, 1921 FRCS. Nach weiteren Stationen an verschiedenen KH 1929 OA an der neu eingerichteten Orthop. Abt. am St. Thomas' Hosp. in Oxford. Im II. Weltkrieg erneut Militärdienst. 1946–1957 Leiter der Orthop. Abt. und 1948–1955 Prof. für Chir. in Oxford.
E.: *P.-Linie:* Senkrechte auf die → Hilgenreiner-Linie durch den Pfannenerker nach kaudal. Entspricht in ihrer Bedeutung der → Ombrédanne-Linie.
W.: Signs by which to diagnose congenital dislocation of the hip, Lancet 214 (1928) 648–650.
Lit.: Leiber/Olbert 336f. – R. J. F., A. G. A., H. J. B.: In memoriam G. P. 1892–1979, J. Bone Jt. Surg. 62-B (1980) 248–250.

Perret, Wolfgang (* 19. 7. 1908 Leipzig; † 1983)
Studium und Prom. (1933) in Leipzig. 1934–1936 chir. WB in Leipzig (→ Payr), 1936–1938 in Werdau, 1938/39 Bad Cannstatt, 1934/40 Allianz-Versicherung Stuttgart. 1940–1945 Kriegsdienst. 1950–1973 CA der Allianz-Generaldirektion München und Niederlassung als Chir. 1969 Präsident der DGU, 1978 deren Ehrenmitglied.
W.: Arzthaftpflicht, München 1956. – Was d. Arzt von d. privaten Unfallversicherung wissen muß, Frankfurt a. M. 1964 (3. Aufl. 1980).
Lit.: CV 1980, 524f.

Perthes, Georg Clemens (* 17. 1. 1869 Moers, Rhld.; † 3. 1. 1927 Arosa)
Studium in Freiburg, Berlin und Bonn, dort 1891 Prom. Danach chir. WB in Bonn und ab 1895 in Leipzig (→ Trendelenburg), dort 1898 Habil. 1903 ao. Prof. und Dir. der Chir.-Poliklinik. 1910–1927 o. Prof. für Chir. in Tübingen. Schwerpunkte: Röntgenstrahlen in der Chir., Nervenverletzungen. Er führte eine lange Zeit gebrauchte Kompressionsmanschette für Operationen an Extremitäten in Blutleere ein und gab zahlreiche neue Operationsmethoden an. Ab war er 1904 Mitherausgeber der *Deutschen Zeitschrift für Chirurgie* und seit 1911 des *Zentralblattes für Chirurgie*. 1914 Mitglied der Leopoldina.

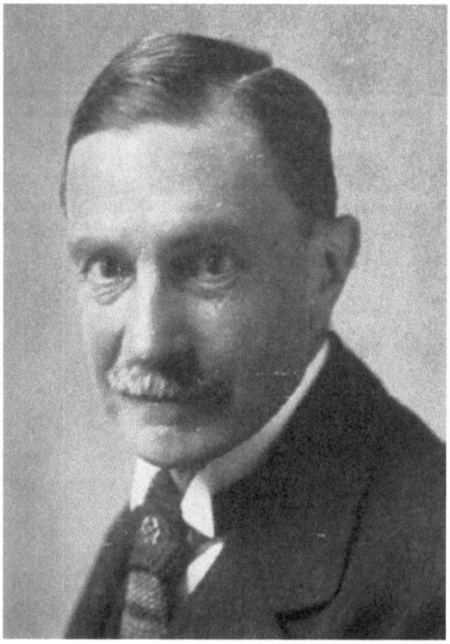

E.: *Morbus P.:* aseptische Osteonekrose des Hüftkopfes (Osteochondropathia deformans coxae juvenilis). – *P.-Test:* Prüfung der Durchgängigkeit der tiefen Venen bei Varizen der unteren Extremität. – *P.-Plastik:* Tenodese des Extensor carpi radialis brevis an der Radiusepiphyse und Koppelung der Finger- und Daumenstrecker mit der Flexor-carpi-ulnaris-Sehne bei Radialislähmung. – *P.-Saugdrainage:* Thoraxdrainage mit kontinuierlichem kontrolliertem Soges zur Behandlung des Pleuraempyems.
W.: Über die Operation der Unterschenkelvarizen nach Trendelenburg, Dtsch. Med. Wschr. 21 (1895) 253–257. – Über ein neues Verfahren zur Nachbehandlung d. Operation des Empyems u. zur Beseitigung des Pneumothorax, Beitr. klin. Chir. 20 (1898) 37–102. – Über den Einfluß d. Röntgenstrahlen auf epitheliale Gewebe, insbes. auf das Carcinom, Arch. klin. Chir. 71 (1903) 955–1000. – Über Arthritis deformans juvenilis, Dtsch. Zschr. Chir. 107 (1910) 111–159. – Über den Tod, Tübingen 1920 (3. Aufl. 1932).
Lit.: CK 1926 245f. – BLÄ 1933 II 1193. – Helfer/Winau 168. – Leiber/Olbert 337. – Killian 208f. – NDB 20 (2001) 204. – BEdM I 460f. – Sachs IV 192.
Abb.: s. Abb.-Verzeichnis.

Peter, Charles Félix Michel (* 1824 Paris; † 9. 6. 1893 Paris)
Nach Buchbinderlehre Studium und Prom. (1859) in Paris. 1863 Chef de clinique der Fakultät, 1866 Dozent und Hospitalarzt, 1877 o. Prof. der med. Klinik und Arzt am Hôp. Necker und Pitié. Er wandte sich lange gegen Pasteurs bakteriol. Erkenntnisse. 1878 Mitglied der Académie de Médecine.
E.: *P.-Linie:* horizontale Hilfslinie am Oberrand der Symphyse, die im Normalfall auf die Trochanterspitzen trifft.
W.: Leçons de clinique médicale, Paris 1873.
Lit.: BLÄ 1935 IV 565f. – Leiber/Olbert 338

Peter von Ulm d. Ä. († um/nach 1434)
1420–1423 als Stadtarzt von Ulm nachgewiesen, ab 1423 Leibwundarzt am kurpfälzischen Hof in Heidelberg, wo er neben einer chir. Lehre ein Med.-Studium durchlief. Seine *Chirurgia*, ein chir. Arzneimittel-Handbuch, ist verstreut bis ins 18. Jh. überliefert.
W.: G. Keil: Die 'Cirurgia' P.s v. U., Ulm 1961.
Lit.: VL 7 (1989) 457–464. – NDB 20 (2001) 231f. – EM 1129.

Peter von Worms (15. Jh.)
Der rheinfränkische Wundarzt ist Autor einer Behandlungsanweisung für posttraumatische Synovialfisteln des sowie eines Pflasterrezeptes, die Hans → Seyff von Göppingen in seiner Sammlung überliefert.
Lit.: VL VII (1989) 464. – EM 1129.

Petersen, Christian Ferdinand (* 15. 5. 1845 Esmark, Mittelangeln; † 13. 2. 1908 Kiel)
Studium in Kiel und Würzburg, Prom. 1868 in Kiel. 1867–1873 chir. WB in Kiel (→ Esmarch), unterbrochen durch den Kriegseinsatz 1870/71 als Ass. Esmarchs. 1870 Habil., 1874 ao. Prof. Er gründete eine chir. Poliklinik in Kiel, die 1877 von der Univ. übernommen wurde und deren Dir. er blieb, außerdem CA am Anschar-KH vom Roten Kreuz. Schwerpunkte: Schiefhals, Steinschnitt, dist. Radiusfraktur, Wundbehandlung.
Lit.: BLÄ 1901, 1278f. – B. Hamer, Biografien d. Landschaft Angeln, II, Husum 2007, 574f.

Petit, Jean Louis (* 13. 3. 1674 Paris; † 20. 4. 1760 Paris)
Schon als Jugendlicher fertigte er für → Littré anat. Präparate an. Ab 1690 chir. Ausbildung in Paris (Charité). Ab 1692 Miltärchir., 1697 als leitender Chir. am Hospital Tournay. Quittierte 1700 den Militärdienst und lehrte mit großem Erfolg als Maître de chirurgie Anat. und Chir. in Paris. 1731 Dir. der neugegründeten Académie de chirurgie. 1715 Mitglied der Académie des sciences, später auch der Royal Society in London. Er führte zahlreiche neue Operationsmethoden ein, beschäftigte sich mit Knochenkrankheiten (Osteomalazie), Frakturen und Luxationen, Blutstillung (Blutgerinnsel in ligierten Arterien), Trepanation, Op. der Tränenfistel, Herniotomie. Er beschrieb als erster die Achillessehnenruptur, erkannte als erster das freie Intervall beim Epiduralhämatom, und unterschied Compressio cerebri von Commotio aufgrund sofortiger Bewußtlosigkeit. Er trepanierte erstmals das Mastoid, führte 1743 die erste

planmäßige Inzision einer Steingallenblase durch, erfand den Schraubentourniquet und ligierte Hämorrhoidalknoten an ihrer Basis. 1708 gelang ihm zufällig die erste erfolgreiche Linsenextraktion bei grauem Star, die später von → Daviel als Standardeingriff ausgebaut wurde. Der berühmteste französische Chir. der 1. Hälfte des 18. Jhs. wies als erster die Vorrangstellung der Med. gegenüber der Chir. zurück und gründete um 1750 die operative Chir. auf die pathol. Anat.
E.: *P.-Dreieck (Trigonum Petiti):* Unteres Lendendreieck (Trigonum lumbale), Muskellücke zwischen Beckenkamm, M. obliquus externus abdominis und M. latissimus dorsi. – *P.-Hernie:* Hernia lumbalis inferior mit Bruchpforte im P.-Dreieck. – *P.-Tourniquet:* Schrauben-Tourniquet.
W: L'art de guérir les maladies des os où l'en traite des luxations et des fractures, etc., Paris 1705 (zahlreiche Neuauflagen in 2 Bd. u. d. T. Traité des maladies des os, dans lequel on a représenté les appareils et les machines qui conviennent a leur guérison, bis 1837).
Lit.: BLÄ 1935 IV 568f. – Killian 25. – EM 1129f. – J. Kirkup, Petit's screw tourniquet, J. Med. Biogr. 15 (2007) 67.

Petraeus, Heinrich (* 1589 Brotterode, Schmalkalden; † 12. 8. 1620 Marburg)
Studium bis 1604 in Marburg, anschließend Studienreise nach Italien, Frankreich, England und Holland. Prom. 1610 in Marburg, im selben Jahr Prof. für Anat. und Chir. In seinem *Handbüchlein* behandelt er im Gegensatz zu seinen Zeitgenossen auch die operativen Eingriffe fundiert. Er starb an den Folgen eines suizidalen Fenstersturzes.
W.: Encheiridion cheirurgicum: Handbüchlein oder kurtzer Begriff der Wundartzney, Marburg 1617.
Lit.: Gurlt III 184–195. – BLÄ 1935 IV 571.

Petrén, Gustaf (* 11. 8. 1874 Halmstad; † 12. 5. 1962 Lund)
1897–1911 chir., anat., gynäkol., pathol. und ophthalmol. WB in Stockholm und Lund. Dort 1911 Habil. 1918–1921 o. Prof. für Chir. in Uppsala, 1921–1939 in Lund. Schwerpunkte: Abdominalchir., urol. Chir. 1927 leitete er die 34. Tagung der Vereinigung Nordwestdeutscher Chirurgen in Lund. 1951 Ehrenmitglied der DGCH.
W.: Op.indikation b. akuter Cholezystitis, Chirurg 1 (1929) 15. – Über den diagnostischen Wert des röntgenologischen Nachweises freien Gases in d. Bauchhöhle b. Ulcusperforation, Chirurg 9 (1937) 259.
Lit.: CV 1938, 818f. – Döhler/Schröder/Debus 250f.

Petrowski, Boris Wasilijewitsch (* 27. 6. 1908 Essentuki, Bez. Stawropol, Rußland; † 4. 5. 2004)
Studium in Moskau, Abschluß 1930. Danach chir. und onkol. WB in Moskau. 1939/40 Militärchir. im russisch-finnischen Krieg. 1941 ao. Prof. für Chir. am Pirogow-Institut Moskau. Im II. Weltkrieg erneut Militärchirurg. 1944/45 an der Militärmed. Akademie St. Petersburg. 1945–1948 Dir. des Moskauer Instituts für Chir. 1947 Habil., 1948 Prof. 1949–1951 o. Prof. für Chir. und Dir. der 3. Chir. Univ.-Klinik in Budapest. Ab 1951 Dir. verschiedener Moskauer Univ.-Kliniken. 1965–1980 Gesundheitsminister der UdSSR. Schwerpunkte: Organtransplantation, Kardiovaskularchir., Thoraxchir. Er nahm 1965 die erste Nierentransplantation in der UdSSR vor und gründete 1973 die erste Abt. für Mikrochir. 1971 Kongreßpräsident der ISS, 1973 deren Ehrenmitglied.
Lit.: ISS 331–333. – B. Savchuk: Highlights in surgery through outstanding ISS/SIC surgeons: B. V. P., World J, Surg. 29 (2005) 667–670.

Petz, Aladár v. (* 10. 12. 1888 Győr, Ungarn; † 27. 2. 1956 Győr)
Studium und Prom. (1911) in Budapest. 1911–1913 med. WB in Budapest, 1913–1919 chir. WB. Im I. Weltkrieg Militärchir. in Serbien und Italien. 1919 ao. Prof. in Budapest, 1922–1956 Dir. der Chir. Abt. am Dreifaltigkeitsspital in Győr, das er zielstrebig zu einem leistungsfähigen KH ausbaute. 1920 entwickelte er ein Klammernahtgerät, das er 1921 der Ungarischen Ges. für Chir. vorstellte und das deutlich besser zu handhaben war als der → Hültl-Apparat. Sein Name wurde Synonym für dessen Anwendung („petzen"). 1933 entwickelte er auch einen Fixateur-ähnlichen Schienungsapparat für Unterschenkelbrüche.
E.: *P.-Apparat:* Klammernahtgerät für eine doppelte gerade Klammernahtreihe.
W.: Zur Technik d. Magenresektion. Ein neuer Magen-Darmnähapparat, Zbl. Chir. 51 (1924) 179–188. – Aseptic technic of stomach resections, Ann. Surg. 86 (1927) 388–292. – Ein neuer Distractionapparat u. ein neues Schienungsverfahren für Unterschenkelbrüche, Chirurg 5 (1933) 252–259.
Lit.: F. Robicsek: The birth of the surgical stapler, Surg. Gyn. Obstetr. 150 (1980) 579–583. – F. M. Steichen, M. M. Ravitch: Stapling in Surgery, Chicago – London 1984, 33–39. – A. Olah, C. A. Dézsi: A. P. (1886–1956) and his world-renowned invention: the gastric stapler, Dig. Surg. 10 (2002) 393–399.

Peutz, Johannes (Jan) Laurentius Augustinus (* 24. 3. 1886 Uithuizen; † 20. 12. 1957 Den Haag)
Studium in Groningen und Utrecht, Abschluß 1914. Danach an verschiedenen Kliniken in Rotterdam, Deutschland, Italien und Belgien tätig. 1917–1951 am KH St. Joannes de Deo in Den Haag, wo er später CA der Med. Abt. wurde. Die Hautveränderungen der nach ihm benannten erblichen Krankheit waren bereits 1895 beschrieben worden.
E.: *P.-Jeghers-S.:* Lentigopolyposis. Pigmentstörungen der Haut sowie neuromuskuläre Darmpolypen mit malignem Entartungsrisiko.
W.: Over een zeer merkvaardige gecombineerde familiaire polyposis van de slijmvliezen, van den tractus intestinalis met die van de neuskeelholte en gepard met eigenaardige pigmentaties van huid en slijmvliezen, Nederlandsch Maandschrift Geneeskunde 10 (1921) 134–136.
Lit.: J. F. Kanne, C. A. Rohrmann, J. E. Lichtenstein: Eponyms in radiology of the digestive tract: Historical perspectives and imaging appearances. Part 2: Liver, biliary system, pancreas, peritoneum, and systemic disease, Radiographics 26 (2006) 465–480.

Peyer, Johann Konrad (* 26. 12. 1653 Schaffhausen; † 29. 2. 1712 Schaffhausen)
Studium in Basel und Paris, 1687 Prom. in Basel. Danach in Schaffhausen als Arzt niedergelassen und nacheinander Prof. der Rhetorik, Logik und Physik, außerdem betrieb er anatom. Studien.
E.: *P.-Plaques:* Folliculi lymphatici aggregati. Zusammenschluß mehrerer Lymphfollikel im Ileum.
W.: Exercitatio anatomico-medica de glandulis intestinorum, earumque usu et affectionibus, Schaffhausen 1677.
Lit.: BLÄ 1935 IV 579f. – GM 1100.

Peyronie, François de la s. Lapeyronie, Francois de

Pfaff, Philipp (* 27. 2. 1713 [Taufdatum] Berlin; † 4. 3. 1766 Berlin)
Nach Studium in Berlin (Charité) und Miltärdienst ab 1740 als Feldchir. unter Friedrich II. im Ersten Schlesischen Krieg tätig. 1757 Kgl. Leibchir., 1758–1765 Kgl. Hofzahnarzt. Der erste in Deutschland examinierte Zahnarzt, Mitbegründer der wiss. Zahnheilkunde, veröffentlichte 1756 das erste Lehrbuch der Zahnheilkunde in deutscher Sprache, das auf → Fauchard aufbaut, die Zahnerhaltung als anzustrebendes Ziel verficht, Kieferabdrücke mit Siegelwachs beschreibt und die Abdeckung vitaler Pulpa mit Goldplättchen empfiehlt.
W.: Abhandlung von den Zähnen des menschl. Körpers u. deren Krankheiten, Berlin 1756
Lit.: BLÄ 1935 IV 582. – EM 1133. – D. Groß: Wer war Philipp Pfaff? Zahnärztl. Mitt. 4. März 2016.

Pfalzpaint, Heinrich v. s. Heinrich von Pfalzpaint

Pfannenstiel, Hermann **Johannes** (* 28. 6. 1862 Berlin; † 3. 7. 1909 Kiel)
Studium und Prom. (1885) in Berlin. Anschließend chir. WB in Posen und ab 1887 gynäkol. WB an der Breslauer Frauenklinik, dort Habil. 1890. 1896 ao. Prof. und Leiter der gynäkol. Abt. des KH der Elisabethinerinnen in Breslau. 1902 o. Prof. für Gynäkol. in Gießen, 1907–1909 in Kiel. Er starb an den Folgen einer Infektion, die er sich bei einer Operation zugeszogen hatte. Schwerpunkte: Pathologie der Ovarien, Geschwülste des Uterus, Karzinombildung nach Ovariotomie, Einnistung des Eis in der Gebärmutter. Er war anerkannt als Arzt, Chir. und Lehrer.
E: *P.-Schnitt:* Suprasymphysärer Querschnitt als Zugang zu den Beckenorganen.
W.: Über die Vortheile des suprasymphysären Fascienquerschnitts für die gynäkologischen Koeliotomien, Leipzig 1900 (Slg. klin. Vortr. 268).
Lit.: BLÄ 1933 II 1203f. – NDB 20 (2001) 297f. – BEdM I 464. – EM 1133. –

Pfarrer, Hans (15. Jh.)
Von dem Würzburger Wundarzt, der → Johann Schenk persönlich bekannt war, sind Anweisungen zur Behandlung von Stichwunden überliefert. → H. Brunschwig kennt seine Methoden zur Kopfschmerzbehandlung.
W.: Sudhoff II 572.
Lit.: VL VII (1989) 555f. – EM 1133f.

Pfenninger, Johann Kaspar (* 22. 9. 1760 Stäfa, Kt. Zürich; † 1. 2. 1838 Zürich)
Nach wundärztlicher Ausbildung und Besuch der Zürcher Chirurgenschule Studium in Straßburg. Danach als Chir. und Geburtshelfer in Stäfa niedergelassen. Als Führer der Protestbewegung der Zürcher Landschaft gegen die Vorherrschaft der Stadt Zürich 1795 als Staatsverbrecher verurteilt und verbannt, nach Errichtung der Helvetischen Republik 1798 jedoch in die Regierung aufgenommen und bis an sein Lebensende mit hohen Staatsämtern versehen.
W.: Von der in einigen Orten des Cantons Zürich in der Schweiz herrschenden Ruhrepidemie in den Jahren 1791, 1792, 1793 und 1794, Bregenz 1796.
Lit.: BLÄ 1935 IV 584. – Klimpel 2001, 107. – BEdM I 466.

Pflaundorfer, Heinrich (15. Jh.)
Der bairisch-österr. Chir. stand um 1470 im Dienst des Eichstädter Bischofs und danach des Herzogs von Bayern-Landshut. Trotz (inkompletter?) Querschnittssymptomatik nach einer Rückenmarksverletzung blieb er wundärztlich tätig und war 1493 an der Amputation bei Kaiser Friedrich III. beteiligt. Erhalten sind astromed. Texte, Wundarzneibücher sowie der Versuch einer systematischen Drogenkunde.
Lit.: W. Schmitt: Zu den Aufzeichnungen des spätmal. Chir. H. P., Sudhoffs Arch. 52 (1968) 142–151. – VL VII (1989) 580–583. – EM 1142.

Phalen, George S. (* 2. 12. 1911 Peoria, IL; † 14. 4. 1998 Dallas, TX)
Studium in Peoria, IL, und Chicago, dort 1937 Prom. Anschließend chir. WB in Rochester (Mayo-Kl.), 1942 Militärdienst an einem Hand-Center der Armee. 1946–1970 als orthop. Handchir. in Cleveland, tätig, dort Lehrtätigkeit an der Northwestern Univ., 1970–1980 in Dallas. 1965 Präsident der Association of Bone and Joint Surgeons.
E.: *Ph.-Test:* Auftreten von Parästhesien in der Hand bei maximal gebeugten Handgelenken über 1 Minute beim Vorliegen eines Karpalstunnelsyndroms.
W.: The carpal-tunnel syndrome: Seventeen years' experience in diagnosis and treatment of six hundred fifty-four hands, .J. Bone Jt. Surg., 48-A (1966) 211–228. – The carpal tunnel syndrome: Clinical evaluation of 598 hands, Clin. Orthop. 83 (1972) 29–40.
Lit.: https://case.edu/ech/articles/p/phalen-george-s/ [20. 9. 2017]

Phemister, Dallas Burton (* 15. 7. 1882 Carbondale, IL; † 28. 12. 1951)
Studium und Prom. (1904) in Chicago (Rush Medical Coll.). Anschließend Studienreise nach Paris, Berlin und Wien zur WB in orthop. Chir. Unterbrochen vom I. Weltkrieg, war er ab 1911 Dozent am Rush Medical Coll. in Chicago und 1927–1947 o. Prof. für Chir. und Dir. des Departments Chir. an der Univ. Chicago. Für die chir. Forschung richtete er 1925 neue Labors ein und berief dazu → Dragstedt. Als einer der letzten großen chir. Generalisten waren die Knochentumoren sein Schwerpunkt. Außerdem engagierte er sich in der chir. Ausbildung. 1939 Präsident der ASA. 1951 Ehrenmitglied der DGOOC.

E.: Ph.-Span: Subperiostale Anlagerung eines Knochenspans bei verzögerter Kallusbildung oder Pseudarthrose bzw. zur Epiphyseodese bei vermehrtem Längenwachstum einer Extremität.
W.: Repair of bone in the presence of aseptic necrosis resulting from fractures, transplantations, and vascular obstruction, J. Bone Jt. Surg. 12-A (1930) 769–787.
Lit.: R. Geißendörfer, Die Knochenspan-Plastik nach Phemister bei Pseudarthrosen, Bruns' Beitr. klin. Chir. 180 (1950) 419–436. – B. L. Coley: D. B. Ph. 1882–1951, Cancer 5 (1952) [vor 215]. – R. A. Brand: D. B. Ph., Clin. Orthop. 466 (2008) 1020f.

Philagrios (1. H. bis Mitte 4. Jh.)
Der griech. Arzt aus Epirus wirkte v. a. in Thessaloniki, wo er eine Vielzahl von Schriften verfaßte, von denen über 200 Fragmente u. a. in arabischen und frühmal. Texten erhalten sind und die sich auch mit Chir. (Urethrotomie bei Steineinklemmung, Ganglien) befassen.
W.: R. Masullo: Filagrio. Frammenti, Neapel 1999.
Lit.: Gurlt I 492. – BLÄ 1935 IV 587f. – Leven 692

Philoxenos (1. Jh. v. Chr.)
Von → Celsus als bedeutendster alexandrinischer Chir. seiner Zeit bezeichnet und auch von → Galen zitiert. Er schrieb das viel verwendete erste griech. Standardwerk über operative Chir., das jedoch nicht erhalten ist.
Lit.: Gurlt I 312. – BLÄ 1935 IV 593. – Pauly IV 787. – EM 1152f.

Physick, Philip Syng (* 7. 7. 1768 Philadelphia; † 15. 12. 1837 Philadelphia)
Studium in Philadelphia, ab 1789 in London (→ J. Hunter) sowie in Edinburgh, dort 1792 Prom. Ab 1792 wieder in Philadelphia, dort 1794 Chir. am Pennsylvania Hosp. und Philadelphia Dispensary sowie ab 1800 Vorlesungstätigkeit für Chir. 1805–1818 erster o. Prof. für Chir. in den USA auf dem neugeschaffenen Lehrstuhl. 1819–1831 o. Prof. für Anat. Der „Vater der amerikanischen Chir." verbesserte zahlreiche chir. Instrumente und Op.-Methoden.
W.: Account of a new mode of extracting poisonous substances from the stomach, Eclectic Repert. 3 (1812/13) 111, 381. – A case of fracture of the bone of the under jaw, successfully treated with a seton, Philad. J. med. phys. Sci. 5 (1822) 116–118. – Extracts from an account of a case in which a new and peculiar operation for artificial anus was performed, Philad. J. med. phys. Sci. 13 (1826) 199–202. – Description of a forceps, employed to facilitate the extirpation of the tonsil, Amer. J. med. Sci. 2 (1828) 116f.
Lit.: BLÄ 1935 IV 595f.

Pia, Hans Werner (* 26. 1. 1921 Bochum; † 9. 7. 1986 Gießen)
Studium und Prom. (1945) in Marburg, unterbrochen durch Kriegseinsatz als Unterarzt. 1946–1952 neurochir. WB in Bochum (→ Tönnis), 1949 Studienaufenthalt in Stockholm (→ Olivecrona), 1952/53 in Köln (Tönnis). 1953–1961 Leiter der Neurochir. Abt. der Chir. Klinik in Gießen (→ Vossschulte), dort 1956 Habil. 1961 ao. Prof., 1962–1986 o. Prof. für Neurochir. in Gießen. Schwerpunkte: Hirnblutungen, Aneurysmen, Angiome, Hirntumoren, mikrochir. Technik. Er machte sich verdient um die Organisation des neurochir. Nachwuchses.
W.: Die Schädigung des Hirnstammes b. den raumfordernden Prozessen des Gehirns, Wien 1957. – H. W. P., C.-L. Geletneky: Echoenzephalographie, Stuttgart 1968.
Lit.: CV 1980, 529f. – J. Zierski: H. W. P., Surg. Neurol. 27 (1987) 413f. – R. Lorenz (Hg.): H. W. P. 1921–1986, München 1997.

Pichler, Johann [Hans] (* 9. 1. 1877 Wien; † 3. 2. 1949 Wien)
Studium Prag, Freiburg und Wien, dort 1900 Prom. Danach zahnmed. WB in Wien und Chicago. 1903 Niederlassung als Zahnarzt in Wien, gleichzeitig dort chir. WB (→ Eiselsberg). 1914 Leiter der Kieferstation an der I. Chir. Univ.-Klinik, 1919 ao. Prof., 1930 o. Prof. für Pathologie der Kauorgane und Vorstand des Zahnärztl. Inst. Er ist einer der Begründer der Kieferchir.
W.: Chir. des Kiefers, in: Eiselsberg, Lehrbuch d. Chir., I, Berlin 1930.
Lit.: BLÄ 1933 II 1212. – BEdM I 467.

Pichlmayr, Rudolf (* 16. 5. 1932 München; † 29. 8. 1997 Acapulco)

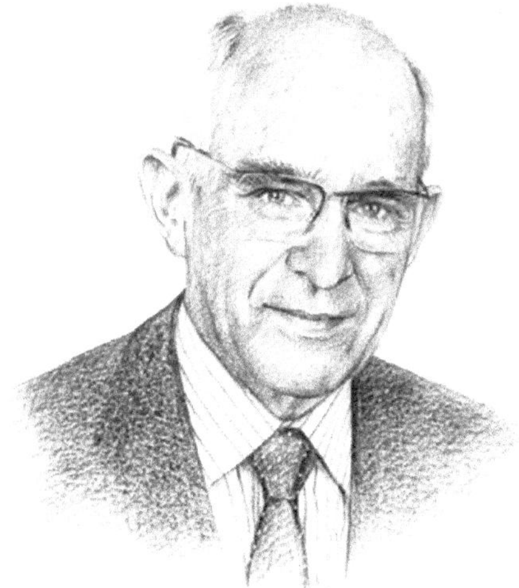

Studium und Prom. (1956) in München. WB in Pathol. 1958/59 in München, chir. WB 1959/60 in München (KH rechts d. Isar, → Georg Maurer) und 1960–1968 Chir. Univ.-Klinik München (→ R. Zenker). 1969 Prof. und Vorstand der Abt. für Allgemein- und Transplantationschir. in Hannover, 1970–1997 o. Prof. in dieser Position. Schwerpunkte: Abdominal-, Leber- und Transplantationschir., Immunologie. Er war der Protagonist der Lebertransplantation in Deutschland (ab 1972; 1988 weltweit erste „split-liver"-Transplantation). 1996 Präsident der DGCH. 1986 Mitglied der Leopoldina. Er starb während des Weltkongresses für Chir. bei einem Badeunfall.
W.: R. P., B. Grotelüschen: Chir. Therapie, Berlin - Heidelberg - New York 1978 (2. Aufl. 1991). – Transplantationschir., Berlin - Heidelberg - New York 1981.

Lit.: CV 1980 533–536. – Killian 466f. – CV 1990 235. – BEdM I 467. – Hartel/Siewert 54f. – M. Spengler, E. Nagel: R. P. Die Entwicklung der Transplantationsmedizin in Deutschland, Berlin - Heidelberg - New York 2010.
Abb.: s. Abb.-Verzeichnis.

Pietro da Tussignano (* um 1330/40 Tussignano b. Imola; † 1407 Bologna)
Studium in Padua. 1364 als Prof. der Med. in Bologna nachweisbar, 1390–1396 in Padua, danach wieder in Bologna. Neben einer Reihe von med. Schriften stammt von dem lombardischen Wundarzt wahrscheinlich auch eine *Chirurgie*, in der er große Sachkenntnis aufweist und aus Qualitätsgründen eine akademische Ausbildung für Wundärzte fordert.
W.: Sudhoff II 421–424.
Lit.: Gurlt I 802. – LexMA VI (1985). – EM 1162f.

Pigray, Pierre [Petrus Pigraeus] (* ~1533; † 15. 11. 1613 Paris)
Nach Ausbildung bei → Paré in Paris zusammen mit diesem Armeechir. Später war er Dekan der Med. Fakultät und Leibchir. der Könige Heinrich IV. und Ludwig XIII. Aus seinen Werken spricht eine große prakt. Erfahrung, die er gekonnt umsetzen kann.
W.: Chirurgia cum aliis medicinae partibus juncta, Paris 1609. – Epitome praeceptorum medicinae, chirurgiae, Paris 1612.
Lit.: Gurlt II 806–816. – BLÄ 1935 IV 606.

Pillore (18. Jh.)
Er war der erste, der nach dem Vorschlag von → Littré 1776 in Rouen geplant eine Enterostomie (Zökostomie) bei Darmverschluß durch einen stenosierenden Rektumtumor anlegte.
Lit.: C. D. L. Cromar: The evolution of colostomy, Dis. Colon Rectum 11 (1968) 256–280. – Sachs I 163, 165f.

Pineau [Pinaeus]**, Severin** (* 1550 Chartres; † 29. 11. 1619 Paris)
Studium in Paris, danach dort als Chir. tätig. Von seinem Schwiegervater Philippe Collot wurde er in die Technik des *Apparatus magnus* für den Steinschnitt eingeweiht und wurde ein berühmter Lithotomist. Er wurde auch Prof. für Anat. und Chir. und Dekan des Collège de chirurgie. Außerdem war er ein gesuchter Geburtshelfer, der sich u. a. mit den anatomischen Merkmalen der Virginität beschäftigte.
W.: Discours touchant l'invention et vraye instruction pour l'operation et extraction du calcul de la vessie, Paris 1610.
Lit.: Gurlt II 914f. – BLÄ 1935 IV 608f. – EM 1163.

Pipkin, Garrett
Biographische Daten konnten nicht ermittelt werden. Orthop. Chir. und Prof. an der Univ. of Kansas.
E.: *P.-Einteilung* der Hüftkopffraktur.
W.: Treatment of grade IV fracture-dislocation of the hip. A review, J. Bone Jt. Surg. 39-A (1957) 1027–1942.

Pirogow (Pirogov)**, Nikolai** (Nikolaj) **Iwanowitsch** (Ivanovič) (* 13./25. 11. 1810 Moskau; † 23. 11./5. 12. 1881 Višnja, Ukraine)
Studium in Moskau, Abschluß 1828. Danach Weiterstudium in Dorpat, bes. Chir. und Anat. (→ Moier), 1832 Prom. 1833–1835 Studienaufenthalte in Berlin (→ Rust; → Dieffenbach; → Graefe) und Göttingen (→ K. J. M. Langenbeck). 1836–1840 o. Prof. für Chir. in Dorpat. 1840–1856 o. Prof. für Chir. („Hospitalchir.") an der Militärmed. Akademie in St. Petersburg, wo er die prakt.-klin. chir. Ausbildung am Krankenbett etablierte. Daneben gründete er ein anat. Inst. und reorganisierte das KH-Wesen. 1847 führte er als Lazarettchir. im Kaukasus die Äthernarkose ein. 1854–1856 im Krimkrieg in Sewastopol tätig, wo er sich für die Ausbildung von Krankenschwestern einsetzte. Er wurde zum Bildungsreformer, 1856 Kurator des Lehrbezirks Odessa, 1858–1861 in Kiew, anschließend als Friedensrichter auf seinem Landgut. 1862–1866 als Studienbegleiter junger Russen in Deutschland. Im deutsch-französischen Krieg inspizierte er deutsche Hospitäler, 1877 reiste er nach Bulgarien und Rumänien. Danach setzte er sich zur Ruhe. Schwerpunkte: Kriegschir., Anästhesie, Gipsverband, Cholera. Er legte Wert auf die topographische Anat. für die Chir. 1849 nahm er eine Schilddrüsenresektion vor und beschrieb 1854 er die nach ihm benannte Operation.
E.: *P.-Amputation:* Amputation des Fußes knapp oberhalb der Sprunggelenkslinie mit osteoplastischer Stumpfdeckung durch Tuber calcanei und Fersenhaut. – *P.-Dreieck:* Begrenzt von N. hypoglossus, M. mylohyoideus und der Zwischensehne des M. digastricus.
W.: Recherches pratiques et physiologiques sur l'éthérisation, St. Petersburg 1847. – Anatomia topographica sectionibus per corpus humanum congelatum triplici directione ductis illustrata, St. Petersburg 1859. – Klin. Chir. Eine Sammlung von Monographien über die wichtigsten Gegenstände d. prakt. Chir., I–III, Leipzig 1851–1854.
Lit.: BLÄ 1935 IV 614–616. – E. Hesse: N. P., Chirurg 2 (1930) 124–129. – Killian 264. – Ärztelex. 250. – Sachs III 306–318. – Sachs IV 52. – Sachs V 95–99. – EM 1164. – A. Ring: N. P. Ein Wegbereiter der mod. Chir. Chirurg 82 (2011) 164–168.

Pitanguy, Ivo Hélcio Jardim de Campos (* 5. 7. 1923 Belo Horizonte, Brasilien; † 6. 8. 2016 Rio de Janeiro)
Studium in Rio de Janeiro, danach dort chir. WB. Plast.-chir. und handchir. WB 1948/49 in den USA, 1950/51 in Frankeich (→ Iselin) sowie in London. Anschließend als Unfall- und Handchir. in Rio tätig, wurde er schließlich 1952 Leiter der ersten plast.-chir. und handchir. KH-Abt. in Südamerika. Sein Einsatz bei der Zirkus-Brandkatastrophe 1961 in Niterói nahe Rio, als er mit wenigen Kollegen drei Tage und Nächte die Verletzten operierte, machten ihn landesweit bekannt. 1963 eröffnete er seine eigene Klinik für Plast. Chir. Als „Schönheitschir. der Stars" operierte er Dutzende Größen aus Politik und Showbusiness. 1990 Mitglied der brasilianischen Akademie der Wissenschaften. Noch am Tag vor seinem Tod trug er im Rollstuhl sitzend das olympische Feuer durch Rio.

W.: Aesthetic plastic surgery of head and body, Berlin - Heidelberg - New York 1981.
Lit.: Th. Maybaum: [Nachruf], Dtsch. Ärztebl. 113 (2016) B1267. – M. McPhate: I. P., Brazil's plastic surgery pioneer, dies at 93, New York Times 8. 8. 2016, A21.

Pitard, Jean (* um 1238; † um 1315)
Wahrscheinlich aus der Normandie stammend, verfaßte er 1288 ein lat.-frz. chir. Manual, das Texte bekannter französischer Chir. sowie von ihm selbst versammelt. 1306 war er Leibarzt Philipps des Schönen in Paris. 1311 war er der einzige, der geprüften Wundärzten die Lizenz zur Berufsausübung erteilen durfte. Er war ein Freund von → Lanfrank von Mailand und Lehrer von → Henri de Mondeville.
W.: K. Sudhoff, Arch. Gesch. Med. 2 (1909) 189–284.
Lit.: BLÄ 1935 IV 618.

Pitha, Franz Freiherr von (* 8. 2. 1810 Rakom, Böhmen; † 29. 12. 1875 Wien)
Studium und Prom. (1836 Dr. med., 1837 Dr. chir.) in Prag. 1836/37 Ass. der Chir. im Allg. KH Prag und 1838–1841 Ass. der Chir. Klinik in Prag (→ Fritz) sowie ab 1839 Primarchir. am Prager Strafhaus. Studienreise nach Deutschland, Dänemark, Frankreich und England. 1843–1857 o. Prof. der Chir. in Prag, 1857–1875 Prof. der Chir. an der Med.-Chir. Josephsakademie in Wien. Kriegschir. Einsätze 1859 und 1866. Er führte die Lithotripsie ein, wurde 1864 Mitglied im „Militär-Sanitäts-Komitee" und hatte 1866 die Oberleitung des Militärsanitätswesens inne. 1844 Mitbegründer der Prager *Vierteljahresschrift für praktische Heilkunde*. 1859 geadelt.
W.: F. v. P., Th. Billroth (Hgg.): Handbuch d. allg. u. speciellen Chir., I–IV, Erlangen - Stuttgart 1865–1882.
Lit.: ADB 26 (1888) 202–204. – BLÄ 1901, 1301–1303. – Killian 57f. – BEdM I 470.

Pitzen, Peter (* 18. 6. 1886 Jünkerath; † 2. 3. 1977 Münster)
Studium in Straßburg, Bonn und München, unterbrochen durch Wehrdienst, 1913 Prom. in Bonn. Im I. Weltkrieg Truppen- und Lazarettarzt. 1919–1929 orthop. WB in München (→ F. Lange), dort 1924 Habil., 1928 ao. Prof. 1930–1939 ao. Prof. für Orthop. in Gießen, 1939–1955 in Münster. Schwerpunkte: Knochen- und Gelenktuberkulose, M. Bechterew, angeb. Hüftluxation. 1938 und 1953 Präsident der DGOOC, 1956 deren Ehrenmitglied.
W.: Diagnose d. beginnenden Knochen- u. Gelenk-Tuberkulose, München 1929. – Orthopädische Krankheiten, München 1936 (13. Aufl. 1976). – Geschichte der Deutschen Orthopädischen Gesellschaft [1936–1962], Stuttgart 1963
Lit.: BLÄ 1933 II 1223. – H. Rössler: In memoriam P. P., Zschr. Orthop. 115 (1977) 794–796. – N. V. Khalisi: P. P. (1886–1977). Sein Leben u. Wirken in Gießen u. Münster, med. Diss. Gießen 2006.

Platner, Johann Zacharias (* 16. 8. 1694 Chemnitz; † 19. 12. 1747 Leipzig)
Studium in Leipzig und Halle, dort 1717 Prom. Anschließend Studienreise durch Deutschland, die Schweiz und Frankreich, wo er sich in Paris mit Anat., Chir. und Augenheilkunde befaßte. 1720 Niederlassung in Leipzig. 1721 ao. Prof. 1724 o. Prof. für Physiol., 1734–1747 für Anat. und Chir., 1737 auch für Pathol., 1747 für Therapie in Leipzig. Schwerpunkte: Allgemeinchir., Aneurysmen, Ophthalmologie (Tränenfisteln). Er legte 1745 einen endständigen Anus praeter bei Darmverletzung an.
W.: De fistula lacrymali, Leipzig 1724. – Institutiones chirurgiae rationalis tum medicae, tum manualis in usum discentium, Leipzig 1745.
Lit.: BLÄ 1935 IV 626f. – Killian 136f. – EM 1168.

Platt, Sir Harry (* 7. 10. 1886 Thornham, Lancaschire; † 20. 12. 1986)
Studium in Manchester und London, Abschluß 1909. Danach zunächst Demonstrator der Anatomie in Manchester, anschließend orthop. WB in London und Boston. 1914 richtete er am Ancoats Hosp. in Manchester die erste unfallchir. Abt. in Großbritannien ein. Dort führte er 1925 erstmals die nach → Putti und ihm benannte Op durch. Im I. Weltkrieg mit → R. Jones Chir. an einem Militärhosp. 1920 chir. Dir. am Orthop. Hosp. Oswestry. 1932 Leiter der orthop. Abt. am Ancoats Hosp., 1939 ao. Prof. an der Univ. Manchester. Schwerpunkte: Nerven-, Knochentransplantation. 1916 Mitbegründer der Brit. Orthop. Ass. und 1929 der SICOT, 1948–1954 deren Präsident. 1951 Ehrenmitglied der DGOOC. 1954–1957 Präsident des RCS. 1957 geadelt.
E.: *Putti-P.-Op.:* Refixation des Labrum glenoidale, Raffung und muskuläre Verstärkung der ventralen Gelenkkapsel durch Subscapularis-Neuinsertion bei habitueller Schulterluxation (1925).
Lit.: H. Osmond-Clarke: Habitual dislocation of the shoulder; the Putti-P. operation, J. Bone Jt. Surg. 30-B (1948) 19–25. – C. Galasko: Sir H. P. and the evolution of othopaedic surgery in North-West England, in: J. Noble J (Hg.): Current trends in orthopedic surgery, London 1988, 1–11. – R. Porritt, H. Osmond-Clarke, R. A. Merle d'Aubigné u. a.: Sir H. P.'s 100th birthday, J. Bone Jt. Surg. 68-B (1986) 689–697.

Platter [Plater], **Felix** (* 28.[?] 10. 1536 Basel; † 28. 7. 1614 Basel)
Studium in Basel und Montpellier, Prom. 1557 in Basel, danach dort als Arzt tätig. 1560 zum Prof. der prakt. Med. ernannt, wurde er 1571 Stadt- und Spitalarzt und erwarb sich große Verdienste während fünf Pestepidemien 1564–1610. Als Anat. der Schule → Vesals verpflichtet, nahm er ab 1559 in 50 Jahren mehr als 300 Sektionen vor, wobei er versuchte, durch die anat. Untersuchung die Krankheitsursachen zu erkennen. Obwohl als Praktiker vorwiegend allgemeinmed. orientiert, war er mit chir. Erkrankungen gut vertraut und erweist sich in seinen Wirken auf der Höhe der Zeit stehend.
W.: Praxeos medicae tomi tres, Basel 1602–1608.
Lit.: Gurlt III 264–273. – BLÄ 1935 IV 625f. – NDB 20 (2001) 518f. – EM 1169f.

Plenck (Plenk, Blenk, Plenckh), **Joseph Jakob Edler von** (* 28. 11. 1735 Wien; † 24. 8. 1807 Wien)
Nach handwerklich-chir. Lehre ab 1756 Studium in Wien. Im Siebenjährigen Krieg Regimentschir. 1763

Mag. chir., Eröffnung einer Barbierstube und Beginn einer ausgedehnten literarischen Tätigkeit. 1770 Prof. für theoretische und praktische Chir. an der neugegründeten Univ. Tyrnau (Trnava, Slowakei), 1777 Prof. der Chir. in Ofen. 1783 Prof. für Chemie und Botanik an der Med.-chir. Josephsakademie in Wien. Zusätzlich bekam der die Oberaufsicht über alle Feldapotheken und Militärlazarette übertragen und wurde Sekretär der Josephsakademie. Die ausgedehnte schriftstellerische Tätigkeit, die sich zunächst der Chir. und Geburtshilfe widmete, wandte sich später botanischen, chemischen sowie pharmakologischen Themen zu und verschaffte ihm eine langanhaltende Bedeutung. 1797 geadelt.
W.: Anfangsgründe der Geburtshilfe, Straßburg 1768 (6. Aufl. 1803). – Lehrsätze der praktischen Wundarzneiwissenschaft ..., I–II, Wien 1774 (3. Aufl. 1799). – Compendium institutionum chirurgicarum, I–II, Wien 1776 (7. Aufl. 1822).
Lit.: NDB 20 (2001) 528f. – BEdM I 471f. – EM 1170.

Plummer, Henry Stanley (* 3. 3. 1874 Hamilton, Minn.; † 31. 12. 1936 Rochester, min.)
Studium und Prom. (1898) in Chicago. Danach in der väterlichen Praxis tätig. Ab 1901 an der Mayo-Klinik in Rochester, wurde der Internist und Endokrinologe CA der Med. Klinik und Prof. an der Medical School of Minnesota. Er machte wesentliche Beiträge zur Endokrinologie der Schilddrüse.
E.: *P.-Jodbehandlung* („Plummern"): hochdosierte Jodgabe einige Tage vor der Op. einer hyperthyreoten Struma zur Blockierung der Schilddrüse. – *P.-Krankheit:* autonomes Schilddrüsenadenom (funktionelle Autonomie). – *P.-Vinson-Syndrom:* („sideropenische") Dysphagie mit schmerzhaften Schluckbeschwerden und Ösophagus- und Kardiaspasmen.
W.: Diffuse dilatation of the esophagus without anatomic stenosis (cardio spasm), J. Amer. med. Ass. 58 (1912) 2013–2015. – H. S. P., W. M. Boothby: The value of iodine in exophthalmic goitre, Collected Papers of the Mayo Clinic and the Mayo Foundation 13 (1923) 563–570.
Lit.: BLÄ 1935, II, 1227. – F. A. M. Herbella, J. Matone, J. C. Del Grande: Eponyms in esophageal surgery, part 2, Dis. Esophag. 18 (2005) 4–16.

Pohl, Ernst (* 12. 12. 1876 Stralsund; † 2. 11. 1962 Kiel)
Nach kaufmännischer Lehre erkannte → Helferich sein technisches Talent und nahm ihn 1899 mit nach Kiel, wo er ihn mit der Medikomechanik betraute. 1902 gründete Pohl eine Firma, die sich zunächst mit der Verbesserung der Röntgentechnik, später aber auch mit der Entwicklung chir. Instrumente befaßte, wofür er mehr als 150 Patente erwarb, u. a. für eine Pumpe für Bluttransfusionen. In den 1930er Jahren Zusammenarbeit mit → Küntscher und → Maatz, für die er die Grundlagen der intramedullären Osteosynthese, der dynamischen Stabilisierung der pertrochanteren Femurfrakturen entwickelte und einen flexiblen Markraumbohrer sowie die Innensäge erfand.
E.: *P.sche Lasche:* dynamische Verankerung einer Schenkelhalsschraube durch am oberen Ende einer Osteosyntheseplatte in festem Winkel angebrachte Röhre, an der Außenseite des Femurschaftes angeschraubt, zur Stabilisierung pertrochanterer Femurfrakturen (später „dynamische Hüftschraube").
W.: Verbindungsvorrichtung für gelenknahe Knochenbrüche, Patentschrift vom 7.12.1951.
Lit.: J. Bartoníček, S. Rammelt: The history of internal fixation of proximal femur fractures. E. P. – the genius behind, Intern. Orthop. 38 (2014) 2421–2426.

Pólya [Pollack], **Sándor Jenő** [Alexander Eugen] (* 30. 4. 1876 Budapest; † 1944)
Studium und Prom. (1898) in Budapest. 1899–1905 chir. WB in Budapest, dort 1909 Habil. 1914 ao. Prof. für chir. Anat. und Chir. in Budapest und CA der III. Chir. Abt. am St. Stephanspital. 1944 unter ungeklärten Umständen von den Nazis ermordet.
E.: *Reichel-P.-Op.:* Gastrojejunostomia retrocolica oralis totalis.
W.: Zur Stumpfversorgung n. Magenresektion, Zbl. Chir. 38 (1911) 892–894.
Lit.: CV 1926, 253. – V. Klimpel: Vergessene Op. – vergessener Operateur? Paul Friedrich Reichel zum 150. Geburtstag, Chir. Allg. Ztg. 9 (2008) 85–87.

Pommer, Gustav Adolf (* 27. 6. 1851 Graz; † 29. 12. 1935)
Studium in Graz und Wien, 1875 Prom. in Graz. 1875–1880 Ass. am Pathol. Inst. in Graz. Danach dort ärztl. tätig. 1886 Habil. 1887 vertretungsweise, 1888–1922 o. Prof. für Pathol. in Innsbruck. 1933 Ehrenmitglied der DGCH.
W.: Untersuchungen über Osteomalacie u. Rachitis, Leipzig 1885. – Mikroskopische Untersuchungen über Gelenkgicht, Jena 1929.
Lit.: BLÄ 1935 II 1233.

Poncet, Antonin (* 28. 3. 1849 Saint-Trivier-sur-Moignans, Ain; † 16. 9. 1913 Culoz)
Studium in Lyon, danach dort chir. WB. 1878 Dozent, 1883 Prof. für op. Med., später auch der klin. Chir. Der ausgezeichnete Operateur entwickelte eine Reihe neuer Op.-Methoden und erforschte den tuberkulösen Rheumatismus sowie die Aktinomykose. Als begabter Lehrer etablierte er die „Lyoner Schule" für Chir.
E.: *P.-Op.:* **1.** subseröse Appendektomie (1899). **2.** Korrektur des Spitzfußes durch Achillessehnenverlängerung. – *P.-Krankheit:* Arthropathie bei Organtuberkulose.
W.: A. P., X. Delore: Traité de la cyststomie sous-pubienne chez les prostatiques, Paris 1899. – A. P., R. Leriche: Le rhumatisme tuberculeux, Paris 1909.
Lit.: BLÄ 1933 II 1233f. – EM 1175.

Pool, Eugene Hillhouse (* 3. 6. 1874 New York; † 9. 4. 1949 New York)
Studium und Prom. (1899) in New York (Columbia Univ.). Dort 1900/01 chir. WB, 1901–1904 Demonstrator der Anat., 1904–1912 Instruktor für Chir., 1912–1915 ao. Prof., 1915–1938 o. Prof. für Chir. Schwerpunkte: Schilddrüse, Nebenschilddrüse, Herz und Perikard, Milz und Gastrointestinaltrakt.
E.: *P.-Schlesinger-Zeichen:* Streckkrämpfe der Kniestrecker und Fußbeuger bei Beugung des Beines im Hüftgelenk mit gestrecktem Kniegelenk bei Tetanieneigung.

W.: Tetany parathyreopriva: A case report with a brief discussion of the disease and of the parathyreoid glands, Amer. Surg. 46 (1907) 315.
Lit.: F. J. McGowan: E. H. P. 1874–1949, Bull. N. Y. Acad. Med. 25 (1949) 466–469. – Leiber/Olbert 341f.

Poppert, Peter (* 10. 4. 1860 Offenbach; † 15. 8. 1933 Gießen)
Studium und Prom. (1885) in Gießen. 1883–1889 chir. WB in Gießen (→ Bose), dort 1889 Habil. 1892 ao. Prof., 1894 OA, 1900–1933 o. Prof. für Chir. in Gießen. Schwerpunkte: Abdominalchir, Gallenwegschir., Ileus, Sigmakarzinom. 1912 Mitbegründer der Mittelrheinischen Chirurgenvereinigung.
W.: Erkrankungen d. Bauchwand, des Zwerchfells, d. Leber u. Gallenwege, in: L. Wullstein, M. Wilms (Hgg.): Lehrbuch d. Chir. II, 5. Aufl. Jena 1915.
Lit.: CK 1926 253. – Killian 257f. – BEdM I 475.

Port, Konrad Wilhelm Eduard (* 24. 10. 1867 München; † 19. 6. 1957 Stuttgart)
Studium und Prom. (1891) in München. Chir. und orthop. WB 1891–1893 in München (→ Angerer), 1893–1895 in Greifswald (→ Helferich) und 1895–1897 in Leipzig. 1897 Niederlassung als FA für Chir. und Orthop. in Nürnberg. 1914–1918 Leiter des orthop. Lazaretts in Nürnberg. 1918 ao. Prof. für Orthop. und Dir. des König-Ludwig-Hauses in Würzburg, das unter seiner Leitung 1927 umgebaut wurde, 1929–1935 o. Prof.
W.: Über das Wesen der Skoliose, Stuttgart 1922. – Das Wesen d. schwedischen Massage u. ihre Anwendung, Stuttgart 1933.
Lit.: CV 1938, 514. – BEdM I 475f.

Porta, Luigi (* 4. 1. 1800 Pavia; † 10. 9. 1875 Pavia)
Studium in Pavia und Wien, 1821 und 1828 Prom. (Dr. chir. und Dr. med.) in Pavia. 1829–1832 chir. und gynäkol. WB in Mailand. 1832–1875 o. Prof. für Chir. in Pavia. Er entdeckte die Kollateralkreislaufbildung nach Arterienligatur und erforschte die Narbenbildung. 1839 führte er die beidseitige Ligatur der oberen Schilddrüsenarterien zur Verminderung des Schilddrüsenvolumens durch. Seine Qualitäten als Lehrer, als Operateur und Wissenschaftler machten Pavia zu einem beliebten Studienort. Das von ihm aufgebaute anat.-chir. Museum vermachte er dem Staat und sein beträchtliches Vermögen der Univ.
W.: Delle alterazioni patologiche delle arterie per la legatura e la torsione, esperienze ed osservazioni, Mailand 1845. – Delle malattie e delle operazioni della ghiandola tireoidea, Mailand 1849.
Lit.: BLÄ 1935 IV 657. – EM 1176.

Posewitz, Johann Fridrich Siegismund (* 3. 5. 1766 Dahme b. Wittenberg; † 23. 3. 1805 Gießen)
Studium in Wittenberg und Jena, Prom. 1790. Danach Niederlassung in Dahme. Ab 1791 in Wittenberg. 1793/94 Studienaufenthalt in Berlin. 1794 Habil. in Wittenberg. 1795–1798 o. Prof. für Chir., Anatomie und Geburtshilfe in Gießen.
Lit.: BLÄ 1935 IV 661. – Killian 255. – Sachs IV 81.

Pott, Percival (* 6. 1. 1713 London; † 22. 12. 1788 London)
Chir. Ausbildung in London (St. Bartholomew's Hosp.), 1736 Eröffnung einer eigenen Praxis. Ab 1745 Ass., 1749–1787 Chir. am St. Bartholomew's Hosp. Der ingeniöse Chir. beschrieb 1756 und 1757 Leistenbruch bzw. Hydrozele, 1758 die Tränenfistel, 1760 die ödematöse Weichteilschwellung bei Schädelfissuren, 1765 die Analfisteln, 1769 eine Form der Sprunggelenksfraktur mit distaler Fibulafraktur und Ruptur des Lig. deltoideum, 1775 das Skrotalkarzinom bei Schornsteinfegern durch Ruß sowie 1779 die tuberkulöse Spondylitis mit Gibbusbildung, Abszeß und Lähmung der unteren Extremitäten. Er war der bedeutendste Chir. seiner Zeit mit der größten Praxis in London. 1764 Mitglied der Royal Society.
E.: *P.-Fraktur:* Fraktur des Außen- und Innenknöchels als spezielle Form der Sprunggelenksfraktur. – *P.-Krankheit:* Spondylitis; tuberkulöse Wirbelentzündung mit nachfolgender Gibbusbildung. – *P.-Gangrän:* arteriosklerotische Gangrän. – *P.-Messer:* „Bruchmesser" mit flachem Hohlheft und aufgebogener, geknöpfter Klinge mit verbreitertem Rücken.
W.: A treatise on ruptures, London 1756. – Remarks on the disease commonly called fistula in ano, London 1765. – Some few general remarks on fractures and dislocations, London 1769. – Remarks on that kind of palsy of the lower limbs which is frequently found to accompany a curvature of the spine, and is supposed to be caused by it, London 1779.
Lit.: BLÄ 1935 IV 664f. – A. R. Jones: P. P., J. Bone Jt. Surg. 31-B (1949) 465–470. – Killian 27. – L. R. Peltier: P. P. and P.'s fracture, Surgery 58 (1962) 280–286. – Mark M. Ravitch: Invective surgery: William Hunter versus Monro Primus, Monro Secundus, and P. P., Bull. New York Acad. Med., second series 50/7 (1974) 797–816. – EM 1177.

Poupart, François (* 3. 3. 1616 Le Mans; † 16. 10. 1708 Paris)
Studium in Paris, Prom. in Reims. Er praktizierte eine Weile am Hôtel-Dieu und ließ sich dann in Paris nieder, wo er 1699 Mitglied der Académie des Sciences wurde. Neben der Medizin beschäftigte er sich intensiv mit der Naturwissenschaft, besonders der Entomologie.
E.: *P.-Band:* Lig. inguinale (auch Lig. → Fallopii)
W.: Suspenseurs de l'abdomen, Hist. Acad. roy. Sci. 1730, 51.
Lit.: BLÄ 1935 IV 666.

Pouteau, Claude (* 14. 8. 1724 Lyon; † 10. 2. 1775 Lyon)
Sohn eines Chir., studierte in Paris. Tätig als leitender Chir. am Hôtel-Dieu in Lyon, war er ein früher Verfechter hygienischer Sauberkeit in der Chir., er forderte das Waschen der Hände und die Verwendung von sauberen Instrumenten und Einmal-Papierverbänden. Er führte erfolgreich den Steinschnitt über den perinealen Zugang durch, wobei er eine Mortalität von nur 3 % erreichte, und beschrieb wie → Colles die distale Radiusfraktur.
E.: *P.-Fraktur:* In Frankreich gebräuchliche Bezeichnung für die Extensionsfraktur des distalen Radius.

W.: Contenant quelques reflexions sur quelques fractures de l'avant-bras, sur les luxations incomplettes du poignet & sur le diastasis, in: Oeuvres posthumes de M. Pouteau, Paris 1783.
Lit.: BLÄ 1935 IV 666. – L. Fischer, K. Touil: Claude Pouteau (1725–1775), chirurgien de l'Hôtel-Dieu de Lyon: son asepsie au moyen de l'eau, du feu et du linge propre, Histoire des sciences médicales 32 (1998) 27–37.

Pratt, Gerald Hillary (* 1906 Montello, WI; † 31. 1. 1979 Pompano Beach, FL)
Studium in Minneapolis und Iowa City, dort 1928 Prom. 1930–1930 chir. WB in Louisville und Philadelphia (→ Babcock). 1935–1948 Dozent für Chir. in New York. Im II. Weltkrieg Marinearzt. 1948–1979 ao. Prof. und bis 1975 als Chir. an verschiedenen KH in New York tätig. Schwerpunkte: Gefäßchirurgie.
E.: *P.-Versuch:* Test zum Nachweis klappeninsuffizienter Bereiche bei Varizen.
W.: Test for incompetent communicating branches in the surgical treatment of varicose veins, J. Amer. Med. Ass. 177 (1941) 100–101. – Surgical Management of Vascular Diseases, New York 1949.
Lit.: New York Times 7. 2. 1979, 19. – Leiber/Olbert 343

Pravaz, Charles Gabriel (* 24. 3. 1791 Pont-de-Beauvoisin b. Lyon; † 24. 6. 1853 Paris)
Nach Militärdienst (bis 1815) Studium und Prom. (1824) in Paris. Danach Zuwendung zur Orthop., ab 1835 zusammen mit → J. R. Guérin Leitung eines orthop. Inst. bei Paris sowie um 1844 Gründung eines eigenen orthop. Inst. in Lyon. Neben der Orthop., für die er sich mit der Skoliose, der Rachitis, der angeb. Hüftluxation und der Anwendung von Bädern befaßte, entwickelte er einen Lithotriptor für Blasensteine. Zur Behandlung von arteriellen Aneurysmen gab er 1853 die Verwendung der Elektrokauterisation sowie die erste brauchbare Injektionsspritze aus Silber zur Injektion des koagulierenden Eisen-III-Chlorid-Hexahydrats an, bei der die entscheidende Neuerung die geschliffene Hohlnadel zur Direktpunktion war (Hersteller: → J. F. B. Charrière).
W.: Traité théorique pratique des luxations congénitales du fémur ..., Lyon – Paris 1847. – Sur un nouveau moyen d'opérer la coagulation du sang dans les artères applicable à la guérison des anévrismes, Compt. rend. Acad. Sci. (Paris) 36 (1853) 88–90.
Lit.: BLÄ 1935 IV 669f. – EM 1181f.

Praxagoras von Kos (4. Jh. v. Chr.)
Der Asklepiade war Lehrer des → Herophilos und gilt als bedeutender Vertreter der Schule von Kos. Von den zahlreichen Fachschriften sind neben Zitaten nur mehr Fragmente erhalten. Er beschrieb die Einklemmung (Inkarzeration) von Eingeweidebrüchen sowie den Ileus und empfahl die Laparo- und Enterostomie.
W.: F. Steckerl: The fragments of Praxagoras of Cos and his school, Leiden 1958
Lit.: Gurlt I 304. – Pauly IV 1122. – EM 1182. – Leven 726f.

Prévot, Jean (* 31. 5. 1928 Nancy; † 1. 5. 2018 Bainville-sur-Madon)
Studium und Prom. in Nancy, dort 1951–1960 chir. WB. 1961 Habil., 1972 ao. Prof. 1979–1997 Leiter der Kinderorthop. in Nancy. Er führte 1959 die op. Therapie der Ösophagusatresie in Nancy ein. 1988–2000 mehrfache Aufenthalte in Kurgan (→ Ilisarow). Schwerpunkte: Kinderchir.: angeb. gastrointestinale und urol. Mißbildungen, elastisch-stabile intramedulläre Osteosynthese, Extremitätenverlängerung.
E.: *P.-(Nancy-)Nägel:* elastische stabile Stifte für die intramedulläre Osteosynthese von Frakturen im Wachstumsalter.
W.: J. P, J. P. Métaizeau: The use of threaded pins for internal fixation after correction of pectus excavatum, Rev. Chir. Orthop. Reparat. Appar. Mot. 65 (1979) 109–110. – J. N. Ligier, J. P. Metaizeau, J. P.: Elastic stable intramedullary pinning of long bone shaft fractures in children, Zschr. Kinderchir. 40 (1985) 209–212. – The history of pedriatric surgery in France, Prog. Pediatr. Surg. 20 (1986) 9–16.
Lit.: http://professeurs-medecine-nancy.fr/Prevot_J.htm [30. 5. 2018]

Přibram, Bruno Oskar (* 11. 6. 1887 Prag; † 1940 Chicago)
Studium der Chemie in Wien sowie der Med. in Wien und Berlin, 1913 Prom. Im I. Weltkrieg bei einer mobilen Feldchir.-Truppe. 1918–1924 Ass. an der Charité (→ Hildebrand), dort Habil. 1921. 1925 ao. Prof. Ab 1926 Leiter der Chir. Abt. des St.-Hildegard-KH Berlin. 1933 Entzug der Lehrbefugnis, 1938 Emigration nach Großbritannien.
W.: Fortschritte in d. Erkenntnis d. Pathologie u. d. chir. Behandlung des Gallensteinleidens, Jena 1930.
Lit.: CK 1926 255. – BEdM I 477.

Pridie, Kenneth Hampden (* 8. 3. 1906 Bristol; † 4. 5. 1963 Exeter)
Nahm an den Empire Games als Kugelstoßer (1930: 6.; 1934: 3.) und Diskuswerfer (1930: 4.; 1938: 6.) teil. Studium in Bristol. Anschließend Studienreise nach Wien (→ Böhler), Liverpool (→ Watson-Jones) und Oxford (→ Girdlestone). 1934 FRCS und orthop. Chir. am Bristol General Hosp., später Dozent für Orthop. Chir. Er entwickelte eine Reihe von Techniken und Instrumenten zur Frakturbehandlung und war ein hervorragender Chir. Er starb an einem Herzinfarkt während eines Vortrags.
E.: *P.-Bohrung:* Anbohrung der subchondralen Knochenschicht bei Knorpeldefekten nach chir. Knochendebridement.
W.: A method of resurfacing osteoarthritic knee joints, J. Bone Jt. Surg. 41-B (1959) 618–619.
Lit.: A. L. E.-B.: In memoriam K. H. P., J. Bone Jt. Surg. 45-B (1963) 609–611.

Pringle, James Hogarth (* 26. 1. 1863 Parramatta, Australien; † 24. 4. 1942 Killearn, Schottland)
Studium und Prom. (1885) in Edinburgh. Danach Studienreise nach Hamburg, Berlin und Wien. Ab 1890 am Glasgow Royal Infirmary bei → Macewen, 1899–1923 Dozent. Neben dem nach ihm benannten Manöver, das

er nach Tierversuchen in die Praxis einführte, führte er 1900 die erste Hemipelvektomie in Großbritannien durch, forderte das ausgiebige Weichteildebridement bei offenen Frakturen und überbrückte 1913 nach Resektion eines Aneurysmas der A. poplitea den Defekt durch ein autologes Venentransplantat. Durch radikale Exstirpation von Melanomen gelangen ihm langfristige Heilungen.
E.: *P.-Manöver:* Abklemmung des Lig. hepatoduodenale bei traumatischer oder intraoperativer Blutung aus der Leber.
W.: Notes on the arrest of hepatic hemorrhage due to trauma, Ann. Surg. 48 (1908) 541–549. – Fractures and their treatment, London 1910. – Two cases of vein-grafting for the maintenance of a direct arterial circulation, Lancet 181 (1913) 1795f. – The interpelvi-abdominal amputation, Brit. J. Surg. 4 (1916) 283–296.
Lit.: L. E. Gurey, K. G. Swan, K. G. Swan: J. H. P., J. Trauma 58 (2005) 201–205.

Probst, Jürgen (* 19. 1. 1927 Hannover; † 10. 10. 2016 Murnau)
Studium in Hannover und Mainz, dort 1952 Prom. 1952–1954 anat. WB in Mainz. Chir. WB 1954/55 am KH Sanderbusch in Sande (→ Lob), 1955–1959 in Murnau (Lob), 1961/62 in München (→ Georg Maurer), 1962–1969 in Murnau (Lob). 1969–1993 Dir. der BG-Unfallklinik Murnau. 1972 Habil. in München, 1977 Prof. Schwerpunkte: Osteomyelitis, Pseudarthrosen, Osteosynthesetechnik, Amputationen, Begutachtung, Rehabilitation Querschnittsgelähmter, Geschichte der Unfallchir. 1975–1980 und 1989–1997 Generalsekretär der DGU, 1982 Präsident der DGU, 1992 deren Ehrenmitglied. 2009 Ehrenmitglied der DGOU.
W.: Reosteosynthesen langer Röhrenknochen, Berlin - Heidelberg - New York 1973 (Hefte Unfallheilkde., 112). – Die Dt. Ges. für Unfallheilkunde 1922–1986, in: J. P. (Hg.): Unfallheilkunde 1986, Gräfelfing 1986, 1–49. – Aus d. Gesch. d. Unfallchir. Die Entstehung d. Dt. Ges. für Unfallchir., in: H.-J. Oestern, J. P. (Hgg.): Unfallchir. in Deutschland. Bilanz u. Perspektiven, Berlin - Heidelberg - New York1997, 3–62.
Lit.: CV 1980, 543–545. – V. Bühren, I. Marzi, R. Hoffmann: In memoriam J. P. Ein Leben voller Superlative, Orthop. Unfallchir. Mitt. Nachr. 7 (2017) 40f.

Proye, Charles A. (* 16. 10. 1938 Lille; † 17. 2. 2007 Lille)
Studium und Prom. in Lille, dort auch chir. WB. 1963 Militärdienst im Militärhospital Landau/Pfalz. 1970 Habil. 1984–2003 Prof. und Dir. der Chir. Univ.-Kl. Lille. Schwerpunkte: Endokrine Chir., Onkologie. 1981 Mitglied der Académie de Chir. 2006 Ehrenmitglied der DGCH.
W.: Ch. A. P., J. Y. Huart, X. D. Cuvillier u. a.: Safety of the posterior approach in adrenal surgery: experience in 105 cases, Surgery 114 (1993) 1126–1131. – Ch. A. P., J. S. Lokey: Current concepts in functioning endocrine tumors of the pancreas, World J. Surg. 28 (2004) 1231–1238.
Lit.: J. Poilleux: Nachruf, Académie de Chir., 17.10.2007. – Mitt. DGCH 36 (2007) 164.

Puestow, Charles Bernard (* 1902; † 11. 2. 1973)
Chir. WB in Rochester (Mayo Clinic). 1931–1972 Dozent für Chir. in Chicago und 1946–1972 CA für Chir. am Edward Hines Veterans Hosp. in Hines, IL, sowie Med. Dir. am Henrotin Hosp. in Chicago.
E.: *P.-Op.:* Longitudinale Seit-zu-Seit-Pankreatikojejunostomie zur retrograden Drainage des distal stenosierten Pankreasgangs bei chronischer Pankreatitis. – *Eder-P.-Dilatatoren:* über einen Führungsdraht vorzuschiebende olivenförmige Metalldilatatoren ansteigender Durchmesser zur Aufdehnung benigner Ösophagusstrikturen (1953).
W.: C. B. P., W. J. Gillesby, J. A. Powers: Benign tumors of the esophagus, Amer. Surg. 21 (1955) 425–433. – C. B. P., W. J. Gillesby: Retrograde surgical drainage of pancreas for chronic relapsing pancreatitis, Arch. Surg. 76 (1958) 898–907. – Surgery of the biliary tract, pancreas & spleen, Chicago 1953 (4. Aufl. 1970).
Lit.: New York Times 12. 2. 1973, 30.

Puhl, Hugo (* 2. 6. 1894 Dierungshausen b. Köln; † 19. 9. 1943)
Studium und Prom. (1821) in Freiburg. WB: 1920/21 Pathol. in Freiburg, 1921/22 Dermatol. in Freiburg, 1922/23 Pädiatrie in Freiburg, 1923–1939 Chir. in Kiel (→ Anschütz), dort 1929 Habil. 1939–1942 CA der Chir. Abt. am Städt. KH Kassel. 1942–1943 o. Prof. für Chir. in Greifswald sowie Beratender Chir. Schwerpunkte: Magenphysiol. (z. T. mit → Konjetzny) und -chir., Urol., Radiol.
W.: Bedeutung entzündlicher Prozesse für die Entstehung des Ulcus ventriculi et duodeni, Virchows Arch. 260 (1926).
Lit.: CV 1938, 518f. – Killian 162. – Sachs IV 97.

Pulvertaft, Robert Guy (* 31. 5. 1907 Cork, Irland; † 11. 8. 1986)
Studium in Cambridge und London (St. Thomas). Chir. WB dort, in Norwich, Oswestry und Liverpool. 1934 FRCS. Ab 1937 Orthop. Chir. in Grimsby, wo sein Interesse für die Handchir. entwickelte. 1947–1972 Chir. am Derbyshire Royal Infirmary in Derby sowie am Harlow Wood Orthopaedic Hospital in Mansfield. Er war 1952 Mitbegründer des brit. Hand Clubs und 1966 der International Federation of Societies for Surgery of the Hand. 1992 wurde ein nach ihm benanntes Zenrum für Handchir. in Derby eröffnet.
E.: *P.-Zange:* spitze Sehnenfaß- und Durchziehzange für Sehnentransposition und -transplantation.
W.: Tendon grafts for flexor tendon injuries in the fingers and thumb, J. Bone Jt. Surg. 28-B (1956) 175–194. – The hand (= Clinical surgery, 7), London 1966 (3. Aufl. 1977).
Lit.: Buck-Gramcko 225–227.

Purmann, Matthäus Gottfried (* 28. 3. 1649 Lüben, Schlesien; † 27. 5. 1711 Breslau)
Handwerkschir. Ausbildung in Glogau, ab 1667 als Geselle in Frankfurt/Oder. 1670 hörte er in Leipzig und Wittenberg anat. Vorlesungen und trat in Halberstadt als Feldscher in den brandenburgischen Militärdienst. 1672–1678 Teilnahme am Holländischen und Schwedischen Krieg, in dem er sich durch erfolgreiche Behandlungen verdient machte. Nach Quittierung des Militär-

dienstes 1679 Niederlassung in Halberstadt, wo er 1680 als Pestarzt fungieren mußte. 1681 selbst infiziert, überstand er jedoch die Krankheit. 1685 Niederlassung in Breslau, dort ab 1690 Stadtarzt und Wundarzt am Allerheiligen-Hospital. Die Bedeutung des ausgesprochen geschickten Chir. liegt in der Verbesserung auch schwieriger chir. Eingriffe, die er in seinen in dt. Sprache verfaßten Werken genau beschrieb, auch ohne daß er akad. gebildet war. Er beschäftigte sich mit Kriegsverletzungen durch Geschosse und Granaten, Amputation und Exartikulation, Trepanation, Tracheotomie bei Diphtherie, Thoraxdrainage, Herniotomie, Sehnennaht, Blutstillung (Bovist-Pulver). 1668 nahm er erstmals eine Direkttransfusion von Lammblut auf den Menschen vor und erprobte 1670 die i.v. Infusion im Selbstversuch.

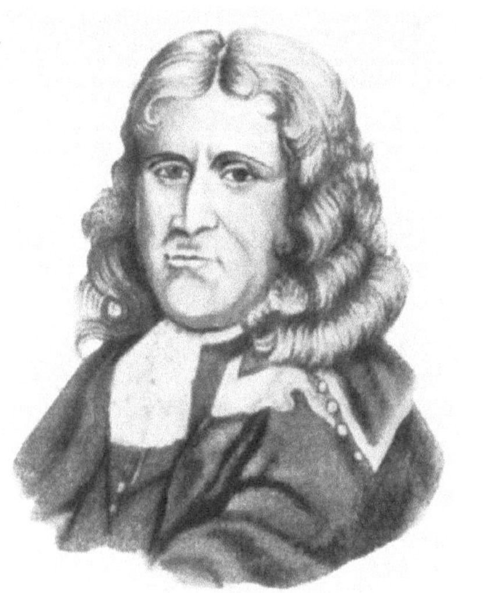

W.: D. rechte u. wahrhafftige Feldscherer oder die rechte u. wahrhafftige Feldschers-Kunst, Halberstadt 1680. – Chirurgischer Lorbeer-Krantz oder Wund-Artzney, ..., Halberstadt 1684 (stark erweiterte Ausgabe Frankfurt a. M. - Leipzig 1692). – Fumfftzig sonder- u. wunderbare Schuß-Wunden Curen ..., Frankfurt a. M. - Leipzig 1693. – Chirurgia curiosa ..., Frankfurt a. M. - Leipzig 1699.
Lit.: ADB 16 (1888) 731f. – BLÄ 1935 IV 689f. – Killian 22f. – M. Sachs: Matthäus Gottfried Purmann (1649–1711). Ein schlesischer Chirurg auf dem Weg von der mittelalterlichen Volksmedizin zur neuzeitlichen Chirurgie, Würzburger med.hist. Mitt. 12 (1994) 37–64. – Sachs III 319–326. – EM 1204.
Abb.: s. Abb.-Verzeichnis.

Putti, Vittorio (* 1. 3. 1880 Bologna; † 1. 11. 1940 Bologna)
Studium und Prom. (1903) in Bologna. Orthop. WB und 1903–1906 in Bologna (→ Codivilla) und 1906–1909 in München. 1909 stellv. Dir. des Istituto ortopedico Rizzoli, 1912 ao. Prof. der Orthop. an der Univ. Bologna, 1914 Dir. des Istituto Rizzoli, 1919 o. Prof. Er nahm die nach ihm und → Platt benannte Op. erstmals 1923 wie schon vorher sein Lehrer Codivilla vor. Er führte viele operative Neuerungen in die orthop. Chir. ein, u. a. verbesserte er 1918 die Technik der kinematischen Amputation und beschrieb die Oberschenkelverlängerungen mittels Fixateur externe. 1929 Mitbegründer der SICOT. 1932 Ehrenmitglied der DGOOC. Er besaß eine große medizinhist. Bibliothek, die er seinem Institut vermachte.
E.: *P.-Vertebralsyndrom:* nicht bandscheibenbedingte Ischialgie durch knöcherne Verengung der Zwischenwirbellöcher. – *P.-Platt-Op.:* Refixation des Labrum glenoidale, Raffung und muskuläre Verstärkung der ventralen Gelenkkapsel durch Subscapularis-Neuinsertion bei habitueller Schulterluxation.
W.: (Hg.): La chirurgia degli organi di movimento, Bologna 1917. – The utilization of the muscles of a stump to actuate artificial limbs: cinematic amputations, Brit. med. J. 1918/I 635–638.
Lit.: NN: V. P. 1880–1940, J. Bone Jt. Surg. 23-A (1941) 187–189. – G. Hohmann: Prof. V. P. †, Arch. Orthop. Unfall-Chir. 41 (1942) 1–3. – H. Osmond-Clarke: Habitual dislocation of the shoulder; the P.-Platt operation, J. Bone Jt. Surg. 30-B (1948) 19–25.

Pyle, Edwin (* 24. 12. 1891 Jersey City, NJ; † 24. 2. 1961 New Haven, CT)
Studium in New York (Columbia). Nach chir. WB und Kriegsdienst im II. Weltkrieg in New York als orthop. Chir. tätig (St. Luke's Hosp.), später auch am Waterbury Hosp., CT. Er starb an einer Meningitis.
E.: *P.-Syndrom:* seltene erbliche Dysplasie der Metaphysen der langen Röhrenknochen durch Modulationsstörung in den Wachstumszonen der Knochen.
W.: Case of unusual bone development, J. Bone Jt. Surg. 13 (1931) 874–876.
Lit.: https://sv.wikipedia.org/wiki/Edwin_Pyle [11. 7. 2018].

Q

Quénu, Édouard André Victor Alfred (* 21. 7. 1852 Marquise, Pas-de-Calais; † 28. 7. 1933 Paris)

Studium und Prom. (1881) in Paris. 1883 Prosektor, 1886 Dozent. 1890–1895 Dir. des Amphithéatre d'Anatomie des Hôpitaux. 1890–1920 CA für Chir. am Hôp. Cochin, 1907 dort Prof. für op. Med., später für klin. Chir. Er setzte die Asepsis durch, führte in Frankreich die Gummi-Op.-Handschuhe ein, verbesserte die Gallenwegs- sowie die Rektumchir. und führte 1897 erstmals die kombinierte abdominosakrale Rektumexstirpation durch. Im I. Weltkrieg war er als Militärchir. im Stab der Sanitätstruppe eingesetzt.

E.: *Q.-Operation:* abdominosakrale Rektumresektion unter Resektion des Sakrums. – *Q.-Zeichen:* verbleibende Pulsation der A. dorsalis pedis bei Abklemmung der A. poplitea als Zeichen für eine ausreichende Kollateralisation bei der Operation von Poplitealaneurysmen (→ Henle, → Matas).

W.: E Q., H. Hartmann: Chirurgie du rectum, I–II, Paris 1895–1899. – A. Q., [] Muret: Sur le traitment moderne des anévrismes poplités, Rev. de Chir. 41 (1910) 282–294.

Lit.: BLÄ 1933 II 1260. – P. Mathieu: É. Q. 1852–1933, Bull. Acad. Nat. Méd. 137 (1953) Nr. 38/39. 653–662. – Leiber/Olbert 347f.

Quervain, Johann Friedrich **(Fritz) de** (* 4. 5. 1868 Sitten, Schweiz; † 24. 1. 1940 Bern)

Studium in Bern bis 1891. Danach physiol. und pathol. sowie 1892–1894 chir. WB in Bern (→ Kocher), dort 1893 Promotion. 1894 Niederlassung in La Chaux-de-Fonds, wo er 1897 auch die Ltg. der Chir. Abt. des KH übernahm. 1902 Habil. in Bern. 1910–1918 o. Prof. für Chir. in Basel, 1918–1938 in Bern. Schwerpunkte: Schilddrüsenchir., Tuberkulose, Sehnenscheidenentzündung, Röntgendiagnostik des Magen-Darm-Kanals. Er beherrschte noch umfassend alle Bereiche der Chir. Außerdem war er nach dem I. Weltkrieg ein wichtiger Vermittler zwischen der dt. und der internationalen Chirurgengemeinschaft, der sich maßgeblich für die Wiederaufnahme der 1920 aus der ISS ausgeschlossenen dt. Chir. einsetzte. 1932 Kongreßpräsident der ISS.

E.: *Tendovaginitis (-osis) de Q.:* Sehnenscheidenreizung im 1. Strecksehnenfach am Handgelenk, die Sehnen des langen Daumenabspreizers und des kurzen Daumenstreckers betreffend. – *de-Q.-Luxationsfraktur:* transskaphoidale perilunäre Luxationsfraktur der Handwurzel. – *de-Q.-Thyreoiditis:* sklerosierende oder „pseudotuberkulöse" Riesenzellthyreoiditis. – *Naegeli-de-Q.-Stalder-Test:* Methode zum Nachweis von zellulär gebundenen allergischen Antikörpern.

W.: Über eine Form von chronischer Tendvaginitis, Korresp.bl. Schweiz. Ärzte 25 (1895) 389–394. – Beitrag zur Kenntnis d. combinirten Fracturen u. Luxationen d. Handwurzelknochen, Mschr Unfallheilk. 9 (1902) 65–78. – Über acute, nicht eiterige Threoiditis, Arch. klin. Chir. 67 (1902) 706–714. – Spezielle chir. Diagnostik für Studierende u. Ärzte, Leipzig 1907 (10. Aufl. 1950). – O. Naegeli, F. d. Q., W. Stalder: Nachweis des cellulären Sitzes d. Allergie beim fixen Antipyrin-Exanthem (Autotransplantationen, Versuch in vitro), Klin. Wschr. 9 (1930) 924–928.

Lit.: CK 1926, 257. – U. Tröhler: Der Schweizer Chirurg J. F. d. Q. (1868–1940). Wegbereiter neuer internationaler Beziehungen in d. Wissenschaft d. Zwischenkriegszeit, Aarau 1973. – J. H. Wolf: F. d. Q. u. d. von ihm geschaffene Krankheitsbegriff d. stenosierenden Tendovaginitis, Operat. Orthop. Traumatol. 1 (1989) 288–292. – Killian 402. – ISS 334–336. – Sachs III 210. – BEdM I 482.

Quesnay, François (* 4. 6. 1694 Méré, Ile-de-France; † 18. 12. 1774 Versailles)

Nach Lehre als Kupferstecher und chir. Ausbildung in Paris (1718 Mag. chir.) Niederlassung in Nantes und chir. Tätigkeit am dortigen Hôtel-Dieu. Durch eine Streitschrift gegen die hemmungslose Anwendung des Aderlasses erlangte er Berühmtheit und wurde 1737 von → Lapeyronie als Sekretär der Académie Royale de Chirurgie nach Paris berufen. 1744 begleitete er Ludwig XV. als Leibchir. auf einem Feldzug, danach Prom. und Prof. für Chir. Daneben erlangte er Bedeutung als Volkswirtschaftler.

W.: Observations sur les effets de la saignée, Paris 1730.

Lit.: BLÄ 1935 IV 698f. – EM 1209.

Quincke, Heinrich Irenäus (* 26. 8. 1842 Frankfurt a. M.; † 19. 5. 1922 Frankfurt a. M. Freitod)

Studium in Heidelberg, Würzburg und Berlin, dort Prom. 1863. 1865 physiol. WB, 1866 chir. WB (→ R. Wilms) und 1867–1871 med. WB in Berlin (Friedrich Theodor Frerichs). 1870 Habil. für Innere Med. 1873–1878 o. Prof. für Innere Med. in Bern, 1878–1908 in Kiel. Danach noch Lehrtätigkeit an der neugegründeten Univ. Frankfurt a. M. Er wurde durch die 1888 angegebene Thorakoplastik zum Pionier der Thoraxchirurgie. 1891 führte er die Lumbalpunktion zunächst zu therapeut., später auch zu diagnostischen Zwecken ein. 1920 Ehrenmitglied der DGCH. 1883 Mitglied der Leopoldina.

E.: *Q.-Ödem:* angioneurotisches Ödem v. a. im Gesicht. – *Q.-Lagerung:* Oberkörpertieflage zur Verbesserung des Sekretabflusses aus der Lunge. – *Q.-Zeichen:* Kapillarpuls bei Aorteninsuffizienz.

W.: Die Lumbalpunktion des Hydrocephalus, Berlin. klin. Wschr. 28 (1891) 929–933, 965–968. – Über akutes umschriebenes Hautödem, Mhh. prakt. Dermatol. 1 (1882) 129–31. – C. Garrè, H. Q.: Grundriß d. Lungenchir., Jena 1903 (2. Aufl. 1912).

Lit.: BLÄ 1933 II 1260f. – Kolle II 78–84. – BEdM I 482.NDB 21 (2003) 48f.

Quittenbaum, Karl Friedrich (* 10. 11. 1793 Ocker b. Goslar; † 14. 8. 1852 Rostock)

Studium und Prom. (1818) in Göttingen, danach prakt. Arzt in Lüneburg. 1821 ao. Prof. und Prosektor der Anat. in Rostock, dort 1831–1852 o. Prof. für Med. und Chir. (neben → Strempel). Seine Bedeutung liegt darin,

C. Weißer, *Chirurgenlexikon*, https://doi.org/10.1007/978-3-662-59238-0_17

daß er bereits vor Einführung der Narkose 1835 über eine erfolgreiche Ovarektomie sowie 1836 über eine elektive Milzexstirpation berichtet.
W.: Commentatio de ovarii hypertrophia et historia exstirpationis ovarii hydropici et hypertrophici prospero cum successu factae, Rostock 1835. – Commentatio de splenis hypertrophia et historia exstirpationis splenis hypertrophici cum fortuna adversa in femina viva factae, Rostock 1836.
Lit.: BMC 443. – BLÄ 1935 IV 701f. – Killian 149. – Sachs IV 176f.

R

Rahn, Johann Heinrich (* 29. 10. 1749 Zürich; † 3. 8. 1812 Zürich)
Studium in Zürich und Göttingen, dort 1771 Prom. Nach kurzem Aufenthalt in Wien 1771 Niederlassung in Zürich. Ab 1773 unterrichtete er Wundärzte. 1782 Mitbegründer der med.-chir. Lehranstalt, der er 1784 eine Krankenanstalt anschloß. 1788 Gründer und bis 1798 Präsident der „Helvetischen Gesellschaft correspondierender Ärzte und Wundärzte". 1810–1812 Gründer und Präsident der „Med.-chir. Gesellschaft" in Zürich. Er formulierte die Gesetze des Schweizer öffentlichen Gesundheitswesens.
W.: Handbuch d. Vorbereitungs-Wissenschaften d. Arzneykunst, Zürich 1792.
Lit.: ADB 27 (1888) 175f. – BLÄ 1935 IV 712. – BEdM II 484.

Ramdohr, Philipp Friedrich (* 1694 Wolfenbüttel; † Feb. 1755 Wolfenbüttel)
1729 Landchir., 1748 Hospitalchir., später Leibchirurg des Herzogs von Braunschweig-Lüneburg. Führte 1727 in Wolfenbüttel erstmals eine Invaginationsanastomose nach notfallmäßiger Darmresektion durch, die 1730 in einer Dissertation ausführlich beschrieben und später weiter verbessert wurde (→ Bichat; → Dupuytren; → Jobert; → Ritsch). Der orale Schenkel wurde dabei durch eine einzige Naht in den abführenden Schenkel gezogen.
W.: J. F. Moebius: Observationes medicae miscellaneae theoreticae practicae, med. Diss. Helmstedt 1730.
Lit.: P. F. Nockemann: Die Invaginationsoperation von R. u. ihre Bedeutung für die Entwicklung d. Intestinalnaht, Chirurg 71 (2000) 1296–1300. – Viszeralchir. 172f.

Ramstedt (bis 1920 Rammstedt)**, Conrad** (* 1. 2. 1867 Hamersleben b. Oschersleben; † 7. 2. 1963 Münster)
Studium in Heidelberg, Berlin und Halle, dort 1893 Prom. 1895–1901 chir. WB in Halle (→ Oberst; → F. Bramann). Ab 1901 als Sanitätsoffizier (zuletzt Generaloberstabsarzt) in Münster, wo er 1903 eine Privatklinik eröffnete. 1909–1947 CA der Chir. Abt. an der Raphaelsklinik Münster, wo er 1911 die Pyloromyotomie einführte. 1911 Habil. und Tit.-Prof.
E.: *R.-Operation:* extramuköse Längsmyotomie des Pylorus ohne Eröffnung der Schleimhaut.
W.: Zur Op. d. angeb. Pylorusstenose, Med. Klin. 8 (1912) 1702–1705. – Die Op. d. angeb. Pylorusstenose, Zbl. Chir. 40 (1913) 3–4.
Lit.: CV 1958, 643. – BLÄ 1933 II 1266. – O. Berger, O. Muensterer, C. M. Harmon: Tales from previous times: important eponyms in pediatric surgery, Pediatr. Surg. Int. 30 (2014) 1–10.

Ranke, Hans Rudolph (* 31. 5. 1849 Kaiserswerth; † Jan. 1887 Groningen)
Studium in Bonn und Halle, dort 1874 Prom. 1874–1878 chir. WB in Halle (→ R. Volkmann), dort 1876 Habil. 1877–1887 Prof. für Chir. in Groningen. Hier führte er die schon in Halle begonnenen Versuche zur Antiseptik weiter, wobei er Karbol durch das weniger toxische Thymol ersetzte, und die postoperativen Infektionsraten minimieren konnte. Er starb an einer Infektionskrankheit.
Lit.: BLÄ 1901, 1345f. – H. J. Klasen: R., H. R., Professor of Surgery at Groningen, and the conditions in which he worked 100 years ago, Arch. Chir. Neerland. 30 (1978) 191–197.

Ranvier, Louis-Antoine (* 2. 10. 1835 Lyon; † 22. 3. 1922 Vendranges)
Studium und Prom. (1865) in Lyon. 1867–1875 Ass. am Histol. Inst. des Collège de France in Paris (Claude Bernard), 1875–1900 dort Prof. für Anat. Er entdeckte 1871 die nach ihm benannten Schnürringe in der Myelinscheide der peripheren Nerven. 1886 Mitglied der Acad. de Méd.
W.: Recherches sur l'histologie et la physiologie des nerfs, Arch. physiol. norm. pathol. 4 (1871) 129–149. – Leçons sur l'histologie du système nerveux, I–II, Paris 1878.
Lit.: BLÄ 1935 IV 722. – EM 1213f.

Ranzi, Egon (* 4. 3. 1875 Wien; † 25. 6. 1939 Wien)
Studium und Prom. (1899) in Wien. 1900/01 am Pathol. Inst., ab 1901 chir. WB in Wien (→ Eiselsberg), dort 1909 Habil. und 1912 ao. Prof. Im I. Weltkrieg Militärarzt. 1919–1924 Primararzt der Chir. Abt. am Rudolfstift in Wien, 1924–1932 o. Prof. für Chir. in Innsbruck, 1932–1939 in Wien (I. Chir. Klinik). Schwerpunkte: Neurochir., Thoraxchir. Er war v. a. pathophysiol. und immunol. ausgerichtet.
W.: J. Tandler, E. R.: Chir. Anat. u. Operationstechnik des Zentralnervensystems, Berlin - Heidelberg 1920.
Lit.: CK 1926, 259f. – Killian 72f. – Sachs IV 120, 197. – BEdM II 485.

Rastelli, Giancarlo (* 25. 6. 1933 Pescara; † 2. 2. 1970 Rochester, MN)
Studium und Prom. (1957) in Parma, dort anschließend chir. WB. 1961–1970 Leiter der kardiovaskularchir. Forschung an der Mayo-Kl. in Rochester, wo er die nach ihm benannte Op.-Technik entwickelte. Er starb an einem Krebsleiden.
E.: *R.-Op.:* Korr. der Transposition der großen Gefäße durch Bildung einer Ausflußbahn für den rechten Ventrikel mittels klappentragender Dacron-Prothese zum Truncus arteriae pulmonalis.
W.: G. R., P. A. Ongley, G. D. Davis u. a.: Surgical repair for pulmonary valve atresia with coronary-pulmonary artery fistula. Report of case, Mayo Clin. Proc. 40 (1965) 521–527. – G. R., J. W. Kirklin, J. L. Titus: Anatomic observations on complete form of persistent common atrioventricular canal with special reference to atrioventricular valves, Mayo Clin. Proc. 41 (1966) 296–308.
Lit.: R. Rastelli Zavattaro: G. R. Un cardiochirurgo con la passione dell'uomo, Mailand 2003

C. Weißer, *Chirurgenlexikon*, https://doi.org/10.1007/978-3-662-59238-0_18

Rau, Johann Jacobus (* 1668 Baden-Baden; † 18. 9. 1719 Leiden)
Nach handwerkschir. Ausbildung in Straßburg fuhr er als Schiffsarzt auf einem holländischen Schiff nach Spanien und England. Anschließend Studium der Anat. und Chir. in Leiden und Paris, 1694 Prom. in Leiden. Danach Niederlassung in Amsterdam, wo er Vorlesungen hielt und als Stadtoperateur im KH tätig war. Er wurde berühmt als Steinschneider, da er nach dem Weggang von → Baulot aus Amsterdam eine erfolgreichere Technik anwenden konnte. Seine Vorlesungen waren vielbesucht. 1713 wurde er o. Prof. für Med., Anat. und Chir. in Leiden.
W.: De methodo anatomen docendi et discendi, Leiden 1713.
Lit.: BLÄ 1935 IV 730f. – Sachs I 85, 90f. – BEdM II 486.

Rauchfuß, Karl Andreyevich (* 27. 11./9. 12. 1835 St. Petersburg; † 14. 11. 1915 St. Petersburg)
Studium in St. Petersburg, Abschluß 1857. 1858–1968 dort pädiatr. WB, daneben Prosektor und Arzt am Findelhaus. Ab 1869 Dir. und ltd. Arzt am Kinderhosp. in St. Petersburg, ab 1876 Leibpädiater des Zaren. Er leitete den Bau des St. Petersburger (1867–1869) und des Moskauer (1874–1876) Kinderspitals.
E.: *R.-Schwebe:* „Aufhängen" des aufzurichtenden Wirbelsäulenabschnittes mit breitem Band oder Tuch zur Reklination bei Wirbelkörperkompressionsfraktur der unteren BWS und oberen LWS. – *R.-Dreieck:* bei großem Pleuraerguß auftretende kontralaterale Dämpfung in Dreiecksform paravertebral.
W.: Angeborene Aortenstenose, Virchows Arch. 60 (1859). – Die paravertebrale Dämpfung auf der gesunden Seite bei Pleuraergüssen, Verh. Ges. Kinderheilkde. Breslau 1904, 21 (1906) 202–211.
Lit.: BLÄ 1901, 1348f.

Rautek, Franz (* 10. 4. 1902 St. Pölten; † 8. 11. 1989 Wien)
Österr. Sportlehrer, der 1931 in Wien seine erste Jiu-Jitsu-Schule eröffnete und 1941–1947 an der Univ.-Lehranstalt für Leibeserziehung Wien unterrichtete. 1978 Tit.-Prof.
E.: *R.-Griff:* Rettungsgriff bei der Bergung eines Bewußtlosen. – *R.-Lagerung:* Seitenlagerung eines Bewußtlosen (instabil, deshalb heute abgelöst durch die „stabile Seitenlagerung").
Lit.: RLM R 32. – Jiu-Jitsu Verband Österreich: 2. Kyu Jiu Jitsu, Prüfungsprogramm und Theorie, 1916, 15.

Ravitch, Mark Mitchell (* 12. 9. 1910 New York; † 1. 3. 1989 Pittsburgh)
Studium in Oklahoma City, 1934 Prom. in Baltimore (Johns Hopkins). Anschließend thorax- und kinderchir. WB in Baltimore (→ Blalock) bis 1943. Danach Kriegsdienst als Lazarettchir. 1946–1952 Prof. für Chir. in Baltimore (Johns Hopkins) und CA am Baltimore City Hosp., 1952–1956 Prof. für Chir. an der Columbia Univ. in New York und CA am Mount Sinai Hosp., 1956–1966 erneut in Baltimore, 1966–1969 Prof. für Chir. in Chicago und CA der Kinderchir., 1969–1980 o. Prof. für Chir. an der Univ. Pittsburgh und CA der Chir. am Montefiore Hosp. Als Pionier der Kinderchir. entwickelte er neue Techniken zur Versorgung angeb. Zwerchfellhernien sowie von Thoraxmißbildungen. 1958 brachte er von einer Reise in die UdSSR zum Studium der Blutkonservierung zur Transfusion ein russisches Klammernahtgerät mit in die USA, das er in St. Petersburg in einem zufällig entdeckten Geschäft für chir. Instrumente kaufen konnte, und erwarb die Lizenz zum Nachbau und zur Weiterentwicklung, die von der United States Surgical Corporation (USSC) übernommen wurde. Mit → F. Steichen erfolgte die experimentelle und klinische prakt.-chir. Umsetzung unterschiedlicher Einsatzmöglichkeiten in der Abdominal- und Thoraxchir. 1984 Präsident der ASA.
E.: *Ravitch-Op.:* Korrektur der Trichter- oder Hühnerbrust durch Resektion pathol. Knorpelformationen und Stabilisierung durch Metallbügel.
W.: M. M. R., I. W. Brown, G. F. Daviglus: Experimental and clinical use of the Soviet bronchus stapling instrument, Surgery 46 (1959) 97–108. – Repair of hernias, Chicago 1969. – Congenital deformities of the chest wall and their operative correction, Philadelphia 1977. – Pediatric surgery, 3. Aufl. Chicago 1979. – A century of surgery. 1880–1980. The history of the American Surgical Association, I–II, Philadelphia - Toronto 1981. – M. M. R., F. M. Steichen: Principles and practice of surgical stapling. 1st International Symposium on Stapling in Surgery, Chicago 1987. – M. M. R., L. Schlossberg, F. M. Steichen: Atlas of general thoracic surgery, Philadelphia 1988. – M. M. R., F. Steichen, R. Welter (Hgg.): Current practice of surgical stapling [1988], Philadelphia - London 1991.
Lit.: https://circulatingnow.nlm.nih.gov/2016/10/25/mark-m-ravitch-a-surgeons-surgeon/ [16. 2. 2017].

Ravoth, Friedrich Wilhelm Theodor (* 30. 8. 1816 Penzlin, Mecklenburg; † 2. 3. 1878 Berlin)
Nach handwerkschir. Ausbildung machte er nachträglich das Abitur. Studium und Prom. (1843) in Berlin. Er gab Repetitorien für Med.-Studenten. 1858 Habil. Schwerpunkte: Hernien, Reform des med. Unterrichts, Krankenpflege.
W.: Handbuch der Fracturen, Luxationen und Bandagen, Berlin 1870.
Lit.: BLÄ IV 763. – BEdM II 487.

Raynaud, Auguste Gabriel **Maurice** (* 10. 8. 1834 Paris; † 29 .6. 1881 Paris)
Studium und Prom. (1862) in Paris. Nach internist. WB 1865 Hospitalarzt, 1866 Dozent. 1879 Mitglied der Acad. de Méd. Eine akademische Karriere war ihm nicht vergönnt. Er starb an einer Herzkrankheit.
E.: *R.-Syndrom:* Angioneuropathie mit paroxysmalen seitensymmetrischen Spasmen der Fingerarterien.
W.: Sur l'asphyxie locale et la gangrène symétrique des extrémités, Paris 1862.
Lit.: BLÄ 1901, 1350f. – BLÄ 1935 IV 738.

Rebentisch, Ernst (* 31. 1. 1920 Offenbach; † 3. 12. 2013 Kronberg / Taunus)
Nach Arbeits- und Wehrdienst (Major, Kommandeur einer Panzerabteilung) 1945–1950 Studium in München. 1951–1958 chir. WB am Stadt-KH Offenbach,

1952 Prom. in Mainz. 1959 OA am KH Gelnhausen. 1959 Eintritt in die Bundeswehr. 1969 Generalarzt und Kommandeur der Sanitätsakademie der BW in München, wo er den Sanitätseinsatz für die Olympischen Spiele 1972 leitete. 1973 Stellvertreter des Inspekteurs, 1976–1980 Generaloberstabsarzt und Inspekteur des Sanitäts- und Gesundheitswesens der Bundeswehr. 1975 Hon.-Prof. an der TU München. Nach seinem Ausscheiden aus dem aktiven Dienst 1980 Mitbegründer und erster Präsident der Deutschen Ges. für Katastrophenmed., 1980–1991 Leiter des Ausschusses „Katastrophenmedizin" der Bundesärztekammer. 2009 Verleihung der Paracelsus-Medaille der Deutschen Ärzteschaft.
W.: Katastrophenmed., Wehrmed. Mschr. 23 (1979) 97–102. – (Hg.): Wehrmed. Ein kurzes Handbuch m. Beitr. zur Katastrophenmed., München 1980
Lit.: CV 1980, 553. – H. Bauer: In memoriam E. R., Mitt. DGCH 1–2/2014, S. 52f.

Récamier, Joseph Claude Anthelme (* 6. 11. 1774 Rochefort-en-Burgery, Ain; † 28. 6. 1852 Paris)
Nach chir. Ausbildung in militärchir. Dienst, u. a. am KH in Bourg-en-Bresse (dort Bekanntschaft mit → Bichat), anschließend Studium und Prom. (1800) in Paris. 1801–1841 Arzt am Hôtel-Dieu. Er verbesserte als Prof. für Med. den Unterricht durch prakt. Anschauung. Er führte das Vaginalspekulum (1818) wieder in die Diagnostik ein, verwendete die Kürette zur Ausschabung, entwickelte die vaginale Hysterektomie, die er 1829 erstmals in Frankreich vornahm, und erkannte die (von ihm so benannte) Metastasierung und den Veneneinbruch von Malignomen, die er durch Kompression behandelte.
E.: *R.-Kürette:* Grundform der löffelförmigen Uteruskürette. – *R.-Op.:* vaginale Hysterektomie (1829; 1892 von → Péan modifiziert).
W.: Recherches sur le traitement du cancer par la compression méthidique, I–II, Paris 1829. – Invention du spéculum plein et brisé, Bull. Acad. Méd. Paris 8 (1842/43) 661–668.
Lit.: BLÄ 1935 IV 740f. – EM 1219.

Recklinghausen, Friedrich Daniel von (* 2. 12. 1833 Gütersloh; † 26. 8. 1910 Straßburg)
Studium in Bonn, Würzburg und Berlin, dort 1855 Prom. und weiteres Studium der Pathol. (→ Virchow). Danach Studienreise nach Wien, Rom und Paris. 1858–1864 Ass. bei Virchow. 1865 o. Prof. für Pathol. in Königsberg, 1865–1872 in Würzburg, 1872–1906 in Straßburg. Der innovative Pathol. erneuerte die Entzündungslehre, benannte die Hämochromatose, beschrieb die Lymphkanäle im Bindegewebe, die Mastzellen sowie die nach ihm benannten Krankheiten.
E.: *Morbus R.:* **1.** Neurofibromatose. **2.** Osteodystrophia fibrosa cystica generalisata. – *R.-Fleck:* Café-au-lait-Fleck bei der Neurofibromatose.
W.: Die Lymphgefäße u. ihre Beziehung zum Bindegewebe, Berlin 1862. – Über Eiter- u. Bindegewebskörperchen, Arch. path. Anat. 28 (1863) 157–197. – Über die multiplen Fibrome d. Haut u. ihre Beziehung zu den multiplen Neuromen, Berlin 1882. – Über Hämochromatose, Berl. klin. Wschr. 26 (1889) 925. – Die fibröse oder deformirende Ostitis, die Osteomalacie u. die osteoplastische Carcinose in ihren gegenseitigen Beziehungen, in: Festschrift R. Virchow, Berlin 1891.
Lit.: BLÄ 1935 IV 742. – Ärztelexikon 260. – NDB 21 (2003) 236f. – EM 1220f.

Reczey, Emerich (* 28. 8. 1849 Budapest; † 31. 10. 1913 Budapest)
Studium und Prom. (1871) in Budapest. Dort auch chir. WB, 1878 Habil., 1884 ao. Prof. 1892–1913 o. Prof. für Chir. in Budapest.
W.: [Die neuzeitl. Entwicklung d. Chir.], Budapest 1910.
Lit.: BLÄ 1901, 1353. – BLÄ 1933 II 1276.

Redon, Henri (* 24. 6. 1899 Tour-de-Faure, Lot; † 1. 6. 1974 Tour-de-Faure)
Studium in Toulouse und Paris. 1957 o. Prof. für Chir. Klinik und Onkologie in Paris. Mitglied der Acad. nat. de médecine und der Acad. nat. de chirurgie. Er entwickelte die Parotidektomie bei Tumoren mit Dissektion des N. facialis sowie die nach ihm benannte Saugdrainage. 1916 entdeckte er den Einstieg in die mit prähistorischen Malereien ausgestattete Grotte Pech Merle bei Cabrerets.
E.: *R.-Drainage:* Saugdrainage von Wundhöhlen mit Vakuumflasche und unkomprimierbarem Schlauch.
W.: H. R., A. Jost, A. Troques: [Closure under reduced atmospheric pressure of extensive wounds], Mém. Acad. chir. (Paris) 80 (1954) 394–396. – Chirurgie des glandes salivaires, Paris 1955.
Lit.: E. Desjardins: H. R., Union méd. Canada 105 (1976) 796, 800.

Redwitz, Erich Freiherr von (*2. 4. 1883 Bamberg; † 7. 9. 1964 Seeseiten b. Seeshaupt)

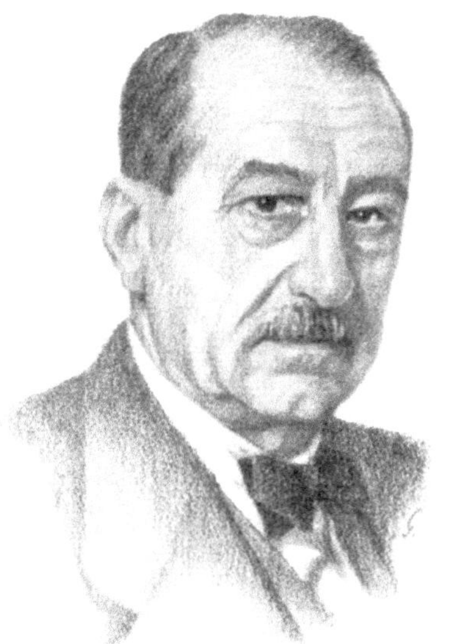

Studium in Kiel und München, dort 1910 Prom. WB am KH Hamburg-Eppendorf. Chir. WB 1910–1912 in Wien (→ Eiselsberg), 1912–1919 in Würzburg (→ Enderlen, → Fritz König), dort 1916 Habil., 1919–1922 in Hei-

delberg (1921 ao. Prof.). 1922–1928 ao. Prof. und Dir. der Chir. Univ.-Poliklinik in München. 1928–1953 o. Prof. für Chir. in Bonn. Schwerpunkte: Magenchir., Wundinfektion und -behandlung, Tetanus, Allg. Chir. 1950 Präsident der DGCH, 1957 deren Ehrenpräsident. 1951 Präsident und Ehrenmitglied der DGU. 1955 Ehrenmitglied der ISS.
W.: Die Pathogenese des peptischen Geschwürs des Magens u. d. oberen Darmabschnitte, Stuttgart 1928. – Die Lehre von den Verletzungen u. Wunden, in: Kirschner-Nordmann, Die Chir., I, Berlin - München - Wien 1940, 181–278.
Lit.: CV 1958, 647–649. – Killian 323. – W. Wachsmuth, In memoriam E. Frhr. v. R., in: ders.: Reden u. Aufsätze 1930–1984, Berlin - Heidelberg - New York 1985, 58–69. – BEdM II 488.
Abb.: s. Abb.-Verzeichnis.

Rehbein, Fritz (* 8. 4. 1911 Westuffeln; † 7. 9. 1991 Bremen)
Studium und Prom. (1936) in Heidelberg. 1936–1950 chir. und kinderchir. WB in Göttingen (→ Stich; → Hellner), dort 1948 Habil. und 1952 ao. Prof. 1951–1976 Dir. der. Kinderchir. Klinik am Zentral-KH Bremen. Schwerpunkte: angeborene Mißbildungen des Verdauungstraktes (Darmatresie, Ösophagusatresie), M. Hirschsprung, kindliche Malignome. 1964–1984 Mitherausgeber der *Zschr. für Kinderchirurgie*. 1976 Ehrenmitglied der DGCH.
E.: R.-Op.: **1.** Anastomose nach Resektion der Stenose bei Darmatresie unter Angleichung der Durchmesser. **2.** zweizeitige Methode der Kontinuitätswiederherstellung bei Duodenalatresie. **3.** offene Bougierung einer Duodenalstenose.
W.: (Hg.): Maligne Tumoren im Kindesalter, Stuttgart 1969. – (Hg.): D. Unfall im Kindesalter: Klinik, Rehabilitation, Prophylaxe, Stuttgart 1972. – Kinderchir. Operationen, Stuttgart 1976.
Lit.: CV 1980, 554. – H. W. Schreiber: Unser Ehrenmitglied F. R., Mitt. DGCH 20 (1991) H. 5, 33.

Rehn, Eduard (* 20. 1. 1880 Frankfurt a. M.; † 10. 5. 1972 Freiburg i. Br.)
Sohn von L. → Rehn. Studium in Marburg, Würzburg und München, dort 1904 Prom. Pathol. und internist. WB in Marburg, Freiburg (→ Aschoff) und Heidelberg (Ludolf von Krehl); chir. WB 1907–1924 in Königsberg, dort 1910 Habil., sowie in Jena und Freiburg (→ Lexer). 1924–1927 o. Prof. für Chir. in Düsseldorf, 1927/28 in Bonn, 1928–1951 in Freiburg. Schwerpunkte: Herzchir., Gefäßchir., Gelenkplastiken, Knochen-, Haut-, Sehnentransplantation, Nierenchir. Mitherausgeber der Zeitschrift *Schmerz, Narkose und Anästhesie*. 1949 Präsident der DGCH, 1955 deren Ehrenmitglied. 1966 Verleihung der Ernst-von-Bergmann-Gedenkmünze in Gold. 1940 Mitglied der Leopoldina.
E.: R.-Test: Funktionstest zur Analyse der Säure- und Basenausscheidungsfähigkeit der Nieren.
W.: Über die Grundlagen u. den jetzigen Stand d. Säurealkaliausscheidungsprobe z. Funktionsdiagnose erkrankter Nieren, Zschr. Urol. 9 (1926), Beiheft, 27–37. – Ösophaguschir., Jena 1914. – Die Chir. des Herzens u. des Herzbeutels, in: Kirschner-Nordmann, Die Chir., V, Berlin - München - Wien 1942, 593–643.

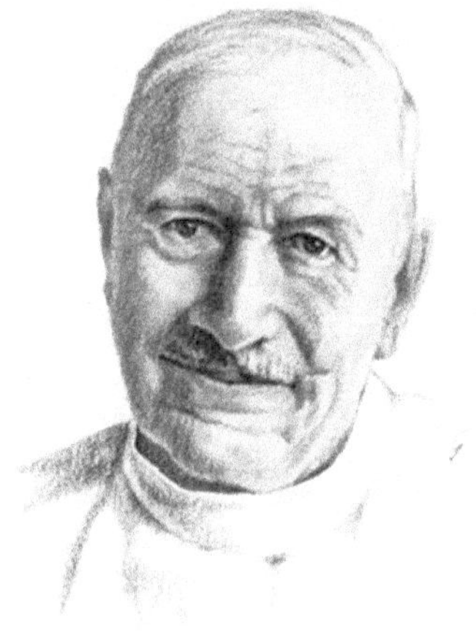

Lit.: CV 1958, 651–655. – Leiber/Olbert 355f. – Killian 176–178. – Sachs III 328. – BEdM II 489.
Abb.: s. Abb.-Verzeichnis.

Rehn, Jörg Siegward (* 15. 3. 1918 Hamburg; † 8. 9. 2002 Denzlingen)
Enkel von → L. Rehn und → H. Kümmell. Studium und Prom. (1944) in Freiburg. 1944/45 Kriegsdienst als Militärarzt, amerikanische Kriegsgefangenschaft. Danach Ass. in der Pathol. und in der Inneren Med., chir. WB 1952–1962 in Freiburg (→ Krauss), dort 1956 Habil.; 1961 apl. Prof., 1962–1983 Dir. der BG-Klinik „Bergmannsheil" in Bochum, ab 1977 o. Prof. der Ruhr-Univ. Bochum. Schwerpunkte: Verbrennungen, Osteomyelitis, Pseudarthrosen, Knochentransplantation, Abdominaltrauma, Kindertraumatologie, Begutachtung. 1971 Präsident der DGU, 1981 deren Ehrenmitglied. 1984 Johann-Friedrich-Dieffenbach-Büste der DGU.
W.: (Hg.): Unfallverletzungen b. Kindern. Prophylaxe, Diagnostik, Therapie, Rehabilitation, Berlin - Heidelberg - New York 1974. – Die Unfallchir. in Deutschland, Unfallheilkunde 79 (1976) 1. – Erlebte Chir. Ein Streifzug durch 100 Jahre Zeit- u. Chir.-Geschichte, Landsberg/Lech 1997.
Lit.: CV 1980, 554–558. – Killian 449. – G. Hierholzer: Nachruf auf J. R., DGU Mitt. Nachr. Nr. 48 (2003) 21.

Rehn, Ludwig [Louis] Wilhelm Karl (* 13. 4. 1849 Allendorf a. d. Werra; † 29. 5. 1930 Frankfurt a. M.)
Studium und Prom. (1875) in Marburg. Nach einem Assistentenjahr am Bürgerspital in Frankfurt Niederlassung als praktischer Arzt in Frankfurt (Griesheim, Rödelheim). Ab 1882 dort als Chir. tätig, wo er gemeinsam mit dem Gynäkologen C. Stahl eine Privatklinik leitete. Um 1885 Studienreise nach Göttingen (→ Franz König), Berlin (→ B. Langenbeck; → M. Schede) und Halle (→ R. Volkmann). 1886 Leiter der Chir. Abt. des Städt. KH in Frankfurt. 1914–1919 o. Prof. für Chir. in Frankfurt. Schwerpunkte: Chir. des Thymus, des Ösophagus, der Appendizitis und des Rektumkarzinoms. Er entfernte 1881 erstmals eine Basedow-Struma, wies 1895 auf die Häufung von Blasenkrebs bei Anilinarbei-

tern hin und führte am 9.9.1896 die erste erfolgreiche Herznaht bei einer Messerstichwunde durch; 1920 beschrieb er die Perikardektomie. 1912 Mitbegründer der Mittelrheinischen Chirurgenvereinigung. 1911 Präsident der DGCH, 1922 deren Ehrenmitglied.

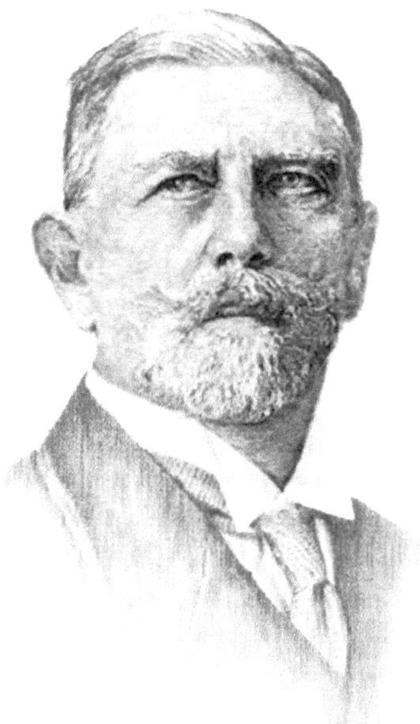

W.: Über Exstirpation des Kropfes b. Morbus Basedowii, Berlin. klin. Wschr. 21 (1884) 163–166. – Fall von penetrirender Stichverletzung des rechten Ventrikel's. Herznaht, Zbl. Chir. 23 (1896) 1048–1049. – Über penetrirende Herzwunden und Herznaht, Verhandl. Dtsch. Ges. Chir. 26 (1897), II, 151–165. – Operationen am Brusttheil der Speiseröhre, Arch. klin. Chir. 57 (1898) 733–755. – Weitere Erfahrungen über Blasengeschwülste bei Farbarbeitern, Verhandl. Dtsch. Ges. Chir. 33 (1904), I, 231–240. – L. R. [Autobiogr.], in: Die Medizin der Gegenwart in Selbstdarstellungen III, Leipzig 1924, 201–244.
Lit.: CK 1926, 262. – BLÄ 1933 II 1279. – Killian 406f. – Sachs III 326–331. – BEdM II 489.
Abb.: s. Abb.-Verzeichnis.

Reichel, Paul Friedrich (* 23.12.1858 Breslau; † Dez. 1934 München)
Studium und Prom. (1882) in Breslau. 1881–1885 chir. WB in Breslau (→ H. E. Fischer), anschließend Gynäkol. in Berlin. 1888–1895 an der Chir. Univ.-Klinik Würzburg (→ Schönborn), dort 1889 Habil. 1896 ärztl. Leiter der Schlesischen Provinzial-Versicherungsanstalt, 1898–1923 CA der chir.-gynäkol. Abt. des Stadt-KH Chemnitz. 1911 Ablehnung des Rufes auf den chir. Lehrstuhl in Leipzig. 1901 Hofrat, 1908 Prof. und Ärztl. Dir. aller Chemnitzer Krankenanstalten, 1917 Geh. Sanitätsrat, 1926 Stadtobermedizinalrat. Er entwickelte 1908 ein Verfahren der Passagewiederherstellung nach distaler Magenresektion.
E.: *R.-Syndrom:* Chondromatose des Kniegelenkes. – *R.-Op.:* Gastrojejunostomie nach distaler Magenresektion mittels Omega-Schlinge, wobei für die Anastomose die gesamte Länge des Magenquerschnittes verwendet wird.
W.: Lehrbuch d. Nachbehandlung nach Operationen, Wiesbaden 1897 (3. Aufl. 1936). – Über den Werth d. Senn'schen Darmnaht u. Bildung einer Darmanastomose, Münch. med. Wschr. 37 (1890) 195–198. – Zur Technik der Magenresektion, Zbl,. Chir. 65 (1938) 1330ff.
Lit.: BLÄ 1901, 1356f. – V. Klimpel: Vergessene Op. – vergessener Operateur? P. F. R. zum 150. Geburtstag, Chir. Allg. Z. 9 (2008) 85–87.

Reichle, Rudolf (* 3.12.1889 Ravensburg; † 1.10.1983 Tegernsee)
Studium in Tübingen, Kiel, Berlin und München, dort 1914 Prom. 1915–1923 WB in Pathol. (Karlsruhe), Inn. Med. in Stuttgart, Chir. in Stuttgart und Breslau (→ Tietze). 1923–1962 CA der Chir. Abt. am Marien-Hosp. in Stuttgart. Schwerpunkte: Allg. Chir., Rektumchir. 1957 Präsident der DGCH.

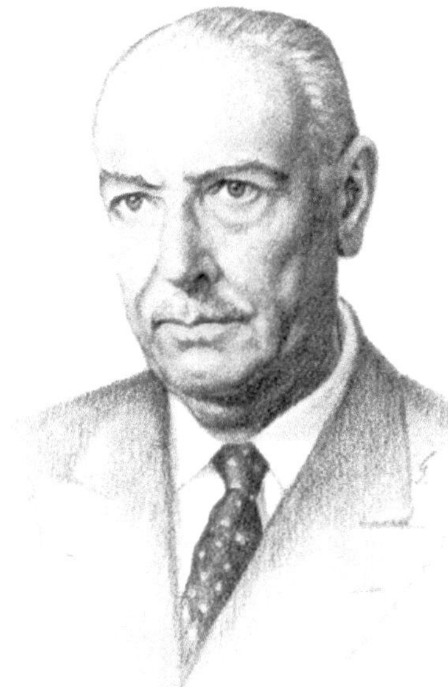

W.: Ergebnisse nach Gallenwegsanastomosen, Arch. klin. Chir. 282 (1955) 838–841. – Erfahrungen mit der Sphincterotomie, Arch. klin. Chir. 303 (1963) 11–22.
Lit.: CV 1969, 714f. – Bürkle de la Camp/Linder.
Abb.: s. Abb.-Verzeichnis.

Reichmann, Joachim (* 22.5.1923 Gößnitz, Thüringen; † 30.8.1991 Halle)
Kriegsdienst im II. Weltkrieg, bei dem er als Widerstandskämpfer 1944 zur Roten Armee überlief. Ab 1945 Studium und Prom. (1951) in Jena. 1951–1953 Pflichtass. am KH Altenburg, dort 1953–1957 chir. WB und ab 1957 OA. 1961 Ass. und OA in Leipzig (→ Uebermuth; → Kothe), dort 1964 Habil. 1968–1977 CA der Chir. Abt. am KH Altenburg. 1975 Hon.-Prof. 1977–1983 o. Prof. für Chir. in Halle. 1983–1987 am Melanomzentrum Halle tätig. Schwerpunkte: Viszeralchir., onkologische Chir.

W.: Die Chir., Leipzig 1963 (5. Aufl. 1977). – Erkennung, Ursache u. Häufigkeit postop. Leberschäden beim Menschen u. im Tierexperiment, Leipzig 1964.
Lit.: CV 1958, 658. – Kiene/Reding/Senst 343f.

Reifferscheid, Martin (* 24. 6. 1917 Berlin: † 4. 7. 1993 München)
Studium in Bonn und München, 1942 Prom. in Bonn. Danach Kriegsdienst als Schiffsarzt. 1945–1954 chir. WB in Bonn (→ Redwitz, → Gütgemann), dort 1952 Habil. und OA, 1958 ao. Prof. Mehrfach Studienaufenthalte im Ausland (England, Brüssel, New York, Boston, Houston). 1966–1985 o. Prof. für Chir. in Aachen. Schwerpunkte: Leber-, Kolon-, Rektumchir., Pathophysiol., Ileus, Op.-Technik. Mitherausgeber des *World Journal of Surgery*. 1978 Präsident der DGCH, 1992 deren Ehrenmitglied.

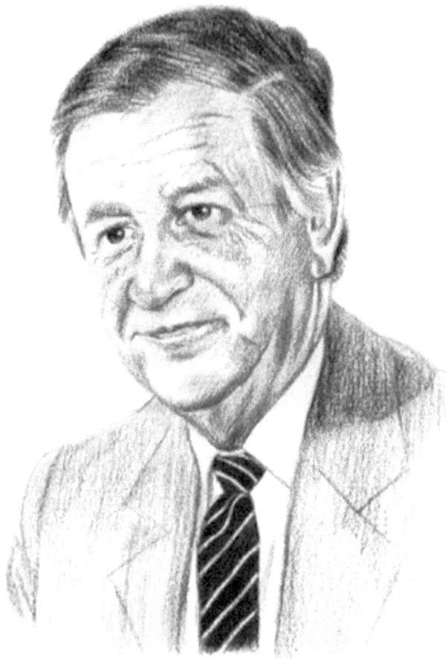

W.: Chirurgie, Stuttgart 1970 (8. Aufl. 1989). – M. R., S. Weishaupt: Die Chir. des Mastdarmkrebses in heutiger Sicht, Chirurg 45 (1974), S. 444–451. – Neue Techniken in d. operativen Med., Berlin 1986.
Lit.: CV 1980, 561f. – Killian 451–453. – K. Kremer: Zum Tode von M. R., Mitt. Dtsch. Ges. Chir. 22 (1993) 140. – BEdM II 491. – Hartel/Siewert 18f.
Abb.: s. Abb.-Verzeichnis.

Reineggs, Jacob (* 28. 11. 1744 Eisleben; † 7. 4. 1793 St. Petersburg)
Nach handwerkschir. Ausbildung Bader in Leipzig, dann Schauspieler in Wien und Medizinstudium sowie Prom. in Tyrnau (Slowakei). Später Leibarzt des Königs von Georgien. Ab 1782 in St. Petersburg russischer Kollegienrat, Sekretär des med. Kollegiums und Dir. der Chir. Akademie. 1792 Mitglied der Leopoldina.
Lit.: H. Schipperges: J. R. (1744–1794): Arzt, Orientalist u. Abenteurer, in: W. Hoenerbach (Hg.): D. Orient in d. Forschung. Fschr. Otto Spies, Wiesbaden 1967, 586–597.

Reiner, Max (* 23. 3. 1867 Wien; † 24. 3. 1913 Klobenstein am Ritten, Südtirol)
Studium und Prom. (1893) in Wien. Nach Tätigkeit in der Pathol. chir. WB 1896–1898 in Wien (→ E. Albert), anschließend orthop. WB (→ Adolf Lorenz), 1904 Habil. Er verbesserte die Klumpfußbehandlung und führte die Zirkumferenzosteotomie ein. Später der Heliotherapie zugewandt, starb er während der Einrichtung einer entsprechenden Anstalt.
Lit.: BLÄ 1933 II 1283. – BEdM II 492.

Reisinger, Franz (* 1787 Koblenz; † 20. 4. 1855 Augsburg)
Studium in Landshut, Würzburg und Göttingen, dort 1814 Prom. Studienaufenthalte 1815 in Wien (G. J. Beer), 1816 in Paris (→ Dupuytren) und 1817 in London (→ A. Cooper). Danach Niederlassung in Augsburg. 1819–1824 o. Prof. für Chir. und Augenheilkunde in Landshut. 1824 nach Erlangen versetzt und 1826 emeritiert, wurde er 1831–1855 Oberwundarzt am Städt. KH Augsburg, wo er sich äußerst verdient machte. Er stiftete sein Vermögen der Univ. München zur Errichtung eines poliklin. Instituts („Reisingerianum").
W.: Bayerische Annalen d. Chir., Augenheilkunde u. Geburtshilfe, Sulzbach 1828.
Lit.: ADB 28 (1889) 128. – BLÄ 1935 IV 760. – Killian 376. – Sachs IV 155f.

Remé, Helmut (* 20. 1. 1909 Hamburg; † 1980)
Schwiegersohn von → Sudeck. Studium und Prom. (1933) in Freiburg. WB: Med. in Hamburg (→ Brauer), Pathol. in Berlin, Chir. 1934 in Hamburg (Sudeck), Physiol. 1935–1937 in Berlin, Chir. 1937–1944 in Leipzig (→ W. Rieder), dort 1943 Habil., 1950/51 Urol. in Neustadt/Weinstr. 1953 CA der Chir. Abt. am Städt. KH Lübeck Ost (1956 ao. Prof. Univ. Hamburg), 1964–1978 o. Prof. für Chir. an der Med. Hochschule Lübeck. Schwerpunkte: abdominelle Strahlenschäden, Knochenerkrankungen, Mammachir., Harnleiterersatz.
W.: Allg. u. spez. Chir., in: K. Hansen, K. Bloch (Hgg.): Therapeutische Technik, 4. Aufl. Stuttgart 1956. – Postop. Parotitis, in: E. Kern (Red.): Ungelöste Probleme in d. Chir., Stuttgart 1964, 98–104. – H. R., K. Otto, U. Brockmüller: Mehrfach-Relaparotomien u. Möglichkeiten zu deren evtl. Vermeidung, in: R. Pichlmayr (Hg.): Postop. Komplikationen, Berlin - Heidelberg - New York 1976, 132–138.
Lit.: E. Teubner: H. R. zum 65. Geburtstag, Zbl. Chir. 99 (1974) 125. – CV 1980 567f. – Killian 454. – Döhler/Schröder/Debus 266f.

Remer, Karl Julius Wilhelm Paul (* 21. 12. 1802 Helmstedt; † 21. 9. 1855 Breslau)
Studium und Prom. (1825) in Breslau, 1827 Studienaufenthalt in Paris. 1828 Habil. in Breslau. 1831 in Regierungsauftrag Untersuchung der Choleraepidemie in Warschau. 1837 ao. Prof. Er war Sekundararzt an der Med. Klinik Breslau, Arzt am Städt. KH für Gefangene und schließlich Primararzt der Chir. Abt. des Allerheiligen-Hospitals.
W.: Erinnerungen an die gefeiertsten Chirurgen d. neueren Zeit, Breslau 1845.
Lit.: BLÄ 1935 IV 765. – BEdM II 494.

Reschke, Karl (* 23. 12. 1886 Elberfeld (Wuppertal); † 20. 2. 1941 Greifswald)
Studium und Prom. (1913) in Berlin. Chir. WB 1913–1918 in Berlin (→ Hildebrand), 1918–1932 in Greifswald (→ Pels-Leusden), 1921 dort Habil. und OA. 1932–1935 CA der Chir. Abt. am KH Bethanien Berlin. 1935–1941 o. Prof. für Chir. in Greifswald. 1936–1941 Beratender Chir. Schwerpunkte: Abdominalchir., Urol., chir. Infektionen, Radiol. 1934 SS-Mitglied.
W.: Chir. Indikationen, Berlin 1932. – Behandlung der schweren Magengeschwürsblutung, Arch. klin. Chir. 186 (1936).
Lit.: CV 1938, 536f. – Killian 161. – Sachs IV 97.

Rettig, Hans Moritz (* 25. 6. 1921 Darmstadt; † 12. 2. 1998 Braunfels)
Studium in Erlangen, Frankfurt, Bonn und München, dort 1947 Prom. Orthop. WB 1948–1954 in Bad Tölz (→ M. Lange), 1954–1960 in Berlin (→ Witt), dort 1957 Habil. 1961–1990 o. Prof. für Orthop. in Gießen. Schwerpunkte: Fehlbildungen, Verletzungen im Kindesalter, Knochen- und Gelenktuberkulose, Schenkelhalsfrakturen und deren Spätschäden, Handchir. Er setzte sich für die Ausbildung des Pflegepersonals und den Unterricht schulpflichtiger Kinder während der stationären Behandlung ein. Er war Mitherausgeber des *Archivs für Orthop. und Unfallchir.* 1976 Präsident der DGOOC, 1990 deren Ehrenmitglied. 1971 Mitglied der Leopoldina.
W.: Frakturen im Kindesalter, München 1957. – Wirbelsäulen-Fibel, Stuttgart 1967 (2. Aufl. 1974). – Biomaterialien u. Nahtmaterial, Berlin 1984.
Lit.: CV 1980 569f. – BEdM II 495. – N. V. Khalisi, Peter Pitzen (1886–1977). Sein Leben u. Wirken in Gießen u. Münster, med. Diss. Gießen 2006, 125f.

Retzius, Anders Adolf (* 13. 10. 1796 Lund; † 18. 4. 1860 Stockholm)
Studium in Lund und Kopenhagen, 1819 Prom. in Lund. Danach Militärarzt. 1823 Prof. der Veterinärmed. in Stockholm. 1824 stellv. Prof. für Anat. in Stockholm., 1840–1860 o. Prof. Er betrieb vergleichende anat. Studien, erforschte das Herz-Kreislauf- und Nervensystem sowie Entzündungsvorgänge.
E.: *Cavum Retzii:* Spatium retropubicum; Spatium praevesicale. Raum zw. Schambein und Blase.
Lit.: BLÄ 1935 IV 772f.

Reverdin, Jacques Louis (* 28. 8. 1842 Fontenex b. Genf; † 9. 1. 1929 Genf)
Studium und Prom. (1870) in Paris, Schüler von → Guyon. Danach Studienreise. Seit 1872 Chir. in Genf, 1874–1882 am Kantonsspital. 1876–1910 o. Prof. 1879 Errichtung einer Privatklinik. Schwerpunkte: Schilddrüsenchir., Hallux valgus, Talusresektion, Tarsektomie. Er führte 1869 die Epidermistransplantation ein, die später durch → Thiersch weiterentwickelt wurde. 1882 beschrieb er die Folgen der Schilddrüsentotalexstirpation. 1881 Mitbegründer und bis 1919 Herausgeber der *Revue Médicale de la Suisse Romande.*
E.: *R.-Transplantation:* Übertragung kleinster, flach abgetragener Hautstücke auf granulierende Wundflächen. – *R.-Nadel:* gestielte Nadel.
W.: Accidents consécutifs à l'ablation totale du goitre, Rev. méd. Suisse Rom. 2 (1882) 539. – Greffe épidermique. Expérience faite dans le service de ... Guyon a l'hôpital Necker, Bull. Soc. imp. chir. Paris 2. ser. 10 (1869) 511–515.
Lit.: BLÄ 1933 II 1288f.

Reybard Jean-François (* 1790 Croysiat, Jura; † Sept. 1863 Paris)
Studium in Lyon und Paris, dort 1816 Prom. Danach Niederlassung in Annonay, ab 1835 in Lyon als Chir. tätig. Er verbesserte Instrumente und Op.-Methoden, u. a. modifizierte er 1827 → Dupuytrens „Enterotom" zur Anlage eines Kunstafters. Von ihm stammt der erste Bericht über eine Sigmaresektion wegen Karzinom mit Anastomosierung. Er starb an den Folgen einer Fingerverletzung bei einer Op.
W.: Mèmoire sur le traitement des anus contre nature, des plaies des intestins et des plaies pénétrantes de poitrine, Paris 1827. – Mémoire sur une tumeur cancéreuse affectant l'S iliaque du colon ..., réunion directe et immédiate des deux bouts de cet organe, guérison, Bull. Acad. roy. Méd 9 (1844) 1031–1043.
Lit.: BLÄ 1935 IV 782f. – J. Francillon, G. Rigondet: Vie et œuvre de J.-F. R., Presse Méd. 62 (1954) (42) 899–901.

Reyher, Carl Karlowitsch von (*23. 10. 1846 Riga; † 30. 12. 1890 St. Petersburg)
Studium und Prom. (1872) in Dorpat. 1870, 1876 und 1878 Ensätze als Kriegschir. Chir. WB in Dorpat (→ Bergmann) ab 1871. 1873 Hospitation bei → Lister in Edinburgh. 1874 Dozent. Ab 1878 CA verschiedener Hospitäler und konsultierender Chir. in St. Petersburg. Die erfolgreiche Anwendung der Antiseptik machten ihn so bekannt, daß ihn sogar → Billroth besuchte. Mit seiner Methode, durch frühzeitiges Debridement und antisept. Wundbehandlung die Mortalität von Schußverletzungen zu senken, konnte er sich nicht durchsetzen, da Bergmann Projektil und Schußwunde primär für keimfrei hielt. Erst die Wundausschneidung nach → P. L. Friedrich (1898) brachte dieses Therapieprinzip zum Durchbruch.
W.: Über die Lister'sche Wundbehandlung, Verh. Dtsch. Ges. Chir. 3 (1874) 164–184. – Antiseptische u. offene Wundbehandlung, Arch. klin. Chir. 19 (1876) 712–727. – Über primäres Debridement d. Schusswunden, Trans. 7th int. Med. Congr. London 1881, 2, 587–597
Lit.: BLÄ 1901, 1370f. – O. H. Wangensteen, S. D. Wangensteen: C. R. (1846–1890), great Russian military surgeon. His demonstration of the role of débridement in gunshot wounds and fractures, Surgery 74 (1973) 641–649. – M. Lehnhardt, H. H. Homann, D. Druecke u. a.: C. v. R.s Studien zur Wundtherapie, Chirurg 73 (2002) 721–724.

Reyher, Karl **Wolfgang** Rudolf **von** (* 27. 6. 1879 Trelna b. St. Petersburg; † 7. 12. 1950 Selters)
Studium in Dorpat. 1903–1910 chir. WB in Dorpat (→ Zoege v. Manteuffel). 1910/11 Studienreise nach Heidelberg, Wien und Moskau. 1911–1918 Privatass. an der Privatklinik Zoege v. Manteuffels. 1918 Habil.

1918–1921 Leiter der Chir. Poliklinik Dorpat. 1922–1945 Leiter des Diakonissen-KH Bad Selters.
W.: Wundinfektionen im Kriege, Arch. klin. Chir. 112 (1919). – Zoege v. Manteuffel als Gelehrter, Lehrer und Arzt, Stuttgart 1931.
Lit.: CV 1938, 538. – Killian 266.

Rhazes (Ar-Rāzī, Abū Bakr Muḥammad ibn Zakarīyā) (* 865 Raiy, Chorasan; † 925 Raiy oder Bagdad)
Nach med. Ausbildung in Raiy Leitung eines Spitals in Raiy und Bagdad. Der weithin berühmte Arzt wurde als vielgefragter Konsiliarius an zahlreiche Fürstenhöfe gerufen. Er schrieb neben vielen anderen Büchern ein umfassendes Sammelwerk zur Medizin (in. lat. Übers. *Liber continens*), das die Heilkunde als Gesundheitsordnung und Krankheitslehre behandelt, sowie ein systematisches *Liber ad Almansorem*, das in einem von zehn Büchern auch die Chir. abhandelt. Er gilt als einer der bedeutendsten arabischen Mediziner, die die Kenntnisse der Antike zusammentrugen, reflektierten und mit eigenen Anschauungen ergänzten.
W.: Kitābu'l-ḥāwī fi'ṭ-ṭibb (Continens of Rhazes), I–XX, Hyderabad 1955–1968.
Lit.: Gurlt I 601–611. – BLÄ 1935 I 170–172. – H. Schipperges: Arabische Ärzte, in: Engelhardt/Hartmann I 30–43. – EM 1217–1219.

Richard von Weißenburg (15. Jh.)
Oberrhein. Wundarzt, Autor eines Pflasters zur Granulationsförderung bei Defektwunden, das in der *Kopenhagener Wundarznei* überliefert ist.
Lit.: VL 8 (1992) 54. – EM 1248.

Richerand, Anthelme-Balthasar Baron de
(* 4. 2. 1779 Belley, Ain; † 23. 1. 1840 Paris)
Studium und Prom. (1799) in Paris. Ab 1802–1832 als Chir. am Hôp. Saint-Louis tätig. 1806 Oberwundarzt der Pariser Garde. 1807 Prof. der chir. Pathol. in Paris. 1814 machte er sich um die Versorgung von Kriegsverwundeten verdient. Nach jahrelangem Streit mit → Dupuytren versöhnte er sich 1821 mit diesem. Er führte eine neue Darmnahtmethode ein und resezierte Rippen und Pleura. 1824 kaiserl. Chir. 1832 zog er sich ins Privatleben zurück und widmete sich literarischen und philosophischen Studien. 1815 geadelt, 1829 Baron.
W.: Nosographie et therapeutique chirurgicale, I–III, Paris 1805–1805 (5. Aufl. 1821).
Lit.: BLÄ 1935 IV 796f. – EM 1249.

Richter, August Gottlieb (* 13. 4. 1742 Zörbig b. Meißen, Sachsen; † 23. 7. 1812 Göttingen)
Studium und Prom. (1764) in Göttingen. 1764–1766 Studienreise nach Straßburg, Paris, London, Oxford, Leiden, Amsterdam, Groningen. 1766 ao. Prof., 1771–1812 o. Prof. für Chir. in Göttingen. Er gründete 1780 das „academische Hospital", das er bis 1797 leitete. Dort betrieb er klinischen Unterricht, operierte äußert verantwortungsvoll, und war (wie → K. K. v. Siebold in Würzburg) ein wichtiger Wegbereiter der Akademisierung der Chir. Dies zog von weither Studenten und Ärzte an. Schwerpunkte: Allgemeinchir., Augenchir., Knochenbrüche.

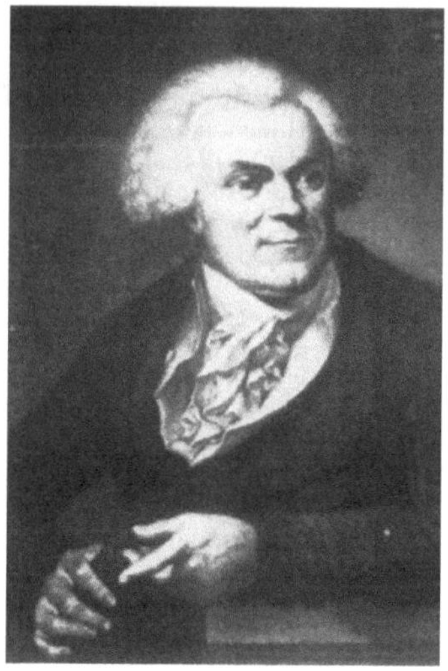

E.: *R.-Hernie:* Darmwandbruch. – *Monro-R.-Linie:* Verbindungslinie zwischen Nabel und Spina iliaca anterior superior, auf deren lateralem Drittelpunkt der → McBurney-Punkt liegt.
W.: Chir. Beobachtungen I–III, 1770. – Chir. Bibliothek, I–XV, 1771–1797. – Abhandlung von den Brüchen, Göttingen 1778–1779. – Anfangsgründe d. Wundarzney Kunst, I–VII, 1782–1804. – Spezielle Therapie, hrsg. vom Sohn Georg August Richter, I–IX + I–III ab 1812.
Lit.: BLÄ 1935 IV 800f. – Killian 299f. – H. Lauschke u. a.: Geschichte u. Klinik d. Littré-Hernie, Chirurg 70 (1999) 953–956. – BEdM II 496. – NDB 21 (2003) 524f. – Sachs IV 85. – EM 1250. – D. Seifert, Ch. Jahn: „Der treffliche Richter". Zum 200. Todestag des großen Chir. A. G. R. 1742–1812, Mitt. DGCH 41 (2012) 257–261.
Abb.: s. Abb.-Verzeichnis.

Ricord, Philippe (* 10. 12. 1800 Baltimore; † 22. 10. 1889 Paris)
Ab 1820 in Paris, dort Studium und Prom. (1826). Danach an verschiedenen Orten in Frankreich niedergelassen, ab 1828 Chir. des Bureau Central in Paris. 1831–1860 Chefchir. am Hôp. du Midi in Paris, dem Spital für Syphilitiker, wo er die Einteilung der Syphilis in drei Stadien entwickelte und den Unterschied zwischen Syphilis und Gonorrhoe entdeckte. 1852 Leibarzt des Prinzen Napoléon, 1869 konsultierender Chir. des Kaisers Napoleon III. 1870/71 Leitung der Pariser Lazarette.
E.: *R.-Spekulum:* Scheiden- oder Mastdarmspekulum aus zwei halbrohrförmigen Hälften, durch Schraube sperrbar.
W.: De l'emploi du speculum, Paris 1833.
Lit.: BLÄ 1935 IV 806f. – EM 1251.

Riecke, Leopold Sokrates von (*10. 10. 1790 Brünn; † 26. 4. 1876 Stuttgart)
Studium in Tübingen, Wien, Göttingen und Würzburg. 1811 Militärarzt, nahm er 1813–1815 an den Napoleonischen Kriegen teil. 1816 Prom. in Tübingen, dort 1820 ao. Prof. und Lehrstuhlvertreter sowie 1827–1843

o. Prof. für Chir. und Geburtshilfe, 1843–1848 nur noch für Geburtshilfe. 1848 Obermedizinalrat in Stuttgart. 1838 geadelt.
Lit.: ADB 18 (1889) 512. – BLÄ 1935 IV 808. – Killian 207. – Sachs IV 192.

Ried, Franz Jordan von (* 11. 2. 1810 Kempten; † 11. 6. 1895 Jena)
Studium in Erlangen, Würzburg und München, dort 1832 Prom. 1833–1835 chir. WB in Erlangen (→ Jäger). 1836 Studienaufenthalt in Berlin. 1837/38 Vertretung Jägers, 1839 Habil. (→ G. F. L. Stromeyer). 1840 Studienreise durch Frankreich, anschließend wieder in Erlangen (→ Heyfelder). 1846–1884 o. Prof. für Chir. in Jena. Er lehnte eine ganze Reihe von Berufungen ab und erfuhr viele Ehrungen. Er verbesserte das Krankenhauswesen, entwickelte die Techniken der Gelenkresektionen und der plastischen Chir.; auf ihn gehen die Anfänge der modernen Chir. in Jena zurück. 1892 geadelt.
W.: Die Resection der Knochen, Nürnberg 1847.
Lit.: BLÄ 1901, 1382f. – Killian 240. – BEdM II 497.

Riedel, Bernhard Moritz Karl Ludwig (* 18. 9. 1846 Laage, Mecklenburg; † 12. 9. 1916 Jena)
Studium in Jena und Rostock, dort 1872 Prom. 1873–1875 pathol. WB in Rostock. 1875–1881 chir. WB in Göttingen (→ Franz König), dort 1877 Habil. 1881 ltd. Arzt der Chir. Abt. des Städt. Mariahilf-Hosp. in Aachen. 1888–1910 o. Prof. für Chir. in Jena. Schwerpunkte: Erkrankungen des Magens, Chir. der Gallenwege, Frühop. der Appendizitis, Röntgentechnik. Er führte erstmals eine Choledochoduodenostomie aus und gab eine Methode der Resektionsarthroplastik bei Hallux valgus an. Wegen einer Endangitis obliterans mußte er sich einer Unterschenkelamputation unterziehen (→ Röpke). 1888 Mitglied der Leopoldina. 1907 Präsident der DGCH.

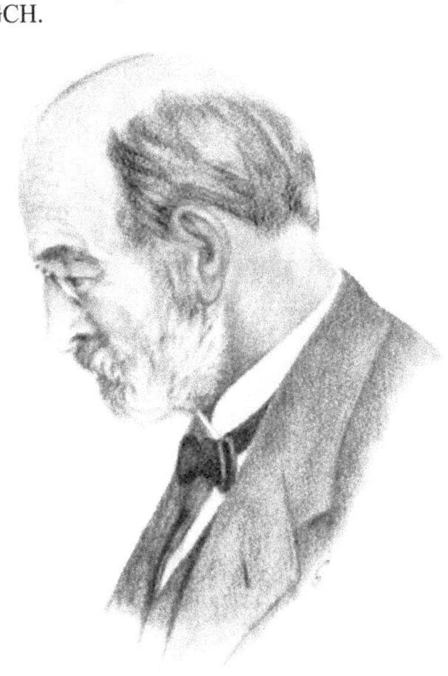

E.: *R.-Lappen:* Zungen- oder dreieckförmiger Fortsatz des rechten Leberlappens, der besonders bei entzündlichen oder tumorösen Gallenblasenleiden gut palpabel ist. – *R.-Struma* („eisenharte Struma"): chronische unspezifische Strumitis mit Atemnot, Schluckbeschwerden, Heiserkeit. – *R.-Op.:* Stirnhöhlenvorderwand- und -bodenabtragung bei chronischer Entzündung.
W.: Zur op. Behandlung des Hallux valgus, Zbl. Chir. 13 (1886) 753–755. – Über den zungenförmigen Fortsatz des rechten Leberlappens u. seine pathognostische Bedeutung für die Erkrankung d. Gallenblase nebst Bemerkungen über die Gallensteinoperationen, Berlin. klin. Wschr. 29 (1888) 577–581 und 602–607. – Die chronische, zur Bildung eisenharter Tumoren führende Entzündung d. Schilddrüse, Verh. dtsch. Ges. Chir. 25 (1896) 101–105.
Lit.: BLÄ 1933 II 1295f. – Leiber/Olbert 359f. – Killian 240f. – J. H. Wolf: Die Hallux-valgus-Operation nach Max Brandes u. ihre Vorläufervarianten nach B. R. u. William Keller, Operat. Orthop. Traumatol. 10 (1998) 242–247. – NDB 21 (2003) 566f. – BEdM II 498.
Abb.: s. Abb.-Verzeichnis.

Rieder, Robert (gen. Rieder Pascha) (* 28. 12. 1861 Rittergut Emserhof, Hessen-Nassau; † 24. 8. 1913 Marienbad)
Studium in Würzburg, Erlangen und Leipzig, 1886 Prom. in Würzburg. Pathol. WB in Frankfurt a. M., chir. WB in Hamburg und ab 1895 in Bonn (→ M. Schede), dort 1895 Habil. und 1898 ao. Prof. Von Sultan Abdulhamid II. ins Osmanische Reich berufen, wurde er 1898 zum Inspekteur der Kaiserlich-Osmanischen militärischen Medizinschule und zum Leiter des militärmed. Lehr-KH Gülhane ernannt. Sein Aufenthalt in Istanbul wurde durch die Folgen eines schweren Sturzes beim KH-Neubau und langes Krankenlager beendet. 1906–1913 CA der Chir. Abt. des KH der Barmherzigen Brüder in Bonn.
W.: Für die Türkei. Selbstgelebtes und Gewolltes, I–III, Jena1903–1904.
Lit.: BLÄ 1933 II 1297. – BEdM II 498. – EM 1251f.

Rieder, Wilhelm (* 12. 5. 1893 Gut Schaaken, Waldeck; † 8. 8. 1984 Bremen)
Studium (unterbrochen durch Kriegsdienst und Verwundung) in Bonn, Würzburg und Göttingen, dort 1920 Prom. Chir. WB 1922–1937 in Hamburg (Sick, → Sudeck, → Konjetzny), dort Habil. 1924, 1930 ao. Prof. 1937–1945 o. Prof. für Chir. in Leipzig (als NSDAP-Mitglied ohne Berufungsverfahren eingesetzt). 1939–1943 Kriegsteilnahme als beratender Chir. 1947–1961 Dir. der Chir. Klinik der Städt. Krankenanstalten Bremen. Schwerpunkte: Ösophaguschir., vegetatives Nervensystem, Wundinfektion. 1952 Mitglied der Leopoldina.
W.: Sympathicus-Chir., Stuttgart 1961.
Lit.: CV 1958, 673–677. – CV 1980, 577f. – Killian 142. – BEdM II 498.

Riedinger, Ferdinand (* 19. 9. 1844 Schwanheim, Pfalz; † 30. 3. 1918 Würzburg)
Bruder von → J. Riedinger. Studium in München und Würzburg, dort 1871 Prom. und chir. WB (→ Linhart). 1874 Habil. 1884 ao. Prof. und Leiter der Chir. Poliklinik in Würzburg. Er beschrieb die Thoraxkontusion.

W.: Studien über Grund u. Einkeilung d. Schenkelhalsbrüche, Würzburg 1874. – Verletzungen u. chir. Krankheiten des Thorax u. seines Inhaltes, Stuttgart 1888 (Dtsch. Chir., 42).
Lit.: BLÄ 1933 II 1297.

Riedinger, Jakob (* 3.4.1861 Schwanheim, Pfalz; † 17.2.1917 Wiesbaden)
Bruder von → F. Riedinger. Studium in München, Marburg und Erlangen, dort 1886 Prom. Chir. WB in Würzburg (→ Linhart; F. Riedinger). 1891 Gründung einer orthop. Privatklinik in Würzburg. 1901 Habil. für orthop. Chir. 1913 ao. Prof. für Orthop. 1914 Mitbegründer des Unterfränkischen Vereins für Krüppelfürsorge, der den unter seiner Leitung 1915/16 erfolgten Bau der Orthop. Klinik König-Ludwig-Haus finanzierte, dessen Dir. er 1916/17 war. 1902 Mitbegründer der DGOOC. Herausgeber des *Archivs für Orthop., Mechanotherapie und Unfallchir.*
W.: Über Werthigkeit d. Finger in Bezug auf Defekte u. Verbildungen, Leipzig 1899. – Morphologie und Mechanismus der Skoliose, Wiesbaden 1901.
Lit.: BLÄ 1933 II 1297f.

Riolan, Jean d. J. (* 20.2.1580 Paris; † 19.2.1657 Paris)
Studium und Prom. (1604) in Paris. 1614–1633 und 1642–1654 dort Prof. für Anat. Botanik und Pharmazie. Er war Leibarzt Heinrichs IV., der Königinmutter Maria de' Medici und Ludwigs XIII. Der fanatische Forscher, der viele Hörer begeisterte, machte viele Entdeckungen, die mit seinem Namen belegt sind, bekämpfte aber die Entdeckungen seiner Zeitgenossen, die nicht in sein Bild paßten (z. B. → Th. Bartholin oder → Harvey). Neben seinen eigenen Schriften gab er die Werke seines gleichnamigen Vaters (J. R. d. Ä.) heraus.
E.: *R.sche Anastomose:* inkonstant vorhandene Kollaterale zwischen A. mesenterica superior und inferior. – *R.scher Bogen:* Mesocolon transversum; auch darmnahe Gefäßarkade zwischen A. colica media und A. colica sinistra.
W.: Anatomia seu anthropographia, Paris 1626. – Encheiridium anatomicum et pathologicum, Paris 1648.
Lit.: Gurlt II 828. – BLÄ IV 1935 822f. – EM 1253.

Riordan, Daniel Clifford (* 3.10.1917 Vallejo, CA; † 27.10.2012 Shreveport, LA)
Studium in Stanford, CA. Dort 1943–1945 chir. und orthop. WB. 1945–1947 handchir. WB als Militärarzt in Phoenixville, PA. 1947–1949 in Nashville, TN, als Orthop. und 1949–1988 in New Orleans als Handchir. tätig. Er machte sich international einen Namen durch die Wiederherstellung der Handfunktion bei Nervenlähmungen sowie die Pollizisation bei Daumenverlust.
W.: Tendon transplantation in ulnar-nerve and median-nerve paralysis, J. Bone Jt. Surg. 35-A (1953) 312–320. – Surgery of the paralytic hand, AAOS Instructional Course Lectures 16 (1959) 79–90.
Lit.: Buck-Gramcko 237–241. – D. Faust, R. Herms: D. C. R. 1917–2012, J. Hand Surg. 38 (2013) 202–205.

Ripstein, Charles Benjamin (* 13.12.1913 Winnipeg; † 13.12.2003 Miami)
Studium und Prom. (1940) in Montreal. Anschließend Kriegseinsatz bei der Luftwaffe, danach chir. WB in Montreal. 1952 o. Prof. für Chir. am New York Downstate Medical Center und Dir. der Chir. Abt. am Maimonides Hosp. und 1954 der erste Dir. der Chir. an neugegründeten Yeshiva Univ., wo er Albert Einstein behandelte, sowie später am Brookdale Hosp. in Brooklyn. Ab 1972 Prof. am Miami Heart Inst. in Florida. Er war ein Pionier der Herzklappenchir. Er entdeckte die heilsame Wirkung von Thorazin bei Schluckauf, womit er Papst Pius XII. erfolgreich behandelte. Schwerpunkte: Herzchir., Hypothermie, Abdominalchir. (Rektumprolaps, Colitis ulcerosa, Kolonkarzinom, Magen, Pankreas)
E.: *R.-Op.:* intraabdominale Fixierung des Dickdarms bei Rektumprolaps.
W.: C. E. Friedgood, C. B. R.: Treatment of massive rectal prolapse, Amer. J. Surg. 83 (1952) 68–71. – Chlorpromazine (thorazine) in the treatment of intractable hiccups, J. Amer. med. Ass. 157 (1955) 309f.
Lit.: The New York Times 21.12.2003.

Risser, Joseph Ch. (* 6.8.1892 Des Moines, IA; † 11.3.1982 Pasadena, CA)
Studium und Prom. (1923) in Des Moines. Orthop. WB in New York. Danach am St. Luke's Hosp. in Pasadena als Orthop. tätig. Er rief eine Stiftung ins Leben, die ausländischen Orthop. eine Hospitation bei ihm ermöglichte. Seine Innovationen fußten auf langjähriger Beobachtung seiner Patienten.
E.: *R.-Zeichen:* radiol. Klassifikation der Ossifikation der Darmbeinapophyse zur Beurteilung der Skelettreife zur Einschätzung der Prognose und der Therapiemöglichkeiten der Skoliose. – *R.-Verfahren:* Quengelverfahren zur Redression einer Wirbelsäulenskoliose mittels geteiltem und durch Schrauben verbundenem Gipskorsett.
W.: The application of body casts for the correction of scoliosis, Instr. Course Lect. 12 (1955) 255–259. – The iliac apophysis: an invaluable sign in the management of scoliosis, Clin. Orthop. 11 (1958) 111–119.
Lit.: M. M. Manring, J. Calhoun: J. C. R. Sr., 1892–1982, Clin. Orthop. 468 (2010) 643–645.

Ritgen, Ferdinand August Maria Franz **von** (* 11.10.1787 Wulfen, Westfalen; † 14.4.1867 Gießen)
Studium in Münster, 1808 Prom. in Gießen. Danach Amtsphysikus in Belecke (Warstein), 1809 in Stadtberge (Marsberg) sowie 1811 in Medebach. 1814–1837 o. Prof. für Chir. und Geburtshilfe sowie Dir. der Entbindungsanstalt. in Gießen. Ab 1837 Prof. für Geburtshilfe, Gerichtsmed. und Psychiatrie. Er war naturphilosophisch orientiert und betrieb vorwiegend Geburtshilfe, für die er eine frühe Schule begründete und mehrere geburtshilfl. Zeitschriften herausgab. 1825 Mitglied der Leopoldina. 1839 geadelt.
E.: *R.-Handgriff:* Dem Dammschutz dienender Griff bei der Entwicklung des Kopfes während der Entbindung.
W.: Die Anzeigen d. mechanischen Hülfen bei Entbindungen, nebst Beschreibung einiger ... geburtshülflichen

Operationen u. einer verbesserten Geburtszange, Gießen 1820.
Lit.: BLÄ 1935 IV 825f. – Killian 256. – NDB 21 (2003) 647f. – Sachs IV 80. – EM 1253.

Ritschl, Alexander (* 18. 8. 1861 Bonn; † 1945 Freiburg i. Br.)
Studium in Marburg, Göttingen und Freiburg, Prom. 1887 in Göttingen. Chir.-orthop. WB 1887–1895 in Freiburg (→ Kraske), dort 1891 Habil. 1895 Gründung und Ltg. (bis 1924) der Orthop. Abt. der Chir. Univ.-Klinik Freiburg. 1896 ao. Prof., 1920 o. Hon.-Prof. Ab 1924 Ltg. einer Privatanstalt für Orthop. und Unfallchir. Schwerpunkte: Bewegungslehre, Prothetik nach Amputationen, konservative Orthop.
W.: Die Anschlagsbewegungen beim Klavierspiel, Berlin 1911. – Was sollte man von Bau u. Tätigkeit des menschl. Bewegungsapparates wissen, Göttingen 1919 (2. Aufl. 1927).
Lit.: BLÄ 1933 II 1304. – CV 1938, 544f. – BEdM II 501.

Ritter, Adolf (* 1. 11. 1890 Zürich; † 17. 6. 1973 Zürich)
Studium in Zürich, Heidelberg und München; Prom. 1916 in Zürich. Pathol. (bis 1917) und chir. WB in Zürich (→ Sauerbruch, → Clairmont), Habil. 1925. 1925–1932 CA der Chir. Abt. der Kranken- und Diakonissenanstalt Neumünster-Zürich, 1933–1960 Dir. und CA der Chir. Abt. des Kantonsspitals Münsterlingen. Schwerpunkte: Chir. Gastroenterologie, Wundbehandlung. 1950–1952 Präsident der SGC.
W.: Notfallchir., Stuttgart 1940 (2. Aufl. 1947). – Thrombose u. Embolie, Berlin 1955.
Lit.: CV 1969, 741f. – BEdM II 501.

Rizzoli, Francesco (* 11. 7. 1809 Mailand; † 24. 5. 1880 Bologna)
Studium und Prom. (1831) in Bologna. Chir. WB in Bologna. 1838 Chefchir. am Ospedale Abbandonati. 1840–1865 und 1868–1876 o. Prof. für Chir. in Bologna, dazwischen Studienreise nach Paris (→ Malgaigne). 1876–1880 o. Prof. für Chir. in Pavia. 1880 gründete er eine orthop. Klinik, die 1896 nach ihm Istituto Ortopedico Rizzoli benannt wurde und noch heute besteht. Er beschäftigte sich mit Akupressur, Aneurysmen, Hernien, Blasensteinen, Harnröhrenerkrankungen sowie Verrenkungen, und entwickelte eine Reihe von chir. Instrumenten (Aneurysmenkompressor, Tracheotom, Zystotom, Lithotriptor, Enterotom, Osteoklast).
W.: Collezione della memorie chirurgiche ed ostetriche, I–II, Bologna 1869.
Lit.: BLÄ 1935 V 832. – DBI 2016.

Robinson, J. O.
Biographische Daten konnten nicht ermittelt werden. 1980 am Department of Surgery, St Bartholomew's Hospital, London. 1986 Prof. für Chir. am Health Science Center in Dallas, TX.
E.: *R.-Drainage:* geschlossenes Schwerkraft-Drainagesystem mit Silikonschlauch und Beutel.
W.: Surgical drainage: an historical perspective, Brit. J. Surg. 73 (1986) 422–426. – J. O. R., A. A. Brown: A new closed drainage system, Brit. J. Surg. 67 (1980) 299–300.

Robinson, Samuel (* 1875 Augusta, ME; † 1947 Santa Barbara, CA)
Studium in Boston (Harvard), Abschluß 1902. Dort auch chir. WB (Massachusetts General Hosp.). 1909 Studienaufenthalt in Marburg (→ Sauerbruch; → Brauer). 1912–1915 in Clifton Springs, NY. 1915–1917 erster Leiter der Thoraxchir. an der Mayo-Klinik in Rochester, MN. Wegen der Folgen einer 1917 im Kriegsdienst erlittenen Pneumonie schied er 1918 aus dem akademischen Leben aus und war bis an sein Lebensende als Allgemeinchir. in Santa Barbara, CA, tätig. Der Pionier der Thoraxchir. in den USA nahm 1909 die erste Lobektomie wegen Bronchiektasen vor, entwickelte den künstlichen Pneumothorax bei Tuberkulose weiter und baute für Thoraxeingriffe eine Überdruckkammer nach Brauer für den Kopf des Patienten, wandte sich aber schon ein Jahr später der trachealen Überdruckbeatmung zu. Er war 1917 Gründungsmitglied der American Association for Thoracic Surgery und 1922 deren Präsident.
W.: Bronchiectasis and abscess of the lung, Boston Med. Surg. J. 34 (1911) 398. – F. Sauerbruch, S. R.: Investigations concerning the technique of lung resection with the application of both forms of differential pressure, Ann. Surg. 1 (1910) 320.
Lit.: J. G. Scannell, S. R., Pioneer thoracic surgeon (1875–1947), Ann. Thorac. Surg. 41 (1986) 692–699.

Robson, Sir Arthur William Mayo s. Mayo-Robson

Rockstroh, Heinz (* 15. 10. 1920 Aue, Sachsen; † 10. 3. 1987 Bad Homburg)
Studium in Berlin, Leipzig, Straßburg, Breslau, Hamburg und Tübingen, dort 1945 Prom. 1946–1951 chir. WB in Aue, danach dort OA. Ab 1957 in Halle (→ Mörl), dort Aufbau eines Nierenzentrums und Etablierung der Dialyse. 1962 Habil. 1969–1982 o. Prof. für Urologie in Halle (zwangsemeritiert), 1979–1982 Klinikdir. Er führte 1966 die erste Nierentransplantation (Lebendspende) in der DDR durch (Prioritätsstreit mit Berlin). Unter seiner Leitung wurde in Halle das zweite Nierentransplantationszentrum der DDR nach Berlin eingerichtet.
W.: H. R., K. Hasselbacher: Die Behandlung mit der künstlichen Niere. Der Hämodialysator nach Dr. C. Moeller, Arch. klin. Chir. 298 (1961) 441–443. – J. Schabel, H. R., E. Schlesinger u. a.: Rückblick auf 15 Jahre Dialysemanagement bei akutem Nierenversagen, Zschr. Urol Nephrol. 68 (1975) 879–883.
Lit.: B. Böttcher: Pionier der DDR-Medizin – Welche Schicksalsschläge Heinz Rockstroh ertragen musste, Mitteldt. Ztg. 28. 1. 2018.

Rodewald, Georg-Wilhelm (* 13. 3. 1921 Kiel; † 27. 6. 1991 Hamburg)
Nach Kriegsdienst und Gefangenschaft Studium und Prom. (1950) in Kiel. Danach am Physiol. Inst. Kiel. 1952–1958 chir. WB in Hamburg (→ Lezius, → Zukschwerdt), wo er mit dem Aufbau der Herzchir. beauftragt wurde. 1958/59 Studienaufenthalt in Stock-

holm (→ Crafoord; → Senning). 1958 Habil. 1965 ao. Prof. und Leitung der Abt. für Herzchir., 1969–1987 o. Prof. für Herzchir. in Hamburg. Schwerpunkte: Herzfehler, Herzschrittmacher, Myokardprotektion, experimentelle Kardiol. 1971 Mitbegründer und 1971–1974 erster Präsident der DGTHG.
W.: Über das Verhalten von Ventilation, Kreislauf u. Gasaustausch b. Lungenkranken vor u. während praeoperativer Pulmonalarterien-Blockung, Hamburg 1958. – Ten years continuous survey of cardiac surgery in the Federal Republic of Germany – an appreciation, Thorac. Cardiovasc. Surg. 36 (1988) 131–132. – G. R., H. J. Meffert, T. Emskötter u. a.: 'Head and heart'. Neurological and psychological reactions to open heart surgery, Thorac. Cardiovasc. Surg. 36 (1988) 254–261.
Lit.: CV 1980, 581. – K. Krümpelmann: Georg-Wilhelm Rodewald (1921–1991). Biografie eines Thorax-, Herz- u. Gefäßchir., med. Diss. Hannover 2008. – I. Rodewald: G. W. R. Briefe 1944–1970, Heidelberg 2017. – Döhler/Schröder/Debus 280f.

Rodgers, John Kearney (* 18. 10. 1793 New York; † 9. 11. 1851 New York)
Studium und Prom. (1816) in New York. Danach ophthalmol. WB in London. 1818 Demonstrator der Anat. in New York. 1820 dort Gründung einer Augenklinik. 1822–1851 Chir. am New York Hosp. Er führte 1826 die erste Knochennaht bei einer Pseudarthrose sowie 1845 die transskalenäre Ligatur der A. subclavia bei Aneurysma durch.
W.: Ligature of the left subclavian artery within the scalenus muscle for aneurysm, N. Y. J. med. coll. sci. 7 (1846) 219.
Lit.: E. Gurlt, Handbuch d. Lehre von den Knochenbrüchen, I, Berlin 1862, 495. – BLÄ 1935 IV 844.

Röderer, Johann Georg (* 15. 5. 1726 Straßburg; † 4 .4. 1763 Straßburg)
Studium in Straßburg, Paris, London, Leiden und Göttingen, Prom. 1750 in Straßburg. Dort chir. und geburtshilfl. WB. 1751 ao. Prof., für Geburtshilfe in Göttingen, 1753–1760 auch für Anat. und Chir. (Nachfolge → Haller). Sein Lehrbuch der Geburtshilfe ist das erste wissenschaftliche Lehrbuch auf diesem Gebiet von einem dt. Autor.
W.: Elementa artis obstetricae in usum praelectionum academicarum, Göttingen 1753.
Lit.: BLÄ 1935 IV 845f. – EM 1258.

Röding, Hans (* 3. 10. 1930 Nauen; † 31. 7. 1998 Potsdam)
Studium und Prom. (1955) in Berlin. 1956–1962 chir. WB in Forst und Potsdam, 1963–1970 in Magdeburg (→ Lembcke), dort 1966 Habil., 1974 Hon.-Prof. 1970–1996 CA der Chir. Klinik am Klinikum Ernst von Bergmann in Potsdam. 1991 Umhabilitation an die FU Berlin Benjamin Franklin. Schwerpunkte: Unfallchir., Katastrophenmed., Notfallmed., Verbrennungen. 1983 Präsident der Ges. für Chir. der DDR. Ständiger Vertreter der DDR bei der ISS. Mitherausgeber des *Zentralblatts für Chir.*
W.: Statistische Methoden in der klinischen Chirurgie, Zbl. Chir. 106 (1981) 129–141, 207–219. – Der Massenunfall, Leipzig 1983 (4. Aufl. 1990). – 100 von 1000 Jahren [Chir. Klinik des Klinikums „Ernst von Bergmann" Potsdam], Heidelberg 2011.
Lit.: H. Wolff, H. J. C. Wenisch: Nachruf für H. R., Mitt. DGCH 28 (1999) 307–308.

Röntgen, Wilhelm Conrad (* 27. 3. 1845 Lennep [zu Remscheid]; † 10. 2. 1923 München)
Studium in Utrecht und Zürich, dort 1869 Prom. 1870 Ass. am Physikalischen Inst. Würzburg, anschließend in Straßburg, dort 1874 Habil. 1875 Prof. für Mathematik und Physik an der Landwirtschaftlichen Akad. Hohenheim, 1876 o. Prof. für Physik in Straßburg, 1879 in Gießen, 1888 in Würzburg, 1900–1920 in München. Er revolutionierte als Physiker durch die Entdeckung der X-Strahlen am 8. 11. 1895 in Würzburg die gesamte chir. Diagnostik. Erhielt 1901 den erstmals verliehenen Nobelpreis für Physik. 1913 Ehrenmitglied der DGCH.

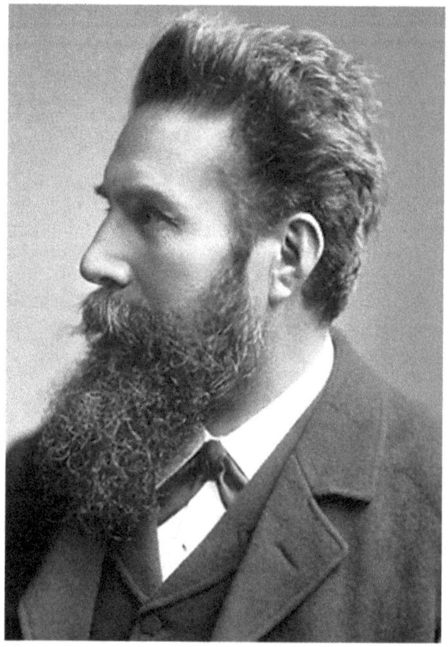

W.: Über eine neue Art von Strahlen. Vorläufige Mittheilung, Sitz.ber. physik.-med. Gesellsch. Würzburg (1895) 132–141. – Eine neue Art von Strahlen. II. Mittheilung, Sitz.ber. physikal.-med. Gesellsch. Würzburg (1896) 11–19.
Lit.: A. Schedel, G. Keil: Der Blick in den Menschen. W. C. R. u. seine Zeit, München - Wien - Baltimore 1995. – NDB 21 (2003) 732–734. – EM 1258f.
Abb.: s. Abb.-Verzeichnis.

Röpke, Wilhelm Konrad (* 15. 10. 1873 Sögel, Bez. Bremen; † 6. 10. 1945 Wuppertal)
Studium in Göttingen, Kiel und Jena, dort 1899 Prom. 1900–1912 chir. WB in Jena (→ Riedel; → Lexer). 1905 Habil., 1910 ao. Prof. mit Lehrauftrag für orthop. Chirurgie. 1912–1945 CA der Chir. Abt. des Städt. KH Wuppertal-Barmen. Schwerpunkte: Knochen- und Gelenkchir., Nervenchir., Rückenmarkstumoren, Klumpfuß, Gallengangschir., Ösophagusersatz durch Magenhochzug. 1933 Präsident der DGCH.

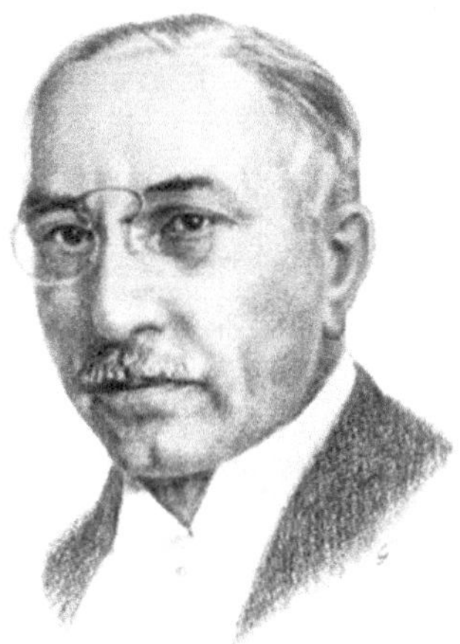

W.: Ein neues Verfahren für die Gastrostomie u. Oesophagoplastik, Zbl. Chir. 39 (1912) 1569–1571.
Lit.: CV 1938, 548f. – Bürkle de la Camp/Linder. – Steinau/Bauer 1–13.
Abb.: s. Abb.-Verzeichnis.

Roger Frugardi [von Salerno; Rüdiger Frügard] (* vor 1140 Lombardei; † vor 1195)
Nach fundierter Ausbildung in den Techniken der oberitalienischen Chir. und dem Studium der salernitanischen Medizinliteratur wirkte und lehrte er als Chir. in Parma, wo er lat. Vorlesungen hielt. Das über arabische Vermittlung nach Salerno gelangte und von ihm durch eigene Erfahrung bereicherte chir. Wissen wurde durch seinen Schüler → Guido d'Arezzo zusammengefaßt und um 1180 niedergeschrieben. Das entstandene umfangreiche Handbuch der Chir. (*Cyrurgia*) gilt als erstes eigenständiges Dokument der europäischen Chir. und wurde zum einflußreichsten Text des mal. chir. Schrifttums. Es wurde mehrfach ergänzt, bearbeitet und erweitert („Rogerglossen").
W.: Sudhoff II 148–236.
Lit.: Gurlt I 701f. – W. Löchel, Die Zahnmed. Rogers u. d. Rogerglossen, med. Diss. Würzburg 1976. – VL VIII 140–153. – EM 1261f.

Rohlederer, Otto (* 8. 11. 1908 Nürnberg; † 17. 2. 1971 Kiel)
Studium in Rostock und München, dort 1938 Prom. Seit 1933 in der SA, wurde er Sturmbannarzt und Arzt der Hitlerjugend. Orthop. WB 1934/35 in Berlin (→ Kreuz), 1935–1937 in Königsberg, 1937–1944 in Berlin., hier 1941 Habil. 1944/45 Leiter der Orthop. Abt. der Chir. Univ.-Klinik Breslau. 1945/46 Ltg. eines Ausweich-KH in Berlin und Vorlesungstätigkeit an der Univ. Ab 1948 in Eßlingen a. Neckar, erhielt dort jedoch keine Zulassung. 1951 Niederlassung als Orthop. mit Op.-Tätigkeit an der Klinik für Sportverletzte. 1955–1971 Dir. der Orthop. Klinik Kiel, 1962 o. Prof. 1970 Präsident der DGOOC.
W.: Der gegenwärtige Stand unserer Kenntnis zur angeborenen Luxation, Zschr. Orthop. 80 (1951) 278–288. – Unbefriedigende Erfolge nach Beinbrüchen, Beitr. Orthop. Traumatol. 14 (1967) 697–700.
Lit.: [E. J.] Henßge: In memoriam O. R.: Zschr. Orthop. Grenzgeb. 109 (1971) 363–364.

Roland von Parma [Rolando Capelluti] (* um 1170; † zwischen 1240 und 1250)
Schüler → Roger Frugardis und → Guidos d'Arezzo in Parma. Seit Anfang des 13. Jhs. Wundarzt und Lehrer der Chir. in Bologna, wo er als Kollege und Konkurrent → Ugos dei Borgognoni wirkte. Er versah um 1200 die *Chirurgie* von Roger Frugardi mit *notulae*, verfaßte um 1220 einen Roger-beeinflußten *Libellus de chirurgia* und um 1240 eine vollständige Neubearbeitung der Roger-*Chirurgie* (*Rolandina*) einschließlich Neugliederung, die bis zum Erscheinen der der *Wundarznei* → Brunos von Longoburgo an der Spitze des abendländischen chir. Schrifttums stand.
W.: Chirurgia Rolandina (Druck Bergamo 1498).
Lit.: Gurlt I 702. – BLÄ 1935 IV 860. – VL VIII 142–144. – LexMA VII 957f. – Sachs III 331–337. – EM 1263.

Rolando, Silvio († 1941?)
Der Allgemeinchir. in Mailand mit Spezialisierung auf urol. Chir. beschrieb die nach ihm benannte Fraktur anhand mehrerer Fälle.
E.: *R.-Fraktur:* T- oder Y-förmige intraartikuläre Fraktur der Basis des I. Mittelhandknochens.
W.: Fracture de la base du premier métacarpien et principalement sur une variété non encore decrité, Presse Méd. 33 (1910) 303–304.
Lit.: Hunter/Peltier/Lund 832. – L. F. Peltier: S. R., Clin. Orthop. 327 (1996) 4.

Rollett, Georg **Anton** (* 2. 8. 1778 Baden b. Wien; † 19. 3. 1842 Baden b. Wien)
Handwerkschir. Ausbildung in Baden. Ab 1795 Ass. am Wiener Allg. KH und akadem. WB. 1796 Mag. chir., 1798 Mag. obstet., ließ er sich 1799 in Piesting b. Baden und 1801 in Baden selbst als Wundarzt nieder. Die Bestände seiner zoologisch-botanischen sowie ethnographisch-kulturhistorischen Sammlung wurden 1867 der Stadt Baden überlassen und bilden den Grundstock des Badener Rollettmuseums.
W.: Med.-chir. Archiv von Baden in Nierderösterreich, Wien 1805.
Lit.: BLÄ 1935 IV 864. – BEdM II 507.

Romich, Siegfried (* 3. 8. 1882 Wien; † 30. 12. 1943 Wien)
Studium und Prom. (1909) in Wien. Danach Ass. am Diakonissen- und am Maria-Theresia-Spital, ab 1914 orthop. WB in Wien. Im I. Weltkrieg u. a. in Istanbul tätig, wo er orthop. Versorgungseinrichtungen etablierte. Ab 1919 wieder in Wien (→ Spitzy), 1921–1923 Dir. der staatl. Volksheilstätte in Grimmenstein (Niederösterreich). 1923 Privatpraxis in Wien. 1933 Habil. für Orthop., 1939 ao. Prof.
W.: Konstitution u. Orthop., Stuttgart 1929. – Alltagsorthop. des praktischen Arztes, Wien 1936 (2. Aufl. 1938).
Lit.: BEdM II 508.

Roretz, Albrecht von (* 19. 12. 1846 Wien; † 20. 7. 1884 Obersievering)
Studium und Prom. (1872) in Wien. Anschließend chir. WB in Wien (→ Billroth). 1874 als Botschaftsarzt in Japan, dort 1876 in Nagoya Prof. für Chir. am Aichi Medical College und 1880 Prof. für Med. und Dir. des KH in Yamagata. 1883 zurück in Wien. Er zählt zu den Wegbereitern des mod. Gesundheitswesens in Japan. Seine Sammlung japanischer Samurai-Schwerter befindet sich im Museum der Stadt Steyr.
Lit.: BEdM II 508.

Rose, Edmund (* 10. 10. 1836 Berlin; † 31. 5. 1914 Berlin)
Studium in Berlin und Würzburg, Prom. 1858 in Berlin. Anschließend Studienreise. 1861–1864 chir. WB in Berlin (→ R. Wilms), 1865 Habil. für Chir. und Augenheilkunde. 1866 im Krieg gegen Österreich Truppenarzt. 1867–1881 o. Prof. für Chir. in Zürich. 1870/71 Kriegseinsatz v. a. im Barackenlazarett Berlin. 1881 o. Hon.-Prof. in Berlin und Dir. der Chir. Abt. am KH Bethanien. Er entwickelte die von ihm so genannte „offene Wundbehandlung" und erfand einen „Farbenmesser" zur Diagnostik der fehlerhaften Farbenerkennung. Er war Mitherausgeber der *Deutschen Zeitschrift für Chir.* 1882 Mitglied der Leopoldina. 1886 Mitbegründer der Berliner Chir. Gesellschaft.
W.: Beobachtungen über den Bauchschnitt, 1867. – Delirium tremens und Delirium traumaticum, Stuttgart 1884.
Lit.: BLÄ 1901, 1415–1417. – Winau/Vaubel 76. – Killian 389f. – BEdM II 509

Rosegger, Sepp (* 20. 2. 1874 Graz; † 16. 8. 1948 Langenwang, Steiermark)
Sohn des Schriftstellers Peter R. Studium und Prom. (1900) in Graz. 1901 Niederlassung in Langenwang. Im I. Weltkrieg Chir. am Reservespital Leoben. Er wurde v. a. als Komponist bekannt.
Lit.: BEdM II 509.

Rosenbach, Friedrich Julius (* 16. 12. 1842 Grohnde b. Hameln; † 6. 12. 1923 Göttingen)
Studium der Chemie und Physik, später Medizin in Heidelberg, Göttingen und Berlin; Studienreisen nach Wien und Paris. Prom. 1867 in Göttingen. Chir. WB in Göttingen (→ W. Baum). 1870/71 Kriegsdienst. 1872 Habil., 1877 ao. Prof. und Leiter der Chir. Poliklinik in Göttingen. Schwerpunkte: Bakterielle Wund-, Knochen- und Gelenkinfektionen, Antisepsis. Er isolierte *Streptococcus pyogenes* und gab die erste vollständige Beschreibung von *Staphylococcus pyogenes* mit Unterscheidung zwischen *albus* und *aureus*.
E.: *R.-Erkrankung:* Erysipeloid (Schweinerotlauf).
W.: Mikro-Organismen bei den Wund-Infections-Krankheiten des Menschen, Wiesbaden 1884. – Erysipeloid, Arch. klin. Chir. 36 (1887) 346.
Lit.: BLÄ 1933 II 1321. – Ärztelex. 270. – BEdM II 509.

Rosenmüller, Johann Christian (*25. 5. 1771 Leipzig; † 28. 2. 1820 Leipzig)
Studium in Leipzig und Erlangen. 1794 Prosektor der Anat. in Leipzig, 1797 Prom. 1802–1812 o. Prof. für Anat. und Chir. in Leipzig, nach der Trennung beider Fächer 1812–1820 Prof. für Anat. 1804–1809 außerdem Physikus der Univ.
E.: *R.-Grube:* Schleimhauttasche an der Pharynx-Hinterwand (Recessus pharyngeus). – *R.-Drüse:* Lymphknoten in der Lacuna vasorum.
W.: Chir.-anat. Abbildungen für Ärzte u. Wundärzte, I–III, Weimar 1805–1807.
Lit.: ADB 29 (1889) 221f. – BLÄ 1935 IV880f. – Killian 138. – Sachs IV 142.

Rosenstein, Paul (* 26. 7. 1875 Graudenz, Westpreußen; † 21. 9. 1964 Rio de Janeiro)
Studium in Berlin und Königsberg, dort Prom. 1898. Danach Ass. am Pathol. Inst., an der Univ.-Frauenklinik und an der Chir. Univ.-Klinik in Königsberg (→ Eiselsberg) sowie in Berlin (→ Israel). 1905 Niederlassung als Chir. in Berlin, 1908–1923 Ltg. einer eigenen chir. Klinik sowie 1909–1917 der Chir. Abt. des Hasenheide-KH in Berlin. 1917 Leiter der Chir. Poliklinik, 1923 der Chir. Abt. am KH der jüdischen Gemeinde in Berlin. Schwerpunkte: Abdominalchir., Chir. der Harnorgane, Gefäßchir. 1938 in die USA, von dort 1940 nach Brasilien (Rio de Janeiro) emigriert.
E.: *R.-Zeichen:* Mesenterialdruckschmerz bei Appendizitis.
W.: Mesenterialdruckschmerz b. Appendizitis, Zbl. Chir. 47 (1930) 644. – Narben bleiben zurück [Autobiographie], München 1954
Lit.: BLÄ 1933 II 1325. – Winau/Vaubel 77. – BEdM II 511.

Roser, Karl (* 30. 12. 1856 Marburg; † 16. 5. 1905 Wiesbaden, Freitod)
Sohn von → Wilhelm R. Studium in Leipzig, Tübingen, Berlin und Halle; Prom. 1881 in Marburg. Chir. WB 1881–1889 in Marburg (→ W. Roser) und Halle (→ R. Volkmann), 1885 Habil. in Marburg. 1889 Dir. des Landes-KH in Hanau. 1891 Niederlassung als Chir. in Wiesbaden.
W.: Beiträge zur Lehre vom Klumpfuße u. vom Plattfuße, Kassel - Berlin 1885. – Wilhelm Roser, ein Beitrag zur Geschichte d. Chir., Wiesbaden 1892.
Lit.: BLÄ 1933 II 1326. – BEdM II 512.

Roser, Wilhelm Ferdinand (* 26. 3. 1817 Stuttgart; † 16. 12. 1888 Marburg / Lahn)
Studium und Prom. (1838) in Tübingen. Anschließend Studienreise nach Würzburg, Halle, Wien und Paris. 1841 Habil. in Tübingen. 1846 Oberamtswundarzt in Reutlingen. 1850–1888 o. Prof. für Chir. in Marburg. Schwerpunkte: Verbesserung der Op.-Technik und des chir. Instrumentariums. Er war Mitbegründer des *Archivs für physiologische Heilkunde*, das sich gegen die naturphilosophische und naturhistorische Auffassung der Medizin seiner Zeit wendete. Seine didaktisch einprägsamen Lehr- und Handbücher machten ihn zu einem der bedeutendsten Chirurgen seiner Zeit.

E.: R.-[→]Nélaton-Linie: Verbindungslinie auf der Körperoberfläche zwischen Spina iliaca anterior superior und Tuber ossis ischii bei gebeugtem Hüftgelenk des auf der Seite liegenden Patienten, unterhalb derer die Spitze des Trochanter major femoris im Normalfall liegt. – *R.-Braun-Zeichen:* Bei Rückenmarksoperationen pulsiert die freigelegte Dura nicht über einem Krankheitsherd. – *R.-Mundsperrer:* zangenartiges arretierbares Instrument, das durch Schließen der Handgriffe die Kiefer auseinanderdrängt.
W.: Handbuch d. anat. Chir., Tübingen 1844 (8. Aufl. 1884). – Allg. Chir., Tübingen 1845. – Chir.-anat. Vademecum, Stuttgart 1847 (7. Aufl. 1889).
Lit.: BLÄ 1901, 1428f. – Leiber/Olbert 366f. – Killian 226. – BEdM II 512. – Sachs IV 150. – EM 1265.

Ross, Donald Nixon (* 4. 10. 1922 Kimberley, Südafrika; † 7. 7. 2014 London)
Studium und Prom. (1946) in Kapstadt. Chir. WB ab 1949 in England (Bath, Bristol) und ab 1953 am St. Guy's Hosp. in London, dort 1954 Thoraxchir. und 1958 Herzchir., 1963 auch am National Heart Hosp. 1970 Dir. der Abt. für Chir. am Inst. für Kardiologie. Der Pionier der britischen Herzchir. operierte 1954 am offenen Herzen unter Blutstromkühlung, entwickelte 1967 die nach ihm benannt Op. und nahm 1968 die erste Herztransplantation in Großbritannien, die 10. weltweit vor, der Patient überlebte 46 Tage.
E.: R.-Op.: Ersatz der Aortenklappe durch die patienteneigene Pulmonalklappe, die dann durch eine Kunstklappe ersetzt wird.
W.: Venous cooling: a new method of cooling the blood-stream, Lancet 263 (1954) 1108–1109. – Homograft replacement of the aortic valve, Lancet 1962/II 487. – Replacement of aortic and mitral valves with a pulmonary autograft, Lancet 290 (1967) 956–958. – Heart transplant experience, Laval méd. 41 (1970) 161–163.
Lit.: NN: D. R. Obituary, The Telegraph v. 23. 7. 2014.

Rossetti, Mario (* 12. 9. 1926 Biasca, Tessin; † 7. 12. 2007 Basel)
Studium und Prom. (1950) in Basel. WB Inn. Med. in Bellinzona, Radiol. in Basel, 1954–1974 Chir. in Basel (→ Nissen; → Allgöwer), dort 1963 Habil., 1969 ao. Prof. 1975–1991 CA der Chir. Klinik am Kantonsspital Liestal. 1985 Chefchir. der Schweizer Armee. Schwerpunkte: Ösophaguschir., Refluxkrankheit, Katastrophenmed., Notfallmed. Intensive Forschungen machten ihn zu einem international ausgewiesenen Experten der Refluxkrankheit.
E.: Fundoplicatio n. Nissen-R.: Einengung des unteren Ösophagusendes durch aus Vorder- und Hinterwand des Magenfundus gebildeter Manschette bei Insuffizienz des unteren Ösophagusverschlusses.
W.: R. Nissen, M. R.: Die Behandlung d. Hiatushernien u. Refluxösophagitis mit Gastropexie u. Fundoplicatio. Indikation, Technik u. Ergebnisse, Stuttgart 1959 (2. Aufl. 1981). – Die Refluxkrankheit des Oesophagus. Klinik, Komplikationen, Behandlung, Stuttgart 1966. – R. Lanz, M. R. (Hgg.): Katastrophenmed., Stuttgart 1979.
Lit: CV 1980, 588–591. – D. Liebermann-Meffert, S. Nadjafi: In memoriam M. R. (1926–2007), Chirurg 79 (2008) 375f.

Rost, Franz (* 28. 5. 1884 Naumburg; † 23. 2. 1935 Mannheim)
Studium in Tübingen, Leipzig, Königsberg, Straßburg und Heidelberg, dort 1908 Prom. Nach WB in Bakteriologie, Innerer Med., Anat. und Pathol. chir. WB in Heidelberg (→ M. Wilms, → Enderlen), dort 1914 Habil. (1919 ao. Prof.). 1923–1935 CA der Chir. Abt. am Städt. KH Mannheim.
W.: Pathol. Physiol. des Chirurgen, 1920 (3. Aufl. 1925).
Lit.: CK 1926, 276. – BLÄ 1933 II 1329f. – BEdM II 512.

Rostock, Paul Ludwig Ernst (* 18. 1. 1892 Kranz, Kr. Meseritz, Prov. Posen; † 17. 3. 1956 Bad Tölz)
Studium in Greifswald und Jena, dort 1922 Prom. Chir. WB 1922–1927 in Jena (→ Guleke), 1927–1933 in Bochum (→ Magnus), 1933–1936 in Berlin (Magnus), dort 1934 Habil., 1936 ao. Prof. Ab 1936 komm. Lehrstuhlvertretung an der I. Chir. Univ.-Klinik Berlin, dort 1941–1945 o. Prof. für Chir. 1942 Beratender Chir. bei der Heeressanitätsinspektion. 1943–1945 Leiter des „Amts für med. Wissenschaft und Forschung", 1944 Generalarzt. Als hochrangiger NS-Arzt im Nürnberger Ärzteprozeß wegen Mitwirkung an verschiedenen Versuchsreihen angeklagt, jedoch freigesprochen. 1948–1953 CA des Versehrten-KH Possenhofen am Starnberger See, 1953–1956 CA des Versehrten-KH Bayreuth.
W.: Lehrbuch d. spez. Chir., Leipzig 1943. – Kompendium d. Chir., Berlin 1948.
Lit.: CV 1938, 554–556. – Winau/Vaubel 78. – Killian 353. – Sachs IV 29. – Steinau/Bauer 69–73.

Ròta, Giovanni Francesco (* um 1520 Bologna; † 7. 5. 1558 Bologna)
Studium und Prom. (1547) in Bologna, anschließend Prof. für Anat. und Chir. in Bologna. Wie → Maggi nahm er 1551 als Feldarzt der päpstlichen Truppen an der Belagerung von Parma und Mirandola teil, bei der Beurteilung der Schußwunden stellt er sich jedoch gegen jenen und teilt die überkommene Ansicht der verbrannten und vergifteten Wunde.
W.: De bellicorum tormentorum vulnerum natura et curatione liber, Bologna 1555. – De vulneribus sclopetorum, Bologna 1556.
Lit.: Gurlt II 323–328. – BLÄ 1935 IV 888.

Rothmund, Franz Christoph von (* 28. 12. 1801 Dettelbach, Unterfranken; † 30. 11. 1891 München)
Studium in Würzburg und Berlin, dort Prom. 1824 (chir. Ausbildung bei → Kajetan Textor und → Graefe). Danach Gerichtsarzt in Miltenberg, anschließend in Volkach. 1843–1871 o. Prof. für Chir. in München. Schwerpunkt: Hernienchir. Er führte am 25.1.1847 eine der ersten Äthernarkosen im deutschen Sprachraum durch.
W.: Über Radical-Operation beweglicher Leistenbrüche, München 1853.
Lit.: BLÄ 1901, 1436. – Killian 377. – BEdM II 514. – Sachs IV 154.

Rotter, Josef (* 21. 1. 1857 Gläsendorf b. Mittelwalde, Schlesien; † 29. 9. 1924 Berlin)
Studium in Breslau, Halle, Kiel und Würzburg, dort 1881 Prom. Danach chir. WB in Würzburg (→ Maas) und 1884–1887 in Berlin (→ Bergmann). 1888–1890 Ltg. einer privaten Chir. Klinik in München. 1890–1924 CA der Chir. Abt. am St.-Hedwig-KH in Berlin. Im I. Weltkrieg Beratender Chir. und Generalarzt. Schwerpunkte: Chir. des Mammakarzinoms, Abdominalchir.
E.: *[→]Halsted-R.-[→]Heidenhain-Op.*: Radikale Op. des Mammakarzinoms mit Teilentfernung des M. pectoralis und der axillären Lymphknoten. – *R.-Lymphknoten*: Lymphknotengruppe zw. M. pectoralis major und minor, die bei Mamma-Karzinomen bereits frühzeitig Metastasen aufweisen.
W.: Günstigere Dauererfolge durch ein verbessertes Operationsverfahren der Mammakarzinome, Berlin. klin. Wschr. 4 (1896) 69–72, 99–101. – Über Perityphlitis, Berlin 1896. – Die Krankheiten des Mastdarms u. des Afters, Stuttgart 1903.
Lit.: BLÄ 1933 II 1333. – Leiber/Olbert 368. – Winau/Vaubel 79. – R. Winkler: Die Entwicklung d. Chir. des Mammakarzinoms durch J. R., Zbl. Chir. 122 (1997) 128f.

Rousset, François (Rossetus) (16. Jh.)
Studium in Montpellier. Er war Leibarzt des Prinzen Jakob von Savoyen und Freund → Parés. Er ist bekannt durch seine Schrift über den Kaiserschnitt, in der er sich auch für die Durchführung des hohen Steinschnittes ausspricht und Vorschläge zur Verbesserung der Technik macht.
W.: Traité nouveau de l'hysterotomie ou enfantement césarien, Paris 1581.
Lit.: Gurlt II 849–861. – BLÄ 1935 IV 899.

Roux, César (* 23. 3. 1857 Mont-la-Ville, Kt. Waadt, Schweiz; † 21. 12. 1934 Lausanne)
Studium in Lausanne und Bern, dort 1880 Prom. 1880–1883 chir. WB in Bern (→ Kocher). 1883–1887 als praktischer Arzt in Lausanne niedergelassen. 1887 CA der Chir. Abt. am Kantonsspital Lausanne. 1890 mit Gründung der Univ. Lausanne Prof. für Chir., 1893–1926 o. Prof. für Chir. Der Anhänger der Frühoperation der Appendizitis begann 1892 die später nach ihm benannte Y-Schlinge anzulegen, nahm 1888 die erste Verlagerung der Tuberositas tibiae bei rezidivierender Patellaluxation vor, führte 1907 erstmals einen Ösophagusersatz mit Dünndarm durch und resezierte 1926 als erster erfolgreich ein Phäochromozytom (wie → Ch. H. Mayo).
E.: *R.-Y-Anastomose:* Y-förmige End-zu-Seit-Jejuno-Jejunostomie zur Passagerekonstruktion nach Magenresektion. – *R.-Op.:* Medialisierung der Patella durch Verlagerung der Tuberositas tibiae.
W.: Sur la pérityphlite, Lausanne 1893. – De la gastroentérostomie. Etude basée sur les opérations pratiqués du 21 juin au 1er septembre 1896, Rev. Gynec. Chir. Abdom. 1 (1897) 67–122. – Les anastomoses intestinales et gastro-intestinales, Rev. Gynec. Chir. Abdom. 4 (1900) 87–96. – L'oesophago-jéjuno-gastrostomose. Nouvelle opération pour rétrécissement infranchissable de l'oesophage, Sem. Méd. 27 (1907) 37–40.
Lit.: BLÄ 1933 II 1334. – Sachs III 210f. – S. Dhayat, J. C. Renggli, N. Dhayat u. a.: Zum 150. Geburtstag v. C. R. (1857–1918), Chirurg 78 (2007) 155–160.

Roux, Philibert Joseph (* 26. 4. 1780 Auxerre; † 23. 3. 1854 Paris)
1795–1797 im Militärsanitätsdienst tätig, danach Studium in Paris und Prosektor bei → Bichat. Nach dessen Tod 1802 Vorlesungen zur Anat., Physiol. und Chir. 1807 Chir. am Hôp. Beaujou, 1810 an der Charité. 1814 Studienreise nach England. 1820 Prof. für Chir. 1835–1854 o. Prof. für Chir. am Hôtel-Dieu (Nachfoge → Dupuytren, mit dem er lange Jahre konkurrierte). Er entwickelte 1819 eine Methode zum Verschluß der Gaumenspalte, erfand 1830 eine Technik zur Knochenresektion und nähte 1832 als erster einen Dammriß.
E.: *R.-Haken:* an beiden Enden umgeschlagener breitflächiger stumpfer Bauchdeckenhaken.
W.: Observation sur une division congénitale du voile du palais et de la luette guérie au moyen d'une opération analogue à celle de bec-de-lièvre, J. univ. Sc. méd. 16 (1819) 356. – Résection des os, Rev. Méd. franç. étrang. 37 (1830) 8–13. – Mémoire sur la restaureation du périnée chez la femme dans les cas de division ou la rupture complète de cette partie, Gaz. méd. (Paris) 2 (1834) 17–22.
Lit.: BLÄ 1935 IV 900f. – EM 1271.

Rovsing, Niels **Thorskild** (* 26. 4. 1862 Flensburg; † 14. 1. 1927 Kopenhagen)
Studium und Prom. (1889) in Kopenhagen. Nach chir. WB 1892–1902 Chir. am Louise-Kinderspital und 1896–1900 am Rotkreuzspital. 1899 Prof. der operativen, 1904–1925 der klinischen Chir. und Chef der Chir. Klinik am Frederiks-Hosp. in Kopenhagen. Dank seiner Initiative zur Verbesserung der chir. Versorgung wurde 1910 das Rigshospital eröffnet. Schwerpunkte: urol. Chir., Abdominalchir. 1908 Mitbegründer der Dänischen Chir. Gesellschaft.
E.: *R.-Zeichen:* Schmerzen im rechten Unterbauch bei retrogradem Ausstreichen des Kolons bei Appendizitis. – *R.-Syndrom:* Periumbilikaler Schmerz bei Hufeisenniere durch Gefäßkompression, verstärkt bei Dorsalflexion der Wirbelsäule.
W.: Indirektes Hervorrufen des typischen Schmerzes an McBurney's Punkt, Zbl. Chir. 34 (1907) 1257–1259.
Lit.: NN: N. T. R., Brit. Med. J. 1927/I 265. – BLÄ 1933 II 1336. – Leiber/Olbert 368f.

Rowbotham, Edgar Stanley (* 8. 5. 1890 London; † 10. 4. 1979 Madeira)
Studium in London (Abschluß 1915), danach Kriegsdienst. Führte bei der Versorgung von Gesichts- und Kieferverletzungen 1920 zusammen mit → Magill die Intubationsnarkose als Standardmethode ein und verbesserte die Intubationsmethoden. Er war gleichzeitig Anästhesist an verschiedenen Londoner Kliniken und bis 1955 als Allgemeinarzt niedergelassen.
W.: E. S. R., I. W. Magill: Anesthetics in the plastic surgery for face and jaws, Proc. roy. Soc. Med. 14 (1921) 17–27.
Lit.: H. A. Condon, E. Gilchrist: S. R. Twentieth century pioneer anaesthetist, Anaesthesia 41 (1986) 46–52.

Roy-Camille, Raymond (* 25. 4. 1927 Fort-de-France, Martinique; † 14. 7. 1994 Paris)
Studium und Prom. (1957) in Paris. 1952–1958 dort anat. und chir. WB. 1958–1960 Chir. an der Klinik für Kinderchir. und Orthop., 1960–1966 am Hôp. Raymond Poincaré in Garches (→ R. Judet), 1962–1970 dort Dozent für orthop. Chir. 1970–1975 Dir. der Abt. für Traumatol. und Orthop. am Hôp. Intercommunal in Poissy. 1976–1992 Dir. der Orthop. und Traumatol. am Hôp. Pitié-Salpêtrière in Paris. Der Spezialist für die Chir. der Wirbelsäule inaugurierte 1963 das Konzept der pedikulären Schraubenverankerung zur Stabilisierung der Wirbelsäule.
W.: Osteosynthesis of dorsal, lumbar, and lumbosacral spine with metallic plates screwed into vertebral pedicles and articular apophyses, Presse Méd. 78 (1970) 1447f.
Lit.: C. Mazel: In memoriam R. R.-C., Chir. Organi Mov. 79 (1994) 445–447. – J. W. S., M. H.: R. R.-C. 1927–1994, J. Bone Jt. Surg. 78-A (1996) 1449.

Rudolph, Johann Philipp Julius (* 7. 12. 1729 Marburg; † 5. 3. 1797 Erlangen)
Ausbildung als Handwerkschir. in Marburg, anschließend Feldscher in Kassel. Nach kurzem Studium in Straßburg ab 1746 als Feldscher in französischen Feldspitälern. 1754 zurück in Marburg, begab er sich nach Holland und dessen Überseegebiete und war in Indonesien, Japan, China sowie Indien wundärztlich tätig. 1765 wieder in Holland, anschließend wandte er sich in Erlangen der akadem. Med. zu. 1768 Prom., 1769 ao. Prof., 1771–1797 o. Prof. für Chir. in Erlangen. 1790 Mitglied der Leopoldina.
W.: Tumorem cancrosum singularem amputatione feliciter sanatum, Erlangen 1770.
Lit.: BLÄ 1935 IV 911. – Killian 307. – Sachs IV 62f. – BEdM II 516.

Rudtorffer, Franz Xaver Ritter von (* 8. 2. 1760 Wien; † 13. 2. 1833 Wien)
Nach wundärztlicher Ausbildung ab 1777 Studium in Wien, 1779 Mag. chir. 1784 Sekundarwundarzt am Allg. KH in Wien, 1793 Primarwundarzt für alle med. Abteilungen des KH. 1801 Ltg. der II. Chir. Abt. einschließlich Lehrtätigkeit. 1808 Dr. med. durch die Univ. Würzburg aufgrund seiner Publikationsleitungen. Im Krieg 1809 machte er sich um die Verwundetenversorgung verdient und wurde geadelt. 1810–1821 o. Prof. für theoretische Chir. 1823 Zusammenstellung einer Sammlung chir. Instrumente für die Univ. Wien. Schwerpunkte: Leisten- und Schenkelhernien, Steinschnitt, chir. Instrumentenlehre.
W.: Über die einfachste u. sicherste Operationsmethode eingesperrter Leisten- u. Schenkelbrüche, I–II, Wien 1805–1808. – Abhandlung üb. die Op. des Blasensteins nach Pajola's Methode, Wien 1808. – Armamentarium chirurgicum selectum oder Abbildung und Beschreibung d. vorzüglichsten älteren u. neueren chir. Instrumente, Wien 1817.
Lit.: ADB 29 (1889) 584–586. – BLÄ 1935 IV 913. – BEdM II 516.

Rueff (Ruoff, Ruff, Ryff), **Jakob** (* ~1500 wohl Königsegg b. Ravensburg; † 1558 Zürich)
Handwerkschir. Ausbildung wohl in Zürich. Ab 1525 als Wundarzt, später auch Autor von Passionsspielen in Zürich tätig. Spätestens 1532 erlangte er das Bürgerrecht und wurde 1552 zum „Stadtschnittarzt" von Zürich bestellt. Außerdem war er Geburtshelfer und Hebammenlehrer. In seinem hochangesehenen Lehrbuch der Geburtshilfe bildet er erstmals die wirklichen anat. Verhältnisse ab, betont die Bedeutung anat. Kenntnisse auch für Hebammen und weist als erster auf die Komplikationen durch eine Plazenta praevia hin. Außerdem stammt von ihm eine chir. Instrumentenlehre und ein Rezeptbuch für die chir. Behandlung von Oberflächenaffektionen.
W.: Ein schön lustig Trostbüchle von den Empfengknussen und Geburten der Menschen, Zürich 1554.
Lit.: Gurlt III 235–238. – BLÄ 1935 IV 914. – EM 1274. – NDB 22 (2005) 216f.

Rütt, August (* 31. 5. 1918 Mehlem, Rhld.; † 26. 7. 2000 Würzburg)
Studium (unterbrochen durch Kriegsdienst) in Bonn und Berlin, Prom. 1943 in Bonn. Anschließend chir. WB in Köln, 1950–1962 orthop. WB in Köln (→ M. Hackenbroch), 1956 Habil., 1962 ao. Prof. 1962–1986 o. Prof. für Orthop. und Dir. der Orthop. Klinik König-Ludwig-Haus in Würzburg. Schwerpunkte: Skoliose, Gelenkrekonstruktion, Fußdeformitäten, Geschichte der Orthop. Er übernahm von → Niederecker die Leitung des Dtsch. Orthop. Geschichts- und Forschungsmuseums, das er weiter ausbaute. 1977 Präsident der DGOOC.
W.: Osteochondrosis dissecans des Sprunggelenkes, Zschr. Orthop. 92 (1960) 465–467. – Zur Ätiopathogenese der aseptischen Auslockerung von Hüftgelenktotalendoprothesen, Arch. orthop. Unfall-Chir. 88 (1977) 139–152. – Geschichte d. Orthop. im dt. Sprachraum, Stuttgart 1993.
Lit.: W. Leger: A. R. zum 60. Geburtstag, Zschr. Orthop. Grenzgeb. 116 (1978) 157f.

Rufus von Ephesos (* ~80 Ephesos; † ~150)
Griech. Arzt, der wohl in Ephesos ausgebildet war und dort auch praktizierte, der sich jedoch auch lange Zeit in Ägypten aufgehalten haben muß. Seine Schriften sind z. T. im Original, z. T. in Fragmenten bei → Oreibasios, → Paulos v. Aegina u. a. überliefert. Auf der Sektion von Affen beruht seine Entdeckung des Sehnervenkreuzung (Chiasma opticum), der Linsenkapsel und der Unterscheidung von sensiblen und motorischen Nerven. Neben verschiedenen Krankheitsbeschreibungen (Lepra, Beulenpest, Wundrose, Gelenkkrankheiten, Nieren- und Blasenkrankheiten) beschreibt er die chir. Blutstillung und Steinoperationen. Erstmalig findet sich bei ihm eine Anleitung zur Anamneseerhebung.
W.: Ch. Daremberg, Ch. E. Ruelle: Oeuvres de Rufus d'Ephèse ..., Paris 1879.
Lit.: Gurlt I 421–428. – BLÄ 1935 IV 919f. – Pauly IV 1467f. – Leven 759–761. – EM 1274–1276.

Rumel, William Ray (* 25. 3. 1911 Salt Lake City; † 22. 9. 1977 Salt Lake City)
Studium in Salt Lake City und Chicago, Abschluß 1936. Thoraxchir. WB in Boston (→ Overholt). 1940 Niederlassung als erster Thoraxchir. Utahs in Ogden, zwei Jahre später in Salt Lake City, wo er 1953 eine berühmte Herz- und Thoraxklinik gründete und zum Pionier der Herzchir. in Utah wurde, dessen Name mit einer Reihe von Op.-Methoden, bes. der Kommissurotomie einer verengten Mitralklappe statt deren Ersatz, und Instrumenten verbunden ist.
E.: *R.-Tourniquet:* **1.** um ein Gefäß geführte Fadenschlinge, deren beide Enden durch ein kurzes Schlauchstück gesteckt und mit eine Klemme blockiert werden zur Fixierung eines intermittierenden Shunts während Operationen an eröffneten Arterien. **2.** Instrument zum sicheren Verschluß des Vorhofs mittels Tabaksbeutelnaht bei Mitralkommissurotomie.
W.: W. R. R., P. R. Cutler, J. D. Mortensen: Practical problems in surgical treatment of mitral stenosis, J. Int. Coll. Surg. 25 (1956) 157–170. – W. R. R., C. P. Bailey, P. C. Samson u. a.: Surgical treatment of coarctation of aorta, J. Amer. Med. Assoc. 164 (1957) 5–7. – W. R. R., C. C. Vaughn, R. A. Guibone: Surgical reconstruction of the mitral valve, Ann. Thorac. Surg. 8 (1969) 289–296.
Lit.: D. R. Welling, N. M. Rich, D. G. Burris u. a.: Who was W. R. R.? World J. Surg. 32 (2008) 2122–2125.

Rumpel, Oskar (* 4. 10. 1872 Kassel; † 24. 4. 1954)
Studium und Prom. (1896) in Berlin. 1900–1910 chir. WB als Militärarzt in Hamburg (→ Kümmell) und Berlin (→ Bergmann; → Bier), dort Habil. 1908. 1913 Oberstabsarzt an der Charité. Im I. Weltkrieg Beratender Chir. 1921 ao. Prof., CA der Chir. Abt. des Paul-Gerhardt-Stift-KH Berlin Schwerpunkte: Urol. Diagnostik und Therapie, Kriegschir. Er baute an der Charité die erste urol. Abt. Deutschlands auf.
W.: Die Diagnose des Nierensteins ..., Hamburg 1903. – Schußverletzungen d. Blase u. d. männlichen Geschlechtsorgane, in: Handbuch der ärztl. Erfahrungen im Weltkrieg, Leipzig 1922.
Lit.: CV 1938, 560. – BEdM II 518f.

Rumpel, Theodor (* 26. 3. 1862 Gütersloh; † 11. 8. 1923 Hamburg)
Studium und Prom. (1887) in Marburg, danach am KH Hamburg-Eppendorf tätig. 1913 erster Dir. des KH Hamburg-Barmbeck, mit dessen Bau er betraut war.
E.: *R.-Leede-Zeichen:* Auftreten von petechialen Blutungen bei Blutstauung am Oberarm über 10–15 Min. bei Schädigung der Kapillarwände.
W.: Photographien von Scharlachkranken mit multiplen Hautblutungen, Dtsch. Med. Wschr. 35 (1909) 2297. – St. C. Leede: Hautblutungen, durch Stauung hervorgerufen, als diagnostisches Hilfsmittel, Münch. Med. Wschr. 58 (1911) 293–295.
Lit.: BLÄ 1933 II 1343. – Leiber/Olbert 369f.

Ruppius, Johann Karl (* 8. 10. 1786 Altenburg, Sachsen; † Nov. 1866 Dresden)
Nach handwerkschir. Ausbildung Studium in Berlin und Jena, dort 1811 Prom. Anschließend Studienaufenthalt in Wien. 1812 Niederlassung als Chir. und Militärarzt in Altenburg. 1813 herzogl. Leibarzt in Hildburghausen. 1813/14 Truppenarzt. Danach Dir. der anat.-chir. Lehranstalt in Gotha. 1825–1830 auf wiss. Reisen, danach wieder in Altenburg tätig. 1832 Habil. in Freiburg, anschließend dort Lehrtätigkeit.
W.: Med. Handbibliothek, enthaltend deutsche Übersetzungen aller in lat. Sprache abgefassten Schriften ..., I–IV, Gotha 1828/29.
Lit.: BLÄ 1935 IV 926. – BEdM II 519.

Rush, Leslie Vaughan (* 16. 2. 1905 Meridian, MS; † Febr. 1987 Meridian)
Studium in New Orleans (Tulane Univ.), ab 1927 als Allgemein- und Traumachir. an dem 1915 von seinem Vater gegründeten Rush Memorial Hosp. in Meridian, MS, tätig. Nachdem er zusammen mit seinem Bruder H. Lowry Rush 1936 erstmals eine Monteggia-Fraktur mit einem intramedullär eingebrachten Steinmann-Nagel erfolgreich stabilisiert und damit die erste intramedulläre Osteosynthese in den USA durchgeführt hatte, verbesserte er Material und Technik für den Einsatz in verschiedenen Röhrenknochen.
E.: *R.-Pin:* dünner federnder Rundstahlstift zur intramedullären Stabilisierung von Frakturen von Röhrenknochen.
W.: L. V. R., H. L. Rush: Evolution of medullary fixation of fractures by the longitudinal pin, Amer. J. Surg. 78 (1949) 324.
Lit.: L. F. Peltier: L. V. R., and H. L. Rush, Clin. Orthop. 212 (1986) 4.

Russe, Otto A. (* 13. 11. 1913 Graz; † 22. 11. 1983)
Studium und Prom. (1937) in Graz. Chir. und orthop. WB 1937–1955 in Graz (→ Wittek; → Ehalt), unterbrochen 1939–1947 durch Kriegsdienst und Gefangenschaft). 1956–1972 Primarius am neuen Unfall-KH Wien XII (Meidling). 1967 Habil. in Wien. 1973–1983 o. Prof. für Unfallchir. in Innsbruck. Schwerpunkte: Kahnbeinpseudarthrose, Gelenkmessung, Schulter-, Hüftgelenksverletzungen.
E.: *R.-Plastik: Russe I* (→ Matti-R.): Aushöhlen des Kahnbeins und Stabilisierung mittels kortikospongiösem Beckenkammspan und freier Spongiosa bei Skaphoid-Pseudarthrose. – *Russe II:* Ersatz des nekrotischen Kahnbeinpoles durch ein Transplantat aus der Spina iliaca anterior superior.
W.: Erfahrungen u. Ergebnisse b. d. Spongiosaauffüllung d. veralteten Brüche u. Pseudarthrosen des Kahnbeins d. Hand, Wiederherstellungschir. und Traumatol. 2 (1954) 175–184. – Atlas orthop. Erkrankungen, Bern 1964. – Gelenkmessung, Neutral-O-Methode, SFTR-Notierung, Wien 1971 (dt.; eng. Übers., mehrf. Neuaufl. bis 1990).
Lit.: CV 1980, 601f. – Buck-Gramcko 243f.

Rust, Johann Nepomuk (* 5. 8. 1775 Schloß Johannisberg, Jauernig, Österr.-Schlesien; † 9. 10. 1840 Gut Klentsch b. Frankenstein, Schlesien)
Studium in Wien und Prag, dort Prom. 1800. 1802 Prof. der Anat., Chir. und Geburtshilfe am Lyzeum in Olmütz, 1803 o. Prof. der Chir. in Krakau. 1810–1815 Primarchir. am Allg. KH Wien. Ab 1815 Generalchir. in Preußen, wo er sich bei der Verwundetenversorgung in Ligny und Waterloo auszeichnete. 1816 Prof. für Chir.

und Augenheilkunde an der Militärakademie Berlin sowie 1. Wundarzt an der Charité und Dir. der neuen chir.-ophthalmol. Klinik. 1818 ao., 1824 o. Prof. an der Univ. Berlin. 1822 (als Nachfolger → Goerckes) Generalstabsarzt und Vortragender Rat im Kultusministerium. Er erwarb sich Verdienste durch Reformen im preußischen Medizinalwesen, die (vorübergehende) Gründung von Chirurgenschulen, Angleichung der Ausbildung von Militär- und Zivilärzten sowie die Vereinigung von Med. und Chir.

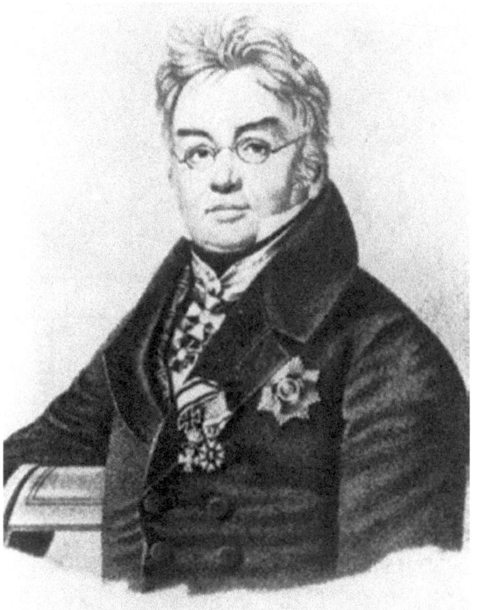

E.: *R.-Phänomen:* Bei tuberkulöser Destruktion des Atlas und des Atlanto-Okzipital-Gelenkes stützt der Pat. den Kopf bei Lageveränderungen reflektorisch mit der Hand ab.
W.: Neue Methode, verstümmelte und durchbrochene Nasen auszubessern. Ein Beitrag zur Geschichte d. Nasen-Restauration, Mag. ges. Heilkde. 2 (1817) 351–384. – Theoretisch-praktisches Handbuch d. Chir., I–XVIII, Berlin 1830–1836. – Aufsätze u. Abhandlungen aus dem Gebiete d. Med., Chir. u. Staatsarzneikunde, I–III, Berlin 1834–1840.
Lit.: ADB 30 (1890) 25–29. – BLÄ 1935 IV 930–932. – Leiber/Olbert 371. – Winau/Vaubel 82. – Killian 333f. – BEdM II 519f. – Sachs IV 30. – EM 1276.
Abb.: s. Abb.-Verzeichnis.

Ruysch, Frederik (* 23. 3. 1638 Den Haag; † 22. 2. 1731 Amsterdam)
Ab 1661 Apotheker in Den Haag, parallel dazu Studium der Med. in Leiden, dort 1664 Prom. 1666 Dozent für Anat., 1872 für Geburtshilfe bei der Chirurgengilde von Amsterdam, 1679 städtischer Gerichtsarzt. 1685 zusätzlich Prof. der Botanik am *Athenaeum illustre*, der Vorgängerinstitution der Universität Amsterdam. Er machte sich verdient durch die Erforschung des Lymphkreislaufs und als Entdecker der Klappen in den Lymphgefäßen sowie durch Verbesserung der anat. Technik (Gefäßinjektion). 1705 Mitglied der Leopoldina, 1720 der Royal Society London und 1727 der Académie des Sciences Paris.
W.: Dilucidatio valvularum in vasis lymphaticis et lacteis, Den Haag 1665.
Lit.: BLÄ 1935 IV 934f. – F. F. A. IJpma, Th. M. van Gulik: „Anatomy lesson of F. R." of 1670. A tribute to R.'s contributions to lymphatic anatomy, World J. Surg. 37 (2013) 1996–2001.

Rydygier (Rydigier), **Ludwik** (Ludwig), **Ritter von Ruediger** (* 21. 8. 1850 Dossoczyn, Westpreußen; † 21. 6. 1920 Lemberg [Lwiw], Ukraine)
Studium in Greifswald, Berlin und Straßburg, Prom. 1874 in Greifswald. Chir. WB in Greifswald (→ Hueter) und Jena (→ Ried), dort 1879 Habil. 1880 Niederlassung in Kulm a. d. Weichsel (Chełmno), wo er eine chir. Privatklinik gründete. 1887 o. Prof. für Chir. in Krakau, 1897–1920 o. Prof. für Chir. an der neu errichteten Med. Fakultät in Lemberg. Er führte 1880 (nach → Péan und vor → Billroth) eine Pylorusresektion bei Tumorstenose durch, der Pat. verstarb jedoch wenige Stunden postoperativ. 1881 nahm er die erste distale Magenresektion bei Ulkus vor [Das Referat im Zbl. Chir. 9 (1882) 198, über deren Publikation kommentierte die Redaktion mit: „Hoffentlich auch letzte"]. Außerdem arbeitete er über Pseudarthrosen, Darmanastomosen, Kreuzbeinresektion, Uterusmyome, Splenopexie, Oberschenkelamputation. Um 1908 geadelt.
W.: Eine neue Methode zur Behandlung d. Pseudarthrosen, Jena 1878. – Wycięcie raka odźwiernika zolądkowego, śmierć w 12 godzinach, Przegl. lek. 19 (1880) 637–639. – Exstirpation des carcinomatösen Pylorus. Tod nach zwölf Stunden, Dtsch. Zschr. Chir. 14 (1881) 252–260. – Über circuläre Darmresection m. nachfolgender Darmnaht, Berlin. klin. Wschr. 18 (1881) 593–595, 619–621, 632–636. – Die erste Magenresektion bei Magengeschwür, Berlin. klin. Wschr. 19 (1882) 39–45. – Meine zweite Methode d. Magenresektion, Zbl. Chir. 31 (1904) 1313–1317.
Lit.: BLÄ 1901, 1453–1456. – BLÄ 1933 II 1347. – Sachs III 337–341. – T. Zajaczkowski, R. Döhler, A. M. Zamann: L. v. R. Ein großer, in Deutschland vergessener Chir., Chirurg 84 (2013) 602–606.

Ryff (Reif, Ryf, Rivius, Ryffus, Riif, Rueff, Ruff), **Walther Hermann** (* um 1500 Straßburg; † 29. 9. 1548 Würzburg)
Wahrscheinlich als Apotheker ausgebildet, ist er 1537 in diesem Beruf in Güstrow nachweisbar, wechselte um 1540 nach Straßburg, war wohl 1541/42 in Metz, ging wahrscheinlich 1544 nach Mainz und Frankfurt, 1546 nach Nürnberg und 1548 über Kulmbach nach Würzburg. Als Übersetzer, Kompilator und Herausgeber wiss. Texte tätig, teilweise ohne Quellenangaben, wurde er lange Zeit als Plagiator angesehen, gilt jedoch heute als wichtiger Vermittler med.-pharmazeut. Wissens.
W.: Recht gründtliche bewerte Cur des Steins, Sandt und Griess, inn Nieren, Blasen unnd Lenden, Straßburg 1543. – Die groß Chirurgei, oder volkommene Wundartzenei, Frankfurt a. M. 1545.
Lit.: Gurlt III 41–78. – BLÄ 1935 IV 936f. – Ärztelex. 274f. – BEdM II 520. – EM 1277. – NDB 22 (2005) 310f.

Rzehaczek, Karl Ritter von (* 1. 9. 1816 Wien; † 25. 12. 1897 Graz)

Studium und Prom. (Dr. med. 1841, Dr. chir. 1844) in Wien; Operateurdiplom 1845. 1845–1849 chir. WB in Wien (→ Wattmann), 1849 dort Habil. 1848 vorübergehend Primarchir. am Notspital der Redemptoristinnen in Wien. 1849 Prof. der Chir. und Augenheilkunde sowie Primarwundarzt am St.-Johann-Spital in Salzburg. 1850 Prof. für praktische Chir. an der Med.-Chir. Lehranstalt in Graz, 1863–1886 dort o. Prof. für Chir. an der neugeschaffenen med. Fakultät. Schwerpunkte: Galvanokaustik, Bluttransfusion, Gelenkkontrakturen, Kriegschir. Er galt als hervorragender Kliniker mit dem Bestreben nach rationeller Behandlung. 1867 geadelt.

W.: Die Krankenbewegung u. die Leistungen ... des k. k. Filial-Feldspitals ... zu Graz, Zschr. der k. k. Ges. Ärzte Wien 16 (1860).

Lit.: Killian 247. – ÖBL 9 (1987) 353f. – BEdM II 520.

S

Sabatier, Raphaël Bienvenu (* 11. 10. 1732 Paris; † 19. 7. 1811 Paris)
Studium und Prom. (1752) in Paris. Danach anat. Lehrtätigkeit und 1756 Prof. für Anat. am Collège royal de chir. Später Nachfolger → Morands als Chefchir. am Hôtel des Invalides und ab 1794 Prof. für Chir. an der École de Santé. Er war Mitarbeiter von → Louis, dem Sekretär der Acad. royale de chir., und beratender Chir. Napoleons. Seine Arbeiten betrafen die Blutzirkulation, die Atemmechanik, verschiedene Frakturen und Verletzungen, Uterusveränderungen, Extrauterinschwangerschaften, Steinschnittoperationen, Tetanus. Außerdem beschrieb er eine Nahtmethode bei Längsverletzungen des Darmes im Sinne einer fortlaufenden Matratzennaht. Für den Militärsanitätsdienst hatte er die Militärspitäler zu inspizieren. Mit seinem eher konservativ auf den Lehren von → Petit, Louis und Morand aufbauenden Vorgehen stand er im Gegensatz zu den innovativen und fortschrittlichen Ideen → Desaults und dessen Schule. 1773 Mitglied der Acad. des Sciences, 1779 deren Präsident.
W.: De la médicine opératoire, I–III, Paris 1796.
Lit.: BLÄ 1935 938f. – EM 1279.

Sabuncuoğlu, Şerefeddin (* 1385 Amasya; † 1472 Amasya)
Aus einer traditionsreichen Ärztefamilie stammend, begann er mit 17 Jahren Medizin zu studieren, war nach Abschluß des Studiums 14 Jahre als Arzt in dem 1308 gegründeten seldschukischen KH in Amasya tätig und dort gleichzeitig für die Ausbildung von Medizinstudenten verantwortlich. Übersetzte, illustrierte (und bearbeitete) 1465 die *Chirurgie* des → Abulkasim ins Osmanische (*Cerrahiyet ül-Haniye*). Damit entstand die erste osmanische und eine der wenigen chir. Schriften des Islam überhaupt.
Lit.: P. Huard, M. D. Grmek: Le permier manuscrit chirurgical turc rédigé par Charaf ed-Din (1465), Paris 1960. – EM 1321.

Sachs, Maurice David (* 1909; † 1987)
Radiologe in San Francisco. Zusammen mit → Hill beschrieb er 119 Fälle dieser – bereits bekannten – Läsion einschließlich des exakten Verletzungsmechanismus und Entstehungszeitpunktes.
E.: *Hill-S.-Läsion:* knöcherne Delle im hinteren äußeren Anteil des Humeruskopfes durch Impression durch den vorderen Pfannenrand bei Schulterluxation.
W.: H. A. Hill, M. D. S.: The grooved defect of the humeral head: a frequently unrecognized complication of dislocations of the shoulder joint, Radiology 35 (1940) 690–700.
Lit.: Davis 4f. – Hunter/Peltier/Lund 826f.

Saegesser, Max (* 16. 2. 1902 Langenthal, Kt. Bern; † 17. 10. 1975 Bern)
Studium in Genf, Zürich, Bern und Basel, dort 1927 Prom. Chir. WB 1927–1929 in Leipzig (→ Payr), 1929–1934 in Bern (→ de Quervain); 1934 Studienaufenthalte in Berlin (→ Sauerbruch) und München (→ Lexer). 1935 Habil. in Bern. 1935–1937 CA für Chir. am Bezirksspital Frutigen, danach am Viktoriaspital Bern. 1947 ao. Prof. 1953/54 Studienaufenthalt in San Francisco. 1971–1973 o. Prof., danach Gastprof. in Tucson, AZ.
E.: *S.-Zeichen:* Druckschmerz des N. phrenicus zw. M. sternocleidomastoideus und M. scalenus ant. bei Milzruptur und -blutung.
W.: Spezielle chir. Therapie, Bern 1946 (10. Aufl. 1976). – Allg. Chir., Bern 1967. – Der linksseitige Phrenikusdruckpunkt als diagnostisches Merkmal bei Milzverletzungen, Zbl. Chir. 65 (1938) 2179–2180.
Lit.: CV 1969, 763f. – Leiber/Olbert 373f. – BEdM II 522.

Sailer, Johannes (15. Jh.)
Von dem obderdt. Wundarzt sind einige Rezepte überliefert, die Bäder und Salbenbehandlungen für Sehnenverletzungen und -verspannungen empfehlen.
Lit.: VL VIII (1992) 502. – EM 1280.

Saliceto, Wilhelm von s. Wilhelm von Saliceto

Salmon, Frederick (* 3. 1. 1796 Bath; † 3. 1. 1868 Woodfield Cedars, Ombersley)
Studium in London (St. Bartholomew's). 1818 MRCS, anschließend dort Chir., 1827 auch am General Dispensary. 1832 Gründung des St. Mark's Hosp. in London, wo er bis 1858 tätig war. Er ligierte Hämorrhoiden submukös und standardisierte die Fadenmethode bei Analfisteln.
W.: Practical observations on prolapsus of the rectum, 2. Aufl. London 1831.
Lit.: BLÄ 1935 IV 958f. – L. Banov: F. S. – surgeon who founded St. Mark's Hosp., Dis. Colon Rectum 11 (1968) 447–451.

Salter, Robert Bruce (* 15. 12. 1924 Stratford, Ontario; † 10. 5. 2010 Toronto)
Studium und Prom. (1947) in Toronto. Anschließend in einer med. Grenfell-Mission in Neufundland tätig. Danach chir. WB in Toronto und 1954/55 Studienaufenthalt in Oswestry (→ Watson-Jones). 1957 CA der orthop. Chir. am Hosp. for Sick Children in Toronto. 1976 Prof. für Orthop. an der Univ. Toronto. Sein Schwerpunkt war die orthop. Chir. bei Kindern, für die er zahlreiche kons. und op. Techniken entwickelte und das Prinzip der kontinuierlichen passiven Bewegung (*continuous passive motion*, CPM) in die Nachbehandlung nach Gelenkverletzungen und -operationen einführte. 1986 Ehrenmitglied der DGOOC.
E.: *S.-Harris-Klassifikation:* Einteilung der verschiedenen Formen der Frakturen am wachsenden Skelett, die die Wachstumsfuge mitbetreffen. – *S.-Osteotomie:* supraazetabuläre Beckenosteotomie zur Kippung der Pfanne bei Hüftdysplasie.
W.: R. B. S., W. R. Harris: Injuries involving the epiphyseal plate, J. Bone Jt. Surg. 45-A (1963) 587–

C. Weißer, *Chirurgenlexikon*, https://doi.org/10.1007/978-3-662-59238-0_19

622. – Textbook of disorders and injuries of the musculoskeletal system, 2. Aufl. Williams & Wilkins 1974 (3. Aufl. 1992). – Continuous passive motion. A biological concept for the healing and regeneration of articular cartilage, ligaments, and tendons, 1993.
Lit.: Hunter/Peltier/Lund 832. – B. Alman, J. H. Wedge: R. B. S., J. Child. Orthop. 4 (2010) 275f.

Saltzmann, Fredrik (* 19. 10. 1839 Helsinki; † 4. 5. 1914 Helsinki)
Studium und Prom. (1867) in Helsinki. 1868/69 Studienreise nach Wien, Berlin, Paris und London. 1871 Habil. in Helsinki. 1879 ao Prof., 1883–1901 o. Prof. für Chir. an der Univ. Helsinki. Er machte sich verdient um die Einführung der Antisepsis nach → Lister in Finnland.
W.: Om laparotomi vid inre tarmoklusion, Helsinki 1882.
Lit.: BLÄ 1901, 1470.

Salzer, Friedrich Franz (* 30. 9. 1827 Birthälm, Siebenbürgen; † 30. 11. 1890 Wien)
Studium und Prom. (1853) in Wien. Chir. WB in Wien (→ Schuh). 1865 Primararzt für Chir. am Rudolfspital, ab 1868 am Allg. KH Wien. 1875 ao. Prof. Ab 1882 Leiter des Rettungswesens der Österr. Staatsbahnen.
Lit.: BLÄ 1901, 1470f. – BEdM II 523.

Salzer, Fritz Adolf (* 1858 Wien; † 7. 4. 1893 Dresden)
Sohn des vorigen. Studium in Wien, Heidelberg und Berlin, 1882 Prom. Chir. WB in Wien (→ Billroth), 1890 Habil. 1890–1893 o. Prof. für Chir. in Utrecht. Er beging Suizid.
W.: Über die Einheilung von Fremdkörpern, 1890. – Ein Vorschlag zur Radikalheilung großer Cruralhernien, Zbl. Chir. 19 (1892) 665.
Lit.: BLÄ 1901, 1471.

Salzer, Georg (* 30. 4. 1903 Wien; † 15. 11. 1995 Wien)
Studium und Prom. (1926) in Wien. 1927–1931 Pathol. in Wien. Chir. WB 1931–1954 an der II. Chir. Univ.-Klinik Wien (→ Denk). 1948 Studienaufenthalt in Zürich (→ A. Brunner). 1954–1957 vertretungsweise Leitung der II. Chir. Univ.-Klinik Wien. 1957–1969 Vorstand der I. Chir. Abt. am KH Lainz. Schwerpunkte: Thoraxchir., Kinderchir. (operierte die erste Ösophagusatresie in Österreich). Er empfahl die Behandlung mit Mistelextrakten als adjuvante Krebstherapie. 1972 Präsident der ÖGC. Ehrenmitglied der DGCH.
E.: *S.-Stadien* des Bronchialkarzinoms: nach Lage, Ausdehnung, Beziehung zu den Nachbarorganen und Metastasen (A, B, C).
W.: G. S., R. H. Jenny, M. Wenzl, A. Stangl: Das Bronchuskarzinom, Wien 1952.
Lit.: Leiber/Olbert 375f. – Killian 81. – H. Denck: Nachruf für G. S. (1903–1995), Mitt. DGCH 25 (1996) 203f.

Salzmann, Johann (* 29. 6. 1679 Straßburg; † 4. 2. 1738 Straßburg)
Studium in Straßburg und Paris, danach Studienreise durch Frankreich, die Schweiz und Deutschland. Prom. 1706 in Straßburg. 1708 dort Prof. für Anat., später auch Chir. und Pathol. 1720–1732 auch Univ.-Bibliothekar. 1720 Mitglied der Leopoldina.
Lit.: ADB 30 (1890) 299f. – BLÄ 1935 IV 964. – BEdM II 523.

Samter, Emil Oskar (* 23. 4. 1858 Posen; † 12. 1. 1933 Königsberg)
Studium in Berlin und Breslau, dort 1881 Prom. 1882–1884 chir. WB in Danzig (→ W. G. Baum), 1894/95 bakteriol. und pathol. WB in Leipzig und München, 1885–1890 chir. WB in Königsberg (→ Schönborn; → Mikulicz), dort 1891 Habil. für Chir. und Orthop., 1900 Tit.-Prof. 1898–1926 CA der Chir. Abt. am Städt. KH Königsberg. Schwerpunkte: plast. Gesichtsop., Fußkorrekturen, Schulterluxation, abdominelle Infektionen.
W.: Die Entwicklung der klinischen Medizin in Königsberg. Ostpreußische Arztfamilie, Osterrundbrief 1972.
Lit.: BLÄ 1901, 1981–1983.

Sandblom, Philip H. (* 29. 10. 1903 Chicago; † 21. 2. 2001 Lausanne)
Studium und Prom. (1930) in Stockholm. 1932–1944 chir. WB in Örebro und Stockholm. 1944 Forschungsaufenthalt in Chicago, danach Habil. in Stockholm. 1945–1950 Dir. der Abt. für Kinderchir. am Kronprinzessin-Luise-Kinder-KH in Stockholm. 1950–1970 o. Prof. für Chir. an der Univ. Lund. Nach der Emeritierung Gast-Prof. in San Diego sowie ab 1973 in Lausanne. Schwerpunkte: Hepatobiliäre Chir., portale Hypertension, Wundheilung. 1935 prägte er den Begriff „Hämobilie". 1967 Kongreßpräsident der ISS, 1969 deren Ehrenmitglied.
W.: P. H. S., W. L. Voegtlin, A. C. Ivy: The effect of cholecystokinin on the choledochoduodenal mechanism (Sphincter of Oddi), Amer. J. Physiol. 113 (1935) 175–180. – Hemorrhage into the biliary tract following trauma – „traumatic hemobilia", Surgery. 24 (1948) 571–586. – P. H. S., C. A. Ekman: Shunt operation in acute bleeding from esophageal varices, Ann. Surg. 160 (1964) 531–536. – Gastrointestinal hemorrhage through the pancreatic duct, Ann. Surg. 171 (1970) 61–66.
Lit.: ISS 237f. – R. Berchtold: Nachruf auf Ph. S., Mitt. DGCH 31 (2002) 357f.

Sander, Eberhard (* 21. 12. 1922 Breslau; † 3. 8. 2015 Halle)
1959 Prom. in München. Danach chir. WB in Halle (→ Mörl), 1964 Habil. AO-Weiterbildung in Davos und Chur. 1973–1987 o. Prof. für Unfallchir. in Halle. Er förderte die Einführung moderner Osteosynthesetechniken in der DDR (ab 1972 AO-Kurse in Halle) und war erster und einziger Präsident der AO-Gruppe Osteuropa. Schwerpunkte: Osteosynthesetechnik, Kindertraumatologie. 1976 Mitglied der Leopoldina.
W.: W. Wehner, E. S. (Hgg.): Unfallchirurgie, Berlin 1981. – Ch. Colton, R. K. Marti, ..., E. S. u. a.: Frakturen beim Kind, in: Manual der Osteosynthese, 3. Aufl. Berlin - Heidelberg 1992, 689–712.
Lit.: Kiene/Reding/Senst 341.

Sander, Georg Karl Heinrich (* 14. 5. 1779 Göttingen; † 1. 1. 1851 Braunschweig)
Studium und Promotion (1801) in Göttingen. Danach Niederlassung in Nordhausen und Ltg. des dortigen KH. War 1812 als Chefchir. der westfälischen Armee am Rußlandfeldzug beteiligt, 1813 Leiter des Hospitals in Braunschweig und 1814 desjenigen in Helmstedt. Danach wieder in Nordhausen und Braunschweig tätig.
W.: Praelectionum et chirurgicarum et physicarum selectus ..., Braunschweig 1826.
Lit.: BLÄ 1935 V 7f. – BEdM II 524.

Sandifort, Eduard (* 14. 11. 1742 Dordrecht; † 13. 2. 1814 Leiden)
Studium und Prom. (1763) in Leiden. Danach Niederlassung als prakt. Arzt in Den Haag. 1771 ao. Prof., 1772–1813 o. Prof. für Anat. und Chir. in Leiden, 1808 beratender Chir. des Königs Ludwig. Für ihn war die gegenseitige Beziehung von Anat. und Pathol. entscheidend, deshalb galt er als „Vater der pathol. Ikonographie".
W.: Observationes anatomico-pathologicae, Leiden 1777–1781.
Lit.: BLÄ 1935 V 11f. – EM 1284.

Sands, Henry Berton (* 27. 9. 1830 New York; † 18. 11. 1888 New York)
Studium und Prom. (1854) in New York. Dort chir. WB, danach Studienreise nach Europa. 1856 Prosektor und 1867 Prof. für Anat. am Coll. of Physicians and Surgeons in New York, 1879–1888 Prof. für Chir., außerdem Chir. an verschiedenen Hosp. Er konkurrierte mit → Murphy und → McBurney um die erste Früh-Op. der Perityphlitis innerhalb 48 Stunden nach Perforation.
W.: On perityphlitis, Ann. surg. anat. Soc. (Brooklyn) 2 (1880) 249–270. – On account of a case in which recovery took place after laparotomy had been performed for septic peritonitis due to a perforation of the vermiform appendix, N. Y. med. J. 47 (1888) 197.
Lit.: BLÄ 1935 V 13f.

Santo, Mariano, de Barletta [Marianus Sanctus] (* 1488 Barletta, Kgr. Neapel; † 1565/69 Rom)
Studium in Neapel und Rom, danach dort chir. Ausbildung (→ G. da Vigo) und ab 1516 im Spedale Santa Maria della Consolazione chir. tätig. 1522 Prom., ging 1526 als Leibarzt einer Patrizierfamilie nach Mailand, nahm am Krieg Kaiser Karls V. gegen Sultan Suleyman II. teil, ließ sich 1532 in Venedig nieder, verbrachte um 1555 einige Jahre auf der Insel Curzola und lebte anschließend wieder in Rom. Er übernahm die von seinem Lehrer Giovanni de Romanis um 1520 eingeführte Steinschnitt-Technik mit dem „Großen Instrumentarium" (*Apparatus maior*) und baute sie weiter aus. Außerdem wandte er die Gefäßligatur zur Blutstillung an.
W.: Compendium in chirurgia, Rom 1516. – Libellus aureus de lapide a vesica per incisionem extraendo, Rom 1522. – De lapide renum curiosum opusculum nuperrime in lucem aeditum, Venedig 1535.
Lit.: Gurlt 1898 I, 946–953. – BLÄ 1935 IV 81f. – GM 4278. – Sachs I 90f. – Konert/Dietrich 2004, 62. – EM 892.

Santorini, Giovanni Domenico (* 6. 6. 1681 Venedig; † 7. 5. 1737 Venedig)
Studium in Bologna, Padua und Pisa, dort 1701 Prom. 1703 Prof. der Anat. 1706–1728 Demonstrator der Anat. in Venedig, dort außerdem leitender Arzt am Spedaletto. Er beschrieb 1724 erstmals den akzessorischen Pankreasgang.
E.: *S.-Gang:* Akzessorischer Pankreasgang. – *S.-Knorpel:* Cartilago corniculata. Kleiner elastischer Knorpel an der Spitze des Stellknorpels im Kehlkopf.
W.: Observationes anatomicae, Venedig 1724.
Lit.: BLÄ 1935 V 20.

Santos, João (Jean) **Alfonso Cid dos** (* 5. 8. 1907 Lissabon; † 4. 11. 1975 Lissabon)
Sohn von → R. dos Santos. Studium und Prom. (1933) in Lissabon. Danach Allg.-Med. Ausbildung in Lissabon, 1935 Ass. bei → Leriche in Straßburg, wo er mit bedeutenden Gefäßchir. zusammentraf: → Kunlin, → Fontaine, → DeBakey. Ab 1937 weitere chir. Ausb. in Lissabon, 1942 FA. 1944 Habil. 1945 ao. Prof. und Übernahme einer chir. Abt. 1949 o. Prof. Er entwickelte 1946 das Prinzip der Thrombendarteriektomie (TEA) zur Desobliteration thrombotisch verschlossener peripherer Arterien, was erst nach Einführung des Heparins in die Therapie möglich wurde, und die Streifenplastik zu deren weiterer Verbesserung.
W.: La phlébographie directe – Conception – Téchnique. Premiers résultats, J. Int. Chir. 3 (1938) 625–629. – Sur la désobstruction des thromboses artérielles anciennes, Mém. Acad. Chir. 73 (1947) 409–416.
Lit.: A. Coito, A. Franco: A moment in the history of angiology: the tribute of Joao Cid Dos Santos to Rene Fontaine, J. malad. vasc. 11 (1986) Suppl. B 94–96.

Santos, Reynaldo dos (* 3. 12. 1880 Villa Franca de Xira, Portugal; † 6. 5. 1970 Lissabon)
Studium in Lissabon, Abschluß 1903. 1904/05 Studienreise nach Paris, Boston (→ Cushing), Chicago (→ Albert Ochsner; → Murphy; → Carrel), Rochester (→ Ch. und → W. J. Mayo), Baltimore (→ Halsted) und New York. Chir. WB ab 1906 in Lissabon. 1911/12 erneute Studienreise nach Paris (→ Tuffier), Brüssel (→ Depage), Bonn (→ Garrè), Wien (→ Eiselsberg) und Venedig (→ Giordano). Im I. Weltkrieg Militärchirurg., danach wieder an der Chir. Univ.-Klinik Lissabon. Dort 1932 o. Prof. für Urol., 1941 für Pathol. und 1948 für klin. Chir. Schwerpunkte: Organtransplantation, Angiographie, Thrombose. Er entwickelte 1928/29 die translumbale Aorto- und Arteriographie, 1938 die Phlebographie, sowie entsprechende Kontrastmittel (Thorotrast). 1953 Kongreßpräsident der ISS, 1955 deren Ehrenmitglied.
W.: L'artériographie des membres de l'aorte et de ses branches abdominales, Méd. contemp. 47 (1929) 93–96. – R. d. S., J. Caldas: Les dérivés du thorium dans l'arteriographie des membres, Méd. contemp. 49 (1931) 234–236.
Lit.: ISS 339–341. – EM 1285.

Santulli, Thomas Vincent (* 16. 3. 1915; † 2. 6. 1997 New York)
Studium in New York und Georgetown, dort 1939 Prom. Anschließend chir. WB in New York. 1945 Instruktor für Chir. und Spezialisierung für Kinderchir. 1955–1980 Dir. der Kinderchir. am Babies and Children's Hospital in New York. Er erlangte internationale Bedeutung bei der Behandlung der nekrotisierenden Neugeborenen-Enteritis und gilt als der Vater der Kinderchir. an der Columbia Univ. in New York.
E.: *S.-Ileostoma:* Ileostoma, bei dem der abführende Schenkel End-zu-Seit mit der ausgeleiteten zuführenden Schlinge anastomosiert ist (vgl. → Bishop)
W.: T. V. S., W. A. Blanc: Congenital atresia of the intestine: pathogenesis and treatment, Ann. Surg. 154 (1961) 939–948. – T. V. S., J. N. Schullinger, W. C. Heird u. a.: Acute necrotizing enterocolitis in infancy: a review of 64 cases, Pediatrics 55 (1975) 376–387.
Lit.: New York Times 5. 6. 1997. – R. A. Cowles, J. N. Schullinger, W. E. Berdon: T. V. S.: a central figure in the development of pediatric surgery in New York City, Surgery 140 (2006) 113–117.

Sarlandière, Jean-Baptiste (* 9. 5. 1787 Aachen; † 25. 7. 1838 Paris)
Nach med. und chir. Vorbildung 1803–1814 Militärchir. Danach Studium und Prom. (1815) in Paris. Anschließend Niederlassung in Paris, wo er bald eine gutgehende Praxis etablieren konnte, in der er mit Elektrotherapie und Akupunktur bei der Behandlung nervöser und rheumatischer Leiden erfolgreich war. Er war Mitarbeiter und Freund von → Magendie.
W.: Vade-mecum, ou guide du chirurgien militaire, Paris 1823 (2. Aufl. 1831).
Lit.: BLÄ 1935 V 23f. – EM 1285.

Satinsky, Victor Paul (* 1912 Philadelphia; † 7. 9. 1997 Philadelphia)
Studium und Prom. (1938) in Philadelphia. Chir. WB in Philadelphia und New York. Nach Kriegsdienst ab 1946 Spezialisierung für Herzchir. am Hahnemann Univ. Hosp. in Philadelphia (→ Ch. P. Bailey), wo er die aortokoronare Bypasschir. mitbegründete. Nach kurzer Tätigkeit in Kalifornien 1961–1977 Dir. der Chir. Forschung am Albert Einstein Medical Center in Philadelphia, wo er zahlreiche technische Neuerungen einführte. Die nach ihm benannte Klemme entwickelte er in den 1950er Jahren.
E.: *S.-Klemme:* langstielige atraumatische Klemme mit doppelt abgewinkelten, fein geriffelten Branchen zum longitudinalen Ausklemmen von Gefäßwänden.
W.: Annual meeting program, Conn. State Med. J. 18 (1954) 307. – V. P. S., W. B. Neptune: Experimental transplantation of the complete arch of the aorta, Ann. Surg. 141 (1955) 38–46. – V. P. S., A. Chan: Utilization of the posterior sinus of Valsalva for the creation of a third coronary artery, Dis. Chest. 43 (1963) 8–16.
Lit.: M. Sachs, M. Auth, A. Encke: Historical development of surgical instruments exemplified by hemostatic forceps, World J. Surg. 22 (1998) 499–504. – M. A. Satinsky: V. P. S. – Renaissance Doc, Current Surg. 61 (2004) 402–403.

Satter, Peter H. (* 19. 7. 1930 Heiligenkreuz a. W., Steiermark; † 15. 6. 2015 Heiligenkreuz)
Studium und Prom. (1954) in Graz. 1955/56 Sekundararzt in Graz und Leoben, 1957 Studienaufenthalt in Philadelphia (→ Satinsky). 1958–1970 Chir. WB in Düsseldorf (→ Derra), dort 1964 Habil. und 1969 ao. Prof. 1970–1973 o. Prof. für Herzchir. in Essen, 1973–1995 in Frankfurt. Schwerpunkte: Transfusion, extrakorporale Zirkulation, Kardioplegie, Intensivtherapie. 1971 Gründungsmitglied der DGTHG, 1991/92 deren Präsident. Seit 1979 war er ein wesentlicher Motor der Deutschen Herzstiftung.
W.: Das Verhalten des Herzminutenvolumens und die Kontrolle des Operationserfolges bei intrakardialen Eingriffen, Wiesbaden 1966. – P. S., R. Dudziak: Frischoperiertenstation und Intensivpflege, München 1971.
Lit.: CV 1969, 767f. – CV 1980, 605f.

Sauerbruch, Ernst **Ferdinand** (* 3. 7. 1875 Barmen [heute Wuppertal]; † 2. 7. 1951 Berlin)
Studium in Marburg, Jena und Leipzig; dort 1902 Promotion. 1901/02 chir. WB in Kassel und Erfurt, anschließend Pathol. in Berlin (Langerhans), 1903–1905 in Breslau (→ Mikulicz), dort Habil. 1905. 1905–1907 Ass. und OA in Greifswald (→ P. L. Friedrich), 1907–1910 in Marburg (Friedrich), dort 1908 ao. Prof. 1910–1918 o. Prof. für Chir. in Zürich (unterbrochen durch Tätigkeit als Beratender Chir. und Lazarettleiter im I. Weltkrieg), 1918–1928 in München (im WS 1927/28 an beiden Lehrstühlen), 1928–1949 in Berlin (Charité). Die von ihm in Breslau entwickelte Methode des Druckdifferenzverfahrens (1904) mittels Unterdruckkammer ermöglichte ungeahnte Fortschritte in der Chir. am offenen Thorax, die er wesentlich ausbauen konnte. Durch seinen Einfluß konnte sich das von → Kuhn entwickelte Konkurrenzverfahren der Überdruckbeatmung nicht durchsetzen. Erfahrungen im I. Weltkrieg ließen ihn neue Methoden des prothetischen Versorgung entwickeln (*S.-Arm*, 1916; Umkipp-Plastik des Unterschenkels bei Verlust des Oberschenkels, 1922) und bei Bauchschüssen für die dringliche op. Revision der Bauchhöhle eintreten. Auch der künstliche Pneumothorax, die Phrenikotomie und die Thorakoplastik zur Therapie der Tuberkulose geht auf ihn zurück. 1925 konnte er die Perikardektomie verbessern. 1931 gelang ihm die erste erfolgreiche Operation eines Herzaneurysmas. Außerdem erfand und modifizierte er viele chir. Instrumente. Seine bahnbrechenden Entwicklungen und Erfolge ließen ihn zum berühmtesten Chir. Deutschlands mit großer internationaler Reputation werden. Im Dritten Reich gelang es ihm, Distanz zum Nationalsozialismus zu bewahren. Nach dem II. Weltkrieg war er am Wiederaufbau des (Ost-)Berliner Gesundheitswesens beteiligt. Er war ein meist beliebter, aber auch gefürchteter Lehrer, ein Improvisationstalent, ein geschickter und schneller Operateur, impulsiv und nicht immer berechenbar. Seine letzten Lebensjahre waren überschattet von einer schnell voranschreitenden Zerebralsklerose. 1921 Präsident der DGCH, 1938 deren Ehrenmitglied. 1933 Mitglied der Leopoldina. Er war Mitherausgeber der *Deutschen Zeitschrift für Chir.*, des

Archivs für klinische Chir. und des *Zentralblattes für Chir.*

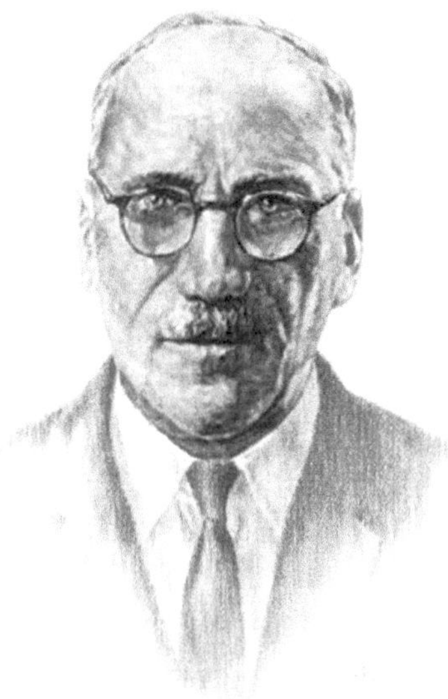

E.: *S.-Arm:* willkürlich bewegte Armprothese. – *S.-Druckdifferenzverfahren.* – *S.-Op.:* **1.** Thorakoplastik durch paravertebrale Rippenresektion 1–10. **2.** Umkipp-Plastik. **3.** Perikardiotomie unter Teilresektion von Rippenknorpeln. **4.** Gastroplicatio: manschettenförmige Magenfixierung zur Anastomosensicherung nach Ösophagogastrostomie. – *S.-Zange:* Hohlmeißelzange mit doppelter Hebelübersetzung. – *S.-Lungenspatel:* Wundhaken mit geradem, gefenstertem Blatt. – *S.-Rippenschere:* rechtwinklig zum Griff schneidend mit Guillotine-Messer; Modifikation für die 1. Rippe.
W.: Über die physiologischen und physikalischen Grundlagen bei intrathorakalen Eingriffen in meiner pneumatischen Operationskammer, Verh. dtsch. Ges. Chir. 32 (1904), II, 105–115. – Die Beeinflussung von Lungenerkrankungen durch künstliche Lähmung des Zwerchfells (Phrenikotomie), Münch. med. Wschr. 60 (1913) 625–626. – F. S., C. ten Horn: Die willkürlich bewegbare künstliche Hand, I–II, Berlin 1916–1923. – Die Chir. d. Brustorgane, I–III, Berlin 1920–1930. – Erfolgreiche op. Beseitigung eines Aneurysma der rechten Herzkammer, Arch. klin. Chir. 167 (1931) 596–588.
Lit.: CV 1938, 562–566. – Nissen 342–348. – Winau/Vaubel 83. – Killian 337–340. – W. Genschorek: F. S. Ein Leben für die Chir., Leipzig 1978 (8. Aufl. 1989). – Schmiedebach/Winau/Vaubel 106–108. – K. Vossschulte: E. F. S. (1875–1951), in: Engelhardt/Hartmann II 336–349. – Sachs III 341–353. – BEdM II 525f. – EM 1285f. – NDB 22 (2005) 459f. – M. Dewey, U. Schagen, W. U. Eckart, E. Schöneberger: E. F. S. u. seine ambivalente Rolle während des Nationalsozialismus, Mitt. DGCH 4/2006, 325–333.
Abb.: s. Abb.-Verzeichnis.

Sauter, Johann Nepomuk (* 29. 6. 1766 Insel Reichenau, Bodensee; † 30. 11. 1840 Emmishofen, Kt. Thurgau)
Nach handwerkschir. Ausbildung 1788 Landchir. in Allensbach bei Konstanz. Ab 1800 fürstlich Reichenauischer Landschaftsarzt., 1809 Stadt- und Bezirksphysikus in Konstanz, 1812 Kreismedizinalrat. Der rastlose Chir. war hoch angesehen, er setzte sich 1837 zur Ruhe.
W.: Anweisung, die Beinbrüche d. Gliedmaßen, vorzüglich die complicirten und den Schenkelbeinhalsbruch nach einer neuen, leichten, einfachen u. wohlfeilen Methode ohne Schienen sicher u. bequem zu heilen, Konstanz 1812. – Die gänzliche Exstirpation d. carcinomatösen Gebärmutter, ohne selbst entstanden oder künstlich bewirkten Vorfall vorgenommen u. glücklich vollführt ..., Konstanz 1822.
Lit.: ADB 30 (1890) 421f. – BLÄ 1935 V 32f. – BEdM II 526. – EM 1286f.

Savonarola, Giovanni Michele (* 1384 Padua; † 1468 Ferrara)
Großvater des 1498 als Ketzer verbrannten Theologen Girolamo Savonarola. Studium und Prom. (1413) in Padua. 1415 Stadtarzt in Bassano. 1434 Prof. für Chir. in Padua, ab 1440 in Ferrara, dort gleichzeitig Leibarzt des Markgrafen. In seinem Kompendium der prakt. Med. empfiehlt er 1440, Bindenverbände gegen Krampfadern von der Peripherie zur Körpermitte anzulegen. Er gilt als Begründer der konservativen Krampfadertherapie.
W.: Practica de egritudinibus a capite usque ad pedes, Venedig 1479 [Erstdruck].
Lit.: Gurlt I 871–879. – BLÄ 1935 V 36f. – EM 1287.

Sax, Joseph Edler von (* 8. 3. 1761 Dresden; † 30. 1. 1839 Wien)
Ab 1782 militärchir. Ausbildung in Wien (→ Brambilla), ab 1784 Unterchir., 1788 Oberchir. und Leiter eines Feldspitals im Krieg gegen die Türkei. Ab 1790 an der Med.-chir. Josephsakademie, 1793 Dr. chir., danach als Feldchir. an den Feldzügen der Österr. Armee. 1794 Sanitätsdirektor in Mainz, 1812 CA der österr. Korps in Rußland, 1813 Ltg. des gesamten Sanitätswesens der österr. Armee. 1815 Stabsarzt im Invalidenhaus, ab 1825 dirigierender Stabsarzt für Ober- und Niederösterreich. 1835 Ruhestand. 1814 geadelt.
Lit.: ADB 30 (1890) 458f. – BLÄ 1935 V 39. – BEdM II 526.

Saxl, Alfred (* 12. 12. 1877 Wien; † 12. 3. 1962 Wien)
Studium und Prom. (1902) in Wien, danach prakt. Arzt im Allg. KH Wien. 1908–1920 orthop. WB in Wien (→ Adolf Lorenz). 1920–1923 in der Tuberkulosetherapie tätig. 1921 Habil., 1922–1938 Primararzt der Orthop. Abt. am Mariahilfer Spital Wien. 1937 Prof. Ab 1945 Leiter der Orthop. Station der I. Chir. Univ.-Klinik.
W.: A. S., A. Lorenz: Die Orthop. in d. inneren Med., Wien 1911.
Lit.: BEdM II 526.

Saxtorph, Matthias Hieronymus (* 26. 10. 1822 Kopenhagen; † 14. 3. 1900 Kopenhagen)
Studium und Prom. (1845) in Kopenhagen, anschließend Studienreise durch Europa. 1855 Habil., 1862–1899 o. Prof. für Chir. in Kopenhagen, 1866–1885 auch Oberchir. am kgl. Frederiks-Hospital und klin. Lehrer der Chir.
W.: Klinisk Chir., I–II, Kopenhagen 1877–1879. – Chirurgiske Foreläsninger, Kopenhagen 1882/83.
Lit.: BLÄ 1901, 1479f. – BLÄ 1935 V 40f.

Sayre, Lewis Albert (* 29. 2. 1820 Madison, NY; † 21. 9. 1900 New York)
Studium in Lexington, KY, und New York, dort 1842 Prom. Danach bis 1852 Prosektor der Chir. sowie 1844–1866 Chir. an einem Militärlazarett und anderen Hosp. in New York. 1853 Orthop. am Bellevue-Hosp., 1861 erster Prof. für Orthop. in den USA. Er verwendete als erster das Gipskorsett bei Skoliose sowie Rippenbrüchen und resezierte 1855 das Hüftgelenk. 1880 Präsident der AMA.
W.: Exsection of the head of the femur and removal of the upper rim of the acetabulum, for morbus coxarius, wih perfect recovery, N. Y. J. Med. n. s. 14 (1855) 70–82. – Report on Pott's disease with a new method of treatment by suspension and retention by plaster of Paris bandage, Trans. Amer. med. Ass. 27 (1876). – Treatment of fractured ribs by extension and expansion of the thorax, and retention by plaster-of-paris bandage, Trans Amer. med. Ass. 28 (1877) 541–549.
Lit.: BLÄ 1901, 1480. – L. F. Peltier: L. A. S., Clin. Orthop. 298 (1994) 4.

Scarpa, Antonio (* 19. 5. 1752 Motta di Livenza, Treviso; † 31. 10. 1832 Pavia)
Studium und Prom. (1770) in Padua. 1772 Prof. für Anat. und Chir. in Modena, wo er ein (noch erhaltenes) anat. Theater einrichtete, 1775 eröffnet. 1781 Studienreise nach Paris und London (→ W. und J. Hunter). 1783 Prof. für Anat., ab 1787 auch für Chir., 1803–1812 ausschließlich für Chir. in Pavia. Ihm verdanken wir eine ganze Reihe von Erstbeschreibungen anat. Strukturen (u. a. N. naso-palatinus, Herzinnervation, Bogengänge des Innenohrs, Oberschenkeldreieck, Fascia cremasterica). Nicht weniger bedeutend sind seine chir. Erfolge: er unterschied falsche und echte Aneurysmen, beschrieb die Grundsätze der Arterienligatur, 1803 erstmals den Klumpfuß und eine Korrekturschiene sowie verschiedene Hernienformen. Außerdem verfaßte er ein lange Zeit anerkanntes Lehrbuch der Augenheilkunde.
W.: Saggio de osservazioni e d'esperienze sulle principali malattie delle occhi, Pavia 1801. – Memoria chirurgica sui piedi torti congeniti dei fanciulli, e sulla maniera di corrigere questa deformità, Pavia 1803. – Sull'aneurisma, Pavia 1804. – Sull'ernie. Memorie anatomico-chirurgiche, Mailand 1809. – Memoria sulla legature delle principali arterie degli arti, Pavia 1817.
Lit.: BLÄ 1935 V 45f. – Killian 1980, 31f. – EM 1288

Schaarschmidt, August (* 6. 10. 1720 Halle; † 24. 4. 1791 Bützow)
Studium und Prom. (1742) in Halle. Danach Niederlassung in Rathenow, anschließend bis 1750 Prosektor der Anat. in Berlin und Arzt an der Charité. 1760–1789 Prof. der Chir. und Geburtshilfe an der Akad. in Bützow. 1776 errichtete er dort eine Hebammenschule.
W.: Kurzer Unterricht von den Krankheiten d. Knochen, Berlin 1749.
Lit.: BMC 498. – BLÄ 1935 V 47. – BEdM II 527.

Schaarschmidt, Samuel (* 24. 11. 1709 Terki b. Astrachan; † 17. 6. 1747 Berlin)
Studium und Prom. (1729) in Halle. 1736 Prof. der Physiol. und Pathol. am Med.-chir. Kolleg in Berlin, später dort auch Garnisonsarzt und Mitglied der Akad. der Wissenschaften
W.: Abhandlung von den Feldkrankheiten, I–II (hrsg. von E. G. Kurella), Berlin 1758–1763. – Abhandlung von den Wunden (hrsg. von E. G. Kurella), Berlin 1763.
Lit.: BMC 498f. – BLÄ 1935 V 47. – BLÄ 1901, XXV

Schacher, Polycarp Gottlieb (* Jan. 1674 Leipzig; † 4. 3. 1737 Leipzig)
Studium und Prom. (1696) in Leipzig. Anschließend Studienreise nach Deutschland, Holland, England und Frankreich. Danach 1701 ao. Prof. für Anat. und Chir. in Leipzig, 1723 o. Prof. der Physiol., Anat. und Chir.
W.: De anatomia praestantissimo totius medicinae fundamento, Leipzig 1705.
Lit.: ADB 30 (1890) 480. – BLÄ 1935 V 48. – BEdM II 527.

Schanz, Alfred (* 22. 11. 1868 Ölsnitz, Vogtland; † 17. 11. 1931 Dresden)
Studium in Leipzig, Kiel und Jena, dort Prom. 1892. 1893–1896 orthop. WB in Berlin (→ Fehleisen) und Würzburg (→ Hoffa). 1897 Niederlassung als Orthop. in Dresden, 1900 Eröffnung einer orthop. Privatklinik. Schwerpunkte: Redressionsbehandlung der Skoliose, angeb. Hüftluxation, Spondylitis. Er war 1901 Mitbegründer der DGOOC, deren Präsident er 1919/20 war.
E.: *S.-Schraube:* Knochenschrauben, die nach Osteotomie oder Fraktur in die benachbarten Knochenenden eingebohrt werden und deren lange Enden zur Fixierung der Knochen mittels Gipsverband oder Fixateur externe starr miteinander verbunden werden. – *S.-Krawatte:* Verband aus mehreren Lagen Watte und zuletzt einer Gipsbinde zur Ruhigstellung bei Verletzungen und Fehlstellungen des Halses.
W.: Handbuch d. orthop. Technik, Jena 1908. – Z. Behandl. v. Frakturdeformitäten u. Frakturen, Arch. klin. Chir. 138 (1925) 237–239. – Prakt. Orthop., Berlin 1928
Lit.: CK 1926, 284f. – E. Mayer: Sanitätsrat A. S. †, Arch. orthop. Unfallchir. 31 (1932) 1–4. – J. H. Wolf: A. S. u. sein Kunstgriff d. Schraubenfixierung zur Fragmentjustierung bei d. Osteotomie, Operat. orthop. Traumatol. 2 (1990) 302–307. – BEdM II 530.

Schatzki, Richard (* 22. 2. 1902 Klafeld b. Siegen; †19. 1. 1992 Cambridge, MA)
Studium und Prom. (1926) in Berlin. 1926–1929 radiol. WB in Frankfurt, anschließend Leitung der Radiologe an der Univ.-Klinik Leipzig, dort Habil. 1933. Die venia legendi wurde ihm aus rassischen Gründen verweigert. Nach Emigration in die USA ab 1933 als Radiologe am Boston General Hosp. 1943–1946 Militärdienst. Ab 1946 Leiter der Radiologie am Mount Auburn Hosp. in Cambridge, MA, und Prof. für Radiol. in Boston (Harvard)
E.: *S.-Ring:* Ringförmige Einengung am Übergang der Speiseröhren- in die Magenschleimhaut bei Hiatushernie als Folge einer chronischen Refluxösophagitis.
W.: R. S., J. E. Gary: Dysphagia due to diaphragm-like localized narrowing in lower esophagus („lower esophageal ring"), Amer. J. Roentgenol. 70 (1953) 911–922.
Lit.: S. C. Schatzki: In memoriam R. S., Radiology 184 (1992) 288. – J. P. Kanne, C. A. Rohrmann, J. E. Lichtenstein: Eponyms in radiology of the digestive tract: Historical perspectives and imaging appearances. Part 1: Pharynx, esophagus, stomach, and intestine, Radiographics 26 (2006) 129–142.

Schauta, Friedrich (* 15. 7. 1849 Wien; † 10. 1. 1919 Wien)
Studium in Wien, Innsbruck und Würzburg, 1874 Prom. in Wien. 1874–1876 chir. WB in Wien (→ Dumreicher), 1876–1881 gynäkol. WB. 1881 Habil. für Gynäkol. 1881 komm. Prof. für Gynäkol. und Geburtshilfe in Innsbruck, 1884 dort o. Prof. für diese Fächer, 1887–1891 in Prag, 1891–1919 in Wien. Er integrierte med. Fortschritte wie Radiol., Bakteriol., Histol. und Serol. in sein Fachgebiet, v. a. aber entwickelte er die gynäkol. Chir. weiter.
E.: *S.-Wertheim-Op.:* operative Behebung des Uterusprolapses. – *S.-Amreich-Op.:* vaginale Uterus-Totalexstirpation einschließlich Adnexe bei Gebärmutterhalskrebs.
W.: Grundriß der operativen Geburtshilfe, Wien - Leipzig 1885 (3. Aufl. 1896). – Die erweiterte vaginale Totalexstirpation des Uterus bei Kollumkarzinom, Wien - Leipzig 1908.
Lit.: BLÄ 1933 II 1376f. – EM 1290

Schede, Franz Ludwig (* 9. 7. 1882 Magdeburg; † 11. 2. 1976 Murnau)
Studium in Heidelberg, Berlin, Kiel und München, dort 1906 Prom. Danach zunächst Pathol. und anatom. WB, 1908–1910 chir. WB in Heidelberg (→ Narath), ab 1910 orthop. WB in München, dort 1919 Habil. 1923 ao. Prof. und Leiter der Orthop. Univ.-Poliklinik in Leipzig, 1929–1945 dort o. Prof. für Orthop. 1948–1954 Ltg. der Orthop. Klinik Sanderbusch in Sande bei Wilhelmshaven. Schwerpunkte: Schulgesundheitspflege, Orthop. des Fußes, Krüppelfürsorge. Im I. Weltkrieg zusammen mit → G. Hohmann Aufbau des ersten Rehabilitationszentrums für Kriegsversehrte. 1933 Präsident der DGOOC, 1952 deren Ehrenmitglied. 1933 Mitglied der Leopoldina.
W.: Hygiene des Fußes, Leipzig 1933. – Grundlagen d. körperl. Erziehung, Stuttgart 1935.
Lit.: CV 1938, 571–573. – Hackenbroch 1.19. – G. Imhäuser; F. S. zum 90. Geburtstag, Zschr. Orthop. 110 (1972) 411. – BEdM II 532. – EM 1290.

Schede, Max Eduard Hermann Wilhelm (* 17. 1. 1844 Arnsberg; † 31. 12. 1902 Bonn)
Studium in Halle, Heidelberg und Zürich, 1866 Prom. in Halle. Nach Kriegsdienst 1868 chir. WB in Halle (→ R. Volkmann). Leitete 1870 ein Feldlazarett. 1872 Habil. 1875–1880 CA der Chir. Abt. des KH im Friedrichshain, Berlin, 1880–1888 in gleicher Position am Allg. KH St. Georg in Hamburg, 1888–1895 an dem unter seiner Mitwirkung errichteten KH Eppendorf. 1895–1902 o. Prof. für Chir. in Bonn. Schwerpunkte: Wundbehandlung, angeb. Hüftluxation. 1877 gab er die Ligatur der varikös erweiterten V. saphena magna an. Er gründete zusammen mit → Lesser und → Tillmanns 1874 das *Zentralblatt für Chir.*, das er bis 1880 redigierte
E.: *S.-Stellung:* Ruhigstellung des Handgelenkes nach distaler Radiusfraktur in Ulnarduktionsstellung der Hand. – *S.-Op.:* Rippenresektion zur Beseitigung großer Empyemresthöhlen.
W.: Über Hand- und Fingerverletzungen, Leipzig 1871. – Die antiseptische Wundbehandlung mit Sublimat, Leipzig 1885. – Die Behandlung d. Empyeme, Verh. dtsch. Congr. inn. Med. 9 (1890) 41–100.
Lit.: BLÄ 1901, 1487–1489. – Winau/Vaubel 84. – Killian 321, 413. – Sachs III 375. – Sachs IV 40. – BEdM II 532.

Scheel, Paul-Friedrich (* 1. 10. 1883 Rostock; † 9. 1. 1959 Rostock)
Studium in Tübingen und Rostock, dort 1910 Prom. Chir. WB 1909–1913 in Rostock (→ Wilhelm Müller), orthop. WB 1913–1915 in Wien (→ Adolf Lorenz), München (→ F. Lange) und Berlin (→ Biesalski), danach als Truppenarzt im I. Weltkrieg. 1919–1942 und 1943–1946 Leitung der „Landeskrüppelanstalt" Rostock, dort 1925 Einrichtung einer orthop. Klinik. Im II. Weltkrieg am Standortlazarett Rostock. 1939 Habil. Ab 1946 an der aus der Landeskrüppelanstalt hervorgegangenen Orthop. Univ.-Klinik, 1951 deren Dir. (ab 1949 bereits komm.), 1954–1957 o. Prof. für Orthop. in Rostock. Schwerpunkte: Körperbehindertenfürsorge, Prothesenversorgung, motorische Ersatz-Op., Extremitätenfehlbildungen. 1937 Präsident der DGOOC, 1953 deren Ehrenmitglied.
W.: Krukenberg-Stumpfplastik u. Prothese, Zschr. Orthop. 39 (1919). – Fehlerquellen u. Irrtümer bei d. chir. Behandlung des Klumpfußes b. Kindern, Zschr. Orthop. Grenzgeb. 90 (1958) 343–351.
Lit.: CV 1958, 710. – Catalogus Professorum Rostochiensium.

Scheele, Karl (* 20. 5. 1884 Emmerich; † 13. 8. 1966 Emmerich)
Studium in Berlin und München, 1912 Prom. 1912/13 chir., internist. und pathol. WB. 1913/14 und 1919–1928 chir. WB in Halle bzw. Frankfurt (→ Schmieden). Im I. Weltkrieg als Schiffsarzt unter osmanischer Flagge. 1921 Habil. in Frankfurt, 1926 ao. Prof. 1928–1949 CA der Chir. Abt. am KH der Huyssens-Stiftung in Essen. Sein Schwerpunkt war neben der Abdominal-

chir. die Urol. 1922 Mitbegründer der DGU, 1960 deren Ehrenmitglied.
W.: Dünndarmringplastik d. narbigen Schrumpfblase, Leipzig 1941 (2. Aufl. 1950).
Lit.: CV 1956, 710f. – NN: In memoriam K. S, Zschr. Urol. Nephrol. 59 (1966) 623f.

Schega, Wolfgang (* 20. 12. 1915 Dresden; † 10. 7. 2005 Mainz)

Studium in Freiburg, Graz und München, dort 1941 Prom. 1941–1945 Kriegsdienst. 1946–1961 chir. WB in Mainz (→ Peiper; → G. Brandt), dort 1952 Habil. und 1959 Prof. 1961–1980 Dir. der Chir. Klinik am Städt. KH Krefeld. Schwerpunkte: Abdominalchir., Thoraxchir., endokrinol. Chir., Verbrennungen, Blutgerinnung,. Er gründete zusammen mit → Scheibe 1992 die Arbeitsgemeinschaft Qualitätssicherung der DGCH. 1977 Präsident der DGCH, 1983 Senator auf Lebenszeit, 1994 deren Ehrenmitglied.

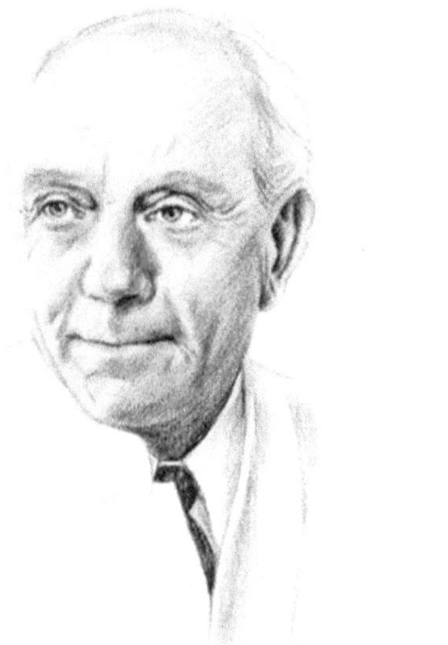

W.: Qualitätskontrolle zwischen Utopie u. Realität, Münch. Med. Wschr. 120 (1978) 583. – Qualitätssicherung als Aufgabe ärztl. Selbstkontrolle, Krankenhaus 71 (1979) 90.
Lit.: CV 1990. – Hartel/Siewert 16f. – P. R. Verreet: Nachruf auf W. S., Mitt. DGCH, 34 (2005) 401f.
Abb.: s. Abb.-Verzeichnis.

Scheibe, Otto Arno (* 1. 7. 1924 Erlangen; † 2. 4. 2011 Stuttgart)

Nach Kriegsdienst und Gefangenschaft (bis 1949) Studium und Prom. (1954) in München. Chir. WB 1955–1965 in Hamburg (→ Zukschwerdt), dort 1964 Habil. 1965–1970 OA in Lübeck (→ Remé), dort 1967 Prof. 1970–1989 Dir. der Chir. Klinik des Bürgerhospitals Stuttgart. Bereits in den 1970er Jahren integrierte er die elektronische Datenverarbeitung in die Chir. und gründete 1992 mit → Schega den Arbeitskreis Qualitätssicherung in der DGCH.
W.: Grundlagen d. prakt. Chir., München - Berlin - Wien 1975. – Chir., Urol., Orthop., in: Handbuch d. med. Dokumentation u. Datenverarbeitung, Stuttgart - New York 1975. – A. Ekkernkamp, O. S. (Hgg.): Qualitätsmanagement in d. Med. [Loseblattsammlung], Landsberg/Lech 1997–2003.
Lit.: CV 1980, 617f. – A. Ekkernkamp: In memoriem O. A. S., Mitt. DGCH 40 (2011) 280f.

Schelling, Thomas (14. Jh.)

Der brabantische Arzt verfaßte 1343 ein niederdeutsches *Boek van surgien*, das stark durch die → Roger-*Chirurgie* beeinflußt ist und auf ähnlichen Quellen beruht wie → Jan Yperman und → Jan Bertrand.
W.: E. C. van Leersum (Hg.): Het 'Boek van surgien', Amsterdam 1928.
Lit.: W. Löchel, Die Zahnmed. Rogers u. d. Rogerglossen, Pattensen 1976, 40f. – EM 1294.

Schenck, Johann, von Würzburg (15. Jh.)

Nach handwerkschir. Ausbildung und ausgedehnter Wanderschaft (Süddeutschland, Steiermark, Eifel) sowie Feldchir. im Krieg gegen die Türken in den 1480er Jahren in Trier niedergelassen, beendete er 1482 seine *Cyrurgia*, die praxisbezogen kriegschir. und traumatol. ausgerichtet ist und in der Tradition der oberrheinischen Chir. steht.
W.: Cyrurgia; Sudhoff II 561–579.
Lit.: VL VIII (1992) 637–639. – EM 1294

Scherb, Richard (* 2. 1. 1880 Bischofszell, Schweiz; † 1. 5. 1955 Zürich)

Studium in Lausanne, Zürich und Berlin, 1908 Prom. Orthop. WB in München, Bologna und Breslau, 1910–1912 in Zürich. 1912–1915 dort niedergelassen. 1915–1919 Lazarettleiter. 1918–1950 Dir. der Orthop. Klinik Balgrist in Zürich. 1921 Habil., 1930 Tit.-Prof., 1946 ao. Prof. Schwerpunkte: Muskelphysiologie, Klumpfuß, Geschichte der Orthop. 1929 Mitbegründer der SICOT. 1937 Ehrenmitglied der DGOOC.
W.: Ist die Myokinesiographie als Untersuchungsmethode objektiv zuverlässig? Schweiz. med. Wschr. 75 (1945) 1977–1079. – Zur Entwicklung d. Orthop. in den letzten Jahrzehnten, Schweiz. med. Wschr. 77 (1947) 887–890. – Zur Technik der Reinsertion beim angeborenen Klumpfuss, Schweiz. med. Wschr. 78 (1948) 362.
Lit.: A. Uebelhart: R. S. (1880–1955) Orthop. u. Muskelphysiologe, Zürich 1988 (= Zürcher med.gesch. Abh., NR 199). – E. Trösch: S., R., in: Hist. Lexikon d. Schweiz, Version v. 27. 4. 2016 (http://www.hls-dhs-dss.ch/textes/d/D14621.php)

Scheuermann, Holger Werfel (* 12. 2. 1877 Hørsholm; † 3. 3. 1960 Roskilde)

Studium in Kopenhagen, Abschluß 1902. Bis 1918 dort auch orthop. und radiol. WB sowie Studienreisen nach Deutschland, Österreich und Schweden. 1929–1938 Leiter der Röntgenabteilung eines Militärhospitals, 1935–1947 der Röntgenabteilung am Städt. KH Sundby in Kopenhagen. Danach noch in privater Röntgenpraxis tätig.
E.: *Morbus S.:* Osteochondritis deformans juvenilis dorsi; Adoleszentenkyphose.
W.: Kyphosis dorsalis juvenilis, Zschr. Orthop. 41 (1921) 305–317.

Lit.: J. M.: In memoriam H. W. S., J. Bone Jt. Surg. 34-B (1961) 394. – Dansk Biografisk Leksikon 3. Ausg. 1979–1984.

Schildbach, Karl Hermann (* 1. 6. 1824 Schneeberg, Sachsen; † 13. 3. 1888 Leipzig)
Studium in Leipzig und Heidelberg, Prom. 1848. Praktizierte in Lößnitz, war vorübergehend als Reisearzt tätig und leitete ab 1853 eine Anstalt für Wasserkur bei Danzig. 1859–1888 Dir. der privaten orthop. Heilanstalt in Leipzig (bis 1861 zusammen mit → Schreber). 1875 Habil. für Orthop. (erste in Deutschland), 1876–1885 zugleich Ltg. der neugegründeten Orthop. Univ.-Poliklinik in Leipzig, der ersten deutschen orthop. Univ.-Einrichtung.
W.: Die Scoliose, Leipzig 1872. – Orthopädische Klinik, Leipzig 1877. – Kinderstuben-Gymnastik, Leipzig 1880.
Lit.: BLÄ (1901), 1498. – BLÄ 1935 V 73f. – C.-E. Heyde, D. Zajonz: Aus der Geschichte der Leipziger Universitätsorthopädie, Ärztebl. Sachsen 26 (2015) 437–441.

Schildberg, Friedrich Wilhelm (* 6. 3. 1934 Essen; † 4. 9. 2018 München)
Studium in Freiburg, Grenoble, Innsbruck und Hamburg, 1962 Prom. in Freiburg. Nach pathol. und physiol. WB in München und Freiburg 1964–1973 chir. WB in Köln (→ Heberer), dort 1972 Habil. 1973–1978 OA in München (Heberer). 1978–1989 o. Prof. für Chirurgie in Lübeck, 1989–2002 in München (Klinikum Groß–hadern). Schwerpunkte: Gallen-, Leber- Pankreaschir., Gefäßchir., Thoraxchir, postop. Stoffwechsel, Intensivmed. Als Universalchir. beherrschte er das Gesamtspektrum der heute spezialisierten chir. Fächer. Er etablierte in Lübeck die minimalinvasive Chir. sowie die Transplantationschir.; in München förderte er die onkologische und immunologische Forschung und führte neue chir. Techniken ein. 2004 Ehrenmitglied der DGCH.
W.: (Hg.): Atemstörungen beim Polytrauma: präklin. Aspekte, München - Bern - Wien 1984. – (Hg.): Chirurgische Behandlung von Tumormetastasen, Melsungen 1987. – Laser in d. Chir. -- Gegenwärtiger Status und Perspektiven, Arch. klin. Chir. 1988, Suppl. 2, 533–542. – Perioperative Therapie – Möglichkeiten der Rationalisierung, Chirurg 70 (1999) 10–14. – (Hg.): Aktuelle Entwicklungen der Intensivmedizin. Gerinnungsstörungen, nicht invasive Beatmung, Organspende, Darmstadt 2001.
Lit.: CV 1980, 622. - Döhler/Schröder/Debus 298f. - K. W. Jauch: Nachruf zum Tod von F. W. S., Passion Chir. 8 (2018) IV 75–77.

Schiller, Johann Kaspar (* 27. 10. 1723 Bittenfeld; † 7. 9. 1796 Schloß Solitude, heute Stuttgart)
Vater von Friedrich von Schiller. Nach handwerkschir. Ausbildung in Denkendorf praktizierte er in Lindau und Nördlingen. 1745–1749 als Feldscher tätig. 1749–1753 Chir. in Marbach. 1753–1775 erneut in Militärdiensten. Ab 1766 in Ludwigsburg ansässig, widmete er sich als Leiter der herzogl. Baumschule der Obstbaumkultur. 1775–1796 Intendant der Hofgärtnerei auf Schloß Solitude bei Stuttgart.
W.: Die Baumzucht im Großen aus zwanzigjährigen Erfahrungen im Kleinen ... beurtheilt, Stuttgart 1795.
Lit.: ADB 31 (1890) 215–245 [Friedrich Schiller].

Schimmelbusch, Curt Theodor (* 16. 11. 1860 Groß-Nogath, Westpreußen; † 2. 8. 1895 Berlin)
Zunächst Studium der Naturwiss., ab 1882 der Med. in Würzburg, Göttingen, Berlin und Halle, dort 1886 Prom. In Halle bereits während des Studiums bei dem Anatomen Carl Joseph Eberth (1835–1926) an Untersuchungen zur Bakteriologie und zur Blutgerinnung beteiligt. Chir. WB ab 1888 in Köln (→ Bardenheuer), wo gerade die Dampfsterilisation eingeführt wurde, und ab 1889 in Berlin (→ Bergmann), dort 1892 Habil. In Berlin arbeitete er an der Weiterentwicklung und experimentellen Begründung der Sterilisationsmethoden. Er entwarf Dampfsterilisatoren und Sterilisationsbehälter für Verbandsstoffe, Operationskleidung und Instrumente, außerdem verbesserte er die Methoden der mechanischen Händedesinfektion. Dadurch wurde er zum eigentlichen Begründer der Praxis der Asepsis.
E.: *S.-Maske:* Der bekannteste Narkoseapparat aller Zeiten: ovaler rinnenförmiger Rahmen mit zwei klappbaren Metallbügeln zum Einspannen von Gaze, auf die das Narkosemittel aufgetropft wird. – *S.-Instrumentenkocher:* kleiner Sterilisator zur Dampfsterilisation, der durch Gasfeuerung erhitzt wird. – *S.-Trommel:* Blechkasten (vernickelt oder Edelstahl) zur Sterilisation und Aufbewahrung von Verbandsmaterial mit Schiebeklappen, durch deren Öffnungen der sterilisierende Dampf strömt. – *S.-Krankheit:* Mastopathia chronica cystica.
W.: Maske für Chloroform- u. Äthernarkosen, Illustr. Mschr. ärztl. Polytechn. 12 (1890) 203f. – Anleitung zur aseptischen Wundbehandlung, Berlin 1892. – Das Cystadenom der Mamma, Arch. klin. Chir. 44 (1892) 117–134.
Lit.: Berlin. klin. Wschr. 32 (1895) 731. – BLÄ 1901, 1498f. – Winau/Vaubel 85. – Sachs III 27. – BEdM II 538. – EM 1296. – NDB 22 (2005) 779f.

Schindler, Rudolf (* 10. 5. 1888 Berlin; † 6. 9. 1968 München)
Studium in Freiburg und Berlin, dort 1910 Prom. Danach als Allgemeinarzt und als Ass. im Pathol. Inst. des KH München-Schwabing tätig. Im I. Weltkrieg Truppenarzt. 1919–1924 med. WB in München mit gastroenterol. Schwerpunkt. Ab 1924 entwickelte zusammen mit dem Berliner Instrumentenmacher Georg Wolf bis 1932 das erste semiflexible Gastroskop. 1934 emigrierte er aus politischen Gründen in die USA und war zunächst in Chicago (1937 ao. Prof.), ab 1943 in Los Angeles (klin. Prof. an der Loma Linda Univ.) tätig, und wurde zu einem der führenden amerikanischen Gastroenterologen. 1958–1960 Prof. für Med. in Brasilien. Ab 1965 verbrachte er seinen Lebensabend in München.
W.: Probleme u. Technik d. Gastroskopie, mit d. Beschreibung neuen Gastroskops, Arch. Verdau.-Krkh. 30 (1922) 133–166. – Ein völlig ungefährliches, flexibles Gastroskop, Münch. med. Wschr. 79 (1932) 1268–1269. – Lehrbuch u. Atlas d. Gastroskopie, München 1923.
Lit.: GM 3553. – S. J. Stempien, A. E. Dagrardi: In memoriam Dr. R. S., Gastroenerology 56 (1969) 367–369. – P. K. Schäfer, T. Sauerbruch: R. S. (1888–1968).

„Vater" d. Gastroskopie, Zschr. Gastroenterol. 42 (2004) 550–556.

Schink, Wilhelm (* 10. 6. 1916 Berlin; † 12. 3. 2004 München)
Studium und Prom. (1941) in Berlin. 1939 chir. WB in Berlin (→ Gohrbandt), 1939–1945 Truppenarzt. 1945/46 CA der Chir. Abt. des KH Gankofen, Niederbayern. 1946–1954 in Jena (→ Guleke; → Kuntzen), dort 1953 Habil. 1955–1958 in Marburg und 1958–1963 in München (→ R. Zenker), dort 1960 ao. Prof. 1963–1981 o. Prof. für Chir. in Köln (II. Chir. Klinik Merheim). Schwerpunkte: Unfall-, Handchir. 1990 Johann-Friedrich-Dieffenbach-Büste der DGU.
W.: Handchir. Ratgeber, Berlin 1960. – R. Zenker, F. Deucher, W. S. (Hgg.): Chir. d. Gegenwart, I–VII, München - Berlin - Wien 1973–1983.
Lit.: Killian 114f. – CV 1980, 624f. – Buck-Gramcko 249–251

Schinzinger, Albert (* 1827 Freiburg i. Br.; † Jul. 1911)
Studium in Freiburg und Wien, 1850 Prom. in Freiburg, dort 1853 Habil. und 1860 ao. Prof. für Chir. 1870/71 Leiter des Reservelazaretts in Schwetzingen. 1872–1900 CA einer chir. Privatklinik in Freiburg.
E.: *S.-Methode:* „Rotationsmethode" zur Einrenkung des luxierten Schultergelenkes.
W.: Die complicirten Luxationen, Freiburg 1858.
Lit.: BLÄ 1935 V 79.

Schjerning, Otto von (* 4. 10. 1853 Eberswalde; † 28. 6. 1921 Berlin)
Studium und Prom. (1877) an der Med.-chir. Akad. Berlin. Als Militärarzt ab 1889 an der Medizinalabt. des Kriegsministeriums und als Generalarzt im I. Weltkrieg Leiter des dt. Militärsanitätswesens. Er förderte bes. die Miltärhygiene und die Kriegschir. 1916 Ehrenmitglied der DGOOC.
W.: (Hg.): Handbuch der ärztlichen Erfahrungen im Weltkrieg 1914–18, Leipzig 1921–1922.
Lit.: BLÄ 1933 II1389f.

Schlange, Hans (* 17. 11. 1856 Rittergut Schwaneberg, Uckermark; † 27. 5. 1922 Hannover)
Studium in Göttingen und Kiel, dort 1880 Prom. 1881–1884 chir. WB in Kiel. 1886–1894 Dozent in Berlin, ab 1889 auch Dir. des Paul-Gerhard-Stiftes in Berlin. 1895 Tit.-Prof. 1894 CA der Chir. Abt. am Städt. KH Hannover.
E.: *S.-Zeichen:* Hyperperistaltik oberhalb einer Darmstenose als Zeichen des beginnenden mechanischen Ileus
W.: Arch. klin. Chir. 34 (1889) 429.
Lit.: BLÄ 1933 II 1390.

Schlatter, Carl (* 18. 3. 1864 Wallisellen, Kt. Zürich; † 19. 3. 1934 Zürich)
Studium in Zürich, Heidelberg, Wien und Paris, 1889 Prom. in Zürich. Chir. WB in Zürich (→ Krönlein) dort Habil. 1895. 1899 ao. Prof., 1924 o. Prof. für Chir. und Unfallmed. in Zürich. Führte 1897 die erste erfolgreiche Gastrektomie durch und beschrieb die 1903 von ihm und gleichzeitig von → R. B. Osgood entdeckte Krankheit.
E.: *Morbus Osgood-S.*: aseptische Nekrose der Apophyse der Tuberositas tibiae am Ansatz des Lig. patellae.
W.: Über Ernährung u. Verdauung nach vollständiger Entfernung des Magens, Oesophagoenterostomie, beim Menschen, Beitr. klin. Chir. 18 (1897) 757–776, 23 (1899) 569–594. – Verletzungen des schnabelförmigen Fortsatzes d. oberen Tibiaepiphyse, Beitr. Klin. Chir. 38 (1903) 874–887. – Unvollständige Abrissfrakturen d. Tuberositas tibiae oder Wachstumsanomalien? Beitr. Klin. Chir. 59 (1908) 518–546. – A. S., L. Gelpke: Unfallkunde für Ärzte sowie für Juristen u. Versicherungsbeamte, Bern 1917 (2. Aufl. 1930).
Lit.: CK 1926, 291. – BLÄ 1933 II 1390. – J. P. Cole: A study of Osgood-Sch. disease, Surg. Gyn. Obstetr. 65 (1937) 55–67. – E. Uhry: Osgood-Sch. disease, Arch. Surg. 48 (1944) 406–414. – BEdM II 540. – I Schwarz: Morbus Osgood-Sch. – eine Erkrankung d. Röntgenära? in: Zichner/Rauschmann/Thomann 63–79.

Schlegel, Karl-Friedrich (* 10. 6. 1924 Nürnberg; † 14. 7. 1996 Lemmer, Niederlande)
Studium und Prom. (1949) in München. 1949–1954 orthop. WB in München (→ G. Hohmann), 1955/56 neurol. WB in München, 1956–1969 Orthop. in Köln (→ M. Hackenbroch; → Imhäuser), dort 1959 Habil., 1965 ao. Prof. 1969–1990 o. Prof. für Orthop. und Gründungsdir. der Orthop. Univ.-Klinik Essen. Schwerpunkte: Traumatol., Wirbelsäule, geriatr. Orthop., neurol. Komplikationen, orthop. Technik. 1983 Präsident der DGOOC, ab 1987 deren Generalsekretär. 1977–1996 Mitglied der Gutachterkommission für ärztliche Behandlungsfehler bei der Ärztekammer Nordrhein.
W.: (Hg.): Der Körperbehinderte in Mythologie und Kunst, Stuttgart - New York 1983. – (Hg.): Physikalische Med., III, Stuttgart 1990.
Lit.: CV 1980, 627. – S. M.: Zum Tode von K.-F. S, Rheinisches Ärztebl. 9/1969, 6.

Schleich, Carl Ludwig (* 19. 7. 1859 Stettin; † 7. 3. 1922 Pieskow b. Berlin)
Studium in Zürich, Greifswald und Berlin. 1887 Prom. in Greifswald, anschließend dort chir. WB (→ Helferich). 1889 Niederlassung in Berlin als Chir. und Eröffnung einer Privatklinik. 1900 für kurze Zeit Leiter des Teltower Kreis-KH in Lichterfelde. 1901 Tit.-Prof. 1892 berichtete er auf dem dt. Chirurgenkongreß über die von ihm entwickelte Infiltrationsanästhesie, die schroff abgelehnt, aber auf dem Chirurgenkongreß 1901 durch → Mikulicz glanzvoll rehabilitiert wurde und weite Verbreitung erlangte, wodurch die Zahl der Allgemeinnarkosen deutlich reduziert werden konnte. Vielseitig begabt, war er mit bekannten Künstlern befreundet, setzte sich mit Grundfragen der Zeit auseinander und veröffentlichte philosophische Essays.
W.: Die Infiltrationsanästhesie (locale Anästhesie) und ihr Verhältnis zur allgemeinen Narcose (Inhalationsanästhesie), Verh. Dtsch. Ges. Chir. 21 (1892) I 121–127. – Schmerzlose Operationen, Berlin 1894 [5. Aufl. 1906]. – Besonnte Vergangenheit, Berlin 1921.

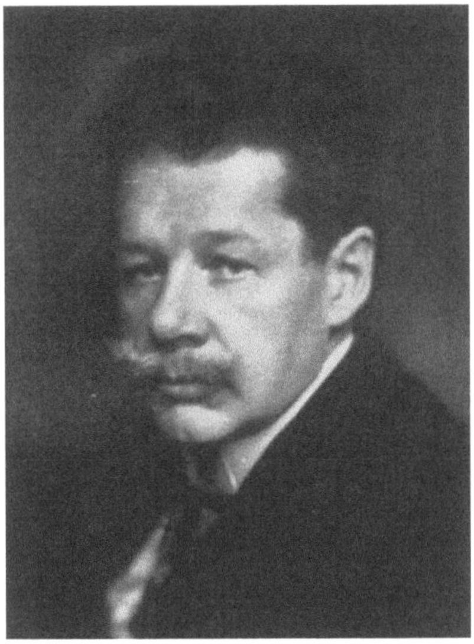

Lit.: BLÄ 1933 II 1391. – Winau/Vaubel 86. – G. Carstensen: Chirurgenkongreß mit C. L. S. (1859–1922), Mitt. Dtsch. Ges. Chir. 21 (1992) 229–231. – Ärztelex. 279. – BEdM II 541. – EM 1300.
Abb.: s. Abb.-Verzeichnis.

Schleiß von Löwenfeld, Max Joseph (* 7. 6. 1809 Sulzbach; † 7. 2. 1897 München)
Studium und Prom. (1832) in München. 1833–1836 chir. WB in München (→ Ph. F. v. Walther). Danach ausgedehnte Studienreise durch Deutschland. 1837 Bezirksarmenarzt in München. 1838/39 erneut Studienreise in Paris, England, Holland und Belgien. 1842 komm. CA der Chir. und Augenärztl. Klinik München. Leibarzt der Könige Max II. und Ludwig II. von Bayern.
W.: Die Lithotripsie in Bezug auf Geschichte, Theorie u. Praxis ..., München 1839. – Die Lethalitätsgrade d. Verletzungen in gerichtsärztl. Beziehung, München 1844.
Lit.: BLÄ 1901, 1503f. – BLÄ 1935 V 85.

Schlemm, Friedrich (* 11. 12. 1795 Salzgitter; † 27. 5. 1858)
Studium in Braunschweig und Berlin, dort 1821 Prom. An der Berliner Anat. als Prosektor tätig. 1823 Habil., 1829 ao. Prof., 1833 o. Prof. für Anat. Neben der anat. Lehr- und Forschungstätigkeit hielt er chir. Operationskurse an der Leiche.
E.: *S.-Band:* Faserzüge im unteren Teil der Schultergelenkkapsel. – *S.-Kanal:* Sinus venosus sclerae.
W.: Arteriarum capitis superficialium icon nova, Berlin 1830.
Lit.: BLÄ 1935 V 86.

Schloffer, Hermann Alexander (* 18. 5. 1868 Graz; † 21. 1. 1937 Prag)
Studium in Graz und Freiburg; Prom. 1892 in Graz. Chir. WB 1893–1903 in Graz und Prag (→ Wölfler), 1900 Habil., 1902 ao. Prof. 1903–1911 o. Prof. für Chir. in Innsbruck, 1911–1937 in Prag. Er führte 1907 erstmals in Europa eine transnasale transsphenoidale Hypophysenresektion durch, etablierte 1904 die zuerst von → Trendelenburg durchgeführte anteriore Rektumresektion und führte die Resektion von Dickdarmabschnitten in drei Schritten ein.
E.: *S.-Op.:* **1.** dreizeitige Kolonresektion (Anus praeter oberhalb der Engstelle; Resektion des befallenen Darmabschnitts; Rückverlagerung des Kunstafters). **2.** Plastische Erweiterung der Vorhaut bei Phimose. – *S.-Tumor:* Granulationsgeschwulst im Bereich der Op.-Narbe nach Laparotomien (Nahtmaterial, Talkum).
W.: Phimosenop., Zbl. Chir. 28 (1901). – Zur operativen Behandlung des Dickdarm-Carcinoms, Beitr. klin. Chir. 38 (1903) 150–191, 492–529, 579–584. – Die Laparotomie im Dienste d. Rectumexstirpation, Beitr. klin. Chir. 42 (1904) 396–453. – Erfolgreiche Op. eines Hypophysentumors auf nasalem Wege, Wien. klin. Wschr. 20 (1907) 621–624, 670f., 1075–1078.
Lit.: CK 1926, 292f. – BLÄ 1933 II 1393. – Killian 60f. – H. F. K. Männl: H. S. (1868–1937), ein Pionier auf dem chir. Lehrstuhl d. Deutschen Universität Prag, WmM 21 (2002) 287–318. – BEdM II 542.

Schlosser, Volker (* 3. 6. 1929 Neufechingen / Saar; † 20. 2. 2002 Freiburg)
Studium und Prom. (1956) in Freiburg. 1956/57 Pathol. Heidelberg, 1958/59 Physiol. Köln. 1959–1968 chir. WB in Marburg (→ Schwaiger), dort 1965 Habil. 1960 Studienaufenthalt in Stockholm (→ Crafoord). 1968/69 OA in Freiburg (Schwaiger). 1969–1995 Leiter der Klinik für Herz- und Gefäßchir. Freiburg. 1971 Prof., 1991 o. Prof. Schwerpunkte: extrakorporale Zirkulation, Chir. der Koronarinsuffizienz, Rekonstruktion der supraaortalen und der Nierenarterien, Aneurysmen.
W.: Untersuchungen zur Wiederbelebungszeit des Herzens bei Normothermie und Hypothermie, Arch. klin. Chir. 308 (1964) 890–895. – 25 Jahre Herzklappenchirurgie. Rückblick und Ausblick, Hippokrates 49 (1978) 41–62. – V. S., G. Spillner, W. Kaiser: Prevention of pulmonary embolism by inferior vena cava filters: results in 62 cases, World J. Surg. 1 (1977) 113–116.
Lit.: CV 1980, 627–630. – Mitt. DGCH 31 (2002) 250.

Schmauss, Albert Karl (* 25. 7. 1915 Viechtach, Niederbayern; † 26. 3. 2010 Berlin)
Studium in München. Nach dem Examen 1939–1945 Kriegsdienst als Truppenarzt. 1945–1947 am KH Viechtach tätig. Chir. WB 1948–1950 in Potsdam, ab 1951 in Berlin (→ Felix), dort 1951 Prom. und 1959 Habil. 1962 Leiter der Chir. Poliklinik in Greifswald, 1963–1981 CA der Chir. Abt. am KH am Friedrichshain in Berlin, die er zu einer modernen chir. Klinik ausbaute, und Prof. für Chir. an der Akademie für Ärztl. Fortbildung. Er war an zahlreichen humanitären Einsätzen als Chir. in Vietnam beteiligt. Mitbegründer und 1974/75 Präsident der Ges. für Chir. der DDR.
W.: Experimentelle und klinische Untersuchungen über die hormonale Ätiologie des Mammakarzinoms in der Menopause und im Senium, Berlin 1959.
Lit.: CV 1958, 722. – H. Wolff: Laudatio anlässlich des 90. Geburtstags von A. S., Zbl. Chir. 1030 (2005) 503f. – Kiene/Reding/Senst 100. – H. Wolff: Nachruf auf A. S., Mitt. DGCH 39 (2010) 277f.

Schmidt, Benno Gottlob (* 3. 3. 1836 Kaditz b. Dresden; † 6. 6. 1896 Bad Wildungen)
Studium und Prom. (1850) in Leipzig. 1850–1857 in Leipzig (→ Günther) chir. WB und Habil. 1865 ao. Prof., 1869 Dir. des chir.-poliklin. Instituts Leipzig. 1870/71 konsultierender Generalarzt der sächsischen Truppen.
W.: Die Unterleibsbrüche, Stuttgart 1896.
Lit.: BLÄ 1935 V 99.

Schmidt, Georg Benno (* 18. 3. 1860 Leipzig; † 2. 6. 1935 Heidelberg)
Sohn von → B. G. Sch. Studium in Freiburg und Leipzig, dort 1884 Prom. 1884/85 am anat. Inst. Leipzig, 1885–1895 Chir. WB und Ass. in Heidelberg (→ Czerny), dort 1889 Habil. und 1894 ao. Prof. 1895–1923 chir.-gynäkol. Privatklinik in Heidelberg, daneben ab 1906 Leiter der Chir. Abt. der Univ.-Kinderklinik.
W.: Beiträge zur Gallenblasenchir., Jena 1896. – Kurzgefaßtes Lehrbuch d. Chir., Leipzig - Wien 1901.
Lit.: CK 1926, 295. – BLÄ 1933 II 1396. – BEdM II 544.

Schmidt-Tintemann, Ursula (* 19. 6. 1924 Goldap, Ostpreußen; † 26. 7. 2017 Vaterstetten)
Nach Kriegsdienst Studium in Königsberg, Prag und München, dort 1951 Prom. Danach chir. WB in München (→ Georg Maurer), mit dem sie an das Klinikum rechts der Isar wechselte. 1956 FA, 1969 Habil., 1975 Prof. 1959–1984 Leitung der von ihr gegründeten Abt. für Plast. Chir. an der TU München, Klinikum rechts der Isar. 1968 Mitbegründerin der Vereinigung der Deutschen Plastischen Chirurgen mit dem Ziel eines eigenen Fachgebietes Plast. Chir., das 1992 eingeführt wurde (1977 Teilgebiet). 1974–1977 Präsidentin der VDPC, 1989 deren Ehrenmitglied. 1996 Ehrenmitgl. der DGCH.
W.: Zur Lage d. Plast. Chir., Hefte Unfallheilkd. 109 (1972). – Frauen in d. Chir., Chirurg 68 (1997) 583–585.
Lit.: CV 1990, 276. – Giunta R. E., U. S.-T.: Pionierin d. Plast. Chir. in Deutschland, Handchir. Mikrochir. Plast. Chir. 40 (2008) 408–410.

Schmieden, Victor Gottfried Otto (* 19. 1. 1874 Berlin; † 11. 10. 1945 Lichtenberg, Odenwald)
Studium in Freiburg, München, Berlin und Bonn, dort 1897 Prom. 1897/98 Militärdienst. 1998/99 am Pathol. Inst. in Göttingen (Johannes Orth). Chir. WB 1899–1900 in Berlin (→ Bergmann), 1900–1907 in Bonn (→ M. Schede, → Bier), dort 1903 Habil., ab 1907 in Berlin (Bier). 1908 ao. Prof. 1913–1919 o. Prof. für Chir. in Halle, 1919–1945 in Frankfurt a. M. Im I. Weltkrieg beratender Chir. für das Lazarettwesen. Einer der wichtigsten deutschen Chirurgen der 1. Hälfte des 20. Jhs., plädierte er für die primäre Laparotomie bei Bauchschüssen, beschrieb die Dysplasie-Karzinom-Sequenz bei Kolonpolypen, modifizierte die Nahttechnik bei Darmanastomosen, baute 1921 die Perikardektomie bei Pericarditis constrictiva aus und modifizierte 1924 die Rektumexstirpation. 1931 Präsident der DGCH, 1933 Präsident der DGU. 1916 Mitglied der Leopoldina.

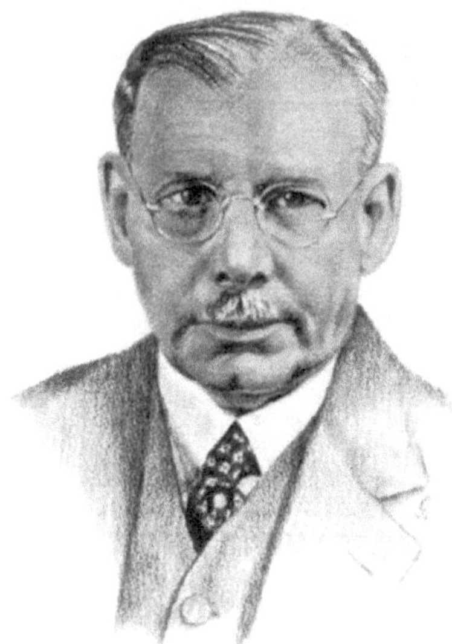

E.: *S.-Darmnaht:* Naht von der Schleimhaut aus unter Einstülpung der Serosa. – *S.-Syndrom:* Vorfall von Magenschleimhaut durch den Pylorus ins Duodenum.
W.: V. S., F. Volhard: Über Erkennung u. Behandlung d. Umklammerung des Herzens durch schwielige Perikarditis, Klin. Wschr. 2 (1923) 5–9. – D. chir. Operationskursus. Ein Handbuch f. Ärzte u. Studierende, 1910 (12. Aufl. 1930). – V. S., A. W. Fischer: Die abdominosakrale Rektumexstirpation. Normalmethode in d. Therapie des Mastdarmkrebses, Arch. klin. Chir. 132 (1924) 503. – V. S., L. Mahler: Die Verletzungen d. Wirbelsäule, Stuttgart 1943.
Lit.: CV 1938, 591f. – Killian 407f. – Sachs III 353–368. – Sachs V 114–132. – BEdM II 547.
Abb.: s. Abb.-Verzeichnis.

Schmit-Neuerburg, Klaus-Peter (* 13. 9. 1932 Braunschweig; † 20. 9. 2003 Essen)
Studium in Göttingen, München und Freiburg, dort 1957 Prom. 1960/61 Studienaufenthalt in Welch, WV. Chir. WB 1962–1968 in Frankfurt (→ Geißendörfer), 1968–1970 Herzchir. in Hannover (Borst), 1970–1974 Unfallchir. in Hannover (Tscherne), dort 1972 Habil. 1975–1997 erster o. Prof. für Unfallchir. in Essen, wo er eine leistungsfähige Klinik etablierte. Schwerpunkte: Klin. und exp. Unfallchir., Knochentransplantation, Osteogenese, Polytraumaversorgung, Schockforschung, Tumorchir. Wichtig war ihm auch die Berufspolitik und die Neustrukturierung der Unfallchir. 1989 Präsident der DGU, 1997 deren Ehrenmitglied. Er machte sich auch um die Integration der ostdeutschen Unfallchir. verdient.
W.: Die Mehrfachverletzung. Besonderheiten d. Indikationsstellung zur Knochenbruchbehandlung an den Extremitäten, Arch. klin. Chir. 334 (1974) 435–442. – K.-P. S.-N., R. Letsch, H. Towfigh: Ellenbogen, Unterarm, Hand (Tscherne, Unfallchirurgie; Bd. 5), Berlin 2001.
Lit.: CV 1980, 638. – K. M. Stürmer: Nachruf auf K.-P. S.-N., DGU Mitt. Nachr. Nr. 50 (2004) 47f..

Schmitt, Walter (* 30. 7. 1911 Straßburg; † 6. 6. 2005 Rostock)
Studium und Prom. (1937) in Berlin. Chir. WB 1938–1942 in Guben, ab 1939 zusätzlich und 1942–1945 ausschließlich Lazarettarzt. 1946–1956 Chir. Univ.-Klinik Greifswald (→ Felix; → J. Volkmann), dort 1949 Habil., 1953 ao. Prof. 1950–1952 und 1956/57 komm. Lehrstuhlvertretung in Greifswald. 1957–1976 o. Prof. für Chir. in Rostock. Schwerpunkte: Sympathikuschir., Gefäßchir., Wundheilung, chir. Infektionen, Kinderchir. 1972–1985 Chefredakteur des *Zentralblatts für Chirurgie*. 1967 Vorstandsmitglied der ISS.
W.: Die Novocainblockade des Ganglion Stellatum. Indikationen u. Technik, Leipzig 1951 (2. Aufl. 1952). – W. S., A. Bienengräber, W.-D. v. Keiser: Allgemeine Chir., Leipzig 1955 (11. Aufl. 1991). – (Hg.): Chir. d. Infektionen, Leipzig 1968 (3. Aufl. 1991). – Z. Geschichte d. modernen Chir.: ein Abriß, Zbl. Chir. 107 (1982) 727–736, 798–808, 886–902.
Lit.: CV 1969, 803f. – Killian 153f. – P. Heinrich, S. Kiene: Zum 100. Geburtstag von W. S. (1911–2005), Zbl. Chir. 136 (2011) 491.

Schmorl, Christian Georg (* 2. 5. 1861 Mügeln b. Oschatz; † 15. 8. 1932 Dresden)
Studium und Prom. (1887) in Leipzig. Danach bis 1894 pathol. WB in Leipzig, 1892 Habil. 1894–1931 Vorstand des Pathol. Inst. am KH Friedrichstadt in Dresden, wo er sich vorwiegend mit der Knochenpathologie, insbes. der Wirbelsäulenpathologie befaßte. 1903 Tit.-Prof. Mehrfach lehnte er Berufungen auf Lehrstühle ab. 1923 Mitglied der Leopoldina.
E.: *S.-Knoten:* Knorpelig umgewandelte Bandscheibeneinbrüche in die Wirbelkörperdeckplatte.
W.: Die gesunde u. kranke Wirbelsäule im Röntgenbild, Leipzig 1932.
Lit.: BLÄ 1933 II 1400f. – H. Junghanns, G. S. †, Arch. orthop. Unfallchir. 33 (1933) 393–397. – J. Justus: Ch. G. Sch., in: Zichner/Rauschmann/Thomann 129–134. – BEdM II 547f.

Schmucker, Johann Leberecht (* 1712; † 5. 3. 1786 Berlin)
Ausbildung am Collegium med.-chir. und der Charité in Berlin. 1737–1739 Studienaufenthalt in Paris (→ Le Dran). Danach Chir. des Garderegiments, später Chef des gesamten preußischen Sanitätswesens. Im siebenjährigen Krieg 1756–1763 Erster Preußischer Generalchirurg (→ Bilguer; → Theden). Seine kriegschir. Erfahrungen veröffentlichte er in mehreren Schriften.
W.: Chirurgische Wahrnehmungen, I–II, Berlin - Stettin 1774 (2. Aufl. 1789). – Vermischte chir. Schriften, I–III, Berlin 1776–1782 (2. Aufl. 1785–1786).
Lit.: BLÄ 1935 V 104. – Winau/Vaubel 87.

Schnabel, Johann Gottfried [Gisander] (* 7. 11. 1692 Sandershof b. Bitterfeld; † ca. 1744/1748)
Als Waise Zögling der Franckeschen Stiftungen in Halle. Nach handwerkschir. Ausbildung (1706–1709) Feldscher in verschiedenen Heeren, u. a. 1709–1712 Teilnahme am Spanischen Erbfolgekrieg in der Nähe des Prinzen Eugen. 1719 Barbiermeister und Mitbegründer der Barbier-Innung in Querfurt. Ab 1724 in Stolberg (Harz), dort Hofbarbier, ab 1729 Kammerdiener, später „Hof-Agent". Ab etwa 1730 bis 1744 als Schriftsteller in Stolberg tätig.
W: Wunderliche Fata einiger See-Fahrer ..., I–IV, Nordhausen 1731–1743 [Neubearbeitung von Ludwig Tieck 1828 u. d. T. Die Insel Felsenburg].
Lit.: NDB 23 (2007) 274–276.

Schnaudigel, Hans, von Oppenheim (15. Jh.)
Der Heidelberger Meister der Chir. war Lehrer → Johann Schencks von Würzburg. Von ihm stammt eine Methode der Erweichung, Refrakturierung und Neueinrichtung fehlverheilter Frakturen.
W.: Sudhoff II 576.
Lit.: VL VIII (1992) 772f. – EM 1303.

Schneider, Robert (* 27. 9. 1912 Biel, Schweiz; † 13. 5. 1990 Biel)
Studium und Prom. (1937) in Bern. 1938–1945 chir. WB in Bern (→ Matti; → Lenggenhager). 1956–1970 CA der Chir. Abt. am Bezirksspital Grosshöchstetten, danach Niederlassung und Belegarzttätigkeit in Biel. 1977 Hon.-Prof. in Mainz. 1958 Mitbegründer und bis 1978 Obmann der Schweizer AO. Schwerpunkte: Osteosynthesetechnik, Hüftgelenkchir. 1987 Ehrenmitglied der DGU.
W.: M. E. Müller, M. Allgöwer, R. S., H. Willenegger (Hgg.): Manual d. Osteosynthese, 2. Aufl. Berlin - Heidelberg - New York 1977 (3. Aufl. 1992). – Die intertrochantere Osteotomie b. Coxarthrose, Berlin - Heidelberg - New York 1979. – Die Totalprothese d. Hüfte, Bern 1982 (2. Aufl. 1987).
Lit.: CV 1980, 642. – NN: Nachruf, in: M. E. Müller, M. Allgöwer, R. S. u. a.: Manual der Osteosynthese, 3. Aufl. Berlin - Heidelberg 1992, V. – EM 1304.

Schnitzler, Julius (* 13. 7. 1865 Wien; † 29. 6. 1939 Wien)
Jüngerer Bruder des Arzt-Dichters Arthur Schnitzler (1862–1931). Studium und Prom. (1888) in Wien. Seit 1889 dort chir. WB (→ E. Albert), 1896 Habil. Danach Primarius am Franz-Joseph-Spital und am KH Wieden (1907 ao. Prof.) in Wien. Als hervorragender Abdominalchir. war er Befürworter der Frühoperation der Appendizitis und Erstbeschreiber der Angina abdominalis.
E.: *M. Ortner-S.:* Angina abdominalis, Stenose oder Verschluß einer Mesenterialarterie.
W.: Über die sog. chron. Appendicitis, Wien 1925.
Lit.: CK 1926, 297. – BEdM II 551.

Schober, Karl-Ludwig (* 13. 7. 1912 Halle; † 1. 10. 1999 Halle)
Studium in Graz, Freiburg, Innsbruck und Halle, dort 1937 Prom. Chir.-urol. WB 1937–1941 in Halle (→ Alexander Stieda), 1941–1943 Militärdienst, danach Gefangenschaft. Ab 1948 Wiederaufnahme der chir. WB in Halle (→ Budde; → Mörl). 1954 Habil. 1959 Prof. mit Lehrauftrag. 1966–1977 o. Prof. für Chir. in Halle. Mit der zusammen mit dem Kardiologen Rudolf Zuckermann entwickelten Halleschen Herz-Lungen-Maschine nahm er 1962 erstmals in der DDR den Verschluß eines Vorhofseptumdefektes und 1965 einen ersten Herzklappenersatz vor. Mit großer Schaffenskraft

und unbeugsamer Zielstrebigkeit konnte er Widerstände in Erfolg verwandeln. 1971–1973 Präsident der Gesellschaft für Chirurgie der DDR.
W.: K. L. S., G. Baust, J. Huth u. a.: Erste Erfahrungen mit d. Halleschen Herz-Lungen-Maschine, Zbl. Chir. 89 (1964) 1640–1645. – H. J. Serfling, K. L. S., W. Schmitt: Spez. Chir., Leipzig 1971 (2. Aufl. 1977). – Regelmäßige chir.-historische Beiträge im Zbl. Chir.
Lit.: CV 1969, 810f. – Killian 294–296. – Kiene/Reding/Senst 342f. – K.-P. Wenzel: Der hallesche Chirurg K. L. S. (1912–1999), Halle 2012.

Schober, Paul (* 11. 3. 1865 Stuttgart; † 22. 8. 1943 Wildbad)
Studium in Tübingen, Berlin und Straßburg, dort 1890 Prom. Danach unterschiedliche Tätigkeiten in Stuttgart und Tübingen, 1894 Schiffsarzt. 1896–1914 nach Ablegung des frz. Staatsexamen in Paris dort Niederlassung als prakt. Arzt. 1914–1919 Lazarettleiter in Stuttgart. 1916–1933 staatl. Badearzt in Wildbad.
E.: *S.-Zeichen:* Methode zur Messung der Beweglichkeit der Lendenwirbelsäule.
W.: Med. Wörterbuch d. dt. u. frz. Sprache, Stuttgart 1898 (6. Aufl. 1942). – Lendenwirbelsäule u. Kreuzschmerzen, Münch. Med. Wschr. 84 (1937) 336–338.
Lit.: BLÄ 1033 II 1403f. – Leiber/Olbert 383–384. – W. Keitel: Ein Mann mit eigenen Ansichten – P. S. (1865–1943), Zschr. Rheumatol. 66 (2007) 157–162.

Schoemaker [Shoemaker], **Jan** (* 15. 8. 1871 Almelo, Niederlande; † 20. 9. 1940 Den Haag)
Studium und Prom. (1896) in Leiden. Anschließend chir. WB in Haarlem (Kouwer), Studienreise nach Heidelberg und Bern, danach Niederlassung in Nijmegen. 1902–1935 CA der Chir. Abt. am städt. KH Zuidwal in Den Haag. Schwerpunkte: Magenchir. (Modifikation der Billroth-I-Resektion), Dickdarmresektion, Sphinkterplastik, Frakturbehandlung. Er gab eine Arterienklemme mit Ligaturträger und eine Rippenschere an. 1935 Kongreßpräsident der ISS.
E.: *S.-Linie:* Die Verlängerung der Verbindungslinie von der Trochanterspitze zur Spina iliaca ant. sup. verläuft am liegenden Patienten oberhalb des Nabels, bei Trochanterhochstand unterhalb.
Lit.: BLÄ 1933 II 1404f. – J. van Woerden: Dr. J. S. (1871–1940), Arch. Chir. Neerl. 3 (1951) 161–163. – Leiber/Olbert 389f. – ISS 342f.

Schönbauer, Leopold (* 13. 11. 1888 Thaya b. Waidhofen; † 11. 9. 1963 Wien)
Studium und Prom. (1914) in Prag. Anschließend Kriegsteilnahme. Chir. WB bis 1930 in Wien (→ Eiselsberg). Studienaufenthalte 1924/25 in Boston (→ Cushing) und 1925 in München (→ Sauerbruch). 1924 Habil., 1933 ao. Prof. 1930–1939 Ltg. der Chir. Abt. des Städt. KH Lainz in Wien und des Strahlentherapeutischen Inst. 1939–1960 o. Prof. der Chir. an der I. Chir. Klinik am Allg. KH in Wien, 1945–1961 auch dessen Dir., an dessen Neubauplanung er wesentlich beteiligt war. 1945–1960 auch Ltg. des Inst. für Geschichte der Med. in Wien. Schwerpunkte: Peritonitis, Schilddrüse, Neurochir., Krebsforschung. 1944 Mitglied der Leopoldina.
W.: Konservative Frakturenbehandlung, Berlin 1928. – Das med. Wien. Geschichte, Werden, Würdigung, Berlin - Wien 1944 (2. Aufl. 1947). – Lehrbuch d. Chir., I–II, Wien 1950.
Lit.: CV 1958, 739–743. – Kilian 73–75. – BEdM II 553. – Sachs IV 197. – NDB 23 (2007) 383f.

Schönborn, Karl Wilhelm Ernst Joachim (* 8. 4. 1840 Breslau; † 10. 12. 1906 Würzburg)
Studium und Prom. (1863) in Berlin. Chir. WB in Berlin, 1863–1864 am KH Bethanien (→ R. Wilms) und 1864–1871 an der Chir. Univ.-Klinik (→ B. Langenbeck, den er 1866 und 1870 vertrat). 1871 ao. Prof. 1871–1886 auf Wunsch der Kaiserin Augusta (1811–1890) und gegen den Widerstand der Fakultät noch ohne Venia legendi o. Prof. für Chir. in Königsberg, 1886–1906 in Würzburg. Der ausgezeichnete Operateur pflegte die „Kopf-bis-Fuß-Chir." mit Tendenzen zur Spezialisierung im laryngol., urol. und orthopäd. Bereich. 1880–1884 Zweiter Schriftführer der DGCH. 1887 Mitglied der Leopoldina.
Lit.: BLÄ 1901, 1520f. – Winau/Vaubel 88. – Sachs III 228. – Killian 234. – G. Kraft: Erinnerungen an Johannes von Mikulicz und Karl Schönborn. Aus den Jugendtagen der modernen Chirurgie, Leipzig 1926.

Schöne, Georg (* 14. 11. 1875 Berlin; † 1. 2. 1960 Berlin)
Studium und Prom. (1900) in Heidelberg. Chir. WB 1900/01 in Berlin (→ Bergmann), 1901–1903 Heidelberg (→ Czerny), 1903–1906 Berlin (Bergmann). 1906–1907 exp. Therapie und Krebsforschung in Frankfurt a. M. (Paul Ehrlich). 1907–1911 chir. WB in Marburg (→ P. L. Friedrich), dort 1908 Habil. 1911–1921 OA in Greifswald (→ Pels-Leusden), dort 1913 ao. Prof. 1921–1934 CA der Chir. Abt. am Städt. KH Stettin (Rücktritt aus Protest gegen die NS-Politik des Stadtrates). Danach als Chir. in Berlin tätig, ab 1946 Mitarb. am Inst. für Vererbungs- und Züchtungsforschung in Berlin. Er hatte bereits 1912 einen aktiven Immunprozeß als Ursache für die Gewebeabstoßung bei Transplantationen postuliert.
E.: *S.-Nagel:* dünner Silberbolzen für die intramedulläre Stabilisierung von Unterarmfrakturen nach Trepanation des Knochens proximal oder distal der Fraktur.
W.: Heteroplastische und homöoplastische Transplantationen, Berlin 1912. – Behandlung von Vorderarmfrakturen mit Bolzung, Münch. med. Wschr. 60 (1913) 2327f.
Lit.: CV 1958, 743–746. – E. Gohrbandt: G. S. †; Zbl. Chir. 85 (1960) 609f. – Winau/Vaubel 89.

Schopf, Franz (* 25. 8. 1850 Wien; † 8. 11. 1917 Wien)
Studium und Prom. (1875) in Wien. Chir. WB in Wien (→ Billroth). 1883 Primarius der Chir. Abt. des Bezirks-KH Wien-Sechshaus, nach dessen Schließung 1890–1915 Ltg. des als Nachfolgeeinrichtung neugebauten Bezirks-KH Rudolfsheim (ab 1892 Kaiserin-Elisabeth-Spital).
W.: Das neue Kaiser Franz Josef-Krankenhaus in Rudolfsheim-Wien, Leipzig 1891.
Lit.: BEdM II 557.

Schreber, Daniel Gottlob Moritz (* 15. 10. 1808 Leipzig; † 11. 11. 1861 Leipzig)
Studium und Prom. (1933) in Leipzig. Nach Aufenthalt in Rußland 1836 Niederlassung in Leipzig. 1844–1859 Leiter der orthop. Heilanstalt in Leipzig (zusammen mit → Schildbach). S. setzte sich intensiv für die Heilgymnastik und körperliche Betätigung von Jugendlichen ein. Aus der Idee öffentlicher Spiel- und Turnwiesen entstanden zunächst Schüler-, dann Familiengärten, die schließlich parzelliert und nach S. benannt wurden.
E.: S.-Gärten: Kleingärten für Stadtbewohner zur Erholung in der Natur.
W.: Das Buch der Gesundheit, Leipzig 1839 (2. Aufl. 1861). – Kinesiatrik oder die gymnastische Heilmethode, Leipzig 1852. – Ärztliche Zimmergymnastik, Leipzig 1855 (31. Aufl. 1907).
Lit.: BLÄ 1935 V 135f. – BEdM 558. – NDB 23 (2007) 525f.

Schreger, Bernhard Nathanael Gottlieb **von** (* 6. 6. 1766 Zeitz; † 8. 10. 1825 Erlangen)
Studium und Prom. (1791) in Leipzig. Danach Vorlesungen in Physiologie und Gerichtsmed. 1793 o. Prof. für Anat., Chir. und Geburtshilfe in Altdorf, 1797–1825 für Chir. in Erlangen. 1815 errichtete er ein chir. Inst., das 1824 mit dem Allg. KH zur Univ.-Klinik zusammengeführt wurde, deren Dir. er wurde. 1817 Mitglied der Leopoldina.
W.: Grundriss d. chir. Operationen, I–II, Nürnberg1806 (4. Aufl. 1832). – Handbuch d. chir. Verbandlehre, I–II, Erlangen 1820–1822.
Lit.: BMC 520f. – ADB 32 (1891) 468f. – BLÄ 1935 V 136. – Killian 308. – BEdM II 559.

Schreiber, Hans Wilhelm (* 17. 9. 1924 Schönecken, Eifel; † 22. 4. 2004 Hamburg)

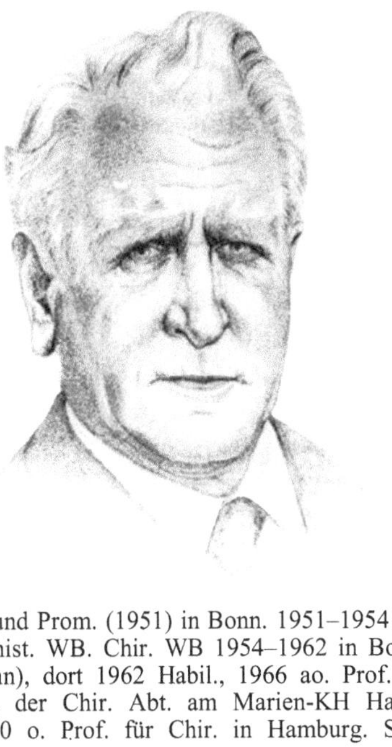

Studium und Prom. (1951) in Bonn. 1951–1954 pathol. und internist. WB. Chir. WB 1954–1962 in Bonn (→ Gütgemann), dort 1962 Habil., 1966 ao. Prof. 1965–1973 CA der Chir. Abt. am Marien-KH Hamburg. 1973–1990 o. Prof. für Chir. in Hamburg. Schwerpunkte: Chir. der Verdauungsorgane, chir. Onkologie, portale Hypertension, Bauchdecken, Nahttechnik. Er erwarb sich große Verdienste durch seinen Einsatz für die Ethik in der Medizin. Mitherausgeber der Zeitschriften *Archiv für klin. Chirurgie*, *Aktuelle Chirurgie* und *Endoscopy*. 1983 Präsident der DGCH, 1989 Senator auf Lebenszeit, 1995 deren Ehrenmitglied. 1981 Mitglied der Leopoldina.
W.: Resektionsbehandlung b. Blutungen aus Magen u. Duodenum, Arch. klin. Chir. 337 (1974) 533. – Oesophagojejunostomie, Arch. klin. Chir. 338 (1975) 159. – H. W. S., G. Carstensen (Hgg.): Chirurgie im Wandel der Zeit 1945–1983, Berlin - Heidelberg - New York 1983. – W. Lierse, H. W. S.: Chir. Op.-Lehre, I–X, Stuttgart 1988ff.
Lit.: Killian 419f. – CV 1990, 281. – Hartel/Siewert 28f. – EB: [Nachruf], Dtsch. Ärztebl. 101 (2004) A1446. – B. Ulrich: Rede am Grab von H. W. S., Mitt. DGCH 33 (2004) 302.
Abb.: s. Abb.-Verzeichnis.

Schreiber, Michael (* 25. 11. 1912 Aschheim b. München; † 12. 5. 1994 München)
Studium in München, Bonn und Hamburg, 1938 Prom. in München. Danach chir. WB. 1948–1952 als Chir. in München niedergelassen. 1952 Gründung einer chir.-orthop.-gastroenterolog. orientierten Privatklinik (Schreiber-Klinik) in München, die 1977 durch eine zweite Klinik erweitert wurde. 1970 Etablierung einer Einkaufsgenossenschaft für Privatkliniken.
Lit.: CV 1990, 281. – BEdM II 559f.

Schriefers, Karl Heinz (* 18. 12. 1926 Schiefbahn, Niederrhein; † 17. 6. 2018 Koblenz)

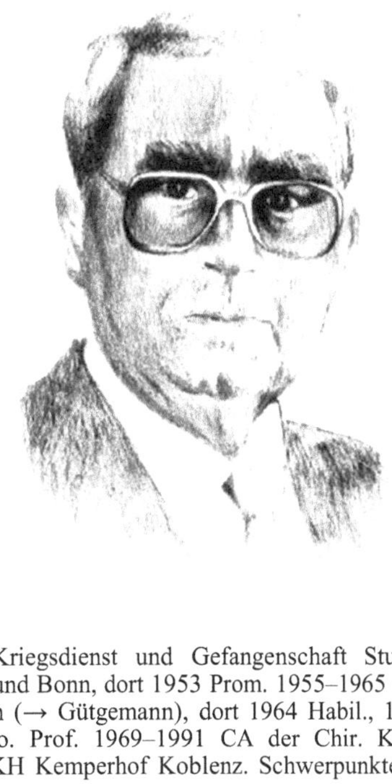

Nach Kriegsdienst und Gefangenschaft Studium in Mainz und Bonn, dort 1953 Prom. 1955–1965 chir. WB in Bonn (→ Gütgemann), dort 1964 Habil., 1965 OA, 1969 ao. Prof. 1969–1991 CA der Chir. Klinik am Städt. KH Kemperhof Koblenz. Schwerpunkte: gastro-

intestinale Chir., Gallen-, Leber-, Pankreaschir., portale Hypertension, onkologische Chir. Er war über Jahrzehnte berufspolitisch engagiert. 1988 Präsident DGCH, 1994 Senator auf Lebenszeit. 1996 Paracelsus-Medaille der deutschen Ärzteschaft.
W.: Techniken d. Leisten- u. Schenkelbruchop. beim Erwachsenen, Chirurg 55 (1984) 546–551. – K. H. S., E. Smague: Op.techniken bei Neoplasien d. proximalen Gallenwege, Chirurg 55 (1984) 787–793. – K. H. S., E. Smague: Op.indikationen beim symptomlosen Gallenstein, Arch. klin. Chir. 369 (1986) 89–95.
Lit.: CV 1990, 281f. – R. Häring: K.-H. S. Sein Wirken als Arzt u. Chir., Chir. Gastroenterol. 8 (1992) 3f. – [Laudatio zur Verleihung der Paracelsus-Medaille] Dtsch. Ärztebl. 93 (1996) B-1286f. – Hartel/Siewert 38f. – W. Hartel: Nachruf, Passion Chir. 8 (2018) III 75.

Schröder, Hans (* 1929; † 12. 3. 1997 Jena)
Studium und Prom. (1957) in Jena. Chir. WB in Jena ab 1956 (→ Kuntzen; → Th. Becker). 1960 OA, 1966 Habil. 1972–1981 CA der Chir. Abt. am Bezirks-KH Gera. 1974 Hon.-Prof., 1981–1995 o. Prof. für Chir. in Jena, wo er die Klinik modernisierte. Schwerpunkte: Viszeralchir. mit Onkochir. des Intestinums von Ösophagus bis Kolon sowie Gallenwege und Pankreas, Thoraxchir.
W.: D. mechanische Gallengangsverschluß, Leipzig 1971. – H. S., G. Trebing: Die Begegnung d. Chirurgenschulen Ernst von Bergmanns u. Erwin Payrs an der Univ.klinik Jena, Zbl. Chir. 122 (1997) 201–205.
Lit.: E. B.: [Nekrolog], Dtsch. Ärztebl. 94 (1997) A1512. – Kiene/Reding/Senst 347.

Schroetter, Leopold Ritter von Kristelli
(* 5. 2. 1837 Graz; † 20. 4. 1908 Wien)
Studium und Prom. (1861) in Wien. 1861–1863 Op.-Zögling am Wiener Allg. KH (→ Schuh). 1863–1869 internist. WB in Wien, dort 1867 Habil. für Krankheiten der Brustorgane und des Kehlkopfes. 1870 ao. Prof. für Laryngol., 1875 ao. Prof. für Kehlkopf- und Brustkrankheiten. 1877 komm., 1878–1881 Primararzt für Inn. Med. am Rudolfspital, 1881 am Allg. KH in Wien. 1890 o. Prof. für Inn. Med. an der neu errichteten III. Med. Klinik. Er führte die Röntgendiagnostik in der Klinik ein und entwickelte eine Endoskopiebeleuchtung. 1887 war er am Konsilium bei Kronprinz Friedrich Wilhelm (1888 Kaiser Friedrich III.) in San Remo beteiligt. 1898 war er maßgeblich an der Gründung der Tuberkuloseheilstätte in Alland beteiligt.
E.: *Paget-v.-S.-Syndrom:* akute Achselvenenthrombose.
W.: Erkrankungen d. Gefäße, in: Nothnagels Handbuch d. spec. Pathol. u. Therapie, XV.2, 1901.
Lit.: BLÄ 1935 V 146f. – NDB 23 (2007) 595–597.

Schrudde, Josef (* 12. 5. 1920 Meschede;
† 9. 10. 2004 Oelde)
Studium der Zahnmed. in Münster, München und Würzburg, 1944 Prom. Nach Kriegsdienst und Gefangenschaft 1948 Beendigung des Med.-Studiums (1952 Prom.), danach chir. WB. Ab 1952 an der Kieferklinik in Düsseldorf, dort Habil. 1959 Aufbau einer Abt. für Plast. Chir. in Köln. 1970–1987 Leitung der Klinik für Plast. und Rekonstruktive Chir. der Univ. Köln im KH Merheim. Bereicherte die Plastische Chir. durch einige technische Innovationen: Lippen-Kiefer-Gaumenspalte (1955), Lappenplastik (1963), Fettabsaugung („Lipexhaerese“, Liposuktion, 1972), Nasenplastik, Mammaplastik. Er war 1972 Mitbegründer der Vereinigung der Deutschen Plastischen Chirurgen (VDPC) und 1977–1979 deren Präsident.
E.: *S.-Lappen:* Verschiebeschwenklappen zur Deckung von Hautdefekten.
W.: Primary osteoplasty for clefts of the lip, palate, and jaw, Brit. J. Plast. Surg. 18 (1965) 183–187. – Lipektomie u. Lipexhaerese im Bereich der unteren Extremitäten, Arch. klin. Chir. 345 (1977) 127–131. – D. Krause, J. S.: Die Verschiebe-Schwenk-Plastik und Möglichkeiten ihrer Anwendung, Zbl. Chir. 89 (1964) 497–504.
Lit.: Fritz E. Müller & Veronika Petrovici: J. S., Plast. Chir. 8 (Suppl. 2) 2008

Schuchardt, Karl August (* 12. 1. 1856 Göttingen;
† 28. 10. 1901 Stettin)
Studium in Jena, Straßburg und Göttingen, dort 1878 Prom. Danach Ass. in der Pharmakol. in Göttingen und 1880–1182 in der Pathol. Breslau. 1882–1889 chir. WB in Halle (→ R. Volkmann), dort 1885 Habil. 1889 CA der Chir. Abt. am Städt. KH in Stettin, 1895 dessen Dir. 1896 Tit.-Prof. Schwerpunkte: Mastdarmfisteln, Kehlkopf- und Abdominalchir., Sehnenscheiden- und Gelenkerkrankungen, Karzinomentstehung. Er starb an einer intraop. erworbenen Sepsis. Nach ihm ist ein Preis der DGPW benannt.
E.: *S.-Op.:* erweiterte vaginale Uterusexstirpation mit Levator-Schnitt bei Kollumkarzinom („Scheiden-Damm-Inzision“).
W.: Zschr. Geburtshilfe 28 (1894) 405.
Lit.: BLÄ 1901, 1439f. – BLÄ 1933 II 1413f. – EM 1309.

Schürch, Otto (* 25. 11. 1896 Bern; † 9. 3. 1952 Basel)
Studium und Prom. (1922) in Lausanne. WB: Pathol. in Lausanne, Dermatol. in Zürich, Radiol. in Paris und Stockholm, Chir. in Freiburg (→ Lexer), Berlin (→ Sauerbruch) und Zürich (→ Clairmont), 1930 Habil. Danach CA der Chir. Abt. des Kantonsspitals Zürich sowie in Winterthur. 1947–1951 o. Prof. für Chir. in Basel. Schwerpunkte: Bluttransfusion, Malignome in Gesicht und Mundhöhle, Strahlentherapie, Elektrotherapie. Er regte die Einrichtung des Forschungszentrums der AO in Davos an.
W.: Blutkonservierung u. Transfusion von konserviertem Blut, Wien 1942.
Lit.: Killian 187f.

Schürer-Waldheim, Friedrich (* 9. 6. 1896 Wildalpen, Steiermark; † 19. 4. 1991 Wien)
Studium und Prom. (1922) in Wien. Chir. WB 1923–1928 in Wien (→ Eiselsberg), 1928–1933 in Graz (→ Denk), 1933–1943 Wien (Denk), Habil. 1935. 1943–1945 Ltg. der Chir. Abt. am Wilhelminenspital Wien, 1952–1962 Ltg. der 1. Chir. Abt. am Rudolfspital Wien. Ab 1962 CA des Österreichischen Roten Kreuzes.
W.: Die Chir. d. Milz, in: Kirschner-Nordmann, Die Chir., VII, Berlin - Wien 1942, 375–422. – Die Chir. d. Blutkrankheiten, ebd. 423–488

Lit.: CV 1969, 830. – BEdM II 564.

Schuh, Franz Seraph (* 17. 10. 1804 Ybbs, NÖ; † 22. 12. 1865 Wien)
Studium und Prom. (1831) in Wien. Chir. WB ab 1832 in Wien (→ Wattmann). 1836 Prof. der Vorbereitungswissenschaften am Chir. Lyzeum in Salzburg, 1837 Primarchir. am Allg. KH Wien. 1841 ao. Prof. 1842–1865 Ltg. der neugegründeten II. Chir. Klinik in Wien, 1849 o. Prof. Er war mit dem Pathologen Karl v. Rokitansky (1804–1878) und dem Internisten Joseph Skoda (1805–1881) Repräsentant der „Zweiten Wiener Schule". Der Operateur von Weltruf entwickelte (mit → B. Langenbeck) Methoden zur Beseitigung des kompletten Dammrisses, konstruierte einen Ventiltrokar zur Thoraxpunktion, wagte 1840 die erste Punktion des Herzbeutels und führte 1847 die erste Äthernarkose in Wien durch. Durch seine Forderung, die klin. Chirurgie auf die pathol. Anat. und Physiol. zu gründen, wurde er zum Protagonisten einer wiss. Chir. in Österreich.
W.: Über die Erkenntniss d. Pseudoplasmen, Wien 1851. – Über Gesichtsneuralgien u. üb. die Erfolge d. dagegen vorgenommenen Nervenresectionen, Wien 1858.
Lit.: BLÄ 1935 V 155f. – Killian 76f. – BEdM II 565. – NDB 23 (2007) 669f.

Schultén, Maximus Widekind (* 21. 9. 1847 Helsinki; † 13. 5. 1899 Helsinki)
Studium in Helsinki. 1878 Habil. für Chir. (Prom. 1881). 1878/79 Studienreise nach Frankreich, England und Deutschland. 1883 ao. Prof., 1889–1899 o. Prof. für Chir. in Helsinki. Einer der bedeutendsten skandinavischen Chir. des 19. Jhs.
W.: Vägledning for upptagandet af sjukhistorier på kirurgins område, Helsinki 1890.
Lit.: BLÄ 1901, 1547f. – BLÄ 1933 II 1417.

Schulthess, Wilhelm (* 18. 5. 1855 Villnachern; † 6. 3. 1917 Zürich)
Studium und Prom. in Zürich. Dort internist. und pädiatr. WB; er wandte sich jedoch bald der Orthop. zu. 1889 Habil. in Zürich. Gründete 1883 mit einem chir. Partner ein Orthop. Inst. in Zürich, das noch besteht und seinen Namen trägt und sich der kons. Orthop. widmete. 1912 ao. Prof. für Orthop. 1912 Mitgründer und bis 1917 erster CA der Klinik Balgrist, die durch eine von ihm initiierte Stiftung zustande kam. Schwerpunkte: Skoliose, Korrektur von Fehlbildungen, Körperbehindertenfürsorge. 1908 Präsident der DGOOC.
Lit.: B. Rüttimann: W. S. (1855–1917) u. die Schweizer Orthop. seiner Zeit, Zürich 1983. – A. Rütt: Gesch. d. Orthop. im dt. Sprachraum, Stuttgart 1993, 58f.

Schustler, Moriz (* 5. 12. 1855 Neutitschein, Mähren; † 1. 6. 1920 Neutitschein)
Studium in Graz und Wien, dort 1880 Prom. Anschließend in der Prosektur des Rudolfspitals. Chir. WB an der I. Chir. Univ.-Klinik Wien (→ Billroth) und an der Chir. Abt. des Allg. KH Wien. 1891 Habil. Schwerpunkt: Urol. Chir., Zystoskopie. Wandte sich 1898, als er nicht als Primarius berücksichtigt wurde, der Landwirtschaft zu.
W.: R. Utzmann, M. S.: Die Krankheiten d. Harnblase, Stuttgart 1890.
Lit.: BLÄ 1933 II 1423. – BEdM II 569.

Schwaiger, Max (* 26. 10. 1911 Karlsruhe, † 9. 8. 1998 Kreuth)
Studium und Prom. (1936) in München. 1936–1938 pathol. WB in München, chir. WB 1939 in Breslau und 1945–1955 in Heidelberg (→ K. H. Bauer). 1939–1945 Kriegsdienst. 1949 Habil. in Heidelberg, 1954 ao. Prof. 1956–1959 o. Prof. der Chir. an der II. Chir. Univ.-Klinik Köln-Merheim, 1959–1968 in Marburg und 1968–1980 in Freiburg. Schwerpunkte: Thoraxchir., Kardiovaskularchir., Mamma-Ca., Hernien, Nebenschilddrüsen, chir. Pathophysiologie. Er verselbständigte – noch unter gemeinsamem Dach – die Unfall- und Thoraxchir. sowie Urol. 1981–1988 Generalsekretär der DGCH, 1989 deren Ehrenmitglied.
W.: Kurzes Lehrbuch der Allg. Chir., Stuttgart 1969 – Peritoneum, Netz, Retroperitoneum u. Bauchdecken, in: O. Diebold, H. Junghanns, L. Zukschwerdt (Hgg.): Klinische Chir. für die Praxis, IV, Stuttgart 1929.
Lit.: Killian 179f. – CV 1990, 287. – Sachs III 14. – I. Staib: Zum 110. Geburtstag von M. S., Mitt. DGCH 41 (2012) 92f.

Schwarz, Egbert Wolfgang (* 22. 6. 1890 Kemmern b. Riga, Livland; † 23. 12. 1966 Erfurt)
Studium und Prom. (1916) in Rostock. Pathol. WB 1916/17 in Rostock, chir. WB 1917–1934 in Rostock (→ Wilhelm Müller; → Gaza), 1921 dort Habil. und 1924 OA, 1926 ao. Prof. 1934–1954 CA der Chir. Abt. der Städt. Kliniken Erfurt (1946–1950 wegen SS-Mitgliedschaft abgesetzt), dort 1954–1960 erster Prof. für Chir. an der Med. Akademie. Schwerpunkte: Magen-Duodenalulkus, Ileus, chir. Infektionen (Osteomyelitis, Echinokokkose), Wiederherstellungschir., Neurochir. 1947 Mitbegründer der Thüringischen Gesellschaft für Chir.
W.: Chir. u. Technik, Leipzig - Jena 1954. – Die Knochenbrüche u. Verrenkungen u. ihre Behandlung, Jena 1958.
Lit.: CV 1958, 769–771. – Killian 121f. – V. Klimpel: Zeugnisse chir. Vergangenheit, Zbl. Chir. 112 (1987) 202–219.

Schweiberer, Leonhard (* 6. 11. 1930 Degerndorf, Oberbayern; † 16. 8. 2017 München)
Studium und Prom. (1956) in München. WB 1957/58 Pathol. München, 1959/60 Med. München, 1960–1972 Chir. in Homburg (→ Lüdeke), dort 1968 Habil. 1972–1981 o. Prof. für Chir. und Dir. der Abt. Unfallchir. der Chir. Univ.-Kl. Homburg (3. Lehrstuhl in Deutschland nach Hannover und Ulm). 1981–1999 o. Prof. für Chir. und Dir. der Chir. Univ.-Klinik Innenstadt der LMU München. Schwerpunkte: Notfallmedizin, Polytraumaforschung, Schockforschung, Osteogenese, biol. Osteosynthese. 1993 Mitbegründer des Arbeitskreises Notfallmedizin und Rettungswesen. 1996 Ernst-von-Bergmann-Plakette der Bundesärztekammer. 1981 Präsident der DGU, 1998 deren Ehrenmitglied. 2000 Ehrenmitglied der DGCH. Als Skirennläufer 1951–1955 Mitglied der deutschen Alpin-Ski-Nationalmannschaft.

W.: Experim. Unters. von Knochentransplantaten mit unveränderter u. mit denaturierter Knochengrundsubstanz. Ein Beitr. z. kausalen Osteogenese, Berlin 1970 (= Hefte Unfallheilkunde, 103). – (Hg.): Kons. u. op. Frakturbehandlung (Breitner, Chir. Op.-Lehre VIII), München - Berlin - Baltimore 1987. – Polytrauma. Behandlung nach dem diagnostischen u. therapeutischen Stufenplan, Unfallchirurg 90 (1987) 529. – L. S., J. R. Izbicki (Hgg.): Akademische Chir. Aus-, Weiter- und Fortbildung. Analysen u. Perspektiven, Berlin - Heidelberg - New York 1992.
Lit.: CV 1990, 287f. – D. Nast-Kolb: Laudatio zum 80. Geburtstag von L. S., DGU Mitt. Nachr. Nr. 63 (2011) 134f. – W. Mutschler, I. Marzi, R. Hoffmann: In memoriam L. S. Ein großes Vorbild als Chir., Unfallchir. u. Humanist, Orthop. Unfallchir. Mitt. Nachr. 7 (2017) Nr. 5, 62f. – H. Bauer: In memoriam L. S., Passion Chir. 7 (2017) IV 81f.

Schwörer, Ignaz (* 30. 7. 1800 Freiburg i. Br.; † 21. 12. 1860 Freiburg)
Studium und Prom. (1821) in Freiburg. Anschließend Studienreise sowie Festungshaft wegen burschenschaftlicher Umtriebe, danach Niederlassung in Freiburg. 1828 dort Habil. 1829 komm., 1832 ao., 1833 o. Prof. für Geburtshilfe, 1839–1842 auch für Chir. in Freiburg. Er war daneben auch Gerichtsarzt und Leiter der Hebammenausbildung, deren Unterricht er neu organisierte.
W.: Beiträge zur Lehre von dem Thatbestande des Kindesmordes ..., Freiburg 1836.
Lit.: BLÄ 1935 V 185. – Killian 171.

Scribner, Belding Hibbard (* 18. 1. 1921 Chicago; † 19. 6. 2003 Seattle)
Studium und Prom. (1945) in Stanford, CA. Anschließend WB in Rochester, MN (Mayo). 1951 Wechsel nach Seattle (Univ. of. Washington), dort 1958–1982 Leiter der Abt. für Nierenkrankheiten. Er entwickelte 1960 die Idee des nach ihm benannten Shunts für die Dauerdialyse, die durch einen Ingenieur und einen Chir. realisiert wurde, und gründete 1962 das weltweit erste Zentrum für ambulante Langzeitdialyse in Seattle.
E.: (Quinton-)S.-Shunt: In eine Unterschenkel- oder Unterarmvene und eine benachbarte Arterie wird je ein Teflon-Schlauch eingeschoben und durch die Haut ausgeleitet. An die Schlauchenden wird das Dialysegerät angeschlossen; in den Dialyseintervallen werden die Enden kurzgeschlossen.
W.: B. H. S., J. E. Caner, ..., W. Quinton: The technique of continuous hemodialysis, Trans. Amer. Soc. Artif. Intern. Organs 6 (1960) 88–103. – W. Quinton, D. Dillard, B. H. S.: Cannulation of blood vessels for prolonged hemodialysis, Trans. Amer. Soc. Artif. Intern. Organs 6 (1960) 104–113. – B. H. S., R. Buri, J. E. Caner u. a.: The treatment of chronic uremia by means of intermittent hemodialysis: a preliminary report, Trans. Amer. Soc. Artif. Intern. Organs 6 (1960) 114–122.
Lit.: L. K. Altman, B. H. S., medical pioneer, is dead at 82, New York Times 22. 6. 2003.

Scultetus (Schultheiß, Schultes)**, Johannes d. Ä.** (* 12. 10. 1595 Ulm; † 30. 11. 1645 Stuttgart)
Der Sohn eines Donauschiffmeisters wurde 1608 Vollwaise. Früh in Wien, war er wohl ab 1614 Prosektor bei → Spieghel in Padua, dort 1619–1623 Studium (u. a. bei → Fabrici) und 1623 Prom. 1625–1645 Stadtarzt von Ulm, der weit über die Grenzen der Stadt zu Rate gezogen wurde. Seinen Nachruhm verdankt er seinem umfassenden Lehrbuch der chir. Instrumenten- und Op.-Lehre
W.: Armamentarium chirurgicum, Ulm 1655, hrsg. vom Neffen Johann Scultetus d. J., 2. lat. u. 1. dt. Aufl. (Wund-Artzneyisches Zeug-Hauß), Frankfurt a. M. 1666; niederl. Übers. 1657 mit mehreren Aufl. bis 1748; frz. Übers. 1672; engl. Übers. 1674.
Lit.: BLÄ 1935 V 156. – Ärztelex. 285. – BEdM II 573. – EM 1312f.

Sebening, Fritz (* 19. 3. 1930 Frankfurt a. M.; † 12. 7. 2015 Mannheim)
Studium und Prom. (1956) in Heidelberg. WB Chir. 1954–1956 in Heidelberg und Mannheim (→ K. H. Bauer; → Oberdalhoff), 1956/57 Pathol. in Mannheim, 1957/58 Pharmakol. in Heidelberg, 1958–1960 Studienaufenthalt in New York. 1960–1973 Chir. in München (→ R. Zenker), dort 1965 Habil., 1970 ao. Prof. 1973–1995 O. Prof. für Herzchir. am Deutschen Herzzentrum der TU München. Er führte 1969 mit → W. Klinner die erste Herztransplantation in Deutschland durch und legte 1971 den ersten Mammaria-Bypass in Deutschland. 1981 gelang ihm die erste erfolgreiche Herztransplantation in Deutschland. 1971 Mitbegründer der DGTHG, 1971–1979 deren Schatzmeister, 1985/86 deren Präsident, 1986 Ehrenmitglied. 1988/89 Präsident der Europ. Ass. for Cardio-Thoracic Surgery.
W.: R. Zenker, W. Klinner, F. S.: Ergebnisse d. Totalkorrektur d. Fallot-Tetralogie, Zbl. Chir. 89 (1964) 1635–1640. – Diess.: Betrachtungen zur Transplantation des Herzens, Arch. klin. Chir. 326 (1969) 1–4. – F. S., J. Laas, H. Meisner u. a.: The treatment of tetralogy of Fallot: early repair or palliation? Thorac. Cardiovasc. Surg. 32 (1984) 201–207.
Lit.: CV 1980, 660–663. – H. Meisner, S. Hagl: In memory of F. S., Eur. J. Cardiothorac. Surg. 48 (2015) 638.

Seddon, Sir Herbert John (* 13. 7. 1903 Derby; † 21. 12. 1977)
Studium in Oxford und London, Abschluß 1928. 1930/31 Studienaufenthalt in den USA. 1931–1940 orthop. WB in London (Royal National Orthopaedic Hosp.). 1940–1948 o. Prof. für Orthop. Chir. in Oxford sowie Dir. des Wingfield Morris Hosp. 1948–1965 Dir. des Inst. of Orthop. am Royal National Orthop. Hosp. 1965–1967 Prof. für Orthop. der Lähmungen. Er machte sich verdient um die Behandlung peripherer Nervenverletzungen und beschrieb ein Op.-Verfahren bei → Volkmann-Kontraktur. Von ihm stammen eine Klassifikation der Schwere des Nervenschadens und eine Klassifikation der Muskelkraft. 1964 geadelt
E.: S.-Klassifikation: Schema zur Beschreibung von Nervenverletzungen abhängig vom Ausmaß der Schädigung von Axon und umgebendem Bindegewebe. – *S.-*

Kräfteskala: klinische Einteilung des Kraftgrades einzelner Muskeln oder Muskelgruppen.
W.: Classification of nerve injuries, Brit. Med. J. 1942, II, 237–239. – H. J. S., P. B. Medawar, H. Smith: Rate of regeneration of peripheral nerves in man, J. Physiol. 102 (1943) 191–215. – Volkmann's contracture. Treatment by excision of the infarct, J. Bone Jt. Surg. 38-A (1956) 152–174. – Surgical disorders of the peripheral nerves, Edinburgh 1972 (2. Aufl. 1975).
Lit.: J. I. P. J., C. W. S. F. M., D. M. B.: In memoriam Sir H. S. 1903–1977, J. Bone Jt. Surg. 60-B (1978) 276–278. – J. I. P. James: Sir H. S. 1903–1977, Internat. Orthop. 2 (1978) 275f. – Buck-Gramcko 257f.

Sédillot, Charles Emmanuel (* 14. 9. 1804 Paris; † 29. 1. 1883 Sainte-Menehould)
Studium und Prom. (1829) in Paris, ab 1824 militärärztliche Laufbahn. 1831 nahm er mit Auszeichnung am Feldzug nach Polen teil. 1835 ao. Prof. in Paris, 1836 Prof. für Chir an der Militärärztlichen Schule Val-de-Grâce. 1837 als Feldarzt am Feldzug von Constantine beteiligt. 1841–1869 o. Prof. für Chir. in Straßburg und 1856–1869 Dir. der dortigen militärärztlichen Schule, die er neu strukturierte. Als *Médecin inspecteur des armées* 1870/71 erneut Kriegsteilnahme. Danach im Ruhestand in Paris, verfaßte er philosophische Schriften. Schwerpunkte: Anästhesie (Äther- und Chloroformnarkose), Amputationstechnik, Luxationen, Gefäßverletzungen, plast. Chir., Empyem, Urethrotomie. 1849 führte er erstmalig eine Gastrostomie durch, der er auch den Namen gab.
W.: Traité de Médecine opératoire, bandages et appareils, I–II, Paris 1839–1846 (4. Aufl. 1870). – De l'insensibilité produite par le chloroforme et par l'éther, et des opérations sans douleur, Paris 1848. – Opération de gastrostomie pratiquée pour le première fois le 13 novembre 1849, Gaz. méd. Strasbourg 9 (1849) 366–377.
Lit.: BLÄ 1935 V 198–200. – Killian 216. – EM 1314.

Seemen, Hans von (* 15. 2. 1898 Colmar, Elsaß; † 13. 7. 1972 München)
Studium in Zürich und Freiburg, dort Prom. 1924. Danach WB Innere Med. Ab 1925 chir. WB in Freiburg und München (→ Lexer), dort 1930 Habil., 1939 ao. Prof. 1939–1942 o. Prof. für Chir. in Graz, 1943–1945 in Greifswald. 1939–1945 Beratender Chir. der Wehrmacht, danach Kriegsgefangenschaft. Ab 1947 Aufbau des KH München Nord. 1949 Hon.-Prof. und CA der Chir. Abt. am KH München-Nord, 1960–1963 des KH München-Schwabing. Schwerpunkte: Allg. Chir., Elektrochir., Plast. Chir. (1955 Gründung der AG Plast. Chir. in der DGCH). Nach dem künstlerisch begabten und literarisch fruchtbaren Chirurgen ist ein Preis der DGPW benannt.
W.: Allg. u. spez. Elektrochir., Berlin 1932. – Wundversorgung u. Wundbehandlung, Stuttgart 1938 (3. Aufl. 1965).
Lit.: CV 1969, 848 (Nachtrag S. 1–4). – Killian 162–164.

Seerig, Albert Wilhelm (* 26. 4. 1797 Rudolstadt a. d. Saale; † 7. 3. 1862 Königsberg)
Studium in Jena, Berlin und Breslau, dort Prom. 1822. Anschließend dort Prosektor der Anatomie und chir. WB (→ Benedikt), 1825 Habil. 1826 ao. Prof. an der Univ. sowie an der med.-chir. Lehranstalt Breslau. 1836–1857 o. Prof. für Chir. und Augenheilkunde in Königsberg. Unter seiner Ägide entstand in Königsberg ein Neubau für die Chir. Klinik.
W.: Armamentarium chirurgicum oder möglichst vollständige Sammlung von Abbildungen chir. Instrumente älterer u. neuerer Zeit, I–II, Breslau 1835/38.
Lit.: BLÄ 1935 V 203. – Killian 233. – Sachs IV 133.

Segond, Paul Ferdinand (* 8. 5. 1851 Paris; † 27. 10. 1912 Paris)
Studium und Prom. (1880) in Paris. 1878–1882 Prosektor der Anat. in Paris, 1883 ao. Prof. und Chir. an der Clinique Bandelocque. 1905–1912 o. Prof. für Chir. in Paris (Nachfolger von → Tillaux) und Chefchir. an der Salpétrière. Schwerpunkte: Chir. der Harnorgane, vaginale Operationen in der Gynäkol. (beeinflußt durch → Péan), Knieverletzungen.
E.: *S.-Fraktur:* vertikale Abscherfraktur des lateralen Tibiaplateaus, meist assoziiert mit Verletzungen des vorderen Kreuzbandes und des Außenmeniskus.
W.: Recherches cliniques et experimentales sur les epanchements sanguins du genou par entorse, Progres Medical 16 (1879) 297–299, 320– 321, 340–341, 379–381, 400–401, 419–421.
Lit.: BLÄ 1933 II 1434. – H. H. Paessler, D. Michel: How new is the Lachman test, Amer. J. Sports Med. 20 (1992) 95–98. – EM 1317.

Seifert, Ernst (* 9. 11. 1887 Würzburg; † 29. 8. 1969 Würzburg)
Sohn des Würzburger Ordinarius für Oto-Laryngologie. Studium und Prom. (1912) in Würzburg. Chir. WB 1913–1918 in Würzburg (→ Enderlen), 1916–1918 im Feldlazarett tätig. 1918–1939 Ass. und OA in Würzburg (→ Fritz König; → Kappis). 1919 Habil., 1923 ao. Prof. 1939 ohne Berufungsverfahren o. Prof. für Chir., außerdem als Exponent der NSDAP bis 1945 Rektor der Universität. 1945 entlassen. Ab 1945 in Privatpraxis in Würzburg tätig. Schwerpunkte: Chir. von Kopf und Hals, der Gelenke und Schleimbeutel, onkologische Chir.
W.: (Neubearb., Hg.): O. Zuckerkandl, Chir. Op.lehre, 6. Aufl., München 1924. – F. König, E. S., E. Stahnke: Die Chir. d. Gelenke u. d. Schleimbeutel, in: Kirschner-Nordmann, Die Chir., II, Berlin - Wien 1940, 521–628. – Der Wandel im menschlichen Schmerzerleben, München 1960.
Lit.: CV 1969, 849–851. – Killian 131f. – BEdM II 574.

Seiler, Burkhard Wilhelm (* 11. 4. 1779 Erlangen;† 27. 9. 1843 Dresden)
Studium und Prom. (1799) in Erlangen, danach Studienreise. Ab 1802 Prosektor an der Univ. Wittenberg, 1804 vertretungsweise Prof. der Chir. und Staatsarzneikunde, 1807 o. Prof. für Anat. u. Chir. Nach Auflösung der Univ. Wittenberg Kreisphysikus und prakt. Arzt. 1815–

1845 Dir. der med.-chir. Akademie in Dresden und im öffentlichen Gesundheitswesen tätig.
Lit.: BLÄ 1935 V 213f. – BEdM II 574.

Seldinger, Sven Ivar (* 19. 4. 1921 Mora; † 21. 2. 1998 Mora)
Studium in Stockholm, Abschluß 1948. 1949–1966 radiol. WB in Stockholm, wo er die nach ihm benannte Technik entwickelte. 1966 Prom. (entspricht Habil.). 1967–1986 CA der Radiol. am KH Mora. 1991 Gastprof. in Cleveland, OH.
E.: *S.-Technik:* durch eine Punktionskanüle wird ein Führungsdraht eingeführt, über den dann nach Entfernung der Kanüle ein Angiographiekatheter geschoben wird.
W.: Catheter replacement of the needle in percutaneous angiography. A new technique. Acta radiol. 39 (1953) 368–376.
Lit.: T. Greitz: S. I. S., Amer. J. Neuroradiol. 20 (1999) 1180–1181.

Sellors, Sir Thomas Holmes (* 7. 4. 1902 London; † 2. 11. 1987 London)
Studium in London, Abschluß 1926. 1931 Master of Surgery, 1933 Prom. Erste Anstellungen an Londoner Hospitälern. 1933 Studienreise nach Skandinavien, 1934 am London Chest Hosp., wo die chir. Behandlung der Tuberkulose im Vordergrund stand. Im II. Weltkrieg als Thoraxchir. am Harefield Hosp. im Norden Londons eingesetzt. Ab 1947 am Middlesex-Hosp. sowie ab 1957 am National Heart Hosp. in London tätig, wo er jeweils Einrichtungen für die offene Herzchir. aufbaute. Schwerpunkte: Thoraxchir., Ösophaguschir., Kardiovaskularchir. Er war ein Meister der geschlossenen Mitralklappensprengung und der Blalock-Op. sowie der Op. des Vorhofseptumdefektes in der Technik nach Henry Swan und → John Kirklin. 1972 Präsident der British Medical Association. 1977–1979 Präsident der ISS, 1981 deren Ehrenmitglied. 1963 geadelt.
W.: Surgery of pulmonary stenosis. A case in which the pulmonary valve was successfully divided, Lancet 1948/I 988–989. – Surgery of the Thorax, London 1933.
Lit.: ISS 344–346. – ODNB 2004

Semm, Kurt Karl Stephan (* 23. 3. 1927 München; † 16. 7. 2003 Tucson, AZ)
Studium und Prom. (1951) in München. 1951–1970 gynäkol. WB in München, dort 1958 Habil. 1970–1995 o. Prof. für Gynäkol. in Kiel. Er etablierte die gynäkol. Laparoskopie („Pelviskopie") zunächst als diagnostisches, später als operatives Verfahren gegen viele Widerstände. Der Pionier der laparoskopischen Chir. entfernte 1980 erstmals im Rahmen einer Endometriose-Op laparoskopisch eine befallene Appendix und machte sich verdient um die Entwicklung von Techniken und Instrumenten für diese Methode. 1986 Mitglied der Leopoldina.
W.: Endoscopic appendectomy, Endoscopy 15 (1983) 59–64. – Op.lehre für endoskopische Abdominal-Chir. Operat. Pelviskopie – Operat. Laparoskopie, Stuttgart - New York 1984. – Operationen ohne Skalpell. Ein Gynäkologe als Wegbereiter d. Minimal Invasiven Med., Landsberg 2001.
Lit.: NN: [Nachruf], Dtsch. Ärztebl. 100 (2003) B2232f. – F. H. Moll, F. J. Marx: A pioneer in laparoscopy and pelviscopy: K. S. (1927–2003), J. Endourol. 19 (2005) 269–271.

Semmelweis, Ignaz Philipp (Ignác Fülöp) (* 1. 7. 1818 Budapest; † 13. 8. 1865 Wien)
Studium in Pest und Wien, dort Prom. 1844. Danach gynäkol. WB bis 1849 an der geburtshilflichen Klinik in Wien. 1847 erkannte er, daß das Kindbettfieber durch Ärzte und Studenten übertragen wurde, die vorher Leichen seziert hatten, und führte hygienische Maßnahmen ein, v. a. Händewaschen, Reinigung der Bettwäsche und der Instrumente. Trotz der Unterstützung seiner Bestrebungen u. a. durch Ferdinand v. Hebra, Joseph Skoda und Karl v. Rokitansky blieb ihm breite Anerkennung verwehrt. Die Habil. (1850) blieb auf theoretische Geburtshilfe beschränkt. Der temperamentvolle und kompromißlose S. verließ verärgert Wien und kehrte nach Budapest zurück, wo er ab 1851 Primarius der Gebärabt. am St. Rochus-Spital war. 1855–1865 o. Prof. für Geburtshilfe an der Univ. Pest. Die Veröffentlichung seines Lebenswerkes 1861 fachte den Streit erneut an und veranlaßte ihn zu mehreren Streitschriften. 1865 an einer endogenen Psychose erkrankt, wurde in die Niederösterreichische Landesirrenanstalt in Wien-Döbling aufgenommen und starb hier kurze Zeit später an einer Wundinfektion. Seine Erkenntnisse wurden durch die späteren Forschungen zu Antisepsis, Asepsis und Bakteriologie durchweg bestätigt.
W.: Die Ätiologie, d. Begriff u. die Prophylaxis des Kindbettfiebers, Pest - Wien - Leipzig 1861.

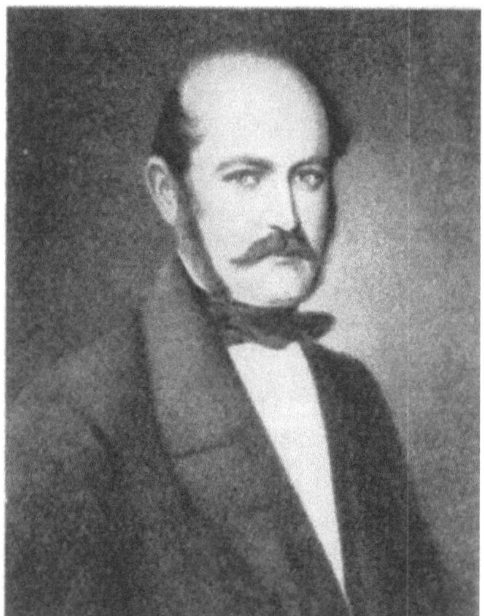

Lit.: BLÄ 1935 V 222f. – J. Antall: I. S., in: Engelhardt/Hartmann II 190–202. – BEdM II 570. – EM 1319f. – NDB 24 (2010) 239–241.
Abb.: s. Abb.-Verzeichnis.

Sencert, Louis (* 25. 3. 1878 Viterne, Lothringen; † 4. 3. 1924 Straßburg)
Studium und Prom. (1904) in Nancy, dort 1907 ao. Prof. Im I. Weltkrieg Truppen- und Lazarettchir., ab 1917 am

Militärhosp. Val-de-Grâce in Paris. 1919–1924 o. Prof. für Chir. in Straßburg (Klinik A). Schwerpunkte: Ösophaguschir., Gefäßchir., Sehnentransplantation. Er war ein früher Anwender der Ösophagoskopie und führte als einer der ersten in Frankreich 1922 Embolektomien durch. 1920 Offizier der Ehrenlegion.
W.: La chirurgie de l'œsophage thoracique et abdominal, Paris 1904. – Les blessures des vaisseaux, Paris 1917.
Lit.: BLÄ 1933 II 1441. – Killian 218f.

Senff, Gabriel († 1737 Berlin)
Nach chir. Ausbildung wahrscheinlich in Paris 1724 am neugegründeten Collegium medico-chirurgicum in Berlin Feldscher und Prof. für Chir., 1727 zusammen mit → Eller Dir. der neugegründeten Charité. Der äußerst geschickte Chir. war berühmt für die Hernio- und Lithotomie, für die er die Sectio alta, später die Sectio lateralis bevorzugte.
Lit.: BLÄ 1935 V 228. – Winau/Vaubel 92.

Senn, Albert (* 13. 6. 1919 Gansingen, Aargau; † 2008 Brione b. Minusio, Tessin)
Studium in Zürich, 1943 Prom. in Lausanne. Chir. WB 1944–1947 in Locarno und 1947–1956 in Bern (→ Lenggenhager), dort 1961 OA, 1962 Habil., 1965 ao. Prof. 1953/54 Studienaufenthalte in New York und Baltimore (→ Blalock), 1956 in Stockholm (→ Crafoord) und 1957 in Aarhus. 1969 CA für Herzchir. am Inselspital Bern. 1971–1984 o. Prof. für Herz- und Thoraxchir. in Bern.
W.: Chir. Behandlung d. akuten u. chron. Verschlüsse, Bern 1963.
Lit.: CV 1980, 667. – Killian 404f. – B. Nachbur: A. S. zum 60. Geburtstag, Schweiz. Rundsch. Med. Prax. 68 (1979) 753f. – Mitt. DGCH 37 (2008)163.

Senn, Nicholas (* 31. 10. 1844 St. Gallen; † 2. 1. 1908 Chicago)
Ab 1852 in den USA. Studium und Prom. (1868) in Chicago. Nach kurzer WB Niederlassung in Milwaukee, WI. 1877/78 Studienaufenthalt in München (dort Zweitprom.) und Wien. Zurück in Milwaukee, lehrte er ab 1884 Chir. in Chicago, ab 1888 als Prof. für Chir. am Rush Medical College. 1893–1908 Chefchir. am St. Joseph Hosp. in Chicago sowie konsultierender Chir. an anderen KH. Schwerpunkte: Abdominalchir. (Pankreas, Appendizitis), Knochenchir., Schußverletzungen, Luftembolie. Einer der bedeutendsten Chir. Nordamerikas, entwickelte er 1893 eine direkte Fixationsmethode bei offenen Frakturen und Pseudarthrosen durch intramedulläre Zylinder aus Rinderknochen, im gleichen Jahr eine Darmanastomosentechnik sowie 1902 zusammen mit W. A. Pusey die Röntgentherapie bei Leukämie, womit er als Begründer der Strahlentherapie in der Onkologie gilt. Außerdem war er ein Protagonist der experimentellen Chir. 1893 Präsident der ASA.
E.: *S.-Platten:* Scheibenförmige Platten aus entkalktem Knochen mit zentraler Bohrung als Nahtwiderlager bei Darmanastomosen.
W.: Fractures of the neck of the femur with special reference to bony union after intra-capsular fracture, Trans. Amer. surg. Ass. 1 (1883) 333–441. – The surgery of the pancreas, as based upon experiments and clinical researches, Trans. Amer. surg. Ass. 4 (1886) 99–232. – The treatment of fractures of the neck of the femur by immediate reduction and permanent fixation, J. Amer. med. Ass. 13 (1889) 150. – Experimental Surgery, Chicago 1889. – Die Behandlung von Schußwunden des Magen-Darmkanals, Leipzig 1892. – Enterorrhaphy; its history, technique and present status, J. Amer. med. Ass. 21 (1893) 215–235.
Lit.: C. Beck: N. S., Surg. Gyn. Obstetr. 37 (1923) 398–400. – BLÄ 1933 II 1442. – A. D. Bevan, N. S.'s work in experimental surgery..., Surg. Gyn. Obstetr. 61 (1935) 414–416. – L. F. Peltier: N. S., Clin. Orthop. 218 (1987) 4.

Sennert, Daniel (* 25. 11. 1572 Breslau; † 21. 7. 1637 Wittenberg)
Studium in Wittenberg, Leipzig, Jena, Frankfurt a. O., Berlin und Basel, Prom. 1601 in Wittenberg. Ab 1602 dort Prof. für Anat. und Botanik, lehrte er aber die gesamte Med., ohne praktisch tätig gewesen zu sein. In seinen Werken faßt er das Wissen (auch das chir.) der Antike, der arab. Med. und des MAs bis hin zu seinen Zeitgenossen zusammen. Er versuchte, als Iatrochemiker den Atomismus wiederzubeleben.
W.: Institionum medicinae libri V, Wittenberg 1620. – Practica medicinae libri VI, Wittenberg 1632–1654.
Lit.: Gurlt III 158–175. – BLÄ 1935 V 230. – BEdM II 577. – EM 1320.

Senning, Åke (* 14. 12. 1915 Rättvik/Schweden; † 21. 7. 2000 Zürich)
Studium in Uppsala und Stockholm. 1944 Staatsexamen. Chir. WB 1944–1953 in Stockholm: Allg. Chir., Orthop., Thorax-, Neuro-, Herzchir. (→ Crafoord ab 1948), 1953 exp. Chir. 1953 Habil. in Stockholm. 1957 ao. Prof. und OA der Thoraxchir. am Karolinska Inst. Stockholm. 1961–1985 o. Prof. für Chir. und Dir. der Klinik für Herz-, Gefäß-, Thorax- und Viszeralchir. in Zürich (Klinik A). Schwerpunkte: Herzchir., Lungenchir., Gefäßchir. Er entwickelte die Herz-Lungen-Maschine für Crafoords erste Op. am offenen Herzen in Europa (1954) und ab 1955 mit dem Ingenieur Rune Elmquist den implantierbaren Herzschrittmacher, den er 1958 erstmals einsetzte. Er führte 1964 die erste Nierentransplantation und 1968 die erste Herztransplantation in der Schweiz durch. 1983 Ehrenmitglied der DGCH. 1968 Mitglied der Leopoldina.
E.: *S.-Op.:* Vorhofumkehr-Op. zur Korrektur der Transposition der großen Gefäße (1962).
W.: R. Elmquist, A. S.: An implantable pacemaker for the heart, in: C. N. Smith (Hg.): 2nd Int. Conf. Med. Electronics, London 1960. – Gegenwärtiger Stand der klinischen Herztransplantation, Arch. klin. Chir. 329 (1971) 799–805.
Lit.: CV 1980, 667f. – Killian 394. – F. Largiadèr: [Nachruf], Mitt. DGCH 30 (2001) 210.

Serfling, Hans Joachim (* 24. 1. 1913 Halle / Saale; † 10. 7. 2004 Berlin)
Studium und Prom. (1939) in Halle. WB: 1937/38 Neurologie Halle, 1939 Inn. Med. Halle, 1939–1945 Chir. St.-Barbara-KH sowie 1945–1957 Chir. Univ.-Klinik Halle (→ Budde), dort 1950 Habil. 1957–1962 o. Prof. für Chir. in Greifswald; 1962–1978 in Berlin

(Charité). Danach noch einige Jahre in eigener Praxis tätig. Schwerpunkte: Urologie, Neurochir., Kardiovaskularchir., Viszeralchir., Unfallchir. Ab 1965 Anwendung der extrakorporalen Zirkulation bei Eingriffen am offenen Herzen. 1959 Mitbegründer und erster Vorsitzender der Mecklenburgischen Chirurgenvereinigung.
W.: Die Hypospadie u. ihre Behandlung, Leipzig 1956. – H. J. S., W. Schmitt, K. L. Schober (Hgg.): Spezielle Chir, Leipzig 1971 (3. Aufl. in 2 Bdn. 1990).
Lit.: CV 1969, 853–855. – Killian 342–344. – J. R. Siewert: 90. Geburtstag von H. H. S., Mitt. DGCH 32 (2003) 79.

Serre, Johann Jakob Joseph (* 1759; † 1830 Berlin)
Der geschickte Zahnarzt war zunächst in Wien, später in Berlin tätig, wo er es bis zum Hofzahnarzt brachte. Er gab 1804 eine Technik der Zahnimplantatation an, bei der er die Alveole so vorbereitete, daß der implantierte Zahn einen bündigen Sitz erhielt.
W.: Prakt. Darstellung aller Operationen d. Zahnarzneykunst, Berlin 1804.
Lit.: BLÄ 1935 V 234.

Serveto [Servetus], **Miguel** [Michael] (* 20.9.1511 Tudela, Aragonien; † 27.10.1553 Genf)
Nach Theologie- und Jura-Studium sowie schriftstellerischer Tätigkeit als Reformator wandte er sich der Med. zu und wurde Prosektor des Johann Winther von Andernach, des Lehrers von → Vesal. Er war in Südfrankreich (Avignon, Charlieu, Lyon) ärztlich tätig und war ab 1541 Leibarzt des Erzbischofs Palmier von Vienne. 1553 beschrieb er sechs Jahre vor → Colombo den Lungenkreislauf. Seine Entdeckung bleib weitgehend unbekannt, da sie in einer reformatorischen Schrift erschienen war, deren Auflage nahezu komplett zusammen mit ihm, nachdem er wegen Ketzerei verurteilt worden war, verbrannt wurde.
W.: Christianismi restitutio, Vienne 1553 [S. 170f.].
Lit.: BLÄ 1935 V 237f. – Killian 1980, 16f. – EM 1322f.

Seutin, Louis-Joseph (* 19.10.1793 Nivelles, Brabant; † 29.1.1862 Brüssel)
Studium in Brüssel und Leiden, unterbrochen durch Feldarzt-Tätigkeit in den Napoleonischen Kriegen 1813/14 (Dresden, Waterloo). 1816 Prom. Dr. med. in Leiden und 1820 Dr. chir. in Lüttich. 1823 Prof. an der Med. Akademie und CA der Chir. in Brüssel. Seit 1831 Chefchir. des Sanitätsdienstes der belgischen Armee. Mit der Gründung der Univ. Brüssel dort Prof. für Chir. Der von ihm erfundene starre Verband zur Schienung gebrochener Gliedmaßen (*méthode amovo-inamovible*) härtete innerhalb von 24–48 Stunden, ein Nachteil der Technik, denn in dieser Zeit konnten sich die Fragmente wieder verschieben. 1847 geadelt.
E.: *S.-Papp-Stärke-Verband:* starrer Verband aus mit Kleister getränkte Binden und Pappschienen.
W.: Du traitement des fractures par l'appareil inamovible, Brüssel 1835.
Lit.: BLÄ 1935 V 240f.

Severino, Marco Aurelio (* 2.11.1580 Tarsia, Kalabrien; † 16.7.1656 Neapel)
Studium in Neapel, Prom. 1606 in Salerno. 1610 Prof. für Anat. und Med. in Neapel, später auch CA des Hospitals der Unheilbaren. Vorübergehend von der Inquisition vertrieben, kehrte er jedoch bald wieder zurück und war einer der berühmtesten Lehrer seiner Zeit, der der Univ. Neapel eine Vielzahl auswärtiger Hörer zuführte. Er befaßte sich bereits mit der vergleichenden Anat. der Wirbeltiere, in deren Bauplan er Übereinstimmungen entdeckte, und mit der Atmung der Fische. Als bedeutender Reformator der Chir. des 17. Jhs. in Italien war er ein energischer Operateur, der während einer Diphtherie-Epidemie zahlreiche Patienten durch Tracheotomie rettete und den Brustkrebs durch Mamma-Amputation und axilläre Lymphknotenausräumung behandelte. 1629 beschrieb er erstmals die Amputation der Hand durch Schnittführung an der Handwurzel. Er wurde Opfer einer Pest-Epidemie.
W.: Historia anatomica observatioque medica eviscerati corporis, Neapel 1629. – Zootomia Democritica, id est, anatome generalis totius animantium opificii, Nürnberg 1645
Lit.: BLÄ 1935 IV 242f. – Ärztelex. 289f. – EM 1324.

Seyfarth, Harro Herwig (* 6.2.1921 Chemnitz; † 13.8.2011)
Studium, unterbrochen durch Kriegsdienst, und Prom. (1945) in Leipzig. 1945–1951 chir. WB in Chemnitz (→ Kuntzen). 1951–1959 OA in Jena (Kuntzen), dort 1954 Habil. und 1957–1959 Ltg. der Abt. Orthop. 1959–1975 o. Prof. für Orthop. in Rostock, 1975–1986 in Leipzig. Schwerpunkte: allg. Orthop, Knochentransplantation, Gelenkergüsse, Rehabilitation, techn. Orthop., Implantate. 1970–1973 und 1975–1981 Vorsitzender der Ges. für Orthop. der DDR 1974 Mitglied der Leopoldina. 2001 Ehrenmitglied der DGOOC.
W.: Gelenkergüsse und Gelenkresorption, Leipzig 1956. – Orthopädische Erkrankungen im Säuglings- und Kindesalter, Potsdam 1967.
Lit.: CV 1958, 782f.

Seyff (Suff), **Hans, von Göppingen** (* um 1435 Göppingen; † um 1518 Göppingen)
Nach handwerkschir. Ausbildung 1461 Badstubenpächter in Göppingen, 1477 Meister der Wundarznei. 1481 Stadtwundarzt in München und herzogl. Leibchir. Später in Göppingen niedergelassen. Er leitete 1493 die Beinamputation bei Kaiser Friedrich III. In sein chir. Handbuch nahm er auch Rezepte von Zeitgenossen auf (→ Friedrich v. Olmütz, Freitag zu Boll, Georg von Linz).
W.: Sudhoff II 592–616. – M. Gröber, Das wundärztl. Manual des Meisters H. S. v. G. (ca. 1440–1518). D. Cod. med. et phys. 2°8 d. Württembergischen Landesbibliothek Stuttgart, Göppingen 1998 (= GAG, 656).
Lit.: VL VIII (1992) 1130–1133. – EM 1325.

Shenton, Edward Warren Hine (* 12.7.1872 London; † 12.10.1955 Rochester)
Während des I. Weltkriegs als Radiologe am Guy's Hosp. und am Royal Air Force Central Hosp. in Lon-

don, 1919–1950 dort niedergelassen und Konsiliar in verschiedenen Londoner Hosp.
E.: *[→]Ménard-S.-Linie:* bogenförmige Linie im Röntgenübersichtsbild des Beckens an der Unterkante des Schenkelhalses und des oberen Schambeinastes.
W.: Disease in bone and its detection by the X-rays, [Macmillan] 1911.
Lit.: NN: Obituary. E. W. H. S., Brit. Med. J. 1955/II 1273f.

Shepherd, Francis John (* 25.11.1851 Como, Quebec; † 17.1.1929 Montreal)
Studium und Prom. (1872) in Montreal. Anschließend Studienreise nach London, Paris und Wien. 1875 Demonstrator, später Prof. für Anat. in Montreal sowie als orthop. Chir. am Montreal General Hosp. tätig. Er war eine international bedeutende Persönlichkeit in der Geschichte der kanad. Orthop.
E.: *S.-Fraktur:* Fraktur des Tuberculum laterale des Processus posterior tali (nicht zu verwechseln mit einem Os trigonum).
W.: A hitherto undescribed fracture of the astragalus, J. Anat. Physiol. 17 (1882) 79–81.
Lit.: BLÄ 1933 II 1148f. – H. E. MacDermot: History of Canadian surgery: F. J. S., Can. J. Surg. 1 (1957) 5–7.

Sherman, William O'Neill (* 4.5.1880 Pine Grove, PA; † 20.6.1954)
Studium und Prom. (1901) in Philadelphia. Danach Chir. am Unfall-KH der Carnegie-Illinois Steel Comp. in Pittsburgh, PA. Noch vor dem I. Weltkrieg gegründet, war es bald berühmt für die Qualität seiner Unfallchir. Die Nähe zur Stahlproduktion ermöglichte ihm die Verbesserung und Standardisierung von Metallegierungen für die Osteosynthese, für die er Vanadium-Stahl als geeignet empfahl.
W.: Vanadium steel bone plates and screws, Surg. Gyn. Obstetr. 14 (1912) 629–634.
Lit.: Schlich 20, 286. – EM 1084.

Shouldice, Edward Earle (* 3.10.1890 Chesley, Ontario, Kanada; † 20.8.1965 Thornhill, Ontario)
Studium in Toronto, Abschluß 1916. Im I. Weltkrieg Dienst als Militärarzt. Danach in Toronto niedergelassen. Im II. Weltkrieg beratender Chir. Zu dieser Zeit begann er sich mit der Herniotomie zu beschäftigen, für die er eine neue Op.-Methode unter Berücksichtigung der Anatomie entwickelte, die er in Lokalanästhesie vornahm. 1945 Eröffnung einer auf Hernien spezialisierten Privatklinik in Toronto (*S. Hernia Center*).
E.: *Sh.-Op.:* modifizierte Bassini-Technik der Leistenherniotomie (Naht der Aponeurose des M. transversus abdominis ans Leistenband).
W.: Surgical treatment of hernia, Ontario Med. Rev. 11 (1945), 43–48. – The treatment of hernia, Ontario Med. Rev. 20 (1953) 1–14.
Lit.: R. Bendavid: Biography: E. E. S. (1890–1965), Hernia 7 (2003) 172–177.

Sick, Paul August von (* 17.6.1836 Stuttgart; † 16.12.1900 Stuttgart)
Der Obermedizinalrat in Stuttgart berichtete als erster von einer Thyreoidektomie und dem daraus resultierenden *status thyreoprivus*.
W.: Über die totale Exstirpation einer kropfig entarteten Schilddrüse, u. über die Rückwirkung dieser Op., auf die Circulationsverhältnisse im Kopfe, Med. Korresp.bl. württemb. ärztl. Ver. 37 (1867) 199–205.
Lit.: GM 3821.

Siebold, Johann Bartholomäus **(Barthel) von** (* 3.2.1774 Würzburg; † 28.1.1814 Würzburg)
Sohn von → K. K. v. Siebold. Studium in Würzburg, Göttingen und Jena, dort Prom. 1797. 1803 neben seinem Vater Oberwundarzt am Juliusspital Würzburg und o. Prof. für Chir. Schwerpunkte: Starstich, Steinschnitt, Amputationstechnik. Sein Plan, eine „Teutsche Akademie der Chir." in Würzburg zu gründen, scheiterte 1805 an den Widerständen der Landesherren. 1813 erfolgreich als Feldchir. in verschiedenen Lazaretten tätig. Er starb an „Lazarettfieber" (Flecktyphus). 1804 Mitglied der Leopoldina.
W.: Einige Erinnerungen an Militär-Wundärzte üb. die wichtigsten Momente, welche bey Amputationen u. beym Verbande beherziget zu werden verdienen, Med.-chir. Ztg. 1 (1813) 413–422. – Geschichte und gegenwärtige Einrichtung des Chir. Clinicums im Julius-Spitale zu Würzburg, Würzburg 1814.
Lit.: H. Körner: Die Würzburger Siebold, Neustadt a. d. Aisch 1967, 161–202. – Killian 127. – EM 1328.

Siebold, Karl Kaspar von (* 4.11.1736 Nideggen, Eifel; † 3.4.1807 Würzburg)

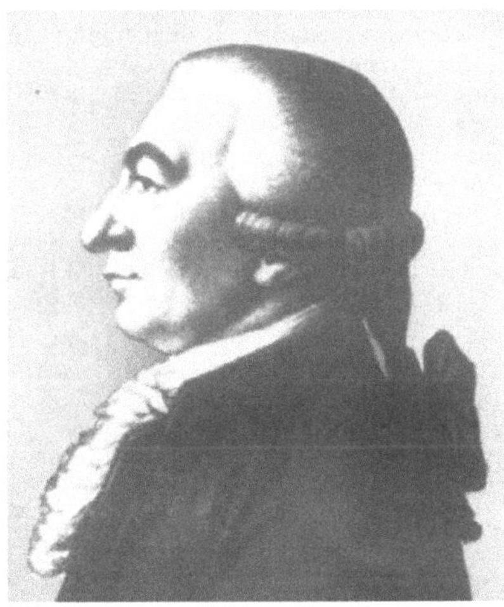

1752–1757 Studium der Philosophie in Köln, anschließend handwerkschir. Ausbildung bei seinem Vater, danach Feldchir. in französischen Spitälern. Ab 1760 chir. Ass. in Würzburg und gleichzeitig Studium der Med. 1763–1766 Studienreise nach Paris, Rouen, London und Leiden. 1769 Prom. und bis 1807 o. Prof. für Anat., Chir. und Geburtshilfe in Würzburg. Er führte den Unterricht am Krankenbett ein, errichtete ein anatomisches Theater und richtete einen modernen Op.-

Saal ein. Er galt als führender deutscher Chir. und verschaffte der Würzburger Univ. neuen Ruhm. Wie → Richter in Göttingen war er ein wichtiger Wegbereiter der Akademisierung der Chir. 1771 Mitglied der Leopoldina, 1801 geadelt.
W.: Collectio observationum medico-chirurgicarum, Würzburg 1759. – Chir. Tagebuch, Nürnberg 1792.
Lit.: H. Körner: Die Würzburger Siebold, Neustadt a. d. Aisch 1967, 17–97. – Killian 125f. – G. Keil: K. K. v. S., in: A. Thiede, Y Hiki, G. Keil (Hgg.): Philipp Franz von Siebold and his era, Berlin - Heidelberg - New York 2000, 37–45. – BEdM II 579. – EM 1328f. – NDB 24 (2010) 326f.
Abb.: s. Abb.-Verzeichnis.

Sigwart, Georg Friedrich (* 8. 4. 1711 Großbettlingen b. Nürtingen; † 9. 3. 1795 Tübingen)
Nach dem Studium der Theologie in Tübingen Med.-Studium und Prom. (1742) in Halle. Anschließend Niederlassung in Stuttgart, 1746 Hofmedikus. 1752–1795 o. Prof. für Chir., Anat. und Ophthalmol. in Tübingen. Führte dort eine geregelte ärztl. Betreuung und 1764 prakt. Übungen an Leichen für Studenten ein.
W.: Pantometrum eruditionis maxime medicochirurgicae novis principiis mathematicis praemunitum, metodo systematica demonstratum, Tübingen 1753
Lit.: ADB 34 (1892) 303. – BLÄ 1935 V 271. – Killian 204. – Sachs IV 190f.

Simmonds, (Sam) Franklin Adin (* 31. 10. 1911; † 14. 7. 1983)
Studium in Cambridge und London. 1939–1941 orthop.-chir. WB am Rowley Bristow Hosp. in Pyrford, Surrey. Im II. Weltkrieg Lazarettleiter in Nordafrika, Sizilien und Frankreich. Danach wieder in Pyrford. 1951–1975 am Royal Surrey County Hospital in Guildford tätig.
E.: *S.-Test:* Kompression der Wadenmuskulatur führt bei gerissener Achillessehne nicht zur Plantarflexion des Fußes (vgl. → Thompson-Test).
W.: The diagnosis of the ruptured Achilles tendon, Practitioner 179 (1957) 56–58
Lit.: P. R. S.: F. A. S., Brit. Med. J. 287 (1983) 919.

Simon, Gustav Christoph Jakob Friedrich Ludwig (* 30. 5. 1824 Darmstadt; † 28. 8. 1876 Heidelberg)
Studium in Gießen und Heidelberg, Prom. 1848 in Gießen. Anschließend Militärchir. in hessischen Diensten. 1851/52 Studienreise nach Paris (→ Jobert). Mitgründer eines Hospitals für Chir. und Augenheilkunde in Darmstadt. 1861–1868 o. Prof. der Chir. in Rostock, 1868–1876 in Heidelberg. Schwerpunkte: Versorgung von Schußwunden (Primärversorgung nach Anfrischung; Erfahrungen aus dem Feldzug 1849), Hasenscharten, Gaumenspalten, Rektaloperationen, Reposition der Schulterluxation, Verbesserungen des chir. Instrumentariums, verbesserte Methoden der Blasen-Scheiden-Fistel-Op., Ausbau der Prolaps-Op., Milzchir. (1857 Splenektomie), Nierenchir. (2.8.1869 erste Nephrektomie). Gründungsmitglied der DGCH.
W.: Über Schusswunden, Gießen 1851. – Die Exstirpation der Milz am Menschen, Gießen 1857. – Exstirpation einer Niere am Menschen, Dtsch. Klin. 22 (1870) 137–138. – Über die Op. d. Blasen-Scheidenfisteln durch die blutige Naht, Rostock 1862. – Beiträge z. plast. Chir., Prag 1868. – Chir. d. Nieren, I–II , Erlangen 1871–1876.
Lit.: BLÄ 1901, 1595–1598. – Killian 90f. – BEdM II 581f. – Sachs IV 110.

Simon, Walter Veit (* 28. 12. 1882 Berlin; † 21. 5. 1958 Santiago de Chile)
Studium in Berlin, Würzburg und Freiburg, dort 1909 Prom. 1910–1914 chir. WB in Breslau (→ Küttner), 1914 militärchir. Einsatz. 1914–1922 orthop. WB in Frankfurt a. M. (→ Ludloff). 1916 Habil., 1921 ao. Prof. 1919–1923 Ltg. der Krüppelfürsorge in Frankfurt. 1923 Eröffnung einer orthop. Praxis. 1935 suspendiert, 1938 im KZ, konnte jedoch gegen Ende des Jahres nach Chile emigrieren. 1946 chilen. Staatsbürgerschaft, 1948 chilen. Arztexamen. In privatärztlicher Praxis, aber auch in der Unfallchir. des KH San Borja in Santiago tätig. Gründungsmitglied der Chilen. Orthop.-traumatol. Gesellschaft.
W: Aus d. Praxis d. Krüppelfürsorge, Frankfurt a. M. 1922.
Lit.: CK 1926, 311. – BEdM II 582.

Simpson, Sir James Young (* 7. 6. 1811 Bathgate, Linlithgowshire; † 6. 5. 1870 Edinburgh)
Studium und Prom. (1832) in Edinburgh. Danach Ass. der Pathol. und Dozent der Geburtshilfe. 1840 o. Prof. für Geburtshilfe in Edinburgh, wo er bald ein gesuchter Geburtshelfer wurde. Ab 19.1.1847 setzte er die Äthernarkose für schmerzlose Entbindungen ein, wandte sich aber ab November 1847 dem Chloroform zu. Die Anwendung bei der achten Entbindung von Königin Victoria 1853 durch → Snow gab der Methode den Namen *Narcose à la reine*. Er erhielt 1856 den Montyon-Preis. 1866 geadelt.
W.: Discovery of a new anaesthetic agent, more efficient than sulphuric ether, Lond. med. Gaz. n. s. 5 (1847) 934–937. – Anaesthesia, or, the employment of chloroform and ether in surgery, midwifery, etc., Edinburgh 1849.
Lit.: BLÄ 1935 V 285–288. – Schott 638. – EM 1333f.

Sims, James Marion (* 25. 1. 1813 Lancaster County, SC; † 13. 11. 1883 New York)
Studium in Charleston und Philadelphia, dort 1835 Prom. Danach bis 1853 als Arzt in Lancaster, Mount Meigs und Montgomery, AL, tätig, wo er 1849 eine gynäkol. Privatklinik errichtete, die insbes. der Behandlung von Pat. mit vesikovaginalen Fisteln diente. Seine dafür entwickelte Op.-Methode, für die er zur Reduzierung von Wundinfektionen Silberdrahtnähte einführte, machte ihn weltberühmt. Ab 1853 in New York, wo er 1855 und 1866 nach europäischem Muster ebenfalls Frauenkliniken eröffnete. Im Krieg 1870/71 war er in der anglo-amerikanischen Ambulanz bei Sedan als Feldchir. tätig. Der in Amerika als „Vater der modernen Gynäkol." geltende Chir. erfand eine Vielzahl von Instrumenten bes. für die Gynäkol. und gab auch eine Methode zur Cholezystotomie bei Gallenblasenhydrops an.
W.: On the treatment of vesico-vaginal fistula, Amer. J. med. Sci 23 (1852) 52–82. – Silver sutures in surgery, New York 1858. – Remarks on cholecystotomy in dropsy of the gall-bladder, Brit. med. J. 1878/I 811–815.

Lit.: BLÄ 1935 V 289f. – EM 1334.

Slocum, Donald Barclay (* 11.4.1911 Portland, OR; † 3.7.1983 Eugene. DE)
Studium in Stanford, CA, Eugene, DE, und Memphis, TN. Prom. 1935. Orthop. WB in Iowa City (→ Steindler) und Memphis. 1941–1946 Militärdienst in verschiedenen Militärhospitälern. 1946 richtete er in Eugene eine Spezialpraxis für Kniebehandlung ein, wo er durch seine Forschungen zur Kinesiologie des Knies bald große Bedeutung erlangte. Er war Chef der orthop. Chir. in Eugene und Prof. für Orthop. in Portland.
E.: *S.-Test:* Provokation einer Kniesubluxation bei insuffizientem vorderem Kreuzband. – *S.-Op.:* Umsetzung des Pes anserinus zur Vermeidung einer Rotationsinstabilität des Knies bei Kreuzbandinsuffizienz.
W.: D. B. S., R. L. Larson: Pes anserinus transplantation, J. Bone Jt. Surg. 50-A (1968) 226–242. – D. B. S., S. L. James, R. L. Larson u. a.: Clinical test for anterolateral rotatory instability of the knee, Clin. Orthop. 118 (1976) 63–69.
Lit.: B. S.: D. B. S., J. Bone Jt. Surg. 67-A (1985) 825.

Smillie, Ian Scott (* 1907; † 1992 Blairgowrie)
Studium und Prom. (1931) in Edinburgh. Chir. WB in Edinburgh. 1939–1948 einem Lazarett zugeordnet, wo er ein spezialisiertes Traumazentrum aufbaute. 1948 Studienreise in die USA und nach Kanada, danach leitender Chir. der orthop. Dienste in Ostschottland. 1967 Prof. für Orthop. in Edinburgh, später in Dundee. Er war der führende engl. Knieexperte, der auch zur Verbreitung der → Elmslie- → Trillat-Op. beitrug.
E.: *S.-Haken:* spezielle Wundhaken zum Beiseitehalten der Patella bei Knieoperationen. – *S.-Messer:* spezielle Messer zur (offenen) Meniskusresektion. – *S.-Op.:* Ersatz des vorderen Kreuzbandes durch an seiner ventralen Befestigung belassenen Innenmeniskus.
W.: Internal derangements of the knee-joint, Brit. Med. J. 1951 II 841–845. – Dashboard fracture of patella, Brit. Med. J. 1954 II 203–205. – Treatment of osteochondritis dissecans, J. Bone Jt. Surg. 39-B (1957) 248–260. – Injuries of the knee joint, Baltimore 1946 (5. Aufl. 1978). – Diseases of the knee Joint, London 1974.
Lit.: G. M.: I. S. S., J. Bone Jt. Surg. 74-B 784f.

Smith, Henry (* 1823 Parkhill, Croydon; † 25.3.1894 Summerhill, Horsell, Surrey)
Studium in London (King's College). Ab 1846 chir. WB in London (→ Fergusson; 1847 dessen Privatass.). 1849 FRCS. 1851 Chir. am Westminster General Dispensary, 1861 Chir. am King's Coll. Hosp. 1877–1888 Prof. der systemat. Chir.
E.: *S.-Op.:* Hämorrhoidektomie durch An- und Abklemmen sowie Thermokauterisation.
W.: On the use of nitric acid in hemorrhoids and prolapsus of the rectum, London 1859.
Lit.: BLÄ 1901, 1610. – BLÄ 1935 V 320.

Smith, James Greig (* 1854 Aberdeen; † 28.5.1897 Bristol)
Studium und Prom. (1876) in Aberdeen. 1876–1879 chir. WB in Bristol. 1879 Chir. am Bristol Royal Infirmary. 1888 Dozent, 1893 Prof. für Chir. an der Univ. Bristol. 1883–1890 Herausgeber des *Bristol Medico-chirurgical Journal*. Sein Lehrbuch der Chir. war international verbreitet.
W.: Abdominal surgery, London 1888 (5. Aufl. 1897).
Lit.: NN: J. G. S., Brit. med. J. 1897/I 1451f. – BLÄ 1901, 1610f.

Smith, Nathan (* 30.9.1762 Rehoboth, MA; † 26.1.1829 New Haven, CT)
Nach med. Ausbildung bei einem prakt. Arzt in Vermont Niederlassung 1787 in Cornish, NH. 1789/90 Studium in Cambridge, MA (Yale), dort 1790 Bachelor of Med. Danach wieder in Cornish tätig. Stets um die Organisation des med. Unterrichtes bemüht, gründete er 1796 das Dartmouth College in Hanover, NH. 1796/97 Reise nach England, um die dortigen Strukturen kennenzulernen. 1797 Prof. für Anat., Chir., Chemie und Physik am Dartmouth Coll. (dort 1801 Honorary M. D.), 1813 Prof. für Physik, Chir. und Geburtshilfe am Yale College, 1821–1826 auch Lehrer der Med. in Brunswick, ME (Bowdoin Coll.), 1825 in Philadelphia (Jefferson Med. College). Er führte 1821 die erste Ovariotomie in New England durch (in Unkenntnis der Eingriffe → McDowells) und 1824 erstmals in Amerika die Exartikulation im Kniegelenk. 1827 schilderte er die Behandlung der Osteomyelitis.
W.: On the amputation of the knee-joint, Amer. med. Rev. J. 2 (1825) 370. – Observations on the pathology and treatment of necrosis, Philadelphia Med. J. 1 (1827) 11–19, 66–75. – Medical and surgical memoirs, Baltimore 1831.
Lit.: BLÄ 1935 V 308. – G. E. Lindskog: Yale's first prof. of surgery: N. S., Surgery 64 (1968) 524–528. – EM 1340

Smith, Robert William (* 12.10.1807 Dublin; † 28.10.1873 Dublin)
Studium und Prom. (1842) in Dublin. 1844 FRCS of Ireland, 1847 erster Prof. für Chir. am Trinity College und Chir. an mehreren Hospitälern in Dublin. Er machte sich verdient um die pathol. Anat. chir. Erkrankungen, bes. der Knochen und Gelenke (Frakturen des prox. Femurendes, kongenitale Veränderungen). So beschrieb er etwa die Neurofibromatose 33 Jahre vor Recklinghausen. Er gehörte mit → A. Colles und → R. Adams zur Dubliner Chirurgenschule der ersten Hälfte des 19. Jhs.
E.: *S.-Fraktur:* Fraktur des distalen Radius mit Verschiebung des distalen Fragmentes zur Beugeseite [in Frankreich nach → Goyrand benannt).
W.: On the diagnosis of fractures of the neck of the femur, Dublin J. Med. Chem. Sci 6 (1835) 205–230. – A treatise on fractures in the vicinity of joints, and on certain forms of accidental and congenital dislocations, Dublin 1847. – A treatise on the pathology, diagnosis and treatment of neuroma, Dublin, Hodges & Smith, 1849.
Lit.: BLÄ 1935 V 312. – L. R. Peltier: Eponymic fractures: Robert William Smith and Smith's fracture, Surgery 45 (1959) 1035–1042. – Hunter/Peltier/Lund 833.

Smith-Petersen, Marius Nygaard (* 14.11.1886, Grimstad, Norwegen; † 16.6.1953 Boston)
1903 in die USA eingewandert. Studium in Chicago, Milwaukee und Boston (Harvard), dort 1914 Prom. Im

I. Weltkrieg an Harvards erster „medical unit" in Paris eingesetzt. 1918–1923 chir. WB am Massachusetts General Hosp., Boston; 1923 Niederlassung in Boston. 1929–1946 Chef der Orthop. am Mass. Gen. Hosp. 1930–1935 Instruktor der orthop. Chir. (Harvard), 1935–1946 klin. Prof. für Orthop. Chir. Der Pionier der Hüft- und Acetabulumchir. entwickelte 1917 einen neuen operativen Zugang zum Hüftgelenk, den nach ihm benannten Nagel (1931), die Azetabulumplastik (1936) sowie die Technik der „Muldenplastik" mit einer halbkugeligen Vitallium-Schale, die für die nächsten 30 Jahre die vorwiegende Form der Hüftarthroplastik wurde. 1945 führte er die aufrichtende Korrekturosteotomie der Halswirbelsäule bei Spondylitis ankylosans ein.
E.: *S.-P.-Nagel:* Dreilamellennagel zur Stabilisierung von Schenkelhalsbrüchen.
W.: Intracapsular fractures of the neck of the femur. Treatment by internal fixation, Arch. Surg. 23 (1931) 715–759. – Arthroplasty of the hip. A new method, J. Bone Jt. Surg. 21 (1939) 269–288.
Lit.: NN: M. N. S.-P. 1886–1953, J. Bone Jt. Surg. 35-A (1953) 1042–1045. – W. A. L.: M. N. S.-P. 1886–1953, J. Bone Jt. Surg. 35-B (1953) 482–484. – Schlich 21. – J. Kirkup; S.-P.'s pin for fractures of the femoral neck, J. Med. Biogr. 15 (2007) 52.

Snow, John (* 15. 6. 1813 York; † 16. 6. 1858 London)
Nach handwerkschir. Ausbildung Studium 1836–1838 in London. 1838 Mitglied des RCS, Prom. 1844. Bereits 1846 begann er mit der Äthernarkose mit einem neu konstruierten Inhalationsapparat und wurde darin so erfahren, daß die meisten Londoner Chir. ab 18. 1. 1847 die Narkose bei größeren Eingriffen durch ihn ausführen ließen, begünstigt durch die Fürsprache → Listons. Später ging er zum Chloroform über, das er 1853 und 1857 bei den Entbindungen der Queen Victoria (→ Simpson) einsetzte. Er war der erste ausschließlich in der Anästhesie tätige qualifizierte Arzt. Gegen Ende seines Lebens beschäftigte er sich besonders mit hygienischen Aspekten von Seuchen, v. a. der Cholera.
W.: On the inhalation of the vapour of ether in surgical operations, London 1847. – On the inhalation of chloroform and ether. With description of an apparatus, Lancet 1848/I 177–180. – On chloroform and other anaesthetic agents, Edinburgh 1858.
Lit.: BLÄ 1935 V 325f. – Keys 52–57. – EM 1341.

Socin, August (* 21. 2. 1837 Vevey; † 19. 1. 1899 Basel)
Studium in Basel, Würzburg, Prag, Wien, Paris, London; Prom. 1857 in Würzburg. Chir. WB in Prag (→ Güntner) und Wien, 1859 in Basel (→ Mieg). 1861 Habil. in Basel und Übernahme der Leitung der dortigen Chir. Klinik am Bürgerspital, das er in die Univ. integrierte. 1862 ao., 1864–1899 o. Prof. für Chir. in Basel. 1866 Tätigkeit in den österreich. Lazaretten in Verona, 1870 in den Reservelazaretten in Karlsruhe. Er verbesserte den chir. Unterricht und führte die antisept. Wundbehandlung ein. Schwerpunkte: Kriegschirurgie, urol. Chir. Er publizierte wenig.
E.: *S.-Op.:* **1.** hintere Gastroenterostomie mit doppellumiger Anastomose. **2.** isolierte Enukleation eines Schilddrüsenknotens.
W.: Die Erkrankungen der Prostata, in Pitha-Billroth, 1871. – Kriegschirurgische Erfahrungen, Karlsruhe 1872.
Lit.: BLÄ 1901 1614f. – ADB 54 (1908) 375–377. – Killian 183f. – Nissen 272. – BEdM 584f.

Solayrès de Renhac, François Louis Joseph (* Aug. 1737 Calhac; † 3. 4. 1772 Paris)
Studium und Prom. (1767) in Montpellier. Danach dort Dozent für Anat. und Chir. Ab 1768 in Paris, wurde er Mitglied des Collège de Chir. und widmete sich vorwiegend der Geburtshilfe. Gegenüber seinen Vorgängern betonte er die Bedeutung des natürlichen Geburtsaktes.
W.: Elementorum artis obstetriciae compendium, Montpellier 1765.
Lit.: BLÄ 1935 V 333. – EM 1342.

Solingen, Cornelis [Cornelius] (getauft 29. 5. 1641 Gorinchem; begraben 23. 3. 1687 Scheveningen)
Nach handwerkschir. Ausbildung in Den Haag, Anat.-Studien in Rotterdam und 's-Hertogenbosch sowie erneuter chir. Ausbildung war er ab 1663 als Schiffsarzt der niederländ. Kriegsflotte im Mittelmeer. Nach dem Chir.-Examen 1665 in Den Haag dort Niederlassung als Chir., parallel dazu ab 1675 Med.-Studium in Leiden und Utrecht, dort 1677 Prom. Sein 1684 erschienenes Lehrbuch weist ihn als erfahrenen und belesenen Praktiker aus, der seine Instrumente selbst fertigte und sie zur besseren Reinigung von allen zeitgenössischen Verzierungen befreite. Sein Instrumentarium ist erhalten und im Museum Boerhaave in Leiden ausgestellt.
W.: Manuale Operatien der Chirurgie, Amsterdam 1684.
Lit.: BLÄ 1935 V 335. – Killian 24. – K. S. Groos: Cornelis Solingen. Een zeventiende eeuwse chirurgijn en sijn instrumenten, Leiden 1990 (= Mededeling / Museum Boerhaave Leiden, 237). – Sachs I 195.

Sonnenburg, Eduard (* 3. 11. 1848 Bremen; † 25. 5. 1915 Bad Wildungen)
Studium und Prom. (1872) in Straßburg. Chir. WB 1873–1880 in Straßburg (→ Lücke), dort. Habil. 1876, 1880–1883 in Berlin (→ B. Langenbeck, → Bergmann), 1883 ao. Prof. 1890–1915 Ltg. der neugeschaffenen Chir. Abt. des KH Moabit in Berlin (1913 o. Hon.-Prof.). Schwerpunkte: Appendizitis, Verbrennungen, urol. Chir., Rektum-Ca. Er war Mitherausgeber der *Deutschen Zeitschrift für Chir.* 1886 Mitbegründer der Berliner Chir. Gesellschaft.
W.: Pathologie u. Therapie d. Perityphlitis, Leipzig 1894 (7. Aufl. 1913). – Die Verbrennungen u. Erfrierungen, Stuttgart 1915.
Lit.: BLÄ 1933 II 1476. – Sachs III 228. – BEdM II 587.

Sonntag, Erich (* 15. 3. 1881 Gotha; † 30. 3. 1952 Leipzig)
Studium und Prom. (1905) in Bonn. Chir. WB 1905–1908 in Bonn und Düsseldorf (→ Witzel), 1909 in Dresden (→ Schmorl), 1910 in Bern (W. Kolle, Bakte-

riol.) und 1911/12 in Leipzig (→ Payr), dort 1916 Habil. 1920 ao. Prof., ab 1922 Ltg. der Chir. Poliklinik Leipzig.
W.: Grundriß d. gesamten Chir., Berlin 1920 (6. Aufl. 1949). – Chir. Propädeutik, Leipzig 1925.
Lit.: CV 1938, 637–639. – BEdM II 587.

Soranos von Ephesos (Ende 1./Anfang 2. Jh. n. Chr.)
Der in Alexandria ausgebildete Arzt praktizierte zu Beginn des 2. Jhs. n. Chr. in Rom und verfaßte zahlreiche Schriften, von denen (eine Biographie des → Hippokrates wird ihm zugeschrieben) eine Schrift über Verbände, ein Fragment über Frakturen und eine Geburtshilfe und Gynäkologie (*De arte obstetrica morbisque mulierum*) im griechischen Original erhalten sind. Dieses Gebiet handelt er umfassend ab und empfiehlt u. a. zur Erleichterung der Geburt einen Gebärstuhl. Sein bedeutendes Kompendium über akute und chronische Krankheiten (*De morbis acutis et chronicis*) ist in einer lat. Bearbeitung des 4. Jhs. erhalten. Als Vertreter der Medizinschule der „Methodiker“ begreift er die Krankheit als Störung im organischen Atomismus und führt sie auf eine zu starke oder zu schwache Spannung zurück.
W.: J. Ilberg: Sorani gynaeciorum libri 4. De signis fracturarum. De fasciis, Leipzig - Berlin 1927 (= Corpus Medicorum Graecorum, 4)
Lit.: Gurlt I 400–404. – Pauly V 283. – Ärztelex. 295. – Leven 822f.

Sostratos (Mitte 1. Jh. v. Chr.)
Nach → Celsus und → Heliodorus einer der bedeutendsten Chir. der alexandrinischen Schule. Er führte den Blasensteinschnitt aus und behandelte Nabelbrüche und Peritonealfisteln (die er jedoch für unheilbar hielt). Daneben entwickelte er Verbände (Schulter-Thorax-Oberbauch-Verband) und war ein versierter Geburtshelfer (Fragmente bei → Soranos). Außerdem galt er als bahnbrechender Zoologe, der bedeutendste nach Aristoteles.
W.: M. Wellmann: Sostratos, ein Beitrag zur Quellenanalyse des Aelian, Hermes 26 (1891) 321–350.
Lit.: Gurlt I 313. – BLÄ 1935 V 346. – EM 1342f.

Souttar, Sir Henry Sessions (* 14. 12. 1875 Birkenhead; † 12. 11. 1964 London)
Studium der Mathematik und der Ingenieurwissenschaft in Oxford sowie der Med. in London, dort 1906 Mitglied des RCS. Anschließend chir. WB und 1915–1947 Chir. am London Hospital. Im I. Weltkrieg Lazarettarzt in Antwerpen. Seine naturwiss.-technische Vorbildung erlaubten ihm die Entwicklung neuer Instrumente und Apparate sowie die Berechnung der Dosisverteilung für die neu entwickelte Radiumtherapie maliger Erkrankungen. 1925 führte er erstmals transatrial-digital die Sprengung einer vermeintlichen Mitralstenose am offenen Herzen durch. 1943/44 Vizepräsident des RCS, 1945/46 Präsident der British Medical Association. 1949 geadelt.
W.: The surgical treatment of mitral stenosis, Brit. med. J. 33 (1925) 603. – The art of surgery, London 1929.
Lit.: OBND 2004.

Spängler, Hans (* 28. 2. 1916 Wien; † 10. 10. 1990 Wien)
Studium und Prom. (1939) in Wien. 1940–1945 Kriegsdienst. 1945/46 Ass. am Inst. für Anat. Wien. 1946–1961 chir. WB in Wien (→ Schönbauer), 1962–1971 OA. (1971–)1980–1986 o. Prof. für Chir. und Dir. der II. Unfallchir. Univ.-Klinik Wien. Schwerpunkte: Notfall- und Katastrophenmed.
Lit.: Mitt. DGCH 20 (1991), H. 3, 33.

Spath, Franz (* 2. 12. 1899 Graz; † 27. 5. 1984 Graz)
Studium und Prom. (1922) in Graz. Chir. WB 1922–1924 am KH der Barmherzigen Brüder Graz und 1924–1934 an der Chir. Univ.-Klinik Graz (→ Haberer; → Denk; → Walzel), Habil. 1934, 1937 ao. Prof. 1934–1938 sowie 1946/47 Primarius der II. Chir. Abt. am Landes-KH Graz sowie 1935/36 und 1937/38 vertretungsweise Ltg. der Chir. Univ.-Klinik. 1939–1945 Kriegsdienst. 1947 komm., 1948–1973 o. Prof. für Chir. in Graz. Schwerpunkte: Abdominalchir., Herz-Thorax-Chir., urol. Chir., Ulkuschir., Kriegschir. 1959 und 1969 Präsident der ÖGC. 1980 Ehrenmitglied der DGCH.
W.: Die chir. Therapie des Magen-Duodenal-Ulcus, Wien 1950. – Die Chir. des Zwerchfells, Stuttgart 1958.
Lit.: CV 1969, 864–866. – Killian 250f. – BEdM II 588.

Spencer Wells, Thomas s. Wells

Spengler, Carl (* 30. 6. 1860 Davos; † 15. 9. 1937 Davos)
Bruder des folgenden. Studium in Tübingen, Basel, Heidelberg, Kiel und Zürich, dort Prom. 1886. Chir. WB 1886–1889 in Straßburg (→ Lücke), anschließend bei seinem Vater in der Tuberkulosebehandlung in Davos tätig. 1892–1894 Ass. bei Robert Koch in Berlin. Er führte erstmals eine Thorakoplastik zur Behandlung der Lungentuberkulose durch. Nach ihm ist die Tuberkulin-Immunisierungstherapie benannt. Er stiftete den Spengler-Cup, ein Eishockeyturnier in Davos.
W.: Chir. u. klinische Behandlung d. Lungenschwindsucht, Bremen 1891.
Lit.: BLÄ 1933 II. 1482. – BEdM II 589.

Spengler, Lucius (* 9. 10. 1858 Davos; † 12. 2. 1923 Davos)
Bruder des vorigen. Studium in Zürich, Tübingen und Heidelberg, 1887 Prom. in Zürich. 1885–1887 Chir. WB in Zürich (→ Krönlein). Danach Niederlassung als Tuberkuloseaarzt in Davos. Er eröffnete 1900 das von seinem Schwiegervater geplante Luxus-Höhensanatorium Schatzalp in Davos, das er bis 1923 leitete. Er propagierte die Pneumothoraxbehandlung der Lungentuberkulose und gilt als Pionier der Thoraxchir.
W.: Die Indikationen u. Kontraindikationen d. operativen Behandlung d. Lungentuberkulose, Berlin 1920. – Die operative Behandlung d. Lungentuberkulose, Leipzig 1923.
Lit.: BLÄ 1933 II 1482f.

Spieghel (Spiegel, Spigelius), **Adriaan van den** (* 1578 Brüssel; † 7. 4. 1625 Padua)
Studium in Löwen, Leiden und ab 1601 in Padua (→ Fabrici), dort Prom. um 1604. Anschließend praktizierte

er in Brüssel und bei den mährischen Ständen. 1616–1625 Prof. für Anat. und Chir. in Padua. Seine anat. Forschungen betrafen vor allem das Nerven- und Gefäßsystem. Er beschrieb nicht die mit seinem Namen bezeichnete Hernie, sondern die Linie, in deren Verlauf die Hernie austritt.
E.: *S.-Hernie:* Bauchwandhernie im Verlauf der *S.-Linie* (Linea semilunaris, Muskel-Sehnen-Grenze des M. transversus abdominis. – *Lobulus Spigeli:* Lobus caudatus der Leber.
W.: De corporis humani fabrica, Venedig 1625.
Lit.: Gurlt III 339f. – BLÄ 1935 V 364. – Ärztelex. 297. – Killian, 23. – EM 1349.

Spitzy, Hans (* 21. 12. 1872 St. Leonhard; † 22. 7. 1956 Wien)
Studium und Prom. (1896) in Graz. 1896–1898 orthop. WB in Würzburg (→ Hoffa, mit ihm Studienreise nach USA), 1898–1906 WB an der Univ.-Kinderklinik in Graz, 1905 Habil. für orthop. Chir. 1906–1913 Ltg. der Chir.-Orthop. Abt. der Grazer Kinderklinik, 1911 ao. Prof. 1913/14 Ltg. der Orthop. Abt. des Kaiser Franz Josef-Spitals in Wien. 1914–1918 Kriegsteilnahme und Gründung eines orthop. Reservelazaretts, das er nach Kriegsende zivil weiterführte. 1923–1942 o. Prof. und Dir. des Orthop. Spitals in Wien. Schwerpunkte: Korrektur frühkindlicher Deformitäten, Hüftdysplasie (Pfannendachplastik, orthop. Versorgung Kriegsverwundeter. 1913 Präsident der DGOOC, 1937 deren Ehrenmitglied. 1929 Mitbegründer der SICOT. 1933 Mitglied der Leopoldina.
E.: *S.-Op.:* Nabelherniotomie bei Kindern.
W.: F. Lange, H. S.: Die Chir. u. Orthop. im Kindesalter, Leipzig 1910 (3. Aufl. 1930). – Orthop. Behandlung Kriegsverwundeter, Berlin 1915.
Lit.: BLÄ 1933 II 1487f. – CV 1938, 641. – BEdM II 592. – EM 1351

Spohn, Kurt (* 19. 6. 1919 Urach, Württ.; † 29. 10. 1998 Karlsruhe)

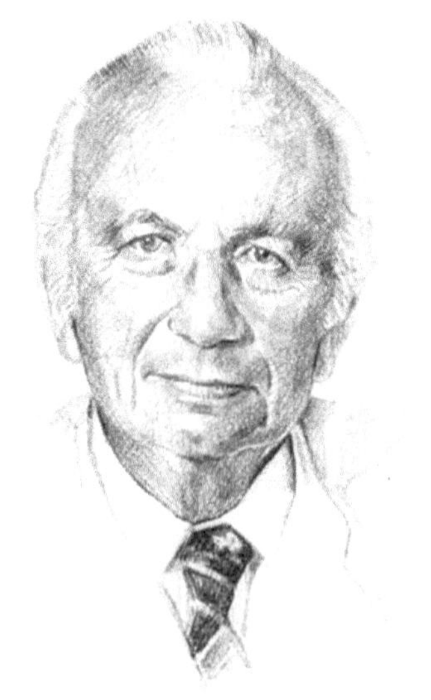

Nach Kriegsdienst Studium und Prom. (1946) in Tübingen. Chir. WB 1945–1948 in Urach und 1948–1960 Heidelberg (→ K. H. Bauer), dort 1955 Habil., 1962 Prof. 1957 komm. Dir. der Chir. Univ.-Klinik Homburg. 1960–1984 Dir. der Chir. Klinik im Städt. Klinikum Karlsruhe. Schwerpunkte: Thoraxchir., Pankreas, Gallenwege, entzündliche Darmerkrankungen, Frakturbehandlung, ärztl. Fortbildung. 1955–1963 Mitherausgeber des *Zentralorgans der Chir.* 1981 Präsident der DGCH. 1977 Ernst-von-Bergmann-Plakette der Bundesärztekammer.
W.: K. H. Bauer, K. S.: Thoraxchir., in: Stich/Bauer (Hgg.), Fehler u. Gefahren bei chir. Eingriffen, I, Jena 1958, 356–461. – Frühdiagnose des Bronchialkarzinoms, in: Linke, Früherkennung des Krebses, Stuttgart 1962.
Lit.: CV 1980, 679–681. – [Nachruf] Dtsch. Ärztebl. 95 (1998) B2388. – NN: Nachruf zum Tode von Prof. Dr. med. Kurt Spohn, Mitt. DGCH 28 (1999) 69. – Hartel/Siewert 24f.
Abb.: s. Abb.-Verzeichnis.

Spotorno, Lorenzo (* 19. 12. 1936 Finale Ligure; † 15. 2. 2009 Pietra Ligure)
Studium und Prom. (1965) in Genua, anschließend bis 1969 dort chir. und orthop. WB. Danach als Orthop. am Ospedale Santa Corona in Pietra Ligure tätig., 1980–2000 dort CA der Abt. Orthop. und Traumatol., danach wiss. Koordinator. 1989–2001 Lehrtätigkeit an den Universitäten Pisa, Bologna und Rom. Der nach ihm benannte in den 1980er Jahren entwickelte Prothesenschaft ist nach wie vor weltweit im Einsatz. 1994 Gründung einer nach ihm benannten Stiftung zur Förderung der Hüftendoprothetik.
E.: *S.-CLS-Schaft:* unzementierter Hüftprothesenschaft.
W.: L. S., R. K. Schenk, C. Dietschi u. a.: Persönliche Erfahrungen mit unzementierten Prothesen, Orthopäde 16 (1987) 225–238. – L. S., S. Romagnoli, N. Ivaldo u. a.: The CLS system. Theoretical concept and results, Acta Orthop. Belg. 59 (1993) Suppl. 1, 144–148.
Lit.: https://fondazione.it/it/la-fondazione/staff-medico/20-lorenzo-spotorno.html [15. 5. 2018].

Sprengel, Otto Gerhard Karl (* 27. 12. 1852 Waren, Mecklenburg; † 8. 1. 1915 Berlin)
Studium in Tübingen, München, Rostock und Marburg, dort Prom. 1877. Chir. WB 1878–1881 in Halle (→ R. Volkmann). 1882–1895 ltd. Arzt am Kinderhospital in Dresden. 1896–1899 Ltg. der Chir. Abt. des Herzogl. KH in Braunschweig. 1896 Prof. Er starb an Sepsis nach einer Op. Schwerpunkte: Schulterhochstand, Coxa vara traumatica, Bauchdeckenschnitte, Appendizitis (1899 Forderung der Früh-Appendektomie, 1901 durchgeführt). Für 1915 als Präsident der DGCH gewählt.
E.: *S.-Deformität:* erblicher angeborener Scapulahochstand mit Flügelstellung und zusätzlicher Schulterblatt-Fehlform. – *S.-Schnitt:* „Wechselschnitt" bei der Appendektomie.
W.: Die angeborene Verschiebung des Schulterblattes nach oben, Arch. klin. Chir. 42 (1891) 545–549. – Zur Frühop. bei akuter Appendicitis, Verh. Dtsch. Ges. Chir. 1901 II 87. – Appendicitis, Stuttgart 1906.

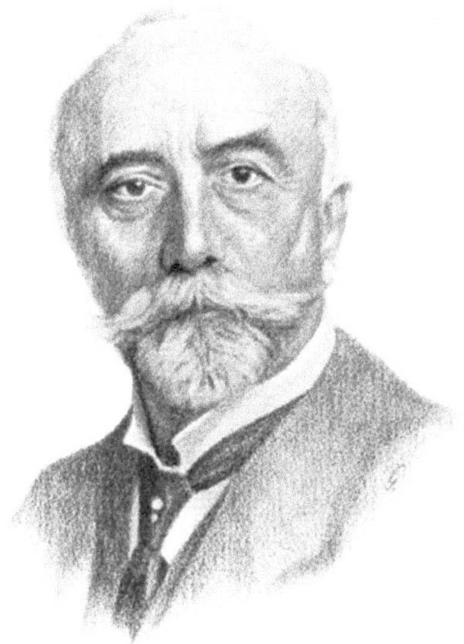

Lit.: BLÄ 1933 II 1488. – BEdM II 592f.
Abb.: s. Abb.-Verzeichnis.

Sprengel, Wilhelm (* 14. 1. 1792 Halle; † 18. 11. 1828 Greifswald)
Studium in Halle bis 1813, danach bis 1816 als Militärchir. tätig. 1816 Prom. in Halle. 1817 Studienreise nach Wien und Süddeutschland. 1818 Garnisonsarzt in Wittenberg. 1821–1828 o. Prof. für Chir. in Greifswald. Schwerpunkte: Kriegschir. Wundbehandlung. Da es noch kein KH gab, richtete er auf eigene Kosten einige Betten für chir. Patienten ein und legte damit den Grundstein für eine chir. Klinik.
W.: Geschichte d. Chir., Tl. 2, Halle 1819 (1. Tl. Halle 1805 von seinem Vater Kurt Sprengel). – Die Lehre von d. Entzündung in den Wunden, Halle 1828.
Lit.: ADB 35 (1893) 300f. – BLÄ 1935 V 375. – Killian 157. – BEdM II 593.

Sprung, Hans Bernhard (* 21. 10. 1906 Dresden; † 12. 4. 1963 Dresden)
Studium in Freiburg, Jena und Kiel, dort 1936 Prom. Chir. WB 1936–1939 in Kiel (→ Anschütz). 1939–1942 OA in Kassel (→ Puhl) und 1942–1945 in Greifswald (Puhl; → Seemen), dort 1944 Habil. und 1945/46 komm. Klinikltg. 1946–1963 CA der Chir. Abt. am Städt. KH Dresden-Johannstadt. 1951 ao. Prof. 1955–1963 o. Prof. für Chir. an der Med. Akad. Dresden. Schwerpunkte: Sympathikuschir., Thoraxchir., Neurochir. Er war Mitglied der Akademie der Wissenschaften der DDR. Er starb an den Folgen einer Hepatitis.
W.: Grundlagen d. Sympathikus-Chir., Dresden - Leipzig 1951. – Die epicutane Wasserstoffperoxydbehandlung (transcutane Sauerstoffbehandlung), Arch. klin. Chir. 295 (1960) 465.
Lit.: CV 1958, 800f. – V. Klimpel: H. B. S. (1906–1963) in Dresden u. seine Schüler, Chirurg 66 (1995) 829–833. – K.-P. Wenzel: D. Chir. H. B. S., Senden 2015.

Stack, Hugh **Graham** (* 7. 12. 1915 Bristol; † 28. 5. 1992 Salisbury)
Studium in Bristol, Abschluß 1942. Anschließend chir. und orthop. WB in Cambridge, London und Greenwich. 1945–1947 Militärdienst. Nach weiterer orthop.-chir. Tätigkeit an verschiedenen Londoner KH (1951 FRCS) war er 1956–1980 Konsiliar am Albert Dock Fracture and Orthopaedic Hosp. in London. Einer der britischen Pioniere der Handchir., war er 1969–1983 Herausgeber der Zschr. *The Hand* und 1984–1986 der Britischen und Europäischen Ausgabe des *Journal of Hand Surgery*.
E.: *S.-Schiene:* Extensionsschiene zur kons. Behandlung des Strecksehnenausrisses am Fingerendglied.
W.: The palmar fascia, Edinburgh 1973. – Muscle function in the fingers, J. Bone Jt. Surg. 44-B (1962) 899–909. – A modified splint for mallet finger, J. Hand Surg. 11-B (1986) 263.
Lit.: Buck-Gramcko 265–267.

Stalpart van der Wiel, Cornelis (* 1620 Den Haag; † Okt. 1702 Den Haag)
Bruder des folgenden. Studium und Prom. (1642) in Franeker. Danach Niederlassung in Den Haag, wo er 1643 Stadtarzt wurde und ab 1644 im Theatrum anatomicum die angehenden Chir. unterrichtete. Er beschäftigte sich mit Gefäßinjektionen und der Mumifizierung von Leichen. Er beschrieb die → [Ch.] Bellsche Lähmung bereits 1686.
W.: Hondert seltsame aanmerkingen, so in de genees- als heel- en snij-konst, Amasterdam 1682. – Eerste deel van het tweede hondert-getal der seldsame aanmerkingen enz, Den Haag 1686.
Lit.: BLÄ 1935 V 386f. – Killian 24.

Stalpart van der Wiel, Johannes (* 1639 Den Haag; † 24. 5. 1683 Den Haag)
Bruder des vorigen. Studium und Prom. (1660) in Franeker. Anschließend Niederlassung in Den Haag. 1668 dort Stadtarzt und Dozent für Anat. und Chir. der Chir.-Gilde, 1669 Prof. 1672/73 Feldchir. Er soll viele Trepanationen mit gutem Erfolg vorgenommen haben.
Lit.: BLÄ 1935 V 387. – Killian 24.

Stark (Starck)**, Johann Christian** (d. J.) (* 28. 10. 1769 Kleinkromdorf b. Weimar; † 24. 12. 1837 Jena)
Studium der Theologie sowie der Med. in Jena, dort 1793 Prom. Nach Studienreisen 1796 ao. Prof., 1805–1837 o. Prof. für Chir. in Jena, ab 1811 auch für Geburtshilfe und Anatomie. 1806 war er nach der Schlacht von Jena mit der Versorgung der Verwundeten betraut. Er war zudem ein bedeutender Vertreter des öffentlichen Gesundheitswesens im (Groß-)Herzogtum Sachsen-Weimar-Eisenach. 1813 Mitglied der Leopoldina.
W.: Anleitung zum chir. Verbande, Jena 1830.
Lit.: BLÄ 1935 V 394f. – Killian 239. – BEdM II 596. – Sachs IV 124, 126.

Stark (Starck)**, Karl Wilhelm** (* 18. 5. 1787 Jena; † 15. 5. 1845 Jena)
Studium und Prom. (1811) in Jena, nach dem Examen ab 1807 Hofmedikus und Reisearzt. 1811–1815 Studienreisen nach Wien, Italien, Paris, Berlin und Halle,

dazwischen 1813 ao. Prof. in Jena und Teilnahme an den Befreiungskriegen. Ab 1815 Lehrtätigkeit in Jena, 1826 o. Prof., 1838 Dir. der Landesheilanstalt, 1839 Stadtphysikus. Er war ein Anhänger der „naturhistorischen Schule" Schönleins.
W.: Allg. Pathol. oder allg. Naturlehre d. Krankheit, I–II. Leipzig 1838–1844.
Lit.: ADB 35 (1895) 491f. – BLÄ 1935 V 394. – Sachs IV 124.

Starzl, Thomas Earl (* 11. 3. 1926 Le Mars, IA; † 4. 3. 2017 Pittsburgh, PA)
Studium und Prom. (1952) in Chicago. Danach chir. WB in Baltimore, Miami und Chicago (→ F. J. Lewis). 1962–1980 Dir. der Chir. Klinik am Veterans Hosp. und Prof. für Chir. der Univ. von Colorado in Denver. 1981–1996 an der Univ. von Pittsburgh, wo er ein führendes Transplantationszentrum aufbaute. Ihm gelang nach Verbesserung der Immunsuppression (Antilymphozytenserum 1966) 1967 die erste erfolgreiche orthotope Lebertransplantation, nachdem die 1963 vorgenommenen Op. fehlgeschlagen waren. Er war der weltweit anerkannte Pionier der Transplantationsmed. 1970 Ehrenmitglied der DGCH.
W.: T. E. S., T. L. Marchioro, K. N. von Daulla u. a.: Homotransplantation of the liver in humans, Surg. Gyn. Obstetr. 117 (1963) 659–676. – T. E. S., T. L. Marchioro, K. A. Porter u. a.: Homotransplantation of the liver, Transplantation 5 (1967) Suppl. 790–803. – The saga of liver replacement, with particular reference to the reciprocal influence of liver and kidney transplantation (1955–1967), J. Amer. Coll. Surg. 195 (2002) 587–610.
Lit.: K. Kane, A. Srikameswaran, S. Hamill: T. S., pioneering transplant surgeon, dies at 90, Pittsburgh Post-Gazette 5.3.2017. – G. Watts, T. E. S., Lancet 389 (2017) 1096. – P. Spielberg: T. E. S. †. Pionier der Lebertransplantation gestorben, Dtsch. Ärztebl. 114 (2017) B515.

Stefanini, Paride (* 14. 5. 1904 Rom; † 27. 1. 1981 Rom)
Studium und Prom. in Rom. Anschließend dort chir. WB (Roberto Alessandri). Danach zunächst CA der Chir. Abt. im KH L'Aquila, anschließend Prof. für Pathol. und Chir. Klinik in Perugia, in Pisa und schließlich o. Prof. für Chir. in Rom. Er nahm 1966 die erste Nierentransplantation in Italien vor. 1975 Ehrenmitglied der ISS.
W.: P. S., C. Casciani, R. Cortesini: [The renal transplant: experimental research and first clinical experiences], Minerva Med. 57 (1966) 2973–2980.
Lit.: ISS 380. – http://www.chirurgiageneraleparide stefanini.it/curiositc3a0/paride-stefanini [15. 5. 2018].

Steichen, Felicien M. (* 13. 10. 1926 Luxemburg; † 25. 7. 2011 Brignogan, Bretagne)
Studium und Prom. (1953) in Lausanne. 1953 chir. Praktikum nahe Cleveland, 1954–1961 chir. WB in Baltimore (Baltimore City Hospital; → Ravitch). Danach Niederlassung in Luxemburg. 1963 Einbürgerung in die USA. 1963–1969 am Lincoln-Hospital und am Albert Einstein College of Medicine in New York. Hier entwickelte er mit Ravitch verschiedene Klammernaht-Instrumente und Op.-Techniken. die er während eines Aufenthaltes 1969/70 in Genf in Europa bekanntmachte. 1970–1978 als Prof. für Chir. in Pittsburgh erneut an der gleichen Einrichtung wie Ravitch. 1978–2008 Prof. für Chir. am New York Medical College und 1978–1987 Dir. der Chir. am Lenox Hill Hospital.
Der Pionier der Klammernahttechnik sowie der minimal invasiven Chir. war ebenfalls einer der ersten Chir., die chir. Techniken in Lehrfilmen weitergaben. 1990 Ehrenmitglied der DGCH. 2001 wurde der F S.-Preis durch AutoSuture gestiftet und von der DGCH verliehen.
W.: M. M. Ravitch, F. M. S.: Stapling in surgery, Chicago 1984. – F. M. S., R. Welter (Hgg.): Minimally invasive surgery and new technology, St. Louis 1994. – Minimal invasive Chir. u. die Entwicklung d. Klammernaht: eine hist. Rückschau, Mitt. DGCH. 25 (1996) 235–237. – F. M. S., R. A. Wolsch: History of mechanical sutures in surgery, Woodbury 2008.
Lit.: B. Ulrich: In memoriam F. S., Mitt. DGCH 40 (2011) 383.

Steindler, Arthur (* 22. 6. 1878 Graslitz b. Prag; † 21. 7. 1959 Iowa City)
Studium und Prom. (1902) in Wien. Anschließend chir. und orthop. WB in Wien (→ Adolf Lorenz) und Liverpool. 1907 Emigration in die USA, wo er zunächst als Orthop. am Hosp. for Crippled Children in Chicago tätig war. 1910–1915 Prof. für Orthop. in Des Moines, IA (Drake Univ.). 1915–1949 Prof. für orthop. Chir. in Iowa City, wo er das Department für Orthop. aufbaute und leitete, danach noch am Mercy Hosp. in Iowa City tätig. Schwerpunkte: Skoliose, Fußfehlbildungen, angeborene Hüftluxation, Funktionswiederherstellung bei Lähmungen der Extremitäten, Ergotherapie, Bewegungsphysiologie, Rückenschmerzen. 1933 Präsident der AOA, war er einer der Pioniere der Orthop. in den USA. 1951 Ehrenmitglied der DGOOC.
E.: *S.-Op.:* **1.** Ellenbeuger-Ersatzplastik bei Bizepslähmung durch Transposition der Handflexoren auf den distalen Humerusschaft (1918). **2.** Desinsertion der Plantaraponeurose zur Korrektur des Fußgewölbes (1917). **3.** extraartikuläre Ellenbogenarthrodese durch Knochenspan zwischen Olecranon und distalem Humerus.
W.: A muscle plasty for the relief of flail elbow in infantile paralysis, Interstate med. J. 25 (1918) 3. – Reconstructive Surgery of the upper extremity, New York 1923. – A textbook of operative orthopedics, New York 1925. – Diseases and deformities of the spine and thorax, St. Louis 1929. – Mechanics of normal and pathological locomotion in man, Springfield, IL, 1935 (14. Aufl. 1967). – Kinesiology of the human body under normal and pathological conditions, Springfield, IL, 1955 (26. Aufl.1977).
Lit.: BLÄ 1933 II 1500. – I. V. Ponseti: A. S. 1878–1957, Clin. Orthop. 19 (1961) 1–8. – J. A. Buckwalter: A. S.: Founder of Iowa orthopaedics, Iowa Orthop. J. 1 (1981) 5–12.

Steiner, Hannes (* 11. 9. 1918 Landeck, Tirol; † 19. 8. 2005 Salzburg)
Studium in München, Innsbruck und Wien, dort 1941 Prom. Im II. Weltkrieg Truppenarzt. 1946–1956 chir.

WB in Wien (→ Huber), 1956–1964 OA in Innsbruck (Huber), dort 1960 Habil. 1964–1984 CA der Chir. Abt. am Landes-KH Salzburg, 1968 ao. Prof. Schwerpunkte: Schilddrüsenchir., Abdominalchir. 1976 Präsident der ÖGC sowie Ehrenmitglied der DGCH. 1977/78 Generalsekretär der ÖGC.
W.: Das Strumarecidiv, Wien 1960.
Lit.: CV 1980, 689f. – G. Zimmermann: Nachruf auf H. S., Chirurgie (Mitt. ÖGC) 2005, 49f.

Steinmann, Fritz (* 18. 9. 1872 Coriclles, Kt. Neuenburg; † 16. 8. 1932 Bern)
Studium in Lausanne und Bern, dort Prom. 1898. 1897–1906 Chir WB in Bern (→ Kocher), 1908 Habil. 1907 war er Mitgründer der Privatklinik „Engeriedspital“. Sein Plan, eine Abt. für Unfallchir. an der Univ. Bern zu etablieren, scheiterte 1916 am Widerstand Kochers. 1919 ao. Prof., wurde er 1926 zum alleinigen Vertreter des Faches Unfallheilkunde. 1930–1932 CA der Chir. Abt. am Städt. KH Tiefenau, wo er eine eigene Abt. für Unfallchir. einrichtete. Schwerpunkte: Knieverletzungen, Frakturbehandlung. Er mußte sich in einem langdauernden Prioritätenstreit mit → Codivilla auseinandersetzen.
E.: *S.-I-Zeichen* (→ Konjetzny): Nachweis einer Meniskusverletzung durch Rotationsbewegung des Unterschenkels im Kniegelenk (Dehnungsschmerz). – *S.-II-Zeichen:* Der Schmerzpunkt bei verletztem Meniskus wandert bei Beugung des Kniegelenkes nach dorsal. – *S.-Nagel:* ursprünglich vierkantiger, heute runder Stahlnagel mit scharfer Spitze mit und ohne Zentralgewinde zur Extensionsbehandlung bei Knochenbrüchen.
W.: Eine neue Extensionsmethode in d. Frakturenbehandlung (Vorläuf. Mitt.), Zbl. Chir. 34 (1907) 938–942. – Zur Extension mit perforierendem Nagel, Zbl. Chir. 36 (1909) 519–520. – Zur Autorschaft d. Nagelextension, Zbl. Chir. 37 (1910) 153–156. – Lehrbuch d. funktionellen Behandlung d. Knochenbrüche u. Gelenkverletzungen, Stuttgart 1919.
Lit.: CK 1926, 318. – BLÄ 1933 II 1501. – Leiber/Olbert 243f., 399f. – J. H. Wolf: F. S. – Initiator d. endostalen Dauerzugbehandlung (Nagelextension), Operat. Orthop. Traumatol. 2 (1990) 227–231. – BEdM II 601.

Steinthal, Karl (* 5. 7. 1859 Glasgow; † 19. 6. 1938 Stuttgart)
Studium in Heidelberg, Straßburg und Leipzig, 1884 Prom. in Heidelberg. 1884–1888 chir. WB in Heidelberg (→ Czerny). 1888–1926 Dir. der Chir. Abt. am Katharinenhosp. in Stuttgart.
E.: *S.-Klassifikation:* Stadieneinteilung (I–III) des Mammakarzinoms zur Beurteilung der Prognose und des Endergebnisses.
W.: Weitere Mitteilungen über operative Dauerheilungen beim Mammacarcinom, Beitr. Klin. Chir. 78 (1912) 669–680. – Beiträge zur Rhinoplastik nach d. italienischen Methode, Bruns' Beitr. klin. Chir. 94 (1914) 424–431.
Lit.: BLÄ 1933 II 1501. – Leiber/Olbert 400.

Stender, Arist Alexander (* 12. 4. 1903 Riga; † 23. 4. 1975 Berlin)
Studium und Prom. (1928) in Hamburg. Danach dort WB (Neurol., Chir., Neurochir., Psychiatrie, Pathol.). 1932/33 Studienreise nach Boston (→ Cushing) und Chicago (→ P. Bailey). 1935 OA in Breslau (→ Foerster), 1938 dort Habil., 1941 Ltg. der neurochir. Station sowie bis 1945 Leiter des Lazaretts. 1946 CA der Neurochir. Abt. am KH Westend in Berlin. 1948 ao. Prof., 1951–1968 erster o. Prof. für Neurochir. in Berlin. Er entwickelte 1952 die Gangliolyse zur Behandlung der Trigeminusneuralgie.
W.: Neue Möglichkeiten zur operativen Behandlung d. fokalen Epilepsie, Dtsch. Zschr. Nervenheilk. 169 (1952) 55. – „Gangliolyse“ des Ganglion Gasseri, Zbl. Neurochir. 13 (1953) 321.
Lit.: CV 1958, 812f. – Winau/Vaubel 96.

Stent, Charles (* 1807 Brighton; † 1885 London)
Der Londoner Dentist erfand 1856 das nach ihm benannte Abdruckmaterial, das → Esser 1917 erstmals in der Plast. Chir. zur Unterfütterung von Lappenplastiken und Offenhalten von Hohlräumen im Rahmen von Gesichtsrekonstruktionen von Verletzten der I. Weltkriegs verwandte. Offensichtlich hat diese Methode zum heute allgemein gebräuchlichen Begriff in Kardiovaskularchir. und Urol. geführt.
E.: *S.-Masse:* thermoplastisches Material aus Guttapercha, Wachs, Talkum und Farbstoff zur Abformung von Kiefern und Zähnen.
Lit.: M. E. Ring: How a dentist's name became a synonym for a life-saving device: The story of Dr. Ch. S., J. Hist. Dent. 49 (2001) 77–80.

Stetter, Georg (* 2. 6. 1848 Breslau; † 5. 11. 1900 Königsberg)
Studium in Breslau und Berlin, 1872 Prom. in Breslau. 1870/71 Lazarettarzt. 1873/74 Studienaufenthalt in Wien. 1874–1880 chir. WB in Königsberg (→ Schönborn), 1879 Habil., 1895 ao. Prof. 1886/87 und 1895/96 komm. Klinikdir. in Königsberg.
W.: Compendium d. Lehre von den frischen traumatischen Luxationen, Berlin 1886 (4. Aufl. 1896). – Compendium d. Lehre von den frischen subcutanen Fracturen, Berlin 1888 (2. Aufl. 1891).
Lit.: BLÄ 1901, 1649f. – BLÄ 1933 II 1507.

Stich, Rudolf (* 19. 7. 1875 Nürnberg; † 18. 12. 1960 Göttingen)
Studium in Erlangen und Freiburg; 1899 Prom. in Erlangen. WB am Pathologischen Inst. (Heller) und an der Med. Klinik in Kiel (→ Quincke). 1902–1905 chir. WB in Königsberg, dort 1905 Habil. Als OA mit → Garrè nach Breslau und Bonn, dort 1909 ao. Prof. 1911–1945 o. Prof. für Chir. in Göttingen. Schwerpunkte: Gefäßchir., Organtransplantation, Magenchir., Op.-Komplikationen, Rechtsfragen der Chir. Als NSDAP- und SA-Mitglied setzte er sich zwar für die Trennung von politisch-weltanschaulicher und ärztlich-ethischer Einstellung ein, vertrat aber Zwangssterilisationen. 1937 Präsident der DGCH, 1950 deren Ehrenmitglied.
W.: R. S., M. Makkas (Hgg.): Fehler u. Gefahren bei chir. Operationen, Jena 1923 (4. Aufl. 1958). – Die Chir. d. Arterien u. Venen, in: Kirschner-Nordmann, Die Chir., II, 2. Aufl. Berlin - Wien 1940, 629–700. – R. S., K. H. Bauer: Garrè, Lehrbuch d. Chir., 14. Aufl. Berlin - Göttingen - Heidelberg 1949 (17. Aufl. 1958).

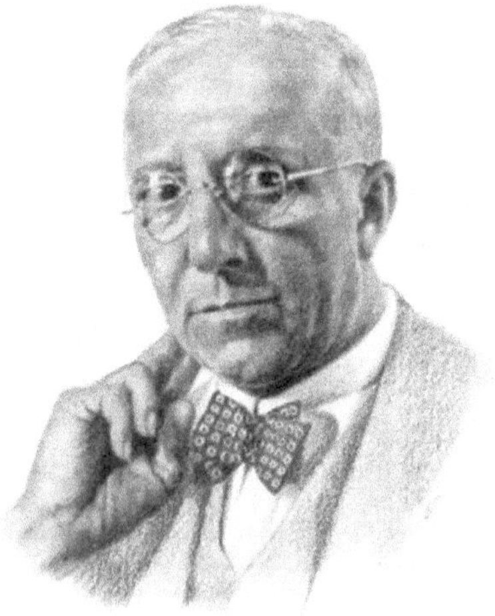

Lit.: BLÄ 1933 II 1540. – CV 1958, 815f. – Killian 302. – BEdM II 604. – Steinau/Bauer 109–118.
Abb.: s. Abb.-Verzeichnis.

Stieda, Alexander Bernhard Ludwig August (* 30. 5. 1875 Dorpat; † 12. 8. 1966 Bad Wiessee, Tegernsee)

Bruder von → Alfred S. Studium in Freiburg und Königsberg, dort 1898 Prom. WB 1898/99 am Anat. Inst. bei seinem Vater Ludwig S. in Königsberg, 1899/1900 Pathol. in Chemnitz. Chir. WB 1900–1914 in Halle (→ F. Bramann, → Schmieden), dort Habil. 1905 (1908 Tit.-Prof., 1920 o. Hon.-Prof.). 1919–1950 CA der Chir. Abt. am KH Weidenplan in Halle. Im I. und II. Weltkrieg beratender Chir. 1946 Prof. mit vollem Lehrauftrag in Halle. Schwerpunkte: Gastroskopie, Neurochir. 1919 Mitglied der Leopoldina.
W.: Kriegswunden u. ihre erste Behandlung, in: Borchard-Schmieden, Lehrbuch d. Kriegschir., Leipzig 1917. – Operationen am Darm u. Peritoneum, in: Stich-Makkas, Fehler u. Gefahren bei chir. Operationen, Jena 1923.
Lit.: BLÄ 1933 II 1512. – H. Boeminghaus: A. S. zum 80. Geburtstag, Chirurg 26 (1955) 239f. – CV 1958, 816f. – BEdM II 604.

Stieda, Alfred (* 11. 12. 1869 Dorpat; † 30. 4. 1945 Stralsund)

Bruder von → Alexander S. Studium in Freiburg und Königsberg, dort Prom. 1891. 1892–1895 med. WB in Rostock, 1895–1897 gynäkol. WB in Gießen, 1897–1909 chir. WB in Königsberg (→ Eiselsberg, → Garrè, → Lexer), dort 1905 Habil., 1907 Tit.-Prof., 1921 ao. Prof. 1909–1918 CA der Chir. Abt. am St.-Elisabeth-KH in Königsberg, anschließend in Privatpraxis tätig. 1924–1945 CA der Chir. Abt. des KH vom Roten Kreuz Königsberg.
E.: *Pellegrini-S.-Schatten:* im Röntgenbild sichtbare Verknöcherung im Bereich des femoralen Ansatzes des Lig. collaterale mediale des Kniegelenkes als Zeichen einer ausgeheilten Innenbandverletzung. – *S.-Fraktur:* Abscherfraktur des femoralen Innenbandansatzes des Kniegelenkes.
W.: Über eine typische Verletzung am unteren Femurende, Arch. Klin. Chir. 85 (1908) 815–826.
Lit.: BLÄ 1933 II 512. – CV 1938, 653. – M. Ritvo, J. Resnik: Pellegrini-St.'s disease, Amer. J. Roentgenol. Rad. Ther. 32 (1934) 189–195. – Leiber/Olbert 402f. – BEdM II 604

Stierlin, Eduard (* 1878 Zürich; † 6. 11. 1919 München)

Studium in Zürich, Bern, Berlin, Hamburg und Tübingen, 1909 Prom. in Zürich. 1908–1915 chir. WB in Basel, wobei er sich für die Radiologie spezialisierte. 1915–1918 in Zürich (→ Sauerbruch), dort 1916 Habil. Ab 1918 als OA und Prof. in München (Sauerbruch).
E.: *S.-Zeichen:* Kontrastmittel-Füllungslücke des Zökums nach oraler und rektaler Kontrastierung bei entzündlichen Ileozökalprozessen infolge Spasmus.
W.: Die Radiographie in der Diagnostik der Ileocoecaltuberculose und anderer Krankheiten des Dickdarmes, Münch. Med. Wschr. 58 (1911) 1231–1235. – Klinische Röntgendiagnostik des Verdauungstraktes, Wiesbaden 1916 (2. Aufl. 1928).
Lit.: BLÄ 1933 II 1513. – Leiber/Olbert 403.

Stilling, Benedikt (* 22. 2. [16. 3.?] 1810 Kirchhain, Hessen; † 28. 1. 1879 Kassel)

Studium und Prom. (1832) in Marburg. Anschließend chir. WB in Marburg (→ Ch. Ullmann). Da ihm wegen seiner jüdischen Herkunft eine akademische Laufbahn versperrt war, übernahm er 1833–1840 die Stelle als Landgerichtswundarzt in Kassel. Anschließend ausgedehnte Studienreisen nach Paris (1836, 1843, 1869; → Amussat, → Magendie, → Charcot, Claude Bernard), Italien (1858), sowie London, Edinburgh (1869) und Wien (1873). Schwerpunkte: Anat. und Physiol. der Nerven und des Gehirns (Entdeckung vasomotorischer Nerven), Ovarektomie (1837 erstmals in Deutschland extraperitoneal durchgeführt), Sklerotomie, Urethrotomie, Gefäßunterbindung („Gefäßdurchschlingung", 1834) und Thrombektomie. 1865 Mitglied der Leopoldina.
E.: *S.-Clarke-Säule:* Columna thoracica (Nucleus thoracicus). Rückenmarkssäule an der Basis des Hinterhorns.
W.: Die natürlichen Processe bei d. Heilung durchschlungener Blutgefässe, mit bes. Rücksicht auf den Thrombus, Eisenach 1834. – Geschichte einer Exstirpation eines krankhaft vergrösserten Ovariums nebst einigen Bemerkungen üb. diese Op., Ann. ges. Heilkd., NF 1 (1841).
Lit.: ADB 36 (1893) 247–249. – BLÄ 1935 V431f. – Ärztelex. 299f. – BEdM II 605. – Sachs V 132–138. – EM 1361

Stoffel, Adolf (* 3. 6. 1880 Kaiserslautern; † 3. 5. 1937 Mannheim)

Studium in Erlangen, Berlin, Würzburg und Heidelberg, dort 1905 Prom. Nach anat. und orthop. WB in Heidelberg (→ Vulpius) in Mannheim niedergelassen. 1932 Präsident der DGOOC.
E.: *S.-Op.:* Resektion des halben Querschnittes des versorgenden motorischen Nerven über eine Strecke von 1 cm bei spastischer Lähmung zur Reduzierung der Spastik (1911).

W.: A. S., E. Stempel: Anat. Studien über die Klumphand, Stuttgart 1909. – Münch. med. Wschr. 58 (1911) 2493. – O. Vulpius, A. S.: Orthop. Operationslehre, Stuttgart 1913 (3. Aufl. 1924).
Lit.: BLÄ 1933 II 1519. – G. Hohmann: A. S., Arch. orthop. Unfall-Chir. 38 (1937) 335.

Storck, Hans Gustav Hermann (* 14. 7. 1898 Groß-Korbetha; † 11. 4. 1982 Bad Endbach)
Nach Kriegsdienst Studium in Halle, Greifswald, Graz und Erlangen, 1923 Prom. 1924–1930 orthop. WB in Berlin (→ Gocht), dort 1930 Habil. 1930–1939 chir. WB in Berlin (→ Sauerbruch), 1935 OA. 1940–1950 o. Prof. für Orthop. in Gießen, unterbrochen 1944–1947 durch Kriegsdienst und Gefangenschaft. 1950–1963 Leitung und Ausbau des Kneipp-Rheuma-Bades Bad Endbach.
W.: Die Zahl in d. Orthopädie, Stuttgart 1930. – Die angeb. Hüftverrenkung als orthop.-geburtshilfl. Problem, Stuttgart 1940. – (Bearb.): A. Hoffa, H. Gocht: Die Technik der Massage, 9.–11. Aufl. Stuttgart 1937–1949.
Lit.: N. V. Khalisi, Peter Pitzen (1886–1977). Sein Leben u. Wirken in Gießen u. Münster, med. Diss. Gießen 2006, 46.

Stracker, Oskar Andre (* 30. 6. 1885 Wien; † 24. 3. 1973 Wien)
Studium und Prom. (1910) in Wien, anschließend anat. WB in Wien. Im I. Weltkrieg Militärchir. Danach bis 1922 orthop. WB in Wien (→ Spitzy), 1922 Habil. und Vorstand des Kaiser-Franz-Joseph-Ambulatoriums. 1941 ao. Prof. 1955 Ehrenmitglied der DGOOC.
W.: Die angeborene Hüftluxation, Stuttgart 1961. – O. A. S., H. Hubenstorf: Das Röntgenbild in d. Orthop., Stuttgart 1968.
Lit.: CV 1938, 657. – C. Mau: O. A. S. 70 Jahre, Zschr. Orthop. 86 (1955) 329–331. – BEdM II 609.

Strauss, Kurt (* 7. 2. 1901 Berlin; † 8. 9. 1944 Freitod)
Studium und Prom. (1926) in Berlin. Chir. und pathol. WB an verschiedenen Berliner Kliniken. Ab 1931 SS-Mitglied (1934 Sturmbannführer), 1933 OA an der III. Chir. Univ.-Klinik Berlin (→ Baetzner), dort 1935 Habil. mit minderwertigen Leistungen. Dank guter Beziehungen zur Parteispitze gelang ihm die Verdrängung Baetzners, dem er Kunstfehler unterstellte. Unter NS-Einfluß 1938–1940 o. Prof. der Chir. an der III. Chir. Univ. Klinik Berlin, die er in kurzer Zeit bedeutungslos werden ließ. 1940/41 o. Prof. für Chir. in Prag. 1941 Beratender Chir. 1942/43 Leiter eines Lazaretts in Wlaschim bei Prag, dort des Amtes enthoben und degradiert. Der fanatische NS-Chirurg war fachlich inkompetent.
Lit.: CV 1938, 658. – Killian 61f. – Sachs IV 31, 167.

Streicher, Hans Joachim (* 16. 5. 1924 Wolfratshausen; † 26. 8. 1990 Konstanz)
Studium in Berlin, Freiburg, Prag und Heidelberg, dort 1950 Prom. 1950–1959 chir. WB in Heidelberg (→ K. H. Bauer), dort 1959 Habil. 1959–1968 OA in Marburg (→ Schwaiger), 1965 ao. Prof. 1968–1989 Dir. der Chir. Klinik der Städt. F.-Sauerbruch-Klinik Wuppertal. Schwerpunkte: Tumorchir., Milzchir., Magenchir. Thoraxtrauma, Intestinalblutung. 1986 Präsident der DGCH.

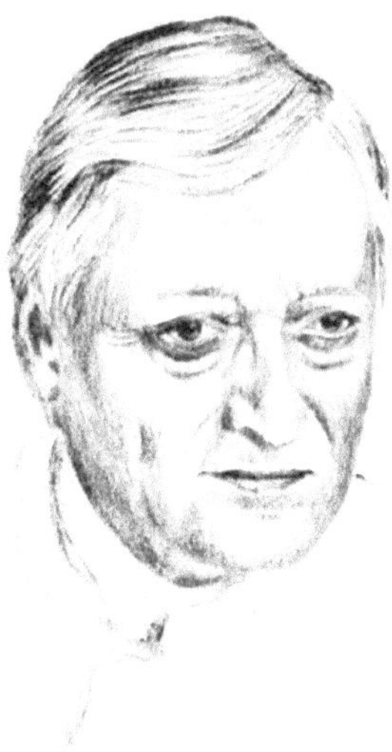

W.: H.-J. S., J. Rolle (Hgg.): Mehrfachverletzungen, Berlin - Heidelberg - New York 1980. – H.-J. S., J. Kussmann (Hgg.): D. akute Thorax, Erlangen 1986.
Lit.: CV 1980, 703–705. – Hartel/Siewert 34f.
Abb.: s. Abb.-Verzeichnis.

Strempel, Karl Friedrich (* 20. 8. 1800 Büssow, Mecklenburg; † 29. 8. 1872 Ludwigslust)
Studium und Prom. (1822) in Berlin. 1824 prakt. Arzt in Schwerin, danach chir. WB in Rostock (→ Josephi). 1825 Habil. in Rostock, 1826–1861 o. Prof. der Chir. und Stadtphysikus, 1830 Dir. der aus Eigenmitteln entstandenen med.-chir. Klinik, 1855 Dir. des neugebauten Städt. KH. Nahm frühzeitig die von → Dieffenbach bekanntgemachten Tenotomien vor und war ein gesuchter Augenoperateur.
W.: Kurzer Bericht über das med.-chir. Klinikum in Rostock, Schwerin 1830.
Lit.: ADB 36 (1893) 573–575. – BLÄ 1935 V 453f. – Killian 149. – Sachs IV 177f.

Streubel, Karl Wilhelm (* 9. 7. 1816 Leipzig; † 8. 12. 1868 Leipzig)
Studium in Leipzig und Göttingen, Prom. 1840 in Leipzig. Anschließend Studienreise nach Berlin, Wien und Paris, 1843 Niederlassung als prakt. Arzt in Leipzig. 1845 Wundarzt am Georgenhospital, 1852 ao. Prof. und 1858–1862 Mitvorstand der Poliklinik. 1866 Feldarzt im preußisch-österreichischen Krieg. Schwerpunkte: Hernien, Luxationen, öffentliches Gesundheitswesen.
Lit.: BLÄ 1935 V 454f. – BEdM II 612.

Stromayr, Caspar (* um 1520; † ca. 1567)
Der Sproß einer Augsburger Chirurgenfamilie wurde wahrscheinlich in Augsburg wundärztlich ausgebildet, war 1557 in Zürich, wo er möglicherweise mit → Jakob Rueff in Verbindung stand, und wohl auch in Nürnberg, bevor er 1559 in Lindau am Bodensee ansässig wurde,

1561 das Bürgerrecht erwarb und als Stadtwundarzt, Okulist und Bruchschneider tätig war. 1559–1566 verfaßte er die *Practica copiosa*, eine in einem einzigen Exemplar überlieferte Hs., die erstmals ein einzelnes Gebiet der Chir. (Leistenhernie) einschließlich Anat., Pathol. und chir. Therapie monographisch abhandelt und die einzelnen Operationsschritte in einer Folge kolorierter Zeichnungen abbildet. Der hohe Stand der chir. Technik und ärztlichen Ethik stellt S. an die Seite etwa eines → P. Franco. Die in einem zweiten Teil der Hs. vorgesehene Darstellung der Augenheilkunde wurde bis auf eine Anzahl eindrucksvoller Abbildungen nicht mehr ausgeführt.

W.: Practica copiosa von dem Rechten Grundt Deß Bruch Schnidts, 1559–1566. Faksimile-Ausgaben Berlin 1925, München 1983, Darmstadt 1994.

Lit.: BLÄ 1935 V 458. – G. Keil, P. Proff: Kommentar zur Faksimile-Ausgabe unter bes. Berücksichtigung d. Paracelsus-Rezeption u. d. Kommunikationsstruktur in chir. Geheimbüchern d. frühen Neuzeit, Darmstadt 1994. – Sachs III 368–370.

Stromeyer, Christian Friedrich (* 26. 3. 1761 Hannover, † 26. 10. 1824 Hannover)

Nach Ausbildung an der Chir.-Schule in Braunschweig ab 1781 Chirurg in der hannoverschen Armee. Studium der Med. ab 1789 in Göttingen. 1792/93 Studienreise nach England. Danach Militärchirurg bei den in den Niederlanden stationierten hannoverschen Truppen. Ab 1795 Hofchirurg in Hannover, 1802 Leibchirurgus. In seinen letzten Lebensjahren widmete sich S. der Reorganisation des Militär-Sanitätswesens. 1799 führte er die Kuhpockenimpfung in Deutschland ein.

W.: Traité de l'inoculation de la vaccine avec l'exposé fait sur cet objet à Hanovre, Leipzig 1801.

Lit.: BLÄ 1935 V 459. – BEdM 613.

Stromeyer, Georg Friedrich **Louis** (* 6. 3. 1804 Hannover, † 15. 6. 1876 Hannover)

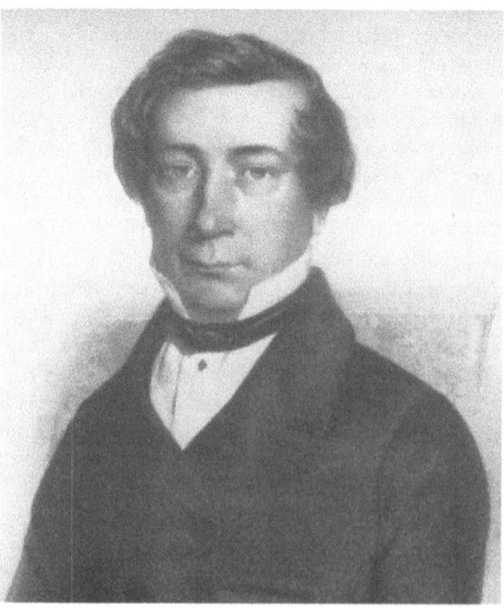

Sohn des vorigen. Nach prakt. Ausbildung an der Chir.-Schule in Hannover Studium in Göttingen, Wien und Berlin, dort 1826 Prom. 1826–1828 Studienreisen nach Wien, München, Würzburg und Bamberg sowie nach England und Paris. Ab 1828 in Hannover als Arzt tätig und ab 1829 Lehrer an der dortigen Chir.-Schule. 1829 richtete er eine orthop. Anstalt ein. 1838–1841 o. Prof. für Chir. in Erlangen, 1841/42 in München, 1842–1848 in Freiburg und 1848–1854 in Kiel. 1849/50 kriegschir. Einsatz in Schleswig-Holstein. 1854–1876 (letzter) Generalarzt der königlichen Armee und Dir. des Generalmilitärhosp. in Hannover. 1866 erneut Kriegseinsatz. 1870/71 konsultierender Chirurg der preußischen Armee. Er erfand einen Streckapparat zur Behandlung von Fußdeformitäten, entwickelte die subkutane Tenotomie zur Behandlung spastischer Lähmungen (von ihm erstmals 1831 an der Achillessehne zur Behandlung des Klumpfußes durchgeführt; → Delpech), die Schieloperation (ebenfalls durch Tenotomie) und ersann viele Prinzipien in der Orthopädie und Kriegschirurgie. Nach der erfolgreichen Klumpfuß-Op. des englischen Chir. → W. J. Little 1836 war auch → Dieffenbach von dem Eingriff überzeugt, und die Tenotomie bei spastischer Lähmung fand allgemeine Verbreitung. Eine von der DGU vergebene Medaille trägt seinen Namen.

E.: *S.-Strabotomie:* Schiel-Op. durch Teno- oder Myotomie.

W.: Die Durchschneidung d. Achillessehne, als Heilmethode des Klumpfußes, durch zwei Fälle erläutert, Rusts Mag. ges. Heilk. 39 (1833) 195–218. – Beiträge zur operativen Orthopädik oder Erfahrungen üb. die subcutane Durchschneidung verkürzter Muskeln u. deren Sehnen, Hannover 1838. – Maximen d. Kriegsheilkunst, Hannover 1855 (2. Aufl. 1862). – Erinnerungen eines deutschen Arztes, I–II, Hannover 1875 (2. Aufl. Hannover 1897).

Lit.: ADB 36 (1893) 619–623. – BLÄ 1935 V 459–461. – Killian 171f. – BEdM II 613. – Sachs IV 72.

Abb.: s. Abb.-Verzeichnis.

Stubenrauch, Ludwig von (* 30. 5. 1865 Wasserburg; † 10. 3. 1940 München)

Studium und Prom. (1889) in München. 1889–1896 chir. WB in München (→ Angerer; → Klaussner), 1895 Habil. 1896–1914 Leitung der Abt. für Kinderchir. am Rotkreuz-KH in München, anschließend am Dr.-von-Haunerschen Kinderspital und bis 1930 ao. Prof. in München (→ Sauerbruch). Er arbeitete zur desinfizierenden Wirkung des Jodoforms, erforschte die Milzregeneration und erfand einen Schienenverband für Oberschenkelbrüche.

W.: Jodoform u. seine Bedeutung für das Gewebe, Dtsch. Zschr. Chir. 37 (1893). – Schienenverband für Oberschenkelschußfrakturen, Münch. med. Wschr. 61 (1914). – Verlust u. Regeneration d. Milz, Bruns' Beitr. 118 (1919).

Lit.: CV 1938, 660. – S. Habelt: L. v. S. (1865–1940). Leben u. Werk eines Münchner Chir., Mitt. Dtsch. Ges. Chir. 42 (2013) 122–124 [unter gleichem Titel auch als med. Diss. München 2013]

Stucke, Kurt (* 28.4. 1911 Bramsche; † 2. 4. 2003 Würzburg)

Studium und Prom. (1936) in Rostock. 1936/37 chir. WB in Göttingen (→ Stich). 1938/39 Studienaufenthalt in Toulouse. 1939–1945 Kriegsdienst. 1945–1951 chir. WB in Göttingen (→ Hellner), dort 1948 Habil. Danach

verschiedene Studienaufenthalte in der Schweiz, in Schweden, London und Paris. 1952–1976 OA (1954 ao. Prof.) in Würzburg (→ Wachsmuth; → Kern), 1970 Abt.-Vorstand. Schwerpunkte: Sehnenphysiol., Leberchir., Unfallchir.
W.: D. Fersenschmerz, Stuttgart 1956. – Leberchir., Berlin 1959. – B. Kourias, K. S.: Atlas der per- und postoperativen Cholangiographie, Stuttgart 1967.
Lit.: CV 1958, 827f. – Mitt. DGCH 32 (2003) 312.

Studsgaard, Carl Ludvig (*19. 12. 1830 Kopenhagen; † 15. 2. 1899 Kopenhagen)
Studium in Kopenhagen bis 1855, 1863 Prom. Im Krieg 1864 Lazarettleiter, 1871 Tit.-Prof., war er ab 1875 Leiter der Chir. Abt. am Kommunehosp. in Kopenhagen tätig. Der tüchtige und mutige Chir. wurde 1885 Mitglied des Gesundheitskollegiums und 1896 Leibchir. des Königs. Er publizierte zu verschiedenen Themen der gastrointestinalen Chir.
Lit.: Salmonsens konversationsleksikon XXII, Kopenhagen 1927, 490. – BLÄ 1935 V 465.

Sudeck, Paul Hermann Martin (* 28. 12. 1866 Pinneberg; † 28. 9. 1945 Saalfeld, Thüringen)
Studium in Tübingen, Kiel und Würzburg, dort 1890 Prom. Anschließend pathol. WB in Würzburg und med. WB in Hamburg. 1896–1906 chir. WB in Hamburg (→ Kümmell). 1906–1914 Ltg. der II. Chir. Abt. des KH St. Georg, 1914–1923 der Chir. Abt. des KH Hamburg-Barmbeck. 1919 ao. Prof. 1923–1935 o. Prof. für Chir. in Hamburg-Eppendorf. Er entdeckte 1900 das nach ihm benannte Krankheitsbild, beschrieb 1901 den Ätherrausch als Kurznarkose und führte die Lachgasnarkose wieder in Deutschland ein. 1943 Ehrenmitglied der DGCH.
E.: *S.-Dystrophie:* Ursprüngliche Beschreibung des heute CRPS (complex regional pain syndrome; Reflexdystrophie) genannten Krankheitsbildes mit Schmerzen, Funktionseinschränkung und fleckiger Knochenentkalkung im Röntgenbild. – *S.-Maske:* Ventilgesteuerte Metall-Gesichtsmaske zur Äther-Applikation. – *S.-Punkt:* Gefäßanastomose am rektosigmoidalen Übergang; eine Unterbindung unterhalb führt zur Nekrose de oberen Rektums.
W.: Über die acute entzündliche Knochenatrophie, Arch. klin. Chir. 62 (1900) 147–156. – D. Arzt als Begutachter auf dem Gebiete d. Unfall- u. Invalidenversicherung, in: Handbuch der sozialen Medizin, VIII.2, Jena 1906. – Hernien, in: Handbuch d. chir. Operationslehre, IV, 4.–5. Aufl. Leipzig, 1922–1923.
Lit.: K.-H. Wilhelm, M. A. Scherer: 100 Jahre Sudeck-Syndrom, Chirurg 73 (2002) 582–584. – Killian 415. – BEdM II 616. – M. Goerig, K. Agarwal: P. S.: Hamburger Chir. mit anästhesiologischem Faible, Hamburger Ärztebl. 61 (2007) 562–568.

Suff, Hans s. Seyff, Hans

Sunder-Plassmann, Paul (* 18. 2. 1905 Münster; † 1984)
Studium und Prom. (1931) in Münster. WB 1931/32 Anat. Inst. Münster, 1932 Anat. Utrecht, ab 1932 Chir. in Münster (→ Coenen), dort 1938 Habil. 1939–1945 Kriegsdienst als Sanitätsoffizier. 1946–1973 o. Prof. für Chir. in Münster. Schwerpunkte: Sympathikuschir., Schilddrüse, Gefäßchir., chir. Pathophysiologie. Er implantierte als einer der ersten in Deutschland 1961 einen Herzschrittmacher. 1965 erste Nierentransplantation in Münster.
W.: Zum Basedow-Thymusproblem, Dtsch Zschr. Chir. 253 (1940) 435–457. – Basedow-Studien, Berlin - Heidelberg 1941. – Sympathikus-Chir., Stuttgart 1953. – (Hg.): Durchblutungsstörungen. Grundlagen u. Therapie, Stuttgart 1974.
Lit.: CV 1958, 830. – Killian 314f.

Sušruta (6. Jh. v. Chr.?)
Der legendäre indische Chirurg wird als Verfasser der *Suśruta-Saṃhitā* ('Sammlung des Suśruta') angesehen, die hauptsächlich ein Lehrtext der Chir. ist, wahrscheinlich im 3. Jh. n. Chr. in Benares niedergeschrieben wurde und westliche Einflüsse einbezieht. Sie ist wie die 'Sammlung des Caraka' in Sanskrit geschrieben und spiegelt die lange mündliche Überlieferung der traditionellen altindischen *Āyurveda* ('Wissen vom langen Leben')-Medizin wider. Mit reichhaltigem Instrumentarium ausgestattet, werden zahlreiche Operationen beschrieben (Blasensteinschnitt, Herniotomie, Hämorrhoiden, Mastdarmfistel, Amputationen). Neben der konservativen Frakturbehandlung steht insbesondere die Plastische Chir. auf hohem Niveau: eine defekte Nase wird durch eine gestielte Lappenplastik aus Wangen- oder Stirnhaut wiederhergestellt (Rhinoplastik); zum Wundverschluß (Haut, Darm) werden die Zangen von Ameisen im Sinne von Klammernähten verwendet.
W.: Madhusudan Datta: The Suçruta, or system of medicine ..., Kalkutta 1835.
Lit.: Gurlt I 42–65. – BLÄ 1935 V 479. – EM 666f.

Swenson, Orvar (* 7. 2. 1909 Helsingborg, Schweden; † 13. 4. 2012 Charleston, S. Car.)
1917 emigrierte die Familie in die USA. Studium und Prom. (1937) in Boston (Harvard). 1938–1945 chir. WB in Boston. Ab 1945 Dozent am Boston Children's Hosp. (→ Ladd). In dieser Zeit entwickelte er die nach ihm benannte Op. 1949 o. Prof. für Chir. an der Bostoner Tufts Medical School. 1960–1973 CA der Kinderchir. am Children's Memorial Hosp. in Chicago.
E.: *S.-Op.:* anale Durchzugop. nach Resektion des Rektums und Sigmoids bei Megacolon congenitum und Analatresie.
W.: O. S., A. H. Bill: Resection of rectum and rectosigmoid with preservation of the sphincter for benign spastic lesions producing megacolon; an experimental study. Surgery 24 (1948) 212–220. – Pediatric surgery, New York 1958 (5. Aufl. 1990).
Lit.: J. G. Raffensperger: O. S. 1909–2012, J. Pediatr. Surg. 47 (2012) 1051–1052. – O. Berger, O. Muensterer, C. M. Harmon: Tales from previous times: important eponyms in pediatric surgery, Pediatr. Surg. Int. 30 (2014) 1–10.

Syme, James (* 7. 11. 1799 Edinburgh; † 26. 6. 1870 Millbank b. Edinburgh)
Studium ab 1817 in Edinburgh. 1818/19 Prosektor bei seinem Vetter → Liston. 1821 chir. WB in Edinburgh, 1823 FRCS (Edinb.). Ab 1824 anat. und chir. Lehrtätigkeit an einer privaten med. Schule. 1829–1833 eigene

Chir. Klinik mit Lehrbetrieb, 1833 Prof. für Chir., 1834 Chir. am Royal Infirmary in Edinburgh. 1848 für wenige Monate Prof. für Chir. in London, danach wieder in Edinburgh in seiner alten Position (bis 1868). 1861 Leibchir. der Königin Victoria. Der äußerst innovative Chir., der auch seltene, schwierige und bahnbrechende Eingriffe vornahm, führte bereits 1823 die erste Hüftgelenksexartikulation in Schottland, 1832 eine Nasenplastik mit Wangenlappen, 1842 die nach ihm benannte Fußamputation sowie 1847 die erste Clavicula-Resektion in Großbritannien, eine Subclavia-Ligatur und eine Schultergelenksexartikulation durch, außerdem betonte er die Vorteile der Gelenkresektion gegenüber der Amputation. Er setzte sich frühzeitig für die Äthernarkose und für das von seinem Schwiegersohn → Lister eingeführte antiseptische Prinzip ein.
E.: *S.-Amputation:* Amputation des Fußes im oberen Sprunggelenk mit Kürzung von Innen- und Außenknöchel sowie Stumpfdeckung durch Fersenhaut.
W.: Case of osteo-sarcoma of the lower jaw, Edinb. med. surg. J. 30 (1828) 286–290. – Treatise on the excision of diseased joints, Edinburgh 1831. – On diseases of the rectum, Edinburgh 1838. – Amputation at the ankle-joint, Lond. Edinb. month. J. med. Sci. 3 (1843) 93–96. – On the use of ether in the performance of surgical operations, Lond. Edinb. month. J. med. Sci. 8 (1847/48) 73–76. – Contributions to the pathology and practice of surgery, Edinburgh 1848. – Case of iliac aneurysm, Med.-chir. Trans. 45 (1862) 381–387.
Lit.: BLÄ 1935 V 494–496. – M. Letts: J. S., Clin. Orthop. 256 (1990) 3. – EM 1371.

Szymanowsky, Julius Alfons Nikolai **von** (* 29. 1. / 10. 2. 1829 Riga; † 13. / 25. 4. 1868 Kiew)
Studium und Prom. (1865) in Dorpat. Anschließend dort chir. WB (→ Adelmann) und 1857 Habil. 1858 ao. Prof. für Chir. in Helsinki, 1861 in Kiew ao. und bald o. Prof. für Chir. und Kriegschir. 1863 als Militärchir. an der Niederschlagung des Januaraufstandes beteiligt. Er beschäftigte sich vorzugsweise mit der Plast. Chir., für die er Methoden zur Lippen- und Nasenplastik einführte.
E.: *S.-Plastik:* Oberlippenplastik mit zwei seitl. Wangenhautlappen.
W.: Der Gypsverband, mit besonderer Berücksichtigung der Militair-Chirurgie, Leipzig – St. Petersburg 1857. – Adnotationes ad rhinoplasticen, Dorpat 1857. – Zur plast. Chir., Vjschr. prakt. Heilkd. 60 (1858) 127–152. – Handbuch d. op. Chir., Braunschweig 1870.
Lit.: BLÄ 1935 V 501. – B. O. Rogers: J. v. S. (1829–1868). His life and contributions to plastic surgery, Plast. Reconstr. Surg. 64 (1979) 465–478.

T

Tagault, Jean (* kurz vor 1500 Vimeau, Picardie; † 1545 Paris)
Studium und Prom. (1522 oder 1523) in Paris. Anschließend Prof. für Chir. in Paris (1534–1537 Dekan der Fakultät). Er war weniger chir. Praktiker als Theoretiker und in der Literatur hervorragend bewandert. Sein Hauptwerk ist eine von Fehlern bereinigte und mit aktuellem Wissen ergänzte Neubearbeitung der nach wie vor verbreiteten *Chirurgie* des → Guy de Chauliac, die ihrerseits lange Zeit Gültigkeit besaß. Es erlebte viele Auflagen, wurde mehrfach übersetzt und begründete dadurch seinen Ruhm.
W.: De chirurgica istitutione libri quinque, Paris 1543.
Lit.: Gurlt II 624–646. – BLÄ 1935 V 507.

Tagliacozzi, Gaspare (* 1546 Bologna; † 7. 11. 1599 Bologna)
Studium und Prom. (1570) in Bologna wandte er sich der Chirurgie und Anatomie zu und wurde Prof. für Chir., Anat. und theoretische Med. in Bologna. Er wurde vor allem durch die Nasenplastik berühmt, die er – nach der Technik der Familie → Vianeo – wohl von seinem Vorgänger → Aranzio gelernt hatte. In sechs Teilop. wurde die Nase als gestielte Fernlappenplastik aus der Haut der Innenseite des Oberarms gebildet (vgl. → Heinrich von Pfalzpaint). Erstmals 1597 in gedruckter Form publiziert, gelangte die Technik an die breite Öffentlichkeit und wurde als „italienische Methode" bekannt. Er beschreibt auch die Wiederherstellung von verstümmelten Ohren und Lippen (Lippenplastik) und gilt deshalb als Pionier der Plast. Chir., auch wenn er zwar nicht der Erfinder der Methoden ist, aber die physiol. Vorgänge in der transplantierten Haut gut beschreibt.
W.: De curtorum chirurgia per insitionem libri duo, Venedig 1597.
Lit.: Gurlt II 496–514. – BLÄ 1935 V 507f. – Schnell 7–9. – EM 1378.

Tait, Robert **Lawson** (* 1. 5. 1845 Edinburgh; † 13. 6. 1899 Llandudno, Wales)
Studium und Prom. (1866) in Edinburgh. Danach chir. WB in Wakefield, 1870 Niederlassung in Birmingham. 1871 FRCS (Engl.) und Chir. am Birmingham Hosp. for Women. Der für seine komplikationsarmen Ovariotomien und Laparotomien weltberühmte Gynäkologe führte 1879 erfolgreich eine einzeitige Cholezystotomie zur Entfernung von Gallensteinen aus und war der erste brit. Chir., der eine Appendektomie zur Behandlung der (perforierten) Appendizitis vornahm.
W.: Cholecystotomy, Lancet 15 (1879) 730. – Surgical treatment of typhlitis, Birmingh. med. Rev. 27 (1890) 26–34, 76–89.
Lit.: BLÄ 1901, 1687. – NN: L. T., Lancet 1932/I 1264. – GM 3570.1. – BLÄ 1933 II 1543. – I. M. Golditch: L. T.: The forgotten gynecologist, Obstetr. gynec. 99 (2002) 152–156.

Tanner, Norman Cecil (* 1906 Bristol; † 1982 London)
Studium in Bristol. Chir. WB in London. 1939 OA am St. James Hosp. in Balham. ab 1953 am Charing Cross Hosp. in London. Er erwarb sich große Verdienste um die chir. Behandlung von Magen-Duodenal-Ulzera und entwickelte 1964 das Maschen-Transplantat für die Hautverpflanzung.
Lit.: Schott 1993, 526. – NN: N. C. T. (1906–1982), J. Ass. Surg. Gr. Brit. Irel. Nr. 38, 2012.

Tansini, Iginio (* 18. 11. 1855 Lodi, Mailand)
Studium und Prom. (1878) in Pavia. 1878–1882 dort chir. WB 1882 CA der Chir. Abt. am KH in Lodi. 1888 o. Prof. für Chir. und Dir. der Chir. Univ.-Klinik Modena, 1892 in Palermo und 1903 in Pavia. Er führte 1890 die erste Leberresektion bei Echinokokkuszyste durch und beschrieb 1906 den von ihm entwickelten muskulokutanen Latissimus-dorsi-Lappen.
W.: Sopra il mio nuovo processo di amputazione della mamella, Riforma Medica 12 (1906) 757. – Scritti medici, Mailand 1935.
Lit.: BLÄ 1933 II 1548. – G. P. Maxwell: I. T. and the origin of the latissimus dorsi musculocutaneous flap, Plast. Reconstr. Surg. 65 (1980) 686–692.

Taussig, Helen Brooke (* 24. 5. 1898 Cambridge, MA; † 21. 5. 1986 Kennett Square, PA)
Studium in Los Angeles und Boston (Harvard), 1927 Prom. in Baltimore (Johns Hopkins). 1930–1963 Leitung der kardiol. Abt. des Harriet Lane Home for Children in Baltimore. 1949 ao. Prof., 1959–1963 o. Prof. für Kardiol. Sie regte 1944 → Blalock zur Durchführung der nach beiden benannten Op. an.
E.: *Blalock-T.-Op.*: Transposition der A. subclavia auf die A. pulmonalis zur Verbesserung der Oxygenierung des arteriellen Blutes bei Fallot-Tetralogie.
W.: H. B. T., A. Blalock: The tetralogy of Fallot; diagnosis and indications for operation; the surgical treatment of the tetralogy of Fallot, Surgery 21 (1947) 145. – Congenital malformations of the heart, I–II, 1947.
Lit.: M. A. Engle: H. B. T., Johns Hopkins med. J. 140 (1977) 137–141. – Ärztelex. 306.

Tederico dei Borgognoni (Theoderico von Lucca) (* 1205 Lucca; † 9. 1. 1298 Bologna)
Sohn des → Ugo dei Borgognoni. Noch vor dem Abschluß seiner chir. Ausbildung 1230/31 Eintritt in den Predigerorden, der ihm für die weitere Ausübung der Med. kein Hindernis war, sodaß er auch als hoher kirchlicher Würdenträger (1262 Bischof von Bitonto; 1270 Bischof von Cervia) als Chir. mit Sitz in Bologna praktisch tätig blieb. Sein Lehrbuch der Chir., das viele Übereinstimmungen mit demjenigen seines Zeitgenossen → Bruno v. Longoburgo aufweist und deshalb von → Guy de Chauliac als Plagiat bezeichnet (bisher nicht abschließend untersucht), läßt den Vater in respektvoller Weise zur Geltung kommen.
W.: Cyrurgia seu filia principis, 1266/67 (Druck Venedig 1498).

C. Weißer, *Chirurgenlexikon*, https://doi.org/10.1007/978-3-662-59238-0_20

Lit.: Gurlt I 740–753. – BLÄ 1935 I 635f. – VL IX 792f. – Killian 8. – EM 1380.

Tenon, Jacques René (* 21. 2. 1724 Sépeaux, Yonne; † 16. 1. 1816 Paris)
Studium in Paris, 1743 Mag. art. 1744 als Feldchir. Teilnahme am Feldzug in Flandern. 1745 erster Wundarzt an der Salpêtrière in Paris mit chir. Lehrtätigkeit. Daneben gründete er ein Institut zur Pockenimpfung. 1757–1793 Prof. für Pathol. 1785 untersuchte er im Auftrag König Ludwigs XVI. den Zustand der Pariser Hospitäler. Er beschrieb erstmals ausführlich u. wissenschaftlich exakt die nach ihm benannte Kapsel.
E.: *T.-Kapsel:* Vagina bulbi. Bindegewebige Gleithülle zw. Augapfel und Orbitalfett.
W.: Mémoires sur les hôpitaux de Paris, Paris 1788. – Mémoires sur l'anatomie, la pathologie et la chirurgie et sur l'organe de vue. Sur une nouvelle tunique de l'oeil, Paris 1806.
Lit.: BLÄ 1935 V 531. – EM 1383

Terrier, Louis-Felix (*31. 8. 1837 Paris; † 8. 4. 1908 Paris)
Studium und Prom. (1870) in Paris. 1872 Dozent. 1873 Hospitalchir. an verschiedenen Pariser Spitälern, 1882–1899 am Hôp. Bichat. 1893 Prof. für Chir. 1900–1907 o. Prof. für Chir. an der Pitié. Er machte sich verdient um die Einführung der Anti- und Asepsis in Frankreich sowie um die Chir. des Magens, der Leber, der Nieren und der Lunge.
E.: *T.-Zeichen:* Verschwinden des Schwirrens über einem a.-v. Aneurysma bei Kompression von außen.
W.: Chirurgie de la plèvre et de poumon, Paris 1892. – Petit manuel d'antisepsie et d'asepsie chirurgicales, Paris 1893. – La suture intestinale, Paris 1898. – Chirurgie du foie et des voies biliaires, Paris 1901.
Lit.: BLÄ 1933 II 1556f.

Terrillon, Octave-Roche-Simon (* 17. 5. 1844 Oigny-sur-Seine; † 22. 12. 1895 Paris)
Studium und Prom. (1873) in Paris. Danach Prosektor und 1876 Hospitalchir. an der Pitié, Charité und Salpêtrière. 1878 Dozent. Er beschrieb die Bursa subscapularis, empfahl die Spülung der Peritonealhöhle mit heißem Wasser nach Laparotomie und setzte sich für Anti- und Asepsis ein.
E.: *T.-Methode:* Abschnürung einer Echinokokkuszyste mit elastischer Ligatur.
W.: Du rôle de l'action musculairedans les luxations traumatiques, Paris 1875. – Asepsie et antisepsie chirurgicales, Paris 1893 (2. Aufl. 1899).
Lit.: BLÄ 1933 II 1567.

Textor, Kajetan von (* 28. 12. 1782 Markt Schwaben, Oberbayern; † 7. 8. 1860 Würzburg)
Studium und Prom. (1808) in Landshut, anschließend am Militärhospital in München tätig. 1809–1813 Studienreise nach Paris (→ Percy; → Boyer), Pavia (→ Scarpa), Neapel und Wien (→ V. v. Kern). 1814 Niederlassung als praktischer Arzt in München, gleichzeitig Sekundararzt der Chir. Abt. im neuen Allg. KH. 1816–1832 und 1834–1853 o. Prof. für Chir. in Würzburg (dazwischen wegen vermeintlich demagogischer Umtriebe als Dir. der chir. Schule nach Landshut versetzt). Er nahm 1841 erstmals eine Exartikulation im Hüftgelenk vor, führte 1847 die Äthernarkose in Würzburg ein, erforschte die Knochenregeneration und entwickelte eine unerreichte Meisterschaft bei Gelenkresektionen, wobei er sich erfolgreich des von → B. Heine erfundenen Osteotoms bediente. 1824 Mitglied der Leopoldina.
E.: *T.-Schnitt:* U-förmig die Femurkondylen über die Tuberositas tibiae verbindende Schnittführung als Zugang zum Kniegelenk.
W.: Grundzüge zur Lehre d. chir. Operationen, welche mit bewaffneter Hand unternommen werden, Würzburg 1835. – Über Wiedererzeugung d. Knochen nach Resectionen beim Menschen, Würzburg 1842
Lit.: ADB 37 (1894) 628–620. – BLÄ 1935 V 536–538. – Killian 127f. – NN, K. v. T. Nekrolog, Arch. klin. Chir. 1 (1861) 492–512. – BEdM II 623.

Textor, Karl (* 19. 1. 1815 München; † 31. 7. 1880 Würzburg)
Sohn von → K. v. T. Studium in Würzburg, dort Prom. 1837. Danach 2 Jahre Ass. bei seinem Vater, anschließend Studienreisen nach Wien, Göttingen, Berlin, Kopenhagen, den Niederlanden, London und Paris. Habil. 1843, 1850 ao. Prof. in Würzburg, wo er bis 1874 in Krankenversorgung und Lehre tätig blieb. Er machte sich durch seinen Einsatz bei der Behandlung der Verwundeten in den Kriegen von 1866 und 1870/71 verdient.
W.: Versuch üb. das Vorkommen d. Harnsteine in Ostfranken, Würzburg 1843. – Kurze Mittheilung üb. Versuche mit dem Einathmen d. Ätherdämpfe, Würzburg 1847.
Lit.: ADB 37 (1894) 632f. – BLÄ 1935 V 538. – BEdM II 623.

Thaden, Adolf Georg Jakob von (* 15. 7. 1829 Tremsbüttel, Holstein; † 7. 12. 1879 Altona)
Studium in Heidelberg und Kiel, 1853 Prom. Anschließend Studienreise nach Breslau, Prag und Wien. 1855/56 chir. WB in Kiel (→ Esmarch), 1856 Studienreise nach Paris. 1857 Habil. in Kiel. Ab 1861 Ltg. der Chir. Abt. am neu erbauten KH in Altona, wo er die hygienischen Verhältnisse verbesserte. 1866 und 1870/71 Einsatz in Kriegslazaretten.
Lit.: ADB 37 (1894) 635f. – BLÄ 1935 V 540f. – BEdM II 623.

Thebesius (Thebes), **Adam Christian** (* 12. 1. 1686 Tschistey, Schlesien [heute Sądowel, Gde. Wąsosz]; † 10. 11. 1732 Hirschberg, Hzm. Schweidnitz)
Studium in Leipzig, Halle und Leiden, dort 1708 Prom. Bereits in seiner Diss. beschrieb er die nach ihm benannten Strukturen am Herzen. 1709 Niederlassung in Hirschberg als Arzt, 1715 Stadtarzt und Brunnenarzt in Bad Warmbrunn. 1713 Mitglied der Leopoldina.
E.: *Th.-Klappe:* Valvula sinus coronarii. Leiste an der Einmündung der an der Herzrückwand gelegenen Sammelvene in den rechten Vorhof. – *Th.-Venen:* Venae cordis minimae. Kleine, direkt in die Herzhohlräume mündende Venen.
W.: De circulo sanguinis in corde, Leiden 1708.
Lit.: ADB 37 (1894) 665. – BLÄ 1935 V 543. – A. Mettenleiter: A. Ch. Th. (1686–1732) u. die Entdeckung

d. Vasa Cordis Minima. Biographie, Textedition, med. hist. Würdigung u. Rezeptionsgesch., Stuttgart 2001 (= Sudhoffs Archiv, Beiheft 47). – EM 1383f.

Theden, Johann Christian Anton (* 13.9.1714 Steinbeck b. Wismar; † 21.10.1797 Berlin)
Nach Wundarztausbildung und Wanderschaft (Rostock, Hamburg, Lübeck und Danzig) in Danzig 1737 als Feldarzt Eintritt ins preußische Militär. 1742 als Garnisonsarzt nach Berlin versetzt. Im siebenjährigen Krieg sammelte er ab 1756 kriegschir. Erfahrung, wurde 1758 dritter Generalchirurgus und nach → Schmuckers Tod 1786 erster Generalchirurgus. 1787 feierte er sein 50jähriges Amtsjubiläum. Er wandte ab 1745 bei Amputationen Kompressionsverbände zur Blutstillung an und lehnte die Arterienligatur ab, entwickelte dicke Verbände zum Aufsaugen von Sekreten, förderte die Lokalbehandlung von stumpfen Verletzungen, empfahl mit Kautschuk überzogene elastische Katheter, reduzierte die Unzahl der gebräuchlichen Instrumente und gab zur Schienung von Knochenbrüchen hölzerne Hohlschienen an. Unter seiner Verantwortung wurde 1787 das erste preußische Feldlazarettreglement erlassen.
W.: Neue Bemerkungen u. Erfahrungen zur Bereicherung d. Wundarzneykunst u. Medicin, I–III, Berlin - Stettin - Leipzig 1771–1795. – Unterricht für die Unterwundärzte d. Armee, besonders bey dem königlich preußischen Artilleriecorps, I–II, Berlin 1774–1782.
Lit.: ADB 37 (1894) 668. – BLÄ 1935 V 544. – Winau/ Vaubel 97.

Theoderico (Theoderich) dei Borgognoni s. Tederico dei Borgognoni

Thiem, Carl (* 10.10.1850 Nicolsschmiede, Kreis Sagan; † 7.9.1917 Cottbus)
Studium und Prom. (1876) in Greifswald. Anschließend Studienreise nach Prag, Berlin und Wien. 1877 Niederlassung in Cottbus. 1885 Gründung einer chir.-gynäkol. Privatklinik und 1887 eines medikomechanischen Instituts zur Rehabilitation Unfallverletzter mit zusammen 100 Betten. Bereits 1898 installierte er einen Röntgenapparat. Im Rahmen der Industrialisierung des Umlandes wurde die Unfallchirurgie sein Schwerpunkt. 1894 Gründer und Mitherausgeber der *Monatsschrift für Unfallheilkunde ...* (heute: *Der Unfallchirurg*). 1899 Tit.-Prof. 1914–1917 Dir. des unter seiner Leitung 1912–1914 erbauten neuen KH Cottbus, das heute seinen Namen trägt, in das seine Privatklinik und sein Nachbehandlungsinstitut integriert wurden. Seit dem 3. Internat. Unfallkongreß 1912 in Düsseldorf wird er als „Vater der Unfallchirurgie" bezeichnet. Geistiger Urheber der DGU.
W.: Bemerkungen üb. die Behandlung Unfallverletzter, Berlin 1892. – Handbuch d. Unfallerkrankungen einschließlich d. Invalidenbegutachtung, I–II, Stuttgart 1898 (2. Aufl. 1909)
Lit.: BLÄ 1901, 1702f. – BLÄ 1933 II 1561. – BEdM II 625.

Thiersch, Karl (* 20.4.1822 München; † 28.4.1895 Leipzig)
Studium und Prom. (1843) in München. Anschließend Studienreisen nach Berlin (→ Dieffenbach), Wien und Paris (1847). 1844–1846 chir. WB in München (→ Rothmund), 1848–1854 Prosektor für pathol. Anat. in München, 1849 Habil. 1850 Kriegsteilnahme als Militärchir. unter → G. F. L. Stromeyer. 1853 ao. Prof. 1854–1867 o. Prof. für Chir. in Erlangen, 1867–1895 in Leipzig. 1870/71 beratender Generalarzt. Schwerpunkte: Experimentelle Studien zur Wundheilung (Gefäßinjektionspräparate), Krebsentstehung (epitheliale Genese des Karzinoms), Blasenektopie, Hauttransplantation (Verbesserung der Methode nach → Reverdin), Antisepsis (Salicylsäure statt Karbolsäure). Er führte 1875 die erste Sigmaresektion durch und legte 1886 seinen Endbericht über Hautverpflanzungen vor. 1891 Präsident der DGCH, 1895 deren Ehrenmitglied.
E.: *T.-Lappen:* Freie Transplantation von Epidermisplättchen zur Deckung von Hautdefekten. – *T.-Ring, T.-Op.:* Silberdrahtcerclage des Analsphinkters bei Rektumprolaps.

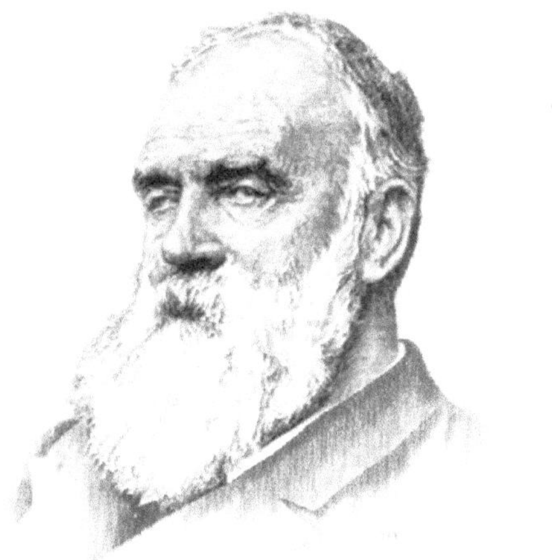

W.: Bildungsfehler d. Harn- u. Geschlechtswerkzeuge eines Mannes, 1852. – D. Epithelialkrebs namentlich d. Haut, Leipzig 1865. – Über die feineren anat. Veränderungen b. Aufheilung von Haut auf Granulationen, Verh. Dtsch. Ges. Chir. 3 (1874) 69–75. – Die Methode d. Hautverpflanzung, Leipzig 1886.
Lit.: BLÄ 1901, 1704f. – ADB 55 (1910) 255–263. – J. Thiersch: C. T. Sein Leben, Leipzig 1922. – Killian 139f. – Ärztelex. 310. – BEdM II 626. – EM 1395.
Abb.: s. Abb.-Verzeichnis.

Thomas, Francis Brian (* 25.10.1910 Swansea; † 5.4.1982 Hereford)
Studium in London, anschließend chir. WB in Birmingham, London und Cardiff. 1927 FRCS. 1941–1945 Kriegsdienst als Chir. und Orthopäde in Nordafrika, Italien und Österreich. Danach 1947–1975 als konsultierender orthop. Chir. in Oswestry und Hereford tätig, ab 1966 als Leiter der Chir.-Gruppe. Er verbesserte Instrumente und Op.-Techniken; die von ihm angegeben Schiene bei Radialislähmung wurde weltweit angewendet.
E.: *T.-Einteilung* der → [R. W.] Smith-Fraktur in drei Typen.

W.: An improved splint for radial (musculospiral) nerve paralysis, J. Bone Jt. Surg. 33-B (1951) 272–273. – Reduction of Smith's fracture, J. Bone Jt. Surg. 39-B (1957) 463–470.
Lit.: G. S.: F. B. Th., Brit. med. J. 284 (1982) 1639.

Thomas, Hugh Owen (* 23. 8. 1834 Tyn Llan, Anglesey; † 6. 1. 1891 Liverpool)
Studium in Edinburgh, Abschluß 1858. Anschließend Studienaufenthalte in London und Paris. 1860 Eintritt in die chir. Praxis seines Vaters in Liverpool, 1866 Gründung einer eigenen Praxis, in die 1873 → R. Jones eintrat. Er gründete in Rhyl ein Hosp. zur Behandlung von Kindern mit Behinderung, entwickelte orthop. Apparate und Schienen und gilt als der Begründer der modernen konservativen brit. Orthop. Dank seiner Oberschenkelschiene ließ sich die Mortalität von Oberschenkelfrakturen im I. Weltkrieg erheblich reduzieren.
E.: *T.-Splint:* Schienen-Schellen-Apparat mit Tubersitz zur Entlastung des Beines beim Gehen.
W.: Diseases of the hip, knee, and ankle joints, with their deformities, treated by a new and efficient method, Liverpool 1875. – Contributions to surgery and medicine, London 1883–1890.
Lit.: A. R. Jones: H. O. Th., J. Bone Jt. Surg. 30-B (1948) 547–550. – R. Cope: H. O. Th.: bone-setter and pioneer orthopaedist, Bull. Hosp. Jt. Dis. 54 (1995) 54–60. – EM 1396.

Thompson, Sir Henry (* 6. 8. 1820 Framlingham, Suffolk; † 18. 4. 1904 London)
Studium und Prom. (1851) in London. Chir. WB in London (→ Erichsen), dort 1856 Chir. 1866 Prof. für klin. Chir. am Univ. College, 1883 Prof. für Pathol. und Chir. am Coll. of Surgeons. Er spezialisierte sich auf Erkrankungen der Harnorgane, erfand die Zwei-Gläser-Methode zur Diagnostik der Gonorrhoe, verbesserte die Lithotripsie und entwickelte eine Op.-Methode zur Resektion des Blasentumors. 1863 befreite er den belgischen König Leopold I. vom Blasenstein, 1866 König Leopold II. und 1873 den französischen Ex-Kaiser Napoleon III.
W.: Clinical lectures on diseases of the urinary organs, London 1868. – On tumours of the bladder, London 1884.
Lit.: BLÄ 1935 V 568f. – EM 1396f.

Thompson, Theodore Campbell (* 11. 11. 1902 Ishpeming, MI; † 1986 New York)
Studium und Prom. (1928) in Baltimore (Johns Hopkins). Dort chir. und orthop. WB, 1934 Studienaufenthalt in Oxford. Ab 1934 am Hosp. for the Ruptured and Crippled. Im II. Weltkrieg als Militärchir. eingesetzt. 1955–1963 CA für Chir. am Hosp. for Special Surgery (dem Cornell Medical College angegliedert) in New York. Danach weiter als Orthop. tätig.
E.: *T.-Test:* Kompression der Wadenmuskulatur führt bei gerissener Achillessehne nicht zur Plantarflexion des Fußes (vgl. → Simmonds-Test)
W.: A test for rupture of the tendo achillis, Acta Orthop. Scand. 32 (1962) 461–465. – T. C. Th., J. H. Doherty: Spontaneous rupture of tendon of Achilles: a new clinical diagnostic test, J. Trauma 2 (1962) 126–129.
Lit.: David B. Levine: The Hospital for Special Surgery 1955 to 1972: T. Campbell Thompson serves as sixth surgeon-in-chief 1955–1963 followed by Robert Lee Patterson, Jr. the seventh surgeon-in-chief 1963–1972, Hosp. Spec. Surg. J. 6 (2010) 1–13.

Thomsen, Wilhelm (* 31. 3. 1901 Friedrichstadt / Eider; † 30. 6. 1974 Bad Homburg)
1926 Prom. 1926/27 Arzt an der Odenwaldschule in Heppenheim. 1927/28 orthop. WB in München (→ F. Lange), 1928–1945 in Frankfurt (→ Ludloff; → G. Hohmann), dort 1934 Habil. Während des II. Weltkriegs Lazarettleiter in Frankfurt und Bad Homburg. Danach als Orthop. in Bad Homburg niedergelassen. Der selbsternannte „Wachhund der Fußgesundheit" entwickelte in den 1960er Jahren das Fußbett der weitverbreiteten Berkemann-Holzsandalen. 1953 Präsident der DLRG.
E.: *Th.-Schiene:* Hallux-valgus-Nachtschiene. – *Th.-Zeichen:* **1.** bei 90° Beugung von Hüft- und Kniegelenk ist der N. ischiadicus in der Kniekehle tastbar und bei Neuritis schmerzhaft. **2.** Bei Epicondylitis humeri radialis Schmerzverstärkung am Epicondylus bei pass. Dehnung der Handgelenksstrecker gegen Widerstand (1935). – *Th.-Gips:* Gehgips mit hölzerner Gehrolle.
W.: Technik des Gehgipsverbandes, Zbl. Chir. 61 (1934). – Lehrbuch der Sportmassage, Leipzig 1937 (3. Aufl. 1970). – Kampf der Fußschwäche! München 1940 (3. Aufl. 1944). – Gesunde Füße, gesunder Mensch, Frankfurt a. M. 1951 (2. Aufl. 1953). – Ein diagnostisches Zeichen z. Erkennung des Ischias, Ärztl. Praxis 9 (1959) 1755f.
Lit.: CV 1969, 912–914. – W. Berchtoldt: In memoriam W. T., Zschr. Orthop. 112 (1974) 1336.

Thomson, John (* 15. 3. 1765 Paisley; † 11. 10. 1846 Edinburgh)
Nach Lehrzeit bei einem Arzt Studium in Glasgow und Edinburgh, anschließend handwerkschir. Ausbildung. 1792 Studienaufenthalt in London (→ J. Hunter). 1793 FRCS (Edinb.). 1800 Chir. am Royal Infirmary in Edinburgh, 1804–1821 Prof. für Chir. beim College of Surgeons, 1806–1822 auch für Kriegschir., 1832–1841 Prof. für Pathol. 1814 Studienreise nach Frankreich, Italien, Österreich, Deutschland und Holland. Der angesehene und hochgebildete Arzt machte sich auch um Verbesserungen im öffentlichen Gesundheitswesen verdient.
W.: Lectures on inflammation, exhibiting a view of the general doctrines pathological and practical of medical surgery, Edinburgh 1813 (viele Überss.).
Lit.: BLÄ 1935 V 571f. – Sachs III 186.

Thorek, Max (* 10. 3. 1880 Budapest; † 25. 1. 1960 Chicago)
Studium und Prom. (1904) in Chicago. Danach chir. WB in Chicago. 1908–1910 Prof. für Chir. in Chicago. 1919–1960 Chefchir. an dem von ihm gegründeten (und später nach ihm benannten) American Hosp. in Chicago, 1932 auch Konsiliar am Cook County Hosp. 1935 gründete er in Genf das International College of Surgeons. Außerdem war er ein international anerkannter Amateurphotograph.
E.: *Th.-Op.:* Mammareduktionsplastik mit freier Transplantation von Areola und Mamille.

W.: Surgical errors and safeguards, Philadelphia 1932. – Modern surgical technic, I–III, Philadelphia 1938. – Plastic surgery of the breast and abdominal wall, Springfield 1942. – A surgeon's world, Philadelphia 1943.
Lit.: BLÄ 1933 II 1566.

Thornton, John Knowsley (* 15. 1. 1845 All Saints', Schottland; † 3. 1. 1904 Hildersham Hall)
Ausbildung und Spezialisierung am Royal Infirmary in Edinburgh (→ Lister). 1873–1891 Hospitalchir. am Samaritan Free Hosp. in London (→ Th. S. Wells), ab 1898 in Hildersham Hill. Der erfahrene Nierenchir. entfernte 1889 erstmals einen Nebennierenrindentumor zusammen mit einer Niere und explorierte im gleichen Jahr den Ductus choledochus.
W.: Abdominal nephrectomy for large sarcoma of the left suprarenal capsule: recovery, Trans. clin. Soc. London 23 (1890) 150.
Lit.: BLÄ 1933 II 1567. – R. B. Welbourn, Highlights from endocrine surgical history, World J. Surg. 20 (1996) 603–612.

Tiegel, Max (* 9. 8. 1877 Wansen, Kr. Ohlau, Schlesien; † 1952)
Studium in Kiel und Breslau, dort 1901 Prom. 1901/02 Ass. am Pathol. Inst. Frankfurt a. M. 1902–1905 chir. WB in Breslau (→ Mikulicz), 1906 gynäkol. WB in Breslau, 1907 chir. WB in Dortmund (→ Henle). 1919–1942 CA der Chir. Abt. am Marien-KH Trier. Neben dem nach ihm benannten Ventil entwickelte er mit Henle einen Apparat zur Überdrucknarkose für Thoraxeingriffe.
E.: *T.-Ventil:* am Ansatz einer Punktionskanüle luftdicht aufgesetzter, an seiner Spitze geschlitzter Fingerling zur provisorischen Entlastung eines Spannungspneumothorax.
W.: Experimentelle Studien üb. Lungen- u. Pleurachir., Mitt. Grenzgeb. Med. Chir. 17 (1907). – Ein einfacher Apparat zur Überdrucknarkose, Zbl. Chir. 35 (1908) 679–682. – Ein einfaches Verfahren zur Bekämpfung des Mediastinalemphysems, Zbl. Chir. 38 (1911). – Experimentelle u. klin. Studien üb. die postop. Kompl. b. Eingriffen in die Brusthöhle, Beitr. klin. Chir. 80 (1912) 128–156.
Lit.: CV 1938, 671f. – Sachs III 274.

Tiemann, Georg[e] (* 21. 4. 1793 Ödelsheim b. Hofgeismar; † 26. 9. 1868 New York)
Nach Messerschmiedausbildung 1826 nach New York ausgewandert, wo er nahe bei den wichtigsten med. Institutionen zunächst ein Instrumentengeschäft eröffnete, später auch Instrumente herstellte und mit der 1855 gegründeten Firma George Tiemann & Co. zum wichtigsten Hersteller chir. Instrumente in den USA wurde.
E.: *T.-Katheter:* an der Spitze aufgebogener Gummi-Blasenkatheter mit seitlicher Öffnung an der Konkavseite.
Lit.: RLM V T 71. – Sachs II 289–291.

Tietze, Alexander (* 6. 2. 1864 Liebenau, Neumark; † 19. 3. 1927 Breslau)
Studium und Prom. (1887) in Breslau. 1888–1895 chir. WB in Breslau (→ H. E. Fischer; → Mikulicz), 1894 Habil. 1896–1927 Primararzt der Chir. Abt. am Allerheiligen-Hosp. in Breslau. Im I. Weltkrieg Generalarzt. Führte → O. Foerster in das Operieren ein. 1912 durchtrennten sie zusammen erstmals den Vorderseitenstrang zur Schmerzausschaltung.
E.: *T.-Syndrom:* Kostochondrose. Schmerzhafte Verdickung des parasternalen Rippenknorpels der oberen Rippen.
W.: Verletzungen des Gehirns, Stuttgart 1916. – Häufung von Fällen mit Dystrophie der Rippenknorpel, Berlin. klin. Wschr. 58 (1921). – Dringliche Operationen, Stuttgart 1924.
Lit.: CK 1926, 329f. – Sachs III 272.

Tilanus, Christiaan Bernard (* 13. 12. 1796 Harderwijk; † 8. 8. 1883 Amsterdam)
Studium in Harderwijk und Utrecht, dort 1818 Prom. 1818/19 Studienreise nach Paris (→ Dupuytren; → Lisfranc), Straßburg und Tübingen. Danach Niederlassung in Arnheim, wo er sich einen ausgezeichneten Ruf erwarb. 1828–1872 Prof. für Chir. und Geburtshilfe in Amsterdam, wo er 1848 die Verselbständigung der Gynäkol. durchsetzte. Er war der erste Prof. für Chir. in Amsterdam, der neben der Lehre auch die chir. Praxis betrieb.
W.: Anmerkingen over de onderbinding der slagaderen ter bestryding derzelver geswellen aan de tegenovergestelde syde van het hart, Amsterdam 1831.
Lit.: BLÄ 1935 V 588f.

Tilanus, Jan Willem Reinier (* 1823 Arnheim; † 1914 Amsterdam)
Sohn des vorigen. Studium in Utrecht und Amsterdam, dort Prom. Danach chir. WB und Ass. bei seinem Vater. 1867–1893 Prof. für Chir. in Amsterdam. Er war Gründer und 1851–1896 Redakteur des *Nederlands Weekblad voor geneeskunde* (ab 1857 *Nederlands Tijdschrift voor Geneeskunde*). 1874 Mitglied der DGCH.
W.: Handleiding ter beoefening der operativen Heelkunde, Amsterdam1873.
Lit.: BLÄ 1901, 1711f. – BLÄ 1935 V 589.

Tillaux, Paul Jules (* 8. 3. 1834 Aunay-sur-Odon, Calvados; † 20. 10. 1904 Paris)
Studium in Caen und Paris, dort 1862 Prom. 1863 Hospitalchir., 1866 ao. Prof. 1868–1890 Dir. des anat. Theaters der med. Fakultät, 1890–1904 o. Prof. für Chir. Er beschäftigte sich mit chir. Anatomie, Erkrankungen der Knochen und Gelenke sowie der Gefäße (Aneurysmen). 1879 Mitglied der Académie de Médecine.
E.: *T.-Fraktur:* Ausrißfraktur des tibialen Ansatzes der vorderen tibiofibularen Syndesmose (vgl. → Chaput).
W.: Recherches cliniques et expérimentelles sur les fractures malléolaires, Bull. Acad. Méd. Paris 21 (1872) 812. – Traité de chirurgie clinique, I–II, Paris 1887–1889. – Traité d'anatomie topographique, 6. Aufl. Paris 1890.
Lit.: BLÄ 1935 V 591. – Hunter/Peltier/Lund 833f.

Tillmanns, Robert **Hermann** (* 3. 10. 1844 Elberfeld; † 5. 11. 1927 Leipzig)
Studium in Bonn, Würzburg, Prag, Halle und Leipzig, Prom. 1869. Chir. WB in Zwickau und Leipzig, 1875 Habil. Gründete zusammen mit Otto Heubner das Kinder-KH Leipzig, dort Ltg. der Chir. Abt. 1889 ao. Prof. Schwerpunkte: Wundheilung, Nervenverletzungen, Gelenkerkrankungen. 1874 mit → M. Schede und → Lesser Gründung des *Zentralblattes für Chir.*
W.: Lehrbuch der allgemeinen und speciellen Chir., I–III, Leipzig 1888–1890 (7. Aufl. 1899–1901). – Die Verletzungen u. chir. Krankheiten des Beckens, Stuttgart 1905.
Lit.: BLÄ 1901, 1713f. – BLÄ 1933 II 1571. – BEdM II 629.

Tilmann, Otto (* 17. 8. 1862 Neuwied; † 12. 1. 1934 Köln)
Militärärztliche Ausbildung am Med.-chir. Friedrich-Wilhelms-Inst. in Berlin, Prom. 1884 an der Univ. Berlin. 1885–1897 Militärarzt, in dieser Eigenschaft 1893 zur chir. WB an die Berliner Charité (→ Bardeleben, → Franz König) kommandiert. 1897 als ao. Prof. Ltg. der Chir. Poliklinik in Greifswald. Ab 1904 (neben → Bardenheuer) Prof. für Chir. an der Akademie für praktische Medizin sowie CA am KH Lindenburg in Köln und 1919–1930 o. Prof. für Chir. Schwerpunkte: Kriegschir., Neurochir., orthop. Chir., Abdominalchir.
W.: Wirkung u. kriegschir. Bedeutung d. neuen Handfeuerwaffen, Berlin 1893. – Chir. des Gehirns, Leipzig 1924. – Rückblicke u. Ausblicke in d. Chir., Köln 1924.
Lit.: F. Kudlek, O. T. zu seinem 70. Geburtstage, Chirurg 4 (1932) 673–676. – BLÄ 1933 II1571. – Killian 110. – BEdM II 629f.

Tinel, Jules (* 1879 Rouen; † 1952 Paris)
Studium in Rouen und Paris, dort 1910 Prom. 1911 CA der neurol. Klinik und Laborleiter an der Salpétrière in Paris. Im I. Weltkrieg konnte er als Militärarzt und Leiter des neurol. Zentrums Le Mans die Folgen von Nervenverletzungen beobachten. 1922–1936 CA am Hôp. La Rochefoucauld, 1936–1940 am Hôp. Beaujon in Paris. Während der Besetzung Frankreichs wegen Teilnahme an der Résistance interniert. Danach bis 1945 am Hôp. Boucicaut tätig.
E.: *Hoffmann-T.-Zeichen:* Auslösung nach peripher ausstrahlender Parästhesien durch Beklopfen (→ P. Hoffmann) bzw. Drücken (T.) eines Nervenstammes als Zeichen der Regeneration des Nerven.
W.: Le signe du fourmillement dans les lésions des nerfs périphériques, Presse Méd. 23 (1915) 388–389. – Les blessures des nerfs, Paris 1916.
Lit.: Leiber/Olbert 415. – P. Hoffmann, D. Buck-Gramcko, J. D. Lubahn: The Hoffmann-T. sign. 1915, J. Hand Surg. 18-B (1993) 800–805.

Tischer, Wolfram Alfred Jochen (* 7. 8. 1930 Zittau; † 7. 12. 2015 Greifswald)
Studium und Prom. (1954) in Leipzig. Chir. WB in Leipzig (→ Meißner), dort 1963 Habil. 1969–1986 in Greifswald, dort Aufbau einer Kinderchir. Abt. an der Chir. Univ.-Klinik. 1986–1995 o. Prof. für Kinderchir. in Leipzig. Schwerpunkte: Muskeldysplasien, Hydrocephalus, Kinderurologie.
W.: (Hg.): Kinderchir. für die klin. Praxis, Leipzig 1988.
Lit.: R. Reding, Nachruf W. A. J. T., Passion Chir. 6 (2016) IV 41. – O.-A. Festge, C. Brock: Nachruf für W. A. J. T., Ärztebl. Mecklenburg-Vorpommern 2/2016, 72

Tönnis, Wilhelm (* 16. 6. 1898 Dortmund-Kley; † 12. 9. 1978 Köln)
Studium im Marburg und Hamburg, dort Prom. 1924. 1923–1925 Ass. am Physiol. und am Anat. Inst. Hamburg. Chir. WB 1925/26 in Frankfurt (→ Schmieden) und 1926–1937 in Würzburg (→ Fritz König), dort Habil. 1929. 1932 Studienaufenthalt in Stockholm (→ Olivecrona). 1934 ao. Prof. für Neurochir. in Würzburg und Einrichtung der ersten selbständigen Abt. für Neurochir. in Deutschland. 1937–1945 Dir. der Neurochir. Klinik und Leiter der Abt. für Tumorforschung des Kaiser-Wilhelm-Inst. in Berlin. 1946–1951 Dir. des Knappschafts-KH Bochum-Langendreer und CA der Chir. Abt. 1951–1968 o. Prof. für Neurochir. in Köln (erster Lehrstuhl in Deutschland). Schwerpunkte: Hirnverletzungen, Hirntumoren, Hirnödem, Hirngefäßmißbildungen. 1936 Gründung des *Zentralblattes für Neurochir.* 1950 Mitbegründer der DGNC. 1957 Präsident der DGU, 1962 deren Ehrenmitglied, 1961 Ehrenmitglied der DGCH. 1952 Mitglied der Leopoldina.

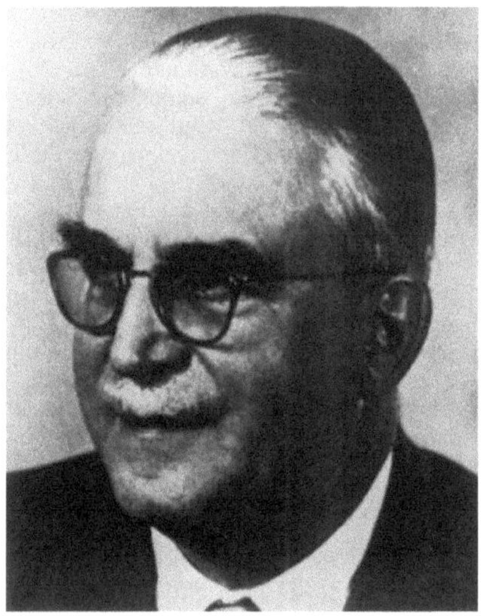

W.: W. T., E. Seifert, T. Riechert: Kopfverletzungen, München 1938 (2. Aufl. 1943). – H. Olivecrona, W. T. (Hgg.): Handbuch d. Neurochir., I–VII, Berlin - Heidelberg - New York 1954–1969. – Jahre der Entwicklung d. Neurochir. in Deutschland. Erinnerungen W. T. 1898–1978 (bearb. u. erg. von K. Zülch), Berlin - Heidelberg - New York 1984
Lit.: CV 1969, 919–924. – Killian 115f. – Winau/Vaubel 98 – BEdM II 630f.
Abb.: s. Abb.-Verzeichnis.

Torek, Franz (* 14. 4. 1861 Breslau; † 1938)
Studium und Prom. (1887) in New York (Columbia Univ.). Anschließend chir. WB am Deutschen (später Lenox Hill) Hosp. in New York. Dort und am Skin and Cancer (später Stuyvesant Square) Hosp. weiterhin

konsultierender Chir. 1891–1901 Instruktor und 1901–1915 ao. Prof. für Chir. an der New York Postgraduate Medical School. 1913 resezierte er erstmals erfolgreich den Brustteil des Ösophagus mittels Thorakotomie rechts in der von → W. Meyer errichteten Unterdruckkammer.
E.: *T.-Op.:* **1.** transpleurale Ösophagusresektion mit Passagewiederherstellung durch Jejunuminterposition. **2.** Samenstrangmobilisierung und Orchidopexie an der Oberschenkelinnenseite bei Hodenektopie.
W.: The technique of orcheopexy, N. Y. med. J. 90 (1909) 948–953. – The first successful case of resection of the thoracic portion of the oesophagus for carcinoma, Surg. Gyn. Obstetr. 16 (1913) 614–617. – Zbl. Chir. 123 (1913) 305.
Lit.: BLÄ 1933 II 1576.

Tossy, Jerome D. (* 28. 2. 1932 Stambaugh, MI; † 18. 2. 2009 Los Altos, CA)
Studium in Detroit, MI, und Galveston, TX. Anschließend chir. und orthop. WB in Evanston und Los Angeles. 1965–1992 als Orthop. in Los Altos tätig.
E.: *T.-Klassifikation:* Einteilung der Sprengung des Schultereckgelenkes in drei Schweregrade.
W.: J. D. Tossy, N. C. Mead, H. M. Sigmond: Acromioclavicular separations: useful and practical classification for treatment, Clin. Orthop. 28 (1963) 111–119.
Lit.: Los Altos Town Crier 25.2.2009.

Tourtual, Kaspar Theobald (* 1. 9. 1802 Münster; † 15. 5. 1865 Münster)
Studium in Münster, Göttingen und Berlin, dort 1823 Prom. Anschließend Studienreise nach Süddeutschland und Paris. 1825 Repetitor an der Med.-chir. Lehranstalt in Münster, 1830 Lehrer der Anat., 1831 auch der Chir. sowie Ltg. der Chir. Klinik. Nach Aufhebung der Schule 1849 im öffentlichen Gesundheitswesen tätig.
W.: Neue Untersuchungen üb. den Bau des menschlichen Schlund- und Kehlkopfs mit vergleichenden anat. Bemerkungen, Leipzig 1846.
Lit.: BLÄ 1935 V 617f. – BEdM II 631.

Travers, Benjamin (* 3. 4. 1783 London; † 6. 3. 1858 London)
Chir. Ausbildung ab 1800 bei → A. Cooper in London , 1806 auch in Edinburgh. Danach Prosektor am Guy's Hosp. in London. 1813 FRCS (Engl.). 1810–1817 Chir. am Eye Infirmary, ab 1815–1840 Chir. am St. Thomas' Hosp. Er hielt 1838 die Hunter–Vorlesung und war 1847 sowie 1867/57 Präsident des RCS. Der bedeutendste Schüler Coopers versuchte in seinen Schriften ein rationelles System der chir. Pathol. zu errichten. Er untersuchte die Folgen der Unterbindung größerer Gefäße, der Darmeinklemmung sowie die Vorgänge bei der Darmheilung nach Naht.
W.: A case of aneurism by anastomosis in the orbit, cured by the ligature of the common carotid artery, Med.-chir. Trans. 2 (1811) 1–16. – An inquiry into the process of nature in repairing injuries of the intestines ..., London 1812. – A synopsis of diseases of the eye and their treatment, London 1820 (3. Aufl. 1824). – An inquiry into that disturbed state of the vital functions usually denominated constitutional irritation, London 1824. – A further inquiry, concerning constitutional irritation and the pathology of the nervous system, London 1834
Lit.: BLÄ 1935 V 627f.

Treitz, Wenzel [Václav] (* 1819 Hostomic, Böhmen; † 27. 8. 1872 Prag)
Studium und Prom. (1846) in Prag. Anat. WB unter Hyrtl in Wien, später bei A. Dlauhy und J. Engel in Prag. 1851 Prosektor an der Univ. Krakau, dort 1852 o. Prof. der pathol. Anat. 1855–1872 o. Prof. für Pathol. in Prag, dort neben der Lehrtätigkeit Prosektor am Allg. KH. Er war ein beliebter Lehrer und herausragender Pathologe.
E.: *T.-Hernie:* Hernie in einen oder beide Recessus duodenales. – *T.-Band:* Plica duodenojejunalis. – *T.sche Faszie:* faszienartiges Bindegewebe hinter dem Pankreaskopf.
W.: Hernia retroperitonealis. Ein Beitrag zur Geschichte innerer Hernien, Prag 1857. – Über einen neuen Muskel am Duodenum des Menschen, über elastische Sehnen und einige andere anatomische Verhältnisse, Vjschr. prakt. Heilk. Prag 1853
Lit.: ADB 38 (1894) 558f. – BLÄ 1935 V 630f. – R. S. Fox, C. G. Fox, W. P. Graham: V. T. 1819–1872): Czechoslovakian pathoanatomist and patriot, World. J. Surg. 9 (1985) 361–366.

Trélat, Ulysse jun. (* 13. 8. 1828 Paris; † 28. 3. 1890 Paris)
Studium und Prom. (1854) in Paris (→ Ph. Roux; → Nélaton). 1855 Prosektor, 1857 Habil., 1860 Chir. und 1864 Chefchir. der Pariser Maternité. 1880–1890 Prof. für chir. Klinik und CA der Chir. am Hôp. Necker. Er beschäftigte sich mit verschiedenen Themen der Chir. und Anat. 1872 Mitglied der Académie de médecine.
E.: *Leser-T.-Zeichen:* eruptive senile Angiome, pigmentierte seborrhoische Warzen und Altersflecken als Hinweise auf ein Neoplasma des Intestinums.
W.: Des fractures de l'extrémité inférieure, Paris 1877.
Lit.: BLÄ 1901, 1725f. – BLÄ 1935 V 631f.

Trendelenburg, Friedrich (* 24. 5. 1844 Berlin; † 15. 12. 1924 Berlin)
Studium in Glasgow und Berlin, dort Prom. 1866. 1868–1874 chir. WB in Berlin (→ B. Langenbeck), dort 1871 Habil. 1874 Dir. der Chir. Abt. des KH am Friedrichshain in Berlin. 1875–1882 o. Prof. für Chir. in Rostock, 1882–1895 in Bonn und 1895–1911 in Leipzig. Schwerpunkte: aseptische Wundbehandlung (1882 Einbau eines Dampfsterilisators in der Bonner Klinik), chir. u. orthop. Diagnostik, Chir. der Harnorgane. 1871 gab er eine nach ihm benannte Trachealkanüle an, mit deren Hilfe er endotracheal Inhalationsnarkotika insufflierte. 1882 resezierte er einen zystischen Pankreastumor. 1890 schlug er die Exzision und Ligatur der varikös erweiterten V. saphena magna vor und berichtete 1897 von rein abdominal durchgeführten Rektumresektionen. Er war ein ausgesprochen innovativer und ideenreicher Chir. 1872–1882 Schatzmeister der DGCH, 1898 deren Präsident, 1912 deren Ehrenmitglied. 1884 Mitglied der Leopoldina.
E.: *Duchenne-T.-Phänomen* (*T.-Hinken*): Durch Insuffizienz des M. glutaeus maximus bedingtes Absinken des Beckens zur Gegenseite beim Anheben des gegenseiti-

gen Beines. – *T.-Operation:* Entfernung eines Embolus aus der A. pulmonalis bei fulminanter Lungenembolie (1908; erstmals ausgeführt durch → Kirschner am 18.3.1924). – *T.-Lagerung:* Beckenhochlagerung zur Durchführung von Operationen im unteren Bauchraum (Erstbeschreibung 1885 durch → W. Meyer). – *T.-Test:* Überprüfung der Klappenfunktion der V. saphena bei Varikose (1891).

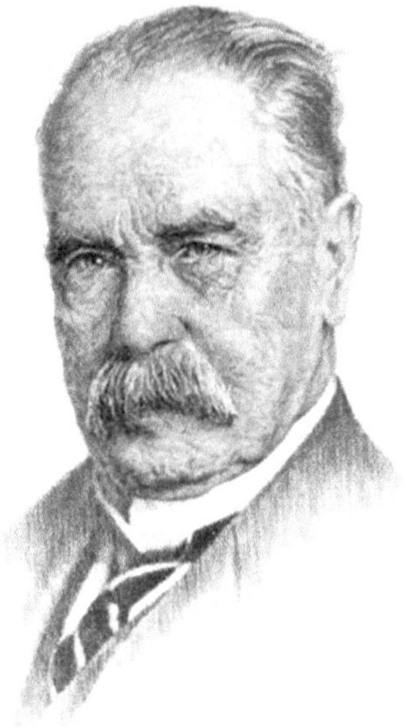

W.: Beiträge zu den Operationen an den Luftwegen, Arch. klin. Chir. 12 (1871) 112–133. – Über Blasenscheidenfisteloperationen u. über Beckenhochlagerung bei Operationen in d. Bauchhöhle, Samml. klin. Vortr. 355, Chir. 109 (1890) 3373–3392. – Über die Unterbindung d. Vena saphena magna bei Unterschenkelvarizen, Bruns' Beitr. Klin. Chir. 7 (1891) 195–210. – Über den Gang bei angeborener Hüftgelenksluxation, Dtsch. med. Wschr. 21 (1895) 21–24. – Über die op. Behandlung d. Embolie d. Lungenarterie, Arch. Klin. Chir. 86 (1908) 686–700. – Die ersten 25 Jahre d. Dt. Gesellschaft für Chir., Berlin 1923.
Lit.: BLÄ 1933 II 1580f. – Leiber/Olbert 124, 417–419. – Winau/Vaubel 99. – Killian 140. – Ärztelex. 311. – Sachs III 228. – BEdM II 632f. – EM 1416f.
Abb.: s. Abb.-Verzeichnis.

Treves, Sir Frederick William (* 15.2.1853 Dorchester, Dorset; † 4. / 7.12.1923 Lausanne)
Studium in London, wo er am London Hosp. auch seine chir. WB erfuhr. 1878 FRCS (Engl.). Danach weiterhin als Chir. am London Hosp., wo er sich für Abdominalchir. spezialisierte. Im zweiten Burenkrieg war er an einem Feldlazarett in Südafrika tätig. Er führte 1888 die erste Appendektomie in Großbritannien durch und drainierte 1902 einen perityphlitischen Abszeß bei König Edward VII. Er beschrieb 1884 eine Darmnahttechnik mit Prothese sowie ebenfalls 1884 den „Elefantenmenschen" Joseph Carey Merrick (1862–1890). 1901 geadelt. Ab 1918 in der Schweiz lebend, starb er an der Folgen einer Peritonitis.
W.: Surgically applied anatomy, London 1883. – Intestinal obstruction: its varieties with their pathology, diagnosis, and treatment, New York 1899. – The elephant man and other reminiscences, London 1923.
Lit.: S. Trombley: Sir F. T. The extra-ordinary Edwardian, Routledge 1989.

Trillat, Albert (* 1910; † 1.4.1988 Lyon)
Studium in Lyon. Dort auch orthop. WB (Louis Tavernier). War im II. Welkrieg und im franz. Indochinakrieg als Militärchir. eingesetzt. Danach bis 1978 Prof. für Orthop. in Lyon. Schwerpunkte: Sportmedizin, Sportverletzungen (bes. am Knie). Er war 1950 Mitbegründer des Fußballclubs Olympique Lyonnaise. Er hatte von → Seddon mündlich von der → Elmslie-Technik erfahren und sie in Frankreich publik gemacht.
E.: *Elmslie-T.-Op.:* Verlagerung der Tuberositas tibiae nach medial bei rezidivierender Patellaluxation.
W.: A. T., H. Dejour, A. Couette: Diagnostic et traitement des subluxations récidivantes de la rotule, Rev. Chir. Orthop. 50 (1964) 813–824.
Lit.: J. H. Wolf: D. späte Triumph einer stillschweigend eingeführten Op. b. Patellaluxation u. ihr Urheber Reginald Cheyne Elmslie, Operat. Orthop. Traumatol. 3 (1991) 75–80. – NN: Prof. A. T. (1910–1988), Amer. J. Sports Med. 16 (1988) 686.

Troja, Michele (* 23.6.1747 Andria; † 12.4.1827 Neapel)
Studium in Neapel, dort auch chir. WB. 1774 Studienreise nach Paris. Danach Chir. am Hosp. der Unheilbaren. 1781 Leibchir. der Königin, später auch des Königs, in dieser Eigenschaft 1799–1812 Begleitung der königlichen Familie nach Sizilien. 1815–1821 Chefchir. des Hosp. S. Giacomo und des Pilgerhosp. in Neapel. Er beschäftigte sich mit dem neuartigen Material Gummi und gilt als Erfinder der elastischen Katheter, außerdem untersuchte er die Knochenregeneration.
W.: Lezioni interno ai mali della vesica orinaria e delle sue appartenenze ... Colla giuntadi una memoria sulla costruzione dei cateteri flessibili ..., I–II, Neapel 1785–1788. – Osservazioni ed esperimenti ... sulla rigenerazione delle ossa, Neapel 1814.
Lit.: BLÄ 1935 V 642.

Trojan, Emanuel (* 1.1.1919 Prag; † 27.11.2011 Wien)
Studium und Prom. (1941) in Prag. Nach Kriegsdienst ab 1945 chir. WB in Wien (→ L. Böhler). 1951 OA. 1956–1966 ltd. OA am Unfall-KH Wien XII (→ Russe). 1966 Habil. und Ltg. der Unfallstation der I. Chir. Univ.-Klinik Wien (→ Fuchsig). 1971 o. Prof. und Vorstand der neugegründeten Abt. für Unfallchir. an der I. Chir. Univ.-Klinik Wien, ab 1977 bis 1990 Univ.-Klinik für Unfallchir. Schwerpunkte: kons. und operative Frakturbehandlung, Handverletzungen, Verriegelungsnagelung, Gelenkverletzungen. Er übernahm 1990–2000 als Vizepräsident der AO-International die Betreuung der Ostblockstaaten. 1980 Ehrenmitglied der DGU
W.: Der Kahnbeinbruch der Hand, Wien 1966.
Lit.: J. Poigenfürst: E. T. zum 60. Geburtstag, Unfallchir. 4 (1978) 187. – Buck-Gramcko 293–295. – Ch.

Josten: Nachruf für E. T., Orthop. Unfallchir. Mitt Nachr. 2/2012, 184f.

Trousseau, Armand (* 14. 10. 1801 Tours; † 27. 6. 1867 Paris)
Studium in Tours und Paris, dort 1825 Prom. 1826 Dozent der Fakultät. 1828–1830 untersuchte er im Regierungsauftrag Epidemien in Südfrankreich. 1831 Hospitalarzt, war er ab 1832 Arzt am Hôtel-Dieu (→ Récamier). 1839 Arzt am Hôp. St. Antoine und Prof. für Therapie und Arzneimittellehre an der med. Fakultät. 1850 Prof. der med. Klinik und Arzt am Hôtel-Dieu. Er nahm 1826 erstmals in Paris eine Tracheotomie beim diphtherischen Croup erfolgreich vor (→ Brassavola).
W.: Nouvelles recherches sur la trachéotomie pratiquée dans la période extrême du croup, Paris 1851. – Du tubage de la glotte et de la trachéotomie, Paris 1851.
Lit.: BLÄ 1935 V 646f.

Tsuge, Kenya (* 25. 11. 1921 Okayama; † 2. 5. 2016 Hiroshima)
Studium in Okayama. Dort auch 1945–1953 chir. WB sowie 1954–1964 orthop. WB. 1958/59 Studienaufenthalt in den USA. 1953 Dozent, 1954 ao. Prof. in Okayama. Ab 1956 Spezialisierung für Handchir. 1964–1985 o. Prof. und Dir. des Department für Orthop. der Univ. Hiroshima. Er beschäftigte sich besonders mit Sehnen- und Nervennahttechniken, angeborenen Fehlbildungen und ischämischen Kontrakturen.
W.: Principles and practice of hand surgery, Tokio 1965 (3. Aufl. 1985). – Comprehensive atlas of hand surgery, Tokio 1984 (dt. Übers.: Ch. Weißer, Stuttgart 1990). – K. T., Y. Ikuta, Y. Matsuishi: Intra-tendinous tendon suture in the hand – a new technique, Hand 7 (1975) 250–255.
Lit.: Buck-Gramcko 297–299.

Tubby, Alfred Herbert (* 23. 5. 1862 London; † 23. 2. 1930 Hastings)
Studium in London, Abschluß 1884. Danach chir. WB und Studienreise nach Halle und Leipzig. 1887 FRCS. 1890 Master of Surgery. 1891 Chir. am National Orthop. Hosp. in London, 1894 Ass. am Westminster Hosp., 1898–1928 dort Chir. Er beschäftigte sich mit den physiol. Grundlagen der Sehnenheilung und arbeitete bei der prakt. Umsetzung eng mit → R. Jones zusammen, mit dem er Indikationen zur Wiederherstellung der Bewegung durch Sehnentransposition in Verbindung mit Arthrodesen erarbeitete.
W.: Deformities: a treatise on orthopaedic surgery, London 1896 (2. Aufl. I–II 1912). – A. H. T., R. Jones: Modern methods in the surgery of paralyses, London 1903.
Lit.: BLÄ 1933 II 1589f. – A. R. Jones: A. H. T., J. Bone Jt. Surg. 35-B (1953) 139–143.

Tuffier, Théodore (* 26. 3. 1857 Bellême, Orne; † 27. 10. 1929 Paris)
Studium und Prom. (1885) in Paris. Nach chir WB 1887 Hospitalchir. und 1889 Dozent. Er war als Chir. an den Pariser Spitälern Pitié, Lariboisière und Beaujon tätig. 1918 Mitglied der Acad. de Médecine. Der frühe Vertreter der experimentellen Chir. war Pionier der Nierenchir, der Frakturbehandlung und Thoraxchir. Ab 1899 entwickelte er die Technik der Spinalanästhesie, führte 1891 den extrapleuralen Pneumothorax ein und nahm 1912 die Sprengung der verengten Aortenklappe am offenen Herzen vor. Er war Mitherausgeber der *Archives médico-chirurgicales de l'appareil respiratoire.*
E.: *T.-Test:* Prüfung der Blutversorgung einer Extremität durch Kollateralisation mittels Plethysmographie.
W.: Chirurgie du poumon en particulier dans les cavernes tuberculeuses et la gangrène pulmonaire, Paris 1897. – L'analgésie chirurgicale par voie rachidienne, Paris 1901. – Etude expérimentelle sur la chirurgie des valvules du coeur, Bull. Acad. Méd 71 (1914) 293–295. – Th. T., Hallion: Sur un procédé permettant de prévoir que l'irrigation sanguine persistera dans un membre après ligature de son artère principale, Soc. Biol. 73 (1912) 606–608.
Lit.: Leiber/Olbert 420f. – BLÄ 1933 II 1590. – EM 1424.

Turner, George Grey (* 8. 9. 1877 North Shields, Durham, UK; † 24. 8. 1951 London)
Studium in Newcastle, 1898 Abschluß. 1901 Master of Surgery. Anschließend WB in Newcastle und am Kings College Hospital London. Im I. Weltkrieg im Royal Medical Corps tätig. Danach Spezialisierung für Thoraxchir. am Royal Infirmary in Newcastle, dort 1927–1934 Prof. 1935–1946 Prof. an der neugegründeten Postgraduate Medical School in Hammersmith, London. Schwerpunkte: Ösophagusresektion (1933 stumpfe Dissektion und Durchzug), Chir. der Ureteren, Transplantation, Chemotherapie. 1949 Kongreßpräsident und Ehrenmitglied der ISS.
E.: *T.-Zeichen:* Schmutzig-grüne oder bläulich- bis gelblich-braune Verfärbung der Bauchhaut in der Nabelgegend und in den Flanken bei Pankreatitis.
W.: Local discoloration of abdominal wall as a sign of acute pancreatitis, Brit. J. Surg. 7 (1920) 394–395. – Some encouragements in cancer surgery, Bristol 1925. – Excision of the thoracic esophagus for carcinoma, with construction of an extrathoracic gullet, Lancet 1933 II 1315.
Lit.: BLÄ 1933 II 1591. – M. L. Kelly: J. Amer. Med. Ass. 186 (1963) 596–597. – Leiber/Olbert 421. – ISS 349–351. – H. White: An outstanding ISS/SIC surgeon: G. G. T., World J. Surg. 27 (2003) 511–513.

Turner, Heinrich (* 1858 St. Petersburg)
Studium an der Militärmed. Akad. St. Petersburg. Ab 1882 chir. WB in St. Petersburg (→ C. Reyher). 1892 Prom., 1894 Habil. 1895 Prof. für Orthop. und Feldsanitätsdienst an der Militärmed. Akad. St. Petersburg, wo 1900 die erste klin. Lehrstätte für Orthop. in Rußland entstand. Bald auf internationalem Niveau, konnte seine in der Militärmed. verankerte Klinik 1913 einen Neubau beziehen. Schwerpunkte: Sehnentransposition, Klumpfußkorrektur, Pseudarthrosen.
Lit.: E. Osten-Sacken: H. T., Arch. orthop. Unfallchir. 31 (1932) 5f.

U

Übelhör, Richard (* 4. 7. 1901 Wien; † 15. 9. 1977 Wien)
Studium und Prom. (1926) in Wien. Chir. WB in Wien (→ Eiselsberg), Graz (→ Denk) und erneut Wien, dort Ltg. der Urol. Station an der 2. Chir. Univ.-Klinik, 1937 Habil. Danach Primarius für Urol. am KH Wien-Lainz. 1939 aus politischen Gründen entlassen. Im II. Weltkrieg als Militärarzt tätig. 1945 wieder in sein Amt eingesetzt, 1962 ao. Prof. 1967 o. Prof. der neugegründeten Urol. Univ.-Klinik Wien. Schwerpunkte: Zystektomie b. Blasenkarzinom, urol. Nephrologie, Niereninsuffizienz (1953 erste Hämodialyse in Österreich), Nierentransplantation (1962 erstmals in Österreich).
W.: Die akute u. chronische Niereninsuffizienz, Darmstadt 1970.
Lit.: BEdM II 637.

Uebermuth, Herbert Franz Robert August (* 18. 1. 1901 Leipzig; † 1. 1. 1986 Leipzig)
Studium und Prom. (1925) in Leipzig. WB: 1926–1929 Pathol. Leipzig, 1929–1933 Gynäkol. Berlin, 1933–1942 Chir. Univ.-Klinik Leipzig (→ Payr; → W. Rieder), 1936 Habil., 1937 Dozent, 1943 ao. Prof. Nach Kriegsdienst und Gefangenschaft 1946 Niederlassung als Chir. in Leipzig. 1950 Dir. des Chir.-Poliklinischen Inst., 1952–1967 o. Prof. für Chir. in Leipzig. Schwerpunkte: Viszeralchir., Onkologie, gynäkol. Chir., Thoraxchir., Rechtsfragen. Es gelang ihm, das durch Kriegswirren und den häufigen Direktoratswechsel in der Nachkriegszeit verlorengegangene Renommee der Leipziger Chir. neu zu begründen. Zudem förderte er die Aufteilung der chir. Subspezialitäten.
W.: Die Weichteile im Bereich d. Extremitäten, Leipzig 1956. – Spezielle Chir., Leipzig 1957 (5. Aufl. 1965). – Die Verletzungen des Bauches und der Bauchorgane, in: Die Chir. des Traumas, II, Berlin 1967, 500–557.
Lit.: CV 1969, 928–931. – Killian 143f. – B. Schulze: Leben und Werk des Leipziger Chirurgen H. U. (1901–1986), med. Diss. Leipzig 2000. – Kiene/Reding/Senst 360–362

Ugo (Hugo) **dei Borgognoni** [von Lucca] (* ~ 1160 Lucca; † ~ 1255 Bologna)
1211 als Stadtarzt nach Bologna berufen, war er gleichzeitig Gerichts- und Feldarzt. In dieser Eigenschaft begleitete er das Bologneser Heer 1218 auf dem fünften Kreuzzug nach Syrien und Ägypten. 1221 kehrte er heim und war noch mehr als drei Jahrzehnte in Bologna tätig. Er strebte eine eiterlose Wundheilung (desinfizierende Alkoholverbände) an und verwendete „Schlafschwämme“ zur Narkose. Er gilt als Begründer der chir. Schule von Bologna.
Lit.: Gurlt I 741. – BLÄ 1935 I 635. – Killian 8. – EM 1427

Uhde, Karl Wilhelm Ferdinand (* 21. 8. 1813 Hohegeiß, Harz; † 1. 9. 1885 Braunschweig)
Studium in Göttingen, Halle, Zürich und Freiburg, dort Prom. 1838. Danach Studienaufenthalt in Wien. 1839 in Braunschweig, danach in Holzminden als Arzt tätig. 1843/44 Studienreise durch Deutschland, Frankreich, England und Holland. 1844 Ltg. der Chir. Abt. des herzogl. Armen-KH in Braunschweig und Dozent der Chir. am Chir.-anat. Kolleg, 1846 Prof. Ab 1854 auch im öffentlichen Gesundheitswesen tätig. 1860 Mitglied der Leopoldina.
W.: Die Abnahme des Vorderarmes im Gelenk, Braunschweig 1865.
Lit.: BLÄ 1935 V 673f. – BEdM II 638.

Ullmann, Christoph (* 11. 5. 1773 Kassel; † 18. 1. 1849 Marburg)
Studium und Prom. (1795) in Marburg. 1797 Niederlassung in Marburg, dort 1804 ao. Prof. 1806–1810 o. Prof. der Anat., 1815–1843 o. Prof. für Chir. und Augenheilkunde sowie Dir. der Chir. Klinik und des Landes-KH Marburg.
Lit.: BLÄ 1935 V 675f. – Killian 225.

Ullmann, Emerich (* 23. 2. 1861 Fünfkirchen (Pécs), Ungarn; † 9. 2. 1937 Wien)
Studium und Prom. (1884) in Wien. Anschließend chir. WB in Wien (→ Albert). Studienreise nach Berlin (Robert Koch) und Paris (Louis Pasteur, dem er sich 1886 zu einem Selbstversuch mit Tollwut-Impfstoff zu Verfügung stellte). 1891 Habil. (1919 Tit.-Prof.). 1892 Primarius der Chir. Abt. am Hartmannspital Wien. Er war ein Pionier der experimentellen Organtransplantation. So führte er 1901 eine Darmtransplantation beim Tier durch, und 1902 gelang ihm die erste erfolgreiche autologe Transplantation einer Niere beim Hund von ihrem ursprünglichen Sitz an den Hals.
W: Beiträge zur Lehre d. Osteomyelitis acuta, Wien 1891. – Experimentelle Nierentransplantation. Vorläufige Mitt., Wien. klin. Wschr. 15 (1902) 281–282. – Die Fortschritte d. Chir d. letzten Jahre, Wien 1902.
Lit.: BLÄ 1933 II 1596. – BEdM II 639. – EM 1049.

Ulrich, Heinrich Christian (* 8. 5. 1876 Talheim b. Tuttlingen; † 1967 Ulm)
Nach Ausbildung als Instrumentenmacher bei → Jetter & Scheerer 1912 Gründung eines Sanitätshauses mit eigener Werkstatt in Ulm. Dank enger Zusammenarbeit mit Chir. entwickelte er für → H. Friedrich in Ulm ein eigenes Klammernahtgerät für die Magen-Darm-Chir. und verbesserte mit → M. Kirschner in Heidelberg das unfallchir. Instrumentarium.
E.: *U.-Zange:* sperrbare Knochen-Repositionszange mit jeweils halbrund geformtem Maul, sodaß ein Röhrenknochen bündig umfaßt werden kann.
Lit.: Sachs II 291f.

Ungeheuer, Edgar (* 6. 1. 1920 Rimbach, Odenwald; † 16. 10. 1992 Frankfurt a. M.)
Studium in Halle, Marburg, Straßburg und Heidelberg, dort 1944 Prom. Danach Truppen- und Lazarettarzt. Chir. WB 1945–1947 in Heidelberg (→ K. H. Bauer), danach in Frankfurt a. M. (→ Geißendörfer), dort 1950

 C. Weißer, *Chirurgenlexikon*, https://doi.org/10.1007/978-3-662-59238-0_21

OA, 1953 Habil., 1958 ao. Prof. 1963–1987 Dir. der Chir. Klinik am KH Nordwest, Frankfurt a. M. Schwerpunkte: Magen-, Gallen-, Kolon-, Gefäß-, Thoraxchir., Bronchialkarzinom, portale Hypertension, Katastrophenmedizin. Er führte als einer der ersten deutschen Chirurgen Operationen am offenen Herzen mit der Herz-Lungen-Maschine durch. Er war Mitherausgeber des *Deutschen Ärzteblattes*. 1979 Präsident der DGCH, 1988–1992 deren Generalsekretär, 1991 Ehrenmitglied. 1992 Ernst-von-Bergmann-Gedenkmünze in Gold. 1969 Ernst-von-Bergmann-Plakette der Bundesärztekammer.

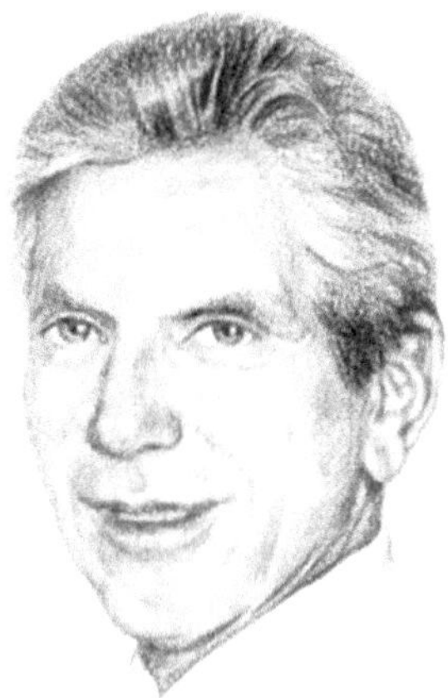

W.: E. U., H. Dalichau: Angeborene Mißbildungen d. Atemwege u. ihre Operabilität, Stuttgart 1965. – (Hg.): Das Polytrauma, München - Wien - Baltimore 11985. – Katastrophenmedizin, Köln 1986. – (Hg.): CV 1990.
Lit.: CV 1980, 740–744. – H. M. Becker: In memoriam E. U., Mitt DGCH 21 (1992) 215f. – W. Hartel, Zum Tode von E. U., Mitt. DGCH 21 (1992) 217. – BEdM II 640. – Hartel/Siewert 20f.
Abb.: s. Abb.-Verzeichnis.

Unger, Ernst (* 2. 4. 1875 Berlin; † 13. 9. 1938 Prenzlau)
Studium und Prom. (1898) in Berlin. Chir. WB 1899–1903 am Jüdischen KH Berlin (→ Karewski) und 1903–1906 an der II. Chir. Univ.-Klinik (→ Bergmann). 1905 eröffnete er eine chir. Privatklinik, betrieb Forschungen zur Nierentransplantation, zu thoraxchir. Eingriffen und zur Bluttransfusion. 1910 führte er die Insufflationsnarkose (nach Meltzer) ein, 1918 gelang ihm die Überbrückung eines Nervendefektes durch ein Transplantat. 1919 Hon.-Prof. und Ltg. der II. Chir. Abt. des Rudolf-Virchow-KH in Berlin. 1932 organisierte er den ersten zentralen Blutspendedienst Deutschlands. 1933 wurde er aus rassischen Gründen seines Amtes enthoben, 1936 wurde auch seine Privatklinik aufgelöst. Er starb an den Folgen eines Verkehrsunfalles.
W.: Technik d. Organtransplantation, in: E. Abderhalden, Handbuch d. biologischen Arbeitsmethoden V.1, Berlin 1930. – Überbrückung großer Nervendefekte mit freier Transplantation, Dtsch. med. Wschr. 47 (1921).
Lit.: CK 1926, 334f. – Winau/Vaubel 101.

Unger, Karl (* 1782 Lissa, Sachsen; † 28. 3. 1835 Königsberg)
Studium in Leipzig und Halle, dort Prom. WB an der Charité Berlin bei dem berühmten Christoph Wilhelm Hufeland (bekannt u. a. durch seine *Makrobiotik – die Kunst, das Leben zu verlängern*). 1833/14 Teilnahme als Militärarzt an den Befreiungskriegen. 1815 ao. Prof., 1819–1835 o. Prof. für Chir. in Königsberg, wo er eine chir.-ophthalmologische Klinik errichtete. Er starb an den Spätfolgen einer „Leicheninfektion".
W.: Beiträge zur Klinik d. Chir., Leipzig 1833.
Lit.: BLÄ 1935 V 679. – Killian 233. – Sachs IV 132–134. – BEdM II 640.

Urist, Marshall R. (* 11. 6. 1914 South Haven, MI; † 4. 2. 2001 Los Angeles)
Studium in Ann Arbor, MI, Chicago und Boston (Harvard), dort 1941 Prom. Anschließend am Children's Hosp. in Baltimore. 1943–1945 als Militärarzt in England und Deutschland eingesetzt. Nach Beendigung seiner orthop. WB 1947 am Massachusetts General Hosp. in Boston Dozent für Physiol. in Chicago. Ab 1948 in Westwood, CA, niedergelassen und daneben zeit seines Lebens Forscher an der Univ. Los Angeles. (UCLA), wo er sich mit vielen Aspekten der Knochenphysiologie beschäftigte. Unter anderem entdeckte er die osteokonduktive Wirkung von dekalizifizierter Knochenmatrix sowie die Knochenwachstum-fördernde Wirkung bestimmter Proteine (bone morphogenetic proteins, BMP).
W.: K. A. van de Putte, M. R. U.: Experimental mineralization of collagen sponge and decalcified bone, Clin. Orthop. 40 (1965) 48–56. – M. R. U., T. A. Dowell u. a.: Inductive substrates for bone formation, Clin. Orthop. 59 (1968) 59–96. – M. R. U., B. S. Strates: Bone morphogenetic protein, J. Dent. Res. 50 (1971) 1392–1406.
Lit.: A. H. Reddi: M. R. U.: A renaissance scientist and orthopaedic surgeon, J. Bone Jt. Surg. 85-A (2003) 3–7.

Usadel, Willy (* 16. 7. 1894 Gumbinnen, Ostpreußen; † 24. 3. 1953 Freudenstadt, Schwarzwald)
Studium und Prom. (1924) in Königsberg. Chir. WB 1923–1927 in Königsberg sowie 1927–1933 in Tübingen (→ Kirschner), dort 1928 Habil., 1933 ao. Prof. 1933/34 Dir. des Städt. Rudolf-Virchow-KH in Berlin. 1934–1945 o. Prof. für Chir. in Tübingen (Berufung unter NS-Einflußnahme). Im II. Weltkrieg Beratender Chir. Er war parteipolitisch belastet und wurde deshalb bei Kriegsende entlassen. 1946–1953 CA der Chir. Abt. am KH Freudenstadt. Schwerpunkte: Viszeralchir., Neurochir., Urol., Plast. Chir. Er gilt als Erstbeschreiber der „Pseudoperitonitis diabetica" und führte 1931 eine Embolektomie aus der Aortenbifurkation durch.
W.: Symptome d. Perforationsperitonitis beim Diabetiker, Zbl. Chir 55 (1928).
Lit.: CV 1938, 682. – Killian 209f. – Sachs III 200.

Usbeck, Werner (* 25. 2. 1920 Steinbach-Hallenberg, Thüringen; † 10. 12. 2007 Erfurt)
Studium und Prom. (1945) in Jena. 1945–1947 internist. WB, 1947/48 chir. WB in Schmalkalden, 1948–1952 in Erfurt (→ Schwarz). Dazwischen 1950 neurochir. WB in Berlin. Ab 1951 Aufbau einer Neurochir. Abt. in Erfurt. 1956 Habil. Ab 1961 komm. Dir., 1962–1969 ao. Prof. für Chir. und Dir. der Chir. Klinik an der der Med. Akad. Erfurt, 1969–1985 o. Prof. 1973–1985 Präsident der Akad. Schwerpunkte: viszerale Akutchir., Schädel-Hirn-Verletzungen, spinale Prozesse, Hirntumoren bei Kindern. 1975–1977 Präsident der Gesellschaft für Chirurgie der DDR, 1985–1990 deren Schatzmeister.
W.: Über die primär infizierten Hirnwunden u. üb. die verschiedenen Hirnabscesse, insbes. auch üb. den Verlauf dieser Erkrankungen unter d. Einwirkung von Antibiotica, Erfurt 1956. – (Hg.): Zur Erfurter Medizin- u. Hochschulgeschichte, Leipzig 1977. – (Mitautor): Schädel-, Hirn- u. Mehrfachverletzungen, Leipzig 1985.
Lit.: CV 1958, 856f. – NK: Nachruf W. U., Chirurg 79 (2008) 376–377. – E. Gottschalk, J. Reichel, R. Henke: Nachruf auf W. U., Mitt DGCH 37 (2008) 156f. – Kiene/Reding/Senst 335–337.

V

Vahlensieck, Winfried (* 16. 4. 1929 Salzkotten; † 18. 4. 2008 Bonn)
Studium in Fribourg und Bonn, dort 1955 Prom. Anschließend urol. und chir. WB in Gladbeck und Bonn (→ Gütgemann), dort 1965 Habil. 1971–1994 o. Prof. für Urol. in Bonn. Er begann 1965 in Bonn mit Nierentransplantationen.
W.: L. Steffens, W. V., J. Steffens: Transurethrale Diagnostik u. Therapie, Stuttgart - New York 1990. – W. V., R. U. Anderson: Benigne Prostatopathien, Stuttgart - New York 1992.
Lit.: E. B.: W. V. 75 Jahre alt, Dt. Ärztebl. 101 (2004) A-1117.

Vainio, Kauko (* 1. 5. 1913 Sääminki, Finnland; † 17. 1. 1989 Heinola, Finnland)
Studium in Turku, Helsinki und Oulu, Abschluß 1939, anschließend Kriegsdienst. 1945–1951 chir. und orthop. WB in Oulu, Helsinki und Turku. 1951/52 Studienaufenthalt in den USA (Fairfax, VA). Ab 1952 Aufbau und bis 1975 Leitung der Rheumaorthop. des KH der Rheumastiftung in Heinola. Der zu seiner Zeit erfahrenste Rheumaorthop. erlangte weltweite Bedeutung und legte die Grundlagen der op. Behandlung rheumatischer Deformationen an Fuß, Hand und anderen Regionen. 1983 Ehrenmitglied der DGOOC.
E.: *V.-Plastik:* Sehneninterpositionsarthroplastik des Fingergrundgelenks bei rheumatoider Arthritis.
W.: Hallux varus rheumaticus, Zschr. Orthop. 89 (1957) 271. – K. V., L. Hurri: Need of operations in rheumatoid arthritis, Acta rheumatol. Scand. 7 (1961) 91–93. – K. V., I. Reiman, T. Pulkki: Results of arthroplasty of the metacarpophalangeal joints in rheumatoid arthritis, Wiederherstellungschir. Traumatol. 9 (1967) 1–7.
Lit.: R. V. Lindholm: K. V., Clin. Orthop. 355 (1998) 4. – Buck-Gramcko 307f.

Valdoni, Pietro (* 22. 11. 1900 Triest; † 23. 11. 1976 Rom)
Studium in Wien, Bologna und Rom, dort 1924 Prom. und chir. WB in Rom (Roberto Alessandri). 1939 o. Prof. für Chir. und Klinikdir. in Cagliari, 1940/41 in Modena, 1941–1945 in Florenz und 1946–1970 in Rom. Er führte in den 1940er Jahren die Thorax-, die geschlossene sowie die offene Herzchir. in Italien ein, war einer der ersten, die den Ductus Botalli ligierten, entwickelte die kolorektale Anastomosentechnik, führte 1935 eine Embolektomie aus der A. pulmonalis (→ Trendelenburg-Op.) durch. 1965 Kongreßpräsident der ISS, 1969 deren Ehrenmitglied. 1955 Ehrenmitglied des ACS.
W.: Abdominal surgery: an atlas of operative techniques, Philadelphia 1976.
Lit.: ISS 352f. – A. Montori: Highlights in Surgery: Italian influence of surgical science on ISS/SIC members, World J. Surg. 28 (2004) 533f.

Valentin, Bruno (* 20. 9. 1885 Berlin; † 15. 10. 1969 Hannover)
Studium in Berlin und Würzburg, Prom. 1910. 1911–1914 chir. WB in Berlin (→ Borchardt). Im I. Weltkrieg Truppenarzt. 1919–1922 orthop. WB in Frankfurt a. M. (→ Ludloff), dort Habil. 1921, 1922–1924 chir. WB in Heidelberg (→ Enderlen), 1924 ao. Prof. 1924–1936 CA der Orthop. Heil- und Erziehungsanstalt Annastift in Hannover, ab 1930 auch ao. Prof. an der Tierärztlichen Hochschule Hannover. 1937–1967 in Emigration nach Rio de Janeiro. 1956 Ehrenmitglied der DGOOC. 1962 Mitglied der Leopoldina.
W.: Orthop. vor 100 Jahren, Stuttgart 1936. – Die Geschichte des Gipsverbandes, Stuttgart 1956. – Geschichte d. Orthop., Stuttgart 1961.
Lit.: G. Hohmann: Professor B. V. 70 Jahre, Münch. med. Wschr. 102 (1960) 1804f. – CV 1969, 937. – G. Grosch: Bedeutung u. Kritik d. Laien in d. deutschen Orthop. Zum Gedächtnis an Professor Dr. Dr. B. V. (1885–1969), Zschr. Orthop. 107 (1970) 527–531. – BEdM II 644.

Valsalva, Antonio Maria (* 17. 2. 1666 Imola; † 2. 2. 1723 Bologna)
Studium und Prom. (1687) in Bologna (M. Malpighi). Anschließend anatom. und pathol.-anatom. Studien in Bologna. 1697 dort Prof. für Anat. und Chir. am Hosp. der Inkurablen Er machte sich verdient durch seine unvergleichliche Beschreibung des Gehörorgans sowie durch seine zahlreichen Beiträge zu → Morgagnis *De sedibus et causis morborum*.
E.: *V.-Versuch:* Preßdruck-Versuch zum Nachweis der Luftdurchgängigkeit der Ohrtrompete.
W.: De aure humana tractatus, Bologna 1704.
Lit.: BLÄ 1935 V 699f. – Leiber/Olbert 425f. – EM 1435.

Vanghetti, Giuliano (* 8. 10. 1861 Greve, Chianti; † 4. 5. 1940 Empoli b. Florenz)
Studium und Prom. (1890) in Bologna. Nach WB in Parma Übernahme der väterlichen Praxis in Empoli (Florenz) und Tätigkeit als Schiffsarzt. Die Vielzahl von Amputationsverletzungen im Italien-Äthiopien-Krieg regte ihn 1896 zur Entwicklung von nach Anlage eines kineplastischen Tunnels durch Muskelkraft willkürlich bewegbaren Armprothesen an. 1898 von ihm erstmals veröffentlicht, wurde 1900 erstmals von Antonio Ceci in Pisa eine derartige Op. vorgenommen (vgl. → Sauerbruch). Während des I. Weltkriegs wurde er mit dem Aufbau und der Leitung eines Zentrums für Amputierte in Chiari beauftragt. Nach dem Krieg kehrte er nach Empoli zurück.
W.: Amputazioni, disarticolazioni e protesi, Florenz 1898. – Plastica e protesi cinematiche. Nuova teoria sulle amputazioni e sulla protesi, Empoli 1906. – Vitalizzazione delle membra artificiali: Teoria e casistica dei motori plastici (chirurgia cinematica per protesi cinematica), Mailand 1916.

C. Weißer, *Chirurgenlexikon*, https://doi.org/10.1007/978-3-662-59238-0_22

Lit.: P. Tropea, A. Mazzoni, S. Micera u. a.: Giuliano Vanghetti and the innovation of „cineplastic operations", Neurology 89 (2017) 1627–1632
Vgl. NTM 22 (2014), 148

Vanzetti, Tito (* 29. 11. 1809 Venedig; † 7. 1. 1888 Padua)
Studium und Prom. (1832) in Padua. 1832–1834 chir. WB in Wien (→ Wattmann), danach in Odessa und auf der Krim als Chir. tätig. 1837 Habil. in Charkow, später dort Prof. für Chir. und Gynäkol. Er führte 1848 die erste Ovariotomie in Rußland aus. 1853–1884 o. Prof. für Chir. in Padua. Für die erfolgreiche Behandlung von Aneurysmen durch digitale Kompression erhielt er den Montyon-Preis.
E.: *V.-Zeichen:* Wirbelsäulen-Skoliose als reflektorische Entlastungshaltung beim Ischias-Syndrom.
W.: La main seule dans le traitement des anévrysmes externes, Padua 1858.
Lit.: BLÄ 1935 V 706.

Varges, August Wilhelm (* 1795 Benneckenstein, Harz; † Mai 1863 Magdeburg)
Nach Apothekerlehre Wundarztausbildung. 1812 Lazarettchir. 1813 Wundarzt im preußischen Heer und Teilnahme an den Befreiungskriegen. Anschließend Chirurgenausbildung am Friedrich-Wilhelms-Institut in Berlin, 1821 Appr. und Niederlassung in Magdeburg. Dort 1822 Hebammenlehrer und 1827 Repetent an der med.-chir. Lehranstalt. 1844 Mitbegründer des norddeutschen Chir.-Vereins, seit 1846 dessen Vorstand und 1847–1861 Herausgeber von dessen Zeitschrift.
Lit.: BEdM II 644f.

Vater, Abraham (* 9. 12. 1684 Wittenberg; † 18. 11. 1751 Wittenberg)
Studium in Wittenberg und Leipzig, Prom. 1710 in Wittenberg. Danach Studienreise durch Deutschland, Holland und England. 1712 Habil. in Wittenberg. Dort 1717 ao. Prof., 1719 o. Prof. für Anat. und Botanik, 1733 o. Prof. für Anat., 1737 o. Prof. für Pathol., 1746–1751 Prof. der Therapie. Er beschäftigte sich hauptsächlich mit der Anat., für die er ein bedeutendes Museum einrichtete. Er beschrieb wahrscheinlich nicht die nach ihm benannte Papille, sondern eine Schleimhautfalte in deren Nähe, während die Zuschreibung an V. auf Claude Bernard zurückgeht. Die Tastkörperchen wurden 1741 in der Dissertation eines Schülers beschrieben, gerieten in Vergessenheit und wurden von Pacini erst 1835 wiederentdeckt. 1712 Mitglied der Leopoldina.
E.: *V.-Papille:* Papilla duodeni major, Mündung des Gallen- und Pakreasganges in den Dünndarm. – *V.-Pacinische Tastkörperchen:* Corpora lamellosa, Druckrezeptoren im Unterhautgewebe bes. von Handfläche und Fußsohle.
W.: Novum bilis diverticulum: dissertatio IV, Wittenberg 1720. – Lehmann: De consensu partium corporis humani, Diss. Wittenberg 1741.
Lit: ADB 39 (1835) 502f. – BLÄ 1935 V 711f. – J. F. Kanne, C. A. Rohrmann, J. E. Lichtenstein: Eponyms in radiology of the digestive tract: Historical perspectives and imaging appearances. Part 2: Liver, biliary system, pancreas, peritoneum, and systemic disease, Radiographics 26 (2006) 465–480.

Velpeau, Alfred Armand Louis Marie (* 18. 5. 1795 Brèche, Indre-et-Loire; † 18. 8. 1867 Paris)
Studium in Tours und Paris, dort 1823 Prom. Danach Hospitalarzt in Paris, wo er sich der Chir. und Geburtshilfe zuwandte. 1828 Chir. am Hôp. St. Atoine, 1830–1834 an der Pitié. 1834–1867 o. Prof. für Chir. an der Charité. Der berühmteste Chir. seiner Zeit untersuchte die Erkrankungen des Lymph- und Venensystems, Puerperalerkrankungen, die Entzündungslehre, das Mammakarzinom, die Behandlung von Aneurysmen, Schieloperationen, Amputationstechniken, die Jodinjektion in seröse Höhlen, die Blutstillung sowie bereits im Januar 1847 die Wirkung des Schwefeläthers als Narkotikum.
E.: *V.-Verband:* Bindenverband zur Fixierung des Armes am Brustkorb bei Verletzungen des Schultergürtels. – *V.-Deformation:* bajonettförmige Abknickung nach typischer distaler Radiusfraktur. – *V.-Hernie:* Hernia femoralis praevesicalis. Vor den Femoralgefäßen liegende Schenkelhernie.
W.: Mémoire sur l'inflammation aiguë des membranes synoviales tendineuses et articulaires, Paris 1826. – Mémoire sur la piqûre ou l'acupuncture des artères dans le traitement des anévrismes, Gaz. méd. Paris 2 (1831) 1–4. – Nouveaux éléments de médecine opératoire, I–III, Paris 1832. – Traité des maladies du sein et de la région mammaire, Paris 1854.
Lit.: BLÄ 1935 V 720–723. – EM 1439.

Venel, Jean André (* 28. 5. 1740 Morges, Kt. Waadt: † 9. 3. 1791 Orbe, Kt. Waadt)
Nach handwerklicher Lehre bei einem Geburtshelfer und Chir. in Genf Niederlassung in Yverdon (Kt. Waadt), wo er eine Hebammenschule eröffnete und ein Lehrbuch der Geburtshilfe verfaßte (dt. 1781). Nach der erfolgreichen Behandlung eines Kindes mit deformierten Füßen erwachte sein Interesse an der Orthopädie, weshalb er 1779 nach Montpellier ging, um sich in der Behandlung von Körpermißbildungen weiterzubilden. Danach eröffnete er 1780 in Orbe (Kt. Waadt) die weltweit erste orthopädische Heilanstalt, wo er bald gute Erfolge erzielte. Er gilt als der „Vater der Orthopädie", da er nach heute noch gültigen Prinzipien vorging: Betreuung durch einen Arzt, Spezialanfertigungen von Bandagen, Schienen und Apparaten sowie schließlich Erziehung und Unterrichtung der Kinder. Er erfand das erste Streckbett zur Korrektur von Wirbelsäulenverkrümmungen sowie div. Orthesen.
E.: *Sabot de V.:* Orthesenschuh zur Klumpfußbehandlung.
W.: Description de plusieurs nouveaux moyens mécaniques propres à prévenir, borner et même corriger dans certains cas les courbures latérales et la torsion de l'épine du dos, Lausanne 1788.
Lit.: BLÄ 1935 V 725. – GM 4305. – EM 1439.

Verbrugge, Jean (* 16. 12. 1896; † 7. 1. 1964)
Studium in Antwerpen und Brüssel, dort 1921 Prom. 1923/24 Studienaufenthalt in Rochester (Mayo-Klinik), danach in Bologna (→ Putti) und Straßburg (→

Leriche). 1925 Ass. und OA der Chir. Abt. am Stuyvenberg-KH in Antwerpen (→ Lambotte), 1935–1946 dort CA. 1946–1964 o. Prof. für Orthop. Chir. in Gent. Wie sein Lehrmeister Lambotte beschäftigte er sich intensiv mit der Osteosynthesetechnik. 1962 Präsident der Belgischen Gesellschaft für Chir. Er nahm an den Olympischen Spielen 1920 und 1928 als Fechter teil.
E.: *V.-Knochehaltezange:* Selbstzentrierende Zange zum Halten der reponierten Fragmente bei der Osteosynthese.
W.: (Hg.): Livre jubilaire. Offert au docteur Albin Lambotte par ses amis et ses élèves, Brüssel 1936. – L'ostéosynthèse métallique chez enfant, Brüssel 1939.
Lit.: E. V. E.: J. V. 1896–1964, J. Bone Jt. Surg. 46-A (1964) 924–926. – R. de Marneffe, Therapeutique des traumatismes. Traitment chirurgical des fractures par osteosynthèse, Bruxelles med. 50 (1970) 859–886.

Verdan, Claude Edouard (* 21. 9. 1909 Yverdon a. Neuenburger See; † 7. 8. 2006 Cully)
Studium und Prom. (1935) in Lausanne, danach chir. WB in Zürich (→ Clairmont) und Lausanne. 1946 Eröffnung einer chir. Privatklinik in Lausanne, wo er ein handchir. Zentrum etablierte. 1951 Habil. 1957–1980 Leiter der Chir. Poliklinik der Univ. Lausanne, dort 1965 ao. Prof., 1971–1980 o. Prof. für Chir. Er setzte sich im Gegensatz zu → Bunnell für die Primärversorgung von Beugesehnenverletzungen an der Hand ein, verbesserte die Daumenrekonstruktion und Hautplastiken an der Hand.
E.: *V.-Zonen:* Einteilung der Beugesehnenverletzungen an der Hand. – *V.-Naht:* Mehrere Einzelnähte um die Zirkumferenz der Sehne.
W.: Primary repair of flexor tendons, J. Bone Jt. Surg. 42-A (1960) 647–657. – Fractures of the scaphoid, Surg. Clin. North Amer. 40 (1960) 461–464. – The reconstruction of the thumb, Surg. Clin. North Amer. 48 (1968) 1033–1061. Hist. Entwicklung d. Beugesehnen-Chir. Handchir. 13 (1981 181–185.
Lit.: Buck-Gramcko 311–314.

Verhoogen, Jean (* 18. 5. 1864 Molenbeek, Brüssel; † 24. 7. 1950 Brüssel)
Studium und Prom. (1888) in Brüssel. Nach chir. WB und einer Studienreise 1890 nach Paris, Prag und Leipzig 1891 Chir., 1894 Habil. 1900 CA der Chir. Abt. am Hôp. St.-Jean in Brüssel, 1905 Agrégé, 1911 Prof., 1914–1929 o. Prof. für Chir. an der Univ. Brüssel. Er entwickelte 1894 eine Technik der Zystektomie, 1900 der totalen perinealen Prostatektomie, modifizierte 1898 die Gastrektomie, nutzte 1907 einen transpleuralen Zugang zur Resektion von Ösophagustumoren, verwendete 1910 Fascia lata für große Bauchdeckendefekte und gab 1912 eine Methode der Wiederherstellung des Ductus hepaticus an. 1929–1950 Präsident der ISS. 1949 Ehrenmitglied des ACS.
W.: J. de Keersmaeker,J. V.: Chronic urethritis by gonococcic origin, 1901.
Lit.: BLÄ 1933 II 1614. – ISS 354f.

Verneuil, Aristide Auguste Stanislas (* 29. 9. 1823 Paris; † 11. 6. 1895 Paris)
Studium und Prom. (1852) in Paris. 1853 Dozent, 1856 Chir. des Bureau central. Ab 1862 Chir. an verschiedenen Pariser Spitälern. 1868 Prof. für chir. Pathol., 1872–1892 Prof. für Chir. am Hôp. de la Pitié. 1869 Mitglied der Académie des Sciences und Präsident der Société de chirurgie. Er bevorzugte den trockenen Wundverband, empfahl die *forcipressure* zur Blutersparnis, die Jodoformbehandlung von Abszessen, die Entfernung des Steißbeins bei der Rektumresektion und erwarb sich Verdienste um die Hospitalhygiene.
E.: *V.-Kanäle:* Kollateralen eines Venenstammes. – *V.-Zeichen:* **1.** durch bilateralen Druck auf die Darmbeinkämme ausgelöster Schmerz bei Beckenbruch. **2.** durch Extension des Fingers ausgelöster Schmerz bei Bruch des zugehörigen Mittelhandknochens.
W.: Le système veineux, anatomie et physiologie, Paris 1853. – De la forcipressure, Bull. mém. Soc. méd. chir. Paris 1 (1875) 17, 108, 273, 522, 646. – Mémoires de chirurgie, I–VI, Paris 1877–1895.
Lit.: BLÄ 1901, 1761f. – BLÄ 1935 V 734.

Verth, Max zur (* 3. 10. 1874 Telgte, Westfalen; † 6. 11. 1941 Hamburg)
Studium in München, Erlangen, Gießen und Berlin, dort 1898 Prom. Als aktiver Marinearzt (bis 1919) chir. WB 1902–1904 in Königshütte, Schlesien, und 1908–1910 in Berlin (→ Bier). Im. I. Weltkrieg Lazarettchir. Danach als Chir. tätig., Ltg. der von ihm gegründeten Orthop. Versorgungsstelle Altona. 1929 Habil. in Hamburg, wo er auch eine Professur erhielt. 1936 Präsident der DGU, 1951 deren Ehrenmitglied. Hg. der *Monatsschrift für Unfallheilkunde.* 1930 Mitglied der Leopoldina.
E.: z. *V.-Schema:* Schema zur Beurteilung günstiger und ungünstiger Amputationshöhen der Extremitäten.
W.: Der Seekriegsunfall, Jena 1925. – Absetzung u. Kunstersatz d. unteren Gliedmaßen, Erg. Chir. Orthop. 27 (1934).
Lit.: CV 1938, 683–686. – F. König, G. Hohmann: M. z. V., Arch. orthop. Unfall-Chir. 41 (1942) 489–491. – BEdM II 647.

Vesal(ius), Andreas (* 31. 12. 1514 Brüssel; † 5. 10. 1564 Insel Zákynthos, Ionisches Meer)
Studium in Löwen, Paris und Padua, dort 1537 Prom. Anschließend Lehrtätigkeit in Chir. und Anat. in Padua, Bologna, Basel und Pisa. 1544–1555 Leibarzt Karls V. in Brüssel, ab 1556 Philipps II. (ab 1559 in Madrid). Er veröffentlichte 1543 das erste vollständige Lehrbuch der menschlichen Anat. mit präzisen Abbildungen und schuf damit die Grundlagen der modernen Anat., die auf gründliches Studium des menschlichen Körpers und Sektion menschlicher Leichen begründet waren. Er wies → Galen zahlreiche Irrtümer nach. Auf Feldzügen erwarb er sich große chir. Erfahrung. Er starb auf der Rückreise von einer Pilgerfahrt nach Jerusalem.
W.: De humani corporis fabrica libri septem, Basel 1543 (2. Aufl. 1555). – Opera omnia anatomica et chirurgica, I–II, Leiden 1725.

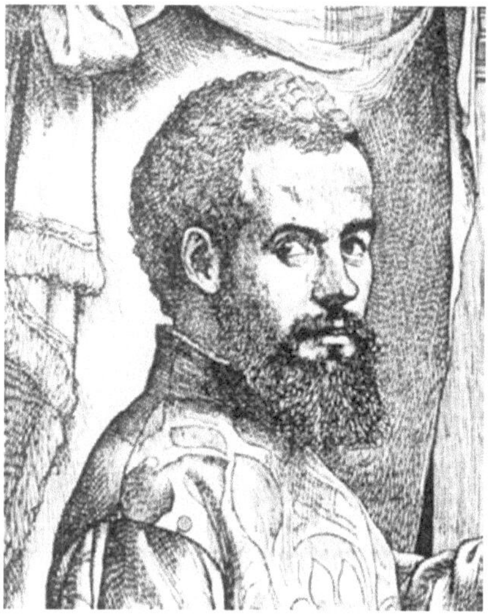

Lit.: Gurlt III 296–309. – Killian 15f. – M. Putscher: A. V., in: Engelhardt/Hartmann I 113–129. – Ärztelex. 315–318. – Sachs IV 216f. – EM 1440f.
Abb.: s. Abb.-Verzeichnis.

Vianèo di Maida
Chirurgenfamilie in Kalabrien (in Maida und Tropea), die im 16. Jh. die Nasen- (in einer aufwendigeren Technik als die Familie → Branca) und Lippenplastik durchführte. Bekannt sind Vicenzo (um 1500 tätig), dessen Neffe Bernardino, sowie Pietro, Sohn des letzteren. Die Kenntnis dieser Operationen stammt wohl von Branca-Schülern, die Technik wurde von → Fioravanti beschrieben und von → Tagliacozzi übernommen.
Lit.: Gurlt II 491–495. – BLÄ 1935 V 745.

Vicary, Thomas (* um 1490/1500; † 1562 London)
Nach handwerkschir. Ausbildung als Chir. in Maidstone, dann in Neapel und 1523 in Aleppo tätig, wurde er 1525 in die Londoner Chirurgengilde aufgenommen. 1528 Leibchir. König Heinrichs VIII. 1541 Teilnahme als Feldchir. an der Expedition gegen die Korsaren von Algier. 1540–1548 Master der vereinigten Company of Barbers and Surgeons, ab 1548 leitender Chir. des Londoner St. Bartholomew's Hosp. 1548 verfaßte er das erste Werk über chir. Anat. in engl. Sprache. Seine *Chirurgie* beschränkt sich auf die Chir. der Körperoberfläche.
W.: A breefe treatise of the anatomy of man's body, London 1548. – The surgions directorie for young practitioners in anatomie, wounds and cures, London 1651.
Lit.: Gurlt III 346–352. – BLÄ V 746f.

Vidal (de Cassis), **Auguste-Théodore** (* 3. 1. 1803 Cassis b. Marseille; † 15. 4. 1856 Paris)
Studium in Marseille und Paris, dort 1828 Prom. Er wandte sich dem Medizinjournalismus zu, wurde 1832 Dozent und 1833 Chir. des Bureau central. Ab 1839 Chir. am Hôp. de Lourcine und ab 1842 am Hôp. du Midi. Er bevorzugte zweizeitige Op., gab Alternativmethoden zum Steinschnitt an und entwickelte die nach ihm benannte Op. der Varikozele. Trotz vieler Bemühungen erlangte er keine Professur.
E.: *V.-Op.:* subkutane Unterbindung der betroffenen Venen bei Varikozele.
W.: La cure radicale du varicocèle par l'enroulement des veines du cordon spermatique, Paris 1844 (2. Aufl. 1850). – Traité de pathologie externe et de médecine operatoire ..., I–V, Paris 1838–1841 (3. Aufl. 1851).
Lit.: BLÄ 1901, 1765–1767. – BLÄ 1935 V 749f.

Vidius, Vidus s. Guidi, Guido

Vigo, Giovanni da (* 1450 Rapallo; † 1525)
Der Sohn eines Wundarztes und Steinschneiders machte seine chir. Ausbildung in Saluzzo und Genua, praktizierte danach bis 1495 in Saluzzo, später in Savona. 1503 als Leibarzt des Papstes Julius II. nach Rom berufen, nahm an Feldzügen teil und verfaßte ein umfangreiches chir. Lehrbuch. Nach dem Tod des Papstes 1513 wurde er Leibarzt eines Kardinals und schrieb 1518 noch ein Kompendium der Chir. Er beschrieb die Amputation im nekrotischen Gewebe mit anschließender Kauterisierung, die Trepanation und den Steinschnitt. Schußwunden, die er als gequetscht, verbrannt und vergiftet ansah, seien mit siedendem Öl und dem Glüheisen auszubrennen. Seine Schrift über die Syphilis gilt als eine der ersten zu diesem Thema.
W.: Practica in arte chirurgica copiosa, Rom 1514. – Practica in arte chirurgica compendiosa, Rom 1518.
Lit.: Gurlt I 919–942. – BLÄ 1935 V 758. – R. Gurunluoglu, A Gurunluoglu, H. Piza-Katzer: Review of the „Chirurgia" of Giovanni de Vigo: Estimate of his position in the history of surgery, World J. Surg. 27 (2003) 616–623. – EM 1443.

Vincent, Clovis (* 26. 9. 1879 Ingré, Loiret; † 15. 11. 1947 Paris)
Studium und Prom. (1910) in Paris. 1913 Hospitalarzt, 1921 Chef de services. Als Neurologe assistierte er bei neurochir. Operationen, hospitierte 1927 in Boston bei → Cushing, begann selbst zu operieren und wurde 1933 Leiter der neu eingerichteten Abt. für Neurochir. am Hôp. de la Pitié in Paris, 1938 erhielt er den ersten französischen Lehrstuhl für Neurochir. Er war der Pionier der Neurochir. in Frankreich.
W.: Neurochir. Betrachtungen üb. die Funktionen des Frontallappens, Dtsch. med. Wschr. 62 (1936) 36. – Sur le diagnostic et le traitement des traumatismes cérébraux, Mém. Acad. Chir. 63 (1937) 287. – C. V., J. le Beau, G. Guiot: Brain oedema in neuro-surgery, Proc. Roy. Soc. Med. 40 (1947) 689–695.
Lit.: Kolle II 208–214.

Vineberg, Arthur Martin (* 24. 5. 1903 Montreal; † 26. 3. 1988 Montreal)
Der Herzchir. am Royal Victoria Hosp. in Montreal entwickelte als Vorläuferverfahren der Koronararterien-Bypasschir. 1946 im Tierversuch die nach ihm benannt Op., die er ab 1950 am Menschen einsetzte.
E.: *V.-Op.:* Myokard-Revaskularisation durch Implantation der linken A. thoracica [mammaria] interna samt Begleitvene und anhängendem Bindegewebe in einen Myokardtunnel des linken Ventrikels
W.: The development of an anastomosis between the coronary vessels and a transplanted internal mammary artery, Can. med. Ass. J. 55 (1946) 117–119. –

Myocardial revascularization by arterial/ventricular implants, Boston 1982.
Lit.: A. R. Dobell: A. V. and the internal mammary artery implantation procedure, Ann. Thorac. Surg. 53 (1992) 167–169.

Vinson, Porter Paisley (* 24. 1. 1890 Davidson, NC; † 1959)
Studium und Prom. (1914) in Baltimore. 1916–1918 chir. WB in Rochester (Mayo). 1918/19 Militärdienst. Als Ass. von → Plummer spezialisierte er sich auf Erkrankungen des Thorax und des Ösophagus. 1921 ao. Prof. Von ihm stammt ein weiterer Fall des von Plummer 1912 publizierten Krankheitsbildes.
E.: *Plummer-V.-Syndrom:* („sideropenische") Dysphagie mit schmerzhaften Schluckbeschwerden und Ösophagus- und Kardiaspasmen.
W.: A case of cardiospasm with dilatation and angulation of the esophagus, Med. Clin. North Amer. 3 (1919) 623–627. – Hysterical dysphagia, Minnesota Med. 5 (1922) 107f.
Lit.: F. A. M. Herbella, J. Matone, J. C. Del Grande: Eponyms in esophageal surgery, part 2, Dis. Esophag. 18 (2005) 4–16.

Virchow, Rudolf Ludwig Carl (* 13. 10. 1821 Schivelbein [Świdwin], Pommern; † 5. 9. 1902 Berlin)

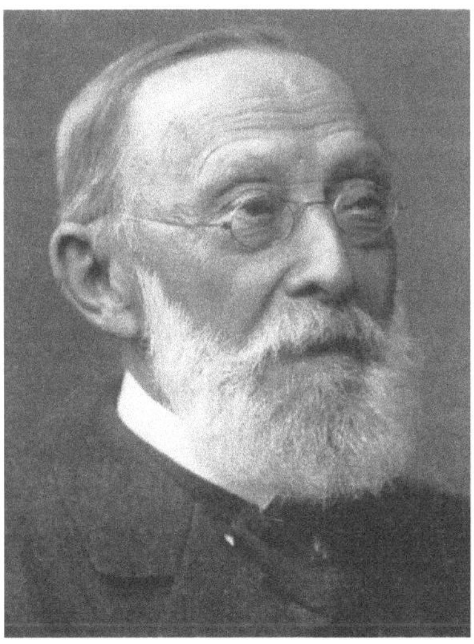

Studium und Prom. (1843) an der Militärärztlichen Akademie Berlin, danach Unterarzt an der Charité. 1844 Ass. bei → R. Froriep, 1846 Prosektor, 1847 Habil. 1848 Amtsenthebung wegen politischer Betätigung. 1849–1856 o. Prof. für Pathol. in Würzburg, 1856–1902 in Berlin. Er begründete die moderne Zellularpathologie (*omnis cellula a cellula*). 1847 Gründung des *Archivs für pathologische Anatomie und Physiologie und für klinische Medizin* (ab 1903: *Virchows Archiv*). Neben seiner Eigenschaft als führender Pathol. Deutschlands war er ebenso bedeutend als Anthropologe, Ethnologe, Prähistoriker und Sozialethiker (Schlesien, Spessart), außerdem war er als Politiker aktiv (1859–1902 Mitglied der Berliner Stadtverordnetenversammlung, 1862–1902 des Preußischen Abgeordnetenhauses, 1880–1893 des Deutschen Reichstages).
E.: *V.-Drüse:* Lymphknoten hinter dem Schlüsselbeinansatz des linken M. sternocleidomastoideus, vergrößert bei Tumoren des Thorax und des Bauchraumes. – *V.-Trias:* Faktoren der Thromboseentstehung: venöse Stase, Viskositätserhöhung, Endothelschädigung.
W.: Die Cellularpathol. in ihrer Begründung auf physiol. u. pathol. Gewebelehre ..., Berlin 1858 (5. Aufl. 1893). – Ch. Andree (Hg., Bearb.): Rudolf Virchow. Sämtliche Werke, voraussichtlich 71 Bde., Frankfurt a. M.; Berlin; Hildesheim 1992ff.
Lit.: BLÄ 1935 V 768–772. – Klimpel 2001, 126–128. – BEdM II 650f. – Ch. Andree: R. V.: Leben u. Ethos eines großen Arztes, München 2002. – EM 1445–1447.
Abb.: s. Abb.-Verzeichnis.

Voelcker, Fritz (Friedrich) (* 22. 6. 1872 Speyer; † 19. 3. 1955 Immenstadt, Allgäu)
Studium in Berlin und München; dort 1895 Prom. Chir. WB 1896/97 in Frankenthal und 1897–1906 in Heidelberg (→ Czerny), dort 1902 Habil. 1906 ao. Prof. und OA in Heidelberg (→ Narath). 1910–1918 Ltg. der Chir. Poliklinik in Heidelberg, 1919–1937 o. Prof. für Chir. in Halle. Schwerpunkte: urol. Chir., Abdominalchir. (1911 transduodenale Hepatikusdrainage), Unfallchir. Er entwickelte 1905 mit Alexander von Lichtenberg die Zystographie, die retrograde Pyelographie sowie 1906 die Chromozystoskopie, außerdem führte er die ischiorektale Prostatektomie ein. Er sprach sich in seiner Eröffnungsrede zum Chir.-Kongreß 1932 in einem sehr engagierten Plädoyer für die Einheit der Chir. und gegen Spezialisierungstendenzen aus. 1921 Präsident und Ehrenmitglied der Dt. Ges. für Urologie, 1932 Präsident der DGCH, 1943 deren Ehrenmitglied. 1924 Mitglied der Leopoldina.

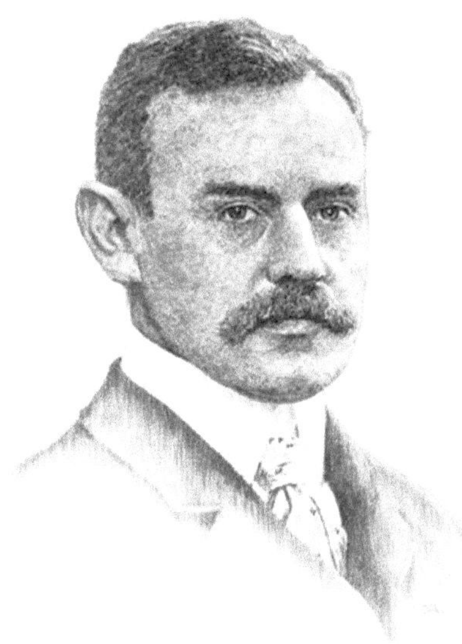

W.: F. V., A. Lichtenberg: Die Gestalt d. menschl. Harnblase im Röntgenbilde, Münch. med. Wschr. 52 (1905) 1576–1578. – F. V., A. v. Lichtenberg: Pyelographie (Röntgenographie des Nierenbeckens nach

Kollargolfüllung), Münch. med. Wschr. 52 (1906) 105–107. – Diagnose d. chir. Nierenerkrankungen unter Verwendung d. Chromozystoskopie, Wiesbaden 1906. – Urol. Operationslehre, Leipzig 1921. – Chir. Erkrankungen u. Verletzungen d. Harnorgane, 1925.
Lit.: CV 1938, 686f. – Killian 291. – Sachs IV 104. – BEdM II 652.
Abb.: s. Abb.-Verzeichnis.

Vogel, Rudolf Augustin (* 1. 5. 1724 Erfurt; † 5. 4. 1774 Göttingen)
Studium in Erfurt, Leipzig und Berlin, Prom. 1747 in Erfurt. Danach Niederlassung in Erfurt, daneben Lehrtätigkeit. 1753 ao. Prof. in Göttingen, 1760 o. Prof. Er richtete 1764 ein *Collegium clinicum* zur Behandlung armer Patienten und zu Lehrzwecken ein, betrieb Chir. aber nur am Rande. Er redigierte 1753–1774 die *Neue med. Bibliothek.*
Lit.: BLÄ 1935 V 781f. – Killian 299. – Sachs IV 83.

Vogt, Paul Friedrich Emanuel (* 3. 2. 1844 Greifswald; † 5. 7. 1885 Greifswald)
Studium in Greifswald und Tübingen, 1865 Prom. in Greifswald. 1865/66 med. WB, ab 1867 chir. WB in Greifswald (→ Bardeleben, → Hueter). 1869 Habil., 1873 ao. Prof., 1882–1885 o. Prof. für Chir. in Greifswald. Schwerpunkte: Knochenerkrankungen, Orthop.
W.: Die chir. Krankheiten d. oberen Extremitäten, Stuttgart 1880.
Lit.: BLÄ 1935 V 790f. – Killian 159. – BEdM II 654.

Vogt-Moykopf, Ingolf (* 12. 6. 1931 Hamburg; † 7. 3. 2015 Heidelberg)
Studium und Prom. (1958) in Heidelberg. 1960–1965 chir. WB in Heidelberg (→ K. H. Bauer; → F. Linder), dort 1968 Habil. Studienaufenthalte in Lund, Malmö und London. 1972–1996 Dir. der Thoraxklinik Heidelberg-Rohrbach, die 1978 in das Tumorzentrum Heidelberg-Mannheim integriert wurde. Durch große Erfahrung und qualitätvolle Behandlung führte er die Klinik zu internationaler Spitzenstellung und verschaffte ihre einen großen Einzugsbereich. 1989/90 Präsident der DGTHG. 1991 Mitbegründer der DGT und 1991–1993 deren Präsident. 2004 Ehrenmitglied der DGCH.
W.: P. Drings, I. V.-M. (Hgg.): Thoraxtumoren. Diagnostik, Staging, gegenwärtiges Theapiekonzept, Berlin - Heidelberg - New York 1991 (2. Aufl. 1998). – I. V.-M., P. Drings (Hgg.): Thoraxchir., Darmstadt 1993.
Lit.: CV 1980, 752–754. – J. Schirren, D. Branscheid: In memory of I. V.-M. 1931–2015, Eur. J. Cardiothorac. Surg. 48 (2015) 636f.

Voillemier, Léon Clément (* 5. 10. 1809 Vignory, Haute-Marne; † 14. 1. 1878 Paris)
Studium und Prom. (1842) in Paris. 1843 Dozent, 1844 Chir. des Bureau central. Danach Chir. an verschiedenen Pariser Hospitälern. 1848 in der Verwaltungsleitung der Pariser Hospitäler, deren Reform nur unzureichend gelang. 1854–1873 Chir. am neu errichteten Hôp. Lariboisère sowie an der Charité. Sein Hauptinteresse gehörte den Erkrankungen des Harntraktes.
W.: Clinique chirurgicale, Paris 1861. – Traité des maladies des voies urinaires, Paris 1868.
Lit.: BLÄ 1935 V 793f.

Voitus, Johann Christoph Friedrich (* 16. 3. 1741 Gentin; † 30. 1. 1787 Berlin)
Nach handwerkschir. Ausbildung Kompaniefeldscher in Berlin. 1772 Pensionärschir. an der Charité und Weiterbildung am Collegium medico-chirurgicum. 1773 Regimentsfeldscher. 1774 zur chir. WB in Paris (u. a. → Desault). 1779–1787 Prof. für Chir. am Collegium medico–chirurgicum und Oberwundarzt an der Charité Berlin. 1786 III. Generalchir. an der Charité.
Lit.: BLÄ 1935 V 796. – Killian 332. – Sachs IV 277. – Sachs V 233.

Volkmann, Johannes Allwill Max (* 26. 9. 1889 Waldheim; † 14. 10. 1982 Hannover)
Studium in Erlangen, Grenoble, Kiel und Leipzig, dort 1914 Prom. Im I. Weltkrieg Lazarett– und Truppenarzt. WB: 1919 Pathol. in Braunschweig, 1919–1930 Chir. in Halle (→ Voelcker), dort 1923 Habil., 1928 Prof. 1931–1933 CA der Chir. Abt. am Evang. KH Münster. 1933–1945 Dir. des KH Bergmannstrost Halle. 1941–1945 Beratender Chir. 1945–1952 CA der Chir. Abt. am KH Schkeuditz. 1952–1956 o. Prof. für Chir. in Greifswald (danach Übersiedelung nach Hannover). Schwerpunkte: Abdominalchir., Thoraxchir., Unfallchir., Radiol. Er führte 1923 erste Versuche zur Ausscheidungsurographie durch, fand aber noch kein brauchbares Kontrastmittel. 1955 Mitglied der Leopoldina.
W.: Röntgenographische Darstellung d. Harnwege durch i.v. Verabreichung schattengebender Mittel, Dtsch. med. Wschr. 1924.
Lit.: CV 1980, 754–756. – Killian 164f.

Volkmann, Richard von (* 17. 8. 1830 Leipzig; † 28. 11. 1889 Jena)

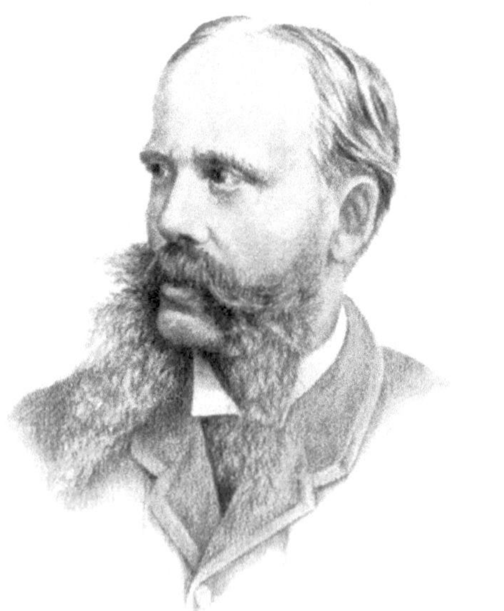

Studium in Halle, Gießen und Berlin, 1854 Prom. in Halle. Anschließend Chir. WB in Halle (→ Blasius), 1857 Habil.; danach praktischer Arzt in Halle, 1863 ao. Prof. 1867–1889 o. Prof. für Chir. in Halle. In den Kriegen 1866 und 1870/71 als Militärchirurg tätig. Schwerpunkte: antiseptische Wundbehandlung, Verbes-

serung der Operationstechnik, Begründung der wiss. Orthop., Gelenk- und Extremitätenchir., Frakturbehandlung. Er führte die erste Rektumexstirpation bei Krebs durch, beschrieb 1875 den Hautkrebs durch Teerkontakt sowie eine spezielle Form der Sprunggelenksfraktur und 1881 die nach ihm benannte Kontraktur. Unter dem Pseudonym Richard Leander schrieb er poesievolle Kunstmärchen *Träumereien an französischen Kaminen* (1871). 1872 Gründungsmitglied der DGCH, 1886 und 1887 deren Präsident, 1872–1880 deren Generalsekretär („Schriftführer"). 1880 Mitglied der Leopoldina. 1880–1889 Mitherausgeber des *Zentralblattes für Chirurgie*. 1885 geadelt.
E.: *Hinteres V.-Dreieck:* Dreieckförmiges Fragment an der hinteren Begrenzung des distalen Tibiaendes im Rahmen der Frakturen des oberen Sprunggelenkes (ursprünglich als ventrales keilförmiges Fragment beschrieben, vgl. → Earle). – *V.-Kontraktur:* Ischämische Muskelkontraktur als Folge eines Kompartmentsyndroms. – *V.-Beinschiene:* Lagerungsschiene für die verletzte untere Extremität. – *V.-Löffel:* scharfer Löffel. – *V.-Haken:* vierzinkiger scharfer Wundhaken.
W.: Über den Mastdarmkrebs u. die Exstirpatio recti, Slg. klin. Vortr. 131 (1878) 1113–1128. – Zbl. Chir. 2 (1875) 358. – Die Behandlung von complicirten Fracturen, Leipzig 1877. – Die ischämischen Muskellähmungen u. -Kontrakturen, Zbl. Chir. 8 (1881) 801–803
Lit.: BLÄ 1901, 1789–1791. – Leiber/Olbert 428f. – K. L. Schober: R. v. V. zum 150. Geburtstag, Zbl. Chir. 105 (1980) 1635–1643. – Killian 288f. – J. H. Wolf: R. V. Entdecker d. „Ischämischen Muskellähmungen u. Kontrakturen", Oper. Orthop. Traumatol. 1 (1989) XIII–XVIII. – Ärztelex. 321. – Sachs III 371–379. – BEdM II 656. – EM 1454.
Abb.: s. Abb.-Verzeichnis.

Vollmar, Jörg-Friedrich (* 22. 9. 1923 Plüderhausen, Remstal; † 15. 1. 2008 Ulm)
Studium in Berlin, Würzburg und Heidelberg, unterbrochen durch Kriegsdienst als Feldunterarzt und Gefangenschaft. 1948 Prom. in Heidelberg. 1948–1963 chir. WB in Heidelberg (→ K. H. Bauer; → Linder), hier 1962 Habil. und 1963 OA. Studienaufenthalte 1953/54 in St. Gallen, 1957/58 in London sowie 1965 und 1967 in Nord- und Südamerika. Er konnte der Gefäßchirurgie in Heidelberg einen weltweiten Ruf verschaffen. 1970–1991 o. Prof. für Thorax- und Gefäßchir. in Ulm. Schwerpunkte: Ringdesobliteration, Fernembolektomie, Gefäßendoskopie. Er propagierte die interdisziplinäre Zusammenarbeit auf dem Gebiet der Gefäßmedizin, gründete und leitete die Sektion Gefäßchir. in der DGCH und setzte sich für die Schaffung des chir. Teilgebiets Gefäßchir. in Deutschland ein. 1986–1988 Präsident der European Society of Cardiovascular Surgery.
W: Rekonstruktive Chirurgie der Arterien, Stuttgart 1967 (4. Aufl. 1996).
Lit: Killian 461f. – CV 1980, 756f. – H. C. Kogel: Nachruf auf J.-F. V., Chirurg 79 (2008) 378. – H. Kogel: Nachruf auf J. F. V., Mitt. DGCH 37 (2008) 160–162.

Vossschulte, Karl (* 1. 6. 1907 Beckum, Westfalen; † 6. 4. 2001 Gießen)
Studium in Freiburg, Kiel, München, Wien, Münster und Düsseldorf; dort 1931 Prom. 1931/32 med. WB am Vinzenzkrankenhaus Duisburg, chir. WB 1933–1943 in Düsseldorf (dort 1941 Habil.) sowie 1943–1951 in München (→ E. K. Frey). 1948 apl. Prof. 1951–1976 o. Prof. für Chir. in Gießen. Schwerpunkte: Chir. Schmerztherapie, Aortenisthmusstenose, Lungenembolie, Thoraxchir., Pankreaschir. Er war ein Vorreiter der Herz- und Thoraxchir. in Deutschland. 1969 Präsident der DGCH, 1979 deren Ehrenmitglied und Senator auf Lebenszeit.

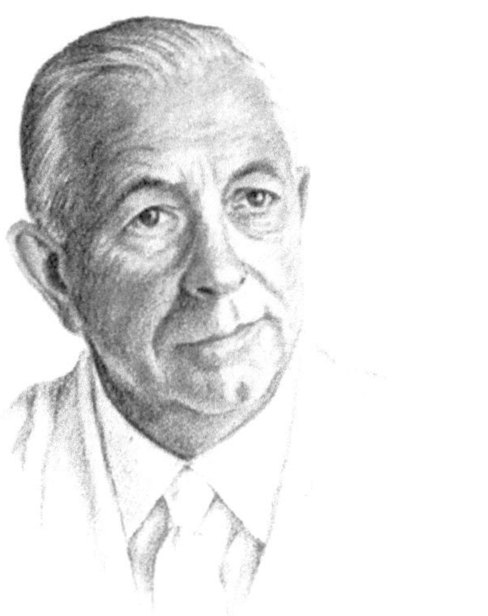

W.: Dissektionsligatur des Ösophagus bei Varicen d. Speiseröhre infolge Pfortaderhochdruck, Chirurg 28 (1957). – Isthmusplastik zur Behandlung d. Aortenisthmusstenose, Thoraxchir. (1957). – E. Hellner, R. Nissen, K. Vossschulte (Hgg.): Lehrbuch d. Chir., Stuttgart 1957 (7. Aufl. 1982). – K. V., L. Zukschwerdt: Chir. Differentialdiagnostik, Stuttgart 1972.
Lit.: CV 1980, 757–759. – Killian 258–260. – A. Encke [Nachruf], Mitt. DGCH 30 (2001) 214f.
Abb.: s. Abb.-Verzeichnis.

Vulpius, Oskar (* 30. 1. 1867 Boxberg; † 28. 7. 1936 bei Untereisenheim b. Heilbronn)
Sudium in Heidelberg und Berlin, Prom. 1890. 1891–1896 chir. WB in Heidelberg (→ Czerny), dort 1894 Habil. für orthop. Chir., 1902 ao. Prof. Ab 1896 Ltg. der Orthop. Univ.-Poliklinik Heidelberg sowie 1910–1918 der badischen Krüppelheilanstalt. Im I. Weltkrieg Einsatz als Militärchir. Das 1912 von ihm in (Bad) Rappenau gegründete und von da an geleitete Sonnen- und Solbadesanatorium trägt heute seinen Namen. Er starb bei einem Autounfall.
E.: *V.-Methode:* „Knopflochnaht" bei Sehnentransposition.
W.: Die Sehnenüberpflanzung u. ihre Verwertung in d. Behandlung d. Lähmungen, Leipzig 1902. – O. V., A. Stoffel: Orthop. Operationslehre, Stuttgart 1913 (3. Aufl. 1924).

Lit.: CK 1926, 342f. – BLÄ 1933 II 1629. – BEdM II 658. – P. Hahn, A. C. Braun, F. Unglaub: O. V. und die Sehnentranspositionen an der Hand, Handchir. Mikrochir. Plast. Chir. 44 (2012) 187f.

W

Wachsmuth, Werner Curt Ferdinand (* 29. 3. 1900 Rostock; † 7. 6. 1990 Würzburg)
Studium in Tübingen, Würzburg und Frankfurt; dort 1923 Prom. Med. WB 1923/24 in München (von Müller), chir. WB 1925–1928 in Heidelberg (→ Enderlen) und 1928–1935 in Bonn (→ Redwitz), dort 1930 Habil. Um dem Eintritt in NS-Organisationen zu entgehen, 1935 Wechsel in den Sanitätsdienst der Wehrmacht nach München, dort 1936 ao. Prof. Im II. Weltkrieg Beratender Chir. und Lazarettchef im Westen und Osten. Nach brit. Kriegsgefangenschaft 1946–1969 o. Prof. für Chir. in Würzburg. Schwerpunkte: Abdominal-, Thorax-, Unfall- und Kriegschir., chir. Anatomie, Medizinrecht, med. Ethik. Unter seiner Ägide verselbständigte sich die Neurochir. und Anästhesie. Nach seiner Emeritierung befaßte er sich mit Rechtsfragen der Chir. (jurist. Ehrenprom. 1978 Göttingen) und ethischen Problemen. 1967 Präsident der DGCH, 1971 deren Ehrenmitglied. 1985 Ehrenmitglied der DGU. 1959 Mitglied der Leopoldina. 1977 Verleihung der Ernst-von-Bergmann-Gedenkmünze in Gold.

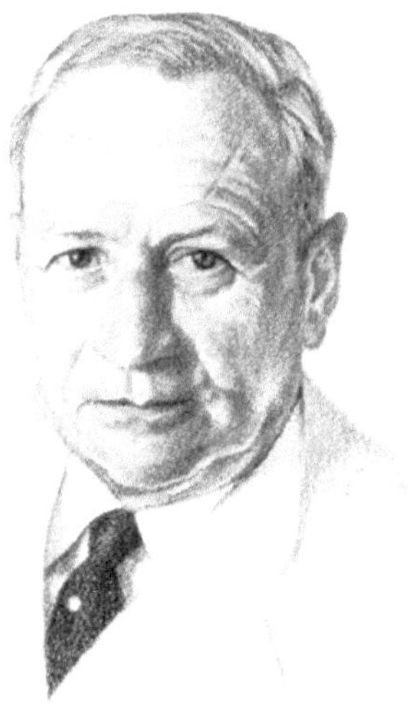

W.: T. v. Lanz, W. W.: Prakt. Anatomie, I–III, Berlin 1935–1955. – Chirurg zwischen Gesetz u. Gewissen, Chirurg 47 (1976) 469. – Ein Leben mit dem Jahrhundert, Berlin - Heidelberg - New York 1985. – Reden u. Aufsätze 1930–1984, Berlin - Heidelberg - New York 1985.
Lit.: CV 1980, 760f. – Killian 132f. – NN: W. W. 90 Jahre, Dtsch. Ärztebl. 87 (1990) B707. – BEdM II 659.
Abb.: s. Abb.-Verzeichnis.

Waclawiczek, Hans Werner (* 22. 11. 1950 Leoben; † 2015 Salzburg)
Studium und Prom. (1975) in Innsbruck. 1977–1984 chir. WB in Salzburg (→ Steiner; → Boeckl), danach bis 2015 OA. 1988 Habil. in Graz, 1992 ao. Prof. Er machte sich um die chir. Aus- und WB in Österreich verdient. 2012 Präsident der ÖGC.
W.: D. operierte mechanische Ileus, Arch. klin. Chir. 370 (1987), 37–52. – H. W. W., D. Lorenz: D. Schutz d. pancreatico-digestiven Anastomose nach Pankreaskopfresektion durch Pancreasgangokklusion mit Fibrin(-kleber), Chirurg 60 (1989) 403–409.
Lit.: W.-U. Wayand: In memoriam H. W. W., https://oegch.at/wp-content/uploads/2018/04/nachruf_prof_waclawiczek.pdf [16. 6. 2018].

Wagner, Friedrich Wilhelm (*14. 4. 1899 Eisleben; † 26. 2. 1976)
Studium und Prom. (1923) in Halle. Danach pathol., pharmakol. WB in Halle sowie radiol. WB in Köln (Grashey) und Frankfurt a. M.; chir. WB in Halle (→ Voelcker), dort 1934 Habil. Unter NS-Einfluß 1937 komm., 1939–1945 o. Prof. für Chir. in Halle, danach wegen NS-Aktivitäten in Haft. 1949–1956 CA der Chir. Abt. am ev. KH in Wanne-Eickel. 1956–1960 o. Prof. für Chir. in Kabul, Afghanistan. 1960–1964 Ltg. des Burgberg-Sanatoriums Bad Harzburg. Schwerpunkte. Allgemein- und Unfallchir., chir. Radiologie, Grundlagenforschung.
W.: Strahlenbehandllung des Carcinoms in d. Chir., Münch. med. Wschr. 79 (1932) 715 u. 753. – Marknagelung d. Knochenbrüche, Zbl. Chir. 70 (1943). – Möglichkeiten d. Behandlung des inoperablen Carcinoms, Stuttgart 1956.
Lit.: CV 1958, 877f. – Killian 291f. – Sachs IV 104.

Wagner, Heinz (* 7. 12. 1929 Kronstadt, Siebenbürgen; † 1. 11. 2001 Schwarzenbruck-Rummelsberg)
Studium und Prom. (1954) in Erlangen. Orthop. WB in Eisenberg, Heidelberg (→ Lindemann) und Münster (→ Hepp), dort 1965 Habil. 1966 OA an der Orthop. Klinik Wichernhaus in Altdorf (→ F. Th. Becker), 1969–1995 CA und ao. Prof. an der Univ. Erlangen. 1980 Umzug der Klinik in den von ihm mitgestalteten Neubau in Rummelsberg b. Nürnberg. Schwerpunkte: angeb. Hüftluxation, Extremitätenverlängerung, Hüftendoprothetik, Osteoporose. Mit-Hg. des *Archivs für orthopädische und Unfall-Chir.* sowie Mitbegründer und Mithg. von *Der Orthopäde*. 1970 Mitbegründer der deutschen AO. 1984 Präsident der DGOOC, 2000 deren Ehrenmitglied. 1987 Präsident des SICOT-Kongresses.
W.: Die Einbettung von Metallschrauben im Knochen u. die Heilungsvorgänge des Knochens unter dem Einfluß der stabilen Osteosynthese, Arch. klin. Chir. 305 (1963) 28–41. – Präsenile Osteoporose, Stuttgart 1965. – Chirurgische Beinverlängerung, Chirurg 42 (1971) 260–266.
Lit.: D. Hohmann: H. W. 1929–2001, Orthopäde 31 (2002) 105f.

Wagner, Karl Ernst Albrecht (* 3. 6. 1827 Berlin; † 15. 2. 1871 Dôle, Frankreich)
Studium in Berlin und Heidelberg, Prom. 1848 in Berlin. 1849 Studienreise nach Paris und Wien. Anschlie-

C. Weißer, *Chirurgenlexikon*, https://doi.org/10.1007/978-3-662-59238-0_23

ßend chir. WB in Berlin (→ B. Langenbeck), 1852 Habil. 1853 Ltg. der Chir. Abt. am Städt. Lazarett in Danzig. 1858–1871 o. Prof. für Chir. und Augenheilkunde in Königsberg. Schwerpunkte: Knochenbruchheilung, Pseudarthrosen, Amputationstechnik. Er war maßgeblich am 1864 eröffneten Klinikneubau beteiligt. Kriegsteilnahme 1866 und 1870/71 als Generalarzt. Er starb an Typhus.
W.: Über den Heilungsproceß nach Resectionen u. Exstirpationen d. Knochen, Berlin 1853.
Lit.: ADB 40 (1896) 529f. – BLÄ 1935 V 814f. – Kilian 233f. – BEdM II 660.

Wagner, Karl Wilhelm Ulrich (* 21. 1. 1793 Braunschweig; † 4. 12. 1846 Berlin)
Studium in Braunschweig, Marburg und Göttingen, dort 1813 Prom. Danach in Braunschweigischem Militärdienst, wo er bereits 1815 die Geschäfte des Generalstabsarztes übernahm. 1819 Habil. in Berlin, dort 1820 ao. Prof. 1821/22 Studienreise nach Großbritannien. Danach wechselte er von der prakt. Chir. zur Staatsarzneikunde und wurde 1826 o. Prof. für dieses Fach in Berlin. 1832 Einrichtung eines Lehrinst. für öffentl. Gesundheitswesen, daneben Leitung eines privaten poliklinischen Inst. 1832 Geheimer Medizinalrat.
W.: Nachricht über die Errichtung einer prakt. Unterrichtsanstalt für di Staatsarzneikunde ..., Berlin 1833.
Lit.: BLÄ 1935 V 812–814.

Wagner(-Königshütte), **Wilhelm** (* 14. 1. 1848 Wohnbach, Hessen; † 6. 8. 1900 Königshütte, Oberschlesien)
Studium in Gießen und Marburg, dort 1869 Prom. 1870/71 an einem Reservelazarett in Friedberg tätig, anschließend dort als prakt. Arzt niedergelassen. 1877–1900 Dir. des Knappschaftslazaretts Königshütte, das sich in dem aufstrebenden oberschlesischen Industrierevier unter seiner Ltg. zu einem bedeutenden KH entwickelte. 1894 Tit.-Prof.
E.: *W.-Op.:* osteoplastische Schädelresektion.
W.: Die temporäre Resektion des Schädeldaches an Stelle der Trepanation, Zbl. Chir. 16 (1889) 833–838. – W. W., P. Stolper: Die Verletzungen d. Wirbelsäule u. des Rückenmarkes, Stuttgart 1898.
Lit.: BLÄ 1901, 1801. – P. Jottkowitz: W.W.-K., Chirurg 4 (1932) 775–778. – BEdM II 662.

Wagstaffe, William Warwick (* 1843 London; † 22. 1. 1910 Sevenoaks)
Studium in London. Ab 1864 Demonstrator der Anat. am St. Thomas' Hosp., wenig später dort Prof. für Anat. 1868 FRCS London. Danach Archivar und später konsultierender Chir. am St. Thomas' Hosp. Er setzte sich ein für die Laparotomie bei Darmverschluß und bei Invagination. Ab 1878 litt er an zunehmenden Lähmungserscheinungen, die als Folgen einer Lues gedeutet wurden.
E.: *W.-Fragment:* knöcherner Syndesmosenausriß an der Fibula.
W.: An unusual form of fracture of the fibula, St. Thomas' Hosp. Rep. 6 (1875) 43.
Lit.: G. H. M.: W. W. W., Brit. Med. J. 1910 I 356.

Wahl, Eduard Georg **von** (* 19. 2. 1833 Gut Wattel, Estland; † 29. 1. 1890 Dorpat)
Studium und Prom. (1859) in Dorpat. 1860 prakt. Arzt und am Peter-Pauls-Hospital und an anderen Hospitälern in St. Petersburg tätig, 1867–1876 Ltg. der Chir. Abt. am dortigen Kinderhospital. 1876 Prof. für Staatsarzneikunde, 1877 Dir. eines Barackenlazaretts in Bulgarien. 1878–1890 o. Prof. für Chir. in Dorpat. Dort gründete er eine Psychiatrische Klinik und setzte sich für die Seuchenbekämpfung ein.
E.: *v. W.-Zeichen:* Pulssynchrones fauchendes Auskultationsgeräusch bei partieller Arterienverletzung ober- und unterhalb der Verletzungsstelle.
W.: Über die auskultatorischen Erscheinungen bei Gefäßverletzungen und sogenannten traumatischen Aneurysmen, Dtsch. Zschr. Chir. (1884) 118–138
Lit.: W. v. Zoege-Manteuffel: Nekrolog E. G. v. W., Dtsch. Zschr. Chir. 31 (1891) 204–212. – BLÄ 1901, 1802f. – Leiber/Olbert 430f. – BEdM II 662.

Waldschmidt, Jürgen (* 20. 10. 1935 Brüel, Mecklenburg; † 25. 8. 2007 Berlin)
Studium und Prom. (1963) in Berlin. 1964/65 pädiatr. WB in Berlin, 1965–1972 chir. WB in Berlin (→ H. Franke), dort 1972 Habil. 1973 Prof. 1972–2001 Leiter der Abt. Kinderchir. am Klinikum Steglitz in Berlin. Seine Untersuchungen zur Organkonservierung führten zur Entwicklung der Leberdialyse, mit der 1968 der erste Patient behandelt wurde. Er war ein Protagonist der Endoskopie und der laparoskopischen Chir.
W.: Über den temporären Leberersatz u. die Konservierung d. Leber, Berlin 1972. – Das akute Abdomen im Kindesalter, Weinheim 1990. – Angeb. Lungenfehlbildungen im Kindesalter, München 2007.
Lit.: CV 1980, 766. – U. Hofmann: Nachruf auf J. W., Mitt. DGCH 36 (2007) 390f.

Walker, Mary Edwards (* 26. 11. 1832 Oswego, NY; † 21. 2. 1919 New York)
Studium und Prom. (1855) in New York (Syracuse Med. College). Als eine der ersten Frauen in den USA mit abgeschlossenem Medizinstudium setzte sie sich gleichzeitig für Frauenrechte ein und trug vorwiegend Männerkleidung, was damals gegen die Moralvorstellungen verstieß. Bis 1861 mit ihrem Mann in gemeinsamer Praxis in Rome, NY, tätig, schloß sie sich als freiwillige Helferin den Unionstruppen im Sezessionskrieg an, nahm an mehreren Schlachten teil, machte 1862 einen weiteren med. Abschluß in New York, wurde 1864 von den Konföderierten gefangengenommen, und war nach Freilassung im gleichen Jahr nun offiziell Acting Assistant Surgeon. 1865 Verleihung der Cogressional Medal of Honor (bis heute einzige Frau mit dieser Auszeichnung). Anschließend vorwiegend als Frauenrechtlerin tätig. 1866/67 Vortragsreise durch Europa.
Lit.: I. R. Rutkow: M. E. W., Arch. Surg. 135 (2000) 489. – Sachs III 379–381.

Walldius, Börje Karl-Olof (* 18. 9. 1913 Kristianstad, Schweden; † Feb. 1998)
Studium und Prom. (1942) in Lund. Anschließend chir. und orthop. WB in Stockholm (Karolinska Inst.), dort

1957 Habil. 1960–1978 CA der Orthop. Abt. am St. Gornas Hosp. in Stockholm. Der Pionier der Knieendoprothetik entwickelte 1951 die weltweit erste moderne Kniegelenks-Endoprothese, über deren klinische Ergebnisse er 1960 erstmals berichtete.
E.: *W.-Prothese:* gekoppelte Kniegelenks-Scharnier-Endoprothese.
W.: Arthroplasty of the knee joint using an endoprothesis, Acta orthop. Scand. 30 (1960) 137–147.
Lit.: L. F. Peltier: B. W., Clin. Orthop. 331 (1996) 4.

Waller, Augustus Volney (* 21. 12. 1816 Elverton Farm b. Faversham, Kent; † 18. 9. 1870 Genf)
Studium und Prom. (1840) in Paris. 1841 Niederlassung als prakt. Arzt in Kensington. 1852 Ass. am Physiol. Inst. in Bonn. 1856 Montyon-Preis der Akademie der Wiss. in Paris für seine Untersuchungen zur Nervenernährung. 1858 Prof. für Physiol. am Queen's College in Birmingham. Ab 1868 in Genf.
E.: *W.-Degeneration:* Durchtrennung eines Nerven führt zur sekundären Degeneration seines peripheren Anteils mit Verlust der Erregbarkeit und Leifähigkeit.
W.: Observations sur les effets de la section des racines spinales et du nerf pneumogastrique au dessus de son ganglion inférieur chez les mammifères, Compt. rend. Acad. sci. Paris 34 (1852) 582–587. – Nouvelles recherches sur la régénération des fibres nerveuses, Compt. rend. Acad. sc. Paris 34 (1852) 675–679.
Lit.: BLÄ 1935 V 831f.

Walter, Hermann (* 5. 8. 1893 in Gerolzhofen, Unterfranken; † 17. 3. 1938)
Studium in Würzburg, unterbrochen durch Kriegseinsatz im I. Weltkrieg, 1920 Prom. 1919–1921 pathol. WB in Würzburg, 1921–1923 orthop. WB in München (→ F. Lange), 1923–1926 chir. WB in Würzburg (→ Fritz König), 1926–1936 Leiter der Orthop. Abt. an der Chir. Univ.-Klinik Münster (→ Coenen), dort 1927 Habil., 1934 ao. Prof. 1936–1938 o. Prof. für Orthop. in Münster. Schwerpunkte: Knochen-, Gelenk- und Wirbelsäulenerkrankungen, Prothesenversorgung. Er starb während einer militärischen Übung.
W.: Untere Extremität und Becken, in: König-Magnus, Handb. d. ges. Unfallheilkunde, III, Stuttgart 1934, 417–608. – H. W., O. Sunder-Plaßmann: Ätiologie d. angeb. Hüftverrenkung u. deren Beziehung zu anderen Erkrankungen des coxalen Femurendes, Arch. orthop. Unfallchir. 31 (1932) 336–348. – E. Redenz, H. W.: Die Bernhard Heinesche Sammlung, in: H. Petersen, F. König, A. Bier (Hgg.): Bernhard Heines Versuche über Knochenregeneration, Berlin 1926, 55–170.
Lit.: CV 1938, 700f. – N. V. Khalisi, Peter Pitzen (1886–1977). Sein Leben u. Wirken in Gießen u. Münster, med. Diss. Gießen 2006, 41.

Walther, Johann Karl Wilhelm (* 6. 1. 1796 Leipzig; † 3. 2. 1859 Leipzig))
Studium und Prom. (1820) in Leipzig. Danach ausgedehnte Studienreise. 1823 Niederlassung in Leipzig und Dozent an der Univ. 1828 Gerichtswundarzt, 1829 ao. Prof. für Chir. Ab 1830 Ltg. der Chir. Univ.-Poliklinik in Leipzig.
W.: De ligatura carotidis communis, Leipzig 1831. – J. K. W. W., M. Jäger, J. Radius (Hgg.): Handwörterbuch d. gesammten Chir. u. Augenheilkunde, I–VI, Leipzig 1836–1840.
Lit.: ADB 41 (1896) 117. – BLÄ 1935 V 841f. – BEdM II 665.

Walther, Philipp Franz von (* 3. 1. 1782 Burrweiler, Rheinpfalz; † 29. 12. 1849 München)
Studium der Philosophie und Med. in Heidelberg und Wien, Prom. 1803 in Landshut. 1803 Oberwundarzt und Prof. am Allg. KH in Bamberg. 1804–1818 o. Prof. für Chir. und Physiol. in Landshut, 1818–1830 für Chir. und Augenheilkunde in Bonn, 1830–1849 in München, ab 1836 nur noch in der Lehre. In Bamberg lernte er Schelling kennen, dem er lebenslang verbunden blieb und dessen romantische Naturphilosophie ihn lange Zeit beeinflußte. Später war er bestrebt, die Chir. nach naturwiss. Prinzipien auf eine wiss. und anatom. Grundlage zu stellen, den Gegensatz zwischen Chir. und Innerer Med. aufzuheben und die ärztliche und wundärztliche Ausbildung zu vereinheitlichen. In München war er Leibarzt König Ludwigs I. Ab 1820 zusammen mit → Graefe Herausgeber des *Journals für Chir. und Augenheilkunde*. 1816 Mitglied der Leopoldina.

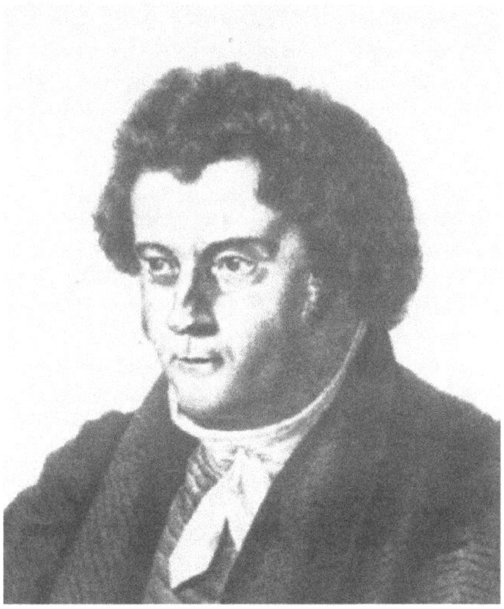

W.: System d. Chir., I–VI, Berlin - Karlsruhe - Freiburg 1833–1852. – Über das Verhältniß d. Medicin zur Chir. u. die Duplicität im ärztlichen Stande, Karlsruhe - Freiburg 1841.
Lit.: ADB 41 (1896) 121f. – BLÄ 1935 V 838–841. – Killian 319f. – Ärztelex. 323. – Sachs IV 39f., 155. – BEdM II 665. – EM 1468.
Abb.: s. Abb.-Verzeichnis.

Walzel-Wiesentreu, Peter von (* 28. 12. 1882 Cihan b. Klattau, Böhmen; † 26. 11. 1937 Graz)
Studium in Prag, Breslau und Heidelberg, Prom. 1908 in Prag. 1909–1911 WB für Gynäkol. in Wien, 1911–1926 für Chir. in Wien (→ Eiselsberg), dort 1921 Habil. 1929 ao. Prof. 1932–1937 o. Prof. für Chir. in Graz. Schwerpunkte: Wundbehandlung, Gallen-, Pankreas-, Lungenchir.
W.: Die Technik d. Eingriffe am Gallensystem, Wien 1928.

Lit.: BLÄ 1933 II 1641. – Killian 249. – BEdM II 666. – Sachs IV 91.

Wandesleben, Friedrich Wilhelm (* 3. 2. 1800 Bad Sobernheim, Rhld.; † 30. 1. 1868 Stromberg, Rhld.)
Studium und Prom. (1820) in Halle. Danach Studienreise durch Deutschland und nach Wien. 1822 Niederlassung in Stromberg. 1840 zusätzlich Distrikts- und Armenarzt, blieb er bis an sein Lebensende dem Wohl seiner Patienten verpflichtet. 1841 drainierte er als erster eine nach stumpfem Abdominaltrauma entstandene Pankreaspseudozyste, die über eine Fistel mit einem subkutanen Abszeß in Verbindung stand.
W.: Ein Fall von Verletzung des Pancreas, Wschr. Heilk. 45 (1845) 729–732.
Lit.: Th. Schnelldorfer: The birth of pancreatic surgery: A tribute to F. W. W., World J. Surg. 34 (2010) 190–193.

Wangensteen, Owen Harding (* 21. 9. 1899 Lake Park, Minn.; † 12. 1. 1981 Minneapolis)
Studium und Prom. (1922) in Minneapolis. 1923/24 med. WB in Minneapolis, 1924/25 chir WB in Rochester (Mayo-Klinik). 1925 PhD und Oberass. an der Chir. Univ.-Klinik Minneapolis, 1926 dort Dozent. 1927/28 Studienreise nach Bern (→ Quervain), Berlin (→ Sauerbruch), Tübingen (→ Kirschner), Hamburg (→ Sudeck) und Halle (→ Voelcker). 1928 ao. Prof. für Chir. in Minneapolis, 1930–1967 o. Prof. Schwerpunkte: intestinale Obstruktion (Etablierung der Sondenbehandlung), Appendizitis, anteriore Rektumresektion, Ulkuskomplikationen, Herzchir. (1952 weltweit erste Op. am offenen Herzen). Nach seiner Emeritierung war er medizinhistorisch tätig. 1969 Präsident der ASA.
W: The early diagnosis of acute intestinal obstruction with comments on pathology and treatment. With a report of successful decompression of three cases of mechanical bowel obstruction by nasal catheter suction siphonage, West. J. Surg. Obstet. Gynecol. 40 (1932) 1–17. – Primary resection (closed anastomosis) of rectal ampulla for malignancy with preservation of sphincteric function, Surg. Gyn. Obstetr. 81 (1945) 1–24. – O. H. W., Sarah D. Wangensteen: The rise of surgery. From empiric craft to scientific discipline, Minneapolis 1978.
Lit.: R. F. Edlich: Reflections on W.'s academic village, Amer. J. Surg. 141 (1981) 601–603. – S. Najibi, E. R. Frykberg: O. H. W. A surgical legend and the father of modern management of intestinal obstruction, Dig. Surg. 17 (2000) 653–659. – H. F. K. Männl: Die Anfänge d. vorderen Resektion des Rektums beim Karzinom, Fachprosaforsch. Grenzüberschr. 6 (2010) 103–117.

Wanke, Robert (* 1. 8. 1896 Leobschütz, Oberschlesien; † 18. 12. 1962 Kiel)
Studium in Berlin, Würzburg und München, Prom. 1922 in Kiel. Chir. WB ab 1922 in Kiel (→ Anschütz), 1926 in Wien (→ Eiselsberg) und Graz (→ Haberer). Habil. 1930 in Kiel. 1935 Studienaufenthalt in Stockholm (→ Olivecrona). Im II. Weltkrieg beratender Chir. 1941/42 komm. Ltg. der Chir. Univ.-Klinik Greifswald. 1944–1946 CA der Chir. Abt. am Ev.-Luth. Diakonissen-KH Flensburg. 1946–1962 o. Prof. für Chir. in Kiel. Schwerpunkte: Hirn- und Nervenverletzungen, Knochentumoren, Magenchir., Gefäßchir.
W.: Pathol. Physiol. d. frischen, geschlossenen Hirnverletzung, insbes. d. Hirnerschütterung, Stuttgart 1948. – Chir. d. großen Körpervenen, Stuttgart 1856. – Knochenbrüche u. Verrenkungen, München 1962 (2. Aufl. 1967).
Lit. CV 1959, 879–882. – K. H. Bauer: In memoriam R. W., Arch. klin. Chir. 302 (1963) 629–636. – Killian 275. – BEdM II 666.

Wardrop, James (* 14. 8. 1782 Torbane Hall, West Lothan; † 13. 2. 1869 London)
Studium in Edinburgh, 1800 Abschluß. 1801 chir. WB am Royal Infirmary in Edinburgh, 1801 in London sowie 1803 in Paris und Wien. 1804 FRCS (Edinb.) und Niederlassung als ophthalmol. Chir. in Edinburgh, 1809–1869 in London, wo er das West London Hosp. for Surgery gründete. 1834 Dr. h. c. in St. Andrew, 1843 FRCS (Engl.). Bei seiner systematischen Beschreibung der Entzündungen des Auges verwendete er als erster den Begriff „Keratitis". Er war 1823 Mitbegründer des *Lancet.*
W.: Case of carotid aneurism, successfully treated by tying the artery above the aneurismal tumour, Med.-chir. Trans. 13 (1827) 217–226. – Essays on the morbid anatomy of the human eye, I–II, Edinburgh 1808–1818 (2. Aufl. 1834).
Lit.: BLÄ 1935 V 845–847.

Warren, John Collins (* 1. 8. 1778 Boston; † 4. 5. 1856 Boston)
Studium in Boston (Harvard), anschließend Studienreise nach London (1799), Edinburgh (1800) und Paris (1801; → Dubois). Ab 1802 unterstützte er seinen Vater bei dessen anat. Vorlesungen, 1806 Ass.-Prof. 1815 als Nachfolger seines Vaters als Prof. für Chir. und Anat. sowie für Physiol. und Geburtshilfe in Boston. 1810 war er Mitbegründer eines Krankenhauses und 1811 des *New England Journal of Medicine and Surgery.* Ab 1823 Chir. am Massachusetts General Hosp. Er war ein vorsichtiger Operateur, nahm aber auch schwierige Eingriffe vor, etwa Ober- und Unterkiefer- oder Nervenresektionen, den Verschluß von Gaumenspalten, er resezierte das Schlüsselbein und untersuchte die chir. Therapie von Tumoren. Ab 1837 zog er sich langsam aus der prakt. Chir. zurück, übergab Praxis und Lehrtätigkeit seinem Sohn, und verlagerte sich auf die vergleichende Anat. und Naturgesch. Er nahm 1807 erstmals eine Op. bei eingeklemmter Hernie in Amerika vor und führte am 16. 10. 1846 die erste Operation unter Äthernarkose (→ W. Th. G. Morton) durch, die Entfernung eines Tumors am Unterkiefer.
W.: An operation for the cure of natural fissure of the soft palate, Amer. J. med. Sci. 3 (1828) 1–3. – Surgical observations on tumors, with cases and operations, Boston 1837. – Etherization, Boston 1848.
Lit.: BLÄ 1935 V 851. – Ärztelex. 324. – EM 1466.

Warren, W. Dean (* 28. 10. 1924 Miami; † 10. 5. 1989 Decatur, GA)
Studium in Gainesville, FL, und Baltimore (Johns Hopkins), unterbrochen durch Kriegsdienst, 1950 Prom. 1950–1955 chir. WB in Baltimore, Ann Arbor und St.

Louis. 1955–1963 in Charlottesville (Univ. of Virginia), wo er seine Studien zur portalen Hypertension aufnahm. 1963–1971 Prof. für Chir. in Miami, 1971–1989 in Atlanta (Ermory Univ.). Er war ein Pionier der Chir. der portalen Hypertension. 1986 Präsident des ACS.
E.: *W.-Shunt:* distaler splenorenaler venöser Kurzschluß zur Entlastung des Portalvenensystems bei portaler Hypertension.
W.: W. D. W., R. Zeppa, J. J. Fomon: Selective transsplenic decompression of gastroesophageal varices by distal splenorenal shunt, Ann. Surg. 166 (1967) 437–455. – W. D. W., J. M. Henderson, W. J. Millikan u. a.: Distal splenorenal shunt versus endoscopic sclerotherapy for long-term management of variceal bleeding. Preliminary report of a prospective, randomized trial, Ann. Surg. 203 (1986) 454–462
Lit.: R. Zeppa, C. H. Organ: W. D. W. 1924–1989, Arch. Surg. 124 (1989) 767f.

Watanabe, Masaki (* 1911 Nagano; † 15. 10. 1995 Tokio)
Studium und Prom. (1937) in Tokio. Anschließend orthop. WB in Tokio, wo er sich bald mit der Arthroskopie beschäftigte. Nach Unterbrechung durch den II. Weltkrieg 1949 Dir. der Abt. für Orthop. Chir. am Teishin-Hosp. in Tokio. 1960 führte er das von ihm entwickelte „W. Type 21 Arthroskop" ein und führte 1962 die erste arthroskopische Meniskusresektion durch. Er gilt als der Begründer der modernen Arthroskopie.
W.: Arthroscopy: the present state, Orthop. Clin. North Amer. 10 (1979) 505–522. – Memories of the early days of arthroscopy, Arthroscopy 2 (1986) 209–214.
Lit.: H. M.: M. W. 1911–1995, J. Bone Jt. Surg. 77-B 662.

Watson-Jones, Sir Reginald (* 4. 3. 1902 Brighton, Sussex; † 9. 8. 1972 London)
Studium in Liverpool, dort 1926 Master of Orthop. Surgery. Orthop. und chir. WB am Royal Infirmary in Liverpool (→ R. Jones) als Volontärassistent. 1927 FRCS. 1928–1967 konsultierender Orthop. am Shropshire Orthopaedic Hosp. in Oswestry. Von 1936 an hielt er Lehrgänge zur Frakturbehandlung in Liverpool. Im II. Weltkrieg beratender Chir. bei der Royal Airforce. 1943 Leitung der orthop. und unfallchir. Abt. des London Hosp. 1948–1972 Begründer und Mitherausgeber der britischen Ausgabe des *Journal of Bone and Joint Surgery*. Zudem bekleidete er zahlreiche Ehrenämter in berufsständischen Organisationen. 1945 geadelt.
E.: *W.-J.-Plastik:* Bandplastik am oberen Sprunggelenk bei Instabilität. – *W.-J.-Zugang:* anterolateraler Zugang zum Hüftgelenk.
W.: Fractures and joint injuries, Edinburgh 1940 [5. Aufl. 1969]
Lit.: J. H. Wolf: R. W.-J. – Pionier u. Lehrmeister d. traumatol. Orthop., Operat. Orthop. Traumatol. 1 (1989) 134–137. – In memoriam Sir R. W.-J. 1902–1972, J. Bone Jt. Surg. 54-B (1972) 569–575.

Wattmann-Maelcamp-Beaulieu, **Joseph** Christoph **Freiherr von** (* 6. 3. 1789 Oberlangbach b. Ebensee, Salzkammergut; † 14. 9. 1866 Wien)
Chir. Ausbildung in Wien (→ V. v. Kern), 1810 Magister der Chir. und Geburtshilfe. Anschließend Niederlassung in Wels, dann Ass. bei v. Kern in Wien. 1816–1818 Prof. der Chir. am Lyzeum in Laibach, 1818–1824 Prof. der Chir. in Innsbruck und 1824–1848 an der I. Chir. Klinik in Wien. 1829 Prom. zum Dr. med.; emeritiert im Rahmen der Revolutionswirren. Schwerpunkte des kaiserl.-österr. Leibchirurgen: Blasensteinoperationen, plast. Chir., Gelenkchir. Er machte 1823 die erste Nasen-Wangen-Plastik auf indische Art. Sein internationaler Ruf zog viele Schüler nach Wien. 1826 geadelt, 1853 Freiherr. Er starb im Kriegseinsatz an Cholera.
W.: Über die Vorlagerungen in d. Leistengegend, Wien 1815. – Versuche zur Heilung des sonst unheilbar erklärten noli me tangere. M. 1 Abbild., die künstlich wieder ersetzte organ. Wangen- und Nasenhälfte vorstellend, Innsbruck 1823. – Handbuch d. Chir., I–II, Wien 1830.
Lit.: ADB 41 (1896) 257f. – Killian 69f. – BEdM II 668. – Sachs IV 196.

Wayand, Erich (* 21. 12. 1921 Wien; † 18. 10. 2004 Kirchdorf a. d. Krems)
Studium in Wien, 1941/42 unterbrochen durch Kriegsdienst, 1945 Prom. Nach Gefangenschaft chir. WB in Linz und Wien (→ Denk). 1958–1987 Primarius der Chir. Abt. am KH Kirchdorf, wo er der österr. Chir. von einem kleinen KH aus wertvolle Impulse gab. Schwerpunkte: Tetanus, Polytraumaversorgung, Gefäßchir., onkolog. Chir. 1967–1977 und 1978–1994 Generalsekretär der ÖGC. 1978 Präsident der ÖGC sowie Ehrenmitglied der DGCH. 1994 Ehrenmitglied der ÖGC.
W.: Erstmalige Behandlung der Spasmen bei Tetanus mit Myocain, Wien. med. Wschr. 99 (1949) 420–422. – E. W., W. Wayand: Indikationen und Techniken der Ösophagoduodenostomie, Zbl. Chir. 101 (1976) 466–469.
Lit.: CV 1990, 335f. – Mitt. DGCH 34 (2005) 175f. – H. J. Böhmig: Nachruf: www.chirurgie-ges.at/texte/Verabschiedung_E.Wayand_22.11.04_Prof.pdf

Weber, Bernhard Georg **(Hardi)** (* 7. 8. 1927 Basel; † 22. 8. 2002 St. Gallen)
Studium und Prom. (1956) in Basel. Danach chir. WB in Chur, Münsterlingen und Uster sowie orthop. WB in Zürich und Bern; FA Orthop. 1961, Chir. 1965. Habil. 1966 (Bern) über die Verletzungen des oberen Sprunggelenkes mit Entwicklung einer Klassifikation. 1974 Prof. (Bern). 1960–1967 OA an der Orthop. Abt. am Kantonsspital St. Gallen, dort 1967–1986 Nachfolger von → M. E. Müller als CA der Klinik für Orthop. und Traumatol., danach noch an der „Orthop. am Rosenberg" tätig. Er entwickelte Mitte der 1960er Jahre ein neuartiges Hüftprothesensystem mit weltweit erstmalig Köpfen mit drei Halslängen sowie Entwicklung des Ganzmetall-Laufwerks Metasul. 1968 führte er die „Reinraumtechnik" in Form der sterilen Operationskabinen ein.
E.: *(Danis-)W.-Klassifikation:* Einteilung der Knöchelbrüche in die Typen A, B und C; Weiterentwicklung der

→ Danis-Klassifikation. – *Derotationsosteotomie n. W.:* Subkapitale Drehosteotomie des Humerus bei habitueller Schulterluxation zur Vermeidung der Reluxation.
W.: Die Verletzungen des oberen Sprunggelenkes, Bern 1966 (2. Aufl. Bern 1972). – Operative treatment for recurrent dislocation of the shoulder, Injury 1 (1969) 107–109.
Lit.: CV 1990 336. – Hunter/Peltier/Lund 834. – T. S. H.: B. G. W. 1927–2002, J. Bone Jt. Surg 85 (2003) 583.

Weber, Georg Heinrich (* 27. 7. 1752 Göttingen; † 25. 7. 1828 Kiel)
Studium und Prom. (1774) in Kiel. 1777 ao. Prof. und Prosektor in Kiel, 1780 o. Prof. für Med. und Botanik in Kiel. 1790 kaufte er ein Anwesen „in der Prüne" zur stat. Krankenbehandlung (er hatte dafür 1788 eine öffentliche Sammlung veranstaltet), welches 1802 als „Akad. Heilanstalt" von der Univ. übernommen und für das er zusammen mit → J. L. Fischer Dir. wurde. 1810 Oberaufseher der vereinigten Krankenanstalten. Er war wissenschaftlich vorwiegend botanisch tätig.
W.: Bitte an das Publicum um Unterstützung zu dem in Kiel zu errichtenden Krankenhause, Kiel 1788. – Zwölf Nachrichten von dem Zustande d. Krankenanstalt zu Kiel, Kiel 1785–1798.
Lit.: ADB 41 (1896) 302f. – BLÄ 1935 V 864. – Killian 270. – Sachs IV 127.

Weber, Karl Otto (* 29. 12. 1827 Frankfurt a. M.; † 11. 6. 1867 Heidelberg)
Studium und Prom. (1851) in Bonn. 1852 Studienreise nach Paris. Chir. WB in Bonn (→ Wutzer), dort 1853 Habil. 1857 ao. Prof. 1863 o. Prof. für Pathol. in Bonn, daneben Ltg. der Chir. Abt. am Ev. KH, 1865–1867 o. Prof. für Chir. in Heidelberg. Schwerpunkte: chir. Pathol., Knochenerkrankungen.
W.: Die Knochengeschwülste in anat. u. prakt. Bedeutung, Bonn 1856. – Chir. Erfahrungen u. Untersuchungen, Berlin 1859.
Lit.: ADB 41 (1896) 343–345. – BLÄ 1935 V 870–872. – Killian 89f. – Krebs/Schipperges 43–48. – BEdM II 668. – Sachs IV 110.

Weese, Hellmut (* 18. 3. 1897 München; † 24. 1. 1954 Wuppertal)
Nach Kriegsdienst im I. Weltkrieg Studium in Bern, Zürich und München, dort 1925 Prom. 1925–1929 Ass. am Pharmakol. Inst. München, dort 1928 Habil. 1929 Leiter der pharmakol. Laboratorien der I. G. Farbenindustrie in Elberfeld. 1936 ao. Prof. für Pharmakol. in Köln. Im II. Weltkrieg beratender Pharmakologe. 1946–1950 o. Prof. für Pharmakol. in Düsseldorf. Daneben Forschung bei der Bayer AG in Leverkusen. Er führte 1932 das Evipan zur i.v. Kurznarkose ein. 1943 Mitglied der Leopoldina. 1953 Ehrenmitglied der neugegründeten DGAI.
W.: H. W., W. Scharpff: Evipan, ein neuartiges Einschlafmittel, Dtsch. med. Wschr. 58 (1932) 1205–1207. – Pharmakologie des intravenösen Kurznarkotikums Evipan-Natrium, Dtsch. med. Wschr. 59 (1933) 47f. – H. Killian, H. W. (Hgg.): Die Narkose. Ein Lehr- u. Handbuch, Stuttgart 1954.
Lit.: M. Goerig, J. Schulte am Esch: H. W. D. Versuch einer Würdigung seiner Bedeutung für die deutschsprachige Anästhesie, Anästhesiol. Intensivmed. Notfallmed. Schmerzther. 32 (1997) 678–685.

Weil, Karl (* 19. 3. 1844 Altsattel [Staré Sedlo] b. Tachau, Böhmen; † 21. 10. 1922 Prag)
Studium in Prag und Wien, 1867 Prom. Chir. WB 1871–1873 in Wien (→ Billroth), 1873–1879 in Prag (→ K. W. v. Heine, → Gussenbauer), dort 1877 Habil. 1879–1913 ao. Prof. für Chir. an der Dt. Chir. Klinik Prag, ab 1890 Operateur am KH des Prager Handelsgremiums. Schwerpunkte: Physiol. der Bewegungsorgane, Rechtsmed.
W.: Beurteilung d. Narben, Tübingen 1881. – Entstehung d. mechanischen Verletzungen, Tübingen 1881.
Lit.: BLÄ 1933 II 1657. – BEdM II 673.

Weil, Sigmund (* 20. 4. 1881 Stuttgart; † 21. 8. 1961 Heidelberg)
Sudium in Heidelberg, München, Kiel, Berlin und Straßburg, dort 1906 Prom. Chir. WB 1907/08 in Straßburg (→ Madelung), 1908–1921 in Breslau (→ Küttner), unterbrochen durch Kriegseinsätze im Balkankrieg und im I. Weltkrieg. 1918 Habil. in Breslau, 1921 Leitung der orthop. Abt. der Chir. Univ.-Klinik Breslau, 1923 Prof. 1933 Landesarzt für Körperbehinderte in Niederschlesien. 1934 aus politischen Gründen seiner Ämter enthoben, entging er als Jude nur durch seine „privilegierte Mischehe" dem Naziterror. 1946–1954 o. Prof. für Orthop. in Heidelberg, wo er den Ausbau der Schlierbacher Klinik vorantrieb. So nahm er bereits 1945 eine Kinderstation für Pat. mit Kinderlähmung sowie eine Einrichtung für Physiotherapie in Betrieb. 1951 Präsident der DGOOC, die er 1947 neu strukturiert hatte, 1952 deren Ehrenmitglied.
W.: S. W., U. H. Weil: Mechanik des Gehens, Stuttgart 1966.
Lit.: CK 1926, 348. – K. Lindemann: S. W. zum 80. Geburtstag, Arch. orthop. Unfall-Chir. 53 (1961) 1–3.

Weinhold, Karl August (* 6. 10. 1782 Meißen; † 29. 9. 1829 Halle)
Chir. Ausbildung am Collegium med.-chir. in Dresden und am Militärhospital in Prag, ab 1798 Militärchir. im sächsischen Heer. Nach Ausscheiden aus dem Militärdienst 1802 Studium in Dresden, 1805 Prom. in Wittenberg. Anschließend Studienreise nach Wien und Paris, in die Schweiz und nach Italien. 1811/12 Dir. der med. Klinik in Dorpat. Danach Niederlassung in Dresden, dort 1814 Prof. der Arzneimittellehre am Collegium med.-chir. 1817–1829 o. Prof. für Chir. und Augenheilkunde in Halle. Er wurde bekannt durch den Vorschlag, zur Verringerung der Armut alle Männer bis zum Nachweis, eine Familie ernähren zu können, durch Infibulation an der Zeugung zu hindern. 1819 Mitglied der Leopoldina.
W.: Die Kunst veraltete Hautgeschwüre, bes. die sog. Salzflüsse, nach einer neuen Methode schnell u. sicher zu heilen, Dresden 1807. – Versuche üb. das Leben u. seine Grundkräfte auf dem Wege d. Experimentalphysiol., Magdeburg 1817.
Lit.: ADB 41 (1896) 504f. – BLÄ 1935 V 882. – Killian 286. – Sachs IV 104. – BEdM II 673.

Weinlechner, Josef (* 3. 3. 1829 Altheim, Oberösterreich; † 30. 9. 1906 Bruck a. d. Leitha, Niederösterreich)
Studium und Prom. (1854) in Wien. Danach chir. WB in Wien (→ Schuh), 1865 Habil. 1866/67 komm. Ltg. der 2. Chir. Univ.-Klinik Wien. 1868 Primarius der Chir. Abt. am Rudolfspital, ab 1882 des Allg. KH in Wien. 1871 ao. Prof. Er machte sich um die Einführung der Antisepsis in Wien verdient.
W.: Über Verrenkung des Daumens auf dei Rückenfläche, Wien 1867. – Über Lister's Wundbehandlung, Wien 1876. – Über die Folgen subcutaner Schädelfracturen in den ersten Lebensjahren, Wien 1885.
Lit.: BLÄ 1935 V 882f. – BEdM II 674.

Weiß, Ernst (* 28. 8. 1882 Brünn; † 15. 6. 1940 Paris)
Studium in Wien und Prag, Prom. 1980. Danach als prakt. Arzt in Berlin und Bern tätig, 1911 an der chir. Abt. des Wiedener Spitals Wien. 1912/13 Schiffsarzt. 1913 in Berlin Bekanntschaft mit Franz Kafka. Im I. Weltkrieg als Militärarzt eingesetzt. Danach in München und Berlin, 1919/20 erneut chir. Tätigkeit in Prag. Danach ausschließlich literarisch tätig. 1944 nach Paris emigriert, nahm er sich beim Nahen der dt. Truppen das Leben. Sein literarisches Werk wurde mehrfach ausgezeichnet.
W.: Die Galeere, 1913. – Männer in der Nacht, 1925. – Boetius von Orlamünde, 1927. – Der Gefängnisarzt oder Die Vaterlosen, 1934.
Lit.: BEdM II 674.

Weiss, Soma (* 27. 1. 1898 Bestereze [Bistritz], Ungarn; † 31. 1. 1942 Boston, Mass.)
Studium in Budapest. 1920 Emigration in die USA, dort 1923 Studienabschluß in New York (Cornell Med. Coll.). Anschließend in Boston (Harvard), wurde er 1939 CA der Med. und Prof. am Peter Bent Brigham Hosp. in Boston. Schwerpunkt: kardiovaskuläre Erkrankungen (Erstbeschreibung des Karotissinussyndroms). Er starb an einem rupturierten intrakranialen Aneurysma.
E.: Mallory-W.-Syndrom: Einriß der Schleimhaut von Kardia und Ösophagus, oft bis in die Muskularis mit Blutung, durch akute Druckerhöhung verursacht.
W.: S. W., G. K. Mallory. Lesions of the cardiac orifice of the stomach produced by vomiting. J. Amer. med. Ass. 98 (1932) 1353–1355. – S. W., J. P. Baker: The carotid sinus in health and disease: its rôle in the causation of fainting and convulsion, Medicine 12 (1933) 297–354.
Lit.: J. P. Kanne, C. A. Rohrmann, J. E. Lichtenstein: Eponyms in radiology of the digestive tract: Historical perspectives and imaging appearances. Part 1: Pharynx, esophagus, stomach, and intestine, Radiographics 26 (2006) 129–142.

Weiss, Wilhelm (* 7. 4. 1835 Milostice, Kr. Tabor, Böhmen; † Jul. 1891 Prag)
Studium und Prom. (1859) in Prag. Dort auch chir. WB. 1863 Studienreise nach Frankreich, England und Deutschland. 1866–1872 Ass. an der Chir. Univ.-Klinik Prag (→ Blažina), 1873 Habil. und ltd. Abteilungsarzt, 1875 ao. Prof. und Primarius der Abt. für Dermatologie und Syphilis. 1881–1891 o. Prof. für Chir. und Primarchir. des Allg. KH in Prag (I. Chir. Klinik, ab 1882 tschechisch). Er machte sich verdient um die Ausbildung einer tschechischen anat., med. und chir. Terminologie.
Lit.: BLÄ 1901 1828. – BLÄ 1935 V 884.

Weißenbach, Alois (* 1. 3. 1766 Telfs, Tirol; † 26. 10. 1821 Salzburg)
Studium an der Josephs-Akademie in Wien, anschließend Militärarzt und Teilnahme an verschiedenen Feldzügen. 1804–1810 o. Prof. für Chir. und Veterinärmed. in Salzburg und Dir. der chir. Klinik am St.-Johannes-Spital. Nach Auflösung der Univ. unter bayerischer Herrschaft Lehrer an der landärztlichen Schule, nach der Rückgabe Salzburgs an Österreich Dozent an der med.-chir. Schule. Er war auch als Dichter tätig. Seine Kantate *Der heilige Augenblick* (1814) wurde von L. v. Beethoven vertont.
Lit.: ADB 41 (1896) 601. – BLÄ 1935 V 885f. – BEdM II 675.

Welch, William Henry (* 8. 4. 1850 Norfolk, CT; † 30. 4. 1934 Baltimore)
Studium und Prom. (1875) in New York. Anschließend pathol.-anat. WB in Straßburg, Leipzig. Berlin und Breslau. 1879–1884 Prof. für Pathol. in New York. 1884 erneut Studienaufenthalt in Deutschland (München, Göttingen, Berlin). 1885–1916 Prof. für Pathol. in Baltimore (Johns Hopkins). 1916–1926 Dir. der von ihm gegründeten School of Hygiene and Public Health. 1926–1935 Prof. für Geschichte der Med. und ab 1929 Dir. des neugegründeten Inst. für Geschichte der Med. Er entdeckte 1892 den *Staphylococcus epidermidis* und das *Clostridium perfringens.*
E.: W.-Bazillus: Clostridium perfringens Typ A (ursprüngl. Bacillus aerogenes capsulatus)
W.: Conditions underlying the infection of wounds, Trans. Congr. Amer. Phys. Surg. 2 (1892) 1–28.
Lit.: BLÄ 1933 II 1664. – GM 5621.

Wells, Horace (* 21. 1. 1815 Hartford, Windsor County, VT; † 24. 1. 1848 New York)
Studium der Zahnmed. in Baltimore, 1836 Niederlassung in Hartford, CT. 1844 erste erfolgreiche Versuche mit Lachgas-Betäubung bei Zahnextraktionen, die er bei einem Schausteller kennengelernt hatte. Danach weitere Versuche mit → W. Th. G. Morton in Boston. Eine öffentliche Vorführung in Boston 1845 mißlang jedoch. Morton experimentierte weiter mit Äther und hatte Erfolg damit. 1846 Reise nach Frankreich, um seine Entdeckung vorzustellen und seine Priorität gegenüber Morton zu begründen. Er wurde psychisch krank und verübte Suizid.
W.: A history of the discovery of the application of nitrous oxide gas, ether, and other vapours to surgical operations, Hartford 1847. – Lettre de M. Wells, pour réclamer la priorité de la découverte des effets des vaporisations éthérées sur la sensibilité, Bull. Acad. Med. 12 (1846/47) 394f.
Lit.: BLÄ 1901, 1834. – BLÄ 1935 V 892. – Keys 44f. – EM 1471.

Wells, Sir Thomas Spencer (* 3. 2. 1818 St. Alban's, Hertfordshire; † 31. 1. 1897 Cap Antibes b. Cannes)
Ausbildung in Barnsley, Leeds, Dublin und London (St. Thomas' Hosp.). 1841 Eintritt in die Marine, 1848 Chir., danach Studienreisen nach Paris und Rom. 1853 Niederlassung in London. 1854 Chir. am Samaritan Hosp. 1855/56 Lazarettchir. im Krimkrieg. Prof. für Chir. und Anat. am RCS in London. Hielt 1882 die Hunter-Vorlesung. Er machte 1858 die erste erfolgreiche Ovariotomie, für die er mit zunehmender Erfahrung bald Instrumentarium und Technik verbesserte, und 1864 eine Splenektomie, die fünf Tage überlebt wurde. 1883 geadelt. 1887 Ehrenmitglied der DGCH.
W.: Diseases of the ovaries, their diagnosis and treatment, London 1865 (2. Aufl. 1872). – Remarks on forcipressure and the use of pressure-forceps in surgery, Brit. med. J. 1879/I 926–928, II 3–4. – Diagnosis and surgical treatment of abdominal tumours, London 1885.
Lit.: BLÄ 1901, 1831–1833. – BLÄ 1935 V 892. – EM 1471.

Wendel, Walther Paul August Ludwig (* 30. 9. 1872 Potsdam; † 7. 7. 1941 Magdeburg)
Studium und Prom. (1894) in Berlin. 1895/96 pharmakol. WB in Berlin, 1896–1906 chir. WB in Marburg (→ Küster), dort 1900 Habil., 1905 ao. Prof. 1906–1937 CA der Chir. Abt. am Städt. KH Magdeburg-Sudenburg. Der vielseitige Chir. (Thoraxchir., Ösophagusersatz, urol. Erkrankungen) nahm 1911 erstmals eine anat. Resektion des rechten Leberlappens wegen Karzinom vor.
W.: Beiträge z. Chir. d. Leber, Arch. klin. Chir. 95 (1911) 887–894. – Über Leberlappenresektion, Arch. klin. Chir. 114 (1920) 982–1000. – Die Chir. des Mediastinums, in: Kirschner-Nordmann, Die Chir., Bd. 4.2, Berlin - Wien 1928.
Lit.: BLÄ 1933 II 1666. – CV 1938, 710. – W. Thal: W., W. P. A. L., in: G. Heinrich, G. Schandera (Hgg.): Magdeburger Biographisches Lexikon 19. und 20. Jahrhundert, Magdeburg 2002.

Werner, Richard (* 22. 7. 1875 Freiwaldau, Schlesien; † 8. 2. 1945 Theresienstadt)
Studium und Prom. (1899) in Wien. Dort zunächst am Allg. KH, an der Frauenklinik und an der Hautklinik (→ Kaposi) tätig, 1903–1906 chir. WB in Heidelberg (→ Czerny), dort Habil. 1906, 1912 ao. Prof. mit dem Schwerpunkt Strahlentherapie. Im I. Weltkrieg Militärarzt. 1916 Ltg. der klin. Abt. des Inst. für Krebsforschung in Heidelberg, 1933 aus rassischen Gründen abgesetzt. Danach bis 1939 als Leiter des Inst. für Krebsforschung in Brünn. 1942 nach Theresienstadt deportiert. Er war 1906 maßgeblich an der Entwicklung des „Strahlenkondensators" beteiligt. Mitbegründer und Herausgeber der Zeitschrift *Strahlentherapie*.
W.: Das Wesen d. bösartigen Neubildungen, Leipzig 1907. – Strahlentherapie in d. Chir., in: Lehrbuch d. Strahlentherapie, II, Berlin 1925.
Lit.: CK 1926, 350. – BLÄ 1933 II 1668. – BEdM II 678.

Wernher der Judenarzt (15. Jh.)
Der oberdt. Wundarzt ist Gewährsmann für ein Verfahren der unblutigen Reposition von Leistenhernien, das in der *Kopenhagener Wundarznei* (1468) festgehalten ist.
W.: Kgl. Bibl. Kopenhagen, GKS, Hs. 3484, Bl. 151v–154v.
Lit.: EM 1474.

Wernher, Adolf (* 20. 3. 1809 Mainz; † 14. 7. 1883 Mainz)
Studium in Gießen, Heidelberg, Berlin und Halle, Prom.1832 in Gießen. Nach einer Studienreise nach Paris (→ Dupuytren) und London (→ A. Cooper). 1834 Niederlassung als prakt. Arzt in Offenbach. Ab 1835 ao. Prof und Ass. an der Chir. Klinik Gießen (→ Ritgen), 1837–1878 o. Prof. für Chir., 1848 auch Prof. für Pathol. Diese Fächerverbindung förderte seine anatom. Forschungen zur Chir. Seinen Ruhestand verbrachte er in Mainz.
W.: Handbuch d. allg. u. speciellen Chir., I–IV, 1846–1857.
Lit.: ADB 42 (1897) 80f. – BLÄ 1935 V 907–909. – Killian 256f. – BEdM II 678.

Wertheim, Ernst (* 21. 2. 1864 Graz; † 15. 2. 1920 Wien)
Studium und Prom. (1888) in Graz. Chir. und gynäkol. WB in Wien (→ Billroth) und Prag (→ Schauta). Ab 1891 in Wien (Schauta), dort 1892 Habil. für Gynäkol., 1899 Tit.-Prof. 1897 Primararzt für Gynäkol. am Kaiserin-Elisabeth-Spital in Wien, 1910 o. Prof. und Dir. der II. Wiener Frauenklinik. Schwerpunkte: vaginale Op.-Techniken, erweiterte abdominale Totalexstirpation, Op. des Uterusprolapses.
E.: *W.-Op.*: abdominale Radikal-Op. bei Kollumkarzinom einschließlich Parametrien, des hinteren Scheidendrittels und der lokalen Lymphknoten.
W.: Die erweiterter abdominale Operation bei carcinoma colli uteri, Berlin - Wien 1911. – Die operative Behandlung des Prolapses mittelst Interposition und Suspension des Uterus, Berlin 1919.
Lit.: BLÄ 1933 II 1670f. – Helfer/Winau 158. – EM 1475.

Westhues, Heinrich (* 7. 1. 1894 Herbern, Westfalen; † 23. 10. 1962 Erlangen)
Studium in Münster, Bonn, Göttingen und Freiburg, dort Prom. 1922. 1920–1922 WB in Pathol., Anat. und Radiol. Chir. WB 1922–1929 in Frankfurt (→ Schmieden), 1929–1937 in Erlangen (→ Goetze), dort 1930 Habil., 1933 ao. Prof. 1937–1939 Lehrstuhl für Chir. an der Univ. Kanton. 1939 o. Prof. im Reichsdienst. Im II. Weltkrieg beratender Chir. und Lazarettleiter. 1945 entlassen. 1950 ao. Lehrstuhl für Propädeutik der Chir. und Vorstand der Chir. Univ.-Poliklinik in Erlangen. Er forderte einen Sicherheitsabstand von 5 cm für die Resektion von Rektumkarzinomen.
W.: Pathol.-anat. Grundlagen des Rektum-Karznoms, Leipzig 1934. – Fortschrittliche Lagerung und Behandlung Schwerverwundeter, Berlin 1943 (2. Aufl. 1944).
Lit.: CV 1938, 713. – Sachs III 358. – BEdM II 679.

Whipple, Allen Oldfather (* 2. 9. 1881 Urmia, West-Aserbaidschan, Iran; † 6. 4. 1963 Princeton, NJ)

Studium in Princeton und New York, dort 1908 Prom. Nach chir. WB 1921–1946 Prof. für Chir. an der Columbia Univ. und Chir. am Presbyterian Hosp., New York. Die von ihm 1935 zunächst zweizeitig durchgeführte Op. wurde ab 1940 einzeitig durchgeführt. Er brachte es auf insgesamt 37 Duodenopankreatektomien. Er war seit Studienzeiten befreundet mit → E. A. Graham. 1940 Präsident der ASA. 1951 Ehrenmitglied der ISS.

E.: *(Kausch-)W.-Op.:* Partielle Duodenopankreatektomie (1935). – *W.-Trias:* morgendliche gastrointestinale Störung, hypoglykämische Krise, Besserung der Symptome durch Glukosezufuhr bei primärem Hyperinsulinismus.

W.: Treatment of carcinoma of the ampulla of Vater, Ann. Surg. 102 (1935) 763–779. – The surgical therapy of hyperinsulinism, J. Internat. Chir. 3 (1938) 237–276. – Observations on radical surgery for lesions of the pancreas, Surg. Gyn. Obstetr. 82 (1946) 62. – Radical surgery for certain cases of pancreatic fibrosis associated with calcareous depostis, Surgery 124 (1946) 991–1008.

Lit.: S. Johna: A. O. W. A distinguished surgeon and historian, Dig. Surg. 20 (2003) 154–160.

Whipple, George Hoyt (* 28. 8. 1878 Ashland, NH; † 1. 2. 1976 Rochester, NY)

Studium und Prom. (1905) in Baltimore (Johns Hopkins). Anschließend dort pathol. WB, unterbrochen von einem Aufenthalt in Panama 1907/08 während des Kanalbaus. 1914–1921 Prof. der Pathol. an der Univ. of California. 1921–1954 Prof. für Pathol. und Gründungsdekan an der neuen School of Medicine der Univ. Rochester, NY. 1934 Nobelpreis für Medizin für seine Forschungen zur der perniziösen Anämie und deren diätetischer Therapie. 1935 Mitglied der Leopoldina.

E.: *Morbus W.:* Lipodystrophia intestinalis; lipophage Intestinalgranulomatose.

W.: A hitherto undescribed disease characterised anatomically by deposits of fat and fatty acids in the intestinal mesenteric lymphatic tissue, Johns Hopkins Hosp. Bull. 18 (1907) 382–391.

Lit.: J. F. Kanne, C. A. Rohrmann, J. E. Lichtenstein: Eponyms in radiology of the digestive tract: Historical perspectives and imaging appearances. Part 2: Liver, biliary system, pancreas, peritoneum, and systemic disease, Radiographics 26 (2006) 465–480.

White, Anthony (* 1782 Norton, Durham; † 9. 3. 1849 London)

Nach Ausbildung in Witton-le-Wear und Cambridge 1803 Mitglied des RCS und 1806 chir. Ass. am Westminster Hosp., 1823 Chir. am Millback Penitentiary, 1846 konsultierender Chir. 1831 hielt er die Hunter-Vorlesung und war 1834 und 1842 Präsident des RCS. 1821 nahm er erstmals erfolgreich die Resektion eines Femurkopfes bei einem Knaben vor.

W.: Excision of the head of the femur for disease of the hip-joint, in: S. Cooper, A dictionary of practical surgery, 7. Aufl. London 1838, 272–273. – Observations of the surgical treatment of the naevus maternus, with ligature, Lond. Med.-chir. Trans. 1827, XIII.

Lit.: DNB 61 (1900) 32f. – BLÄ 1935 V 920.

White, Charles Powell (* 4. 10. 1728 Manchester; † 13. 2. 1813 Sale, Chesshire)

Studium in London und Edinburgh. Danach Beginn der ärztl. Tätigkeit in der Praxis seines Vaters in Manchester. 1752 Gründung des Manchester Infirmary, an dem er bis 1790 als Chir. tätig war, danach Konsiliarius am ebenfalls von ihm mitbegründeten St. Mary's Hosp. 1768 nahm er erstmals eine Humeruskopfresektion vor, außerdem beschrieb er die Reposition des luxierten Schultergelenkes sowie die Phlegmasia alba dolens. 1783 Mitbegründer eines *College of Science, Literature and Arts*, an dem er Anat. lehrte. 1812 erblindete er infolge einer epidemischen Augenkrankheit.

W.: An account of a case in which the upper head of the os humeri was sawed off, a large portion of the bone afterwards exfoliated, and yet the entire motion of the limb was preserved, Philos. Transact. Roy. Soc. London 59 (1769/70) 39–46.

Lit.: BLÄ 1935 V 919. – EM 1483f.

Whitehead, Walter (* 12. 10. 1840 Haslam Hey, Bury; † 19. 8. 1913 Colwyn Bay)

Studium in Manchester, dort 1867 Eröffnung seiner Praxis. Als Chir. an verschiedenen Hosp. in Manchester tätig. 1894–1900 Prof. für Chir. an der Univ. Manchester. 1882 publizierte er sein von Beginn an umstrittenes Verfahren der Hämorrhoidektomie. Er gab eine Modifikation der Tracheotomie an und nahm als einer der ersten in Großbritannien eine Strumaresektion vor. 1870 gründete er die *Manchester Medical and Surgical Reports*.

E.: *W.-Op.:* Hämorrhoidektomie mit zirkulärer Exzision der anorektalen Schleimhaut in ca. 3 cm Breite und Vereinigung der Rektalschleimhaut mit der Analhaut etwas oberhalb der Linea anocutanea.

W.: The surgical treatment of haemorrhoids, Brit. med. J. 1882/I 148–150.

Lit.: BLÄ 1933 II 1676f. – M. L. Corman: W. W. 1840–1913, Dis. Colon Rectum 23 (1980) 125.

Wiberg, Gunnar (* 1902 Göteborg; † 8. 9. 1988)

Studium in Stockholm (Karolinska Inst.), dort auch chir., pathol. und neurochir. WB. Nach weiterer chir. WB in Mariestad und Helsinki 1937–1944 orthop. WB in Stockholm. 1944 ao. Prof. in Lund, 1945 CA der Orthop. Klinik, 1947–1969 erster o. Prof. für Orthop. in Lund. Danach noch 10 Jahre Privatpraxis in Malmö. Schwerpunkte: Wirbelsäulendeformation, angeborene Hüftluxation, Frakturbehandlung, Chir. der rheumatischen Hand, Kniefunktion. 1954 Ehrenmitglied der DGOOC.

E.: *W.-Winkel:* Vom Hüftkopfmittelpunkt aus gemessener Winkel zwischen der Senkrechten und der lateralen Pfannendachbegrenzung bei Hüftpfannendysplasie. *W.-Einteilung* der Patelladysplasie nach der Form.

W.: Studies on dysplastic acetabula and congenital subluxation of the hip joint, Stockholm 1939, u.: Acta Chir. Scand. Suppl. 58 (1939). – Roentgenographic and anatomic studies on femoro-patellar joint, with special

reference to chondromalacia patellae, Acta orthop. Scand. 12 (1941) 319
Lit.: Leiber/Olbert 443f. – G. C. H. Bauer: G. W. 1902–1988, Acta Orthop. Scand. 59 (1988) 732–737.

Wiedhopf, Oskar (* 4. 2. 1889 Heidelberg; † 31. 12. 1949 Marburg)
Prom. 1914. 1913/14 anat. WB. Ab 1914 Kriegsteilnahme, 1917/18 am Reservelazarett Ettlingen. 1919–1933 chir. WB in Marburg (→ Guleke; → Läwen; → Klapp), dort 1923 Habil. 1938–1944 CA der Chir. Abt. am KH Paulinenstift in Wiesbaden. 1944–1949 o. Prof. für Chir. in Marburg. 1944/45 Beratender Chir. der Wehrmacht. Schwerpunkte: Unfallchir., Leitungs-, Regionalanästh.
W.: A. Läwen, O. W.: Chir. Behandlung d. Störungen des vegetativen Nervensystems, in: Guleke-Penzoldt-Stinzing, Handbuch d. gesamten Therapie, IV, Jena 1926.
Lit.: CV 1938, 715f. – Killian 229.

Wiemers, Kurt (* 6. 6. 1920 Köln; † 14. 2. 2006 Denzlingen)
Studium und Prom. (1944) in München. WB: 1946/47 Chir. in Köln, 1947–1950 Physiol. in Köln, 1950–1953 Chir. in Köln (→ Dick), 1953–1963 Chir. in Freiburg (→ Krauss). 1957 dort Habil. 1963 apl. Prof. und Leiter der Anästh.-Abt. der Univ.-Klinik Freiburg, 1966 ao. Prof. und Dir. des Inst. für Anästhesiol. 1969–1985 o. Prof. für Anästhesiol. in Freiburg. Er gehörte zu der ersten Generation deutscher Anästhesisten, die aus der Chir. hervorgingen und zur Verselbständigung des Fachgebietes beitrugen. Als Vorsitzender der DGAI war er 1964 maßgeblich daran beteiligt, die Position des leitenden Anästhesisten gegenüber dem Chir. gegen viele Widerstände schließlich einvernehmlich festzulegen.
W.: K. W., E. Kern: Postoperative Frühkomplikationen, Stuttgart 1957 (2. Aufl. 1968). – Lungenveränderungen bei Langzeitbeatmung, Stuttgart 1973. – Weiter atmen – leben! Wege u. Umwege zur Anästhesie u. Intensivmed., Landsberg/Lech 1999.
Lit.: CV 1980, 789f. – J. Schüttler (Hg.): 50 Jahre Deutsche Gesellschaft für Anästhesiologie und Intensivmedizin. Tradition und Innovation, Berlin - Heidelberg - New York 2003, 399.

Wieting, Julius Meno Pascha (* 13. 1. 1868 Geestemünde b. Hannover; † 28. 3. 1922 Bremerhaven)
Studium und Prom. (1893) in Marburg. Chir. WB in Hannover, Mainz und Kassel sowie Bremerhaven und Hamburg. 1900 Militärchir. im Burenkrieg, danach Tit.-Prof. 1902–1907 Leiter der Chir. Abt. am militärmed. Lehr-KH Gülhane in Istanbul (vgl. → R. Rieder), dort mit der Reorganisation des med. Unterrichts beauftragt, 1907–1915 dessen Dir. Als Botschaftsarzt zugleich Inspizient des Dt. KH in Istanbul. 1912/13 Teilnahme am Balkankrieg, danach am I. Weltkrieg. 1919–1922 Dir. des Hamburger See-KH in Sahlenburg bei Cuxhaven. Schwerpunkte: Gefäßchir., Kriegschir.
E.: *W.-Op.:* Stromumkehr in der Vena femoralis durch arteriovenöse Intubation zur Verbesserung der peripheren Durchblutung bei Gangrän der unteren Extremität.
W.: Die angiosklerotische Gangrän u. ihre operative Behandlung durch arteriovenöse Intubation, Dtsch. med. Wschr. 34 (1908) 1217–1221. – Leitsätze d. Kriegschir., Leipzig 1914. – Leitsätze d. funktionellen Nachbehandlung kriegschir. Schäden, Leipzig 1915.
Lit.: BLÄ 1933 II 1684. – BEdM II 683. – W. Hach, V. Hach-Wunderle: Die Wieting-Operation anno 1908, Gefäßchir. 13 (2008) 189–186.

Wildberger, Johannes (* 1. 1. 1815 Neunkirch, Kt. Schaffhausen; † 30. 11. 1879 Meran)
Nach Ausbildung als Messerschmied in Tuttlingen ab 1834 auf Wanderschaft in der Schweiz und in Bayern. 1837 erhielt er in Bamberg die Konzession als Messerschmied. Gegen viele Widerstände konnte er 1849 in Bamberg eine orthop. Heilanstalt eröffnen, die er 1871 nach Eggolsheim b. Forchheim verlegen mußte, wo sie aber bald einging. Der Autodidakt wurde 1856 Dr. h. c. in Jena, 1860 herzogl. Hofrat. 1856 Mitglied der Leopoldina.
W.: Neue orthop. Behandlungsweise veralteter spontaner Luxationen im Hüftgelenk. Erfunden u. m. Erfolg durchgeführt, Würzburg 1855.
Lit.: BLÄ 1935 V 934f. – G. Grosch: J. W. 1815–1879. Ein Schweizer Messerschmied u. Wegbereiter d. Orthop., Basel - Stuttgart 1969

Wildbolz, Hans (* 13. 1. 1873 Bern; † 14. 12. 1940 Bern)
Studium in Lausanne, Zürich und Bern, dort 1896 Prom. 1896–1900 chir. WB in Bern (→ Kocher), danach in Paris. 1902 Habil. in Bern für urol. Diagnostik. 1919 ao. Prof. und CA einer chir. Abt. am Inselspital in Bern, 1940 o. Prof. für Urol.
W.: Die Tuberkulose d. Harnorgane, Halle 1912. – Lehrbuch d. Urol., Berlin 1924 (4. Aufl. 1959). – A. v. Lichtenberg, F. Voelcker, H. W.: Handbuch d. Urol., I–V, Berlin 1926–1929
Lit.: CK 1926, 353. – BLÄ 1933 II 1685f. – BEdM II 684.

Wildegans, Hans (* 22. 2. 1888 Groß-Mantel, Neumark; † 15. 7. 1967 Berlin)
Studium und Prom. (1913) in Berlin. 1913–1928 chir. WB in Berlin (→ Körte; Brentano), unterbrochen von Kriegseinsatz im I. Weltkrieg. 1925 Habil. 1929–1933 CA der Chir. Abt. am KH Babelsberg, 1933–1935 am KH am Friedrichshain, 1935–1961 am KH Bethanien in Berlin. 1930 ao. Prof. Er beschäftigte sich mit der Bluttransfusion und stellte 1953 das erste leistungsfähige starre Choledochoskop vor, mit dem er die Voraussetzung für die endoskopische Chir. der Gallengänge schuf.
W.: Die Bluttransfusion in Theorie und Praxis, Berlin 1933. – Endoskopie d. tiefen Gallenwege, Arch. klin. Chir. 276 (1953) 652–657. – Weiteres zur Endoskopie d. tiefen Gallenwege, Arch. klin. Chir. 282 (1955) 867–871. – Technik u. Diagnostik d. Endoskopie d. Gallengänge, Chirurg (1956) 1
Lit.: CV 1958, 905–907. – Winau/Vaubel 103.

Wilflingseder, Paul (* 24.3.1916 Ried, Innkreis; † 23.1.1993 Innsbruck)

Studium und Prom. (1939) in Innsbruck. Chir. WB ab 1945 in Innsbruck (→ Breitner; → Huber). Studienaufenthalte 1948 in Boston (→ Lahey) sowie 1950–1953 in England. 1955 Habil. und 1962 ao. Prof. in Innsbruck. 1966–1986 o. Prof. für Plast. und Wiederherstellende Chir. in Innsbruck. Schwerpunkte: Verbrennungen, Mammachir., Handchir. Hauttumoren, Hauttransplantation. Er war der Begründer des ersten Lehrstuhls für Plast. Chir. im deutschsprachigen Raum.
W.: Prophylaxe u. Therapie d. malignen Degeneration nach Verbrennungen, Stuttgart 1969. – Dringliche op. Maßnahmen bei tiefen Verbrennungen, Chirurg 50 (1979) 118.
Lit.: CV 1980, 792–794. – Mitt. DGCH 22 (1993) 132. – F. Anderl: Obituary; Brit. J. Plast.Surg 46 (1993) 626.

Wilhelm, Albrecht (* 21.8.1929 Braunau, Nordböhmen; † 24.4.2017 Lohr)

Flucht aus der böhmischen Heimat 1945. Studium in Würzburg und München, 1955 Prom. in Würzburg. WB: 1954/55 Chir. in Würzburg (→ Wachsmuth), 1955/56 Anat. in München, 1956/57 Inn. Med., 1957–1968 Chir. in Würzburg (Wachsmuth). 1960 Studienaufenthalt in Göteborg (→ Moberg), danach Aufbau und bis 1968 Ltg. einer Abt. für Handchir. in Würzburg. 1963 Habil., 1970 ao. Prof. 1968 Ltd. OA, und 1970–1994 CA der Chir. Abt. am Klinikum Aschaffenburg. Von ihm stammen grundlegende Studien zur Denervation zur Behandlung schmerzender Gelenke sowie mit dem Thoracic-Outlet-Syndrom.
E.: *Op. n. W.:* Denervation des Epikondylus bei Epicondylitis humeri radialis („Tennisellenbogen").
W.: A. W, H. Gieseler: Die Behandlung d. Epicondylitis humeri radialis durch Denervation, Chirurg 33 (1962) 118. – A. W., F. Wilhelm: Das Thoracic Outlet-Syndrom u. seine Bedeutung für die Chir. d. Hand, Handchir. 17 (1985) 173–187. – Therapieresistente Epicondylitis humeri radialis und Denervationsoperation, Operat. Orthop. Traumatol. 1 (1989) 25–34.
Lit.: CV 1990, 344f. – Buck-Gramcko 323–326. – D. Lutz-Hilgarth: Nachruf: A. W. ist tot, Main-Echo Aschaffenburg 28.4.2017.

Wilhelm Burgensis (de Congen[i]is, de Cingenina, de Cougières, van Congenie, van Congenine) (13. Jh.)

Lehrte als burgundischer Wundarzt im Umfeld der Univ. Montpellier, stützte sich bei seinen Vorlesungen auf → Roger Frugardi, über den er stellenweise hinauskam, und unterrichtete den → Chir. von der Weser.
W.: Sudhoff II 297–384.
Lit.: LexMA IX 167. – EM 1496.

Wilhelm, Philipp (* 25.11.1798 Würzburg; † 20.12.1840 München)

Studium und Prom. (1820) in Würzburg. Danach Studienreise nach Berlin, Wien, Paris und Kopenhagen. Habil. 1822 in Würzburg. 1824 Prof. an der Chirurgenschule in München. 1827–1830 und 1836–1840 o. Prof. für Chir. in München. Er war ein gefragter Lehrer und ein geschickter Operateur.
W.: Über den Bruch des Schlüsselbeins u. über die verschiedenen Methoden, denselben zu heilen, Würzburg 1823. – Klinische Chir., München 1830.
Lit.: BLÄ 1935 V 937f. – Killian 376f. – Sachs IV 154.

Wilhelm von Saliceto (* 1210 Piacenza; † ~ 1285 Verona?)

Studium in Bologna (→ Ugo d. B.), wo er anschließend im Rahmen der chir. Schule der Borgognoni-Schüler (→ Tederico d. B.; → Bruno v. Longoburgo) tätig war. Lehrte 1271–1274 Chir. in Bologna, danach Stadt- und Spitalarzt in Verona, dort ebenfalls chir. Lehrtätigkeit und Fertigstellung (nach fünfjähriger Arbeit) der *Cyrurgia.* In seinem Bestreben, die Chir. zwischen bloßer Empirie und dogmatisch-scholastischer Medizin neu zu organisieren, ihr eine wissenschaftliche Grundlage zu geben und sie für eigene Beobachtungen zu öffnen, legte er die chir. Anat. erstmals ausgiebig dar und ließ eigene Erfahrungen einfließen. Er beschrieb die Nervennaht und unterschied venöse von arterieller Blutung. In seiner *Summa conservationis*, in der er innere Leiden abhandelt, bringt er die Chir. in eine enge Beziehung zur inneren Med. Er begründete eine wichtige Schule.
W.: Cyrurgia, 1275 (Druck Venedig 1474). – Summa conservationis et curationis, um 1278 (Druck Piacenza 1475).
Lit.: Gurlt I 754–765. – BLÄ II 903f. – Killian 8f. – VL X 1129–1134. – EM 1497f.

Willems, Charles (* 5.12.1859 Gent; † 19.1.1930 Lüttich)

Studium und Prom. (1884) sowie chir. WB in Gent, 1892 Habil. 1907–1914 Leiter der Kinderchir. am Hôp. La Bijloke in Gent. Im Balkankrieg 1912/13 Leiter eines Lazaretts in Belgrad. Im I. Weltkrieg 1914–1918 Dir. des Militär-KH Hoogstade, 1918 desjenigen in Gent. 1919–1930 o. Prof. für Chir. und Dir. der Chir. Klinik am Hosp. Bavière in Lüttich. Schwerpunkte: Thoraxchir., Proktologie, Gallenwegschir., orthop. und Unfallchir., Kriegschir., öffentliches Gesundheitswesen. Er erzielte gut Erfolge mit frühzeitiger Bewegungstherapie bei Gelenkverletzungen. 1902 Mitbegründer der ISS, 1902–1929 deren Präsident. 1903 Gründung der *Archives internationales de Chirurgie.*
W.: Manuel de chirurgie de guerre, Paris 1916 (2. Aufl. 1917). – Manuel de technique chirurgicale, Lüttich 1926.
Lit.: ISS 358f. – L. de Broe, D. Liebermann-Meffert, R. van Hee: Ch. W. (1859–1930): Belgian military and academic surgeon and first president of the international society of surgery, World J. Surg. 37 (2013) 1446–1456.

Willenegger, Hans Robert (* 6.1.1910 Zürich; † 22.12.1998 Pratteln)

Studium und Prom. (1937) in Bern. 1937/38 Anat. Zürich. 1938–1948 chir. WB in Winterthur (→ Schürch), 1948–1950 in Basel (Schürch), dort 1949 Habil. und 1950–1952 komm. Klinikchef. 1952/53 ltd. OA (→ Nissen). 1953–1975 CA der Chir. Klinik des Kantonspitals Liestal. 1958 ao. Prof. Schwerpunkte: Bluttransfusion, Magen-, Gallenchir., Plast. Chir., Knochenheilung, Traumatol. 1958 Mitbegründer der AO, 1973–1983 Präsident der AO International. 1978 Eh-

renmitglied der DGU, 1982 Ehrenmitglied der DGCH; 1983 Johann-Friedrich-Dieffenbach-Büste der DGU.
W.: Licht u. Schatten in d. Indikation zur Knochenbruchbehandlung, Mschr. Unfallhk. 75 (1972) 455–468. – Die überregionale Zusammenarbeit in d. klin. Forschung, Chirurg 45 (1974) 495–499. – M. E. Müller, M. Allgöwer, H. W.: Technik d. op. Frakturenbehandl., Berlin - Göttingen - Heidelberg 1963.
Lit.: CV 1980, 798–801. – H. Burch: H. R. W. on the occasion of his 80th birthday, Arch. Orthop. Trauma Surg. 109 (1990) 293f. – A. Rüter: In memoriam H. W., DGU Mitt. Nachr. Nr. 39 (1999) 24f.

Willert, Hans-Georg (* 24. 9. 1934 Greiz; † 25. 9. 2006 Göttingen)
Studium und Prom. (1957) in Leipzig. Pathol., chir. und orthop. WB in Heidelberg (→ Linder; → Lindemann) und Zürich. 1969–1979 OA in Frankfurt (→ Heipertz), dort 1972 Habil. für Orthop. 1979–2001 o. Prof. für Orthop. in Göttingen. Schwerpunkte: Dysmelie, Osteologie, Knochentumoren, Biomechanik, Implantatversagen, Psychosomatik. Er gilt als Erstbeschreiber der Lockerung von Gelenkendoprothesen durch Abriebpartikel.
W.: H.-G. W. u. a.: Klinik u. Pathol. d. Dysmelie. Die Fehlbildungen an d. oberen Extremitäten bei d. Thalidomid-Embryopathie, Berlin - Heidelberg - New York 1969. – H.-G. W., J. Ludwig, M. Semlitsch: Reaction of bone to methacrylate after hip arthroplasty: a long-term gross, light microscopic, and scanning electron microscopic study, J. Bone Jt. Surg. 56-A (1974) 1368–1382. – H.-G. W., G. Wetzel-Willert: Psychosomatik in d. Orthop., Bern - Stuttgart - Toronto 1991.
Lit.: S. Götte: Nachruf auf H.-G. W., Osteologie 15 (2006) 243–244.

Williamson, Hugh (* 5. 12. 1735 West Nottinghm, PA; † 22. 5. 1819 New York)
1760–1763 Prof. für Mathematik an der Univ. Philadelphia. Studium der Med. ab 1764 in Edinburgh, London (→ J. Hunter) und Utrecht, dort 1767 Prom. Anschließend Studienreise durch Europa und Niederlassung als Arzt in Philadelphia. 1773–1775 erneut in England, um Geldmittel einzuwerben und Benjamin Franklin zu unterstützen. Ab 1776 in Edenton, NC, ansässig. 1779–1781 Generalchir. der Revolutionsarmee. Danach politisch als Abgeordneter und Senator tätig, gestaltete er die amerikanische Verfassung mit. Ab 1793 in New York.
Lit.: BLÄ 1935 V 946. – M. J. Kagarise, G. F. Sheldon: H. W. (1735–1819): soldier, surgeon, and founding father, World J. Surg. 29 (2005) 880–884.

Willis, Thomas (* 21. 1. 1621 Great Bedwin, Wiltschire; † 11. 11. 1675 London)
Studium und Prom. (1660) in Oxford, dort 1660–1666 Prof. für Naturphilosophie. Ging 1666 mit → Lower nach London, wo er sich eine berühmte Arztpraxis aufbaute. Der bedeutendste Arzt seiner Zeit machte sich insbesondere verdient durch seine Forschungen zur Hirnanatomie und -physiologie, für die er eine lange Zeit gültige Klassifikation der Hirnnerven angab sowie die Willkürhandlungen in der Hirnrinde, die unwillkürlichen im Kleinhirn und im Vegetativum lokalisierte. Seine bahnbrechenden Erkenntnisse verschafften ihm viele Gegner und Neider, was ihm das Leben schwer machte.
E.: *W.-Arterienkreis:* Circulus arteriosus cerebri. – *W.-Nerv:* N. accessorius.
W.: Cerebri anatome, cui accessit nervorum descriptio et usus, London 1664.
Lit.: BLÄ 1935 V 947. – Ärztelex. 332f. – EM 1499.

Wilms, Karl Maximilian (**Max**) Wilhelm (* 5. 11. 1867 Hünshoven, Bez. Aachen; † 14. 5. 1918 Heidelberg)
Studium in München, Marburg, Berlin und Bonn, dort 1890 Prom. 1891–1895 Ass. in der Pathol. Gießen, wo er die Mischgeschwülste erforschte. Anschließend in der Inneren Med. in Köln, wo er ein einfaches Quecksilbermanometer zur Druckmessung im Spinalkanal entwickelte, den Vorläufer der heutigen Hirndrucksonde. 1897 chir. WB in Leipzig (→ Trendelenburg), dort 1899 Habil. 1904 ao. Prof., 1907–1910 o. Prof. für Chir. in Basel, 1910–1918 in Heidelberg. Schwerpunkte: Röntgendiagnostik, Strahlentherapie, Tuberkulose (für deren Behandlung führte er die Lungenkompression nach Rippenteilresektion ein). Er starb an Diphtherie, mit der er sich bei der Behandlung eines französischen Kriegsgefangenen infiziert hatte.
E.: *W.-Tumor:* Nephroblastom, bösartiger Mischtumor der kindlichen Nieren. – *W.-Zotte:* Höcker an der Innenwand von Dermoidzysten. – *W.-Op.:* **1.** laterale perineale Prostatektomie. **2.** Modifikation der Magenresektion nach Billroth II.
W.: Die Mischgeschwülste, I: Die M. d. Niere, Leipzig 1899. – D. Ileus. Pathol. u. Klinik des Darmverschlusses, Stuttgart 1906. – Eine neue Methode zur Verengung des Thorax b. Lungentuberkulose, Münch. med. Wschr. 58 (1911) 777–778. – M. W., L. Wullstein (Hgg.): Lehrbuch d. Chir., I–II, Jena 1908 [11. Aufl. 1957].
Lit.: BLÄ 1933 II 1690. – Killian 93f. – Nissen 274. – Krebs/Schipperges 71–76. – BEdM II 685. – Sachs IV 110.

Wilms, Robert Ferdinand (* 9. 9. 1824 Arnswalde, Neumark; † 23. 9. 1880 Berlin)
Studium und Prom. (1846) in Berlin. Danach Studienreise nach Prag und Wien, England und Frankreich. Ab 1848 chir. WB am KH Bethanien in Berlin (Friedrich Schlemm), dort 1862–1880 Dir. der Chir. Abt. In den Feldzügen 1866 und 1870/71 konsultierender Generalarzt. Er war der gesuchteste außeruniversitäre Chir. Berlins, der sehr viele Schüler anzog. Schwerpunkte: Chir. der Harnorgane, Empyem-Op., Blasen-Scheiden-Fistel. Er führte bei Diphtherie den Luftröhrenschnitt wieder ein. Er publizierte wenig
Lit.: BLÄ 1901 1858f. – ADB 43 (1898) 306. – Winau/Vaubel 104. – BEdM II 685.

Wimmer, Josef (* 1742; † 1824 Graz)
Wundarztausbildung in Wien bis 1765. 1788–1808 Magister für Chir., Anat. und Geburtshilfe an der med.-chir. Lehranstalt in Graz und Primarchir. am 1788 eröffneten Allg. KH.
W.: Krankheits- u. Heilungsgeschichte einer merkwürdigen Speckgeschwulst am Halse, Wien 1795.
Lit.: Killian 247. – Sachs IV 90, 92.

Winiwarter, Alexander Ritter von (* 22. 4. 1848 Wien; † 31. 10. 1917 Lüttich)

Bruder des folgenden. Studium und Prom. (1870) in Wien. Chir. WB in Wien (→ Billroth). Anschließend Ltg. der chir. Abt. des Kronprinz-Rudolf-Kinderspitals. 1876 Habil. 1878–1917 o. Prof. für Chir. in Lüttich. Billroth hielt ihn für einen seiner besten Schüler, der mit ihm die Ösophagus-, Larynx- und Magenoperationen im Tierexperiment gemeinsam vorbereitet hatte. Als akadem. Lehrer war er in Lüttich sehr geschätzt. Schwerpunkte: Magen-, Gallenchir., chir. Krebsbehandlung. Lymphdrainage.

W.: Beiträge zur Statistik d. Carcinome m. bes. Rücksicht auf die dauernde Heilbarkeit durch operative Behandlung, Stuttgart 1878. – Die Lehre von den chir. Operationen u. den chir. Verbänden, Stuttgart 1895. – (Bearb.): Billroth, Allg. chir. Pathol. u. Therapie, 9.–16. Aufl. Berlin 1880–1906.

Lit.: BLÄ 1901, 1863f. – E. J. Wormer: Angiologie – Phlebologie. Syndrome u. ihre Schöpfer, München 1991, S. 226. – J. T. Lie, R. J. Mann, J. Ludwig: The brothers von Winiwarter, Alexander (1848–1917), Felix (1852–1931), and Thrombangiitis Obliterans, Mayo Clin. Proc. 54 (1979) 802. – BEdM II 686.

Winiwarter, Felix Ritter von (* 28. 11. 1852 Wien; † 10. 7. 1931 Hollabrunn, Niederösterreich)

Bruder des vorigen. Studium und Prom. (1876) in Wien. Schon während seines Studiums beschäftigte er sich mit der Physiol. und Pathol. des Gefäßwiderstandes. Chir. WB 1876–1879 in Wien (→ Billroth), 1879–1881 Sekundararzt am Allg. KH Wien (→ Dittel). Ab 1881 Klinikdir. in Hollabrunn.

E.: *W.-Buerger-Krankheit:* Thrombangi(i)tis obliterans. Entzündung der inneren Gefäßwandschichten, die durch bindegewebige Umgestaltung und Einengung des Gefäßlumens zu schmerzhaften Durchblutungsstörungen besonders an den unteren Gliedmaßen führt.

W.: Über eine eigenthümliche Form von Endarteriitis u. Endophlebitis m. Gangrän des Fusses, Arch. klin. Chir. 23 (1879) 202–226.

Lit.: E. J. Wormer: Angiologie – Phlebologie. Syndrome und ihre Schöpfer, München 1991, S. 225–226. – J. T. Lie, R. J. Mann, J. Ludwig: The brothers von Winiwarter, Alexander (1848–1917), Felix (1852–1931), and Thrombangiitis Obliterans, Mayo Clin. Proc. 54 (1979) 802. – P. Rentchnick: Félix von Winiwarter (1852–1931), Méd. Hygiène 38 (1980) 1661.

Winkelbauer, Adolf (* 6. 7. 1890 Linz; † 30. 11. 1965 Wien)

Sudium und Prom. (1914) in Wien. Im I. Weltkrieg Lazarettarzt. 1918–1930 chir. WB in Wien (I. Chir. Klinik, → Eiselsberg), 1926 Habil. 1930–1935 Vorstand der Chir. Poliklinik Wien. 1935–1940 Primarchir. am KH der Wiener Kaufmannschaft. 1939 ao. Prof. 1940 Vorstand der Chir. Abt. am KH Wien-Lainz. 1942–1947 o. Prof. für Chir. in Graz (bereits 1941 vertretungsweise). 1943–1945 Beratender Chir. 1950–1960 Vorstand der Chir. Abt. am Landes-KH Klagenfurt. Schwerpunkte: Magenchir., Osteomyelitis, Schenkelhalsfraktur. Er inaugurierte die infrapapilläre terminolaterale Modifikation der Magenresektion nach Billroth I und beschrieb erstmals die Einklemmung des Balkens unter der Falx bei Hirndruck.

W.: Chir. d. Knochen u. Gelenke, in: Kirschner-Nordmann, Die Chir., II.1, Berlin - Wien 1928. – Chir. des Ösophagus, Berlin 1955.

Lit.: Killian 249. – W. Köle: A. W. Ordinarius für Chir. in Graz 1942 bis 1947, Mitt. DGCH 22 (1993) 261–263. – Sachs IV 91.

Winkelmann, Karl (* 1863; † 1925)

Chirurg in Barmen. Weitere biograph. Daten konnten nicht ermittelt werden.

E.: *W.-(Jaboulay-)Op.:* Eröffnung der Zystenwand, Umstülpung der Hüllen des Proc. vaginalis auf die Rückseite von Hoden und Samenstrang bei Hydrocele testis.

Lit.: RLM W 54.

Winslow, Jakob Benignus (* 2. 4. 1669 Odense; † 3. 4. 1760 Paris)

Studium ab 1697 in Leiden und Paris, dort 1705 Prom. 1707 Prof. für Anat., 1721–1743 Prosektor der Anat. am Jardin du Roi, 1743–1750 dort Prof. für Anat. Er war ein bedeutender Anat., dem die topograph. Anat. viel zu verdanken hat.

E.: *Foramen W.ii:* Foramen epiploicum, Öffnung der Bursa omentalis hinter dem Ligamentum hepatoduodenale.

W.: Exposition anatomique de la structure du corps humain, I–IV, Paris 1732 (viele Aufl. bis 1766, viele Übers.)

Lit.: BLÄ 1935 V 961f.

Winter, Aloys von (* 27. 4. 1761 Hügelsheim b. Rastatt; † 28. 1. 1856 München)

Nach Ausbildung an der militärchir. Schule in Mannheim Studium in Freiburg und Wien, 1791 Prom. in Ingolstadt. Im gleichen Jahr Prof. an der militärchir. Schule Mannheim (1796 Stabschir., 1797 Kurfürstlicher Leibchir.). 1798 nach Ingolstadt berufen, war er 1800–1807 o. Prof. für Chir. in Landshut. 1807 zum Begleitenden Chir. des Kronprinzen Ludwig (später Kg. Ludwig I.) auf dessen Feldzügen berufen, blieb er Leibchir. von König Maximilian I. Joseph. 1817 als Obermedizinalrat ins Obermedizinalkollegium berufen, betrieb er außerdem eine ausgedehnte Privatpraxis. Ab 1826 im Ruhestand. 1808 geadelt.

W.: Beschreibung einer Schlagaderverletzung in d. rechten Ellenbeuge I. M. d. Königin von Bayern, Neuer Chiron 1825 II. – Beschreibung einer an d. linken Hüftpfanne u. am rechten Kniegelenk vorgekommenen vollkommenen Verrenkung, Jahrbb. des ärztl. Vereins München, III.

Lit.: BLÄ 1935 V 963f. – Killian 374f. – Sachs IV 155. – G. Treffer: A. v. W., Bayer. Ärztebl. 2006, H. 2, S. 71.

Wirsung, Johann Georg (* 3. 7. 1589 Augsburg; † 22. 8. 1643 Padua)

Studium in Paris, Altdorf und Padua, dort 1630 Prom. 1630–1643 Prosektor der Anat. in Padua bei Johann Vesling. Er konnte 1642 den im Vorjahr am Truthahn entdeckten Pankreasausführungsgang am Menschen bestätigen. Er wurde von einem belgischen Studenten wohl aus Rache ermordet.

E.: Ductus W.ianus: Ductus pancreaticus, Ausführungsgang der Bauchspeicheldrüse.
W.: Figura cuiusdam cum multiplicibus suis ramulis noviter in pancreate ... observati, Padua 1642.
Lit.: Ärztelex. 334. – ADB 43 (1898) 521f. – J. F. Kanne, C. A. Rohrmann, J. E. Lichtenstein: Eponyms in radiology of the digestive tract: Historical perspectives and imaging appearances. Part 2: Liver, biliary system, pancreas, peritoneum, and systemic disease, Radiographics 26 (2006) 465–480. – J. M. Howard, W. Hess, W. Traverso: J. G. W. (1589–1643) and the pancreatic duct: the prosector of Padua, Italy, J. Amer. Coll .Surg. 187 (1998) 201–211.

Wirtz, Felix s. Würtz, Felix

Wiseman, Richard (* 1622 Bath; † 20. 8. 1676 Bath)
Berühmter Chir. der engl. Könige, Feldchir. in den Bürgerkriegen 1640 und später. Ab 1652 wieder in London tätig, 1672 Leibchir. von Karl II. Von ihm stammt die Erstbeschreibung der Gelenktuberkulose (*tumor albus*) sowie wegweisende Beiträge zur Behandlung der Schußwunden, zur Amputation, zur Herniotomie und der Kompressionsbehandlung von Aneurysmen. Er wird als „Paré Englands" bezeichnet.
W.: A treatise of wounds, London 1672. – Severall chirurgicall treatises, London 1676.
Lit.: BLÄ 1935 V 968f.

Wishart, John (* 27. 5. 1850 Eramosa, Ontario, Kanada; † 4. 11. 1926 London, Ontario)
Studium in Toronto (Prom. 1881), chir. WB in Edinburgh (1877 FRCS Edinburgh). Danach Schiffsarzt. Ab 1880 als Chir. in London, Ontario, niedergelassen. 1882/83 Demonstrator für Anat. an der neugegründeten Univ. London, Ontario, 1883–1910 dort erster Prof. für Chir. 1888 Mitgründer des St. Joseph's Hosp. in London und 1922 dessen Dir. Er war 1874 an der ersten Op. unter antisept. Kautelen in Kanada beteiligt und führte 1886 die erste Appendektomie in Nordamerika durch. Mitbegründer des ACS.
W.: Abdominal nephrectomy for hydro-nephrosis, with a report of two operations, Montreal Med. J. 19 (1890) 1–10. – The treatment of strangulated hernia, Canada Lancet 27 (1895) 197–202.
Lit.: E. Claydon, V. C. McAlister: The life of J. W. (1850–1926): study of an academic surgical career prior to the Flexner report, World J. Surg. 36 (2012) 684–688.

Witt, Alfred Nikolaus (* 9. 2. 1914 Strößendorf, Oberpfalz; † 20. 4. 1999 Gmund a. Tegernsee)
Studium und Prom. (1938) in München. 1939 chir. WB am KH Lindau. 1940 Kriegsdienst, ab 1941 bei → M. Lange am Reservelazarett Hohenzollernstraße in München, den er auch beim Aufbau des Versorgungs-KH Bad Tölz unterstützte. 1950 Habil. in München. 1954–1968 o. Prof. für Orthop. und Dir. des Oskar-Helene-Heims Berlin, 1968–1982 in München. Schwerpunkte: Versorgung von Körperbehinderten und Kriegsverletzten, Pseudarthrosen, Hand- und Sehnenchir. 1959–1981 Schriftleiter des *Archivs für orthopädische und Unfallchir.* 1960 und 1978 Präsident der DGOOC. 1964 Präsident der DGU, 1974 deren Ehrenmitglied. 1994 Ehrenmitglied der DGCH. 1964 Mitglied der Leopoldina.
E.: W.-Spreiznagel: Zweiteiliger Nagel zur Versorgung von Schenkelhalsbrüchen.
W.: Sehnenverletzungen u. Sehnen-Muskeltransplantationen, München 1953. – A. N. W., H. Cotta, M. Jäger: Die angeborenen Fehlbildungen der Hand und ihre operative Behandlung, Stuttgart 1966. – A. N. W., H. Rettig, K. F. Schlegel, M. Hackenbroch, W. Hupfauer (Hgg.): Orthop. in Praxis u. Klinik, 2. Aufl., I–VII, Stuttgart - New York 1980–1994.
Lit.: H. Rettig: A. N. W. zum 60. Geburtstag, Zschr. Orthop. 112 (1974) 2–7. – J. Probst: Nachruf, DGU Mitt. Nachr. Nr. 40 (1999) 16–18. – BEdM II 688.

Witte, Jens (* 14. 2. 1941 Perleberg, Brandenburg; † 12. 6. 2003 München, Freitod)
Studium in Homburg/Saar, Hamburg und Berlin, 1968 Prom. in Homburg. Chir. WB 1971–1973 in Köln (→ Heberer), 1973–1985 München (Heberer), dort 1979 Habil., 1981 ao. Prof. 1985–2003 CA der Klinik für Allgemein- und Viszeralchirurgie am Zentralklinikum Augsburg. Schwerpunkte: Reflux-, Ösophaguschir., kolorektale Chir., Schockforschung, chir. Weiterbildung. Aufbau und seit 1987 Ltg. der „Akademie für chir. Weiterbildung und praktische Fortbildung" des BDC. Seit 1994 dessen Vizepräsident und 1998–2003 dessen Präsident.
W.: J. W., N. Demmel, R. Wirsching u. a.: Op.-Taktik in d. Abdominalchir. im höheren Lebensalter. Standardverfahren u. Alternativen, Chirurg 55 (1984) 79–86. – J. W., R. Wirsching, T. Sauerbruch: Wiederherstellung d. Speiseröhrenpassage b. Funktionsstörungen, Arch. klin. Chir. 366 (1985) 217–223.
Lit.: CV 1990, 347f. – H. Bauer, F. W. Schildberg: In memoriam J. W., Mitt. DGCH 32 (2003) 436–438.

Wittek, Arnold (* 8. 11. 1871 Schloß Dornhofen b. Graz; † 14. 8. 1956 Graz)
Studium und Prom. (1896) in Graz. 1896/97 chir. WB in Graz (→ Nicoladoni), 1897–1899 orthop. WB in Würzburg (→ Hoffa), 1899–1914 Chir. in Graz (Nicoladoni; → v. Hacker), dort 1905 Habil. für Orthop., 1911 ao. Prof. Er gründete 1899 die die private „Heilanstalt für orthop. Chir.", begann 1903 mit der orthop. Behandlung von Arbeitsunfallopfern und richtete ab 1912 an der Chir. Univ.-Klinik ein medikomechanisches Inst. (→ Zander) ein. 1914–1918 Kriegsdienst als Lazarettleiter. 1918–1941 CA des neuen „Orthop. Spitals" (das spätere Unfall-KH Graz) und ab 1920 Leiter der „Landes-Sonnenheilstätte Stolzalpe" zur Lichttherapie von Knochentuberkulose. 1924–1941 o. Prof. für Orthop. in Graz. Schwerpunkte: Fuß- und Wirbelsäulendeformitäten, Röntgentechnik, Knieverletzungen, Knochentuberkulose, Bluttransfusion. 1892 Gründer der *Zeitschrift für orthopädische Chirurgie*. 1924 Präsident der DGOOC, 1937 deren Ehrenmitglied. 1938 Ehrenmitglied der DGU.
E.: W.-Op.: **1.** extraartikuläre Span-Arthrodese des Ellenbogengelenkes. **2.** Skoliosekorrektur durch Ausräumung der Wachstumszonen der Scheitelwirbel mit part. Abtragung der konvexen Seite.
W.: Zur Technik d. Röntgenphotographie (Lendenwirbel, Blasensteine), Fortschr. Röntgenstr. 7 (1903) 26–

27. – Operat. Behandlungsversuche d. Skoliose, Verh. Dt. Orthop. Ges. 1923.
Lit.: CV 1938, 726f.; G. Hohmann: Gruß an A. W. zum 80. Geburtstag, Zschr. Orthop. 81 (1951) 209–211. – CV 1958, 915f.

Witzel, Friedrich **Oskar** (* 29. 8. 1856 Langensalza; † 19. 4. 1925 Bonn)
Studium in Greifswald, Halle und Berlin, 1879 Prom. Chir. WB in Berlin, Göttingen und Rostock. 1882 Habil. in Bonn, 1890 dort ao. Prof. und Leiter der Chir. Poliklinik, 1904 Hon.-Prof. 1906–1924 Dir. der Chir. Klinik der Krankenanstalten Düsseldorf (ab 1923 Akad. für prakt. Med., um deren Ausbau er sich verdient machte). Schwerpunkte: Anästhesie, Gallenblase, Schiefhals, Wirbelsäulenerkrankungen. Er gab 1891 die nach ihm benannte Magenfistel an.
E.: *W.-Fistel:* Gastrostomie zur Ernährung, bei der ein schräg durch die Bauchwand in die Bauchhöhle geleiteter Schlauch vor seinem Eintritt ins Magenlumen durch einen Tunnel aus Magenschleimhaut geführt wird (vgl. → Kader).
W.: Magenfistel, Zbl. Chir. 18 (1891) 601–604. – Allg. chir. Semiotik u. Diagnostik, Bonn 1888. – Die Schmerzverhütung in d. Chir., München 1906.
Lit.: BLÄ 1933 II 1699. – Killian 421f. – BEdM II 688f.

Wölfler, Anton (* 12. 1. 1850 Kopezen b. Kladrau, Böhmen; † 1. 2. 1917 Prag, Freitod)
Studium und Prom. (1874) in Wien, danach chir. WB in Wien (→ Billroth). Nach Studienaufenthalt in Edinburgh (→ Lister) 1878 Einführung der antisept. Wundbehandlung in Wien. 1880 Habil. 1885 Vorstand der Chir. Poliklinik in Wien. 1886–1894 o. Prof. für Chir. in Graz, 1895–1911 in Prag. Schwerpunkte: Lokalanästhesie mit Kokain, Abdominal- und Schilddrüsenchir., Hernien. Mit Billroth Weiterentwicklung der Magenchir. Seine Methode der Gastroenterostomie war Voraussetzung für die Magenresektion „Billroth II". Außerdem entwarf er eine Klassifizierung von Schilddrüsentumoren.
E.: *W.-Op.:* vordere antekolische anteepiploische Gastroenterostomie, evtl. mit Fußpunktanastomose.
W.: Gastro-Enterostomie, Zbl. Chir. 8 (1881) 705–708. – Über die von Herrn Prof. Billroth ausgeführten Resectionen des carcinomatösen Pylorus, Wien 1881. – Über die Entwickelung u. den Bau des Kropfes, Arch. klin. Chir. 29 (1883) 1–97. – Zur Radikalop. des freien Leistenbruches, in: Beiträge zur Chir. Fschr. Th. Billroth, Stuttgart 1892, 551–605.
Lit.: BLÄ 1933 II 1700. – Killian 60. – Sachs III 49. – BEdM II 689.

Wolfe, John Reissberg (* 1824 Breslau; † 26. 12. 1904 Glasgow)
Studium und Prom. (1856) in Glasgow. Danach in Thessaloniki, Paris und Sizilien (Garibaldi) tätig. 1859/60 ophthalmol. WB in Paris, danach in Aberdeen tätig. 1868–1893 Leiter der von ihm gegründeten Glasgow Ophthalmic Institution (1892 in das Royal Infirmary eingegliedert) und Prof. für Augenheilkunde am Anderson's College. 1893–1901 als Augenarzt in Australien. Er beschrieb 1875 die erste Transplantation von entfetteter Vollhaut (vgl. → F. Krause) zur Korrektur einer narbigen Unterlidschrumpfung.
E.: *W.-Krause-Lappen:* freier Kutislappen zur Deckung frischer aseptischer oberflächlicher Hautdefekte. – *W.-Op.:* Ektropion-Korrektur durch freies Hauttransplantat.
W.: A new method of performing plastic operations, Brit. med. J. 1875/II 360–361. – On Diseases and injuries of the eye, London 1882.
Lit.: NN: J. R. W., Brit. med. J. 1905/I 49. – BLÄ 1935 V 982. – W. J. B. Riddell: J. R. W. (1823–1904), Brit. J. Plast. Surg. 3 (1950) 153–164

Wolff, Eduard (* 24. 11. 1794 Berlin; † 30. 12. 1878 Berlin)
Studium an der militärmed. Bildungsanstalt Berlin, unterbrochen 1813–1815 durch Kriegsteilnahme als Feldarzt an den Befreiungskriegen, 1818 Prom. Danach Regimentsarzt in Potsdam, später in Berlin, dort 1929 Habil. und 1832 ao. Prof. 1832–1857 Leiter der „Med. Klinik für Wundärzte" in der Charité. 1842 Geheimer Sanitätsrat, Generalarzt.
Lit.: BLÄ 1935 V 985.

Wolff, Helmut (* 8. 10. 1928 Marinkow, Wolhynien; † 24. 10. 2017 Berlin)
Studium und Prom. (1956) in Leipzig. 1957–1963 chir. WB in Leipzig (→ Uebermuth), dort 1964 Habil., anschließend OA. 1972–1978 o. Prof. für Chir. in Dresden, 1978–1992 in Berlin (Charité). Er nahm 1977 die erste Lebertransplantation im gesamten Ostblock vor, die erste Herz- (1986) sowie Pankreas-Nieren-Transplantation der DDR, und etablierte die Intensivmed. Er konnte 1982 den Klinikneubau beziehen, den er mitgestaltet hatte. Unter seiner Ägide erreichte die chir. Forschung an der Charité ein hohes Niveau. Schwerpunkte: Organtransplantation, Viszeral-, Thorax-, Herz-, Gefäßchir., Onkologie. 1985–1991 Herausgeber des *Zentralblatts für Chir.* 2002 Jubiläumspreis der DGCH für sein chir. Lebenswerk. 2013 Ehrenmitglied der Berliner Chir. Ges., für deren Wiedervereinigung er bereits 1990 verantwortlich war.
W.: H. W., G. Otto: Lebertransplantation im Tierversuch, Zschr. Exp. Chir. 11 (1978) 157–176. – H. W., R. Schuster: Management von Poplitealarterienverletzungen, Zbl. Chir. 103 (1978) 231–235. – H. W., D. Lorenz, H. Lippert: D. gegenwärtige Stand d. Pankreasinsel-Transplantation, Dtsch. med. Wschr. 106 (1981) 506–511. – R. Reding, H. W., S. Kiene: Grundlagen d. Chir., Leipzig 1984. – Zur Entwicklung d. Chir. u. d. chir. Forschung in d. DDR, Mitt. DGCH 42 (2012) 1–8.
Lit.: Killian 443. – K. Gellert: Zum 85. Geburtstag von H. W., Mitt. DGCH 42 (2013) 251f. – H. Lippert, K. Gellert: In memoriam H. W., Passion Chir. 8 (2018) I 72f.

Wolff, Julius (* 21. 3. 1836 Märkisch-Friedland, Westpreußen; † 18. 2. 1902 Berlin)
Studium und Prom. (1860) in Berlin, danach chir. WB in Berlin (→ Jüngken), dort Habil. 1868. 1884 ao. Prof. 1890 Gründung und Ltg. einer privaten Klinik als „Provisorische Poliklinik für orthop. Chir.", die 1902 als Teil der Univ. anerkannt wurde. 1864, 1866 und 1870/71 Kriegsteilnahme als Militärarzt. Schwerpunkte: Knochenwachstum, Knochenregeneration, Frakturhei-

lung, funktionelle Orthop. 1886 Mitbegründer der Berliner Chir. Gesellschaft. 1892 Mitglied der Leopoldina.
E.: *W.-Gesetz:* Strukturveränderung der Knochen bei funktionellen Störungen: Inaktivitätshypotrophie; Hypertrophie bei Überlastung.

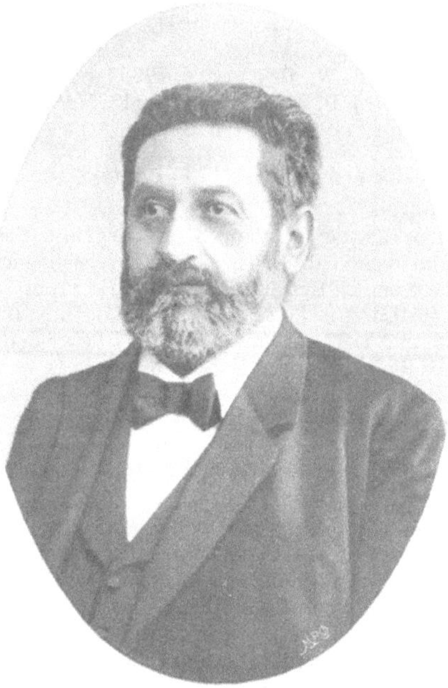

W.: Die Naht d. Spalten u. Defekte des Gaumensegels ohne Durchschneidung d. Gaumenmuskeln, Zbl. Chir. 17 (1890) 457–463. – Das Gesetz d. Transformation d. Knochen, Berlin 1892.
Lit.: BLÄ 1901, 1871f. – Winau/Vaubel 105. – D. Wessinghage: 100 Jahre „Transformationsgesetz der Knochen" von J. W., in: H.-J. Pesch, H. Stöß, B. Kummer, (Hgg.): Osteologie aktuell VII, Berlin - Heidelberg - New York 1993, 3–12. – BEdM II 691.
Abb.: s. Abb.-Verzeichnis.

Wollenberg, Gustav Albert (* 8. 8. 1876 Güstrow; † 27. 12. 1964 Hamburg)
Studium in Freiburg, Zürich, München und Rostock, dort 1902 Prom. Danach pädiatr. und pathol. WB in Dresden sowie orthop. WB 1903–1907 in Berlin (→ Hoffa). Dort 1907 Habil. 1908 nach Hoffas Tod Niederlassung in Berlin unter Weiterführung der Lehrtätigkeit. 1915 Tit.-Prof., 1921 ao. Prof. Nach kriegsbedingtem Verlust von Haus und Praxis ab 1945 in Hamburg, dort bis 1947 komm. Dir. der Orthop. Univ.-Klinik, bis 1961 weiter klinisch tätig. 1930–1948 Schriftleiter der *Zschr. für Orthopädie und ihre Grenzgebiete.* 1931 Präsident der DGOOC, 1949 deren Ehrenmitglied.
W.: A. Hoffa, G. A. W.: Arthrosis deformans u. chron. Gelenkrheumatismus, Stuttgart 1908. – Ätiologie d. Arthritis deformans, Stuttgart 1910. – Orthop. Chir., Leipzig 1913.
Lit.: BLÄ 1933 II 1704. – G. Hohmann, C. Mau: G. A. W. zum 75. Geburtstag, Zschr. Orthop. 81 (1951) 1–2. – H. Gardemin: G. A. W. zum Gedächtnis, Zschr. Orthop. Grenzgeb. 100 (1965) 401.

Wood, John (* Bradford, Yorkshire; † 29. 12. 1891 London)
Studium in London (King's Coll.). 1851–1870 Demonstrator der Anat. 1854 FRCS. 1856 Chir. am King's Coll. Hosp. (→ Fergusson). 1871–1899 Prof. für klin. Chir. Seine Methode der Herniotomie wurde von → Bassini verbessert. 1870 Mitglied der Royal Society.
W.: New method of operating for radical cure of hernia, Med.-chir. Trans. 43.
Lit.: NN: J. W., Brit. med. J. 1892/I 96–97. – BLÄ 1935 V 991.

Woodall, John (* 1570 Warwick; † 1643 London)
Nach handwerkschir. Ausbildung in London nahm er als Feldchir. 1589 am Feldzug König Heinrichs IV. von Frankreich teil und war dann in Deutschland, Polen und schließlich in Stade tätig, wo er Pestkranke behandelte. 1599 wurde er Mitglied der Barber-Surgeons Company in London. 1604 nahm er an einer diplomatischen Mission nach Polen und Rußland teil, wurde 1612 als leitender Chir. in die brit. Ostindische Kompanie aufgenommen und wurde 1616 Chir. am St. Bartholomew's Hospital. 1626 wurde er beauftragt, die Schiffe der Handels- und der Kriegsmarine mit standardisierten „Chirurgenkisten" auszurüsten.
W.: Surgeon's mate or military and domestique surgery, London 1617.
Lit.: Gurlt III 377–381. – DNB 62 (1900) 382f. – BLÄ 1935 V 991.

Würtz [Wirtz], **Felix** (* um 1515 Zürich; † um 1596 Basel?)
Nach handwerkschir. Ausbildung wahrscheinlich in Zürich auf Wanderschaft (Stationen: Bamberg , Pforzheim, Nürnberg, Padua, Rom). 1536–1559 als Wundarzt in Zürich tätig, 1559–1572 in Straßburg. 1563 faßte seine chir. Erfahrungen zusammen und schuf eines der berühmtesten Lehrbücher des 16. und 17. Jhs. Im Gegensatz zu seinen Zeitgenossen betonte er die Bedeutung der ärztlichen Erfahrung und verwarf den blinden Autoritätsglauben. Für die Wundbehandlung empfahl er v. a. Sauberkeit und nur wenig Manipulationen an der Verletzung. Er steht damit im Rang eines der bedeutendsten chir. Praktikers des 16. Jhs.
W.: Practica der Wundartzney, was für schädliche Miszbräuch bey der Wundartzney in gemeinem Schwanck, und warumb die abzuschaffen seind, Basel 1563 (17. Aufl. 1687).
Lit.: Gurlt III 238–263. – ADB 44 (1898) 352–354. – BLÄ V 1001f. – Ärztelex. 338. – EM 1503.

Wullstein, August **Ludwig** Karl (* 22. 4. 1864 Leopodshall, Anhalt; † 11. 10. 1930 Essen)
Studium (unterbrochen durch Wehrdienst) in Leipzig, Würzburg und Berlin, dort 1891 Prom. 1892–1894 Ass. am Pathol. Inst. Göttingen (Orth), ab 1894 dort chir. WB (→ Franz König; → H. Ch. Braun). 1898 und 1900 Studienaufenthalte in Bern und Paris. 1902 Habil. in Halle, 1906 dort Tit.-Prof. 1913–1918 CA der Chir. Abt. am KH „Bergmannsheil" in Bochum. Ab 1918 in Essen als Chir. und Orthop. niedergelassen. 1913 Mitglied der Leopoldina.

E.: W.-Apparat: Redressionsapparat zur Extensionsbehandlung der Skoliosen in der Glisson-Schlinge mit Pelotten.
W.: L. W., M. Wilms (Hgg.): Lehrbuch d. Chir., I–II, Jena 1908 [11. Aufl. 1957].
Lit.: BLÄ 1933 II 1710.

Wundarzt von Brüx [Cirologus de Brox] (15. Jh.)
Der akad. gebildete Wundarzt verfaßte eine lat. *Chirologia probata*, die sich auf → Ortolf gründet und vielfach ihre dt. Herkunft durchscheinen läßt.
W.: Sudhoff II 512–514.
Lit.: VL X (1999) 1425f. – EM 1503f.

Wurfbain, Carel Lambert (* 22. 4. 1837 Amsterdam; † 28. 10. 1904 Den Haag)
Studium in Amsterdam, 1862 Prom. in Leiden. Danach Niederlassung in Amsterdam und Zuwendung zur Chir. 1871 Habil., 1872–1888 Prof. für Chir. in Amsterdam. Nach einem Studienaufenthalt bei → Lister in Edinburgh führte er die antiseptische Wundbehandlung in Amsterdam ein. 1874 Mitglied der DGCH.
Lit.: BLÄ 1935 V 1005f.

Wutzer, Karl Wilhelm (* 17. 3. 1789 Berlin; † 19. 9. 1863)
Nach Ausbildung an der med.-chir. Pépinière in Berlin ab 1808 als preußischer Kompaniechir. in Kolberg, Potsdam und Berlin, ab 1812 OA und Lehrer an der Pépinière. Teilnahme an den Befreiungskriegen 1813/14 als Lazarettchir. 1814 Prom. in Erfurt. Nach weiteren Studien in Berlin 1817 Habil. Anschließend Studienreise durch Deutschland, Frankreich, Italien und England. 1819 Regimentsarzt. 1821 Dir. der neueröffneten Chirurgenschule in Münster, für die er eine Poliklinik einrichtete. 1830/31 o. Prof. für Chir. in Halle, 1833–1855 in Bonn. Schwerpunkte: Hernienchir., Tenotomie, Blasen-Scheiden-Fistel, Dammriß. 1843 beschrieb er einen Schraubenapparat (Fixateur externe) zur Behandlung einer Oberschenkelpseudarthrose.
W.: Über die Zwecke d. med.-chir. Lehranstalten des Preuss. Staates im Allg. u. die Leistungen d. Anstalt zu Münster insbes., Münster 1830.
Lit.: O. Weber: C. W. W. Ein Nekrolog, Arch. klin. Chir. 5 (1863/64) 342–368. – ADB 44 (1898) 379–381. – BLÄ 1935 V 1008f. – Killian 286f. – Sachs IV 4, 104, 159. –

Wysocki, Stefan (* 14. 10. 1935 Heidelberg; † 21. 1. 2016 Heidelberg)
Studium und Prom. (1961) in Heidelberg. 1964–1972 chir. WB in Heidelberg (→ Linder), dort 1970 Habil., 1974 apl. Prof. 1975–2000 CA der Chir. Abt. des KH Salem in Heidelberg. Daneben regional, auf Landes- und Bundesebene berufspolitisch engagiert. Schwerpunkte: chir. Infektionen, Antibiotikatherapie.
W.: Infekterreger in d. Chir., Erregerwechsel u. Resistenz 1959–1970, Arch. klin. Chir. Suppl. 187 (1972). – S. W., B. Oeller: Hospitalismus und Antibioticamißbrauch, Arch. klin. Chir. 337 (1974) 711–715.
Lit.: CV 1980, 808. – Dt. Ärztebl. 113 (2016) B-375.

Y

Yergason, Robert Moseley (* 3. 10. 1885; † 24. 3. 1949 Hartford, CT)
Amerikan. Chir. in Hartford, CT. Weitere biograph. Daten konnten nicht ermittelt werden.
E.: *Y-Zeichen:* Schmerz bei forcierter Supination des Unterarmes bei Verletzungen der langen Bizepssehne oder des Tuberculum minus humeri.
W.: Supination sign, J. Bone Jt. Surg. 13 (1931) 160.
Lit.: Leiber/Olbert 451.

Yperman, Jan [Jehan, Johan Ieperman] (* um 1270 Ypern (?), Flandern; † 1330/31 Ypern)
Chir. Ausbildung wahrscheinlich um 1297–1303 bei → Lanfrank in Paris, wo er mit der fortschrittlichen oberitalienischen Chir. vertraut wurde. Danach als städtischer Wundarzt in Ypern und am Hospice de Belle sowie ab 1318 wieder in Ypern tätig, 1302 und 1325 war er als Feldwundarzt an Kriegszügen beteiligt. Er verfaßte kurz nach 1300 neben einem Kompendium der inneren Med. (*Boek van medicinen in dietsche*) ein niederdeutsches Lehrbuch der Chir. (*Surgie*; *Cirurgia*), das die Gliederung und eine Reihe von Textabschnitten der → Roger-*Chirurgie* übernimmt sowie aus Lanfranks Vorlesungen schöpft, in dem er seine Vorläufer kritisch beurteilt und viele Neuerungen einführt, z. B. die Torsion und Ligatur von Arterien zur Blutstillung (erst wieder bei (→ Paré und → Amussat), was ihm einen Ruf als bedeutenden Chir. bis ins 16. Jh. sichert. Außerdem tritt er für die Vereinigung von Med. und Chir. in einer Hand ein.
W.: E. C. van Leersum (Hg.): De Cyrurgie van Meester van Yperman, Antwerpen 1912.
Lit.: ADB 44 (1898) 608f. – Gurlt II 136–141. – BLÄ 1935 V 1017f. – LexMA IX 423f. – EM 1513f.

 C. Weißer, *Chirurgenlexikon*, https://doi.org/10.1007/978-3-662-59238-0_24

Z

Zängl, Alfred (* 4. 2. 1920 Wien; † 9. 12. 2001 Wien)
Studium und Prom. (1944) in Wien. 1945–1970 chir. WB in Wien (→ Denk; → Kunz), 1965 dort Habil., 1973 Prof. 1949/50 Studienaufenthalt in London. 1970–1985 Primarius der II. Chir. Abt. am Landes-KH Salzburg. Schwerpunkte: Abdominal- und Thoraxchir., kolorektale Chir. 1983 Präsident der ÖGC. 1985 Ehrenmitglied der DGCH. Hofrat.
W.: Rectum-Ca.: Amputation oder Resektion, Chirurg 49 (1978). – Die Entwicklung d. Chir. von Paracelsus bis heute, in: Salzburger Beiträge zur Paracelsusforschung 29 (1996).
Lit.: CV 1980, 810–812. – CV 1990, 351. – K. Meissner: Nachruf A. K. Z., Mitt. DGCH 31 (2002) 74.

Zander, Jonas **Gustaf** Wilhelm (* 29. 3. 1835 Stockholm; † 17. 6. 1920 Stockholm)
Studium in Uppsala und Stockholm, 1864 Appr. Nachdem er 1857 die Wirkung gymnastischer Übungen beobachtet hatte, entwickelte er verschiedene hebelartige Apparate zur Heilgymnastik und eröffnete 1865 ein erstes medikomechanisches Institut in Stockholm, dem dank internationaler Auszeichnungen bald weitere in vielen Ländern folgten. 1877 Prom. (entspr. Habil.), 1880 Dozent für med. Gymnastik in Stockholm.
E.: *Z.-Apparate:* Medikomechanische Geräte zur akt. und pass. Bewegungstherapie sowie Nachbehandlung von Gelenkerkrankungen, Wirbelsäulenverkrümmungen und zur Rehabilitation.
W.: Medico-mekaniska institutet i Stockholm, Stockholm 1871. – De mekaniska gymnastikens apparelj och des användande, Stockholm 1886 (dt. 1886; 4. Aufl. 1931).
Lit.: BLÄ 1901, 1888f. – BLÄ 1935 V 1024f.

Zander, Paul (* 20. 1. 1884 Königsberg, Preußen; † 31. 12. 1955 Bad König, Odenwald)
Studium und Prom. (1908) in Königsberg. Danach WB für Innere Med. in Königsberg, Anat. in Marburg, Pathol. in Freiburg. 1911–1919 chir. WB in Halle (→ F. Bramann, → Schmieden), dort Habil. 1914 (1919 Tit.-Prof.). 1917 an einem Feldlazarett tätig. 1919–1945 CA der Chir. Abt. des Elisabethenstifts Darmstadt. 1945 Gründung und Ltg. (bis 1955) einer Chir. Klinik in Bad König.
W.: Vorbereitung, Durchführung u. Nachbehandlung chir. Eingriffe, Leipzig 1926. – Das Für und Wider d. chir. Behandlung des Gallensteinleidens, Leipzig 1930.
Lit.: CV 1938 735. – BLÄ 1933 II 1717f. – BEdM II 695.

Zang, Christoph Bonifacius (* 1772 Frickenhausen a. M., Unterfranken; † 10. 9. 1835 Wien)
Studium in Würzburg, danach Feldarzt in der Österreichischen Armee. 1806–1920 Prof. für Chir., Geburtshilfe und gerichtl. Med., 1824–1833 für theoret. Chir. an der med.-chir. Josephs-Akademie in Wien. 1812 Dr. med. h. c. in Würzburg.
W.: Darstellung blutiger heilkünstlerischer Operationen als Leitfaden zu seinen Vorlesungen u. für operative Heilkünstler, I–IV, Wien 1813–1821 (3. Aufl. 1818–1824)
Lit.: ADB 44 (1898) 685. – BLÄ 1935 V 1625. – BEdM II695f.

Zeis, Eduard (* 1. 10. 1807 Dresden, † 28. 6. 1868 Dresden)
Studium in Leipzig und Bonn, 1832 Prom. in Leipzig. 1829/30 chir. Studien bei → Ph. von Walther in Bonn und München. Anschließend prakt. Arzt mit Schwerpunkt Chir. in Dresden. Gründete dort mit H. E. Richter, O. Kohlschütter und Robert Küttner eine Poliklinik für Kinderkrankheiten. 1844–1850 o. Prof. für Chir. in Marburg. 1850–1868 Vorstand der Chir. Abt. am neugegründeten Städt. KH Dresden Friedrichstadt. Schwerpunkte: Gelenkchir., Kinderchir., Plast. Chir. 1847 Mitglied der Leopoldina.
E.: *Z.sche Drüsen:* Haarbalgdrüsen der Wimpern.
W.: Handbuch d. plast. Chir., Berlin 1838. – Die Abtragung des Gelenkknorpels bei Exarticulationen, Marburg 1848. – Die Literatur u. Geschichte d. plast. Chir., Leipzig 1863 (Neudruck zusammen mit den Nachträgen, Bologna 1963). – Nachträge zur Literatur u. Geschichte d. plast. Chir., Leipzig 1864.
Lit.: ADB 44 (1898) 784f. – BLÄ 1901, 1892f. – Killian 226. – BEdM II 697.

Zenker, Friedrich Albert von (* 13. 3. 1825 Dresden; † 13. 6. 1898 Reppentin, Mecklenburg)
Studium in Leipzig und Heidelberg, Prom. 1851 in Leipzig. Pathol. WB in Leipzig und Wien (Rokitansky). 1851 Prosektor am Städt. KH in Dresden, 1853 dort Habil. und 1855–1862 Prof. für Pathol. in Dresden. 1862–1895 o. Prof. für Pathol. in Erlangen. Er entdeckte 1860 die Pathogenese und Gefährlichkeit der Trichinose und beschrieb 1874 zusammen mit Hugo Wilhelm v. Ziemssen das nach ihm benannte Ösophagusdivertikel, wobei er alle bis dahin beschriebenen Fälle zusammenstellte. 1887 geadelt.
E.: *Z.-Divertikel:* Pulsionsdivertikel der Hinterwand des Hypopharynx.
W.: F. A. v. Z., H. W. v. Ziemssen: Krankheiten des Oesophagus, Leipzig 1874.
Lit.: BLÄ 1935 V 1034f. – BEdM II 698f. – F. A. M. Herbella, J. Matone, J. C. Del Grande: Eponyms in esophageal surgery, part 2, Dis. Esophag. 18 (2005) 4–16. – J. P. Kanne, C. A. Rohrmann, J. E. Lichtenstein: Eponyms in radiology of the digestive tract: Historical perspectives and imaging appearances. Part 1: Pharynx, esophagus, stomach, and intestine, Radiographics 26 (2006) 129–142.

C. Weißer, *Chirurgenlexikon*, https://doi.org/10.1007/978-3-662-59238-0_25

Zenker, Rudolf (* 24. 3. 1903 München; † 18. 1. 1984 München)
Studium in München und Zürich; 1930 Prom. in München. WB 1928/29 und 1929–1931 für Pathol. in München (Max Borst), 1929 Med. Klinik in Heidelberg (Ludolf Krehl, Viktor von Weizsäcker). Chir. WB ab 1931 in Tübingen und ab 1934 in Heidelberg (→ Kirschner), dort 1937 Habil., 1943 ao. Prof. 1943–1951 CA der Chir. Abt. des Städt. KH Mannheim. 1951–1958 o. Prof. für Chir. in Marburg, 1958–1973 in München. Schwerpunkte: Abdominal-, Thorax-, Lungen-, Herzchir., Organtransplantation. Er führte als erster in Deutschland ab 1958 Eingriffe am offenen Herzen mit der Herz-Lungen-Maschine in Marburg und 1969 die erste Herztransplantation in Deutschland durch. 1968 Präsident der DGCH, 1970 deren Ehrenmitglied. 1958 Mitglied der Leopoldina. 1983 Verleihung der Ernst-von-Bergmann-Gedenkmünze in Gold.

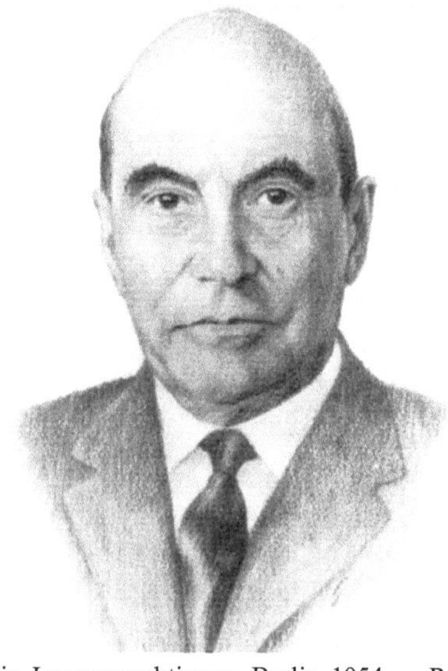

W.: Die Lungenresektionen, Berlin 1954. – R. Z., H. Pichlmaier: Ergebnisse u. Probleme d. Organtransplantation, Stuttgart 1970. – N. Guleke, R. Z. (Hgg.): Allg. u. spezielle chir. Operationslehre, 2. Aufl. I–X, Berlin - Heidelberg - New York 1956–1972. – R. Z., F. Deucher, W. Schink (Hgg.): Chir. d. Gegenwart, I–VII, München - Berlin - Wien 1973–1983.
Lit.: CV 1980, 814–816. – Kilian 380–382. – Sachs III 200. – BEdM II 699.
Abb.: s. Abb.-Verzeichnis.

Zetkin, Maxim (* 1. 8. 1883 Paris; † 19. 8. 1965 Berlin)
Sohn der Politiker Ossip und Clara Zetkin. Studium und Prom. (1910) in München. Danach in einer Arztpraxis in Stuttgart, 1912–1914 chir. WB am Städt. KH Augsburg. Im I. Weltkrieg Militärchir. 1919/20 am Viktoria-KH in Berlin. Ab 1920 in Moskau, dort 1924–1930 Chir. am Städt. KH, ab 1930 an der Chir. Univ.-Klinik, 1935 Dozent am Med. Institut. Moskau. 1935/36 beratender Chir. der Republikanischen Armee im Spanischen Bürgerkrieg. Ab 1939 Ltg. einer Chir. Abt. in Moskau, 1942–1945 Militärchir. Ab 1945 Mitwirkung am Wiederaufbau des Gesundheitswesens der DDR. 1947–1960 Prof. für Chir. an der Humboldt-Univ. in Berlin, 1949/50 Ärztl. Dir. der Charité. 1950–1952 Ltg. der Hauptabt. Wissenschaft des Ministeriums für Gesundheitswesen der DDR. Gründung des Verlags Volk und Gesundheit. 1902 Mitglied der SPD, 1916 der USPD, 1919 der KPD, 1924 der KPdSU, 1946 der SED.
W.: M. Z., H. Schaldach: Wörterbuch der Med., I–II, Berlin 1956 (15. Aufl. 1992/93). – M. Z., E.-H. Kühtz (Hgg.): Die Chir. des Traumas, I–IV, Berlin 1955–1958
Lit.: P. Kolmsee: M. Z. Kommunist u. Arzt, Chir. in Krieg u. Frieden, Gesundheitspolitiker u. Wissenschaftler, Greifswald 1988. – Klimpel 2001, 135f. – BEdM II 699.

Zierold, Arthur Adalbert (* 1886 Minnesota; † 1976?)
Chir. in Minneapolis. Weitere biograph. Daten konnten nicht ermittelt werden.
E.: *Z.-Methode:* Repositionstechnik bei Schulterluxation auf dem Prinzip der Abduktion, Extension und Adduktion am liegenden Patienten.
W.: A new method of reduction of dislocations of the shoulder joint, Surg. Gyn. Obstetr. 61 (1935) 818–820.
Lit.: Leiber/Olbert 455f.

Zimmerman, Leo M. (* 27. 10. 1898 Toluca, IL; † 28. 6. 1980 Chicago)
Studium und Prom. (1922) in Chicago. Danach chir. WB in Chicago. 1943–1945 Kriegsdienst. 1948–1980 Prof. für Chir. in Chicago.
E.: *Z.-Op.:* Op.-Methode des Leistenbruchs ähnlich → Lotheißen (1938).
W.: Newer contributions to the surgery of inguinal hernia, Wis. Med. J. 45 (1946) 397–401. – Anatomy and surgery of hernia, Baltimore (2. Aufl. 1967). – Great ideas in the history of surgery, New York 1967.
Lit.: RLM Z 36. – http://prabook.com/web/person-view.html?profileId=1113595 [29. 11. 2017]

Zoege von Manteuffel, Werner (* 1. 7. 1857 Rittergut Megris, Estland; † 14. 3. 1926 Reval)
Studium und Prom. (1886) in Dorpat. 1886–1890 chir. WB in Dorpat (→ Wahl), 1888 Habil. 1890 konsultierender Chir. am Stadt-KH, 1899 ao. Prof („Hospitalchir."). 1904/05 Feldchir. in russischen Diensten im Russisch-Japanischen Krieg. 1905–1918 o. Prof. (letzter deutscher Ordinarius) für Chir. in Dorpat. Schwerpunkte: Ileus, Achsendrehung des Intestinums, angiosklerotische und Kältegangrän, Kriegschir. 1918 Flucht aus Dorpat. 1919–1925 Beratender Chir. der estnischen Armee. Er gilt neben → Halsted als Initiator der Gummihandschuhe beim Operieren. 1903 entfernte er eine Revolverkugel aus dem Herzmuskel.
W.: Allg. Chir. (russisch). – Gummihandschuhe in der chirurgischen Praxis, Zbl. Chir. 24 (1897) 553–556. – Die Behandlung der Gefässverletzungen im Kriege 1905/06, Arch. klin. Chir. 81 (1906) 306–332 (= Festschrift für Ernst von Bergmann zum 70. Geburtstag).
Lit.: BLÄ 1901, 1906f. – BLÄ 1933, 1727. – W. v. Reyher: z. v. M. als Gelehrter, Lehrer u. Arzt, Stuttgart 1931. – O. v. Holbeck: Dorpat u. sein letzter dt. Prof.

für Chir. vor dem Weltkrieg (1914) W. Z. v. M., Chirurg 14 (1942) 307–312.

Zohlen, Eberhard (* 2. 1. 1908 Wittenberge; † 29. 12. 2006 Berlin)
Studium und Appr. (1934) in Berlin. 1934–1936 chir. WB in Sonnenburg, 1936–1939 in Berlin (Auguste-Viktoria-KH), 1939 Prom. 1939/1940 CA der Chir. Abt. am Knappschafts-KH Kattowitz Martinsau. Im II. Weltkrieg 1940/41 am Marinelazarett St. Idesbald, 1943/44 in Paris. 1945–1949 CA der Chir Abt. am Marinelazarett Wilhelmshaven. 1950–1987 in Berlin als Chir. niedergelassen, bis 1978 Belegarzt am St.-Johannis-KH in Spandau.
E.: *Z.-Zeichen:* **1.** schmerzhaftes retropatellares Knorpelreiben bei passiver Bewegung der Patella bei Chondropathia patellae. **2.** retropatellarer Schmerz bei digitaler Fixierung des oberen Patellapols bei gleichzeitiger Anspannung des M. quadriceps femoris.
W.: Chondropathia patellae, über ihre Bedeutung und ihr Wesen, Bruns' Beitr. Klin. Chir. 174 (1943) 69–88.
Lit.: Leiber/Olbert 436. – CV 1980, 822. – P. Hertel: Nachruf auf E. Z., Unfallchirurg 110 (2007) 268–269.

Zollinger, Robert Milton (* 4. 9. 1903 Millersport, OH; † 12. 6. 1992 Bexley b. Columbus, OH)
Studium und Prom. (1927) in Columbus, OH. Chir. WB in Cleveland und Boston (Peter-Bent-Brigham-Hosp.; → Cushing; → Cutler). 1941–1946 Militärchir. 1947–1974 Prof. für Chir. und Dir. des Dept. für Chir. an der Ohio State Univ. in Columbus. Seine Entdeckung der gastrinbildenden Tumoren war insofern epochemachend, als sie eine neue Epoche der Erforschung der gastrointestinalen Peptide eröffnete. Der vielfach ausgezeichnete und weithin geschätzte Chir. war 1958–1986 Herausgeber des *American Journal of Surgery* sowie 1961/62 Präsident des ACS und 1965 der ASA.
E.: *Z.-Ellison-Syndrom:* Gastrin-sezernierender Inselzelltumor (Gastrinom) mit peptischen Magen-Duodenal-Jejunalulzera.
W.: E. C. Cutler, R. M. Z.: Atlas of surgical operations, New York 1939 (8. Aufl. 2003). – R. M. Z., E. H. Ellison: Primary peptic ulcerations of the jejunum associated with islet cell tumors of the pancreas, Ann. Surg. 142 (1955) 709–728.
Lit.: J. P. Kanne, C. A. Rohrmann, J. E. Lichtenstein: Eponyms in radiology of the digestive tract: Historical perspectives and imaging appearances. Part 1: Pharynx, esophagus, stomach, and intestine, Radiographics 26 (2006) 129–142. – R. K. Tompkins (Hg.): Festschrift for R. M. Z., Amer. J. Surg. 186 (2003) 203–248.

Zondek, Max (* 30. 3. 1868 Wronke, Posen; † 15. 9. 1933 Berlin)
Studium in Berlin, Würzburg, Königsberg und Straßburg, Prom. 1893 in Berlin. Chir. WB in Straßburg (→ Lücke), Breslau (→ Mikulicz) und am Jüdischen KH Berlin (→ Israel). 1913 Tit.-Prof. Im I. Weltkrieg Ltg. der Chir. Abt. des Augusta-Hospitals Berlin, danach Ltg. der Urol.-chir. Abt. am Staats-KH Berlin. Schließlich in Privatpraxis tätig.
W.: Die Chir. d. Ureteren, 1905. – Das Myxödemherz, Münch. med. Wschr. 65 (1918) 1180–1182. – Die chir. Erkrankungen d. Nieren u. Harnleiter, 1924.
Lit.: BLÄ 1933 II 1728. – BEdM II 703

Zuckerkandl, Otto (* 28. 12. 1861 Raab, Ungarn; † 1. 7. 1921 Wien)
Studium und Prom. (1884) in Wien. 1883–1886 anatom. Demonstrator, 1886–1889 chir. WB in Wien (→ E. Albert), dann urol. WB in Wien (→ Dittel). 1892 Habil. Ab 1902 Leiter der Chir. Abt. des Spitals der Israelitischen Gemeinde Wien, 1912 Vorstand der chir. Abt. des Rothschildspitals. 1904 ao. Prof., 1912 o. Prof. für Urol. 1917/18 Primararzt der Urol. Abt. der Wiener Allg. Poliklinik. Schwerpunkte: Prostatahypertrophie, Zystitis, Blasentumoren. Er war richtungweisend für die Etablierung der Urol. als eigenes Fachgebiet.
W.: Atlas u. Grundriss d. chir. Operationslehre, München 1897 [6. Aufl. 1924 bearb. von E. Seifert]. – Die lokalen Erkrankungen der Harnblase, Wien 1899. – A. v. Frisch, O. Z. (Hgg.): Handbuch d. Urol., I–III, Wien 1904–1906.
Lit.: Zschr. Urol. 15 (1921) 314. – BLÄ 1933 II 1730. – BEdM II 704.

Zukschwerdt, Ludwig (* 7. 2. 1902 Stuttgart; † 20. 8. 1974 Hamburg)

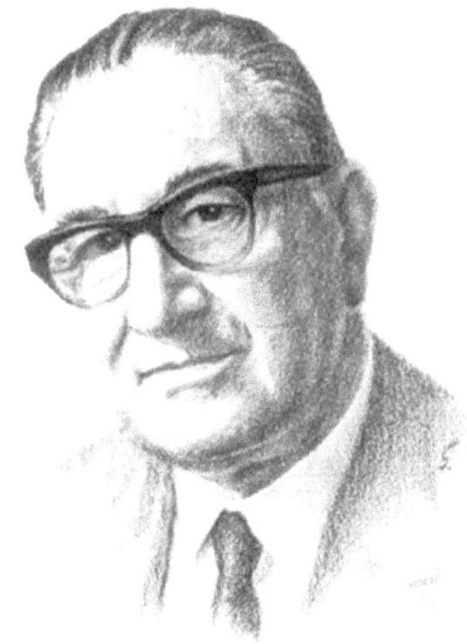

Studium und Prom. (1925) in Heidelberg. Internist. WB 1925–1927 in Heidelberg (S. I. Thannhauser), chir. WB 1927–1933 in Heidelberg (→ Enderlen), 1931 Habil., 1933/34 in Berlin (→ Sauerbruch), 1934–1939 OA in Heidelberg (→ Kirschner), 1936 ao. Prof. 1939–1941 CA der Chir. Abt. am Fürst-Styrum-Hospital Bruchsal. 1941–1944 o. Prof. für Chir. in Straßburg. Kriegsteilnahme als SS-Arzt. Während der Kriegsgefangenschaft 1944–1947 Einrichtung eines Zentrallazaretts für Lungenchir. in Le Havre. 1947–1953 CA der Chir. Abt. der Zentralkliniken Göppingen, 1953–1955 CA der Chir. Abt. des Städt. KH Bad Oeynhausen. 1955–1968 o. Prof. für Chir. in Hamburg. Schwerpunkte: Magenphysiol., Thromboseprophylaxe, Schilddrüsenchir., Knochenerkrankungen. Er definierte den Begriff „Wirbelgelenkblockierung". Er verselbständigte die Anästhesie, die Herzchir. sowie die Urol. und richtete 1966 eine Intensivstation ein. 1966 Präsident der DGCH,

1971 deren Ehrenmitglied; 1969 Ehrenmitglied der DGU. 1972 Mitglied der Leopoldina.
W.: Schilddrüse, Epithelkörperchen u. Speicheldrüsen, Leipzig 1940. – Wirbelgelenk u. Bandscheibe: Ihre Beziehung zum vertebragenen Schmerz, Stuttgart 1955. – K. Vossschulte, L. Z. (Hgg.): Chir. Differentialdiagnostik, Stuttgart 1927. – O. Diebold, H. Junghanns, L. Z. (Hgg.): Klin. Chir. für die Praxis, I–IV + Registerbd., Stuttgart 1961–1967.
Lit.: CV 1969, 1031f. – Killian 417f. – Sachs III 200. – BEdM II 704.
Abb.: s. Abb.-Verzeichnis.

Lehrstuhlinhaber chirurgischer Fächer im deutschsprachigen Raum

Die Liste der chirurgischen Ordinarien umfaßt die Zeitspanne ab etwa 1800, als die Chirurgie begann, selbständiges und gleichberechtigtes akademisches Unterrichtsfach zu werden und die Chirurgen selbst als Operateure ärztlich tätig wurden. Aufgrund dieser zeitlichen Begrenzung fallen entsprechend diejenigen Universitäten weg, die bis etwa 1800 bereits wieder eingegangen waren (Altdorf, Dillingen, Frankfurt/Oder, Helmstedt, Herborn, Rinteln, Stuttgart, Wittenberg). Ehemals deutschsprachige Lehrstühle, die heute im nicht-deutschsprachigen Ausland liegen, sind jedoch aufgenommen.
Aufgeführt sind zunächst die Ordinarien der „klassischen" Chirurgie-Lehrstühle, nach modernem Sprachgebrauch die Lehrstühle für Allgemein- und Viszeralchirurgie (mit unterschiedlichen Benennungen und Zusatzbezeichnungen) sowie weitere selbständige Lehrstühle mit eigenen unabhängigen klinischen Bereichen (Herzchirurgie, Gefäßchirurgie, Kinderchirurgie, Unfallchirurgie/Orthopädie, Urologie, Neurochirurgie, Anästhesie).

Aachen

Rheinisch-Westfälische Technische Hochschule (gegründet 1966)

Chirurgie
Martin Reifferscheid 1966–1985
Volker Schumpelick 1985–2010
Ulf Peter Neumann 2010–

Thorax-, Herz- und Gefäßchirurgie
Bruno J. Messmer 1976–2001
Rüdiger Autschbach 2001–

Plastische Chirurgie
Rolf Hettich 1985–1994
Norbert Pallua 1995–2017
Justus P. Beier 2017–

Unfallchirurgie
Othmar Paar 1988–2005
Hans-Christoph Pape 2009–2017
Frank Hildebrand 2018–

Orthopädie
[Friedrich Pauwels 1934–1960]
Anton Hopf 1960–1977
Jochen Ohnsorge 1978–1991
Raimund Forst 1991–1996
Fritz-Uwe Niethard 1996–2010
Markus Tingart 2010–

Neurochirurgie
Werner Krenkel 1974–1989
Joachim M. Gilsbach 1989–2010
Hans Clusmann 2010–

Urologie
Wolfgang Lutzeyer (1963–)1966–1988
Gerhard Jakse 1989–2008
Axel Heidenreich 2008–2015
Thomas-Alexander Vögeli 2016–

Anästhesiologie
Günter Kalff 1973–1997
Rolf Rossaint 1997–

Augsburg

Universität (gegründet 1970: Klinikum 2019 eröffnet)

Chirurgie
Matthias Anthuber (2005–)2019–

Gefäßchirurgie
Alexander Hyhlik-Dürr (2017–)2019–

Herzchirurgie
Michael Beyer (2001–)2019–

Neurochirurgie
Volkmar Heidecke (2003–)2019–

Unfallchirurgie und Orthopädie
Edgar Mayr (2004–)2019–

Urologie
Dorothea Weckermann (2008–)2019–

Anästhesiologie
Axel R. Heller 2019–

Basel

Universität gegründet 1460

Chirurgie
Carl Gustav Jung 1822–1829
Johann Jakob Mieg 1829–1860
August Socin 1862–1899
Otto Hildebrand 1899–1904
Eugen Enderlen 1904–1907
Max Wilms 1907–1910
Fritz de Quervain 1910–1918
Gerhard Hotz 1918–1926
Carl Henschen 1927–1947
Otto Schürch 1947–1951
Rudolf Nissen 1952–1967
Martin Allgöwer 1967–1983
Felix Harder 1983–2001
Daniel Oertli 2002–2018
Markus von Flüe 2019–

Kinderchirurgie
Bruno Herzog 1973–1998
Dietrich von Schweinitz 1999–2003
Johannes Mayr 2005–2013
Stefan Gerhard Holland-Cunz 2013–

Herzchirurgie
Hans-Reinhard Zerkowski 1998–2006
Thierry Carrel (komm.) 2006–2008
Friedrich Stefan Eckstein 2008–

Orthopädie (1964 Lehrstuhl)
[Hans Debrunner 1948–1959]
George Chapchal 1964–1970
Erwin Morscher (1970–)1971–1995
Walter Dick 1995–2008
Victor Valderrabano 2010-2014
Marcel Jakob (komm.) 2015–

C. Weißer, *Chirurgenlexikon*, https://doi.org/10.1007/978-3-662-59238-0_26

Unfallchirurgie
Pietro Regazzoni 1999–2008
Marcel Jakob 2010–
Urologie
Georg Rutishauser 1967–1997
Bernhard Leibundgut 1997–1999
Thomas Gasser 2000–2018
Hans Helge Seifert (komm.) 2016–
Neurochirurgie
André Levy 1969–1979
Otmar Gratzl 1980–2006
Luigi Mariani 2008–
Anästhesiologie (1979 Lehrstuhl)
Werner Hügin 1965–1978
Myron B. Laver 1979–1982
Daniel Scheidegger 1989–2013
Luzius Steiner 2013–

Berlin

Friedrich-Wilhelms-Universität gegründet 1810; ab 1949 **Humboldt-Universität**

Freie Universität (FU) gegründet 1948
2003 wurden die medizinischen Einrichtungen beider Universitäten vereinigt; die bis dahin existierenden Klinikstandorte (Charité Mitte, Klinikum Benjamin Franklin und Virchow-Klinikum) blieben erhalten.

Campus Charité Mitte (CCM; 1710 als Garnisonslazarett gegründet, ab 1727 Lehrbetrieb für Militärärzte, ab 1817 Lehrstuhl der Universität.

Campus Benjamin Franklin (CBF; bis 1994: Klinikum Steglitz) eröffnet 1969; 2003 zusammengeführt mit der Charité zu: Charité – Universitätsmedizin Berlin).

Campus Virchow-Klinikum (CVK; bis 1990 Klinikum Westend/Charlottenburg. Ab 1995 Teil der Charité „Charité Campus Virchow-Klinikum"
Das DRK-Klinikum Berlin-Westend (Eigenschreibweise *DRK Kliniken Berlin | Westend*) ist ein Notfallkrankenhaus in Berlin-Westend. Es ist Akademisches Lehrkrankenhaus der Charité.
Während der Teilung Berlins wurde der Krankenhauskomplex am Spandauer Damm von der FU als *Universitätsklinikum Charlottenburg* betrieben. Ab 1986 gab die FU diesen Standort für das Rudolf-Virchow-Krankenhaus in Wedding auf.

Chirurgie

Klinik Ziegelstraße (1810–1932; 1933 wiedereröffnet und bis 1948 als Rumpfklinik der Charité unterstellt)
Karl Ferdinand v. Graefe 1810–1840
Johann Friedrich Dieffenbach 1840–1847
Bernhard v. Langenbeck 1848–1882
Ernst v. Bergmann 1882–1907
August Bier 1907–1932
Georg Magnus 1933–1936
Paul Rostock (1936–)1941–1945
Benedikt Hummel (komm.) 1948

Charité (1817–1948 II. Chir. Lehrstuhl; ab 2014 unter gemeinsamer Leitung mit CVK)
Simon Pallas 1740–1770
Joachim Friedrich Henckel 1774–1779
Johann Christoph Voitus 1779–1787
Christian Ludwig Mursina 1787–1815
Johann Nepomuk Rust 1816–1840
Johann Christian Jüngken 1841–1868
Heinrich Adolf Bardeleben 1868–1895
Franz König 1895–1904
Otto Hildebrand 1904–1927
Ferdinand Sauerbruch 1928–1949
Max Madlener d. J. (komm.) 1949–1950
Willi Felix 1950–1962
Hans Joachim Serfling 1962–1978
Helmut Wolff 1978–1992
Klaus Gellert (komm.) 1992-1993
Joachim Michael Müller 1993–2013
Oliver Müller (komm.) 2013
Johann Pratschke 2014–

Krankenhaus Moabit (ab 1935 Robert-Koch-Krankenhaus; 1920–1945 III. Chir. Lehrstuhl)
Moritz Borchardt 1920–1933
Wilhelm Baetzner 1933–1937
Kurt Strauss 1938–1940
Erwin Gohrbandt 1940–1945

Klinikum Benjamin Franklin (ab 1969)
Hermann Franke 1969–1976
Rudolf Häring (1976–)1979–1994
Heinz-Johannes Buhr 1994–2012
Martin E. Kreis 2012–

Virchow-Klinikum (seit 2014 unter gemeinsamer Leitung mit Charité Mitte)
Fritz Linder 1951–1962
Hermann Franke 1962–1969
Emil Sebastian Bücherl 1969–1988
Peter J. Neuhaus 1988–2014
Johann Pratschke 2014–

Unfallchirurgie

Klinikum Benjamin Franklin
Rahim Rahmanzadeh 1975–2001
Wolfgang Ertel 2001–

Virchow-Klinikum
Peter Hertel 1986–1991
Norbert P. Haas 1992–2016
Michael A. Schütz 2016–2018
Sven Märdian (komm.) 2018–

Orthopädie

Charité Mitte (1927 Ordinariat; ab 1951 am Auguste-Viktoria-KH; ab 2003 zusammen mit der Unfallchirurgie am CVK als 'Centrum muskuloskeletale Chirurgie')
Julius Wolff 1890–1902
Albert Hoffa 1902–1908
Georg Joachimsthal 1908–1914
Hermann Gocht (1915–)1927–1936
Lothar Kreuz 1938–1945
Friedrich Loeffler 1951–1957
Otto Karl Sperling 1958–1961
Gerhart Kaiser 1962–1980
Hartmut Zippel 1980–2003
Norbert P. Haas 2003–2010
Carsten Frank Perka 2010–

Oskar-Helene-Heim (1937–1945 „Orthop. Univ. Kl. der Charité", 1954–2000 „Orthop. Univ.-Kl. der FU Berlin"; 2000 Fusion mit dem „Behring-KH" zur „Zentralklinik Emil von Behring")
Konrad Biesalski 1914–1930
Friedrich Mommsen 1930–1934
Hermann Gocht 1934–1938
Lothar Kreuz 1938–1945
Rudolf Keyl 1945–1954
Alfred Nikolaus Witt 1954–1968
Günter Friedebold 1969–1987
Ulrich Weber 1988–2005

Herzchirurgie

Charité Mitte
Wolfgang Konertz 1994–2015

Virchow-Klinikum
Volkmar Falk 2015–

Kinderchirurgie

Charité
Harald Mau 1984–2009

Virchow-Klinikum
Wolfgang Haße 1972–1991
Karin Rothe 2010–

Benjamin Franklin (innerhalb der Kinderklinik)
Jürgen Waldschmidt 1972–2001

Neurochirurgie

Charité Mitte (1937–1945 in der Hansa-Klinik; 1962 in der Charité als Abt. gegr.; 1995 in das Rudolf-Virchow-Klinikum überführt)
Wilhelm Tönnis 1937–1945
Rudolf Reinhold Unger 1962–1988
Günter Lang 1988–1989
Siegfried Vogel 1989–1995
Peter Vajkoczy 2007–

Virchow-Klinikum (1995 vereinigt mit CCM)
Arist Stender (1946–)1951–1968
Arno Schulze (komm.) 1969–1973
Rolf Wüllenweber 1973–1978
Ekkehard Kazner 1979–1987
Wolfgang Lanksch 1988–2003

Klinikum Benjamin Franklin
Wilhelm Umbach 1969–1976
Ernst C. Fuchs (komm.) 1976–1977
Hans-Dieter Kunft 1977–1978
Mario Brock 1978–2006

Urologie

Charité Mitte (2007 vereinigt mit CVK und CBF)
Moritz Mebel 1977--1988
Peter Althaus 1988–1991
Bernd Schönberger (komm.) 1991–1993
Stefan A. Loening 1993–2007
Kurt Miller 2007–2018
Thorsten Schlomm 2018–

Virchow-Klinikum
Wilhelm Brosig 1959–1969
Reinhardt Nagel 1969–1995

Klinikum Benjamin Franklin (2007 vereinigt mit CCM und CVK)
Wilhelm Brosig 1969–1983
Dietger Jonas 1984–1986
Ulrich Fiedler (komm.) 1986–1988
Hartwig Huland 1988–1992
Kurt Miller (1993–)1994–2018

Anästhesiologie

Charité Mitte (2004 vereinigt mit CVK)
Manfred Schädlich 1969–1990)
Wolfgang J. Kox 1992–2004

Virchow-Klinikum
Hans Joachim Eberlein 1968–1988)
Konrad J. Falke 1988–2004
Claudia Doris Spies 2004–

Klinikum Benjamin Franklin
Ernst Kolb 1963–1972
Ulrich Henneberg 1972–1978
Klaus Eyrich 1978–1997
Christoph Stein 1997–

Chirurgische Onkologie

Geschwulstklinik Berlin-Buch (ab 1960 Robert-Rössle-Klinik, 1990–2001 der Charité angegliedert)
Hans Gummel 1949–1973
Theodor Matthes 1973–1975
Gerhard Marx 1975–1992
Peter Michael Schlag 1992–2013

Bern

Universität gegründet 1834

Chirurgie
Hermann Demme 1834–1865
Albert Lücke 1865–1871
Theodor Kocher 1872–1917
Fritz de Quervain 1918–1938
Hermann Matti 1938–1941
Karl Lenggenhager 1942–1971
Rudolf Berchtold 1971–1985
Werner Hohenberger (komm.) 1985–1986
Leslie Blumgart 1986–1991
Markus W. Büchler 1993–2001
Daniel Candinas 2002–

Herz- und Gefäßchirurgie
Albert Senn 1971–1984
Ulrich Althaus 1986–1999
Thierry Carrel 1999–

Kinderchirurgie
Marcel Bettex 1958–1988
Michael Höllwarth 1988–1989
George Kaiser (1991–)1992–2002
Zacharias Zachariou 2003–2011
Steffen Michael Berger (2011–)2013–

Orthopädie und Traumatologie
Maurice E. Müller 1963–1981
Reinhold Ganz 1981–2004
Klaus Siebenrock 2005–

Neurochirurgie
Hans Markwalder 1953–1981
Hanns-Jürgen Reulen 1984–1991
Rolf Seiler 1991-2008
Andreas Raabe 2008–

Urologie
Hans Wildbolz 1940
Egon Wildbolz 1941–1971
Ernst J. Zingg 1971–1994

Urs E. Studer 1994–2010
George N. Thalmann 2010–
Anästhesiologie
Bruno Tschirren (1959–)1973–1987
Dick Thomson 1988–2001
Andrea Kurz 2003–2007
Michele Curatolo (komm.) 2007–2008
Frank Stüber 2008–

Bochum

Ruhr-Universität (gegründet 1961; Klinikbetrieb ab 1977)

Berufsgenossenschaftliche Kliniken „Bergmannsheil" (ab 1977 Univ.-Klinik)
Chirurgie
Jörg Rehn (1962–) 1977–1983
Gert Muhr 1983–2010
Thomas Armin Schildhauer 2010–
Herz- und Thoraxchirurgie:
Axel Laczkovics 1992–2010
Justus T. Strauch 2011–
Plastische Chirurgie
Hans-Ulrich Steinau 1990–2012
Marcus Lehnhardt 2012–
Anästhesiologie
Hanspeter Harrfeldt 1965–1986
Michael Zenz 1986–2010
Peter Zahn 2011–

Knappschaftskrankenhaus Bochum-Langendreer (1977 Universitätsklinik der Ruhr-Univ.; 2008 Teil des Univ.-Klinikums der Ruhr-Univ.)
Chirurgie
Waldemar A. Kozuschek (1975–)1978–1996
Jürgen Klempnauer 1996–1999
M. Büsing (komm.) 2000–2001
Richard Viebahn 2002–
Unfallchirurgie und Orthopädie
Rüdiger Smektala 1996–
Neurochirurgie (Ordinariat ab 1978)
Gerhard Lausberg (1976–)1978–1992
Albrecht G. Harders 1992–2012
Kirsten Schmieder 2013–
Anästhesiologiee
Günther Cunitz 1979–2001
Michael Zenz (s. Bergmannsheil) 2001–2013
Michael Adamzik 2013–

St. Josef-Hospital – Klinikum der Ruhr-Universität Bochum
Chirurgie
Volker Zumtobel 1981–2004
Waldemar Uhl 2004–
Gefäßchirurgie
Achim Mumme (1999–)2005–
Orthopädie und Unfallchirurgie (Neugründung 1981; 2003 vereinigt)
Jürgen Krämer 1981–2007
Christoph von Schulze Pellengahr Freiherr von Freusberg-Steinhorst 2007–2015
Tobias L. Schulte 2016–
Anästhesiologie
Heinz Laubenthal 1987–2009
Thomas Weber 2009–

Marienhospital Herne (1977 Universitätsklinikum der Ruhr-Univ. Bochum)
Chirurgie
Wolf Harald Brinkmann (1961–)1977–1991
Gerd Hohlbach 1991–2006
Jürgen Zieren 2007–2017
Metin Senkal (komm.) 2018–
Orthopädie und Unfallchirurgie
Georgios Godolias 1989–
Kinderchirurgie
Jürgen Engert 1979–2005
Ralf-Bodo Tröbs 2006–2019
Urologie
Theodor Senge 1979–2003
Joachim Noldus 2003–
Anästhesiologie
Christoph Puchstein 1987–2017
Ulrich Frey 2018–
Herzchirurgie (Herzzentrum Bad Oeynhausen)
Jan Fritz Gummert 2009–

Bonn

Rheinische Friedrich-Wilhelms-Universität (gegr. 1818)
Chirurgie
Philipp Franz v. Walther 1818–1830
Karl Wilhelm Wutzer 1833–1855
Wilhelm Busch 1855–1881
Friedrich Trendelenburg 1882–1895
Max Schede 1895–1902
August Bier 1903–1907
Carl Garrè 1907–1926
Eduard Rehn 1927–1928
Erich v. Redwitz 1928–1951
Alfred Gütgemann (1952–)1954–1977
Friedrich Stelzner 1977–1989
Andreas Hirner 1990–2011
Jörg C. Kalff 2011–
Herzchirurgie
Paul Gerhard Kirchhoff 1977–1998
Armin Welz 1998–2018
Unfallchirurgie
Martin Hansis 1991–2000
Christoph Rangger (2000–)2003–2006
Orthopädie
Helmut Rössler 1960–1987
Karl Joachim Münzenberg 1987–1991
Ottmar Schmitt 1991–2005
Orthopädie und Unfallchirurgie (2006 Zusammenlegung)
Dieter Christian Wirtz 2006–
Neurochirurgie (1954 selbständige Klinik, 1962 Ordinariat)
Peter Röttgen (1954–)1962–1978
Rolf Wüllenweber 1978–1989
Johannes Schramm 1989–2012
Hartmut Vatter 2012–

Urologie
Winfried Vahlensieck 1971–1994
Stefan C. Müller 1994–2018
Manuel Ritter 2018–

Anästhesiologie
Horst Stoeckel 1974–1995
Andreas Hoeft 1995–

Brandenburg

Private Medizinische Hochschule Theodor Fontane gegründet 2014. Klinik-Standorte Brandenburg a. d. Havel, Neuruppin und Bernau

Brandenburg a. d. Havel

Chirurgie
René Mantke (2003–)2014–

Urologie
Thomas Enzmann (1999–)2014–

Neuruppin

Chirurgie
Stephan Gretschel (2015–)2016–

Neurochirurgie
Marec von Lehe 2018–

Bernau

Herzchirurgie
Johannes Maximilian Albes (2003–)2014–

Breslau

Königlich Preußische Universität [Viadriana Vratislaviensis] (gegründet 1811)
1911–1945 Schlesische Friedrich-Wilhelms-Universität

Chirurgie
Traugott Wilhelm Benedict 1814–1856
Albrecht Theodor Middeldorpf 1856–1868
Hermann Eberhard Fischer 1869–1890
Johannes v. Mikulicz-Radecki 1890–1905
Carl Garrè 1905–1907
Hermann Küttner 1907–1932
Karl Heinrich Bauer 1933–1943
Hans Killian 1943–1945

Danzig

1933–1945 Medizinische Akademie

Chirurgie
Heinrich Klose 1935–1945

Dorpat (Tartu), Estland

1632 Gründung durch König Gustav Adolf. 1802 Neugründung durch Zar Alexander I. als deutschsprachige Universität. 1893 russifiziert. 1918–1940 estnisch. Im 19. Jh. war Dorpat Mittelpunkt des baltischen Deutschtums, weshalb auch viele Deutsche auf Dorpater Lehrstühle berufen wurden.

Chirurgie
Michael Ehrenfried Kauzmann 1805–1810
Johann Ludwig Jochmann 1811–1814
Johann Christian Moier 1814–1836
Nikolai Iwanowic Pirogow 1836–1840
Georg Franz Blasius Adelmann 1841–1871
(Ernst August Carus 1844–1853)
Ernst v. Bergmann 1871–1878
Eduard v. Wahl 1878–1890
Wilhelm Koch 1890–1905
Werner Zoege v. Manteuffel 1905–1918

Dresden

Technische Universität Dresden, Universitätsklinikum Carl Gustav Carus (1954 gegründet als Medizinische Akademie; 1993 Universität)

Chirurgie
Albert Fromme 1954–1955
Hans Bernhard Sprung (1946–)1955–1963
Richard Kirsch 1963–1971
Hermann Herwig (komm.) 1971–1972
Helmut Wolff 1972–1978
Gerhard Lauschke 1979–1992
Klaus Ludwig (komm.) 1992–1993
Hans-Detlev Saeger 1993–2012
Jürgen Weitz 2012–

Kinderchirurgie (1967 „halbselbständige“ Abt.; 1979 selbständ. Abt.; 1990 selbständige Klinik)
Günter Bellmann (1957–)1967–1974
Wolfgang Schubert 1974–1994
Dietmar Roesner 1994–2010
Guido Fitze 2010–

Herz-, Thorax- und Gefäßchirurgie (ab 1995)
Stephan Schüler 1994–2001
Klaus Matschke (2003 komm.; 2006 CA)2012–

Unfallchirurgie (1993 selbständige Klinik)
Hans Zwipp 1993–2015

Orthopädie
Hans Büchelberger 1954–1972
Carl Crasselt komm. 1972–1974
Johannes Hellinger 1974–1983
Kurt-Joachim Schulze 1983–2001
Klaus-Peter Günther 2002–

Orthopädie und Unfallchirurgie (ab 2013)
Klaus-Dieter Schaser 2015–

Neurochirurgie (1990 selbständige Abt.; 1993 Klinik)
Gabriele Schackert 1993–

Urologie
Ernst Kirsch (1957–)1969–1982
Jörg Wehnert 1982–1991
Manfred Wirth 1992–2017
Michael Fröhner (komm.) 2018
Christian Thomas 2019–

Anästhesiologie (Lehrstuhl ab 1978)
Karl-Heinz Martin 1978–1980
Helga Schiffner 1982–1994
Detlev Michael Albrecht 1994–2002
Thea Koch (2002–)2006–

Düsseldorf

Heinrich-Heine-Universität (gegründet 1965; 1923–1965 Medizinische Akademie)

Chirurgie
Oskar Witzel 1923–1924
Eduard Rehn 1924–1927
Hans Haberer v. Kremshohenstein 1928–1930
Emil Karl Frey 1931–1943
Max Madlener 1943–1945
Ernst Derra 1947–1969
Karl Kremer 1970–1986

Hans-Dietrich Röher 1986–2002
Wolfram Trudo Knoefel 2003–

Gefäßchirurgie und Nierentransplantation (1994 selbständig)
Wilhelm Sandmann (1979–)1994–2009
Hubert Schelzig 2011–

Kinderchirurgie (1979–2006 selbständig)
Erich Müller (1976–)1979–1989
Karl-Ludwig Waag 1989–1991
Hans-Dietrich Röher (komm.) 1991–2002

Thorax- und kardiovaskuläre Chirurgie (1970 selbständig)
Wolfgang Bircks 1970–1992
Emmeram Gams 1995–2009
Artur Lichtenberg 2009–

Unfallchirurgie (2005 selbständig)
Joachim Windolf 2005–

Orthopädie (1945 selbständig)
Josef Schüller 1945–1959
Hubert Sandführ (komm.) 1959–1960
Karlheinz Idelberger 1960–1977
Klaus-Peter Schulitz 1977–1998
Rüdiger Krauspe 1999–

Neurochirurgie (1959 Univ.-Klinik, 1961 Ordinariat)
Hans Kuhlendahl (1947–)1961–1978
Wolfgang Joachim Bock 1979–2001
Hans-Jakob Steiger 2002–

Urologie (1963 selbständig)
Hermann Detmar 1963–1983
Rolf Ackermann 1983–2006
Peter Albers 2008–

Anästhesiologie
Martin Zindler 1966–1987
Jörg Tarnow 1987–2007
Benedikt H. J. Pannen 2007–

Erfurt

1954–1991 Medizinische Akademie
1992/1993 Medizinische Hochschule

Chirurgie
Egbert Schwarz 1954–1960
Theo Becker 1960–1961
Werner Usbeck (1961–)1962–1985
Walter Nowak 1985–1992
Bernd Lünstedt 1993

Unfallchirurgie (1985 selbständ. Klinik)
Rudolf Henke 1985–1991

Kinderchirurgie
Eckart Gottschalk

Neurochirurgie (1985 selbständig)
Werner Usbeck 1954–1962
Nikolaus Arlt 1962–1963
Joachim Reichel 1963–1976
Helmuth Pothe 1976–1993
Jutta Krüger 1993

Urologie (1976 selbständ. Klinik)
Horst Battke 1976–1992
Berthold Ulshöfer 1993

Anästhesiologie (1988 selbständ. Klink)
Reimar Laube 1988–1993

Erlangen

Friedrich-Alexander-Universität (gegründet 1743)

Chirurgie
Heinrich Friedrich v. Delius 1749–1791
Johann Philipp Julius Rudolph 1771–1797
Bernhard Nathanael Gottl. v. Schreger 1797–1825
Michael Jäger 1826–1832
Johann v. Dietz 1832–1834
Michael Jäger 1834–1838
Louis Stromeyer 1838–1841
Johann Ferdinand Heyfelder 1841–1854
Karl Thiersch 1854–1867
Walter Hermann Heineke 1867–1901
Ernst Graser 1902–1929
Otto Goetze 1929–1955
Gerd H. Hegemann 1955–1977
Franz Paul Gall 1977–1994
Werner Hohenberger 1995–2015
Robert Grützmann 2015–

Herzchirurgie
Jürgen von der Emde 1977–1999
Michael Weyand 1999–

Orthopädie
Dietrich Hohmann 1969–1998
Raimund Forst 1999–

Neurochirurgie (1956 Abt.; 1965 Klinik und Ordinariat)
Wolfgang Schiefer 1958–1980
Stefan Kunze (komm.) 1980–1982
Rudolf Fahlbusch 1982–2005
Michael Buchfelder 2005–

Urologie
Alfred Sigel (1967–)1970–1987
Karl Michael Schrott 1988–2007
Bernd Wullich 2007–

Anästhesiologie
Erich Rügheimer 1970–1995
Jürgen Schüttler 1995–

Essen

Universität Duisburg-Essen (gegründet 2003; Gesamthochschulen Essen und Duisburg gegründet jeweils 1972)

Chirurgie:
Karl Kremer 1962–1970
Friedrich Wilhelm Eigler 1971–1998
Christoph Broelsch 1998–2007
Andreas Paul 2010–

Herzchirurgie (Abt. ab 1970)
Peter H. Satter 1970–1973
Jürgen Christoph Reidemeister 1973–1999
Heinz Günther Jakob 1999–

Thoraxchirurgie (Ruhrlandklinik; Professur ab 2016)
Clemens Aigner 2016–

Neurochirurgie (gegründet 1968)
Wilhelm Grote 1968–1990
Dietmar Stolke 1990–2008
Ulrich Sure 2008–

Orthopädie (bis 2014 eigenständig)
Karl-Friedrich Schlegel 1969–1990
Franz Löer 1990–2011
Marcus Jäger 2011–

Unfallchirurgie (bis 2014 eigenständig)
Klaus-Peter Schmit-Neuerburg 1975–1997
Dieter Nast-Kolb 1998–2012
Marcus Jäger (komm.) 2012–2014
Orthopädie und Unfallchirurgie (ab 2014 vereinigt; St. Josef-KH Werden)
Marcus Jäger 2014–
Urologie
Paul Mellin (1962–)1967–1980
Rudolf Hartung 1981–1986
Herbert Rübben 1989–2017
Boris Hadaschik 2017–
Anästhesiologie
Ludwig Stöcker 1974–1995
Jürgen Peters 1996–

Frankfurt a. M.

Johann Wolfgang Goethe-Universität (gegründet 1914)
Chirurgie
Ludwig Rehn 1914–1919
Victor Schmieden 1919–1945
Rudolf Geißendörfer 1946–1970
Friedrich Stelzner 1971–1976
Albrecht Encke 1979–2002
Wolf Otto Bechstein 2003–
Thorax-, Herz- und Thorakale Gefäßchirurgie:
Peter H. Satter 1973–1995
Anton Moritz 1996–2017
Thomas Walther 2018–
Kinderchirurgie (2008 eigenständige Klinik))
Udo Rolle 2008–
Gefäßchirurgie (2007 eigenständige Klinik)
Thomas Schmitz-Rixen (1998–)2007–
Unfallchirurgie
Alfred Pannike 1974–2001
Ingo Marzi 2001–
Orthopädie
Karl Ludloff 1914–1930
Georg Hohmann 1930–1946
Eduard Güntz 1951–1969
Wolfgang Heipertz 1969–1990
Ludwig Zichner 1992–2007
Andrea Meurer 2009–
Neurochirurgie (1951–1973 Abt. in der Chir. Klinik, 1953–1962 gleichzeitig in der Nervenklinik; Ordinariat 1962)
Chirurgische Klinik:
Bertold Hübner 1951–1973
Nervenklinik (eigenständige neurochir. Klinik):
Hugo Ruf (1953–)1962–1980
Rüdiger Lorenz 1980–1999
Volker Seifert 1999–
Urologie
Wolfgang Weber 1969–1986
Dietger Jonas 1987–2010
Axel Haferkamp 2010–2016
Felix Kyoung-Hwan Chun 2017–
Anästhesiologie
Rafael Dudziak 1973–2003
Bernhard Zwißler 2003–2007
Kai Zacharowski 2009–

Freiburg

Albert-Ludwigs-Universität (gegründet 1457)
Chirurgie
Franz Gebhard 1768–1797
Matthäus Mederer v. Wuthwehr 1773–1795
Johannes Matthias Alexander v. Ecker 1797–1829
Karl Josef Beck 1829–1838
Ignaz Schwörer 1839–1842
Louis Stromeyer 1842–1848
Karl Friedrich Hecker 1855–1871
Vinzenz v. Czerny 1871–1877
Hermann Maas 1877–1883
Paul Kraske 1883–1919
Erich Lexer 1919–1928
Eduard Rehn 1928–1951
Hermann Krauss 1952–1970
Max Schwaiger 1968–1980
Eduard H. Farthmann 1982–2001
Ulrich Theodor Hopt 2001–2016
Stefan Fichtner-Feigl 2016–
Herz- und Gefäßchirurgie
Volker Schlosser (1969–)1991–1995
Friedhelm Beyersdorf 1995–
Thoraxchirurgie
Wilhelm Wolfart 1975–1985
Joachim Th. W. Hasse 1986–2004
Bernward Passlick 2004–
Plastische und Handchirurgie:
G. Björn Stark 1993–
Unfallchirurgie (1980 Lehrstuhl und selbständ. Abt.)
Eugen Hermann Kuner (1971–)1980–1998
Hans-Peter Friedl 1998–1999
Norbert P. Südkamp (2000–)2001–
Orthopädie (1962 selbständ. Abt., 1970 Lehrstuhl)
Karl Bätzner (1950–)1970–1977
Armin Reichelt 1977–2001(–2003)
Orthopädie und Unfallchirurgie (vereinigt 2002)
Norbert P. Südkamp 2002–
Neurochirurgie (1955 Ordinariat)
Traugott Riechert (1946–)1955–1975
Wolfgang Seeger 1975–1997
Josef Zentner 1997–2018
Jürgen Beck 2018–
Urologie
Horst Sommerkamp (1971–)1975–2001
Ulrich Wetterauer (2002–)2005–2018
Christian Gratzke 2018–
Anästhesiologie
Kurt Wiemers 1966–1985
Klaus Geiger 1985–2008
Karl-Heinz Kopp (komm.) 2008–2010
Hartmut Bürkle 2010–

Gießen

Justus-Liebig-Universität (gegründet 1607)
Chirurgie
Christoph Ludwig Nebel 1775–1782
Johann Friedrich Sigismund Posewitz 1795–1798
Ernst Ludwig Wilhelm Nebel 1798–1805
Ludwig Heger 1805–1814
Ferdinand Aug. Max Franz v. Ritgen 1814–1837
Adolf Wernher 1837–1878

Rudolf Ulrich Krönlein 1878–1879
Heinrich Bose 1879–1899
Peter Poppert 1900–1933
Albert Wilhelm Fischer 1933–1938
Friedrich Bernhard 1938–1949
Karl Vossschulte 1951–1976
Konrad Schwemmle 1976–2002
Winfried Padberg 2003–

Herz- und Gefäßchirurgie (1975 selbständ. Abt.)
Friedrich Wilhelm Hehrlein (1971–)1981–2000
Paul Robert Vogt 2000–2006
Andreas Böning (2007–)2009–

Unfallchirurgie (1975 selbständ. Abt.; 2011 Ordinariat)
Hermann Ecke 1972–1991
Klaus Kunze (komm.) 1992–1995
Reinhard Schnettler 1995–2014
Christian Heiß 2014–

Orthopädie (1930 Extraordinariat und eig. Klinik)
Peter Pitzen 1930–1939
Hans Storck 1940–1950
Karlheinz Idelberger 1953–1960 (1955 pers. Ordinarius)
Hans M. Rettig (1960–)1961–1989
Henning Stürz 1989–2010
Markus Rickert 2010–

Neurochirurgie (1953 Abt., 1962 Ordinariat)
Hans-Werner Pia (1953–)1961–1986
Norfried Klug (komm.) 1986–1988
Klaus Roosen 1988–1991
Albrecht Laun (komm.) 1991–1993
Dieter-Karsten Böker 1993–2009
Matthias Oertel (komm.) 2009–2011
Eberhard Uhl 2012–

Urologie (1969 Ordinariat)
Carl Friedrich Rothauge 1969–1993
Wolfgang Weidner 1993–2015
Florian M. E. Wagenlehner 2016–

Anästhesiologie
Heinrich L'Allemand 1968–1976
Horst Ferdinand Herget (komm.) 1976–1978
Gunter Hempelmann 1978–2008
Markus Weigand 2008–2014
Michael Sander 2015–

Göttingen

Georg-August-Universität (gegründet 1737)

Chirurgie
Johann Wilhelm Albrecht 1734–1736
Albrecht v. Haller 1736–1753
Johann Georg Röderer 1753–1760
Rudolf Augustin Vogel 1760–1774
August Gottlieb Richter 1771–1812
Konrad Langenbeck 1814–1848
Wilhelm Baum 1849–1875
Franz König 1875–1895
Heinrich Christian Braun 1895–1911
Rudolf Stich 1911–1945
Hans Hellner 1946–1969
Hans-Jürgen Peiper 1969–1993
Heinz Becker 1994–2012
Michael Ghadimi 2012–

Herz-, Thorax- und Gefäßchirurgie (1968 Ordinariat)
Josef Koncz (1959–)1968–1982
Harald G. J. Dalichau 1986–2001
Friedrich A. Schöndube 2001–2017
Ingo Kutschka 2017–

Unfallchirurgie
Werner Sattel 1988–1995
Klaus-Michael Stürmer 1996–2016

Orthopädie
Hans-Georg Willert 1979–2001
Wolfgang Schultz 2001–2014
Hans-Michael Klinger (komm.) 2014–2016

Unfallchirurgie undOrthopädie (vereinigt 2016)
Wolfgang Lehmann 2016–

Neurochirurgie (1937 Abt., 1953 Extraordinariat, 1962 Ordinariat)
Gerhard Okonek (1937–)1953–1961
Karl-August Bushe 1962–1975
Otto Spoerri (1975–)1977–1986
Evangelos Markakis (1986–)1988–1999
Herbert Kolenda (komm.) 1999–2002
Michael Buchfelder 2002–2005
Veit Rohde 2005–

Urologie (1966 Abt.; 1973 Klinik)
Friedrich Truss 1966–1987
Rolf-Hermann Ringert 1988–2012
Lutz Trojan 2012–

Anästhesiologie
Jürgen Stoffregen 1969–1974
Dietrich Kettler 1975–2004
Bernhard M. Graf 2005–2008
Michael Quintel 2008–

Graz

Karl-Franzens-Universität (gegründet 1826). 1863 Anschluß der 1788 gegründeten med.-chir. Lehranstalt als Mediziniche Fakultät, aus der 2004 die Medizinische Universität hervorging)

Chirurgie
Josef Wimmer 1788–1808
Johann Nikolaus Kömm 1808–1850
Karl v. Rzehaczek 1850–1886
Anton Wölfler 1886–1894
Carl Nicoladoni 1895–1902
Victor v. Hacker 1903–1924
Hans Haberer v. Kremshohenstein 1924–1928
Wolfgang Denk 1928–1931
Peter v. Walzel-Wiesentreu 1932–1937
Franz Spath (komm.) 1937/38
Friedrich Schürer-Waldheim (komm.) 1938/39
Hans v. Seemen 1939–1942
Adolf Winkelbauer 1942–1947
Franz Spath (1947–)1948–1970
Julius Kraft-Kinz 1971–1996
Karlheinz Tscheliessnigg 1996–2012
Hans-Jörg Mischinger 2012–

Gefäßchirurgie
Günther Koch 1974–2001
Tina Ulrike Cohnert 2005–

Kinderchirurgie
Michael Höllwarth 1997–2011
Holger Till 2012–

Herzchirurgie
Bruno Rigler 1983–2007
Karlheinz Tscheliessnigg (kom..) 2007–2012
Otto Drapunt 2014–
Thoraxchirurgie
Gerhard Friehs 1970–1999
Freyja-Maria Smolle-Juettner 2003–
Plastische Chirurgie
Hans Pierer 1970–1984
Walter Deutschmann 1984–1991
Erwin Scharnagl 1994–2010
Lars Peter Kamolz 2012–
Unfallchirurgie (1990 Ordinariat; 1993 selbständig)
Rudolf Szyszkowicz (1976–)1993–2008
Thomas Armin Schildhauer 2008–2010
Wolfgang Seggl (komm.) 2010–2013
Franz Josef Seibert (2014–)2015–2016
Orthopädie (2001 selbständig)
Oskar Stampfel 1977–1995
Reinhard Windhager 1997–2010
Andreas Leithner (2010–)2012–2016
Orthopädie und Traumatologie (2017 vereinigt)
Andreas Leithner 2017–
Neurochirurgie (1960 Abt.; 1971 Klinik)
Fritz Heppner (1960–)1971–1987
Gerhard Pendl 1990–2002
Hans Tritthart (komm.) 2002–2006
Alain Barth 2006–2009
Michael Mokry 2009–
Urologie (1993 selbständig)
Gerhart Hubmer (1979–)1993–2004
Peter Petritsch (komm.) 2004–2007
Karl Pummer 2007–
Anästhesiologie (1975 Ordinariat, 1986 Klinik)
Werner F. List (1975–)1986–2003
Helfried Metzler 2003–2013
Wolfgang Toller 2013–2016
Michael Karl Herbert 2017–

Greifswald

Ernst-Moritz-Arndt-Universität (gegründet 1456)
Chirurgie
Lorenz Wilhelm v. Haselberg 1788–1821
Wilhelm Sprengel 1821–1828
Martin Wilhelm Mandt 1830–1836
Karl Kurt Adolf Kneip 1836–1842
Wilhelm Baum 1842–1849
Heinrich Adolf v. Bardeleben 1849–1868
Karl Hueter 1868–1882
Paul Friedrich Emanuel Vogt 1882–1885
Heinrich Helferich 1885–1899
August Bier 1899–1903
Paul Leopold Friedrich 1903–1907
Erwin Payr 1907–1910
Fritz König 1910–1911
Friedrich Pels-Leusden 1911–1934
Georg Konjetzny 1934–1935
Karl Reschke 1935–1941
Robert Wanke (komm.) 1941/42
Hugo Puhl 1942–1943
Hans v. Seemen 1943–1945
Hans Bernhard Sprung (komm.) 1945/46
Willi Felix 1946–1950
Walter Schmitt (komm.) 1950–1952
Johannes Volkmann 1952–1956
Walter Schmitt (komm.) 1956/57
Hans Joachim Serfling 1957–1962
Werner Kothe 1962–1967
Richard Reding 1968–1976
Siegfried Kiene 1977–1985
Dietmar Lorenz 1985–1999
Ulrich T. Hopt 1999–2001
Claus-Dieter Heidecke 2002–
Kinderchirurgie (1969 Abt.; 1974 Lehrstuhl)
Wolfram Tischer (1969–)1974–1986
Otto-Andreas Festge 1986–2008
Winfried Barthlen 2008–
Unfallchirurgie (1999 neu eingerichtet)
Axel Ekkernkamp 1999–
Orthopädie (1955 selbständ. Klinik)
Helmut Hofer 1955–1964
Milos Janecek 1964–1976
Günther Mayer 1980–1999
Harry Rudolf Merk 2000–2017
Axel Ekkernkamp (komm.) 2018
Georgi Wassilew 2019–
Neurochirurgie (1980 Abt.)
Günter Lang 1980–1988
Hans-Joachim Synowitz (komm.) 1988–1989
Günter Lang 1989–1991
Michael Robert Gaab (1992–)1993–2003
Henry W. S. Schroeder (2003–)2005–
Urologie (1973 Ordinariat)
Rudolf Fiedler 1973–1990
Klaus-Jürgen Klebingat 1990-2009
Martin Burchardt 2009–
Anästhesiologie
Klaus Borchert 1977–1991
Michael Wendt (1992–)1993–2014
Klaus Hahnenkamp 2014–

Halle

Martin-Luther-Universität Halle-Wittenberg (gegründet 1690)
Chirurgie
Philipp Friedrich Theodor Meckel 1779–1803
Justus Christian v. Loder 1803–1806
Johann Friedrich Meckel d. J. 1808–1810
Karl Heinrich Dzondi 1811–1817
Karl August Weinhold 1817–1829
Carl Wilhelm Wutzer 1830–1831
Ernst Blasius (1831–)1834–1867
Richard v. Volkmann 1867–1889
Fritz v. Bramann 1890–1913
Victor Schmieden 1913–1919
Fritz Voelcker 1919–1937
Friedrich Wilhelm Wagner (1937–)1939–1945
Werner Budde 1945–1956
Franz Mörl 1956–1965
Karl-Ludwig Schober (1965–)1966–1977
Joachim Reichmann 1977–1983
Albrecht Gläser 1983–1994
Henning Dralle 1994–2016
Jörg Kleef 2017– [gleichzeitig Leitung der Allg.-Chir. am BG-Klinikum Bergmannstrost]

Herz- und Thoraxchirurgie (ab 1993 selbständig)
Hans-Reinhard Zerkowski 1994–1998
Rolf-Edgar Silber 1998–2015
Hendrik Treede 2015–
Kinderchirurgie (1993 selbständige Klinik)
Werner Fritz (1968–)1993–1997
Rainer Finke (1998–)2002–2016
Martin Michael Kaiser 2018–
Unfallchirurgie (1993–2015 selbständige Klinik)
[Eberhard Sander 1973–1987]
Wieland Otto (1993–)1994–2007
Holger Siekmann (komm. bis 2015)
Orthopädie
Friedrich Löffler 1950–1951
Peter-Friedrich Matzen 1953–1955
H. H. Schnelle 1956–1963
Franz Mörl (komm.) 1963-1966
Hanns-Rolf Mattner 1966–1985
Werner Hein 1986–2009
David Wohlrab (komm.) 2009–2011
Karl-Stefan Delank 2011–
Orthopädie und Unfallchirurgie (2015 vereinigt)
Karl-Stefan Delank 2015–
Neurochirurgie (1985 Abt., 1993 Klinik)
Dieter Tertsch (1973–)1985–1992
Winfried Burkert (1992–)1994–2006
Christian Strauss 2006–
Urologie (1959 Ordinariat; 1971 selbständige Klinik)
Martin Stolze 1958–1965
Heinz Rockstroh 1967–1981
Bernd Langkopf 1981–1991
Jörg Strobel (1991–)1993–1997
Hans Heymann (komm.) 1997–2000
Paolo Fornara 2000–
Anästhesiologie
Günter Baust 1973–1992
Joachim Radke 1992–2009
Michael Bucher 2009–

Hamburg

Universität (gegründet 1919)
Chirurgie:
Hermann Kümmell 1919–1923
Paul Sudeck 1923–1935
Georg Konjetzny 1935–1950
Albert Lezius 1950–1953
Ludwig Zukschwerdt 1955–1968
Friedrich Stelzner 1968–1971
Hans Wilhelm Schreiber 1973–1991
Christoph Broelsch 1991–1998
Jakob R. Izbicki (1998–)2002–
Hepatobiliäre und Transplantationschirurgie
Xavier Rogiers (1998–)2001–2007
Björn Nashan 2007–2017
Lutz Fischer (komm.) 2017–
Kinderchirurgie
Wolfgang Lamprecht (1988–)1989–2007
Konrad Reinshagen 2009–
Thorax, Herz- und Gefäßchirurgie (1991 Ordinariat)
Georg Rodewald (1965–)1969–1987
Peter Kalmár 1987–1998
Hermann Reichenspurner 2001–
Unfallchirurgie (1991 Ordinariat)
Karl Heinz Jungbluth 1973–1997
Johannes Maria Rueger 1998–2018
Karl-Heinz Frosch 2018–
Orthopädie
Wilhelm Kotzenberg 1922–1933
Carl Mau (1934–)1956–1958
Herbert Gardemin 1961–1968
Günter Dahmen 1971–1996
Wolfgang Rüther 1996–2018
Friedrich Böttner 2018–
Neurochirurgie (1935 Abt. der Neurol. Kl., 1959 Ordinariat, 1970 autonom, 1995 Klinik)
Otto Voss 1935–1938
Georg Friedrich Häussler 1938–1945
Rudolf Kautzky 1945–1979
Hans-Dietrich Herrmann 1980–1999
Manfred Westphal (1999–)2002–
Urologie (1966 selbständig)
Herbert Klosterhalfen 1966–1991
Hartwig Huland 1991–2008
Margit Fisch 2008–
Anästhesiologie
Karl Horatz 1966–1981
Jochen Schulte am Esch 1982–2005
Christian Zöllner 2005–

Hannover

Medizinische Hochschule Hannover (eröffnet 1965)
Chirurgie
Rudolf Pichlmayr (1969–)1973–1997
Hans-Rudolf Raab (komm.) 1998–1999
Jürgen Klempnauer 1999–
Kinderchirurgie (gegründet 1977; 1991 Ordinariat)
Hermann Mildenberger 1977–1999
Benno M. Ure 2000–
Herz-, Thorax- und Gefäßchirurgie:
Hans Georg Borst (1968–)1972–1996
Axel Haverich 1996–
Unfallchirurgie
Harald Tscherne 1970–2000
Christian Krettek 2000–
Orthopädie (Annastift; Lehrstuhl 1980)
Gustav Hauberg 1961–1977
Hans-Jürgen Refior 1980–1986
Carl Joachim Wirth 1987–2006
Henning Windhagen 2006–
Plastische Chirurgie (1991 Ordinariat; bis 2006 am Klinikum Oststadt)
Heinz Edzard Köhnlein 1974–1979
Alfred Berger 1981–2001
Peter M. Vogt 2001–
Neurochirurgie
Hermann Dietz 1970–1993
Wolf-Peter Sollmann (komm.) 1994–1996
Madjid Samii 1996–2005
Joachim K. Krauss 2005–
Urologie
Peter Kolle 1972–1987
Udo Jonas 1987–2008
Markus A. Kuczyk 2008–

Anästhesiologie
Erich Kirchner 1968–1996
Siegfried Piepenbrock 1996–2009
Wolfgang Koppert 2009–

Heidelberg
Ruprecht-Karls-Universität (gegründet 1386)
Chirurgie
Franz Xaver Moser 1797–1821
Jakob Fidelis Ackermann 1805–1815
Maximilian Josef v. Chelius 1818–1864
Karl Otto Weber 1865–1867
Gustav Simon 1868–1876
Vinzenz v. Czerny 1877–1906
Albert Narath 1906–1910
Max Wilms 1910–1918
Eugen Enderlen 1918–1933
Martin Kirschner 1934–1942
Karl Heinrich Bauer 1943–1961
Fritz Linder 1962–1980
Christian H. Herfarth 1981–2001
Markus W. Büchler 2001–
Orthopädie (ab 2009 mit Unfallchirurgie)
Hans v. Baeyer 1918–1933
Otto v. Dittmar 1934–1945
Sigmund Weil 1946–1954
Kurt Lindemann 1955–1967
Horst Cotta 1967–1996
Volker Ewerbeck 1996–
Kinderchirurgie (1966 Abt.; 1974 Ordinariat; 1998–2008 Personalunion mit Mannheim)
Waldemar Hecker 1966–1969
Roland Daum 1973–1998
Karl Ludwig Waag 1998–2008
Stefan Gerhard Holland-Cunz 2008–2013
Patrick Günther 2013–
Gefäßchirurgie (2001 selbstädige Klinik)
Jens-Reiner Allenberg (1979–)2001–2007
Dittmar Böckler (2007–)2010–
Herzchirurgie
Siegfried Hagl 1988–2006
Matthias Karck 2006–
Thoraxchirurgie (2017 Ordinariat)
Hendrik Dienemann 1996–2017
Hauke Winter 2017–
Neurochirurgie (1947 Abt., 1964 Extraordinariat, 1968 Ordinariat)
Ernst Klar (1947–)1964–1967
Friedrich Helmut Penzholz 1968–1982
Stefan Kunze 1982–2002
Andreas Unterberg 2003–
Urologie
Lars Erik Röhl 1967–1989
Gerd Staehler 1989–2003
Markus Hohenfellner 2003–
Anästhesiologie
Otto H. Just 1963–1990
Eike O. Martin 1990–2014
Markus Weigand 2014–

Homburg / Saar
Universität des Saarlandes (gegründet 1948)
Chirurgie
Heinrich Georg Wilhelm Lüdeke 1958–1976
Eduard Farthmann 1977–1982
Gernot Feifel 1982–2001
Martin Schilling 2001–2012
Matthias Glanemann (2012–)2013–
Herzchirurgie
Kurd Eberhard Stapenhorst 1974 1991
Emmeram Gams 1991–1995
Hans-Joachim Schäfers 1995–
Unfallchirurgie
Leonhard Schweiberer 1972–1981
Gert Muhr 1981–1983
Otmar Trentz 1983–1990
Volker Bühren (komm.) 1991/92
Wolf Mutschler 1992–1999
Ingo Marzi (komm.) 1999–2001
Tim Pohlemann 2001–
Orthopädie
Georg Chapchal 1959–1964
Heinz Mittelmeier 1964–1996
Dieter Kohn 1996–2019
Stefan Landgraeber 2019–
Neurochirurgie (1963 Ordinariat)
Friedrich Loew (1960–)1963–1990
Wolf-Ingo Steudel 1990–2010
Joachim Oertel 2010–
Urologie
Carl Erich Alken 1952–1975
Manfred Ziegler 1975–2000
Michael Stöckle 2000–
Anästhesiologie
Karl Hutschenreuter (1962–)1964–1988
Efim Racenberg (komm) 1989–1990
Reinhard Larsen 1990–2009
Thomas Volk 2009–

Innsbruck
Leopold-Franzens-Universität (gegründet 1669; aus der Medizinischen Fakultät entstand 2004 die Medizinische Universität)
Chirurgie
Joseph Christoph v. Wattmann 1818–1824
Franz Joseph Mauermann 1825–1859
Karl Wilhelm v. Heine 1869–1873
Eduard Albert 1873–1881
Carl Nicoladoni 1881–1895
Victor v. Hacker 1895–1903
Hermann Schloffer 1903–1911
Hans Haberer v. Kremshohenstein 1911–1924
Egon Ranzi 1924–1932
Burghard Breitner 1932–1956
Paul Huber 1956–1973
Franz Gschnitzer 1973–1998
Raimund Margreiter 1999–2009
Johann Pratschke 2009–2014
Dietmar Öfner-Velano 2015–
Chirurgie II
Ernst Bodner 1979–1996(–2002)

Unfallchirurgie (1978 selbständige Klinik)
Otto Russe 1973–1983
Emil Beck 1985–1998
Michael Blauth 2000–
Plastische Chirurgie (1972 unabhängig)
Paul Wilflingseder 1966–1986
Hans Anderl 1986–1998
Hildegunde Piza-Katzer 1999–2008
Gerhard Pierer 2008–
Herzchirurgie
Günther Laufer 2000–2009
Michael Grimm 2010–
Gefäßchirurgie
Gustav Fraedrich 1996–
Orthopädie (1962 Extraordinariat, 1970 Ordinariat, 2003 Universitätsklinik)
Hans Platzgummer 1962–1975
Rudolf Bauer (1975–)1976–1998
Martin Krismer (1998–)2001–
Neurochirurgie
Karl Kloss 1972–1977
Klaus Twerdy 1977–2009
Claudius Thomé 2010–
Urologie (ab 1964)
Hans Marberger 1964–1988
Georg Bartsch 1988–2011
Wolfgang Horninger 2011–
Anästhesiologie (1959 Institut; 1977 Klinik)
Bruno Haid 1959–1985
Herbert Benzer 1985–1997
Karl Lindner 1997–

Jena

Friedrich Schiller-Universität (gegründet 1548)
Chirurgie
Karl Friedrich Kaltschmied 1746–1769
Johann Ernst Neubauer 1769/1771–1777
Justus Christian v. Loder 1778–1803
Jakob Fidelis Ackermann 1804–1805
Johann Christian Stark 1805–1837
Karl Wilhelm Stark 1826–1845
Franz Jordan v. Ried 1846–1884
Heinrich Christian Braun 1884–1888
Bernhard Riedel 1888–1910
Erich Lexer 1910–1919
Nicolai Guleke 1919–1951
Heinrich Kuntzen 1951–1961
Theo Becker 1961–1981
Hans Schröder 1981–1994
Johannes Scheele 1995–2004
Utz Settmacher 2005–
Kinderchirurgie (1977 Lehrstuhl)
Herbert Schickedanz 1977–1995
Felix Schier 1995–2003
[Kommissariat 2003–2007]
Felicitas Eckoldt-Wolke 2007–
Herz-, Thorax- und Gefäßchirurgie:
Martin Bartel [1996]–1999
Thorsten Wahlers 1999–2005
Jan Fritz Gummert 2006–2009
Torsten Doenst 2010–
Unfallchirurgie (1974 Abt.; 1992 Lehrstuhl)
Eberhard Markgraf (1976–)1992–2004
Gunther Olaf Hofmann 2004– (gleichzeitig Bergmannstrost, Halle)
Orthopädie (Deutsches Zentrum für Orthopädie, Waldkliniken Eisenberg; 1978 Lehrstuhl)
Harro Seyfarth 1959
Günter Langer 1978–1991
Rudolf-Albert Venbrocks (1991–)1993-2010
Wolf-Dietrich Arnold (komm.) 2011–2012
Georg Matziolis 2012–
Neurochirurgie (1988 Abt., 1994 Ordinariat)
Rainer Besel 1988–1991
Oskar Sölch (komm.) 1992–1994
Rolf Kalff 1994–
Urologie
Emil Hienzsch 1963–1979
Hans-Joachim Schneider 1979–1982
Wolfram Pirlich 1983–1988
Jörg Schubert 1988–2009
Marc-Oliver Grimm 2010–
Anästhesiologie
Horst Winkler 1979–1987
Wulf Schirrmeister 1987–1993
Konrad Reinhart 1993–2016
Michael Bauer 2016–

Kiel

Christian-Albrechts-Universität (gegründet 1665; 2003 Zusammenführung der medizinischen Einrichtungen von Kiel und Lübeck zum Universitätsklinikum Schleswig-Holstein)
Chirurgie
Georg Heinrich Weber 1780
Johann Leonhard Fischer 1793–1832
Christian Gottlieb v. Deckmann 1833–1837
Gustav Biedermann Günther 1837–1841
Bernhard v. Langenbeck 1842–1848
Louis Stromeyer 1848–1854
Friedrich v. Esmarch 1854–1899
Heinrich Helferich 1899–1907
Willy Anschütz 1907–1938
Albert Wilhelm Fischer 1938–1945
Willy Anschütz 1945–1946
Robert Wanke 1946–1962
Berthold Löhr 1963–1978
Horst Hamelmann 1978–1991
Bernd Kremer 1992–2009
Dieter C. Bröring (komm.) 2009–2010
Thomas Becker 2011–
Herzchirurgie (ab 1975)
Alexander Bernhard 1975–1993
Axel Haverich 1993–1996
D. Regensburger (komm.) 1997–1998
Jochen Cremer 1998–
Unfallchirurgie (1978–2015 selbständig)
Dieter Havemann 1978–2000
Heinz-Jürgen Egbers (komm.) 2001
Andreas Seekamp 2005–

Orthopädie (1962–2015 selbständig)
Otto Rohlederer (1955–)1962–1971
Walter Blauth 1972–1990
Joachim Hassenpflug (1990–)1995–2014
Orthopädie und Unfallchirurgie (2015 vereinigt)
Andreas Seekamp 2015–
Neurochirurgie (1955 Abt., 1962 Verselbständigung, 1971 Ordinariat)
Elmar Bues 1955–1970
Hans-Peter Jensen 1971–1990
Hubertus Maximilian Mehdorn 1991–2015
Michael Synowitz 2015–
Urologie (ab 1972)
Heribert Wand 1974–1996
Michael Stöckle 1996–2000
Klaus-Peter Jünemann 2001–
Anästhesiologie (ab 1971)
Jürgen Wawersik 1971–2000
Jens Scholz 2000–

Köln

Universität zu Köln (gegründet 1388, 1798 geschlossen; 1919 neu gegründet). Bereits 1904 bestand eine Akademie für praktische Medizin, die 1919 zur Med. Fak. erhoben wurde. 1919–1930 und 1945–2003 bestanden zwei chir. Lehrstühle nebeneinander.

Chirurgie
Otto Fischer 1841–1872

Augusta- und Bürgerhospital
Bernhard Bardenheuer (1874–)1904–1913
Paul Frangenheim 1913–1930

Städt. KH Lindenburg
Otto Tilmann 1904–1930
Hans Haberer v. Kremshohenstein 1930–1945
Viktor Hoffmann 1947–1963
Georg Heberer 1963–1973
Heinz Pichlmaier 1974–1996
Arnulf H. Hölscher 1996–2016
Christiane Josephine Bruns 2016–
Herzchirurgie:
Harald G. J. Dalichau 1976–1986
Ernst Rainer de Vivie 1988–2005
Thorsten Wahlers 2005–
Gefäßchirurgie
Jan Brunkwall 1999–
Unfallchirurgie:
Klaus-Emil Rehm 1986–2008
Orthopädie
Karl Cramer 1902–1928
Matthias Hackenbroch 1928–1966
Günter Imhäuser 1966–1978
Matthias H. Hackenbroch 1979–2002
Peer Eysel 2002–
Orthopädie und Unfallchirurgie (2008 vereinigt)
Peer Eysel 2008–
Neurochirurgie
Wilhelm Tönnis 1951–1968
Reinhold Frowein 1968–1989
Norfried Klug 1989–2008
Ralf-Ingo Ernestus (komm.) 2008–2009
Roland Goldbrunner 2009–
Urologie
Reinhard Nagel 1961–1969
Rüdiger Engelking 1973–1992
Udo Engelmann 1992–2015
Axel Heidenreich 2015–
Anästhesiologie
Karl Bonhoeffer 1971–1987
Walter Buzello 1988–2007
Bernd W. Böttiger 2007–

Städt. Krankenhaus Köln Merheim 1945 2003 (danach zur Univ. Witten/Herdecke)
Chirurgie II
Walter Dick 1945–1955
Max Schwaiger 1956–1959
Georg Heberer 1959–1963
Wilhelm Schink 1963–1981
Hans Troidl 1981–2003
Plastische und Rekonstruktive Chirurgie:
Josef Schrudde 1970–1987
Gerald Spilker 1988–2003
Anästhesie
Hans Wolfgang Matthes 1963–1980
Doehn ?

Königsberg (Preußen)

Albertus-Universität (Albertina; gegründet 1544 durch Herzog Albrecht von Brandenburg-Ansbach)
1945 sowjetisch
Chirurgie
Karl Unger 1815–1835
Albert Wilhelm Hermann Seerig 1836–1857
Karl Ernst Albrecht Wagner 1858–1871
Karl Wilhelm E. J. Schönborn 1871–1886
Johannes v. Mikulicz-Radecki 1887–1890
Heinrich Christian Braun 1890–1895
Anton Freiherr v. Eiselsberg 1896–1901
Carl Garrè 1901–1905
Erich Lexer 1905–1910
Erwin Payr 1910–1911
Paul Leopold Friedrich 1911–1916
Martin Kirschner 1916–1927
Arthur Läwen 1927–1945
Orthopädie (Lehrstuhl bis 1937 vorbereitet durch Lothar Kreuz)
Walther Müller 1938–1945

Leipzig

Universität Leipzig (gegründet 1409)
Chirurgie (1993–2002 Chirurgie II)
Johann Zacharias Platner 1721–1747
Justus Gottfried Günz 1747–1754
Christian Gottlieb Ludwig 1748–1773
Karl Christian Krause 1762–1793
Johann Christian Rosenmüller 1794–1812
Karl Gottlob Kühn 1812–1820
Christian Friedrich Ludwig 1820–1823
Karl August Kuhl 1824–1840
Gustav Biedermann Günther 1841–1866
Karl Thiersch 1867–1895
Friedrich Trendelenburg 1895–1911
Erwin Payr 1911–1936
Wilhelm Rieder 1937–1945

Benedikt Hummel (komm.) 1946–1947
Ernst Heller (1947–)1949–1950
Arthur Buzello 1950–1951
Erich Wachs (komm.) 1951–1952
Herbert Uebermuth 1952–1967
Werner Kothe 1967–1985
Siegfried Kiene 1985–1992
Christian Schwokowski (komm.) 1992–1993
Johann Hauss 1993–2007
Sven Jonas 2008–2014
Ines Gockel 2014–

Chirurgie I (1993–2002)
Manfred Schönfelder 1993–2002

Kinderchirurgie (1958 selbständige Klinik)
Fritz Meißner 1959–1986
Wolfram Tischer 1986–1995
Joachim Bennek (1995–)1997–2003
Ralf-Bodo Tröbs (komm.) 2003–2005
Holger Till 2006–2012
Martin Lacher 2015–

Herzchirurgie (1960 selbständige Klinik; ab 1994 am Herzzentrum)
Martin Herbst (1960–)1961–1982
Karl-Friedrich Lindenau 1982–1992
Winfried Hutschenreiter (komm.) 1992–1994
Friedrich Wilhelm Mohr (1994–)1995–2017
Michael A. Borger 2017–

Orthopädie (1929 selbständige Klinik; 1976 Lehrstuhl)
Friedrich Mommsen 1950–1952
Friedrich Loeffler (komm.) 1953–1955
Peter Friedrich Matzen 1955–1975
Harro Seyfarth 1975–1986
Wolf-Dietrich Arnold 1986–1994
Georg von Salis-Soglio 1994–2013

Unfallchirurgie (1985 Lehrstuhl)
Helmtraud Arzinger-Jonas 1985–1993
Kuno Weise 1993–1996
Christoph Josten 1998–

Orthopädie undUnfallchirurgie (2014 vereinigt)
Christoph Josten 2014–

Neurochirurgie (1949 Abt., 1951 selbst., 1959 Ordinariat)
Georg Merrem (1949–)1959–1971
Hans-Günther Niebeling (komm.) 1971–1973
Kurt Hübner 1973–1975
Hans-Günther Niebeling 1975–1987
Horst Fried 1987–1996
Volker Seifert 1996–1999
Hans-Ekkehard Vitzthum (komm.) 1999–2001
Jürgen Meixensberger 2001–

Urologie
Ferdinand Dieterich (1974–)1975–1996
Wolfgang Dorschner 1997–2005
Jens-Uwe Stolzenburg (2005–)2007–

Anästhesiologie
Derk Olthoff 1984–2006
Udo X. Kaisers 2006–2015
Sebastian N. Stehr 2017–

Linz

Med. Fakultät seit 2014, Universitätsklinikum seit 2015

Chirurgie
Andreas Shamiyeh (1997–)2014–

Kinderchirurgie
Simon Kargl 2016–

Herzchirurgie
Andreas F. Zierer 2017–

Orthopädie und Traumatologie
Nikolaus Böhler (1986–)2014–2018
Tobias Gotterbarm 2018–

Neurochirurgie
Andreas Gruber 2016–

Urologie
Frens Steffen Krause (2010–)2014–

Anästhesiologie
Hans Gombotz 2001–2014
Jens Meier 2014–

Lübeck

Medizinische Universität (gegründet 1964; 2003 Zusammenführung der medizinischen Einrichtungen von Kiel und Lübeck zum Universitätsklinikum Schleswig-Holstein)

Chirurgie
Helmut Remé (1953–)1964–1978
Friedrich Wilhelm Schildberg 1978–1989
Gerd Hohlbach (komm.) 1990
Hans-Peter Bruch 1990–2012
Tobias Keck 2012–

Herzchirurgie (gegründet 1993
Hans-Hinrich Sievers 1993–2018
Stephan Ensminger 2018–

Kinderchirurgie (gegründet 1978)
Heinrich Halsband 1978–2002
Lucas Wessel 2003–2008
Lutz Wünsch 2013–

Plastische Chirurgie(gegründet 1974
Günter Maria Lösch 1974–1996
Marianne Schrader (komm.) 1996–1997
Peter Mailänder 1997–

Neurochirurgie (1974 Abt., 1986 Ordinariat)
Georg Geile (1970–)1974–1986
Hans Arnold 1986–2005
Volker Martin Tronnier 2005–

Orthopädie
Ernst Joachim Henßge 1970–1993
Reiner Gradinger 1993–1997
Jochen Löhr 2001–2002

Orthopädie und Unfallchirurgie (ab 2003)
Christian Jürgens 2003–

Urologie (ab 1983)
Alfons Hofstetter 1983–1989
Wolfgang Knipper (komm.) 1989–1990
Dieter Jocham 1990–2013
Karl-Dietrich Sievert 2014–2015
Axel Stuart Merseburger 2015–

Anästhesiologie
Johannes Eichler 1964–1985
Klaus v. Ackern 1986–1989
Detlev Michael Albrecht (komm.) 1989–1990
Peter Schmucker 1990–2013
Carla Nau 2013–

Magdeburg

Otto-von-Guericke-Universität (ab 1993; gegründet 1954 als Medizinische Akademie Magdeburg)

Chirurgie

Werner Lembcke 1954–1974
Peter Heinrich 1975–1993
Hans Lippert 1993–2013
Christiane Josephine Bruns 2013–2016
Stefanie Wolff (komm.) 2016
Roland Siegfried Croner 2017–

Herz- und Thoraxchirurgie

Christof Huth [2001]–2013
Ingo Kutschka 2013–2017
Jens Wippermann 2017–

Plastische Chirurgie (1994 selbständig)

Wolfgang Schneider 1994–2011
Manfred Infanger 2011–

Unfallchirurgie (gegr. 1997)

Stephan Winckler 1997–2014
Felix Walcher 2014–

Orthopädie (1963 selbständig)

Bernhard Blencke 1963–1968
Hermann Weickert 1968–1986
Hans-Wolfram Neumann 1986–2010
Christoph H. Lohmann 2010–

Neurochirurgie (1974 Abt., 1988 Lehrstuhl, 1995 Klinik)

Siegfried Krumbholz 1974–1982
Ekkehard Willenberg 1983–1987
Hans-Ekkehard Vitzthum (komm.) 1987–1988
Siegfried Vogel 1988–1989
Hans-Joachim Synowitz 1989–1994
Raimund Firsching 1995–

Urologie

Gerhard Wilhelm Heise (1957–)1961–1976
Gerd-Wolfgang Müller 1976–1994
Peter Althoff 1994–2009
Uwe-Bernd Liehr (komm.) 2009–2011
Martin Schostak 2011–

Anästhesiologie

Wolfgang Röse 1969–2001
Thomas Hachenberg 2001–

Mainz

Johannes-Gutenberg-Universität (gegründet 1477, aufgehoben 1803, wiedergegründet 1946)

Chirurgie

Herbert Peiper 1946–1952
Georg Brandt 1949/1953–1963
Fritz Kümmerle 1963– 1985
Theodor Junginger 1985–2007
Hauke Lang 2007–

Transplantationschirurgie (1997–2012 selbständ. Klinik)

Gerd M. Otto 1997–2012

Herz-, Thorax- und Gefäßchirurgie (ab 1985)

Hellmut Oelert 1985–2004
Christian-Friedrich Vahl 2004–

Kinderchirurgie (1978 Abt.; 1985 Klinik)

Siegfried Hofmann von Kap-herr 1978–2002
Felix Schier 2003–2013
Oliver Muensterer 2014–

Unfallchirurgie (2013 Zentrumsbildung mit Orthopädie; Lehrstühle bleiben)

Gebhard Ritter 1980 –1995
W. Kurock (komm.) 1996
Pol Maria Rommens 1996–

Orthopädie (ab 1969; 2013 Zentrumsbildung mit Unfallchirurgie; Lehrstühle bleiben)

Friedrich Brussatis 1969–1987
Jochen Heine 1988–2008
Andreas Kurth 2009–2012
Philipp Drees 2014–

Neurochirurgie (1958 Extraordinariat, 1961 Ordinariat)

Kurt-Friedrich Schürmann 1955–1988
Axel Perneczky 1988–2009
Alf Giese 2011–2015
Florian Ringel (2016–)2017–

Urologie

Rudolf Hohenfellner 1967–1997
Joachim W. Thüroff 1997–2016
Axel Haferkamp 2016–

Anästhesiologie

Rudolf Frey 1962–1981
Wolfgang F. Dick 1983–2003
Christian P. Werner 2004–

Mannheim

1964 als II. Medizinische Fakultät der Universität Heidelberg eingerichtet

Chirurgie

Hans Oberdalhoff (1951–)1964–1972
Michael Trede 1972–1998
Stefan Post 1998–2018
Christoph Reißfelder 2018–

Kinderchirurgie

Ingolf Joppich 1973–1990
Karl-Ludwig Waag 1991–2008
Lucas Wessel 2008–

Unfallchirurgie

Rochus Ernst Max Plaue 1975–1997
Andreas Wentzensen (komm.) 1997–2000
Udo Obertacke 2000–

Orthopädie

Günter Jentschura 1968–1981
Lutz Jani 1982–2000
Hanns-Peter Scharf 2000–

Orthopädie undUnfallchirurgie (2009 vereinigt)

Hanns-Peter Scharf 2009–

Neurochirurgie (1973 Abt.; 1993 Ordinariat)

Wolfgang Piotrowski 1973–1991
Peter Schmiedek 1993–2008
Kirsten Schmieder 2008–2013
Peter Schmiedek (komm.) 2013–2015
Daniel Hänggi 2015–

Urologie

Joachim Potempa 1970–1987
Peter Alken 1987–2008
Maurice Stephan Michel 2009–

Anästhesiologie
Horst Lutz 1971–1987
Jens-Peter Striebel (komm.) 1987–1989
Klaus van Ackern 1989–2009
Manfred Thiel 2009–

Marburg

Philipps-Universität (gegründet 1527)

Chirurgie
Konrad Heinrich Brandau 1785–1786
Christian Friedrich Michaelis 1786–1814
Christoph Ullmann 1815–1843
Friedrich Karl v. Heusinger 1843–1844
Eduard Zeis 1844–1850
Wilhelm Roser 1851–1888
Heinrich Christian Braun 1888–1890
Ernst Küster 1890–1907
Hermann Küttner 1907
Paul Leopold Friedrich 1907–1911
Fritz König 1911–1918
Nicolai Guleke 1918–1919
Arthur Läwen 1919–1927
Rudolf Klapp 1927–1944
Oskar Wiedhopf 1944–1949
Rolf Scheidt (komm.) 1949–1951
Rudolf Zenker 1951–1958
Max Schwaiger 1959–1968
Horst Hamelmann 1969–1978
Hans-Dietrich Röher 1979–1986
Matthias Rothmund 1987–2008
Detlef Klaus Bartsch 2008–

Kinderchirurgie
Guido Seitz 2016–

Herzchirurgie (ab 1994)
Rainer Moosdorf 1994–2017
Ardawan Julian Rastan 2017–

Orthopädie (1962 Ordinariat)
Gerhard Exner 1962–1984
Peter Griss 1984–2004
Susanne Fuchs-Winkelmann 2005–

Unfallchirurgie
Leo Gotzen (1984–)1985–2005
Steffen Ruchholtz 2007–

Orthopädie und Unfallchirurgie (vereinigt 2015)
Steffen Ruchholtz 2015–

Neurochirurgie (1997 Ordinariat)
Bernhard Ludwig Bauer 1978–1997
Helmut Bertalanffy 1997–2007
Christopher Nimsky 2008–

Urologie
Gerhard Rodeck 1970 –1990
Hubertus Riedmiller 1990–1997
Rainer Hofmann 1998–

Anästhesiologie
Heinz Oehmig 1967–1973
Herbert Lennartz 1977–2001
Hinnerk Wulf 2001–

München LMU

Ludwig-Maximilians-Universität
Klinikum Großhadern (ab 1978)

Chirurgie

Ingolstadt (1472–1800)
Johann L. Obermayer 1751/52, 1754–1759
Heinrich Palmatius v. Leveling 1771–1798
Philipp Fischer 1782–1800

Landshut (1800–1826)
Aloys v. Winter 1800–1807
Heinrich Maria Leveling 1807–1824
Peter Theodor Leveling 1800–1805
Philipp Franz v. Walther 1804–1818
Franz Reisinger 1819–1824

München (gegründet 1826)
Andreas Koch 1826–1827
Philipp Wilhelm 1827–1830
Philipp Franz v. Walther 1830–1836
Philipp Wilhelm 1836–1840
Georg Friedrich Louis Stromeyer 1841–1842
Franz Christoph v. Rothmund 1843–1871
Johann Nepomuk v. Nußbaum 1860–1890 (II. Chir. Abt.; 1871 Vereinigung beider Kliniken)
Ottmar Ritter v. Angerer 1890–1918
Ferdinand Sauerbruch 1918–1928
Erich Lexer 1928–1936
Georg Magnus 1936–1943
Emil Karl Frey 1943–1958
Rudolf Zenker 1958–1973
Georg Heberer 1973–1989
Friedrich Wilhelm Schildberg 1989–2002
Karl-Walter Jauch 2002–2013
Jens Werner 2014–

Klinikum Innenstadt (bis 1978 selbständ. Chir. Poliklinik; 1978 Ordinariat)
Ottmar v. Angerer 1884–1890
Friedrich Klaussner 1891–1922
Erich v. Redwitz 1922–1928
Max Lebsche 1928–1936
Max G. F. Ernst 1936–1945
Fritz August Genewein 1946–1947
Hans Bronner 1947–1961
Fritz Holle 1961–1981
Leonhard Schweiberer 1981–1999
Wolf Mutschler 1999–2014
Wolfgang Böcker 2014–

Kinderchirurgie (Dr. von Haunersches Kinderspital)
Anton Oberniedermayr (1936–)1966–1969
Waldemar Hecker 1969–1990
Ingolf Joppich 1990–2002
Dietrich v. Schweinitz 2003–

Herzchirurgie
Werner Klinner 1971–1989
Bruno Reichart 1990–2011
Christian Hagl 2011–

Orthopädie
Fritz Lange (1908–)1913–1934
Karl Bragard 1937–1946
Georg Hohmann 1946–1950/54
Max Lange 1954–1967
Alfred Nikolaus Witt 1968–1982
Hans-Jürgen Refior 1986–2003

Volkmar Jansson 2003–
Neurochirurgie (1952 Abt.)
Eduard Weber 1952–1962
Walter Jacoby (komm.) 1962–1964
Frank Marguth 1964–1991
Hanns-Jürgen Reulen 1991–2001
Jörg-Christian Tonn 2001–
Urologie
Egbert Schmiedt 1968–1998
Alfons Hofstetter 1989–2004
Christian Georg Stief 2004–
Anästhesiologie
Rüdiger Beer 1970–1975
Klaus Peter 1976–2007
Bernhard Zwißler 2007–

München TU

Technische Universität (Med. Fak. ab 1967)
Klinikum rechts der Isar
Chirurgie
Georg Maurer 1967–1980
Jörg Rüdiger Siewert 1982–2007
Helmut Friess 2007–
Herz- und Gefäßchirurgie (Deutsches Herzzentrum 1974 gegründet; 1997 der TUM angegliedert)
Fritz Sebening 1973–1995
Hans Meisner 1995–1998
Rüdiger Lange 1999–
Plastische Chirurgie (2007 selbständig)
Hans-Günther Machens 2007–
Unfallchirurgie (2011 selbständig)
Peter Biberthaler 2011–
Orthopädie (2007–2011 vereinigt mit Unfallchirurgie)
Erwin Georg Hipp 1970–1996
Reiner Gradinger 1997–2011
Rüdiger v. Eisenhart-Rothe 2011–
Sportorthopädie (selbständige Abt.)
Paul Bernett 1975–1993
Andreas B. Imhoff 1996–
Neurochirurgie (1995 Ordinariat)
Anna-Elisabeth Trappe 1995–2005
Bernhard Meyer 2006–
Urologie
Wolfgang Mauermayer (1958–)1963–1985
Rudolf Hartung 1985–2006
Jürgen E. Gschwend 2006–
Anästhesiologie
Ernst Kolb 1972–1991
Gunter Tempel (komm.) 1992–1994
Eberhard Kochs 1994–2016
Gerhard Schneider 2016–

Münster

Westfälische Wilhelms-Universität Münster (gegr. 1907, Med. Fak. ab 1923)
Chirurgie
Hermann Coenen 1923–1945
Paul Sunder-Plassmann 1946–1973
Hermann Bünte 1973–1996
Norbert Senninger 1996–2018
Andreas Pascher 2018–
Kinderchirurgie (eigenständige Abt.)
Günter Heinrich Willital 1984–2005
Herzchirurgie
Herbert Dittrich 1973–1989
Hans H. Scheld 1989–2011
Sven Martens 2011–
Gefäßchirurgie
Giovanni Torsello (2001–)2008–2018
Alexander Oberhuber 2018–
Unfallchirurgie
Erwin Brug (1975–)1991–2003
Michael Raschke 2003–
Orthopädie
Hermann Walter (1926–)1936–1938
Peter Pitzen 1939–1955
Oskar Hepp 1955–1967
Hans-Henning Matthiaß 1968–1991
Winfried Winkelmann 1991–2008
Georg Gosheger 2008–
Neurochirurgie (seit 1974)
Wendelin Walter 1974–1991
Hansdetlef Wassmann 1991–2009
Walter Stummer 2009–
Urologie
Werner Schmandt (1972–)1975–1990
Lothar Hertle 1990–2014
Andres Jan Schrader 2014–
Anästhesiologie
Peter Lawin 1976–1995
Hugo Karel van Aken 1995–2016
Alexander Zarbock 2016–

Oldenburg

Carl-von-Ossietzky-Universität Oldenburg (gegründet 1973; Fakultät für Medizin und Gesundheitswissenschaften gegründet 2012 als Teil der European Medical School Oldenburg-Groningen)
Chirurgie
Hans-Rudolf Raab 2002–2017
Dalibor Antolovic (komm.) 2017
Norbert Senninger (komm.) 2018
Herzchirurgie
Pascal Maria Dohmen 2016–2017
Jürgen Ennker (komm.) 2017–
Orthopädie und Unfallchirurgie (2014)
Ingke Jürgensen (2018 noch keine Professur)
Kinderchirurgie
José Morcate (2018 noch keine Professur)
Urologie
Friedhelm Wawroschek (2009–)2017–
Anästhesiologie
Andreas Weyland (1998–)2013–

Prag

Karls-Universität (gegründet 1348 durch Kaiser Karl V.; 1882–1918 Teilung in eine böhmische und deutsche Universität; 1920–1939 Teilung in eine deutsche und eine tschechische Universität; 1939–1945 „Reichsuniversität Prag")

Chirurgie (ab 1873 II. Lehrstuhl, der ab 1882 der deutschen Universität zugeordnet war)

Karl Ferdinand v. Arnold 1773–1807
Ignaz Franz Fritz 1808–1841
Franz v. Pitha 1843–1857
Wenzel Güntner (komm.) 1858
Josef Blažina 1858–1873 (1873–1879 Klinik I)
Karl Wilhelm v. Heine 1873–1877
Carl Gussenbauer 1878–1894
Anton Wölfler 1895–1911
Hermann Schloffer 1911–1937
Leopold Schönbauer (1938 berufen, wegen Kriegsbeginns Stelle nicht angetreten)
Kurt Strauss 1940–1941
Josef Hohlbaum 1941–1945

Regensburg

Universität (gegründet 1992)

Chirurgie

Werner Hohenberger 1991–1995
Karl-Walter Jauch 1996–2002
Hans Jürgen Schlitt 2003–

Herzchirurgie

Dietrich E. Birnbaum 1991–2007
Christof Schmid 2007–

Gefäßchirurgie (Abt.)

Piotr M. Kasprzak 1995–2017
Karin Pfister 2017–

Plastische Chirurgie

Stefan Ruf 1992–2001

Lukas Prantl 2010–

Unfallchirurgie

Michael Nerlich 1992–

Orthopädie

Dieter Wessinghage (1974–)1996–2000
Joachim Grifka 2000–

Neurochirurgie

Alexander Brawanski 1992–

Urologie

Wolf-Ferdinand Wieland 1992–2013
Maximilian Rieger 2013–

Anästhesiologie

Kai Taeger 1991–2008
Bernhard M. Graf 2008–

Rostock

Universität gegründet 1419

Chirurgie

Johann Wilhelm Josephi 1792–1826
Karl Friedrich Quittenbaum 1831–1852
Karl Friedrich Strempel 1826–1861
Gustav Simon 1861–1868
Karl Christian Hueter 1868–1869
Franz König 1869–1875
Friedrich Trendelenburg 1875–1882
Otto Wilhelm Madelung 1882–1894
Carl Garrè 1894–1901
Ernst Graser 1901
Wilhelm Müller 1901–1928
Wilhelm v. Gaza 1928–1936
Johann Karl Lehmann 1936–1950
Bruno P. F. Karitzky 1951–1955
Walter Schmitt 1957–1976
Richard Reding 1976–1991
Wolfgang Brinckmann (komm.) 1991–1994
Ulrich Theodor Hopt 1994–2001
Wolfgang Scharck (komm.) 2001–2003
Ernst Klar 2003–

Kinderchirurgie

Tim Müller (1976–)1982–1993
Knut Löffler (komm.) 1993–2000
Lutz Baumbach (komm.) 2000–2003
Gerhard Stuhldreier 2003–

Herzchirurgie

Karl Emmrich 1984–2000
Gustav Steinhoff 2000–

Thoraxchirurgie

Wolfgang Jungraithmayr 2019–

Gefäßchirurgie

Peter Heinrich 1969–1975 (o. Prof. für Gef.chir.)

Unfallchirurgie:

Helmut Brückner 1969–1985
Bodo Paul (komm.) 1986–1987
Hans Troeger 1988–1992
Dietmar Ansorge (komm.) 1993–2000
Thomas Mittlmeier 2001–

Orthopädie

Jürgen Mestern 1947–1948
Paul-Friedrich Scheel (1949–)1951–1957(1959)
Harro Seyfarth (1959–)1969–1975
Dietrich Jaster (1975–)1976–1992
Johann Mach 1992–1999
Joachim Buchmann (komm.) 1999–2001
Volkmar Jansson 2001–2003
Wolfram Mittelmeier 2004–

Neurochirurgie (ab 1997)

Peter-Wolf Ascher (1995–)1997–2002
Jürgen Piek (2002–)2004–

Urologie

Thomas Erdmann 1973–1992
Hansjörg Seiter 1995–2006
Oliver Hakenberg 2006–

Anästhesiologie

Gottfried Benad 1969–1998
Gabriele Nöldge-Schomburg 1999–2017
Daniel A. Reuter 2017–

Salzburg

Universität (gegründet 1622; 1810 aufgehoben; eine Med. Fak. bestand 1804–1810). 1806–1875 Med.-Chir. Lehranstalt. 1962 Neugründung der Univ., jedoch ohne Med. Fak. 2002/03 Gründung der Paracelsus Medizinischen Privatuniversität, der seit 2007 das Landeskrankenhaus Salzburg und die Christian-Doppler-Klinik sowie seit 2014 das Klinikum Nürnberg als Universitätskliniken assoziiert sind.

Chirurgie

Johann Jacob Hartenkeil 1804–1808
Erich Moritz [] 2003–2005
Hubert J. Stein 2005–2008
Dietmar Öfner-Velano 2009–2015
Klaus Emmanuel 2016–

Kinderchirurgie

Günther Schimpl 2006–2012
Roman Metzger 2014–

Herzchirurgie

Felix Unger (1985–)2003–2011
Rainald Seitelberger 2011–

Orthopädie

Ulrich Dorn (1992–)2003–2015

Unfallchirurgie

Herbert Resch (1993–)2003–2015

Orthopädie und Traumatologie (ab 2016)

Thomas Freude 2016–

Neurochirurgie

Bernd Richling (1998–)2003–2011
Peter Alois Winkler 2011–

Urologie

Günter Janetschek 2009–2017
Lukas Lusuardi 2017–

Anästhesiologie

Gernot Pauser [] 2003–2009
Peter Gerner 2009–

Straßburg

Universität 1621 gegründet. 1621–1792 Academia Argentinensis. 1808–1870 Académie de Strasbourg. 1872–1918 Kaiser-Wilhelm-Universität. 1919–1940 Université de Strasbourg (1939–1945 nach Clermont-Ferrand ausgelagert). 1941–1944 Deutsche Reichsuniversität. Ab 1945 Université Louis Pasteur

Chirurgie

Karl Heinrich Ehrmann 1826–1836
Louis Jacques Bégin 1835–1841
Charles Emmanuel Sédillot 1841–1869
Eugène Koeberlé 1862 –1870
Albert Lücke 1872–1894
Otto Madelung 1894–1918
Ludwig Zukschwerdt 1941–1944

Tübingen

Eberhard-Karls-Universität (gegründet 1477)

Chirurgie

David Burkhard Mauchart 1726–1751
Georg Friedrich Sigwart 1752–1795
Karl Friedrich Clossius 1795–1797
Johann Heinrich F. v. Autenrieth 1797–1805
Christian Ludwig Hiller 1806–1807
Ludwig Friedrich v. Froriep 1808–1814
Wilhelm Friedrich Ludwig 1814–1815
Christian Andreas Georgi 1816–1819
Leopold Sokrates v. Riecke (1820–)1827–1843
Viktor v. Bruns 1843–1882
Paul v. Bruns 1882–1909
Georg Perthes 1910–1927
Martin Kirschner 1927–1934
Willy Usadel 1934–1945
Theodor Rudolf Naegeli 1946–1955
Walter Dick 1955–1968
Leo Koslowski 1968–1987
Horst Dieter Becker 1988–2004
Alfred Königsrainer 2004–

Kinderchirurgie

Andreas Flach 1966–1986
Paul Schweizer 1986–2002
Jörg Fuchs 2002–

Herzchirurgie

Hans-Eberhard Hoffmeister 1970–1994
Gerhard Ziemer 1994–2011
Christian Schlensak 2011–

Unfallchirurgie (Lehrstuhl wird von Direktor der BG-Unfallklinik vertreten)

Orthopädie (1952 selbst. Klinik)

Lothar Kreuz 1952–1963
Hans Mau 1963–1986
Wolfgang Küßwetter 1986–1998
NN (komm.) 1998–2002
Nikolaus Wülker 2002–

Neurochirurgie (1968 Lehrstuhl)

Wilhelm Driesen (1955–)1968–1982
Ernst H. Grote 1983–2003
Marcos Tatagiba 2003–

Urologie

Karl-Horst Bichler 1975–2002
Arnulf Stenzl 2002–

Anästhesiologie

Rudolf Schorer 1968–1992
Gunther Lenz (komm.) 1992–1994
Klaus Unertl 1994–2011
Peter Rosenberger 2012–

Ulm

Universität (gegründet 1967; Klinikum 1982 von der Stadt Ulm übernommen)

Chirurgie:

Christian H. Herfarth 1973–1981
Hans Günther Beger 1982–2001
Doris Henne-Bruns 2001–

Thorax- und Gefäßchirurgie (2011 mit Herzchirurgie vereinigt)

Jörg-Friedrich Vollmar 1970–1991
Ludger Sunder-Plassmann 1991–2009

Herzchirurgie (2011 mit Thoraxchirurgie vereinigt)

Andreas Hannekum 1989–2010

Herz-, Thorax- und Gefäßchirurgie

Andreas Liebold 2011–

Unfallchirurgie (1973 Lehrstuhl)

Caius Burri (1970–)1973–1990
Lothar Kinzl 1990–2006
Florian Gebhardt 2007–

Orthopädie
Wolfhart Puhl 1982–2005
Heiko Reichel 2005–
Neurochirurgie (Standorte Oberer Eselsberg Ulm und Bezirkskrankenhaus Günzburg)
Klaus Schmidt 1970–1989
Hans-Peter Richter 1989–2008
Christian Rainer Wirtz 2008–
Urologie
Richard E. Hautmann 1984–2009
Mark Schrader 2009–2014
Christian Bolenz 2015–
Anästhesiologie
Friedrich Wilhelm Ahnefeld 1974–1992
Michael Georgieff 1992–

Wien

Universität gegründet 1365. 1842–1993 bestand eine II. Chir. Universitätsklinik. 2004 wurde die Med. Fak. als „Medizinische Universität Wien" verselbständigt
Chirurgie I
Ferdinand Josef v. Leber 1761–1808
Vinzenz v. Kern 1805–1823
Joseph Christoph v. Wattmann 1824–1848
Johann v. Dumreicher 1849–1880
Carl Nicoladoni (komm.) 1880/81
Eduard Albert 1881–1900
Anton v. Eiselsberg 1901–1932
Egon Ranzi 1932–1939
Leopold Schönbauer 1939–1960
Paul Fuchsig 1961–1977
Kurt Keminger [Krankheitsvertr.] 1975–1977
Arnulf Fritsch 1977–1995
Ferdinand Mühlbacher 1996–2014
Michael Gnant 2014–
Chirurgie II (1842–1993)
Franz Schuh 1842–1865
Theodor Billroth 1867–1894
Carl Gussenbauer 1894–1903
Julius v. Hochenegg 1904–1930
Wolfgang Denk 1931–1954
Georg Salzer (komm.) 1954–1957
Hubert Kunz 1957–1967
Johann Navrátil 1967–1979
Fritz Helmer (komm.) 1980–1981
Ernst Wolner 1981–1993
Kinderchirurgie (gegründet 1981)
Fritz Helmer 1981–1991
Ernst Horcher 1992–2012
Martin Metzelder 2014–
Herzchirurgie
Ernst Wolner 1994–2012
Günther Laufer 2012–
Thoraxchirurgie (2010 selbständig)
Walter Klepetko 2010–
Unfallchirurgie I (1971 Lehrkanzel, 1976 Universitätsklinik, 1992 mit der Klink II vereinigt)
Emanuel Trojan 1971–1990
Vilmos Vécsei 1990–2010
Stefan Hajdu (komm.) 2010–2017
Unfallchirurgie II (1971 Lehrkanzel, 1976 Universitätsklinik, 1992 mit der Klinik I vereinigt)
Hans Spängler 1971–1986
Paul Fasol 1986–1992
Orthopädie
Adolf Lorenz 1889–1924
Hans Spitzy 1923–1942
Philipp Erlacher 1939–1955
Karl Chiari (1951–)1962–1982
Rainer Ingo Kotz 1984–2009
Reinhard Windhager 2010–2017
Orthopädie und Unfallchirurgie (2018 vereinigt
Reinhard Windhager 2018–
Plastische Chirurgie
Hanno Millesi (1972–)1982–1995
Manfred Frey 1996–2013
Christine Radtke 2016–
Neurochirurgie
Herbert Kraus (1961–)1964–1978
Wolfgang Theodor Koos 1978–1998
Karl Ungersböck (komm.) 1998–2002
Engelbert Knosp 2002–2018
Thomas Czech (komm.) 2018–
Urologie
Josef Rummelhardt 1974-1987
Michael Marberger 1990–2011
Shahrokh F. Shariat 2013–
Anästhesiologie
Otto Mayrhofer-Krammel (1961–)1967–1991
Michael Zimpfer 1992–2007
Klaus Markstaller 2010–

Witten/Herdecke

Nichtstaatliche Universität gegründet 1983

Krankenhaus Köln-Merheim (ab 2004)
Chirurgie I
Markus Maria Heiss 2004–
Thoraxchirurgie
Erich Stoelben (2005–)2013–
Orthopädie und Unfallchirurgie
Thomas Tiling 2004–2009
Bertil Bouillon 2009–
Plastische Chirurgie
Gerald Spilker (1988–)2007–2012
Paul Christian Fuchs 2013–
Neurochirurgie (2016 eigner Lehrstuhl)
Makoto Nakamura 2016–
Anästhesiologie II
Frank Wappler 2004–

Wuppertal, Helios-Universitätsklinikum (ab 1993)
Chirurgie II
Hubert Zirngibl 1997–
Urologie
Joachim W. Thüroff 1993–1997
Stephan Roth 1997–
Anästhesiologie I
Christoph Müller-Busch (komm.) 1983–1995 (am Gemeinschafts-KH Herdecke)
Ludwig Brandt 1995–2010
Gerhard Schneider 2010–2016

Sebastian G. Russo 2017–

Schwerte, Evangelisches Krankenhaus

Chirurgie

Reiner Labitzke (1982–)1983–2004

Würzburg

Julius-Maximilians-Universität (gegründet 1403; neu gegründet 1582)

Chirurgie

Karl Kaspar v. Siebold 1769–1807
Johann Barthel v. Siebold 1803–1814
Georg Adam Markart 1814–1816
Kajetan v. Textor 1816–1832
Michael Jaeger 1832–1834
Kajetan von Textor 1834–1853
Adolf Moraweck 1854–1855
Wenzel v. Linhart 1856–1877
Ernst v. Bergmann 1878–1882
Hermann Maas 1883–1886
Karl Wilhelm Ernst J. Schönborn 1886–1906
Eugen Enderlen 1907–1918
Fritz König 1918–1935
Max Kappis 1935–1938
Ernst Seifert 1939–1945
Werner Wachsmuth 1946–1969
Ernst Kern 1969–1991
Arnulf Thiede 1991–2008
Christoph-Thomas Germer 2008–

Herzchirurgie

Olaf Elert 1983–2007
Rainer G. Leyh 2007–

Orthopädie

Jakob Riedinger 1913–1917
Hans v. Baeyer 1917–1918
Konrad Port 1919–1935
Fritz Schmidt 1935–1945
Kaspar Niederecker 1946–1962
August Rütt 1962–1986
Jochen Eulert 1986–2009
Maximilian Rudert 2009–

Unfallchirurgie (2007 selbständig)

Rainer Heribert Meffert 2007–

Neurochirurgie (1951 Abt., 1986 Ordinariat)

Joachim Gerlach (1951–)1968–1974
Karl-August Bushe 1975–1991
Klaus Roosen 1991–2009
Ralf-Ingo Ernestus 2009–

Urologie

Hubert Frohmüller 1971–1997
Hubertus Riedmiller 1997–2017
Hubert Kübler 2017–

Anästhesiologie

Karl-Heinz Weis 1968–1995
Norbert Roewer 1995–

Zürich

Universität gegründet 1833

Chirurgie

Heinrich Locher-Zwingli 1833–1859
Theodor Billroth 1860–1867
Edmund Rose 1867–1881
Rudolf Krönlein 1881–1910
Ferdinand Sauerbruch 1910–1918
Paul Clairmont 1918–1941
Alfred Brunner 1941–1961
Åke Senning 1961–1985
Felix Largiadèr 1985–1998
Pierre-Alain Clavien 2000–

Klinik B (Allgemeinchirurgie, Traumatologie, Wiederherstellungschirurgie)

Hans Ulrich Buff 1961–1984

Unfallchirurgie

Otmar Trentz 1990–2008
Hans-Peter Simmen 2009–2017
Hans-Christoph Pape 2017–

Orthopädie (Klinik Balgrist, 1945 Univ.-Klinik und Ordinariat)

Wilhelm Schulthess 1912–1917
Hans Hoessly 1917–1918
Richard Scherb 1918–1950
Max René Francillon 1950–1969
Adam Schreiber 1969–1993
Hans Zollinger (komm.) 1992–1995
Christian Gerber 1995–2017
Mazda Farshad 2017–

Plastische Chirurgie

Viktor E. Meyer 1986–2005
Pietro Giovanali 2006–

Herzchirurgie

Marko Turina 1985–2004
Michele Genoni 2005–2009
Volkmar Falk 2009–2014
Francesco Maisano 2014–

Thoraxchirurgie

Walter Weder [2016]

Urologie (1962 Univ.-Klinik; 1970 Ordinariat)

Georges Mayor 1962–1983
Dieter Hauri 1983–2005
Tullio Sulser 2006–

Neurochirurgie (1937 Abt.; 1963 Lehrstuhl)

Hugo Krayenbühl (1937–)1963–1972
Mahmut Gazi Yaşargil 1973– 1993
Yasuhiro Yonekawa 1993–2007
Helmut Bertalanffy 2007–2010
Luca Regli 2012–

Anästhesiologie

Georg Hossli 1970–1987
Thomas Pasch 1987–2006
Donat Spahn 2006–

Direktoren der Berufsgenossenschaftlichen Unfallkliniken

Berlin
Unfallkrankenhaus Berlin – Krankenhaus Berlin-Marzahn mit Berufsgenossenschaftlicher Unfallklinik (eröffnet 1997)
Axel Ekkernkamp 1997

Bochum
BG-Krankenanstalten „Bergmannsheil" (eröffnet 1890; ab 1977 Universitätsklinikum der Ruhr-Universität Bochum)
Karl Löbker 1889–1912
Ludwig Wullstein 1913–1918
Max v. Brunn 1918–1924
Georg Magnus 1925–1933
Heinrich Bürkle de la Camp 1933–1962
Jörg Rehn 1962–1983
Gert Muhr 1983–2010
Thomas Armin Schildhauer 2010– (vgl. Duisburg)

Duisburg
BG-Unfallklinik Duisburg (eröffnet 1957)
Günther Hierholzer 1972–1998
Horst-Rainer Kortmann 1998–2010
Dieter Rixen 2010–2016
Thomas A. Schildhauer 2016– (vgl. Bochum)

Frankfurt
BG-Unfallklinik Frankfurt a. M. (eröffnet 1962)
Herbert Junghanns 1962–1970
Heinz Contzen 1971–1990
Martin Börner 1990–2004
Reinhard Hoffmann 2004–

Halle
Berufsgenossenschaftliche Kliniken Stadt Halle – Akademisches Lehrkrankenhaus „Bergmannstrost" Eröffnet 1894; als Unfallkrhs. genutzt bis 1933. Anschließend bis 1947 Militärkrankenhaus, danach Stadtkrankenhaus. 1991 erneut BG-Klinik; 1997 Bezug des Neubaus.
Maximilian Oberst 1894–1920
Herrmann Zimmermann 1920–1933
Johannes Volkmann 1933–1945
Axel Ekkernkamp (komm.) 1994–1997
Wieland Otto (zugleich Ordinarius an der Univ. Halle) 1997–2003
Gunther O. Hofmann (zugleich Ordinarius an der Univ. Jena) 2004–

Hamburg
BG-Unfallklinik Hamburg (eröffnet 1959)
Wolfgang Faubel 1960–1977
W. Zimmer
Dietmar Wolter 1990–2002
Christian Jürgens 2002–

Ludwigshafen
BG-Unfallklinik Ludwigshafen (eröffnet 1968; 1997 der Univ. Heidelberg assoziiert)
Leo Koslowski 1967–1968
W. Arens
Andreas Wentzensen 1988–2009
Paul-Alfred Grützner 2009–

Murnau
BG-Unfallklinik Murnau (eröffnet 1953)
Alfons Maria Lob 1955–1969
Jürgen Probst 1969–1993
Volker Bühren 1993–2018
Fabian Stuby 2018–

Tübingen
BG-Unfallklinik Tübingen (eröffnet 1957; ab 1987 Lehrstuhl für Unfallchir. der Universität Tübingen)
Lothar Kreuz 1957–1965
Wolfgang Heipertz 1966–1969
Siegfried Weller 1969–1996
Kuno Weise 1996–2010
Ulrich Stöckle 2011–

C. Weißer, *Chirurgenlexikon*, https://doi.org/10.1007/978-3-662-59238-0_27

Präsidenten deutschsprachiger chirurgischer Fachgesellschaften

Deutsche Gesellschaft für Chirurgie

gegründet 1872

1872–1885	Bernhard v. Langenbeck, Berlin
1886–1887	Richard v. Volkmann, Halle
1888–1890	Ernst v. Bergmann, Berlin
1891	Karl Thiersch, Leipzig
1892	Adolf v. Bardeleben, Berlin
1893	Franz König, Göttingen
1894	Friedrich v. Esmarch, Kiel
1895	Carl Gussenbauer, Wien
1896	Ernst v. Bergmann, Berlin
1897	Paul v. Bruns, Tübingen
1898	Friedrich Trendelenburg, Leipzig
1899	Eugen Hahn, Berlin
1900	Ernst v. Bergmann, Berlin
1901	Vincenz v. Czerny, Heidelberg
1902	Theodor Kocher, Bern
1903	Ernst Küster, Marburg/Lahn
1904	Heinrich Christian Braun, Cöttingen
1905	Rudolf Ulrich Krönlein, Zürich
1906	Werner Körte, Berlin
1907	Bernhard Riedel, Jena
1908	Anton v. Eiselsberg, Wien
1909	Hermann Kümmell, Hamburg
1910	August Bier, Berlin
1911	Ludwig Rehn, Frankfurta. M.
1912	Carl Garré, Bonn
1913	Ottmar v. Angerer, München
1914	Wilhelm Müller, Rostock
1915–1919	Otto Sprengel, Braunschweig
1920	August Bier, Berlin
1921	Ferdinand Sauerbruch, München
1922	Otto Hildebrand Berlin
1923	Erich Lexer, Freiburg i. Br.
1924	Heinrich Friedrich W. Braun, Zwickau
1925	Eugen Enderlen, Heidelberg
1926	Werner Körte, Berlin
1927	Hermann Küttner, Breslau
1928	Fritz König, Würzburg
1929	Erwin Payr, Leipzig
1930	Willy Anschütz, Kiel
1931	Victor Schmieden, Frankfurt a. M.
1932	Friedrich Voelcker Halle
1933	Wilhelm Röpke, Wuppertal-Barmen
1934	Martin Kirschner, Heidelberg
1935	Georg Magnus, Berlin
1936	Erich Lexer, München
1937	Rudolf Stich, Göttingen
1938	Nicolai Guleke, Jena
1939	Otto Nordmann, Berlin
1940	Hans v. Haberer, Köln
1943	Arthur Läwen, Königsberg/Pr.
1944–1948	Albert Fromme, Dresden
1949	Eduard Rehn, Freiburg i. Br.
1950	Erich v. Redwitz, Bonn
1951	Emil K. Frey, München
1952	Karl Heinrich Bauer, Heidelberg
1953	Eduard Borchers, Aachen.
1954	Otto Goetze, Erlangen
1955	Heinrich Bürkle de la Camp, Bochum
1956	Alfred Brunner, Zürich
1957	Rudolf Reichle, Stuttgart
1958	Karl Heinrich Bauer, Heidelberg
1959	Werner Block, Berlin
1960	Willi Felix, Berlin
1961	Herbert Junghanns, Oldenburg
1962	Albert Wilhelm Fischer, Kiel
1963	Ernst Derra, Düsseldorf
1964	Rudolf Nissen, Basel/Schweiz
1965	Hermann Krauss, Freiburg i. Br.
1966	Ludwig Zukschwerdt, Hamburg
1967	Werner Wachsmuth, Würzburg
1968	Rudolf Zenker, München
1969	Karl Vossschulte, Gießen
1970	Otto Lindenschmidt, Hamburg
1971	Alfred Gütgemann, Bonn
1972	Fritz Linder, Heidelberg
1973	Heinz Gelbke, Ludwigshafen
1974	Fritz Kümmerle, Mainz
1975	Gert Carstensen, Mülheim/Ruhr
1976	Karl Kremer, Düsseldorf
1977	Wolfgang Schega, Krefeld
1978	Martin Reifferscheid, Aachen
1979	Edgar Ungeheuer, Frankfurt a. M.
1980	Georg Heberer, München
1981	Kurt Spohn, Karlsruhe
1982	Siegfried Weller, Tübingen
1983	Hans Wilhelm Schreiber, Hamburg
1984	Leo Koslowski, Tübingen
1985	Friedrich Stelzner, Bonn
1986	Hans Joachim Streicher, Wuppertal
1987	Hans-Jürgen Peiper, Göttingen
1988	Karl-Heinz Schriefers, Koblenz
1989	Horst Hamelmann, Kiel
1990	Rudolf Häring, Berlin
1991	Wilhelm Hartel, Ulm
1992	Franz Paul Gall, Erlangen
1993	Hans-Martin Becker, München
1994	Michael Trede, Mannheim
1995	Günther Hierholzer, Duisburg
1996	Rudolf Pichlmayr, Hannover
1997	Hartwig Bauer, Altötting
1998	Christian Herfarth, Heidelberg
1999	Dieter Rühland, Singen
2000	Albrecht Encke, Frankfurt
2001	Klaus Schönleben, Ludwigshafen
2002	Jörg Rüdiger Siewert, München
2003	Norbert P. Haas, Berlin
2004	Bernward Ulrich, Düsseldorf
2005	Matthias Rothmund, Marburg
2006	Hans Detlev Saeger, Dresden
2007	Hans-Ulrich Steinau, Bochum

C. Weißer, *Chirurgenlexikon*, https://doi.org/10.1007/978-3-662-59238-0_28

2008 Rainer Arbogast, Pforzheim
2009 Volker Schumpelick, Aachen
2010 Reiner Gradinger, München
2011 Axel Haverich, Hannover
2012 Markus W. Büchler, Heidelberg
2013 Karl-Walter Jauch, München
2014 Joachim Jähne, Hannover
2015 Peter M. Vogt, Hannover
2016 Gabriele Schackert, Dresden
2017 Tim Pohlemann, Homburg
2018 Jörg Fuchs, Tübingen
2019 Matthias Anthuber, Augsburg
2020 Thomas-Schmitz-Rixen, Frankfurt

Deutsche Gesellschaft für Orthopädie und Orthopädische Chirurgie

1901 gegründet als „Deutsche Gesellschaft für Orthopädische Chirurgie"; 1913 umbenannt in „Deutsche Orthopädische Gesellschaft"; ab 1975 „Deutsche Gesellschaft für Orthopädie und Traumatologie"; ab 2005 „Deutsche Gesellschaft für Orthopädie und Orthopädische Chirurgie".

1902 Heinrich Hoeftman, Königsberg
1903 Albert Hoffa, Berlin
1904 Ludwig Heusner, Bonn
1905 Johann v. Mikulicz-Radecki, Breslau
1906 Adolf Lorenz, Wien
1907 Bernhard Bardenheuer, Köln
1908 Wilhelm Schulthess, Zürich
1909 Fritz Lange, München
1910 Georg Joachimsthal, Berlin
1911 Heinrich Hoeftman, Königsberg
1912 Herrmann Gocht, Berlin
1913 Hans Spitzy, Wien
1914 Theodor Kölliker, Leipzig
1915–1918 Karl Ludloff, Frankfurt a. M.
1919–1920 Alfred Schanz, Dresden
1921 Konrad Biesalski, Berlin
1922 Gustav Drehmann, Beslau
1923 August Blencke, Magdeburg
1924 Arnold Wittek, Graz
1925 Peter Bade, Hannover
1926 Karl Cramer, Köln
1927 Leonhard Rosenfeld, Nürnberg
1928 Carl Springer, Prag
1929 Georg Hohmann, München
1930 Hans v. Baeyer, Heidelberg
1931 Gustav Albert Wollenberg, Berlin
1932 Adolf Stoffel, Mannheim
1933 Franz Schede, Leipzig
1934 Max Brandes, Dortmund
1935 Matthias Hackenbroch, Köln
1936 Lothar Kreuz, Königsberg
1937 Paul-Friedrich Scheel, Rostock
1938 Peter Pitzen, Gießen
1940 Hellmut Eckhardt, Berlin
1944 Carl Mau, Wien
1947 Max Lange, Heidelberg
1949 Georg Hohmann, München
1951 Sigmund Weil, Heidelberg
1952 Joseph Borggreve, Wiesbaden
1953 Peter Pitzen, Gießen
1954 Philipp Erlacher, Salzburg
1955 Carl Mau, Wien
1956 Franz Theophil Becker, Nürnberg
1957 Matthias Hackenbroch, Köln
1958 Lothar Kreuz, Tübingen
1959 Kurt Lindemann, Hannover
1959 Kaspar Niederecker, Würzburg
1960 Alfred Nikolaus Witt, Berlin
1961 Max René Eugene Francillon, Zürich
1962 Max Lange, Heidelberg
1963–1964 Eduard Güntz, Frankfurt a. M.
1965 Wolfgang Marquardt, Stuttgart
1966 Herbert Gardemin, Hamburg
1967 Günther Imhäuser, Köln
1968 Heinrich Breitenfelder, Kassel
1969 Karl Chiari, Wien
1970 Otto Rohlederer, Kiel
1971 Helmut Rössler, Bonn
1972 Günther Friedebold, Berlin
1973 Anton Hopf, Aachen
1974 Heinz Mittelmeier, Homburg/Saar
1975 Hans Mau, Tübingen
1976 Hans Rettig, Wiesbaden
1977 August Rütt, Würzburg
1978 Alfred Nikolaus Witt, München
1979 Erwin Morscher, Basel
1980 Hans-Henning Matthiaß, Münster
1981 Horst Cotta, München
1982 Friedrich Brussatis, Mainz
1983 Karl-Friedrich Schlegel, Essen
1984 Heinz Wagner, Nürnberg
1985 Wolfgang Heipertz, Frankfurt a. M.
1986 Dietrich Hohmann, Erlangen
1987–1988 Giselbert Fries,Saarbrücken
1989 Karl Rossak, Karlsruhe
1990 Adam Schreiber, Küsnacht
1991 Günther Dahmen, Hamburg
1992 Lutz Jani, Riehen (Schweiz)
1993 Wolfhart Puhl, Ulm
1994 Ludwig Zichner, Frankfurt a. M.
1995–1996 Jürgen Krämer, Bochum
1997 Rainer Kotz, Wien
1998 Hans-Otto Dustmann, Engelskirchen
1999 Ute Maronna, Frankfurt a. M.
2000 Fritz Uwe Niethard, Aachen
2001 Hans-Wolfram Neumann, Magdeburg
2002 Werner Hein, Halle
2003 Carl Joachim Wirth, Hannover
2004 Volker Ewerbeck, Heidelberg
2005 Reiner Gradinger, München
2006 Jochen Eulert, Würzburg
2007 Joachim Hassenpflug, Kiel
2008 Joachim Grifka, Bad Abbach
2009 Klaus-Peter Günther, Dresden
2010 Daniel Frank, Düsseldorf
2011 Dieter Kohn, Homburg/Saar
2012 Wolfram Mittelmeier, Rostock
2013 Bernd Kladny, Herzogenaurach
2014 Henning Windhagen, Hannover
2015 Rüdiger Krauspe, Düsseldorf

2016 Heiko Reichel, Ulm
2017 Andrea Meurer, Frankfurt a. M.
2018 Werner E. Siebert, Kassel
2019 Carsten Frank Perka, Berlin
2020 Dieter C. Wirtz, Bonn

Deutsche Gesellschaft für Unfallchirurgie (DGU)

1922 gegründet als „Deutsche Gesellschaft für Unfallheilkunde, Versicherungs- und Versorgungsmedizin" Im II. Weltkrieg fanden keine Aktivitäten statt. 1950 Wiedergründung als „Deutsche Gesellschaft für Unfallheilkunde"; ab 1991 „Deutsche Gesellschaft für Unfallchirurgie".

1922–1930 Hans Liniger, Frankfurt a. M
1930 Paul Jottkowitz,Breslau
1932 Georg Magnus,Bochum
1933 Victor Schmieden,Frankfurt a. M.
1934 Fritz König, Würzburg
1935 August Borchard, Berlin
1936 Max zur Verth, Hamburg
1937 Martin Reichardt, Würzburg
1939 Albert Wilhelm Fischer, Kiel
1950 Heinrich Bürkle de la Camp, Bochum
1951 Erich v. Redwitz, Bonn
1952 Helmut Bohnenkamp, Oldenburg
1953 Michael Bauer, Bad Neuenahr
1954 Lothar Kreuz, Tübingen
1955 Gottfried Jungmichel, Goslar
1956 Karl Heinrich Bauer, Heidelberg
1957 Wilhelm Tönnis, Köln
1958 Gustav Störring, Kiel
1959 Helmut Reinwein, Berlin
1960 Berthold Mueller, Lindau
1961 Alfons Lob, Murnau
1962 Clemens Dierkes, Bad Godesberg
1963 Herbert Lauterbach, Berlin
1964 Alfred Nikolaus Witt, Berlin
1965 Carl Humperdinck, Stuttgart
1966 Herbert Junghanns, Frankfurt a. M.
1967 Herbert Elbel, Bonn
1968 Heinrich Bartelheimer, Hamburg
1969 Wolfgang Perret, München
1970 Günther Könn, Bochum
1971 Jörg Rehn, Bochum
1972 Georg Maurer, München
1973 Günter Friedebold, Berlin
1974 Wolfgang Ulmer, Bochum
1975 Wolfgang Faubel, Hamburg
1976 Heinz Contzen, Frankfurt a. M.
1977 Günther Dotzauer, Köln
1978 Siegfried Weller, Tübingen
1979 Harald Tscherne, Hannover
1980 Walter Düben, Hannover
1981 Leonhard Schweiberer, München
1982 Jürgen Probst, Murnau
1983 Caius Burri, Ulm
1984 Hermann Ecke, Gießen
1985 Günther Hierholzer, Duisburg
1986 Horst Cotta, Heidelberg
1987 Eugen H. Kuner, Freiburg
1988 Karl-Heinz Jungbluth, Hamburg
1989 Klaus-Peter Schmit-Neuerburg, Essen
1990 Alfred Pannike, Frankfurt a. M.
1991 Dieter Havemann, Kiel
1992 Rahim Rahmanzadeh, Berlin
1993 Ulrich Holz, Stuttgart
1994 Axel Rüter, Augsburg
1995 Gert Muhr, Bochum
1996 Eberhard Markgraf, Jena
1997 Hans-Jörg Oestern, Celle
1998 Lothar Kinzl, Ulm
1999 Peter Hertel, Berlin
2000 Norbert P. Haas, Berlin
2001 Peter Kirschner, Mainz
2002 Klaus E. Rehm, Köln
2003 Hartmut Siebert, Schwäbisch-Hall
2004 Andreas Wentzensen, Ludwigshafen
2005 Wolf-Eberhard Mutschler, München
2006 Klaus Michael Stürmer, Göttingen
2007 Kuno Weise, Tübingen
2008 Axel Ekkernkamp, Berlin
2009 Hans Zwipp, Dresden
2010 Norbert P. Südkamp, Freiburg
2011 Tim Pohlemann, Homburg
2012 Christoph Josten, Leipzig
2013 Reinhard Hoffmann, Frankfurt a. M.
2014 Bertil Bouillon, Köln
2015 Michael Nerlich, Regensburg
2016 Florian Gebhard, Ulm
2017 Ingo Marzi, Frankfurt a. M.
2018 Joachim Windolf, Düsseldorf
2019 Paul A. Grützner, Ludwigshafen
2020 Michael Raschke, Münster

Deutsche Gesellschaft für Orthopädie und Unfallchirurgie (DGOU)

Gegründet 2008 als gemeinsame Fachvertretung im Rahmen der neuen Weiterbildungsordnung der bisher getrennten Fachgesellschaften, die weiter bestehen bleiben.

2008 Joachim Grifka, Bad Abbach
2009 Hans Zwipp, Dresden
2010 Daniel Frank, Düsseldorf
2011 Tim Pohlemann, Homburg / Saar
2012 Wolfram Mittelmeier, Rostock
2013 Reinhard Hoffmann, Frankfurt a. M.
2014 Henning Windhagen, Hannover
2015 Michael Nerlich, Regensburg
2016 Heiko Reichel, Ulm
2017 Ingo Marzi, Frankfurt a. M.
2018 Werner E. Siebert, Kassel
2019 Paul A. Grützner, Ludwigshafen
2020 Dieter C. Wirtz, Bonn

Deutsche Gesellschaft für Allgemein- und Viszeralchirurgie (DGAV)

Gegründet 1998

1998/1999	Jörg-Rüdiger Siewert, München	2009/2010	Hans-Joachim Meyer, Solingen
1999/2000	Ingo Gastinger, Cottbus	2010/2011	Markus W. Büchler, Heidelberg
2000/2001	Horst-Dieter Becker, Tübingen	2011/2012	Michael Betzler, Essen
2001/2002	Wolfgang Teichmann, Hamburg	2012/2013	Stefan Post, Mannheim
2002/2003	Matthias Rothmund, Marburg	2013/2014	Matthias Anthuber, Augsburg
2003/2004	Rainer Arbogast, Pforzheim	2014/2015	Claus-Dieter Heidecke, Greifswald
2004/2005	Peter J. Neuhaus, Berlin	2015/2016	Dietmar Lorenz, Offenbach
2005/2006	Reinhard Bittner, Stuttgart	2016/2017	Christoph-Thomas Germer, Würzburg
2006/2007	Heinz Johannes Buhr, Berlin	2017/2018	Albrecht Stier, Erfurt
20072008	Ferdinand Köckerling, Berlin	2018/2019	Jörg C. Kalff, Bonn
2008/2009	Hans-Peter Bruch, Lübeck	2019/2020	Thomas H. K. Schiedeck, Ludwigsburg

Deutsche Gesellschaft für Thorax-, Herz- und Gefäßchirurgie (DGTHG)

Gegründet 1971

1971–1974	Georg Rodewald, Hamburg	1997–1998	Michael-Jürgen Polonius, Dortmund
1975–1976	Hans-Georg Borst, Hannover	1999–2001	Siegfried Hagl, Heidelberg
1977–1978	Wolfgang Bircks, Düsseldorf	2001–2003	Dietrich E. Birnbaum, Regensburg
1979–1980	Werner Maaßen, Essen	2003–2005	Hans H. Scheld, Münster
1981–1982	Hans-Eberhard Hoffmeister, Tübingen	2005–2007	Arno Krian, Duisburg
1983–1984	Herbert Dittrich, Münster	2007–2009	Axel Haverich, Hannover
1985–1986	Fritz Sebening, München	2009–2011	Friedhelm Beyersdorf, Freiburg
1987–1988	Kurd Eberhard Stapenhorst, Homburg	2011–2013	Friedrich Wilhelm Mohr, Leipzig
1989–1990	Ingolf Vogt-Moykopf, Heidelberg	2013–2015	Jochen Cremer, Kiel
1991–1992	Peter Satter, Frankfurt a. M.	2015–2017	Armin Welz, Bonn
1993–1994	Friedrich Wilhelm Hehrlein, Gießen	2017–2019	Wolfgang Harringer, Braunschweig
1995–1996	Jürgen Christoph Reidemeister, Essen		

Deutsche Gesellschaft für Thoraxchirurgie (DGT)

Gegründet 1991.

1991–1993	Ingolf Vogt-Moykopf, Heidelberg	2005–2007	Detlef Branscheid, Bielefeld
1993–1995	Heikki Toomes, Gerlingen	2007–2009	Albert Linder, Bremen
1995–1997	Joachim Hasse, Freiburg	2009–2011	Godehard Friedel, Gerlingen
1997–1999	Ludger Sunder-Plassmann, Ulm	2011-2013	Bernward Passlick, Freiburg
1999–2001	Dirk Kaiser, Berlin	2013–2015	Christian Kugler, Großhansdorf
2001–2003	Norbert Presselt, Bad Berka	2015–2017	Gunda Leschber, Berlin
2003–2005	Olaf Thetter, Gauting	2017–2019	Erich Stoelben, Köln

Gesellschaft für Chirurgie der DDR

Zunächst „Sektion Chirurgie der Deutschen Gesellschaft für klinische Medizin“ mit Kongressen im Zweijahresabstand. 1966 „Gesellschaft für Chirurgie der DDR“; der Kongreßrhythmus wurde 1971 nach Verschiebung um ein Jahr beibehalten.

1964-1966	Theodor Matthes, Berlin	1980-1981	Werner Kothe, Leipzig
1966-1968	Walter Schmitt, Rostock	1982-1983	Hans Röding, Potsdam
1969-1971	Hans Peter Gummel, Berlin-Buch	1984-1985	Helmut Wolff, Berlin
1971-1973	Karl Ludwig Schober, Halle	1986-1987	Ernst Taubert, Berlin
1973-1975	Albert Karl Schmauß, Berlin	1987-1989	Richard Reding, Rostock
1975-1977	Werner Usbeck, Erfurt	1989-1990	Peter Heinrich, Magdeburg
1978-1979	Theo Becker, Jena		

Gesellschaft für Orthopädie und Traumatologie der DDR

Gegründet 1953

5/1953	Friedrich Loeffler, Berlin	1955	Johannes Büschelberger, Dresden
12/1953	Friedrich Loeffler, Leipzig	1956	Dr. Eckhardt, Wernigerode
5/1954	Paul-Friedrich Scheel, Rostock	1957	Peter Friedrich Matzen, Leipzig
12/1954	Friedrich Loeffler, Berlin	1958	Bernhard Blencke, Magdeburg

1960 H. H. Schnelle, Halle
1961 Dr. Lettow, Neuruppin
1962 Gerhard Kaiser, Erfurt
1963 Doz. Unger, Eisenberg
1964 Harro Seyfarth, Rostock
1965 Johannes Büschelberger, Dresden
1966 Dr. Hochheim, Gotha
1967 Peter Friedrich Matzen, Leipzig
1968 Dr. Krelle, Potsdam
1969 Prof. Kyselka, Erfurt
1970 Dr. Krause, Berlin-Buch
1971 Milos Janecek, Greifswald
1972 Doz. Uibe, Leipzig
1973 Hanns-Rolf Mattner, Halle
1974 Johannes Büschelberger, Dresden
1975 Dr. Müller-Stephann, Erlabrunn
1976 Hermann Weickert, Magdeburg
1978 Johannes Hellinger, Dresden
1979 Prof. Röhlig, Cottbus
1980 Dietrich Jaster, Rostock
1981 Dr. Hochheim, Gotha
1983 Harro Seyfarth, Leipzig
1984 Doz. Freude, Chemnitz
1985 Prof. Zippel, Berlin
1986 Prof. Franke, Erfurt
1987 Dr. Jungmichel, Bad Düben
1988 Prof. Langner, Eisenberg
1989 Dr. Schuckmann, Neubrandenburg
1990 Werner Hein, Halle

Österreichische Gesllschaft für Chirurgie (ÖGC)

Gegründet 1958

1958/59 Franz Spath, Graz
1959/60 Hubert Kunz, Wien
1960/61 Hubert Kunz, Wien
1961/62 Erwin Domanig, Salzburg
1962/63 Walther Ehalt, Graz
1963/64 Paul Huber, Innsbruck
1964/65 Robert Oppolzer, Wien
1965/66 Jörg Böhler, Linz
1966/67 Josef G. Knoflach
1967/68 Fritz Judmaier, Klagenfurt
1968/69 Franz Spath, Graz
1969/70 Paul Fuchsig, Wien
1970/71 Wolfgang Baumgartner, Innsbruck
1971/72 Georg Salzer, Krems
1972/73 Hans Brücke, Millstatt
1973/74 Wilhelm Mandl, Steyr
1974/75 Johann Navrátil, Wien
1975/76 Hannes Steiner, Salzburg
1976/77 Julius Kraft-Kinz, Graz
1977/78 Erich Wayand, Kirchdorf
1978/79 Franz Gschnitzer, Innsbruck
1979/80 Helmuth Denck, Wien
1980/81 Hermann Hartl, Linz
1981/82 Arnulf Fritsch, Wien
1982/83 Alfred Zängl, Salzburg
1983/84 Julius Kraft-Kinz, Graz
1984/85 Fritz Helmer, Wien
1985/86 Hans Erich Diemath, Salzburg
1986/87 Hans Jörg Böhmig, Linz
1987/88 Ernst Bodner, Innsbruck
1988/89 Leo Kronberger, Graz
1989/90 Ernst Wolner, Wien
1990/91 Gert Zimmermann, Feldkirch
1991/92 Kurt Keminger, Eisenstadt
1992/93 Emil Beck, Innsbruck
1993/94 Oskar Boeckl, Salzburg
1994/95 Karl Dinstl, Wien
1995/96 Hugo Sauer, Graz
1996/97 Raimund Margreiter, Innsbruck
1997/98 Franz Stöger, Baden
1998/99 Wolfgang Wayand, Linz
1999/2000 Hildegunde Piza, Innsbruck
2000/01 Karlheinz Tscheliessnigg, Graz
2001/02 Rudolf Schiessel, Wien
2002/03 Gerhard Szinicz, Bregenz
2003/04 Michael Starlinger, Klagenfurt
2004/05 Rainer Kotz, Wien
2005/06 Raimund Jakesz, Wien
2006/07 Hans-Jörg Mischinger, Graz
2007/08 Günther Laufer, Innsbruck
2008/09 Albert Tuchmann, Wien
2009/10 Ferdinand Mühlbacher, Linz
2010/11 Rudolf Roka, Wien
2011/12 Hans Werner Waclawiczek, Salzburg
2012/13 Manfred Frey, Wien
2013/14 Freyja-Maria Smolle-Jüttner, Graz
2014/15 Reinhold Függer, Linz
2015/16 Dietmar Öfner-Velano, Salzburg
2016/17 Reinhard Windhager, Wien
2017/18 Friedrich Herbst, Wien
2018/19 Claudius Thomé, Innsbruck
2019/20 Michael Gnant, Wien

Österreichische Gesellschaft für Orthopädie und orthopädische Chirurgie (ÖGO)

Gegründet 1937 als Vereinigung der Orthopäden Wiens, 1939 aufgelöst. 1948 als „Vereinigung der Orthopäden Österreichs" wiederbelebt. 1976 Umbenennung in „Österreichische Gesellschaft für Orthopädie und orthopädische Chirurgie".

1949–1953 Philipp Erlacher, Wien
1954 Oskar Stracker, Wien
1955 Wolfgang Schosserer
1956–1957 Alfons Königswieser, Wien
1958–1959 Philipp Erlacher, Wien
1960–1973 Karl Chiari, Wien
1974–1975 Franz Endler, Wien
1976–1977 Heinz Schönbauer, Speising
1978 Hanns Hofer, Salzburg
1978–1979 Hermann Buchner, Stolzalpe
1980–1981 Fritz Meznik, Wien
1982–1983 Rudolf Bauer, Innsbruck
1984–1985 Wolfgang Schwägerl, Wien
1986–1987 Werner Frank

1988–1989 Rainer Kotz, Wien
1990–1991 Nikolaus Böhler, Linz
1992–1993 Reinhard Graf, Stolzalpe
1994–1995 Karl Knahr, Wien
1996–1997 Peter Bösch, Wiener Neustadt
1998–1999 Franz Grill, Wien
2000–2001 Ulrich Dorn, Salzburg
2002–2003 Reinhard Windhager, Graz
2004–2005 Martin Krismer, Innsbruck
2006–2007 Peter Ritschl, Wien
2008–2009 Alfred Engel, Wien
2010–2011 Josef Hochreiter, Linz
2012–2013 Stefan Nehrer, Krems
2014–2015 Peter Zenz, Wien
2016–2017 Bernd Stöckl, Klagenfurt
2018–2019 Klemens Trieb, Wels
2020–2021 Andreas Leithner, Graz

Österreichische Gesellschaft für Unfallchirurgie (ÖGU)

Gegründet 1965

1965–1966 Lorenz Böhler, Wien
1967–1969 Walther Ehalt, Graz
1970–1971 L. Eigenthaler, Salzburg
1971–1973 Jörg Böhler, Wien
1974–1976 W. Krösl, Wien
1977–1979 Emanuel Trojan, Wien
1980–1982 Emil Beck, Innsbruck
1983–1985 Johannes Poigenfürst, Wien
1986–1988 Fritz Povacz, Wels
1989–1991 Heinz Kuderna, Wien
1991–1993 Rudolf Szyszkowicz, Graz
1993–1994 Vilmos Vécsei, Wien
1994–1995 Rudolf Reschauer, Linz
1995–1996 Paul Fasol, Wien
1996–1997 Horst Hackstock, St. Pölten
1997–1998 Ernst Kutscha-Lissberg, Neunkirchen
1998–1999 Michael Wagner, Wien
1999–2000 Titus Gaudernak, Mödling
2000–2001 Karl Schrei, Klosterneuburg
2001–2002 Vilmos Vécsei, Wien
2002–2003 Nikolaus Schwarz, Klagenfurt
2003–2004 Walter Buchinger, Wolfsgraben
2004–2005 Herbert Resch, Salzburg
2005–2006 Harald Hertz, Wien
2006–2007 Michael Blauth, Innsbruck
2007–2008 Karl-Peter Benedetto, Innsbruck
2008–2009 Franklin Genelin, Salzburg
2009–2011 Oskar Kwasny, Linz
2011–2014 Andreas Pachucki, Amstetten
2015–2016 Mehdi Mousavi, Salzburg
2017–2018 Christian Fialka, Wien
2019–2020 Karin Gstaltner, Klosterneuburg

Schweizerische Gesellschaft für Chirurgie (SGC)

Gegründet 1913

1913–1916 Theodor Kocher, Bern
1916–1918 César Roux, Lausanne
1918–1920 Fritz de Quervain, Bern
1920–1922 Ernst Kummer, Genf
1922–1924 Carl Henschen, Basel
1924–1926 Eugen Bircher, Aarau
1926–1928 Edouard Monnier, Zürich
1928–1930 Charles Juillard, Genf
1930–1932 Ernst Ruppaner, Samedan
1932–1934 Gustave Clémont, Fribourg
1934–1936 Fritz Suter, Basel
1936–1938 Albert Jentzer, Genf
1938–1940 Paul Clairmont, Zürich
1940–1942 Alfred Brunner, Zürich
1942–1944 Charles Pettavel, Neuenburg
1944–1946 Franz Merke, Basel
1946–1948 Fausto Pedotti, Lugano
1948–1950 Pierre Decker, Lausanne
1950–1952 Adolf Ritter, Münsterlingen
1952–1954 August Lehner, Luzern
1954–1956 Robert Montant, Genf
1956–1958 Heinrich Heusser, Basel
1958–1960 René Patry, Genf
1960–1962 Adolf Fehr, Winterthur
1962–1964 Karl Lenggenhager, Bern
1964–1966 Rudolf Nissen, Basel
1966–1968 Jean-Claude Rudler, Genf
1968–1970 Giacomo Neff, Schaffhausen
1970–1972 Hans-Ulrich Buff, Zürich
1972–1974 Frédéric Saegesser, Lausanne
1974–1976 Franz Deucher, Aarau
1976–1978 Martin Allgöwer, Basel
1978–1980 Antoine Cuendet, Genf
1980–1982 Rudolf Berchtold, Bern
1982–1984 Roger Mosimann, Lausanne
1984–1986 Hans Schwarz, Schlieren
1986–1988 Adrien Rohner, Genf
1988–1990 Felix Harder, Basel
1990–1992 Germain Chapuis, Lausanne
1992–1994 Peter Matter, Davos
1994–1996 Marc-Claude Marti, Genf
1996–1998 Jürg Ammann, Münsterlingen
1998–2000 Thomas Rüedi, Chur
2000–2002 Jean-Claude Givel, Lausanne
2002–2004 Urban Laffer, Biel
2004–2006 Ralf Schlumpf, Aarau
2006–2008 Michael Heberer, Basel
2008–2010 Othmar Schöb, Schlieren
1010–2012 Philippe Morel, Genf
2012–2014 Ralph Alexander Schmid, Bern
2014–2016 Raffaele Rosso, Lugano
2016–2018 Marcel Jakob, Basel
2018–2020 Markus Furrer, Chur

Schweizerische Gesellschaft für Orthopädie und Traumatologie (SGOT–SSOT)

Gegründet 1941 als „Freie Vereinigung Schweizer Orthopäden", 1963 umbenannt in „Schweizerische Gesellschaft für Orthopädie – Société Suisse d'Orthopédie", 2006 erweitert zu „Schweizerische Gesellschaft für Orthopädie und Traumatologie".

1942–1944	Richard Scherb, Zürich
1944–1947	Placide Nicod, Lausanne
1947–1951	Charles Scholder, Lausanne
1951–1955	Hans Debrunner, Basel
1955–1958	Max René Francillon, Zürich
1958–1962	A. Perrot
1962–1964	E. Bruckhardt
1964–1968	Louis Nicod, Lausanne
1968–1971	Maurice E. Müller, Bern
1971–1974	Hermann Frederhagen
1974–1977	Norbert Gschwend, Zürich
1977–1980	Pierre Scholder, Lausanne
1980–1982	Christoph Meuli, Bern
1982–1984	Erwin Morscher, Basel
1984–1986	Harold Vasey, Genf
1986–1988	Adam Schreiber, Küsnacht
1988–1990	Gottfried Segmüller, St. Gallen
1990–1992	Jean-Jacques Livio
1992–1994	Andreas Burckhardt
1994–1996	Roland Peter Jakob, Freiburg i. Ü.
1996–1998	André Kaelin, Genf
1998–2000	Luzi Dubs, Winterthur
2000–2002	Heinz Bereiter, Chur
2002–2004	Michel Dutoit, Lausanne
2004–2006	Jürg Knessl, Zürich
2006–2008	Josef E. Brandenberg, Luzern
2008–2010	Pierre Hoffmeyer, Genf
2010–2012	Christian Gerber, Zürich
2012–2014	Bernhard Christen, Bern
2014–2016	Alain Farron, Lausanne
2016–2018	Bernhard Jost, St. Gallen
2018–2020	Claudio Dora, Zürich

Literatur

Abgekürzt zitierte Literatur

Ärztelex.: Wolfgang U. Eckart und Christoph Gradmann (Hgg.), Ärzte Lexikon [!]. Von der Antike bis zur Gegenwart, 2. Aufl. Berlin - Heidelberg - New York 2001

ADB: Allgemeine Deutsche Biographie, hrsg. von der Historischen Kommission der Bayerischen Akademie der Wissenschaften, I–LVI, Leipzig 1875–1912

AMB: Howard A. Kelly und Walter L. Burrage, American medical biographies, Baltimore 1920

BEdM: Dietrich von Engelhardt (Hg.), Biographische Enzyklopädie deutschsprachiger Mediziner, I–II, München 2002

BLÄ 1888: August Hirsch [Hrsg.], Biographisches Lexikon der hervorragenden Aerzte aller Zeiten und Völker, I–VI, Wien - Leipzig 1884-1888, Neudruck Mansfield o. J.

BLÄ 1901: Julius Leopold Pagel (Hg.), Biographisches Lexikon hervorragender Ärzte des neunzehnten Jahrhunderts. Mit einer historischen Einleitung, Berlin - Wien 1901, Neudruck Leipzig 1989

BLÄ 1933: Isidor Fischer (Hg.), Biographisches Lexikon der hervorragenden Ärzte der letzten fünfzig Jahre. Zugleich Fortsetzung des Biographischen Lexikons der hervorragenden Ärzte aller Zeiten und Völker, I–II, Berlin - Wien 1932–1933, Neudruck („2.–3.Aufl.") München - Berlin 1962

BLÄ 1935: August Hirsch (Hg.), Biographisches Lexikon der hervorragenden Ärzte aller Zeiten und Völker, I–V und Ergänzungsband, 2. Aufl. durchges. und ergänzt von Wilhelm Haberling, Franz Hübotter und Hermann Vierordt, Berlin - Wien 1929–1935, Neudruck („3. Aufl.") München - Berlin 1962

BLÄ 2002: Peter Voswinckel (Bearb., Hg.), Biographisches Lexikon der hervorragenden Ärzte der letzten fünfzig Jahre, III [–IV], Nachträge und Ergänzungen, Hildesheim - Zürich - New York 2002

BMC: Wilhelm Engelmann, Bibliotheca medico-chirurgica et anatomico-physiologica. Alphabetisches Verzeichnis der medizinischen, chirurgischen, geburtshülflichen, anatomischen und physiologischen Bücher, welche vom Jahr 1750 bis zu Ende des Jahres 1847 in Deutschland erschienen sind, Leipzig 1848, Neudruck Hildesheim 1965

Buck-Gramcko: Dieter Buck-Gramcko, Ein Leben für die Handchirurgie. 100 Lebensbilder, Heidelberg: Steinkopff 2007

Bürkle de la Camp/Linder: Heinrich Bürkle de la Camp und Fritz Linder (Hgg.), Die Präsidenten der Deutschen Gesellschaft für Chirurgie 1872–1972, o. O. 1972

Chronik: Heinz Schott unter Mitarbeit von Ingo Wilhelm Müller, Volker Roelcke, Barbara Wolf-Braun sowie Hans Schadewaldt u. a., Die Chronik der Medizin, Gütersloh - München 1993

CK 1920: August Borchard und Walter v. Brunn (Hgg.), Deutscher Chirurgen-Kalender, 1. Aufl. 1920

CK 1926: August Borchard und Walter v. Brunn (Hgg.), Friedrich Michelsson (Bearb.), Deutscher Chirurgen-Kalender, 2. Aufl. Leipzig 1926 (= Zbl. Chir., Ergänzungsheft)

CV 1938: August Borchard und Walter v. Brunn (Hgg.), Friedrich Michelsson (Bearb.), Deutsches Chirurgen-Verzeichnis, 3. Aufl. Leipzig 1938

CV 1958: Arthur Hübner (Hg.), Chirurgenverzeichnis, 4. Aufl. Berlin - Göttingen - Heidelberg 1958

CV 1969: H. Bürkle de la Camp (Hg.), Chirurgenverzeichnis, 5. Aufl. Berlin - Heidelberg - New York 1969

CV 1980: Herbert Junghanns (Hg.), Chirurgenverzeichnis. Biographie und Bibliographie, 6. Aufl. Berlin - Heidelberg - New York 1980

CV 1990: Edgar Ungeheuer (Hg.), Chirurgenverzeichnis. Biographie und Bibliographie, 7. Aufl. Berlin - Heidelberg - New York 1990

Davis: Kirkland W. Davis, Names and numbers in musculoskeletal radiology, https://www.radiology.wisc.edu/fileShelf/people/davis/NamesAndNumbersInMSKRadiology.pdf

DBF: Dictionnaire de biographie française, Iff., Paris 1932ff. (bis 21 [2011])

DBI: Dizionario Biografico degli Italiani, Iff., Rom 1960ff. [bis 86 (2016)]

DNB: Dictionary of National Biography, 1–63, London 1885–1900

Döhler/Schröder/Debus: Rüdiger Döhler, Heinz-Jürgen Schröder, Eike Sebastian Debus, Chirurgie im Norden. Zur 200. Tagung Norddeutscher Chirurgen in Hamburg 2017, Heidelberg 2017

EB: Encyclopaedia Britannica, Online-Version: www.britannica.com 2016

EM: Werner E. Gerabek, Bernhard D. Haage, Gundolf Keil und Wolfgang Wegner (Hgg.), Enzyklopädie Medizingeschichte, Berlin - New York 2005

Engelhardt/Hartmann: Dietrich von Engelhardt und Fritz Hartmann (Hgg.), Klassiker der Medizin, I–II, München 1991

GM: Leslie T. Morton, A medical bibliography (Garrison and Morton). An annotated check-list of texts illustrating the history of medicine, 4. Aufl. Aldershot 1983

Gurlt: Ernst Julius Gurlt, Geschichte der Chirurgie und ihrer Ausübung. Volkschirurgie – Altertum – Mittelalter – Renaissance, I–III, Berlin 1898, Neudruck Hildesheim 1964

C. Weißer, *Chirurgenlexikon*, https://doi.org/10.1007/978-3-662-59238-0_29

Hackenbroch: Matthias Hackenbroch, Zur Entwicklungsgeschichte der Orthopädie, in: A. N. Witt, H. Rettig, K. F. Schlegel, M. Hackenbroch und W. Hupfauer (Hgg.), Allgemeine Orthopädie. Geschichte – Diagnostik – Therapie, Stuttgart - New York 1981 (= Orthopädie in Praxis und Klinik, II), S. 1.1–1.68

Hartel/Siewert: Wilhelm Hartel und Jörg Rüdiger Siewert (Hgg.), Die Präsidenten der Deutschen Gesellschaft für Chirurgie 1973–2003, Berlin 2003

Helfer/Winau: O. Helfer und Rudolf Winau, Männer und Frauen der Medizin. Illustrierte Kurzbiographien zur Geschichte der Medizin, 6. Aufl. Berlin - New York 1986

Hunter/Peltier/Lund: Tim B. Hunter, Leonard F. Peltier und Pamela J. Lund, Musculoskeletal eponyms: Who are those guys? Radiographics 20 (2000), S. 819–836

ISS: Dorothea Liebermann-Meffert und Harvey White, A Century of International Progress and Tradition in Surgery. An Illustrated History of the International Society of Surgeons, Heidelberg 2001

Keys: Thomas E. Keys, Die Geschichte der chirurgischen Anästhesie, Berlin - Heidelberg - New York 1968 (= Anaesthesiologie und Wiederbelebung, 23)

Kiene/Reding/Senst: Siegfried Kiene, Richard Reding und Wolfgang Senst (Hgg.), Getrennte Wege – ungeteilte Chirurgie. Beiträge zur Chirurgie in der DDR, Augsburg 2009

Killian: Hans Killian, Meister der Chirurgie und die Chirurgenschulen im gesamten deutschen Sprachraum, 2. Aufl. Stuttgart: Thieme 1980

Klimpel 2001: Volker Klimpel, Politiker-Ärzte. Biographisch-bibliographisches Lexikon, Hürtgenwald 2001

Klimpel 2015: Volker Klimpel, Dresdner Ärzte des 20. Jahrhunderts. Historisch-biographisches Lexikon, Dresden 2015

Klimpel 2017: Volker Klimpel, Chirurgie in Dresden. Streiflichter ihrer Geschichte, Heidelberg 2017

Kolle: Kurt Kolle (Hg.), Große Nervenärzte, I–III, Stuttgart 1956–1963 (I–II 2. Aufl. 1970)

Konert/Dietrich: Jürgen Konert und Holger G. Dietrich (Hgg.), Illustrierte Geschichte der Urologie, Berlin - Heidelberg - New York 2004

Krebs/Schipperges: Heinrich Krebs und Heinrich Schipperges, Heidelberger Chirurgie 1818–1968. Eine Gedenkschrift zum 150jährigen Bestehen der Chirurgischen Universitätsklinik, Berlin - Heidelberg - New York 1968

Kürschner: Kürschners Deutscher Gelehrten-Kalender, 1. Ausg. Berlin 1925 bis 28. Ausg. 2016

Leiber/Olbert: Bernfried Leiber und Theodor Olbert, Die klinischen Eponyme. Medizinische Eigennamenbegriffe in Klinik und Praxis, München - Berlin - Wien 1968

Leven: Karl-Heinz Leven, Antike Medizin. Ein Lexikon, München 2005

LexMA: Lexikon des Mittelalters, hrsg. von Robert Auty, Robert-Henri Bautier und Norbert Angermann, I-X, München - Zürich 1980-1998

Med. Waarenhaus: Medicinisches Waarenhaus, Berlin. Haupt-Katalog Nr. 33 über Chirurgie-Instrumente, Arzt-Ausrüstungen, Spezial-Instrumentarien, Berlin o. J. (um 1910), Neudruck Hannover 1987

NDB: Neue Deutsche Biographie, hrsg. von der Historischen Kommission der Bayerischen Akademie der Wissenschaften. Iff., Berlin 1953ff.

Nissen: Rudolf Nissen, Fünfzig Jahre erlebter Chirurgie. Ausgewählte Vorträge und Schriften, Stuttgart - New York 1978

ÖBL: Österreichisches Biographisches Lexikon 1815–1950, Iff., Graz - Köln bzw. Wien 1957ff. [XIV (2014)]

ODNB: Oxford Dictionary of National Biography, Oxford 2004-2016 (http://www.oxforddnb.com)

Pauly: Konrat Ziegler und Walther Sontheimer (Bearbb., Hgg.), Der Kleine Pauly. Lexikon der Antike. Auf der Grundlage von Pauly's Realencyclopädie der classischen Altertumswissenschaften, I–V, München 1964–1975, Neudruck ebd. 1979

Peltier: Fractures. A. history and iconography of their treatment, San Francisco 1990

RLM: Günther Thiele und Heinz Walter (Hgg.), Reallexikon der Medizin und ihrer Grenzgebiete, I–V, München - Wien - Baltimore 1977

Rühland/Eigler: Dieter Rühland und Friedrich-Wilhelm Eigler (Hgg.), Die regionalen Chirurgenvereinigungen in Deutschland, Oberhausen 1999

Sachs: Michael Sachs, Geschichte der operativen Chirurgie, I: Historische Entweicklung chirurgischer Operationen, Heidelberg 2000. II: Historische Entwicklung des chirurgischen Instrumentariums, Heidelberg 2001. III: Historisches Chirurgenlexikon. Ein biographisch-bibliographisches Handbuch bedeutender Chirurgen und Wundärzte, Heidelberg 2002. IV: Vom Handwerk zur Wissenschaft. Die Entwicklung der Chirurgie im deutschen Sprachraum vom 16. bis zum 20. Jahrhundert, Heidelberg 2003. V: Ergänzungs- und Registerband, Heidelberg 2005

Schlich: Thomas Schlich, Surgery, science and industry. A revolution in fracture care, 1950s–1990s, Houndmills - New York 2002

Schmiedebach/Winau/Häring: Heinz-Peter Schmiedebach, Rudolf Winau und Rudolf Häring, Erste Operationen Berliner Chirurgen 1817–1931, Berlin - New York 1990

Schnell: Bernhard Schnell, Geschichte der Plastischen Chirurgie, in: S. Krupp (Hg.), Plastische Chirurgie. Klinik und Praxis, I-1, Landsberg/Lech 1995

Schönbauer: Leopold Schönbauer, Das medizinische Wien. Geschichte, Werden, Würdigung, Berlin - Wien 1944

Schott: Heinz Schott (Hg.), Meilensteine der Medizin, Dortmund 1996, Biographisches Lexikon, S. 594–644

Steinau/Bauer: Hans-Ulrich Steinau und Hartwig Bauer (Hgg.), Michael Sachs, Heinz-Peter Schmiedebach und Rebecca Schwoch, Deutsche Gesellschaft für Chirurgie 1933–1945. Die Präsidenten, Heidelberg 2011

Sudhoff: Karl Sudhoff, Beiträge zur Geschichte der Chirurgie im Mittelalter, I–II, Leipzig 1914–1918 (= Studien zur Geschichte der Medizin, 10–12)

Viszeralchir.: Wilhelm Hartel, Kurt Keminger, Manfred Rehner, Hans-B. Reith und Hans W. Schreiber (Hgg.), Viszeralchirugie. Quellen – Entwicklung – Status, Reinbek 2001

VL[2]: Die deutsche Literatur des Mittelalters. Verfasserlexikon, zweite völlig neu bearbeitete Aufl. unter Mitarbeit zahlreicher Fachgelehrter hrsg. von Kurt Ruh zusammen mit Gundolf Keil, Werner Schröder, Burghart Wachinger und Franz Josef Worstbrock. Redaktion Christine Stöllinger-Löser, I–XIV, Berlin - New York 1978–2008

Winau/Vaubel: Rolf Winau und Ekkehard Vaubel, Chirurgen in Berlin. 100 Porträts, Berlin - New York 1983

Zichner/Rauschmann/Thomann: Ludwig Zichner, Michael A. Rauschmann und Klaus-Dieter Thomann (Hgg.), Erst- und Frühbeschreibungen orthopädischer Krankheitsbilder, Darmstadt 2003 (= Deutsches Orthopädisches Geschichts- und Forschungsmuseum. Jahrbuch, 5)

Sonstige und weiterführende Literatur

Arnold/Bock/Bushe (2001): Hans Arnold, Wolfgang Bock, Karl-August Bushe u. a. im Auftrag der Deutschen Gesellschaft für Neurochirurgie (Hgg.), Neurochirurgie in Deutschland: Geschichte und Gegenwart. 50 Jahre Deutsche Gesellschaft für Neurochirurgie, Berlin - Wien 2001

Bade (1939): Peter Bade, Die Geschichte der Deutschen Orthopädischen Gesellschaft, Berlin 1939 (= Abhandlungen zur Geschichte der Medizin und der Naturwissenschaften, 30)

Bauer/Carstensen (1983): Karl Heinrich Bauer und Gert Carstensen (Hgg.): Die deutschen Chirurgenkongresse seit der 50. Tagung aus der Sicht ihrer Vorsitzenden, Berlin - Heidelberg - New York 1983

Brandt (1997): Ludwig Brandt (Hg.), Illustrierte Geschichte der Anästhesie, Stuttgart 1997

Brunn (1928): Walter von Brunn, Kurze Geschichte der Chirurgie, Berlin 1928 (Neudruck Berlin - Heidelberg - New York 1973)

Ellis (2009): H. Ellis, Cambridge Illustrated History of Surgery, 2. Aufl. Cambridge 2009

Feneis (1988): Heinz Feneis, Anatomisches Bildwörterbuch der internationalen Nomenklatur, 6. Aufl. Stuttgart - New York 1988

Fischer (1876): Georg Fischer, Chirurgie vor 100 Jahren, Leipzig 1876 (Neudruck Berlin - Heidelberg - New York 1978)

Gillison/Buchwald (2007): W. Gillison und H. Buchwald (Hgg.), Pioneers in surgical gastroenterology, Shrewsbury, Shropshire 2007

Griffith/Yao (2000): B. H. Griffith und J. S. Yao, A centennial history of the Chicago Surgical Society, J. Amer. Coll. Surg. 191 (2000), S. 419–434

Hæger (1989): Knut Hæger, The illustrated history of surgery, London 1989

Halling/Moll/Fangerau (2015): Thorsten Halling, Friedrich H. Moll und Heiner Fangerau (Hgg.), Urologie 1945–1990. Entwicklung und Vernetzung der Medizin in beiden deutschen Staaten, Berlin – Heidelberg 2015

Küster (1915): Ernst Küster, Geschichte der neueren deutschen Chirurgie, Stuttgart 1915 (= Neue deutsche Chirurgie, 15)

Maurer/Hartel/Schmid (1979): Georg Maurer, E. Hartel, H. Schmid und S. Zinnitz, Bayerische Chirurgen-Vereinigung 1911-1979. Geschichte - Satzungen - Mitglieder, Gräfelfing 1979

Michler (1968): Markwart Michler, Die alexandrinischen Chirurgen. Eine Sammlung und Auswertung ihrer Fragmente, Wiesbaden 1968 (= Die hellenistische Chirurgie, 1)

Mörgeli (1999): Christoph Mörgeli, Die Werkstatt des Chirurgen. Zur Geschichte des Operationssaals, Basel 1999

Mostofi (2005): Seyed Behrooz Mostofi (Hg.), Who's Who in Orthopedics, London - Berlin - Heidelberg 2005 [eklektische Sammlung von Nachrufen auf wichtige Orthopäden, die im wesentlichen in zwei englischsprachigen orthop. Zschr. erschienen sind: JBJS, Clin. Orthop.]

Pitzen (1963): Peter Pitzen, Die Geschichte der Deutschen Orthopädischen Gesellschaft von der Königsberger Tagung 1936 bis zum 50. Kongreß in München 1962, Stuttgart 1963 (= Beilage zu Bd. 97 der Zschr. für Orthop.)

Povacz (2000): Fritz Povacz, Geschichte der Unfallchirurgie, Berlin - Heidelberg - New York usw. 2000

Raffensperger (2012): John G. Raffensperger, Children's surgery: a worldwide history, Jefferson, NC, 2012

Randolph (2012) J. G. Randolph, Notes on the early development of pediatric surgery in the United States, J. Pediatr. Surg. 47 (2012), S. 10–16

Rathert/Konert (2007): Peter Rathert und Jürgen Konert für den Arbeitskreis Geschichte der Urologie (Hgg.), Urologie in Deutschland. Bilanz und Perspektiven, Berlin - Heidelberg - New York 2007

Schreiber/Carstensen (1983): Hans Wilhelm Schreiber und Gert Carstensen (Hgg.): Chirurgie im Wandel der Zeit 1945–1983, Berlin - Heidelberg - New York 1983

Schüttler (2003): Jürgen Schüttler im Auftrag der Deuschen Gesellschaft für Anästhesiologie und Intensivmedizin (Hg.), 50 Jahre Deutsche Gesellschaft für Anästhesie und Intensivmedizin. Tradition & Innovation, Berlin - Heidelberg - New York 2003

Snyder (1972): Geerto Snyder, Instrumentum medici. Der Arzt und sein Gerät im Spiegelbild der Zeiten, Ingelheim 1972

Trendelenburg (1923): Friedrich Trendelenburg, Die ersten 25 Jahre der Deutschen Gesellschaft für Chirurgie, Berlin 1923

Valentin (1961): Bruno Valentin, Geschichte der Orthopädie, Stuttgart 1961

Wangensteen (1978): Owen H. Wangensteen und Sarah D. Wangensteen, The rise of surgery. From empiric craft to scientific discipline, Minneapolis 1978

Abkürzungsverzeichnis

AAOS American Academy of Orthopaedic Surgeons
Abt. Abteilung
ACS American College of Surgeons
ästhet. ästhetisch
akad. akademisch
Akad. Akademie
allg. allgemein
AMA American Medical Association
amer. amerikanisch
Anästh. Anästhesie
anästhesiol. anästhesiologisch
Anästhesiol. Anästhesiologie
anat. anatomisch
Anat. Anatomie
angeb. angeboren
Anm. Anmerkung
Anst. Anstalt
AO Arbeitsgemeinschaft für Osteosynthesefragen
ao. außerordentlich (einheitlich verwendet für alle Professuren ohne Lehrstuhl)
AOA American Orthopaedic Association
apl. außerplanmäßig
App. Apparat
ASA American Surgical Assocoiation
asept. aseptisch
ass. associated
Ass. Assistent
Aufl. Auflage
b. bei
bayer. bayerisch
Bd. Band
BDC Berufsverband der Deutschen Chirurgen
bearb. bearbeitet
Bearb. Bearbeiter
Bearbb. Bearbeiter (*Pl.*)
Behandl. Behandlung
bes. besonders
Bez. Bezirk
BG Berufsgenossenschaft
biograph. biographisch
biol. biologisch
bösart. bösartig
botan. botanisch
brit. britisch
Bsp. Beispiel
CA Chefarzt
Ca. Karzinom
Chir. Chirurg(en), Chirurgie
chir. chirurgisch
chron. chronisch
Coll. College
d. Ä. der Ältere
Dept. Department
ders. derselbe
Deutschl. Deutschland
DGAI Deutsche Gesellschaft für Anästhesiologie und Intensivmedizin
DGAV Deutsche Gesellschaft für Allgemein- und Viszeralchirurgie
DGCH Deutsche Gesellschaft für Chirurgie
DGG Deutsche Gesellschaft für Gefäßchirurgie und Gefäßmedizin
DGKCH Deutsche Gesellschaft für Kinderchirurgie
DGMKG Deutsche Gesellschaft für Mund-, Kiefer- und Gesichtschirurgie
DGNC Deutsche Gesellschaft für Neurochirurgie
DGOOC Deutsche Gesellschaft für Orthopädie und Orthopädische Chirurgie
DGOU Deutsche Gesellschaft für Orthopädie und Unfallchirurgie
DGPRÄC Deutsche Gesellschaft der Plastischen, Rekonstruktiven und Ästhetischen Chirurgen
DGPW Deutsche Gesellschaft für Plastische und Wiederherstellungschirurgie
DGT Deutsche Gesellschaft für Thoraxchirurgie
DGTHG Deutsche Gesellschaft für Thorax-, Herz- und Gefäßchirurgie
DGU Deutsche Gesellschaft für Unfallchirurgie
dies. dieselbe
diess. dieselben
Dir. Direktor
Diss. Dissertation
d. J. der Jüngere
dt., dtsch. deutsch
E. Eponym(e)
embryol. embryologisch
endokrinol. endokrinologisch
engl. englisch
evang. evangelisch
exp. experimentell
f. für
FA Facharzt
Fak. Fakultät
FMH Foederatio Medicorum Helveticorum (Verbindung der Schweizer Ärztinnen und Ärzte; Fédération des médecins suisses; Federazione dei medici svizzeri)
FRCP Fellow of the Royal College of Physicians
FRCS Fellow of the Royal College of Surgeons
frz. französisch
Fschr. Festschrift
Ftm. Fürstentum
gastroenterol. gastroenterologisch
gen. genannt
Ges. Gesellschaft
griech. griechisch
gynäkol. gynäkologisch
Habil. Habilitation
Handb. Handbuch
hepat. hepatisch
Hg. Herausgeber
Hgg. Herausgeber (*Pl.*)

C. Weißer, *Chirurgenlexikon*, https://doi.org/10.1007/978-3-662-59238-0

hist. historisch
Hon. Honorar-
Hôp. Hôpital
Hosp. Hospital
hrsg. herausgegeben
Hs. Handschrift
Hzm. Herzogtum
i.v. intravenös
ICS International College of Surgeons
idiopath. idiopathisch
Inst. Institut
internat. international
internist. internistisch
israelit. israelitisch
ISS International Society of Surgeons
japan. japanisch
Jb. Jahrbuch
Jh. Jahrhundert
jüd. jüdisch
kardiovask. kardiovaskulär
kath. katholisch
Kg. König
KH Krankenhaus
Kl. Klinik
klin. klinisch
komm. kommissarisch
kons. konservativ
Kr., Krs. Kreis
Ks. Kaiser
laryngol. laryngologisch
Laryngol. Laryngologie
Lehrauftr. Lehrauftrag
Lehrb. Lehrbuch
Lit. Literatur
Lkr. Landkreis
ltd. leitend
Ltg. Leitung
m. mit
M. Morbus; Musculus
M. S. Master of Science
MA Mittelalter
Mag. Magister
mal. mittelalterlich
Med. Medizin
menschl. menschlich
n. e. nicht ermittelt
neurochir. neurochirurgisch
Neurochir. Neurochirurgie
neurol. neurologisch
o. ordentlich
OA Oberarzt
öffentl. öffentlich
ÖGC Osterreichische Gesellschaft für Chirurgie
ÖGU Österreichische Gesellschaft für Unfallchirurgie
onkol. onkologisch
op. operativ
Op. Operation
ophthalmol. ophthalmologisch
Ophthalmol. Ophthalmologie
Ord. Ordinarius
orthop. orthopädisch
Orthop. Orthopäde, Orthopädie
P. Porträt(s)
Pat. Patient
pathol. pathologisch
Pathol. Pathologe, Pathologie
pathophysiol. pathophysiologisch
Pathophysiol. Pathophysiologie
pharmazeut. pharmazeutisch
physiol. physiologisch
Physiol. Physiologie
Pneumonol. Pneumonologie
prakt. praktisch
Prim. Primarius
Prof. Professor, Professur
Proff. Professoren
Prom. Promotion
psychiatr. psychiatrisch
Publ. Publikation
pulmol. pulmologisch
RCS Royal College of Surgeons
rheumat. rheumatisch
röntgenol. röntgenologisch
schwed. schwedisch
Serol. Serologie
SGC Schweizerische Gesellschaft für Chirurgie
SGOT Schweizerische Gesellschaft für Orthopädie (und Traumatologie)
SGUB Schweizerische Gesellschaft für Unfallmedizin und Berufskrankheiten
SICOT Société Internationale de Chirurgie Orthopédique et de Traumatologie
span. spanisch
spez. speziell
Stud. Studium
Th. Therapie
theoret. theoretisch
Tit. Titular-
traumat. traumatisch
Traumatol. Traumatologie
üb. über
Univ. Universität
urol. urologisch
Urol. Urologe, Urologie
v. von
Verf. Verfasser
Vorst. Vorstand
W. Werk(e), Werkausgabe(n)
wiss. wissenschaftlich
Wiss. Wissenschaft
WmM Würzburger medizinhistorische Mitteilungen

Abbildungsverzeichnis

Umschlagbild: Hörsaal der ehmaligen Chirurgischen Universitätsklinik (erbaut 1921) im Rudolf-Virchow-Zentrum für Experimentelle Biomedizin der Universität Würzburg

Allgöwer: Keystone-SDA 305719583

Angerer, Anschütz, Bardeleben, Bauer K. H., Bergmann, Bier, Block, Borchard, Borchers, Braun H. Ch., Braun H. F. W., Brunner A., Bruns P., Bürkle de la Camp, Czerny, Derra, Eiselsberg, Enderlen, Esmarch, Felix, Fischer A. W., Frey E. K., Fromme, Garrè, Goetze, Gütgemann, Guleke, Gurlt, Gussenbauer, Haberer, Hahn, Hildebrand, Hübner, Junghanns, Kirschner, Kocher, König Franz, König Fritz, Körte, Krauss, Krönlein, Kümmell, Küster, Küttner, Läwen, Langenbeck B., Lexer, Lindenschmidt, Linder, Magnus, Maurer Georg, Müller Wilhelm, Nissen, Nordmann, Payr, Redwitz, Rehn E., Rehn L., Reichle, Riedel, Röpke, Sauerbruch, Schmieden, Sprengel O., Stich, Thiersch, Trendelenburg, Voelcker, Volkmann R., Vossschulte, Wachsmuth, Zenker R., Zukschwerdt: Bürkle/Linder mit freundlicher Genehmigung der Deutschen Gesllschaft für Chirurgie

Becker H.-M., Carstensen, Gall, Gelbke, Häring, Heberer, Herfarth, Koslowski, Kremer, Kümmerle, Pichlmayr, Reifferscheid, Schega, Schreiber H. W., Spohn, Streicher, Ungeheuer: Hartel/Siewert mit freundlicher Genehmigung der Deutschen Gesellschaft für Chirurgie

Billroth: http://clendening.kumc.edu/dc/pc/b.html

Cooper A., Desault, Dupuytren, Fabricius Hildanus, Hunter J., Larrey, Lisfranc, Lister, Morton W. Th. G., Nélaton, Nussbaum, Purmann, Semmelweis: BLÄ 1935, Bildtafeln nach II, S. 96, 192, 336, 432; III, S. 352, 688, 848; IV, S. 256, 384, 688; V, S. 224

Dieffenbach, Graefe C. F., Richter, Siebold, Stromeyer, Walther Ph. F.: Killian S. XIV, XV, XIX, XXI, XXIV

Eisenbarth: Kupferstich von A. B. König, 1717 (Doktor-Eisenbarth-Museum Oberviechtach, mit freundlicher Genehmigung)

Fabrici, Paracelsus, Paré, Vesal: Gurlt II, S. 445, 689; III, S. 215, 297

Fabricius Hildanus: Childs Nerv. Syst. 28 (2012), S. 658

Forßmann, Gluck, Gocht, Krause, Mursinna, Rust, Tönnis, Wolff J.: Winau/Vaubel, S. 26, 28, 29, 55, 69, 82, 98, 105 (mit freundlicher Genehmigung des Instituts für Geschichte der Medizin der Charité, Berlin)

Heister: Kupferstich von Johann Jacob Haid (1704–1767), ca. 1733

Hoffa, Israel, Mikulicz, Murphy, Perthes, Schleich: BLÄ 1933, Bildtafeln nach I, S. 658, 704; II, S. 1048, 1112, 1198, 1440

Liniger: Porträtzeichnung von Heinrich Gottselig (1884-1935), Mschr. Unfallheilkunde 40 (1933), S. 161

Röntgen: http://nobelprize.org/nobel_prizes/physics/laureates/1901/rontgen-bio.html

Virchow: Photographie des 19. Jhs. im Besitz von Prof. Dr. Dr. Christian Andree, Kiel; mit freundlicher Genehmigung des Besitzers

C. Weißer, *Chirurgenlexikon*, https://doi.org/10.1007/978-3-662-59238-0

Ortsregister

Das Ortsregister verzeichnet Studien- und Wirkungsorte, jedoch keine Geburts- oder Sterbeorte. Bei Orten in ehemals deutschsprachigen Gebieten ist auch der heutige Name in Klammern angegeben. Vom modernen Ortsnamen wird auf den ehemaligen Namen verwiesen. Heute eingemeindete Orte werden unter der modernen Bezeichnung aufgeführt (z. B. Wuppertal anstatt Barmen oder Elberfeld). Ländernamen ohne nähere Eingrenzung stehen für nicht näher bezeichnete Studienreisen oder Kriegseinsätze.

C. Weißer, *Chirurgenlexikon*, https://doi.org/10.1007/978-3-662-59238-0

Personenregister

Das Personenregister verzeichnet die innerhalb der einzelnen Kurzbiographien genannten Personen sowie die in den Ordinarien- und Präsidentenlisten erfaßten Personen. Personen, die nicht mit einem eigenen Artikel erfaßt sind, sind nach Möglichkeit mit ihren Lebensdaten aufgeführt. Die mit eigenen Kurzbiographien erfaßten Personen sind nicht berücksichtigt, ebensowenig die Autoren in den Werk- und Literaturverzeichnissen. Ausländische Herrscher und Päpste werden mit der dt. Namensform angegeben (z. B. Carlos, Charles = Karl). Auf die Kurzbiographien im Lexikonteil wird mit dem jeweiligen Namen verwiesen, auf die Einträge in den Listen der Lehrstühle und Gesellschaftspräsidenten verweist die Seitenzahl.

C. Weißer, *Chirurgenlexikon*, https://doi.org/10.1007/978-3-662-59238-0

Sachregister

Die alphabetische Reihenfolge entspricht derjenigen im Lexikonteil: Umlaute sind wie Diphthonge eingeordnet. Titel von Zeitschrift oder Buchreihen sind kursiviert.

C. Weißer, *Chirurgenlexikon*, https://doi.org/10.1007/978-3-662-59238-0

Ludwig W. F., Mandt, Mareschal, Matthis, Mauchart, Mayer Ludwig, Méry, Niketas, Obermayer, Oreibasios, Oswald J., Paré, Peter v. Ulm, Pigray, Pitard, Quesnay, Ramdohr, Rauchfuß, Reineggs, Ricord, Riolan, Rousset, Ruppius, Sabatier, Sandifort, Santo, Savonarola, Schleiß, Schnabel, Serveto, Seyff, Sigwart, Stromeyer Ch. F., Studsgaard, Syme, Troja, Vesal, Vicary, Vigo, Walther Ph. F., Wattmann, Winter, Wiseman

Leistenband
Fallopio, Poupart

Leistenhernie
Andrews E. W., Babcock, Bassini, , Bastianelli, Bayer, Benedetti, Bennecke, Berger, Blažina, Brücke, Celsus, Cooper A., Czerny, Ferguson A. H., Franco, Frank, Galen, Garengeot, Girard, Griffon, Hackenbruch, Halsted, Hesselbach A. K., Hesselbach F. K., Hey, Kirschner, Koch W., Kocher, Küster, Langenbeck K., Le Dran, Leonidas v. Alexandria, Lichtenstein, Littré, Lucas-Championnière, Macewen, Malgaigne, McBurney, McVay, Niehans 1, Paulos v. Aegina, Petit, Pott, Poupart, Purmann, Ravitch, Rothmund, Rudtorffer, Richter, Scarpa, Schriefers, Senff, Shouldice, Stromayr, Sušruta, Warren J. C., Wattmann, Wernher d. Judenarzt, Wiseman, Wishart, Wölfler, Wood, Zimmerman

Leopoldina
Adelmann G. F. B., Anschütz, Auerbach, Anschütz, Auerbach, Bauer, Bessel-Hagen, Bilguer, Bircher E., Böhler L., Borchard, Brambilla, Brauer, Braun H. Ch., Bretschneider, Brunner A., Bruns P., Brussatis, Budde, Bushe, Carstensen, Chagas, Chelius, Corti, Cotta, Dandy, Delius, Dietz J. 2, Eiselsberg, Elsholtz, Esmarch, Ettmüller, Evers, Felix, Fischer H. E., Foerster, Francillon, Fricke, Friedebold, Fromme, Genzmer, Giordano, Gluck, Goercke, Goetze, Graefe, Graham E. A., Guérin J. R., Gütgemann, Guleke, Gummel, Gussenbauer, Haberer, Hackenbroch M., Haglund, Haller, Hasche, Heberer, Heineke W. H., Heister, Helferich, Herfarth, Hesselbach F. K., Hohmann G., Holle, Hollender, Kaposi, Kern E., Kölliker, Krämer, Krause F., Kümmerle, Küster, Kuntzen, Läwen, Landsteiner, Lange F., Largiadèr, Lauterbur, Lembcke, Leser, Lexer, Lindemann, Linder, Longmire, Luschka, Matthiaß, Matzen, Mau C., Mau H., Meißner, Merkel, Mörl, Morscher, Muralt, Navrátil, Nissen, Pauwels, Payr, Peiper, Perthes, Pichlmayr, Quincke, Rehn E., Reineggs, Rettig, Riedel, Rieder W., Ritgen, Rose, Rudolph, Ruysch, Salzmann, Sander E., Schede F., Schmieden, Schmorl, Schönbauer, Schönborn, Schreger, Schreiber H. W., Semm, Senning, Seyfarth, Siebold K. K., Siebold B., Spitzy, Stark J. Ch., Stieda Alaexander, Stilling, Textor Kajetan, Thebesius, Tönnis, Trendelenburg, Uhde, Valentin, Vater, Voelcker, Volkmann J., Volkmann R., Wachsmuth, Walther Ph. F., Weese, Weinhold, Whipple G. H., Wildberger, Witt, Wolff J., Wullstein, Zeis, Zenker R., Zukschwerdt

Lepra
Ehlers

Leukämie
Bryant, Czerny, Senn N.

Leukotomie
Egas Moniz

Lichtleiter
Bozzini

Lidplastik
Blasius, Chirurg von der Weser, Fricke, Wolfe

Linitis plastica
Konjetzny B. E.

Lipodystrophie
Holländer, Whipple G. H.

Lipom
Madelung

Liposuktion
Schrudde

Lippen-Kiefer-Gaumenspalte
Axhausen, Berry, Browne, Drobny, Fergusson, Franco, Garengeot, Graefe, Hagedorn, Hagenbach, Ivy, Krimer, Lane, Langenbeck B., Liston, Mahler, Metzenbaum, Monnier, Passavant, Roux Ph. J., Schrudde, Simon G., Warren J. C., Wolff J.

Lippenplastik
Abbe, Blasius, Branca, Dieffenbach, Franco, Heinrich v. Pfalzpaint, Langenbeck B., Malgaigne, Ombrédanne, Szymanowsky, Tagliacozzi, Vianèo

Lithotomie
Aitken J., Åkerman, Amussat, Bartisch, Baseilhac, Baulot, Benedetti, Benedict, Bernovin, Carpue, Celsus, Cheselden, Closs, Collot, Dionis, Douglas John, Dubois, Eisenbarth, Fabricius Hildanus, Fergusson, Franco, Galen, Goyrand, Günz, Haly Abbas, Jones J., Kern V., Key Ch., Kuhl, Langenbeck K., Le Dran, Leroy, Liston, Lobstein, Louis, Lynn, Magati, Mayer J. A., Meges aus Sidon, Morand, Moser, Nélaton, Pallas S., Pallucci, Paulos v. Aegina, Petersen, Pineau, Pouteau, Rau, Rousset, Rudtorffer, Rufus v. Ephesos, Sabatier, Santo, Senff, Siebold B., Sostratos, Sušruta, Vidal, Vigo, Wattmann

Lithotripsie (mechanisch)
Amussat, Baroni, Baseilhac, Bigelow H. J., Bonnet, Kern V., Leroy, Pitha, Pravaz, Rizzoli, Schleiß, Thompson H.

Lithotripsie (Stoßwellen)
Brendel

Lobektomie
Churchill, Körte, Robinson

Lokal-, Leitungsanästhesie
Bier, Brauer, Braun H. F. W., Crile, Cushing, Dunhill, Hackenbruch, Härtel, Halsted, Hochenegg, Killian H., Kirschner, Koller, Läwen, Lichtenstein, Matas, Oberst, Schleich, Wölfler

London Medical Review and Magazine
Blair W.

Luftembolie
Senn N.

Lumbalanästhesie
s. Spinalanästhesie

Lumbalpunktion
Quincke

Lunatummalazie
Beck E.

Lungenembolie
Hunter J., Kirschner, Trendelenburg, Valdoni, Vossschulte

Quengelung
Lorinser, Mommsen
Querschnittslähmung
Böhler J., Cotta, Heipertz, Lindemann, Moberg, Nigst, Pflaundorfer
Rachitis
Glisson, Looser, Moeller, Pommer, Pravaz
Radiologie
(s. a. Röntgentechnik, spez. Röntgenuntersuchungen) Berg, Blumberg, Blumensaat, Chance, Chilaiditi, Destot, Eiselsberg, Gerota, Gocht, Goetze, Grashey, Grüntzig, Hill, Hounsfield, Howry, Hultén, Jones R., Junghanns, Kienböck, Köhler Alban, Küttner, Lehmann, Ludloff, Ménard, Nicoladoni, Oberdalhoff, Opitz, Pancoast H., Perthes, Petrén, Puhl, Quervain, Reschke, Riedel, Röntgen, Sachs, Schatzki, Scheuermann, Schmorl, Schroetter, Seldinger, Shenton, Stierlin, Stracker, Thiem, Volkmann J., Wagner F. W., Wilms M., Wittek
Radium
Abbe, Buerger
Radiusfraktur, distale
Barton, Böhler L., Colles, Darrach, Goyrand, Hutchinson, Kapandji A. I., Lauenstein, Lucas-Championnère, Milch, Moore, Petersen, Pouteau, Schede M., Smith R. W., Thomas F. B., Velpeau
Rassenhygiene
Carrel
Rechtsmedizin
Autenrieth, Bellocq, Fallot, Louis, Mauermann, Ménard, Ritgen, Rothmund, Ruysch, Schleiß, Schwörer, Stilling, Walther J. K. W., Weil K., Zang
Reflex, viszerokutaner
Head
Reflexdystrophie
Blumensaat, Maurer Georg, Sudeck
Reflux, gastroösophagealer
Barrett, Franke H., Hollender, Nissen, Rossetti, Schatzki, Witte
Regionalanästhesie
Bier, Danis, Dogliotti, Finsterer, Kappis, Kulenkampff, Wiedhopf
Rehabilitation
Büschelberger, Ehalt, Exner, Faubel, Friedebold, Gardemin, Harris, Hauberg, Hohmann G., Holdsworth, Klapp, Kreuz, Lange M., Ledderhose, Lindemann, Lob, Schede F., Seyfarth, Spitzy, Thiem, Zander J. G. W.
Reisestipendium (Einrichtung)
Mau H.
Reizleitungssystem (Herz)
Aschoff, His, Keith
Rektor (Universität)
Breitner, Denk, Fromme, Haberer, Hohmann G., Jessen, Knoch, Kovács, Kreuz, Patiño, Seifert, Usbeck
Rektoskopie
Leonidas v. Alexandria, Nitze
Rektumchirurgie
Andrews E. W., Ferguson J. A., Gall, Goligher, Gosselin, Guleke, Hartmann H., Hildebrand, Kümmerle, Lockhart-Mummery H. E., Lockhart-Mummery J. P., Mathews, Mayer Léopold, Parks, Quénu, Reichle, Reifferscheid, Rotter, Simon G., Witte, Zängl
Rektumexstirpation
Bauer, Czerny, Faget, Goetze, Guleke, Kirschner, König Franz, Kocher, Kraske, Lisfranc, Lockhart-Mummery J. P., Mayo W. J., Miles, Milligan, Quénu, Schmieden, Verneuil, Volkmann R.
Rektumkarzinom
Arderne, Babcock, Bayer, Becker H., Dukes, Herfarth, Hochenegg, Lahey, Rehn L., Sonnenburg, Westhues
Rektumprolaps
Delorme, Graham R. R.. Leonidas v. Alexandria, Lockhart-Mummery J. P., Ripstein, Salmon, Simon G., Smith H., Thiersch
Rektumresektion
Denonvilliers, Dixon, Girona, Hochenegg, Lockhart-Mummery H. E., Schloffer, Swenson, Trendelenburg, Wangensteen
Replantation
Carstensen, Höpfner
Reposition
s. Knochenbruchbehandlung, Luxation
Résistance
Dubost, Merle d'Aubigné, Tinel
Rettungsgriff
Rautek
Rettungswesen
s. Notfallmedizin
Revaskularisation
Jeger
Revue Médicale de la Suisse Romande
Reverdin
Rezeptbuch
Beris, Bertrand, Heinrich v. Baldenstetten, Heinrich v. Pfalzpaint, Johan v. Seghne, Klaus v. Matrei, Ortolf v. Baierland, Peter v. Ulm, Pflaundorfer, Seyff
Rhabdomyolyse
D'Antona
Rheumachirurgie
Griss, Küßwetter, Mach, Mannerfeldt, Moberg, Vainio, Wiberg
Rhinitis
Botallo
Rhinoplastik
s. Nasenplastik
Rippenresektion
s. Thorakoplastik
Röntgendiagnostik
s. Radiologie
Röntgen-Kontrastmittel
Beck C., Caroli, Fèvre, Forßmann, Joseph E., Löffler L., Santos R. d., Stierlin, Voelcker, Volkmann J.
Röntgentechnik
Angerer, Brickner, Caroli, Dandy, Kienböck, Kleinschmidt, Lauenstein, Lehmann, Martin, Nell, Pohl, Voelcker
Röntgen-Zeichen, -Linie, -Bogen
Adams, Blumensaat, Böhler L., Camper, Gocht, Hilgenreiner, Ménard, Mikulicz, Ombrédanne, Pellegrini, Perkins, Risser, Shenton, Stieda Alfred, Stierlin, Wiberg
Rollerpumpe
Beck C. S., DeBakey, Gibbon

FSC
www.fsc.org
MIX
Papier | Fördert
gute Waldnutzung
FSC® C083411

Zeitfracht Medien GmbH
Ferdinand-Jühlke-Straße 7
99095 Erfurt, Deutschland
produktsicherheit@kolibri360.de